Klinik und Therapie der Herzkrankheiten und der Gefäßerkrankungen

Von

David Scherf und **Linn J. Boyd**

M.D.,F.A.C.P., Professor der klinischen Medizin,
New York Medical College, Flower and
Fifth Avenue Hospitals

M.D., F.A.C.P., Professor der Medizin,
New York Medical College, Flower and
Fifth Avenue Hospitals

Sechste
wesentlich erweiterte und neubearbeitete Auflage

Ins Deutsche übertragen von
Primarius Dr. **Hans Kofler,** Salzburg

Mit 59 Textabbildungen

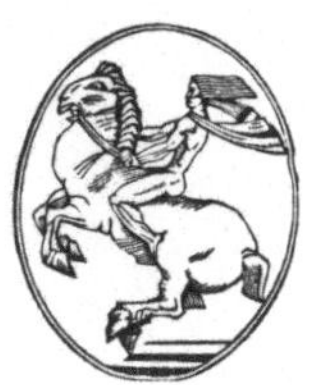

Springer-Verlag Wien GmbH

1955

ISBN 978-3-7091-7855-3   ISBN 978-3-7091-7854-6 (eBook)
DOI 10.1007/978-3-7091-7854-6

Vorwort zur sechsten Auflage

Seit der Fertigstellung der letzten (fünften) Auflage hat die Lehre von den Herz- und Gefäßkrankheiten große Fortschritte zu verzeichnen. Viele Abschnitte dieses Buches mußten daher umgearbeitet und zahlreiche Ergänzungen angefügt werden.

Auf dem Gebiete der Diagnosenstellung hat die Katheterisierung des Herzens und der großen Gefäße sowie die Angiokardiographie große Umwälzungen mit sich gebracht. Wir haben über die Physiologie des kleinen Kreislaufes viel hinzugelernt. Das Verständnis von Krankheitsbildern wie des Cor pulmonale wurde erleichtert; die Behandlung ist in höherem Maß zielbewußt geworden. Kongenitale Vitien werden mit einer früher ungeahnten Sicherheit diagnostiziert. Wie seinerzeit die Elektrokardiographie die klinische Diagnose des Herzinfarktes verbesserte, wurde durch die oben genannten Methoden die rein klinische Diagnose von vielen kongenitalen Herzkrankheiten verbessert. Die Herzchirurgie kann sowohl bei dieser Krankheitsgruppe als auch bei der Mitralstenose auf triumphale Erfolge verweisen.

Auch die Lehre vom Mechanismus der Symptome der Herzschwäche wurde bereichert, seitdem man die Möglichkeit hat, mit dem Katheter die Strömungs- und Druckverhältnisse einzelner Kreislaufabschnitte zu studieren. Während früher die meisten Zeichen der Herzschwäche auf („rückwärts gerichtete Insuffizienz") zurückgeführt wurden, hat die Lehre vom „Forward Failure" (von der „vorwärts gerichteten Insuffizienz") und besonders von der Bedeutung der Nierendurchblutung stark an Boden gewonnen. Die Entstehung der kardialen Ödeme ist verständlicher geworden. Natürlich gab es Übertreibungen im Bestreben, alle Zeichen durch „Forward Failure" zu erklären.

Durch die Anwendung des Herzkatheters, der Angiokardiographie, der Elektrokymographie und anderer Laboratoriumsmethoden ist an vielen Stellen die einfache klinische Untersuchung in den Hintergrund getreten. Nicht der einzelne Arzt, sondern das Herz-„Team", eine Gruppe erfahrener Ärzte stellt die Diagnose. Dieses Buch bemüht sich zu zeigen, daß für die Diagnose von Herzbeutelergüssen das Vorhandensein einer absoluten Dämpfung über dem Herzen, wie schon von Auenbrugger betont wurde, von größerer Wichtigkeit ist als die anderen neuen Methoden und daß der röntgenologische Nachweis einer Erweiterung der linken Kammer das Vorhandensein einer Mitralinsuffizienz besser beweist als das Bestehen gewisser abnormer Pulsformen in den Gefäßen der Lunge.

Auf dem Gebiete der Therapie haben die Rauwolfia-Präparate die Behandlung des beginnenden Hochdrucks gewaltig erleichtert. Die Bedeutung dieser Alkaloide, allein, oder im Verein mit anderen Mitteln wird immer größer, je mehr Erfahrung damit gewonnen wird. Auswüchse gibt es auch auf dem Gebiete der modernen Herztherapie. Als erster ist da die Empfehlung zu nennen, Digitalis nicht entsprechend dem Zustande des Kranken zu geben, sondern ganz unabhängig davon, ohne jede Berücksichtigung von Einzelheiten, jedem Kranken gleich eine „Volldosis" zu verabreichen, um innerhalb von wenigen Stunden eine Kompensation zu erreichen. Dieses Vorgehen ist vom ärztlichen Standpunkt abzulehnen, denn jede Digitalis-Therapie ist ein biologisches Experiment. Das Individualisieren ist die große Kunst, die langsam erst mit zunehmender Erfahrung erlernt werden kann. Die sogenannte „Volldosis"-Behandlung hat in vielen Fällen schweren Schaden gestiftet und zum Auftreten lebensbedrohlicher Arrhythmien geführt. Daß die extrasystolischen Arrhythmien, die während der Digitalis-Therapie auftreten, nicht durch diese Droge allein entstehen, sondern daß noch „etwas Anderes" im Herzmuskel bestehen muß, um sie hervorzurufen, wurde in den früheren Auflagen dieses Buches immer betont. Die Erkenntnis, daß dieses „etwas" ein Mangel des Herzmuskels an Kalium ist und daß — bei gesunder Niere — die orale Darreichung von Kaliumchlorid lebensgefährliche Arrhythmien beseitigt, ist von großer praktischer Bedeutung.

Ähnlich gefährlich ist die Empfehlung, die Quecksilberdiuretika täglich zu verabreichen, besonders bei Patienten, die eine salzarme Kost zu sich nehmen. Schwere Störungen des Mineralstoffwechsels sind dabei nicht selten. Hier haben wir unser konservatives Vorgehen, das sich auf die ursprünglichen Erfahrungen Saxls an der ersten medizinischen Klinik in Wien gründet, beibehalten.

Die Gefäßchirurgie, die uns jetzt die operative Behandlung der Isthmusstenose und von Aneurysmen ermöglicht, führt heute zur Heilung früher hoffnungsloser Leiden.

Schließlich verdient die Tatsache betont zu werden, daß infolge der Anwendung der modernen Behandlungsmethoden die Aortitis zu einer seltenen Krankheit wird und auch die rheumatischen Klappenfehler seltener zu werden beginnen.

Die Vorteile und Nachteile der Verwendung von Antikoagulantien bei Gefäßthrombosen sind noch nicht geklärt und feste Regeln stehen noch nicht zur Verfügung. Hier wird das Vorgehen des einzelnen Arztes vielfach von seinen jüngsten Erfahrungen abhängen.

New York, im Februar 1955.

David Scherf, Linn J. Boyd.

Vorwort zur fünften Auflage

In diesen ungewöhnlichen Zeiten wird das Erscheinen einer neuen Auflage dieses Buches als Übersetzung aus dem Amerikanischen nicht überraschen dürfen. Durch die erfreuliche und nutzbringende Zusammenarbeit mit Dr. Boyd und unter dem Einfluß der amerikanischen Medizin, die die Welt in den letzten Jahren durch eine Fülle neuer Forschungsergebnisse überraschte, hat sich das Buch in vielen Einzelheiten geändert. Leser, die mit den früheren Auflagen vertraut sind, werden aber nach wie vor die Überlieferungen der Wiener Schule und insbesondere die Lehren Wenckebachs betont finden.

Eine eingehende Besprechung der Röntgenologie des Herzens wurde im Hinblick auf die klare und ausführliche Behandlung dieses Gegenstandes durch Professor Zdansky in seinem nun schon klassisch gewordenen Buche (Zdansky: „Röntgendiagnostik des Herzens und der großen Gefäße", 2. Aufl., Wien, Springer-Verlag, 1949) nicht gebracht.

Es ist dem Autor eine Genugtuung, daß einzelne Kapitel, zum Beispiel über die Bedeutung der Lungenembolie in der inneren Medizin, über die Häufigkeit der Myokarditis, über den vom Autor in die Klinik eingeführten Arbeitsversuch zur Erkennung der Koronarerkrankungen, über die Irradiation autonomer Reflexe — Gegenstände, die früher in Lehrbüchern der inneren Medizin und Kardiologie kaum erwähnt wurden —, heute in ihrer Bedeutung überall anerkannt sind.

Wenn einige der neuesten Errungenschaften, wie die Resultate der Herzkatheterisierung, der Angiokardiographie und Herzchirurgie, nicht eingehend berücksichtigt wurden, so ist das darauf zurückzuführen, daß diese Forschungsmethoden und die damit gewonnenen Resultate noch Gegenstand reger Diskussion sind und vieles im Fluß ist. Dasselbe läßt sich von den neueren Theorien über die Entstehung des kardialen Ödems und aller Dekompensationserscheinungen als ausschließliche Folge der abnormen Nierenfunktion sagen.

Nach wie vor wurde auf die Diagnose auf Grund der Anamnese und einfacher physikalischer Untersuchungsmethoden der größte Wert gelegt.

Ich benütze diese Gelegenheit, Herrn Dr. H. Kofler für die Übersetzung und Herrn Otto Lange, Springer-Verlag, Wien, für die Veröffentlichung des Buches meinen herzlichsten Dank zu sagen.

New York, im Frühjahr 1951.

David Scherf, M. D.

Inhaltsverzeichnis

Erstes Kapitel

Atemnot

1. Einleitung

Atemnot macht den Herzkranken öfter als irgendein anderes Symptom aufmerksam, daß etwas nicht in Ordnung ist und veranlaßt ihn, den Arzt aufzusuchen. Ihr Vorhandensein bei einem Patienten, der ein organisches Herzleiden hat, hilft oft zur frühzeitigen Diagnose einer Lungenstauung und Herzinsuffizienz und erlaubt die Einleitung der richtigen Therapie, bevor ein nicht wieder gutzumachender Schaden eingetreten ist. Nicht alle Patienten, die über Atemnot klagen, haben jedoch ein organisches Herzleiden und sie können auch von Lungenkrankheiten völlig frei sein.

Definition. Atemnot ist wie andere Empfindungen schwer zu definieren. Sie wurde als das subjektive Gefühl des Lufthungers beschrieben. Nach manchen Autoren ist Atemnot die unangenehme Empfindung, welche die erschwerte und angestrengte Atmung begleitet, wodurch mehr Muskeln in Tätigkeit versetzt werden als bei der normalen Atmung. Atemnot ist „der Drang zu atmen ohne Befriedigung des Lufthungers"; es handelt sich um eine Sensation, welche mit Anstrengung oder mit Angst verbunden ist.

Diese Vorstellung von der Atemnot ist nicht völlig annehmbar. Die Empfindung des Lufthungers kann trotz dem Vorhandensein von angestrengter, tiefer oder schneller Atmung fehlen. Patienten mit Cheyne-Stokesschem Atmen können eine auffallend vertiefte Atmung haben, die von apnoischen Perioden gefolgt ist, aber sie leugnen irgendeine Empfindung von Atemlosigkeit. Anderseits geben Patienten bei manchen Störungen nachdrücklich an, sie wären atemlos, obwohl die Beobachtung eine normale, regelmäßige Atmung ergibt, die hie und da durch einen tiefen Atemzug unterbrochen wird (S. 25). Endlich schließt die weitverbreitete Definition der Atemnot als einer rein subjektiven Empfindung ihre Diagnostizierung bei bewußtlosen Patienten aus.

In Hinblick auf diese Tatsachen scheint es nötig, beide Elemente im Begriff Atemnot einzuschließen: die subjektive Empfindung des Lufthungers und die objektive Erscheinung der angestrengten, schnellen oder tiefen Atmung.

Typen von Atemnot. Fünf Typen von Atemnot sind in der Kardiologie von unmittelbarem Interesse:

1. Die Atemnot bei Anstrengung, welche in vorgeschritteneren Stadien allmählich in die ununterbrochene Ruhedyspnoe und Orthopnoe übergeht,

2. die paroxysmale Atemnot ohne Anstrengung (Asthma cardiale und Lungenödem),

3. die Cheyne-Stokessche Atmung,

4. die Atemnot bei Herzneurosen,

5. die Atemnot bei endokrinen Störungen.

Entstehung und Ursache. Ein Versuch, Entstehung und Ursache der verschiedenen Typen von Atemnot zu erklären, macht große Schwierigkeiten. Wenn auch neuere Forschungen sehr viele neue Erkenntnisse hinsichtlich der Atmung und ihrer Regulation unter physiologischen Bedingungen gebracht haben, sind die an der Entstehung der Atemnot bei Herzpatienten teilhabenden Faktoren doch unvollständig bekannt, eine ausreichende Erklärung für alle Mechanismen, die für die Entstehung eines einzelnen Typs von abnormaler Atmung verantwortlich sind, kann nicht gegeben werden. Wie in der Vergangenheit, behindern auch in der Gegenwart voreilige Verallgemeinerungen den Fortschritt, besonders wenn das Bemühen darauf gerichtet ist, alle Arten von Atemnot auf eine einzige Weise zu erklären.

Viele Jahre lang wurden die verschiedenen Formen von Dyspnoe ausschließlich mit den mechanischen Auswirkungen der Lungenstauung erklärt (Basch — Welch — Cohnheim). Als später Forschungen über die physikalischen und chemischen Eigenschaften des Blutes wichtige Erkenntnisse gebracht hatten, wurden Änderungen der „chemischen Beschaffenheit des Blutes" als Hauptursache für die Atemnot angenommen. Da das Blut oft nur eine geringe oder überhaupt keine Abnormität zeigte, erfuhr diese Hypothese eine Wandlung, man sagte, daß die chemischen Änderungen nur in den Atemzentren vorhanden seien. Als die Rolle der Karotis-Reflexe für die Regelung der Atmung entdeckt und durch zusätzliche Untersuchungen weiter ausgebaut wurde, nahmen viele Beobachter an, daß Reflexe von den Lungen und anderen Körperteilen alle Formen der Dyspnoe erklären könnten. Wenn diese Reflexe auch sicher die größte Rolle spielen, scheint es doch, daß verschiedene andere Faktoren beteiligt sind und einander bei den meisten Formen von Atemnot bei Herzkranken verstärken können.

2. Arbeitsdyspnoe, ständige Dyspnoe und Orthopnoe

Oft entwickeln sich diese Formen von Dyspnoe während des Krankheitsverlaufes bei einem Patienten nacheinander. Sie treten in dieser Reihenfolge in verschiedenen Stadien der Krankheit auf oder sie entwickeln sich gleichzeitig. Deshalb können sie unter einem einzigen Titel besprochen werden.

Vorkommen. Während Atemnot bei körperlicher Anstrengung eine physiologische Erscheinung ist, beobachten Patienten mit Herzleiden, daß eine bestimmte Anstrengung, die früher nicht von Atemnot begleitet war, sie jetzt zwingt, einzuhalten, um „heftig zu atmen". Wenn der Zustand sich verschlechtert, führen immer kleinere Anstrengungen zu Atemnot und schließlich rufen das Ankleiden, das Bücken oder das langsame Gehen auf ebenem Boden qualvolle Atemlosigkeit hervor. Wenn der Patient im Bett liegt, benötigt er zusätzliche Kissen und schließlich ist er in seiner Qual gezwungen, aufrecht im Bett zu sitzen, um Erleichterung zu finden (Orthopnoe).

Wenn sich eine Lungenstauung entwickelt, trifft man zu gewissen Zeiten bei den meisten Herzkranken Dyspnoe bei Anstrengung an. Diese Dyspnoe ist bei Patienten mit Mitralfehlern häufig, bei welchen sie sich langsam ausbildet und jahrelang in verschiedener Schwere bestehen kann. Sie ist hier nicht unbedingt ein Zeichen einer Herzschwäche. Bei Mitralfehlern steigt der Druck im linken Vorhof frühzeitig an und dieser Druckanstieg pflanzt sich in den kleinen Kreislauf fort, wo eine venöse Stauung auftritt. Auch die Insuffizienz des linken Ventrikels infolge einer Myokardschädigung, eines Hochdruckes oder eines Aortenklappenfehlers verursacht eine Stauung der Lungengefäße; wenn der linke Ventrikel zu versagen beginnt, steigt der Druck im Innern dieser Kammer sofort an und der Druckanstieg pflanzt sich in den linken Vorhof und in den kleinen Kreislauf fort. Demgemäß kommt die Arbeitsdyspnoe bei Mitralfehlern und beim Versagen des linken Ventrikels vor.

Es ist wichtig, zwischen der Arbeitsdyspnoe bei Patienten mit Lungenstauung und der Dyspnoe bei Patienten mit gesundem Herzen und Fettleibigkeit oder Lungenerkrankungen, z. B. Emphysem, zu unterscheiden. Patienten der letztgenannten Typen werden nicht selten als Herzkranke behandelt und erhalten sogar Digitalis. Eine genaue Untersuchung wird die Unterscheidung ermöglichen.

Entstehungsweise. Wenn auch zweifellos bei allen Herzkranken, die an diesem Atemnottypus leiden, Lungenstauung vorhanden ist, ist die genaue Entstehungsweise dieser Dyspnoe doch nicht völlig geklärt, wobei viele Faktoren für ihre Entstehung in Betracht gezogen werden:

1. Die Stauung der Lungengefäße stört die respiratorische Funktion der Lungen sehr. Die Lungenarterien, -kapillaren und -venen sind gedehnt, während die räumlichen Bedingungen innerhalb des Thorax gleich bleiben; deshalb muß die Zurückhaltung großer Blutmengen in den Lungen die verfügbare respiratorische (alveoläre) Oberfläche verkleinern. Die Vitalkapazität ist stark herabgesetzt.

2. Die Lungen machen normalerweise ausgiebige Bewegungen mit. Wenn die Lungengefäße überfüllt sind, zeigen die Lungen vermehrte Starre (Basch), verminderte Dehnbarkeit und Elastizität. Sie sinken während der Ausatmung nicht völlig zusammen. Bei der chronischen Lungenstauung findet man gewöhnlich ein mäßiges Emphysem.

3. Sind die Lungengefäße übermäßig erweitert, so wird die Atmung durch Reflexe verändert, deren Rezeptoren in der Gefäßwand gelegen sind. Die infolge des erhöhten Druckes erfolgende Dehnung der Lungengefäße verursacht eine reflektorische Zunahme der Tiefe und Schnelligkeit der Atmung über den Vagus.

4. Die vermehrte Dehnung und Starrheit der Lunge vermindert ihre Fähigkeit zu kollabieren. Dies erhöht die Empfindlichkeit der Rezeptoren für den wichtigsten Reflex der Atmungsregulation, nämlich den Hering-Breuerschen Reflex. Diese Rezeptoren sind hauptsächlich rund um die Alveolargänge angeordnet. Normalerweise löst die Aufblähung der Lungen Refleximpulse aus, welche einen hemmenden Einfluß auf die an der Einatmung beteiligten Neuronen ausüben. Bei Lungenstauung besteht ein Zustand von ununterbrochener teilweiser Aufblähung, wodurch die Rezeptoren des Hering-Breuerschen Reflexes gereizt werden und die Einatmung ständig behindert wird. Die Ausatmung beginnt noch bevor die Einatmung beendet ist. Dies kann nicht nur eine raschere und oberflächlichere Atmung zur Folge haben, sondern auch die subjektive Empfindung des Lufthungers, da der Drang zu atmen ununterbrochen gespürt wird. Die Empfindlichkeit der vagalen Nervenendigungen ist dadurch nicht erhöht.

Vielleicht verändert die durch die gestauten Lungengefäße eintretende teilweise Kompression mancher Alveolargänge und Alveolen die Atmung deshalb, weil die Verminderung der Alveolendehnung die inspiratorischen Neuronen aktiviert.

Während manche Beobachter diese von den Lungengefäßen und von den Alveolargängen ausgehenden Reflexe für das Auftreten der Dyspnoe bei Lungenstauung allein verantwortlich machen, wirken zweifellos andere Mechanismen mit.

5. Bei Lungenstauung dehnen sich die oberflächlichen pleuralen und die tiefen intrapulmonalen Lymphräume beträchtlich aus. Der erhöhte Venendruck und die verminderten Atembewegungen der Lungen sind für die langsame intrapulmonale Blut- und Lymphströmung verantwortlich. Die bei der Entwicklung der Lungenstauung entschieden zunehmende Transsudation in die Alveolen wirkt noch stärker rein mechanisch bei der Ausbildung der Atemnot mit. Die parenterale

Verabreichung eines Quecksilberdiuretikums und die anschließende Diurese vermehren die Vitalkapizität und können beträchtliche Erleichterungen bringen.

6. Die chronische Lungenstauung führt sowohl zu einer Überdehnung der Lunge (volumen pulmonum auctum), als auch zu strukturellen Änderungen. Die Bindegewebsmenge nimmt zu (Lungenfibrose) und die Alveolarwand kann sich verändern. Bei der chronischen Stauung sind die Kapillaren rund um die Alveolen abnormal weit, verlängert und geschlängelt. Die erweiterten Kapillaren können den Durchtritt von 5- bis 20mal soviel roten Blutkörperchen wie normal ermöglichen. Die Basalmembran der Kapillaren verdickt sich. Das hyperplastische Bindegewebe der Alveolarwand und das perikapilläre Ödem drängen die Kapillaren vom Alveolarraum ab. Die Dicke der Alveolarwand kann von 1 bis 3 Mikren bis auf 30 bis 50 Mikren zunehmen. Diese Änderungen erklären teilweise die vermehrte Lungenstarre und geben die anatomische Grundlage für den verminderten Gasaustausch, besonders des Sauerstoffes, ab. Bei langdauernder Lungenstauung ist an den peripheren Gefäßen des kleinen Kreislaufs immer eine Sklerose nachweisbar. All diese Veränderungen hemmen den Gasaustausch und stören die respiratorische Funktion der Lunge.

7. Früher wurde der verminderten Sauerstoff- oder der erhöhten Kohlensäurespannung des arteriellen Blutes eine wesentliche Rolle bei der Entstehung der Dyspnoe bei Lungenstauung zugeschrieben. Diese Theorie wurde verlassen, als eine Anzahl von Autoren voneinander unabhängig bei Patienten mit Stauung wiederholt keinen Beweis für eine arterielle Anoxämie finden konnten, außer, wenn Lungenkomplikationen dazukamen oder ein Endzustand vorlag. Bei dyspnoischen Herzkranken konnte jedoch im Jugularvenenblut eine niedrigere Sauerstoffspannung nachgewiesen werden (Raab, McMichael). Die Kohlensäurespannung des arteriellen Blutes ist manchmal leicht herabgesetzt (Hypokapnie), sogar ausgesprochene Verminderungen mit Zeichen von Tetanie sind nicht selten. Überdies zeigen neuere Untersuchungen, daß die Atemzentren einem Mangel an Sauerstoff gegenüber viel weniger empfindlich sind, als man früher glaubte.

Ein normaler Sauerstoffgehalt des arteriellen Blutes dieser Patienten schließt jedoch die Möglichkeit nicht aus, daß die Zellen in den Atemzentren oder in den Karotis-Glomus weniger Sauerstoff in der Minute erhalten als normal; bei Patienten mit Herzschwäche findet man regelmäßig eine langsame Zirkulation und ein vermindertes Minutenvolumen des Herzens. Tachypnoe, oberflächliche Atmung und Änderungen der Alveolarwand führen zu einer Verminderung der Sauerstoffsättigung des arteriellen Blutes. Die Milchsäure ist im Blut und in den Geweben bereits in Ruhe, besonders aber bei Belastung vermehrt. Sie regt die Atmung stark an.

8. Bei der Herzinsuffizienz mit Stauung steigt der Grundumsatz ohne Zeichen einer Schilddrüsenüberfunktion an. Werte von 40 und 50 Prozent über dem Normalen sind häufig; gelegentlich kann ein Patient mit Aortenstenose einen Grundumsatz von 70 Prozent über dem Normalwert haben, ohne daß eine deutliche Stauung vorhanden wäre. Das bedeutet, daß der Sauerstoffbedarf der Gewebe erhöht ist, was gelegentlich zur Entstehung von Dyspnoe beitragen kann.

Die Erhöhung des Grundumsatzes geht bei Herzkranken ohne Atemnot oder Tachykardie einher. Bei zyanotischen und anoxämischen Patienten ist der Grundumsatz mehr scheinbar als tatsächlich hoch, weil große Sauerstoffmengen verbraucht werden, um den Sauerstoffhunger zu stillen.

9. Die Lungenstauung erhöht den Druck im Pleuraraum und vermindert die Zwerchfellbewegungen, wodurch die respiratorische Leistungsfähigkeit herabgesetzt wird. Das Zwerchfell steht infolge eines Meteorismus, einer Lebervergrößerung und eines Aszites höher. Der erhöhte intrathorakale Druck hemmt

den Rückfluß des venösen Blutes vom Zentralnervensystem zum rechten Vorhof, was vermutlich die Stauung in den respiratorischen Zentren verstärkt.

Schlußbemerkungen. Unter diesen Faktoren können die von den Blutgefäßen der Lunge und von den Alveolargängen ausgehenden Reflexe für das Auftreten der Dyspnoe bei Lungenstauung als am wichtigsten betrachtet werden. Neue Forschungen ergaben, daß die Atemnot, welche physiologischerweise während der Muskelarbeit auftritt, hauptsächlich auf Reflexe zurückzuführen ist, die in den Skelettmuskeln ihren Ursprung haben. Deshalb scheint die alte Behauptung, daß die Atmung eher durch Reflexe von allen Teilen des Körpers als von den Lungen allein beeinflußt werden kann, der Wirklichkeit nahezukommen.

Wenn mechanische Faktoren allein für die Dyspnoe verantwortlich wären, müßte das Morphium, welches die Atmung dämpft, schädlich sein. Die klinische Erfahrung zeigt jedoch, daß die infolge Lungenstauung entstehende Atemnot durch Morphium sehr erleichtert wird, wahrscheinlich, weil das Medikament die Reizbarkeit der Zentren herabsetzt. Demgemäß müssen eine Reihe reflektorischer oder zentraler Mechanismen eine bedeutende Rolle spielen. Die Erfahrung, daß die Einatmung von Sauerstoff mit Hilfe einer Maske oder in einem Sauerstoffzelt eine Atemnot sofort erleichtert, zeigt aber, daß Reflexe nicht allein maßgebend sein können.

Anders als bei manchen Lungenkrankheiten benötigt ein Herzkranker keine Änderung der Atmung, um für seine Gewebe eine ausreichende Sauerstoffzufuhr zu erhalten. Die abnorme Atmung dient keinem nützlichen Zweck, vielmehr handelt es sich um einen Zwangszustand infolge einer Dysfunktion der die Atmung kontrollierenden regulatorischen Vorgänge.

Die schädlichen Folgen der Dyspnoe sind die dem Patienten auferlegte körperliche Anstrengung und die nachteilige Wirkung des Kohlensäureverlustes, der Hypokapnie. Die raschen und tiefen Atemexkursionen erhöhen den Blutrückfluß zum Herzen und verstärken auf diese Weise die Lungenstauung, es kommt zu einem circulus vitiosus.

Orthopnoe. Wenn die Lungengefäße gestaut sind, tritt die Dyspnoe zunächst nur bei manchen körperlichen Anstrengungen auf, welche den Sauerstoffbedarf des Körpers stark erhöhen. Nimmt die Lungenstauung zu, dann genügen immer geringere Anstrengungen, um Dyspnoe hervorzurufen, bis in späteren Stadien schon die kleinste Tätigkeit dafür ausreicht. Schließlich verursacht die Stauung sogar dann Atemnot, wenn der Patient ruht. Dann muß er aufrecht sitzen und alle Hilfsmuskeln der Atmung in Anspruch nehmen. Im Liegen treten fast unerträgliche Atemnot und beträchtliche Zyanose auf. Diesen Zustand nennt man Orthopnoe.

Lange Zeit wurde die Entstehungsweise der Orthopnoe folgendermaßen erklärt: Im Hinblick auf die möglichst vorteilhafte Benützung der Atmungshilfsmuskeln durch den dyspnoischen Patienten wird die sitzende Stellung eingenommen und der Schultergürtel durch das Anhalten an der Stuhl- oder Bettkante fixiert. In dieser Stellung tritt das Zwerchfell tiefer und die Vitalkapazität nimmt zu.

Derzeit nimmt man die Mitwirkung anderer Faktoren an, welche vielleicht von größerer Bedeutung sind. Beim Sitzen werden relativ große Blutmengen (bis zu 15 Prozent) infolge der Schwere im Splanchnikusgebiet und in den subkutanen Venendepots der unteren Extremitäten zurückgehalten. Dadurch wird der Blutrückfluß zur Lunge geringer. Die Herabsetzung des venösen Rückflusses vermindert die Lungenstauung und verringert die Beeinträchtigung der Lufträume der Alveolen. Wenn die Lunge weniger starr wird, kann die Atmung mit geringerer Anstrengung vor sich gehen. Die Lungen entfalten sich besser.

Die verminderte Lungendehnung verändert, wie früher beschrieben, den Hering-
Breuerschen Reflex. Beim sitzenden Patienten ist der intrapleurale Druck weniger
stark negativ, was ebenfalls imstande ist, den venösen Rückfluß zum Thorax zu
bremsen. Beim Liegen nimmt der Blutstrom vom unteren Teil des Körpers zum
Thorax zu; dies erhöht den Druck im Vorhof und führt zur Behinderung des
Bluteinflusses aus der oberen Hohlvene und ihrer Äste. Die vermehrte Stauung der
letzteren kann auch die Stauung der zerebralen Atemzentren erhöhen. Bei der
aufrechten Stellung ist der Venendruck in der Nähe der Atemzentren beinahe
normal. Manchmal bringt das bloße Erheben des Kopfes beim Liegen durch
Beugung nach vorne dem ruhenden dyspnoischen Patienten merkliche Erleichterung.

3. Paroxysmale Dyspnoe, Asthma cardiale und Lungenödem

Klinisches Bild

In den Anfangsstadien der Herzinsuffizienz zeigen bestimmte Gruppen von
Patienten nach Anstrengung keine Dyspnoe. Die Atemnot tritt in der Nacht,
während der Ruhe auf und erweckt den Patienten oft aus dem Schlaf. Diese Art
von Atemnot, die paroxysmale nächtliche Form, ist sehr häufig, tatsächlich leiden
die meisten Patienten mit Herzinsuffizienz an ihr. So findet man sie beim Hochdruck, bei der Nephritis, bei Aortenklappenfehlern, bei der Aortitis, bei Koronarsklerose und den verschiedenartigen Myokarderkrankungen.

Alle diese Patienten haben eines gemeinsam, nämlich eine Insuffizienz des
linken Ventrikels. Beim Hochdruck liegt die ganze Arbeitslast auf dem linken
Ventrikel, dessen Kraft zuerst erlahmt; der linke Ventrikel ist jener Herzteil,
welcher bei Aortenfehlern, bei Koronarkrankheiten und praktisch bei allen
Myokarderkrankungen hauptsächlich betroffen ist.

Patienten mit einer Mitralstenose, einem Trikuspidalfehler oder Lungenemphysem, welche eine Herzinsuffizienz bekommen, klagen nicht über paroxysmale nächtliche Dyspnoe, weil bei diesen Fällen der rechte Ventrikel die Hauptlast trägt. Wenn diese Patienten über nächtliche Atemstörungen klagen, so geschieht dies deshalb, weil sie von ihren Kopfkissen geglitten sind und dann zu
flach liegen. Wenn sie sich wieder höher gelagert haben, verschwindet die Dyspnoe
und der Schlaf kehrt wieder.

Manche Patienten behaupten, nächtliche Dyspnoe zu haben, obwohl dies
tatsächlich nicht zutrifft; sie leiden ständig unter Atemnot und diese Dyspnoe
oder Orthopnoe ist unabhängig von Zeit oder Tätigkeit nachweisbar. Viele Patienten mit einer Insuffizienz des linken Ventrikels leiden an Cheyne-Stokesscher
Atmung, welche, wie später besprochen werden soll, oft nur bei Nacht auftritt
oder zu dieser Zeit eine besondere Verstärkung erfährt. Demgemäß muß die Befragung des Patienten sorgfältig vor sich gehen, damit der anfallsweise Charakter
der Dyspnoe in einer unzweideutigen Form klargestellt wird.

Patienten mit einer Insuffizienz des linken Ventrikels können eine Dyspnoe
aufweisen, welche anfallsweise auftritt und Lufthunger, angestrengte Atmung
und große Beklemmung verursacht, so daß der Schlaf unterbrochen wird. Der
Anfall hört nach 10 bis 20 Minuten auf und der Schlaf kehrt in der Regel wieder.
Am nächsten Tag wird das Ereignis als Traum gewertet oder es ist bereits vergessen. Diese Form von Atemnot wird Spontandyspnoe genannt.

Bei einer späteren Gelegenheit, in der folgenden Nacht, manchmal aber
erst nach Wochen oder Monaten, wird der Patient durch dieselbe Empfindung

geweckt und es beginnt eine ähnliche oder schwerere Attacke. Es besteht starke Schweißsekretion und die kalte, feuchte Haut kann eine zyanotische Färbung aufweisen. Die Atmung ist keuchend und sowohl In- als auch Exspiration sind erschwert. Ist die Dyspnoe etwas weniger stark, so kann der kalte Schweiß das Hauptsymptom sein und eine Zeitlang nach Verschwinden der Dyspnoe bestehen bleiben. Wenn der Patient noch zu einer Bewegung fähig ist, öffnet er ein Fenster, um sich mehr Luft zu verschaffen. Viel öfter ist er zu einer solchen Anstrengung unfähig und sitzt mit herabhängenden Beinen am Bettrand, weil diese Stellung Erleichterung zu bringen scheint. Das Gefühl der Erstickung kann außerordentlich qualvoll sein. Der Kranke ist sehr ängstlich und fürchtet den Tod nahen. Wenn ein Arzt gerufen wird, so stellt er die Diagnose eines Asthma cardiale. Obwohl der Anfall schwer sein kann, ist nicht selten die Anamnese bezüglich früherer kleinerer Attacken völlig negativ, das alarmierende Ereignis kann sogar bei einem Patienten, der bisher auch von geringen Symptomen eines Herzleidens frei war, ganz plötzlich auftreten.

Die Untersuchung kann ergeben, daß der Thorax in Inspirationsstellung fixiert ist, es liegt eine akute Überdehnung der Lungen vor. Die Atmungshilfsmuskeln sind in Tätigkeit, die Atmung ist rasch und oberflächlich oder langsam und angestrengt. Die Halsvenen sind nicht gestaut und die Leber ist selten vergrößert. Über den Lungen sind bronchitische Geräusche, über den Basen feuchtes Rasseln und Krepitieren hörbar. Der Blutdruck ist über den für den Kranken üblichen Wert erhöht. Er steigt manchmal um 60 bis 100 mm Hg an. Ein beginnender Abfall des früher erhöhten Blutdruckes ist bedenklich. Die Erhöhung des Blutdruckes ist zumindest in einigen Fällen der in den Zentren bestehenden Asphyxie zuzuschreiben oder durch periphere Vasokonstriktion verursacht. Osler fand bei einem seiner Patienten während des Anfalles einen systolischen Druck von 340 mm Hg. Der Blutdruckanstieg mit der Tachykardie und der heftige Schweißausbruch können durch eine vermehrte Adrenalinsekretion verursacht werden. Die Herzfrequenz ist rasch und der Rhythmus gewöhnlich regelmäßig. Die Herztöne sind leise und von gleicher Stärke; dieser Befund in Verbindung mit der Tachykardie macht den Eindruck einer Embryokardie.

Der Anfall kann 30 Minuten oder einige Stunden andauern. Gewöhnlich hört er ohne Behandlung auf. Eine zweite Attacke kann in derselben Nacht etwas später eintreten oder es können Wochen vergehen, bis ein neuer Anfall auftritt.

Wenn sich solche Anfälle auch vorwiegend nächtlich abspielen, so sind sie bei Tag immerhin nicht selten.

Die Anfälle treten ohne ersichtlichen Grund auf. Manchmal sind eine reichliche Mahlzeit, verbunden mit Genuß von Alkohol oder großen Flüssigkeitsmengen, ein erschreckender Traum oder Reflexe, wie zum Beispiel von einer gefüllten Harnblase, auslösende Faktoren.

Vielfach wird plötzlich über der ganzen Lunge feuchtes Rasseln hörbar und nach kurzen, trockenen Hustenstößen folgt die Expektoration eines serösen, schaumigen, manchmal rosafarbenen Sputums. Es hat sich ein Lungenödem entwickelt. Viele Patienten haben kein „Asthma". Die führenden Merkmale sind dann eher Kurzatmigkeit, Schweißausbruch, Angstgefühl und wiederholte kurze Hustenstöße, welche so bedenklich und charakteristisch sind. In anderen Fällen zeigen Hustenanfälle, leichtes Röcheln, Krepitieren und grobes Trachealrasseln das Lungenödem an.

Gelegentlich tritt das Lungenödem bei Tag auf, beim Gang zur ärztlichen Sprechstunde ist es kein ungewöhnliches Ereignis.

Der Anfall kann ganz unvermittelt einsetzen und die Gefahr der Erstickung ist angesichts der Ansammlung von großen Mengen seröser Flüssigkeit in den

Luftwegen groß, manchmal ergießt sich diese Flüssigkeit förmlich aus Mund und Nase. In anderen Fällen können diese Hustenanfälle stundenlang andauern, ohne daß eine größere Exsudation erfolgt.

Kranke mit Linksinsuffizienz, welche jede Nacht Anfälle von Lungenödem bekommen, bleiben 4—5 Nächte ohne derartige Anfälle, wenn sie nach der Injektion eines Quecksilberdiuretikums eine profuse Diurese hatten.

Unabhängig von der Schwere der klinischen Erscheinungen kann der Anfall ohne ärztliche Hilfe aufhören. So wie beim Asthma cardiale ist der Patient nach dem Anfall sehr erschöpft. Die Temperatur ist gewöhnlich erhöht und erreicht manchmal in den ersten 24 Stunden nach dem Anfall 39° C.

Diese drei Arten von Dyspnoe, nämlich die leicht verlaufende Spontandyspnoe, das Asthma cardiale und das Lungenödem, gehen ohne scharfe Grenzen ineinander über. Deshalb wurden auch einige dieser Ausdrücke, wie Lungenödem und Asthma cardiale, abwechselnd füreinander gebraucht. Überdies können die verschiedenen Formen von Dyspnoe beim selben Patienten in aufeinanderfolgenden Nächten auftreten und werden scheinbar auch durch ähnliche Mechanismen ausgelöst. Aus diesen Gründen werden die drei Arten von paroxysmaler nächtlicher Dyspnoe auch bei den folgenden Ausführungen miteinander behandelt, wobei unter Beachtung ihrer gemeinsamen Charakteristika das Asthma cardiale besonders betont werden soll.

Pathogenese des Asthma cardiale

Mechanische Theorie. Schon die ersten an der Klärung der Entstehungsweise des Asthma cardiale interessierten Forscher waren durch die Tatsache beeindruckt, daß bei diesen Patienten regelmäßig eine Schädigung oder zumindest eine Vergrößerung des linken Ventrikels zu finden war. Entsprechend der klassischen Erklärung funktioniert der rechte Ventrikel manchmal normal, während der linke unfähig ist, die gesamte Blutmenge aus dem kleinen in den großen Kreislauf zu pumpen. Die Lungengefäße werden gestaut und überdehnt, so daß sich eine Lungenstarre und Dyspnoe entwickeln. Tatsächlich zeigen Patienten mit paroxysmaler nächtlicher Dyspnoe in den Intervallen zwischen ihren Anfällen gewöhnlich klinische oder röntgenologische Befunde von Lungenstauung.

Schon früh wurden gewichtige Gründe gegen die Annahme vorgebracht, daß eine einfache mechanische Stauung der Lungengefäße Ursache der paroxysmalen Anfälle von Dyspnoe sein sollte.

Zum Beispiel ist es durch diese Hypothese schwierig zu erklären, warum die Anfälle gewöhnlich des Nachts oder während völliger Ruhe auftreten, wenn also die Arbeitsbedingungen für den linken Ventrikel zweifellos besser sind als während des Tages. Ein Briefträger kann während seiner täglichen Runden viele Kilometer gehen, ohne daß Dyspnoe auftritt, während der Nachtruhe kann er jedoch ohne die geringste Warnung durch einen Anfall von Asthma cardiale geweckt werden. Am nächsten Tag nimmt er seine gewohnten Pflichten ohne Beschwerden wieder auf und eine Woche später kommt es zu einem neuerlichen nächtlichen Anfall. Überdies treten die Anfälle auch bei solchen Patienten ausschließlich bei Nacht auf, deren Zustand sie zwingt, Tag und Nacht völlige Bettruhe einzuhalten.

In diesem Zusammenhang war die Anamnese eines Offiziers sehr eindrucksvoll, welcher an einer dekompensierten syphilitischen Aorteninsuffizienz litt. Nach einem Sturz in eiskaltes Wasser bei einer militärischen Übung war eine schwere ankylosierende Arthritis aufgetreten, welche die meisten Gelenke befallen hatte und allmählich zu einer völligen Unbeweglichkeit führte. Obwohl dieser Patient Tag und Nacht unbeweglich und unfähig war, ein Glied zu beugen oder zu strecken, wurden die Nächte durch sehr schwere Anfälle von Asthma cardiale und Cheyne-Stokesscher Atmung zur Qual.

Wenn die Lungenstauung allein die Ursache wäre, so müßte sich das Asthma cardiale bei Patienten mit Mitralstenose am häufigsten finden, da bei diesem Klappenfehler sehr häufig eine hochgradige Lungenstauung vorkommt. Im Gegenteil fehlen jedoch bekanntlich bei den Mitralstenosen Anfälle von Asthma cardiale; wenn bei diesen Patienten Lungenödem auftritt, so geschieht dies nicht in der spontanen, paroxysmalen, nächtlichen Form (S. 14).

Morphium bringt einen Anfall von Asthma cardiale oder Lungenödem in fast wunderbarer Weise zum Abklingen. Auch diese Tatsache kann gegen den ausschließlichen Einfluß der mechanischen Lungenstauung als Ursache der Anfälle angeführt werden. Eine direkte Wirkung des Morphiums auf den linken Ventrikel, welche seine Kontraktionskraft verbessern und damit die Lungenstauung beseitigen würde, ist nicht bekannt. In der Tat gibt es keinen Beweis für irgendeine direkte Wirkung des Morphiums auf den Kreislauf, welcher die durch das Medikament in einem Anfall gebrachte prompte Erleichterung erklären würde.

Chemische Theorien. Die eben angeführten Beobachtungen waren mit der alten Ansicht unvereinbar und konnten nicht übergangen werden. Demgemäß wurde die Erklärung abgeändert, obwohl auch Forscher der letzten Zeit die Anfälle den mechanischen Auswirkungen der Lungenstauung allein zuordnen.

Verschiedene Beobachtungen stützen die Annahme, daß die paroxysmalen Anfälle von Dyspnoe durch einen abnormen Zustand in den Atemzentren und in der reflektorischen Atmungsregulation ausgelöst werden. Dafür spricht Folgendes: 1. Die ausgezeichnete Morphiumwirkung in einem Anfall und die Verhütung von Wiederholungen durch kleine prophylaktische Dosen, 2. das Auftreten von Lungenödem bei verschiedenen Hirnerkrankungen, 3. die völlige Unabhängigkeit des Auftretens, der Häufigkeit und Schwere der Anfälle vom Grad der Lungenstauung und in gewissen Grenzen auch von anderen Stauungszeichen, 4. das Vorkommen von Asthma cardiale bei denselben Störungen, bei welchen auch das Cheyne-Stokessche Atmen auftritt und bei welchen abnorme Zustände in den Atemzentren anzunehmen sind, 5. das plötzliche Einsetzen des Anfalls und die offenkundige Zwecklosigkeit der tiefen Atmung, welche sich so deutlich von jener bei Lungenstauung unterscheidet, 6. die Begleiterscheinungen, wie zum Beispiel profuse Schweißausbrüche, Blässe und Angstgefühl, 7. die Seltenheit dieser Anfälle bei Tag.

Die Aufgabe des linken Ventrikels besteht in der Versorgung der Gewebe mit einer ausreichenden Blutmenge. Diese Leistung sichert eine genügende Menge von Sauerstoff und Nahrungsstoffen sowie die Entfernung der Kohlensäure und anderer Stoffwechselprodukte. Die unmittelbare Folge einer verminderten Leistung des linken Ventrikels ist unter sonst normalen Bedingungen und ohne das Eingreifen komplizierter und manchmal unwirksamer Regulationsvorgänge die Förderung einer geringeren Blutmenge in der Zeiteinheit. Daher leidet die Gewebsernährung und die Herzinsuffizienz führt zu lokalen Stoffwechselstörungen. Eine direkte Folge der verminderten Sauerstoffzufuhr ist die Anhäufung von abnormen Stoffwechselprodukten (hauptsächlich von nichtflüchtigen Säuren und vor allem von Milchsäure). Verschiedene Forscher konnten bei Patienten mit einer Insuffizienz des linken Ventrikels mit verschiedenartigen Methoden tatsächlich eine Verminderung des Schlagvolumens mit einer Herabsetzung des Minutenvolumens und eine Verlängerung der Kreislaufzeit feststellen. Die Verminderung der Hirndurchblutung geht der Verminderung der

Herzleistung parallel (Scheinberg). Eine Behinderung der zerebralen Blutzufuhr führt zu einer Vermehrung des Milchsäuregehaltes in den Hirnvenen.

Da die Atemzentren und die Chemorezeptoren in den Karotis- und Aortenglomus auf diese chemischen Änderungen stark reagieren, können von diesen Organen Atemstörungen ausgehen. Es ist eine feststehende Tatsache, daß die Atemzentren auf den Kohlensäurereiz und die Chemorezeptoren auf den Sauerstoffmangel leicht reagieren.

Die Untersuchung des arteriellen Blutes von Herzkranken ergibt jedoch oft keine geringere Sauerstoffsättigung oder größere Kohlensäurespannung als unter normalen Bedingungen. Im Gegenteil ist die Sauerstoffsättigung vollständig, wenn nicht Lungenkomplikationen oder ein terminaler Zustand vorliegen. Überdies kann die Dyspnoe, wie früher ausgeführt, zu einer Hypokapnie führen. Trotzdem gibt aber die Zusammensetzung des Blutes in den Gefäßen den wirklichen Zustand in den Geweben nicht wider. Der Sauerstoffmangel der Chemorezeptoren kann in einer verminderten Blutzufuhr liegen, auch wenn die Blutzusammensetzung normal ist. Die rasche Erleichterung der Dyspnoe nach Sauerstoffinhalation und die deutlich herabgesetzte Sauerstoffsättigung des venösen Blutes solcher Patienten zeigen, daß der Sauerstoffmangel der Gewebe einigermaßen wichtig ist. Auch wenn die Sauerstoffsättigung des Hämoglobins normal ist, führt die Einatmung von Sauerstoff zur Erhöhung der Menge des physikalisch gelösten Sauerstoffs; diese kleine Änderung genügt, um die Atemnot zu erleichtern. Angaben über die Sauerstoffspannung und die Menge der angehäuften Stoffwechselprodukte, wie der Milchsäure, in den Geweben unter normalen und abnormalen Bedingungen sind sehr unvollständig. Es ist daher sicher, daß die Untersuchung des arteriellen und auch des venösen Blutes bezüglich des Zustandes in den Geweben keine zuverlässigen Schlüsse erlaubt; zum Beispiel unterscheidet sich die Wasserstoffionenkonzentration in den Geweben bei vielen experimentellen Bedingungen wesentlich von jener des Blutes. Die Geschwindigkeit der Blutströmung führt eher zu Änderungen im Gewebe als die Qualität des Blutes. Daher wurde behauptet, daß das Fehlen einer nennenswerten Verminderung des Minutenvolumens und das chemisch normale Verhalten des Blutes in den Karotisarterien oder Jugularvenen bei Patienten mit Asthma cardiale keine triftigen Einwände gegen die eben vorgebrachte chemische Erklärung seien. Überdies wurde der Einwand erhoben, daß unsere analytischen Methoden zu grob seien, um die feinen Änderungen zu verzeichnen, welche für die Beeinflussung der Atmung genügen. Wenn der Sauerstoffmangel bei einer Herzinsuffizienz auch gering ist, so ist er doch von Bedeutung, da die Zentren schon gegenüber den geringsten Änderungen empfindlich sind.

In der letzten Zeit wurden gegen diese chemische Theorie bedeutendere Argumente angeführt. Bisher wurde eine vermehrte Säurebildung infolge Sauerstoffmangels nicht überzeugend nachgewiesen. Wenn der Sauerstoffmangel die Atmung auch direkt einschränken kann (Cheyne-Stokessche Atmung), so verursacht er doch keine Dyspnoe. Ebenso sind die Zentren gegen Änderungen der Wasserstoffionenkonzentration viel weniger empfindlich, als man bisher angenommen hatte. Der Beweis, welcher zeigen sollte, daß eine verminderte Blutzufuhr zu den Geweben Atemnot verursache, ist ebenfalls fehlgeschlagen, denn die Dyspnoe ist weder beim Schock noch bei Kranken mit perikardialen Adhaesionen und beträchtlicher Verkleinerung des Schlagvolumens das führende Symptom. In Spätstadien von Mitralstenosen mit kleinem Schlagvolumen kommt es nicht zum Asthma cardiale. Die durch eine Azidose ausgelöste Atemstörung (Kußmaulsche Atmung) unterscheidet sich deutlich von der Dyspnoe bei Herzkranken. Überdies hat eine Anzahl von Kranken mit Asthma cardiale eine normale Herzleistung. Nur in den Endstadien kann man den abnormen Säuren einen Einfluß auf die Zentren einräumen, denn zu dieser Zeit ist ein echter Sauerstoffmangel und eine Kohlensäureanhäufung vorhanden. Wenn die nichtflüchtigen Säuren auf die Zentren einwirken, ist der Tod nahe. Bei der Insuffizienz der rechten Kammer (Trikuspidalinsuffizienz, Mitralstenose) besteht eine starke periphere venöse Stase mit verminderter Sauerstoffspannung, einer Erhöhung der Kohlensäurespannung und einer Zunahme der Milchsäurekonzentration im Blut, doch gibt es dabei keine paroxysmale nächtliche Dyspnoe.

Die Reflextheorie. Die meisten Forscher der letzten Zeit sind der Meinung, daß die Anfälle von Asthma cardiale und Lungenödem hauptsächlich, ,,wenn nicht zur Gänze'', auf Reflexen beruhen. Diese Reflexe gehen von den Lungen aus und werden durch die Lungenstauung ausgelöst. Dies führt in der früher beschriebenen Weise zur Dyspnoe (S. 3). Diese Reflexe haben ihren Ursprung aber auch in den Chemorezeptoren, welche für einen Sauerstoffmangel oder eine Änderung der Ionenkonzentration sehr empfindlich sind; die von den Chemorezeptoren ausgehenden Reflexe können die Reizbarkeit der Atemzentren ändern und erhöhen ihre Empfindlichkeit gegenüber der Kohlensäure, dem physiologischen Atmungsstimulans.

Ursachen für das nächtliche Auftreten der Anfälle

Es war schon immer und ist auch jetzt noch schwierig, das vorwiegend nächtliche Auftreten des Asthma cardiale und des Lungenödems zu erklären. Eine befriedigende Ergänzung der bisher bekannten Tatsachen ist derzeit nicht möglich. Es ist schwierig, zu verstehen, warum körperliche Anstrengung bei vielen Herzkranken mit einer Insuffizienz des linken Ventrikels und seiner ständigen Überlastung, mit der Anhäufung von nichtflüchtigen Säuren im Blut und auch mit der vermehrten Lungenstauung keine Anfälle auslöst. Einige Faktoren, welche das nächtliche Auftreten der Anfälle begünstigen können, verdienen Beachtung.

1. Auch unter normalen Bedingungen nimmt der Tonus des parasympathischen Nervensystems in der Nacht entschieden zu. Damit wird das vorwiegend nächtliche Auftreten der Anfälle des gewöhnlichen Bronchialasthmas erklärt. Auf ähnliche Weise sucht man die nächtliche Häufung der Gallen- und Nierensteinkoliken, von Spasmen und Tenesmen und ebenso den häufigen Beginn von Geburtswehen zu dieser Zeit zu begründen. Der Einfluß von Vagustonus und von vagalen Reflexen beim Auftreten der Dyspnoe ist eine gesicherte Tatsache.

2. Während des Schlafes nimmt die Kohlensäurespannung im Blut und in den Geweben schon bei Gesunden um einen, wenn auch nur geringen Grad zu. Diese Tatsache wird durch eine veränderte Erregbarkeit der Atemzentren infolge des Fehlens von peripheren und kortikalen Reizen erklärt. Die besondere Bedeutung der Kohlensäure als eines Stimulans für die Atemzentren wird allgemein anerkannt. Diese physiologische nächtliche Ansammlung von Kohlensäure kommt zu den in den Zentren vorliegenden pathologischen Zuständen hinzu; obwohl ein jeder der beiden Faktoren allein nur einen schwachen Reiz darstellt, so können sie zusammen ausreichen, um einen Anfall von Dyspnoe hervorzurufen.

3. Die Atemzentren stehen während des Tages unter dem dauernden Einfluß übergeordneter kortikaler Zentren, welche ihre Tätigkeit fördern, hemmen oder abändern. Die Atmung kann willkürlich geändert werden und jede seelische Erregung sowie alles, was wir sehen, hören oder fühlen, kann ihre Frequenz und Tiefe beeinflussen. In der Nacht fallen diese vorwiegend erregenden Einflüsse weg. Wenn die Atemzentren ,,sich selbst überlassen sind'', können sie die Entstehung

lokaler Änderungen ermöglichen, welche bei Tag sofort durch vertiefte Atmung ausgeglichen würden. Die Abnahme der Erregbarkeit der Zentren im Schlaf ermöglicht eine Zunahme der Lungenstauung.

4. Normalerweise sinken in der Nacht alle Kreislaufgrößen, wie zum Beispiel Pulsfrequenz und Blutdruck, ab und verstärken damit jede bereits vorhandene Verlangsamung des Kreislaufes.

5. In der Nacht tritt Gewebsflüssigkeit in das Blut über, was manchmal für die bei Patienten mit Herzinsuffizienz vorhandene Nykturie verantwortlich gemacht wird. Die Plasmamenge nimmt zu und verursacht infolge der Resorption latenter Ödeme eine Blutverdünnung. Die immer wiederkehrenden Anfälle von Lungenödem schwinden ohne irgendeine andere Therapie, wenn der Kranke ein Quecksilberdiuretikum erhält; anderseits tritt das Lungenödem erneut auf, wenn Flüssigkeit zurückgehalten wird und eine gewisse Menge erreicht. Außerdem wird die Bedeutung der Wasserretention durch die Tatsache betont, daß Anfälle von Lungenödem oft durch die Aufnahme großer Flüssigkeitsmengen ausgelöst werden.

6. Die Bettruhe fördert den Blutrückfluß aus der unteren Körperhälfte und vermehrt bei Kranken mit Linksinsuffizienz die Lungenstauung bei sonst gleichen Bedingungen. Plötzliche Bewegungen im Bett oder die vorübergehende Hyperpnoe während eines aufregenden Traumes können nach der Meinung einiger Autoren den Blutabfluß aus Gebieten mit verlangsamter Strömung erhöhen und dadurch die Lungenstauung vermehren.

Das Aufhören von Anfällen ohne ärztliche Hilfe ist noch viel schwieriger zu erklären. Wenn der Anfall der Wirkung abnormer Reize auf die Zentren oder Chemorezeptoren zugeordnet wird, so könnte das „Abrauchen" der Kohlensäure und die Einatmung größerer Mengen von Sauerstoff als Erklärung dienen. Die Beendigung des Anfalles ist jedoch nicht verständlich, wenn er ausschließlich durch die Lungenstauung und durch Reflexe hervorgerufen würde. Vielleicht kann man eine gesteigerte Aktivität des Sympathicus zur Erklärung heranziehen, welcher auch für die Blässe und die starke Schweißsekretion des Kranken sowie, zumindest teilweise, für den erhöhten Blutdruck im Anfall verantwortlich zu machen ist.

Die wohltätige Wirkung des Morphiums ist auf Grund aller Theorien, welche die Hauptbedeutung dem Zustand der Nervenzentren oder Reflexe beimessen, leicht verständlich.

4. Differentialdiagnose zwischen Asthma cardiale und bronchiale

Die Unterscheidung der beiden Asthmaformen ist ein schwieriges Problem von großer praktischer Bedeutung. Nicht nur die Prognose dieser Zustände ist sehr verschieden, sondern auch die Behandlung gründet sich auf ihre Abgrenzung. Während das Adrenalin bei einem Anfall von Asthma bronchiale das Mittel der Wahl ist, ist es beim Asthma cardiale kontraindiziert. Anderseits ist das Morphium als spezifisches therapeutisches Mittel für das Asthma cardiale beim Bronchialasthma gefährlich (S. 641). Demgemäß ist die Unterscheidung zwischen den beiden Störungen beim akuten Anfall von außerordentlicher Bedeutung, wenn sie auch manchmal auf fast unüberwindliche Schwierigkeiten stößt.

Eine sorgfältig aufgenommene Anamnese erleichtert die Trennung oft, aber nicht immer. Sie kann unnötig sein, wenn man den Kranken während seines ersten Anfalles beobachten kann.

Ein Anfall von Asthma cardiale kann, wie früher erwähnt, einen Herzkranken unvermutet und ohne Vorboten überfallen. Ergibt die genaue Befragung

des Patienten, daß er keine Herzbeschwerden habe und liefert die Untersuchung
während des Anfalles keinen sicheren Anhaltspunkt für eine Herzschädigung,
dann ist die Differentialdiagnose während des Anfalles manchmal unmöglich.

Die Untersuchung des Herzens kann während beider Anfallsarten schwierig
sein. Eine genaue Perkussion ist infolge der akuten Lungenblähung oder eines
chronischen Emphysems unmöglich. Das Emphysem, die Rasselgeräusche und
die Unfähigkeit des Kranken, seinen Atem anzuhalten, machen die Auskultation
schwierig. In beiden Fällen kann das Elektrokardiogramm nur leichte Veränderungen zeigen, oft ist es nicht sofort zur Hand. Häufig ist bei beiden Arten von
Asthma die exspiratorische Dyspnoe in gleicher Weise ausgeprägt. In der Regel
ist der Blutdruck während eines Anfalles von Herzasthma erhöht, während Patienten mit Bronchialasthma oft einen niedrigen Blutdruck haben; jedoch kann
die Anoxämie in einem Anfall von Bronchialasthma den Blutdruck so erhöhen,
daß es unrichtig wäre, die Diagnose auf dieses Zeichen allein zu gründen. Wenn
es auch eine gute Regel ist, an ein Asthma cardiale zu denken, wenn der erste
Anfall jenseits des 60. Jahres des Patienten auftritt, so kann sich doch auch ein
Asthma bronchiale erst in diesem Alter entwickeln, und natürlich kann ein Asthma
cardiale auch bei viel jüngeren Menschen vorkommen.

Eine Untersuchung nach dem Ende des Anfalls ergibt meist mehr Aufklärung und sichert die Diagnose. Nichtsdestoweniger darf nicht vergessen werden,
daß viele Krankheiten, welche mit einem Herzasthma einhergehen, keine Geräusche und auch keine Herzvergrößerung hervorrufen und daß Patienten nach
einem Anfall von Asthma cardiale eine Eosinophilie haben können. Deshalb
kommen Fehler in beiden Richtungen vor. Manchmal ist eine längere Beobachtung nötig, bevor eine Entscheidung möglich wird. In diesen Fällen kann die
Bestimmung der Kreislaufzeit behilflich sein, welche bei Asthma bronchiale
normal und bei Asthma cardiale verlängert ist.

Bei Patienten mit akuter oder chronischer Lungenstauung kommen Bron-
chospasmen mit „Asthmaanfällen" vor, welche durch einen von den gestauten
Lungengefäßen ausgelösten reflektorischen Spasmus erklärt werden. Dies kann
im Verlauf einer kardialen Dekompensation eine ernste Komplikation bedeuten,
besonders bei Patienten mit Koronarthrombose und Herzinfarkt mit Lungenstauung. In einer Serie von 250 Asthma-cardiale-Fällen bestand in 5 Fällen
gleichzeitig ein „allergisches Asthma". Alle erlagen ihrem Leiden, da die Behandlung ohne Adrenalin schwierig war. Manchmal muß man Kranken, welche
gleichzeitig an „asthmoider und Stauungsbronchitis" leiden, trotz der damit
für das Herz verbundenen Gefahr Adrenalin geben (S. 000). Dies ist jedoch nur
dann zulässig, wenn die Anwendung von Aminophyllin (Euphyllin) in großen
Dosen den Anfall nicht zu erleichtern vermochte. Überhaupt ist Aminophyllin
für alle Patienten mit Asthma das Mittel der Wahl, wenn die Differentialdiagnose
nicht sofort möglich ist (S. 642).

5. Lungenödem

Das klinische Bild des Lungenödems und seine enge Beziehung zum Asthma
cardiale wurden weiter oben besprochen.

Lungenödem ist kein einheitlicher Begriff. Abgesehen von der infolge einer
Insuffizienz des linken Ventrikels auftretenden Form gibt es noch andere Arten,
welche eine kurze Beachtung verdienen.

Die verschiedenen Formen von Lungenödem. 1. Lungenödem kommt bei
Schädigungen des Nervensystems, zum Beispiel bei Schädelbrüchen, Verletzungen
des Halsmarkes, Enzephalitis, Hirntumoren, intrakraniellen Blutungen, suba-

rachnoidalen Blutungen, Embolien und Meningitis vor. Die Durchlässigkeit der Lungenkapillaren scheint einer zentralen Regulation zu unterliegen. Beim experimentell ausgelösten neurogenen Lungenödem sind oft Änderungen des Blutdruckes und andere Störungen der Herzdynamik verantwortlich.

2. Bei Koronarthrombosen kann sich ein Lungenödem ganz plötzlich, unabhängig von etwa vorhergegangenen anginösen Schmerzen, entwickeln. Sein Auftreten wird reflektorisch erklärt.

3. Lungenödem kann am Anfang einer Pneumonie oder anderer entzündlicher Lungenprozesse, wie zum Beispiel einer Bronchitis, auftreten, insbesondere bei älteren Kranken und bei solchen mit einer Lungenstauung. Diese Form erklärt man mit dem Freiwerden von Histamin aus dem erkrankten Gewebe sowie der veränderten Permeabilität der Gefäßendothelien und Alveolarwände. Es ist interessant, daß minimale Mengen von Veratrin intravenös bei Kaninchen keine Veränderungen hervorrufen; injiziert man dieselbe Substanz jedoch subokzipital, so tritt innerhalb weniger Minuten ein Lungenödem auf (Jarisch und Mitarbeiter).

4. Die Entstehung von Lungenödem infolge von Giftgaseinwirkung bei der chemischen Kriegsführung ist allgemein bekannt. So können ein oder zwei Atemzüge eines konzentrierten Phosgengemisches zu tödlichem Lungenödem führen. Die Symptome beginnen nach einer Latenzperiode von ungefähr neun Stunden. Auch für diese Formen von Lungenödem macht man Änderungen der Permeabilität der Gefäßendothelien und das Freiwerden von Histamin aus dem Gewebe verantwortlich. Die Bildung von Säuren in den Geweben, wie Salzsäure bei Phosgen oder Salpetersäure bei Salpeterdämpfen, kann eine Rolle spielen.

5. Eine sehr interessante, glücklicherweise seltene Form von Lungenödem gibt es bei gewissen Mitralstenosen ohne Vorhofflimmern, ohne wesentliche Vergrößerung des linken Vorhofs, ohne sichere Rechtsinsuffizienz oder passive Leberstauung. Da der rechte Ventrikel kräftig arbeitet, ist die Lungenstauung außerordentlich stark. Das Lungenödem tritt auf, wenn die Stauung infolge von Aufregung oder körperlicher Anstrengung zunimmt und der intrakapilläre Druck den onkotischen Druck der Plasmaproteine übertrifft. Es ist leicht, diese Form von der nächtlichen Dyspnoe oder vom gewöhnlichen Lungenödem bei Linksinsuffizienz zu unterscheiden. Diese Patienten (oft sind es Frauen) bekommen täglich einen oder mehrere Anfälle während der Visite, im Verlauf eines lebhaften Gespräches, nach einem kurzen Spaziergang auf ebenem Boden oder beim Geschlechtsverkehr. Vermutlich erhöht in solchen Fällen das mit der Beschleunigung der Herztätigkeit verbundene Hineinpumpen großer Blutmengen in den kleinen Kreislauf die Lungenstauung (den Kapillardruck der Lungengefäße) so sehr, daß dadurch das Ödem entsteht. Diese Patienten müssen immer Morphium bereit haben und manchmal muß es prophylaktisch genommen werden, um eine Untersuchung ohne Anfall zu ermöglichen. Bei längerer Dauer der Lungenstauung nehmen die Anfälle von Lungenödem bei Mitralstenosen infolge zunehmender Sklerose der Lungengefäße und Lungenfibrose ab. Diese Veränderungen machen die Transsudation von Plasma unmöglich, auch wenn die Lungenstauung zunimmt. So sieht man diese Form von Lungenödem nur unter bestimmten Bedingungen bei nicht zu weit fortgeschrittenen Mitralstenosen.

Der Verlauf des Lungenödems bei Mitralstenosen post partum ist überaus dramatisch. Oft ist der Klappenfehler so gutartig, daß die Kranke und ihre Familie von seinem Bestehen keine Ahnung haben. Da dabei ein tödlicher Ausgang nicht selten ist und oft unerwartet eintritt, wird eine solche Katastrophe von demjenigen, der sie einmal erlebt hat, nicht vergessen werden. Für den schweren Anfall scheint der plötzliche Rückfluß großer Blutmengen aus den

Beckenvenen zum Herzen und zu den Lungen verantwortlich zu sein. Bei dieser Form von Lungenödem ist die Bedeutung des erhöhten intrakapillären Druckes als eines auslösenden Faktors offenkundig.

6. Bei Anfällen von paroxysmaler Tachykardie kann man Lungenödem mit hämorrhagischem Sputum beobachten. Wir konnten dieses bei sonst gesunden Personen mit jedem Tachykardieanfall auftreten sehen. Diese Form kann man nicht ohne weiteres durch eine Lungenstauung erklären, da die Tachykardie den rechten und den linken Ventrikel in gleicher Weise belastet und es in diesen Fällen nicht zu einer Lungenstauung kommt. Diese Patienten zeigen nur eine Venenstauung und eine Lebervergrößerung (Einfluß-Stauung), was auf die wesentliche Verkürzung der Diastole zurückzuführen ist. Manche experimentellen Ergebnisse zeigen jedoch, daß eine abnorme Erregungsausbreitung während des Tachykardieanfalles die Kontraktilität des einen Ventrikels mehr als die des anderen beeinträchtigen kann.

7. Lungenödem ist nach der Einverleibung großer Flüssigkeitsmengen (Salz- und Zuckerlösungen), wie zum Beispiel bei gewissen Fällen nach Operationen, nicht selten. Die Vagotomie mit dem in ihrem Gefolge einsetzenden Flüssigkeitsstrom in die Gefäßbahn ist eine gut bekannte experimentelle Methode, um beim Kaninchen ein Lungenödem zu erzeugen. Wir haben diese Sonderform (manchmal mit Hirnödem kombiniert) im Anschluß an große postoperative Transfusionen bei Patienten mit Hyperthyreosen gesehen. Glücklicherweise sind gegen den Mißbrauch der intravenösen Zufuhr übertriebener Flüssigkeitsmengen, besonders bei Patienten mit Herz- und Kreislaufstörungen, warnende Stimmen erhoben worden.

8. Ein Lungenödem kann nach einer Pleurapunktion mit Entfernung großer Flüssigkeitsmengen auftreten. Diese Form hat man „Lungenödem ex vacuo" genannt. Das Ablassen großer Flüssigkeitsmengen und die reaktive Hyperaemie, welche im Anschluß an die Verminderung des auf die Blutgefäße ausgeübten Druckes folgt, lösen ein Ödem mit starker Flüssigkeitsanschoppung in den Lungen aus.

9. Beim Phäochromozytom kann als erstes Krankheitszeichen während einer Blutdruckkrise ein akutes und letales Lungenödem auftreten.

10. Schließlich muß noch das terminale Lungenödem erwähnt werden. Es tritt bei einer großen Zahl von Krankheiten in den letzten Lebensminuten oder -stunden auf.

Akute und chronische Formen. In vielen Fällen von Lungenödem setzen die Symptome ganz plötzlich ein. Die Flüssigkeit füllt die Lungen in wenigen Minuten und der Patient erstickt förmlich an der mächtigen Ansammlung von seröser Flüssigkeit in den Luftwegen. Manchmal liegt ein subchronisches Ödem vor. Dieses kündigt sich durch an Intensität ständig zunehmende Hustenanfälle an, die oft mit heftigen Schweißausbrüchen verbunden sind. Eine Lungenuntersuchung ergibt am Beginn verdächtiges feines Rasseln. Beim chronischen Lungenödem können viele Tage lang schwere Dyspnoe, feuchte Rasselgeräusche und rosafarbenes Sputum bestehen.

Die Röntgenuntersuchung ist für die Erkennung der chronischen und subakuten Formen von Lungenödem von unschätzbarer Bedeutung. Die Lungenfelder zeigen eine diffus verminderte Helligkeit mit wolkigen Schatten. Während bei der Lungenstauung die röntgenologischen Zeichen in der Gegend einer Pleuraverwachsung stärker betont sind (dies gilt ebenso für die klinischen Zeichen, S. 58), sind die Lungenfelder beim Lungenödem an der Stelle einer Adhäsion viel heller. Wenn das Lungenödem lokalisiert auftritt, findet man oft in den nicht ödematösen Gebieten keinen Anhaltspunkt für eine Stauung. Dies beweist, daß die Stauung nicht notwendigerweise ein Vorbote des Lungenödems sein muß. Bei den chronischen Formen ist das Ödem oft auf die zentralen (perihilären) Lungengebiete beschränkt und entgeht deshalb bei der physikalischen Untersuchung der Entdeckung. Oft ist es im interstitiellen Gewebe mehr ausgeprägt als in den Alveolen, weshalb es sich ebenfalls gern der Erkennung durch die Auskultation entzieht. Bei dieser Form findet man das typische Sputum nicht. Bei der chronischen Form sind Pleuraergüsse häufig. Manchmal kann man ein Ödem nur eines Lungenlappens nachweisen. Die Spitzen, die Basen und eine schmale, entlang der Brustwand verlaufende Zone sind von Trübungen oft frei. Zarte Trübungen oder dichte zirkumskripte wolkige Schatten kann man nicht ohne weiteres von einem primären oder metastatischen Lungentumor oder von einer Pneumonie unterscheiden. Bei der Uraemie kommt eine ähnliche Anordnung des Ödembildes vor, wenn zusätzlich eine Herzinsuffizienz auftritt. Typisch ist das schmetterlings-ähnliche Bild mit dem interstitiellen Ödem, welches sich vom Hilus strahlenförmig nach allen Richtungen ausbreitet.

Entstehungsweise. Weiter oben wurde auf die Bedeutung einer Flüssigkeitszunahme in den Lungen für das Auftreten eines Lungenödems hingewiesen. Ebenso wichtig sind die Permeabilität der Gefäße und vielleicht auch der Alveolarwand. Ist die Lungenstauung eher akut, so sind die Lungen bei der Obduktion feucht und von den Schnittflächen fließt reichlich Flüssigkeit ab. Die braunen, indurierten Lungen bei der chronischen Stauung der Mitralstenosen sind jedoch ,,trocken''. Dies ist infolge der mit einer fortschreitenden Lungenfibrose einhergehenden sekundären Gefäßsklerose des kleinen Kreislaufes leicht zu erklären; dadurch wird die Flüssigkeitstranssudation in die Alveolen trotz beträchtlicher Stauung unmöglich. Das ist auch der Grund, warum Lungenödem und Hämoptysen nur in frühen, nicht mehr aber in späten Stadien der Mitralstenosen auftreten. Der Sauerstoffmangel erweitert die Kapillaren örtlich und erhöht ihre Permeabilität.

Folgezustände. Ein schweres Lungenödem kann den Kreislauf und den Zustand des Patienten sekundär auf andere Weise beeinflussen. Die Transsudation großer Serummengen in die Lungen kann zur Bluteindickung führen, da die dadurch verlorene Flüssigkeitsmenge oft enorm ist. Beim Lungenödem infolge einer Phosgenvergiftung kann das Gewicht einer Lunge 1250 Gramm überschreiten, das ist mehr als das fünffache Normalgewicht. Nach Schätzungen kann bei sehr schweren Fällen mehr als die Hälfte der gesamten Plasmamenge verlorengehen; dadurch kommt es zu einer Erhöhung der Erythrozytenzahl und des Hämoglobinwertes, des Reststickstoffes und auf demselben Weg auch zu einer allgemeinen Azidose, wie nach einer schweren Verbrennung der Körperoberfläche. Die mechanische Verlegung der Luftwege durch die Ödemflüssigkeit kann zur Asphyxie führen.

Wird die reflektorische Tachypnoe bei einem Patienten mit Lungenödem (und auch beim Asthma cardiale) stark und oberflächlich, so kann das Atemvolumen auf 250 cm^3 oder noch weniger reduziert sein. Da ungefähr 150 cm^3 nötig sind, um den toten Raum zu füllen, leidet der Gasaustausch in den Lungen. Sauerstoffmangel kann in wenigen Minuten die Folge sein; dadurch kommt es wieder zu einer Erhöhung der Empfindlichkeit der Atemzentren, was zu rascher und oberflächlicher Atmung führt. Während einer solchen Tachypnoe kann das Sauerstoffsättigungsdefizit des Blutes bis zu 40 bis 50 Prozent betragen. Demgemäß ist die veränderte Sauerstoffsättigung des arteriellen Blutes eher die Folge als die Ursache der Dyspnoe.

Die Hyperventilation kann die Kohlensäurespannung des Blutes herabsetzen (Hypokapnie) und führt damit zu einem schockähnlichen Syndrom mit

Tetaniesymptomen. Diese Dyspnoe ist unnotwendig und dient keinerlei nützlichem Zweck. Sie bürdet einem bereits überlasteten Herzen eine schwere Arbeit auf. Überdies erhöht sie den Sauerstoffbedarf des Körpers, der infolge des hohen Grundumsatzes der Herzkranken von vorneherein größer ist.

Bei manchen Anfällen sinkt der hohe Blutdruck ab, der Puls wird fadenförmig, die Atmung keuchend, und es kommt zu einem Schock, den die Kranken nicht mehr überstehen.

Die Behandlung des Asthma cardiale und des Lungenödems werden in den Schlußkapiteln dieses Buches besprochen.

6. Funktionelle Störungen anderer vegetativer Zentren bei der paroxysmalen Dyspnoe

Wie die Kranken mit Cheyne-Stokesscher Atmung, können auch jene mit Asthma cardiale oder Lungenödem noch eine Reihe anderer Erscheinungen von seiten der Atmung zeigen. Diese Störungen ereignen sich ebenfalls mit Vorliebe bei Nacht und können mit den Atemnotanfällen oder von ihnen unabhängig auftreten.

Ein Frühzeichen einer Insuffizienz des linken Ventrikels ist nächtlich auftretender Husten. Während die Klage darüber bei Lungenstauung typisch ist, entwickelt er sich bei Kranken mit progressiver Linksinsuffizienz manchmal noch, bevor eine Lungenstauung klinisch nachgewiesen werden kann. Er verursacht beträchtliches Unbehagen und wird bis zur Erkennung seiner wahren Natur oft lange Zeit mit Codein und ähnlichen Präparaten behandelt. Die kurzfristige Digitalisanwendung bringt ihn gewöhnlich zum Verschwinden.

Bei Kranken mit einer Insuffizienz des linken Ventrikels kann man häufig hartnäckiges Seufzen und Gähnen beobachten. Die Kranken klagen selten über diese Symptome, welche aber leicht zu erkennen sind. So wie der Husten, verschwinden auch diese Erscheinungen nach kurzer Digitalisbehandlung. Da das nach einer akuten schweren Blutung beobachtete Gähnen und Seufzen allgemein mit einer Hirnanämie, einer verminderten Blutzufuhr zu den Hirnzentren in Zusammenhang gebracht wird, ist es begreiflich, daß eine verminderte Herzleistung und eine langsame periphere Zirkulation eine ähnliche Wirkung haben können.

Die eben erwähnten verschiedenen Erscheinungen bei der Atmung machen die Kranken mit einer Insuffizienz des linken Ventrikels außerordentlich unruhig und geräuschvoll. Während der Visite wird der Arzt daher oft auf die Gegenwart solcher Patienten aufmerksam, wenn sie auch noch in einiger Entfernung liegen.

Natürlich wird man eine Linksinsuffizienz niemals allein auf Grund dieser Symptome diagnostizieren, da andere Faktoren für ihr Auftreten häufiger verantwortlich sind. Sie werden hier nur deshalb erörtert, um zu betonen, daß auch vegetative Zentren in der Nachbarschaft der Atemzentren bei der Insuffizienz des linken Ventrikels abnorm funktionieren.

7. Schlußbemerkungen

Offenkundig ist kein Einzelfaktor für die Auslösung der Attacken von paroxysmaler Dyspnoe allein verantwortlich. Die verschiedenen Mechanismen und die Wechselwirkung vieler Faktoren sind die Erklärung, warum der Charakter der einzelnen Anfälle verschieden ist. So vermögen die Flüssigkeitsmenge im Lungengewebe, der erhöhte intrakapilläre Druck, die Permeabilität der Lungenkapillaren und Alveolarepithelien, welche vielleicht ebenso von einer zentralen Regulation wie von lokalen Änderungen abhängen, das Vorhandensein oder Fehlen eines Lungenödems während eines Anfalls von Asthma cardiale zu erklären. Ohne Zweifel wurde früher die Bedeutung der Reflexe für die Atmung sehr unterschätzt, einige dieser Reflexe wurden erst jüngst entdeckt. Anderseits darf aber eine Anerkennung der Bedeutung dieser Reflexe nicht die Wichtigkeit des lokalen Zustandes in den Lungen und die chemische Atmungsregulation zurücksetzen.

Die paroxysmale Dyspnoe kann bei der Herzinsuffizienz frühzeitig einsetzen, schon zu einer Zeit, da eine Herzdilatation und andere Stauungszeichen noch fehlen. Kranke mit einem Hochdruck verschiedener Ursache und solche mit Koronarsklerose können einen derartigen Anfall als erstes und eindringliches Warnungszeichen bekommen. So wie ein peripheres Ödem kein Gradmesser der Herzschwäche ist, erlaubt auch die Häufigkeit und Schwere der paroxysmalen nächtlichen Dyspnoe keinen zuverlässigen Schluß auf die Schwere der Herzmuskelschädigung.

Es ist nicht klar, warum nur die Insuffizienz des linken Ventrikels zur paroxysmalen nächtlichen Dyspnoe führt, da man annehmen möchte, daß sie von allen Formen von Insuffizienz hervorgerufen werden müßte. Dieser Widerspruch macht jenen große Schwierigkeiten, welche glauben, daß die Anfälle ausschließlich von Reflexen ausgelöst würden, die ihren Ursprung in der Lungenstauung haben. Eine derartige Stauung ist ohne Zweifel bei der Mitralstenose sehr stark ausgeprägt und doch kommen Anfälle dabei nicht vor. Anderseits möchte man annehmen, daß für das Auftreten von paroxysmaler Dyspnoe bei der Knopflochstenose der Mitralis mit ihrem fast nicht tastbaren Puls und der deutlichen Verminderung des Minutenvolumens chemische Änderungen allein verantwortlich wären. Die Anfälle kommen auch bei der Insuffizienz des rechten Ventrikels, zum Beispiel bei schweren Trikuspidalfehlern, nicht vor; unter diesen Umständen kann man die Bedeutung der Lungenstauung vernachlässigen, doch ist das Minutenvolumen herabgesetzt und die periphere Zirkulation merklich langsam.

Das Asthma cardiale kann verschwinden, wenn zur Links- eine Rechtsinsuffizienz hinzutritt, und wieder auftreten, wenn diese erfolgreich behandelt wird.

Vermutlich wirken die verschiedenen in den vorhergehenden Abschnitten besprochenen Faktoren, und zwar die Lungenstauung mit ihren direkten mechanischen und reflektorischen Auswirkungen ebenso wie der chemische Zustand der Zentren und Chemorezeptoren bei der Entstehung der bei der Linksinsuffizienz beobachteten paroxysmalen Dyspnoe zusammen.

8. Cheyne-Stokessche Atmung

Die vollausgeprägte Cheyne-Stokessche Atmung mit dem dauernden Wechsel zwischen Apnoe und Dyspnoe ist leicht zu erkennen, wenn die Apnoe lange dauert und die dyspnoische Periode durch eine deutliche Hyperpnoe charakterisiert ist. Die Cheyne-Stokessche Atmung wird jedoch häufig übersehen, obwohl sie eine der konstantesten und wichtigsten Frühzeichen der Insuffizienz des linken Ventrikels darstellt. Während der Untersuchung ist sie oft nur in angedeuteter Form vorhanden und nur dann erkennbar, wenn man besonders danach sucht.

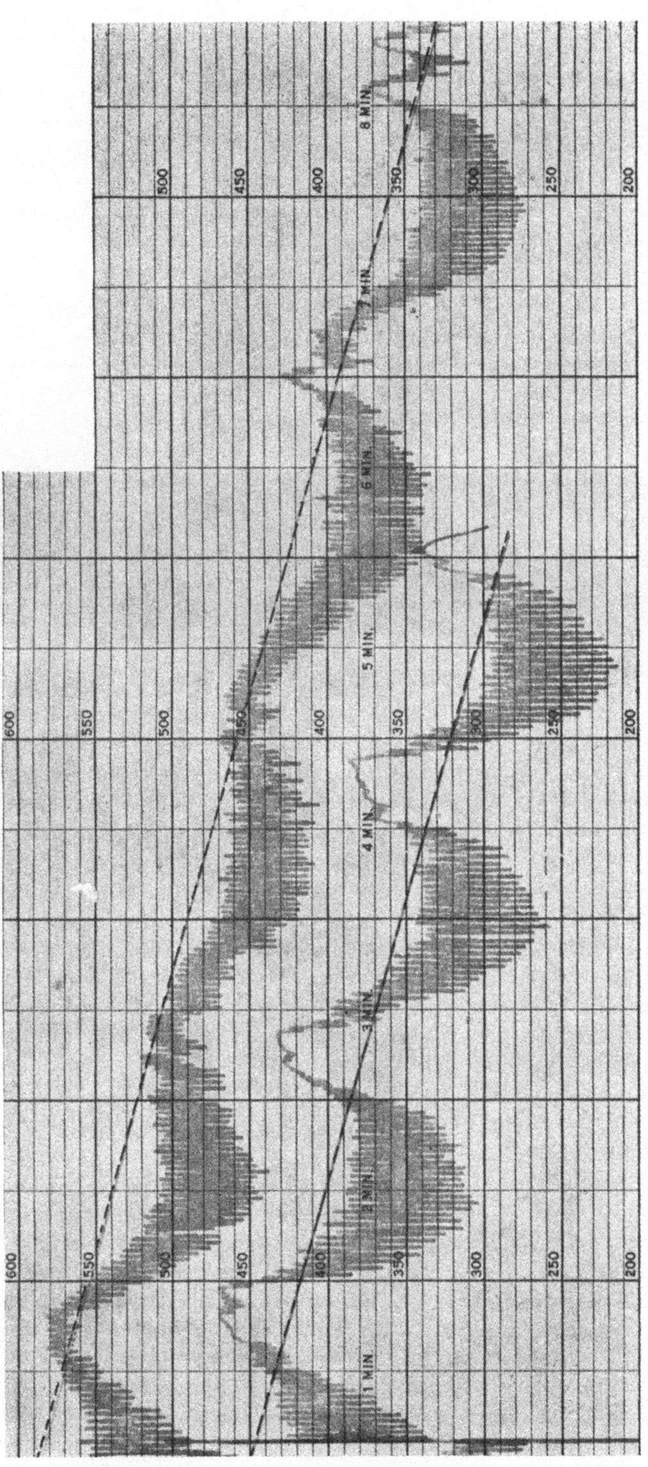

Abb. 1. Cheyne-Stokessche Atmung.

Klinisches Bild. Trotz genauer Untersuchung zeigen die Kranken die periodische Atmung in der Sprechstunde und zu Hause oft nicht, da die kleinste Aufregung oder Anstrengung sie zum Verschwinden bringt. Wenn man den Patienten dazu bringen kann, zu entspannen oder in einem ruhigen Raum nur einige Minuten mit geschlossenen Augen zu liegen, kann die periodische Atmung in kurzer Zeit auftreten. Manchmal besteht nicht ein Wechsel zwischen Atmen und Nichtatmen, sondern ein bloßer Wechsel zwischen tiefer und mehr oberflächlicher Atmung. Es gibt alle Abstufungen zwischen leichtem „Zu- und Abnehmen" der Atemexkursionen und dem vollausgeprägten Cheyne-Stokes.

Abb. 1 stammt von einem 58jährigen Patienten mit einer Koronarsklerose. Die obere Kurve zeigt den periodischen Wechsel zwischen oberflächlicher und tiefer Atmung. Die untere Kurve wurde einige Minuten später geschrieben, als der Patient entspannt war und sich etwas besser an die Benützung des Spirometers gewöhnt hatte; Dyspnoe und Apnoe wechseln ab. Bei dieser Kurve bewegt sich der Schreiber bei der Inspiration nach abwärts.

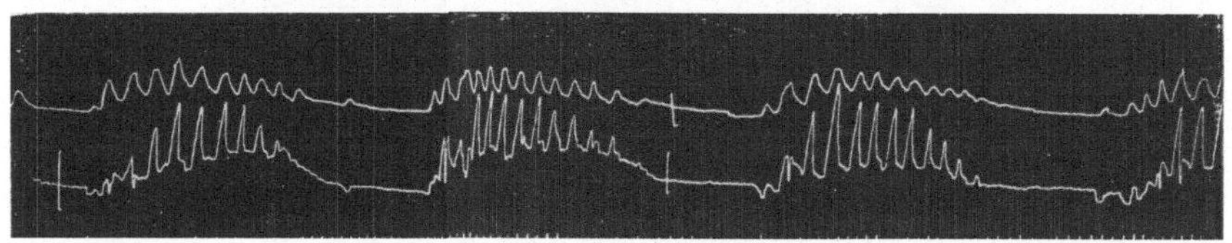

Abb. 2. Cheyne-Stokessche Atmung; die obere Kurve stammt vom Abdomen und die untere vom Thorax.

Abb. 2 zeigt ein vom Abdomen (obere Kurve) und vom Thorax (untere Kurve) aufgenommenes Spirogramm eines Patienten mit einer Insuffizienz des linken Ventrikels bei Hypertonie. Bei dieser Kurve sind die inspiratorischen Bewegungen direkt nach aufwärts gerichtet. Während die apnoischen Perioden in Abb. 1 kurz sind, sind die dyspnoischen und apnoischen Perioden in Abb. 2 fast gleich lang. Die ersterwähnte Form scheint häufiger vorzukommen. Jede Phase kann ungefähr 50 Sekunden dauern.

In beiden Abbildungen sind die charakteristische allmähliche Zunahme der Amplitude und die Neigung des Thorax sichtbar, während der ansteigenden Phase die Inspirationsstellung einzunehmen. Dies erklärt den langsamen Anstieg der Kurve in der dyspnoischen Phase (Depression in Abb. 1) und die schrittweise Umkehr zur Normalstellung in der absteigenden Phase vor dem Wiederbeginn der Dyspnoe. Die Apnoe tritt gewöhnlich in der Exspirationsstellung ein. Bei einem speziellen Fall kann die Anzahl der Atembewegungen in jeder Phase lange Zeit konstant bleiben.

Neben den periodischen Atmungsänderungen kann man bei Kranken mit Cheyne-Stokesscher Atmung noch verschiedene andere Zeichen beobachten. Auch diese kommen und gehen periodisch und sind an eine bestimmte Atemphase gebunden. So sind die Pupillen beim Beginn der Apnoe oft sehr eng, der Blutdruck steigt in der dyspnoischen Phase häufig an und es können periodisch Arrhythmien wie Extrasystolen auftreten. Während der apnoischen Phase kann man eine Bradykardie und in der dyspnoischen Phase eine Tachykardie beobachten; jedoch kann auch das Gegenteil vorherrschen. Für das Auftreten der meisten dieser Änderungen in einer bestimmten Atemphase gibt es keine festen Regeln. Etwas häufiger ist Husten oder tiefes Seufzen, welches regelmäßig während der ansteigenden Phase der dyspnoischen Periode eintreten kann.

Das Betragen des Patienten kann sich mit den verschiedenen Perioden ändern. In sehr deutlich ausgeprägten Fällen von Cheyne-Stokes kann man während der Dyspnoe Unruhe und unwillkürliche Gliederbewegungen mit klonischen Zuckungen beobachten, während der Patient in den apnoischen Perioden völlig erschlafft mit nach oben gedrehten Augen wie im Koma daliegt. Während der Apnoe ist eine Bewußtseinstrübung nicht selten. Weiter gibt es Zustände von Verfolgungswahn oder an eine Amentia erinnernde Syndrome, welche die Abgabe der Kranken in eine Sonderabteilung notwendig machen.

Periodisches Atmen ist bei Kindern, besonders frühgeborenen, bei gesunden älteren Leuten während des Schlafes und bei normalen Personen in großen Höhen eine normale Erscheinung. Man beobachtet es auch bei Tieren während des Winterschlafes. Kranke mit einer Sklerose der Hirnarterien zeigen es oft. Seine häufigste Ursache ist eine Insuffizienz des linken Ventrikels. Bei Kranken mit Mitral- und Trikuspidalfehlern sowie solchen mit Lungenkrankheiten kommt es überhaupt nicht vor.

Die Annahme, daß die Cheyne-Stokessche Atmung ein ominöses Zeichen sei, ist oft berechtigt; jedoch kann bei Kranken mit einer Koronarsklerose oder -thrombose bis zur Wiederkehr der Kraft des linken Ventrikels vorübergehend ein sehr deutlicher Cheyne-Stokes vorhanden sein. Erholt sich das Herz wieder, so kann der Patient jahrelang von Atemstörungen und anderen Symptomen frei bleiben. Die Prognose hängt deshalb mehr von der zugrunde liegenden Ursache als von der bloßen Tatsache des Bestehens der Erscheinung ab.

Das Fehlen der Cheyne-Stokesschen Atmung während der Untersuchung und trotz besonderem Nachforschen schließt das Vorhandensein von nächtlichem periodischem Atmen mit hochgradiger Hyperpnoe nicht aus. Ist der Cheyne-Stokes auch während des Tages vorhanden, so pflegt er bei Nacht wesentlich schwerer zu sein.

Die hyperpnoischen Perioden können mit außerordentlich schwerem Angstgefühl und Lufthunger verbunden sein, so daß der Patient keine Ruhe findet. Er muß sich plötzlich aufsetzen, blickt verzweifelt um sich und benützt zur Atmung alle Hilfsmuskeln. In wenigen Sekunden tritt die Erschlaffung ein, er sinkt in der Apnoe still oder bewußtlos zurück, um in kurzer Zeit wieder von vorne zu beginnen. Dieser Zustand kann stundenlang bestehen bleiben und Nacht für Nacht wiederkehren. Wenn die Anfälle leichter sind, kann der Kranke sein Bett verlassen und geht ruhelos auf dem Gang auf und ab.

Manche Patienten mit Cheyne-Stokes klagen nicht über Dyspnoe und leugnen trotz dem Bestehen langer apnoischer Perioden jegliche Atemnot. Diese Patienten leiden jedoch an Schlaflosigkeit, welche gewöhnlich die Folge einer ihnen unbegreiflichen Unruhe ist. Demgemäß erwähnen manche nur die Schlaflosigkeit, deren wahre Ursache übersehen wird. Vermag die Untersuchung einen Cheyne-Stokes nicht aufzudecken, so kann die sorgfältige Befragung der Begleiter oder Verwandten und manchmal auch des Patienten selbst das Vorliegen rhythmischer Wechsel der Atemtiefe ergeben.

Das eventuelle Vorliegen einer Cheyne-Stokesschen Atmung muß bei jedem Fall von nächtlicher Dyspnoe erwogen und es muß zur Sicherung der Diagnose jede Anstrengung unternommen werden, da dadurch eine sehr wirkungsvolle spezifische Behandlung eingeleitet werden kann, welche die sonst unbeeinflußbaren Beschwerden rasch zum Verschwinden bringt. Diese Behandlung wird auf Seite 636 besprochen.

Pathogenese. Für die Pathogenese der periodischen Atmung gibt es keine völlig ausreichende Erklärung. Alle Theorien nehmen eine auf Grund des Sauerstoffmangels veränderte Erregbarkeit der Atemzentren an. Der Sauerstoffmangel wieder rührt von einer verlangsamten Zirkulation und lokalen Gefäßstörungen her (welche die Ursache für die Cheyne-Stokessche Atmung bei der zerebralen Gefäßsklerose, beim erhöhten Hirndruck und bei verschiedenen Gehirnerkrankungen sind). Man nimmt an, daß die durch die verminderte Erregbarkeit der Zentren hervorgerufene Apnoe zu einer Anhäufung von Kohlensäure und vielleicht auch von nichtflüchtigen Säuren führt, welche nach Erreichen einer gewissen Schwelle die Dyspnoe auslösen. Während der dyspnoischen Periode wird die Kohlensäure aus dem Blut abgeatmet und die Anoxie schwindet. Die Apnoe kehrt wieder, da durch die Ausscheidung der Kohlensäure der stärkste Reiz für das Atemzentrum beseitigt wurde.

Diese Annahme läßt vieles ungeklärt. Während die Entstehungsweise der voll entwickelten Cheyne-Stokesschen Atmung dadurch klar wird, bleibt ihr Beginn im Dunkeln. Manchmal sind die apnoischen Perioden sehr lang, während die dyspnoischen außerordentlich kurz sind; diese können tatsächlich so kurz sein, daß sie kaum die Entfernung der angehäuften Stoffwechselprodukte ermöglichen können.

Die Bedeutung der Anoxie für die Cheyne-Stokessche Atmung wird dadurch erwiesen, daß man bei normalen Personen durch Einatmen eines sauerstoffarmen Gemisches eine periodische Atmung erzeugen kann. Überdies hört die Cheyne-Stokessche Atmung bei Herzkranken gewöhnlich, aber nicht immer, nach Inhalation von Sauerstoff auf.

Pryor weist darauf hin, daß die Kreislaufzeit bei Kranken mit Cheyne-Stokesscher Atmung verlängert ist. Eine Verlangsamung der Blutströmung von den Lungen zu den arteriellen Chemorezeptoren und zum Atemzentrum ermöglicht es, daß eine aus verschiedenen Gründen bereits bestehende Hyperventilation länger anhält; deren Folge ist zwangsläufig eine Apnoe, und diese muß wieder von einer Dyspnoe abgelöst werden.

Die Erfahrung, daß die Cheyne-Stokessche Atmung oft nur während des Schlafes auftritt oder sich zu dieser Zeit verstärkt, spricht für eine Beteiligung der Hirnrinde bei ihrer Entstehung. Diese Ansicht wird verschiedentlich experimentell gestützt.

Während der Cheyne-Stokesschen Atmung muß die Kohlensäurespannung niedrig sein. Sauerstoffmangel in Verbindung mit hoher Kohlensäurespannung führt nicht zu Cheyne-Stokesscher Atmung. So hört der Cheyne-Stokes bei Herzkranken gewöhnlich nach Inhalation einer Mischung auf, welche Kohlensäure enthält; dies kann der Grund sein, warum Kranke mit Mitralstenose oder Lungenemphysem, auch wenn sie völlig dekompensiert sind, diese Form von periodischer Atmung niemals aufweisen. Die reflektorische Dyspnoe von Patienten mit Lungenstauung verhindert oft das Auftreten einer Cheyne-Stokesschen Atmung.

Ein objektiver Überblick über die medizinische Literatur enthüllt die interessante Tatsache, daß die meisten Autoren, welche die Möglichkeit einer Bedeutung des Sauerstoffmangels im Atemzentrum für die Entstehungsweise anderer Dyspnoeformen ablehnen, diesem bei der Cheyne-Stokesschen Atmung ohne weiteres eine besondere Bedeutung einräumen. Dies ist etwas paradox, da die Cheyne-Stokessche Atmung anderen Formen von Dyspnoe oft vorausgeht oder bei Patienten auftritt, bei welchen Anfälle von Asthma cardiale immer wiederkehren. Die Cheyne-Stokessche Atmung verschwindet oft, wenn der Schlaf tiefer wird, vielleicht, weil die Azidose dann stärker wird.

Die wichtige Rolle einer verminderten Blutzufuhr zu den Zentren für die Entstehung der Cheyne-Stokesschen Atmung wird durch folgende Beobachtung betont: Sonst gesunde junge Menschen mit einer paroxysmalen Tachykardie und einer raschen Kammerfrequenz können während der Dauer der Tachykardie einen Cheyne-Stokes aufweisen. Wird die Herzfrequenz wieder normal, so hört der Cheyne-Stokes sofort auf. Die starke Verminderung des Minutenvolumens ist bei solchen Tachykardien allgemein bekannt. Das Auftreten von periodischem Atmen bei vielen jungen Menschen nach der Einnahme von Morphium beweist, daß die Reizbarkeit der Atemzentren für das Auftreten der Cheyne-Stokesschen Atmung ein wesentlicher Faktor ist.

Auch bei Patienten mit dem Stokes-Adamsschen Syndrom gibt es eine periodische Atmung, welche, wenn die Anfälle in kurzen Intervallen aufeinanderfolgen, der Cheyne-Stokesschen Atmung ähnlich ist. Bei diesem Zustand folgt die Dyspnoe auf den Herzstillstand. Dies ist verständlich, da die Anoxie und die Anhäufung von sauren Stoffwechselprodukten während der Herzruhe ein Ausmaß erreichen können, bei dem sie einen ungewöhnlich starken Reiz für die Atemzentren und Chemorezeptoren bilden.

Die Atmung hört mit dem ersten wiederkehrenden Herzschlag auf, weil infolge der Hyperventilation während der Zeit des Herzstillstandes große Mengen von Kohlensäure abgeatmet wurden; mit der Wiederaufnahme der Herztätigkeit nach dem Stillstand kommt dieses kohlensäurearme Blut zu den Atemzentren, welche dadurch so schwach gereizt werden, daß Apnoe eintritt. Kehrt der Herzstillstand alle paar Minuten wieder, wie es manchmal vorkommt, so wechseln hyperpnoische und apnoische Phasen miteinander ab, so daß man diese Atemstörung vom gewöhnlichen Cheyne-Stokes nicht trennen kann. Gewöhnlich fällt die dyspnoische Phase mit dem Herzstillstand zusammen, während das Herz in der Periode der Atemruhe schlägt.

9. Dyspnoe bei Herzneurosen

Bei Patienten mit nervöser Labilität, neurozirkulatorischer Asthenie, Angstneurosen und Hysterie kommt häufig eine sehr charakteristische Form von Dyspnoe vor. Die Atmung ist typisch unregelmäßig und manchmal beschleunigt, so daß man sie mit dem schnellen, unregelmäßigen Puls des Vorhofflimmerns vergleichen könnte. Der ständige Wechsel von Atemtiefe, -frequenz und -niveau unterscheidet sie leicht von anderen Dyspnoeformen, zum Beispiel vom typischen An- und Abschwellen der Cheyne-Stokesschen Atmung, von der langsamen Atmung beim erhöhten intrakraniellen Druck, vom vorübergehenden Atemstillstand ohne Wechsel der Atemtiefe (Biotsches Atmen) und schließlich von der Kußmaulschen Atmung bei Azidosen.

Manchmal ähnelt die Atmung von Patienten mit Herzneurosen jener bei gesunden Menschen nach der Aufforderung, so tief als möglich zu atmen. Dieselbe Atemform kann man bei gewissen Patienten unter dem Einfluß einer heftigen Gemütsbewegung, wie zum Beispiel dem unerwarteten Tod eines nahen Verwandten, beobachten. Zahnärzte haben Gelegenheit, diese Form von Dyspnoe vor einer Zahnextraktion oder einer anderen Operation zu erleben.

Da die raschen und oberflächlichen Atemzüge die Inspirationsluft auf 250 cm³ oder noch weniger herabsetzen können, ist die Menge des verfügbaren Gases für einen normalen Wechsel ungenügend. So kommt es zu einer akuten Anoxie.

Wenn jedoch die Atemexkursionen der Frequenz nach nur gering, der Tiefe nach aber stärker zunehmen, werden große Kohlensäuremengen „abgeraucht", so daß eine Hypokapnie und Alkalose entsteht. Der Kohlensäuremangel kann zu einer Erweiterung der größeren peripheren Gefäße einschließlich der Venen führen, so daß größere Blutmengen in den Venendepots zurückgehalten werden. Die Menge des zum Herzen zurückfließenden Blutes ist deshalb vermindert, der Puls wird klein oder sogar untastbar, der Blutdruck kann absinken, die Halsvenen sind nur wenig gefüllt, es kann ein schockähnliches „Hyperventilationssyndrom" auftreten. Wir wurden wiederholt unter der Annahme eines Schocks oder einer Kreislaufinsuffizienz nach einer Operation zu Patienten gerufen, welche dann nur dieses Syndrom zeigten. Die Akapnie kann ein schockähnliches Syndrom hervorrufen. In der Hypokapnie kann eine Tetanie manifest werden. Die Kranken fühlen sich schwach, sind schwindlig, haben Paraesthesien und eine Gefühllosigkeit in den Fingern und verlieren schließlich das Bewußtsein. Außerdem kommen Herzklopfen, Schluckbeschwerden, Angstzustände, Druck auf der Brust oder ein dumpfer Schmerz in den unteren Abschnitten der vorderen Brustwand vor. Der Blutdruck sinkt ab. Die Encephalitis sowie die Vergiftung mit Salicylaten verursachen ein ähnliches Syndrom. Wenn der Zustand momentan auch gefährlich aussieht, erfährt der Kranke rasche Erleichterung, wenn er der strengen Anweisung folgt, normal rasch und — tief zu atmen.

Kranke mit dieser Atmungsform leiden häufig auch an einer „seufzenden Atmung". Diese wird später besprochen.

10. Dyspnoe bei endokrinen Störungen

Kranke mit seufzender Atmung („suspirious respiration") klagen oft über Dyspnoe. Dies bezieht sich nicht auf jene, welche wegen Kummer oder Sorgen tief seufzen, auch nicht darauf, wenn man zur Entspannung bei geistiger Überanstrengung seufzt, die Beschwerden sind aber bei einer anderen Gruppe von Patienten mit seufzender Atmung echt. Die Kranken, gewöhnlich sind es Frauen, klagen, daß sie „nicht durchatmen könnten" oder daß „der Atem nur so weit gehe" (wobei sie auf das obere Drittel des Brustbeins zeigen), oder daß sie „unfähig seien, tief zu atmen". Sobald sie tief atmen (beziehungsweise seufzen) können, finden sie große Erleichterung. Manchmal wird die Klage über Atemnot in beträchtlicher Aufregung und mit Besorgnis vorgebracht. Die Patienten wissen selten, daß sie gezwungen sind, periodisch zu seufzen.

Abb. 3 zeigt ein bei einer 29jährigen Frau während der Bestimmung des Grundumsatzes aufgenommenes Spirogramm. Nach drei bis fünf normalen Atemzügen tritt ein tiefer Seufzer auf. Abgesehen von dieser ist keine Unregelmäßigkeit der Atemfrequenz oder -tiefe nachweisbar. Auf manchen Kurven kann man innerhalb von 10 Minuten bis zu 24 Seufzer zählen. Manchmal kann eine Zeitlang nach jedem zweiten oder dritten Atemzug ein Seufzer einfallen, diese Periode kann wieder mit einer normalen abwechseln (respiratio alternans). Da weder die vorhergehenden noch die nachfolgenden Atemzüge Veränderungen zeigen, kann man den tiefen Atemzügen keine Ausgleichsfunktion zuschreiben.

Die tiefen Seufzer stellen eine sehr starke respiratorische Anstrengung dar und entsprechen völlig der Vitalkapazität. Man findet sie häufig, wenn man Spirogramme oder Grundumsatzkurven im Hinblick auf diese Erscheinung betrachtet. Christie fand sie in 6,9 Prozent von 1500 aufeinanderfolgenden Atmungskurven. In unserem Material beträgt der Prozentsatz 8,3 bei 5893 aufeinanderfolgenden Kurven. In liegender Stellung sind sie deutlicher ausgeprägt.

In den wenigen ihr gewidmeten Untersuchungen wird die seufzende Atmung meist als Zeichen einer Neurose gewertet und ihr häufiges Vorkommen bei der neurozirkulatorischen Asthenie betont. Während Patienten mit neurozirkulatorischer Asthenie diese Atmungsform oft zeigen, kann man sie bei einer anderen Krankheitsgruppe gewöhnlich und regelmäßig finden, nämlich bei Frauen mit ovarieller Hypofunktion. Sie wird bei heranwachsenden Mädchen und bei Erwachsenen mit ovarieller Insuffizienz beobachtet und kommt im Klimakterium besonders häufig vor; das Wissen um ihr Auftreten bei diesen Zuständen kann schwere Irrtümer vermeiden (siehe S. 397).

Die seufzende Atmung ist sicher nicht nur bei Oestrogenmangel vorhanden, sie tritt auch bei Patienten auf, welche an anderen endokrinen Störungen, wie Hyper- und manchmal Hypothyreosen, leiden. Die Tatsache des viel selteneren Auftretens dieser Erscheinung bei Männern ist interessant. Vermutlich ist die endokrine Balancestörung, welche bei der Erzeugung anderer „klimakterischer" Symptome eine beherrschende Rolle spielt, für die seufzende Atmung verantwortlich.

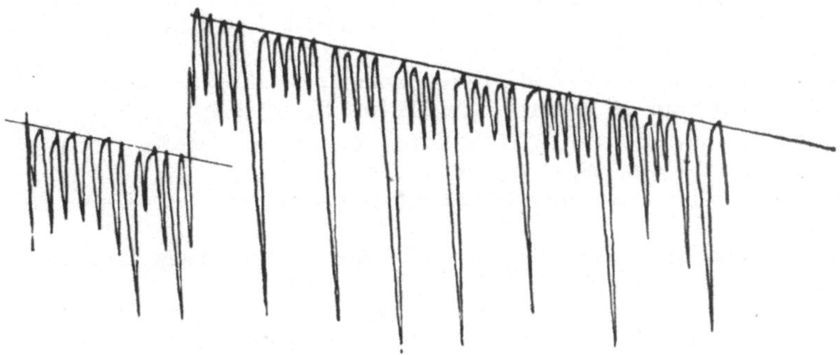

Abb. 3. Seufzende Atmung.

Durch eine Oestrogenbehandlung kann man die seufzende Atmung rasch zum Verschwinden bringen. Die große Besorgnis und Angst, welche von vielen derartigen Kranken an den Tag gelegt wird, hat manche Autoren veranlaßt, die Symptome als Manifestation einer Hysterie zu betrachten, doch bringt die spezifische Behandlung eine wesentliche Besserung zustande und die Störung kann in wenigen Tagen vorüber sein.

Das häufige Vorkommen dieses Symptoms bei Frauen, sein Vorhandensein in der Menopause und bei endokrinen Störungen war schon lange bekannt, wurde aber immer mit einer „Nervosität" in Verbindung gebracht. Der enge Zusammenhang zwischen diesem Atmungstyp und der Ovarialfunktion ebenso wie der Wert der Oestrogentherapie wurden früher nicht gewürdigt, da die Ovarialpräparate zur Zeit der Durchführung dieser Untersuchungen noch nicht genügend wirksam waren.

Schrifttum

Altschule, M. D. "Physiology in diseases of heart and lungs, Harvard Univ. Press, Cambridge 1949".

Baker, D. M. "Sighing Respiration as a Symptom." Lancet, i, 174, 1934.

Bardin, P. "L'embolie pulmonaire." Masson et Cie., Paris, 1937.

Binger, C. A. L., Brow, G. R., and Branch, A. "Experimental Studies on Rapid Breathing." J. Clin. Investigation, 1, 127, 1924.

Bruce, M. B., Martin, R. T., and Smirk, F. H. "Effect of the Initial Level of the Blood Pressure upon the Response of the Human Subject to Blood Pressure-raising Reflexes." J. Physiol., **103,** 412, 1945.

Brunn, F. Über Asthma cardiale, Zentralbl. f. inn. Med. 49: 873 und 890, 1928

Cameron, G. R. and Dl, S. N. Experimental pulmonary edema of nervous origin, J. Pathol. Bacteriol, 61, 375, 1949.

Christie, C. D., and Beams, A. J. "The Estimation of Normal Vital Capacity, with Especial Reference to the Effect of Posture." Arch. Int. Med., 30, 34, 1922.

Christie, R. V. "Some Types of Respiration in the Neuroses." Quart. J. Med., 4, 427, 1935.

Christie, R. V. "Dyspnoea: a Review." Quart. J. Med. 7, 421, 1938.

Christie, R. V., and Meakins, J. C. "The Intrapleural Pressure in Congestive Heart Failure and its Clinical Significance." J. Clin. Investigation, 13, 323, 1934.

Churchill, E. D., and Cope, O. "The Rapid Shallow Breathing resulting from Pulmonary Congestion and Oedema." J. Exper. Med., 49, 531, 1929.

Collip, J. B., and Backus, P. L. "The Effect of Prolonged Hypernoea on the Carbon Dioxide combining Power of the Plasma, the Carbon Dioxide Tension of Alveolar Air and the Excretion of Acid and Basic Phosphate and Ammonia by the Kidney." Am. J. Physiol., 51, 568, 1920.

Comroe, J. H., Jr. "The Hyperpnoea of Muscular Exercise." Physiol. Rev. 24, 319, 1944.

Dock, W. "The Anatomical and Hydrostatic Basis of Orthopnoea and of Right Hydrothorax in Cardiac Failure." Am. Heart J., 10, 1047, 1935.

Douglas, C. G., and Haldane, J. S. "The Causes of Periodic or Cheyne-Stokes Breathing." J. Physiol., 38, 401, 1908—9.

Drinker, C. K. Pulmonary edema and inflammation, Harvard Univ. Press, Cambridge 1945.

Dunn, J. S. "The Effects of Multiple Embolism of Pulmonary Arterioles." Quart. J. Med., 13, 129, 1919—20.

East, T. "Failure of the Heart and Circulation." London, John Bale, 1937.

Ernstene, A. C., and Blumgart, H. L., "Orthopnoea: its Relation to Increased Venous Pressure of Myocardial Failure." Arch. Int. Med., 45, 593, 1930.

Field, H., Jr., and Bock, A. V. "Orthopnoea and the Effect of Posture upon the Rate of Blood Flow." J. Clin. Investigation, 2, 67, 1925.

Formijne, P. "Apnoea or Convulsions Following Standstill of the Heart." Am. Heart J., 15, 129, 1938.

Galli, G. "Un cas de respiration alternante et périodique, analogie de ce phénomène avec celui du coeur alternant." Arch. d. mal. du coeur., 12. 49, 1919.

Haldane, J. S., Meakins, J. C., and Priestley, J. G. "The Effect of Shallow Breathing." J. Physiol., 52, 433, 1919.

Harrison, T. R. "Failure of the Circulation." Williams and Wilkins Co., Baltimore, 1939.

Harrison, T. R., et al. "Studies in Congestive Heart Failure. XV. Reflex versus Chemical Factors in the Production of Rapid Breathing." J. Clin. Investigation, 11, 133, 1932.

Henderson, Y. "Acapnia as a Factor in Postoperative Shock, Atelectasis and Pneumonia." J. A. M. A., 95, 572, 1930.

Hill, I. G. W., and MacKinnon, A. U. "The Association of Adams-Stokes Attacks with Cheyne-Stokes Respiration." Edinburgh, M. J., 41, 513, 1934.

Hofbauer, L. Ursachen der Orthopnoe. Ztschr. f. klin. Med., 61, 389, 1907.

Jachson, F., The radiology of acute pulmonary oedema, Brit. Heart J. 13, 503, 1951.

Jarisch, A., Richter, H. and Thoma, H., Zentrogenes Lungenödem, Klin. Wschr. 18, 1440, 1939.

Kerr, W. J., Dalton, J. W., and Gliebe, P. A. "Some Physical Phenomena associated with the Anxiety States and their Relation to Hyperventilation." Ann. Int. Med., 11, 961, 1937.

Lewis, B. I. Hyperventilation syndrome, Ann. int. Med. 38, 918, 1953.

Luisada, A. A. Left ventricular failure and acute pulmonary edema, J. am. Geriat. Soc. 1, 331, 1953.

Luisada, A. "The Pathogenesis of Paroxysmal Pulmonary Oedema." Medicine, 19, 475, 1940.

McMichael, J., Hyperpnea in heart failure, Clinic Scienc. 4, 19, 1939.

McMichael, J., and McGibbon, J. P. "Postural Changes in the Lung Volume." Clin. Sc., 4, 175, 1939.

MacWilliam, J. A. "Some Applications of Physiology to Medicine. III. Blood Pressure and Heart Action in Sleep and Dreams: their Relation to Haemorrhages, Angina, and Sudden Death." Brit. M. J., ii, 1196, 1923.

Meakins, J. "The Cause and Treatment of Dyspnoea in Cardiovascular Disease." Brit. Med. J., i, 1043, 1923.

Means, J. H. "Dyspnoea." Medicine, 3, 309, 1924.

Murphy, F. D., Correll, H., and Grill, J. C. "The Effects of Intravenous Solutions on Patients with or without Cardiovascular Defects." J. A. M. A., 116, 104, 1941.

Nielsen, J. M., and Roth, P. "Clinical Spirography; Spirograms and their Significance." Arch. Int. Med., 43, 132, 1929.

Nielsen, M. Untersuchungen über die Atemregulation beim Menschen. Skandinav. Arch. f. Physiol. Suppl. 10 to Vol. 74, 1936.

Palmer, R. S., and White, P. D. "The Clinical Significance of Cardiac Asthma; Review of 250 Cases." J. A. M. A., 92, 431, 1929.

Parker, F., Jr., and Weiss, S. "The Nature and Significance of the Structural Changes in the Lungs in Mitral Stenosis." Am. J. Path., 12, 573, 1936.

Peabody, F. W., and Wentworth, J. A. "Clinical Studies of the Respiration. IV. The Vital Capacity of the Lungs and its Relation to Dyspnoea." Arch. Int. Med., 20, 443, 1917.

Perera, G. A., and Berliner, R. W. "The Relation of Postural Haemodilution to Paroxysmal Dyspnoea." J. Clin. Investigation, 22, 25, 1943.

Plotz, M. "Asthmatoid Heart Failure; a Form of Left Ventricular Failure and its Differentiation from Bronchial Asthma by Circulation Time and Other Criteria." Ann. Int. Med., 13, 151, 1939.

Pryor, W. W. Cheyne-Stokes respiration in patients with cardiac enlargement and prolonged circulation time. Circulation, 4, 233, 1951.

Raab, W. Hirnblutuntersuchungen bei Hypertonie, Z. klin. Med. 115: 511, 1931.

Resnik, H., Jr., and Friedman, B. "Studies on the Mechanism of the Increased Oxygen Consumption in Patients with Cardiac Disease." J. Clin. Investigation, 14, 551, 1935.

Sahli, H. Verh. d. Kongress Inn. Med., 19, 45, 1901.

Sarnoff, S. J. and Sarnoff, L. C. Neurohemodynamics of pulmonary edema. Circulation 6, 51, 1951.

Scheinberg, P. Cerebral circulation time in heart failure, Am. J. Medic. 8: 148, 1950.

Scherf, D. "The Respiratory and the Circulatory System in Females with Ovarian Dysfunction." Ann. Int. Med., 13, 1414, 1940.

Schmidt, C. F. "The Respiration." In: Macleod's Physiology in Modern Medicine, 9th Ed., St. Louis, C. V. Mosby Co., 1941.

Schoen, R. Untersuchungen über die zerebrale Innervation der Atmung; über periodische Atmung and Apnoe. Arch. f. exper. Path. u. Pharmakol., 138, 339, 1928.

Sharpey-Schafer, E. P., and Wallace, J. "Circulatory Overloading following Rapid Intravenous Injections." Brit. M. J. II, 304, 1942.

Traube, L. Gesammelte Beiträge zur Pathologie und Physiologie. Berlin, A. Hirschwald, 1871—74.

Traube, L. Bemerkungen über cardiales Asthma. In: Gesammelte Beitr. z. Path. u. Physiol., 3, 209, 1878.

Uhlenbruck, P. Das Cheyne-Stokessche Atmen. Ztschr. f. d. ges. exper. Med., 59, 656, 1928.

Vierordt, Handwörterb. d. Physiologie (Wagner), 2, 912, 1844.

Wassermann, S. Der Cheyne-Stokes-Symptomenkomplex. Wien. Arch. f. inn. Med., 4, 415, 1922; 5, 221, 283, 1922—23; 6, 303, 1923.

Wassermann, S. Das akute kardiale Lungenödem und sein reflektorischer Mechanismus. Wien. Arch. f. inn. Med., 24, 213, 387, 1933—34.

Weiss, S., and Robb, G. P. "Cardiac Asthma (Paroxysmal Cardiac Dyspnoea) and the Syndrome of Left Ventricular Failure." J. A. M. A., 100, 1841, 1933.

Welch, W. H. Zur Pathologie des Lungenödems. Arch. f. path. Anat., 72, 375, 1878.
White, P. D., and Hahn, R. G. "The Symptom of Sighing in Cardiovascular Diagnosis." Am. J. M. Sc., 177, 179, 1929.
Zdansky, E. Beiträge zur Kenntnis der kardialen Lungenstauung auf Grund röntgenologischer, klinischer und anatomischer Untersuchungen Wien. Arch. f. inn. Med., 18, 461, 1929.
Zdansky, E. Über das Röntgenbild des Lungenödems, gleichzeitig ein Beitrag zur Frage der Pathogenese des Lungenödems. Röntgenpraxis, 5, 248, 1933.
zu Jeddeloh, B. Untersuchungen zur Histologie chronischer Stauungslungen. Beitr. z. path. Anat. u. z. allg. Path., 86, 387, 1931.

Zweites Kapitel

Die Größe des normalen Herzens

Das durchschnittliche Gewicht des Herzens beim Erwachsenen beträgt 250 g (bei Frauen) bis 300 g (bei Männern). Zwischen dem Körpergewicht und dem Herzgewicht besteht eine bestimmte Beziehung, welche jedoch bei Fettleibigkeit nicht mehr vorhanden ist.

Ganz allgemein gesprochen, nimmt das Herzgewicht bei Menschen und Tieren bei vermehrter körperlicher Tätigkeit zu. Es ist bei Menschen mit sitzender Beschäftigung gering, bei Athleten und Schwerarbeitern jedoch groß. Das Herzgewicht nimmt proportional zur Gewichtsvermehrung der Skelettmuskeln zu (was schon Harvey bekannt war). Je größer und schwerer ein Mensch ist, desto größer ist auch sein Herz.

Zwerchfellstand. Größe und Form des normalen Herzens sind von Mensch zu Mensch verschieden und ändern sich auch beim selben Individuum innerhalb kurzer Zeit, da sie von vielen Faktoren abhängen.

So werden sie zum Beispiel vom Zwerchfellstand beeinflußt. Wenn das Zwerchfell zu tief steht, um dem Herzen einen Halt zu geben, liegt ein „cor pendulum" oder ein „steil gestelltes Herz" vor. Der Untersucher kann solche Herzen auch dann für normal groß halten, wenn tatsächlich eine Vergrößerung besteht. Steht andererseits das Zwerchfell hoch, so kann der Herzspitzenstoß außerhalb der Medioklavikularlinie liegen, woraus dann oft die irrige Diagnose einer Herzvergrößerung gestellt wird.

Abb. 4 zeigt die Änderungen von Herzgröße und -form bei verschiedenem Zwerchfellstand. Abb. 4 a zeigt die Herzform bei Zwerchfellhochstand. Das Herz ist scheinbar groß und die Taille am linken Herzrand ist sehr deutlich ausgeprägt. Auch das Gefäßband ist breiter, so daß fälschlicherweise eine Verbreiterung der Aorta diagnostiziert werden kann. In Abb. 4 c, bei Zwerchfelltiefstand, steht die Herzachse mehr senkrecht; eine Taillenbildung am linken Herzrand ist fast nicht erkennbar und das Herz ist scheinbar klein. Abb. 4 b zeigt die Form eines durchschnittlich normalen Herzens bei normalem Zwerchfellstand.

Körperliche Anstrengung. Nach kurzer, aber schwerer körperlicher Anstrengung kann eine vorübergehende Vergrößerung auftreten. Diese dauert nur einige Minuten. Die folgende Verkleinerung des Herzens kann stunden- bis tagelang bestehen bleiben. Die Vergrößerung ist wahrscheinlich auf den vermehrten Blutrückfluß und die stärkere Herzfüllung zurückzuführen, während seine Verkleinerung hauptsächlich eine Folge der Tachykardie und der dadurch bedingten Verminderung der diastolischen Ventrikelfüllung sowie des erhöhten Sympathikustonus sein soll.

Nach längerer Anstrengung kann die Herzvergrößerung dauerhafter und deutlicher sein; dies ist besonders dann der Fall, wenn der Herzmuskel ursprünglich schwach, das betreffende Individuum derartige Anstrengungen nicht gewöhnt und die Belastung ungewöhnlich schwer ist.

Herzfrequenz. Die Herzfrequenz hat auf die Herzgröße einen deutlichen Einfluß. Das Herz wird bei Tachykardien kleiner und erfährt beim Herzblock oder bei gesunden jungen Athleten, bei welchen sich während des Trainings eine Bradykardie entwickelt, eine typische Vergrößerung. In diesen Fällen ist die Vergrößerung eine Folge der stärkeren Füllung.

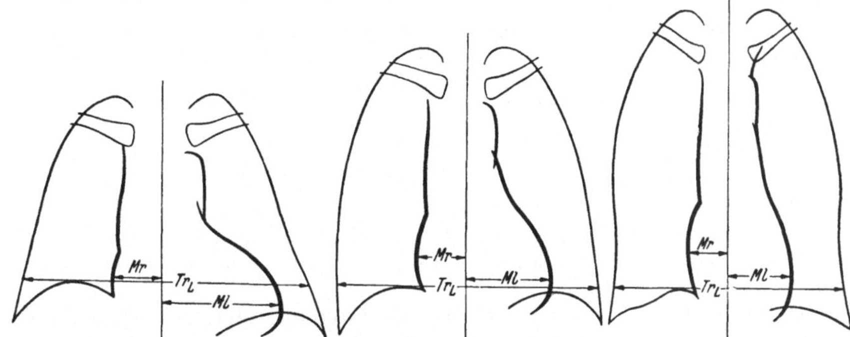

Abb. 4. Änderungen der normalen Herzform und des transversalen Herzdurchmessers bei verschiedenem Zwerchfellstand. In der Mitte ist der Zwerchfellstand normal. Abb. 4a stammt von einem Patienten mit Zwerchfellhochstand; Abb. 4 c stammt von einem Patienten mit Zwerchfelltiefstand (nach Zdansky).

Blutmenge. Das Herz wird nach einem ausgiebigen Aderlaß und nach Diarrhöen mit Dehydration kleiner und ist nach einer intravenösen Infusion für kurze Zeit größer. Beim Morbus Addison, besonders während einer Krise mit gleichzeitiger Verminderung der Blutmenge, ist das Herz sehr klein; es nimmt wieder seine normale Größe an, wenn die Krise mit Hilfe von Kochsalz und Desoxycorticosteron erfolgreich behandelt wird.

Herzmessung. Da alle diese Faktoren auf die Herzgröße einen wesentlichen Einfluß ausüben, ist die Bestimmung der verschiedenen Durchmesser zur Erfassung der Herzgröße mit Irrtumsmöglichkeiten verbunden und kann falsche Eindrücke vermitteln. Überdies erlauben diese Methoden der Messung nicht die sichere Erkennung der beginnenden Herzvergrößerung, bei einer deutlichen Vergrößerung sind sie überflüssig. Demgemäß werden sie nicht im Detail besprochen. Sollen die Maße festgehalten werden, so sind die Filme am liegenden Patienten aufzunehmen, weil diese Lage eine bessere Herzfüllung ermöglicht und geringere Schwankungen vorkommen. Es wurden Tabellen mit den normalen Herzmaßen nach Körpergröße, Gewicht und Alter angelegt. In vielen Fällen, wie bei der Schwangerschaft, beim Ascites und bei Thoraxdeformitäten ergeben sich jedoch beim Gebrauch derartiger Tabellen Fehlerquellen.

Die Bestimmung des Verhältnisses zwischen Herz- und Thoraxbreite erfreut sich großer Beliebtheit. Man erhält es auf folgende Weise: Die Thoraxbreite wird in der Höhe der Zwerchfellkuppen gemessen, indem man die Innenseiten der Rippen als Endpunkte wählt. Der quere Durchmesser des Herzens besteht aus der Summe der größten Distanzen des rechten und linken Herzrandes von der Mittellinie (Abb. 4). Das normale Verhältnis zwischen Thoraxbreite und querem Herzdurchmesser ist je nach Alter und Geschlecht verschieden, für den erwachsenen Mann beträgt es ungefähr 2 : 1. Abb. 4 zeigt, wie diese Werte vom Zwerchfellstand abhängen; das Verhältnis wird mit zunehmendem Zwerchfelltiefstand größer. Abnorme Werte erhält man bei Menschen, welche sehr groß oder stämmig sind. Daher ist das Verhältnis zwischen Herz- und Thoraxdurchmesser (oder Herz- und Lungenbreite) für die Erkennung der beginnenden Herzvergrößerung nur von geringer klinischer Bedeutung. Auch bei kleinen Herzen gibt es eine Herzinsuffizienz mit Stauung, während sie anderseits bei einem Cor bovinum im Verlaufe einer Hypertonie oder Aorteninsuffizienz fehlen kann.

Schrifttum

Dietlen, H. Über Herzgröße und Herzmessung. Klin. Wchnschr., 1, 2097, 1922.

Hammer, G. Die röntgenologischen Methoden der Herzgrößenbestimmung (nebst Aufstellung von 'Normalzahlen' für das Orthodiagramm und die Fernaufnahme). Fortschr. a. d. Geb. d. Röntgenstrahlen, 25, 510, 1918.

McCrea, F. D., Eyster, J. A. E., and Meek, W. J. "The Effect of Exercise upon Diastolic Heart Size." Am. J. Physiol., 83, 678, 1929.

McGavack, T. H. "Changes in Heart Volume in Addison's Disease and their Significance." Am. Heart J., 21, 1, 1941.

McGavack, T. T. "Critical Evaluation of Cardiac Mensuration in the Treatment of Addison's Disease with Desoxycorticosterone Acetate." Am. Heart J., 27, 331, 1944.

Meek, W. J. "The Effect of Changes in Pulse Rate on Diastolic Heart Size." Am. J. Physiol., 70, 385, 1924.

Scherf, D., und Zdansky, E. Über die Beeinflussung der Herzgröße durch Atropin, Adrenalin und Amylnitrit Wien. Arch. f. inn. Med., 16, 399, 1929.

Smith, H. L. "The Relation of the Weight of the Heart to the Weight of the Body and of the Weight of the Heart to Age." Am. Heart J., 4, 79, 1928.

Zdansky, E. Über die Veränderungen der Herzgröße und -form nach einmaliger Arbeitsleistung. Ztschr. f. klin. Med., 131, 112, 1936.

Zdansky, E. Röntgendiagnostik des Herzens und der großen Gefäße. Springer-Verlag, Wien 1949. 2. Auflage.

Drittes Kapitel

Hypertrophie und Dilatation der Herzkammern

Die Dilatation einer Herzkammer ist häufig ein Ereignis, welches das Herz in die Lage versetzt, sich einer veränderten Situation anzupassen. Sie kann verschiedene Gründe haben. Zunächst führt ein vermehrter Zustrom zum Herzen (bei arteriovenösen Anastomosen, beim offenen Ductus arteriosus, nach ausgiebigen intravenösen Infusionen) zu einer stärkeren Herzfüllung und zu einer Vermehrung der Residualblutmenge am Ende der Systole. Die sich daraus ergebende erhöhte Anspannung der Muskelfasern hat (nach dem Starling'schen Gesetz) eine kräftigere Kontraktion zur Folge, und innerhalb weniger Schläge hat sich das Herz an die stärkere Füllung angepaßt. Die zurückbleibende Dilatation ist minimal. Auf diese Weise bewältigt der linke Ventrikel seine vermehrte Füllung bei einer Mitral- oder Aorteninsuffizienz. Wenn das Herz gegen einen erhöhten Widerstand zu arbeiten hat (Hypertonie, Aortenstenose), entsteht eine andere Dilatationsform. Unter solchen Umständen wird die Residualblutmenge größer; die resultierende stärkere Füllung führt zu einer kräftigeren Systole. Die zunächst verminderte Herzleistung wird rasch wieder normal. Innerhalb weniger Wochen entwickelt sich dann sekundär eine Hypertrophie. Bleibt diese jedoch aus, so nimmt die Dilatation zu.

So ist die Dilatation häufig eine kompensatorische Maßnahme.

Ein vergrößertes Herz wird bei Zunahme der Frequenz oder nach einer profusen Blutung, nach schwerem Erbrechen und nach Durchfällen kleiner.

Die Meinungen der Ärzte über die Möglichkeit einer Bestimmung von Hypertrophie oder Dilatation der Herzkammern durch physikalische Untersuchung sind geteilt.

1. Vorhöfe

Eine Hypertrophie des rechten oder linken Vorhofs kann, auch wenn sie noch so hochgradig ist, durch physikalische Untersuchung nicht nachgewiesen werden; überdies verändert sie auch die Herzform bei der Röntgenuntersuchung kaum merklich. Die leichte Dilatation, welche der Hypertrophie stets vorausgeht, überschreitet kaum die Grenzen der normalen Schwankungsbreite. Deshalb kann auch eine beträchtliche Hypertrophie des linken Vorhofs bei Mitralstenosen oder des rechten Vorhofs bei Trikuspidalstenosen nur indirekt diagnostiziert werden.

Dilatation des linken Vorhofs. Dazu kommt es auf zwei Wegen, welche durch die beiden Veränderungen gekennzeichnet sind, die gewöhnlich Ursache einer Deformierung der Mitralklappe sind. Bei der Mitralstenose vermag der linke Vorhof allein durch seine Hypertrophie die Kompensation eine gewisse Zeit zu übernehmen. Nur wenn die Hypertrophie nicht mehr ausreicht und der Vorhof seinen Inhalt durch das verengte Klappenostium nicht mehr auszutreiben vermag, verursacht das Zurückbleiben größerer Residualblutmengen am Ende der Systole eine Dilatation. Diese nennt man „sekundäre Dilatation". Bei der Mitralinsuffizienz strömt jedoch von Anfang an Blut einerseits aus den Lungenvenen und andererseits unter hohem Druck aus dem linken Ventrikel in den linken Vorhof: deshalb tritt frühzeitig eine „primäre Dilatation" auf.

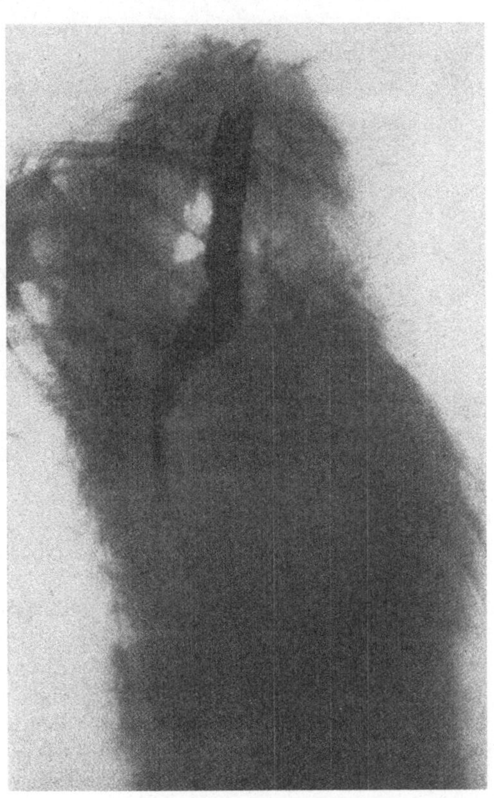

Abb. 5. Verdrängung des Ösophagus durch einen vergrößerten linken Vorhof bei Mitralstenose (erster schräger Durchmesser).

Die Dilatation des linken Vorhofs zeigt sich hauptsächlich am linken Herzrand, wo sie die Taille zum Verschwinden bringt und im zweiten Interkostalraum, links vom Sternalrand, eine Dämpfung verursacht: dies ist eine der Ursachen für die „Mitralisation" des Herzens. Infolge dieser Vergrößerung und auch Drehung des Herzens bei der Mitralstenose nach links (S. 000) kann der linke Vorhof bei der Röntgenuntersuchung am rechten Herzrand sichtbar werden.

Normalerweise reicht er gerade an diesen Rand heran. Bei manchen Patienten
mit Mitralinsuffizienz und einem sehr großen linken Vorhof ist rechts vom Sternum
zwischen der vierten und sechsten Rippe eine sehr starke Pulsation nachweisbar,
da sich der Vorhof unter dem hohen Druck im Ventrikel füllt und sich der Brustwand in diesem Gebiet sehr stark nähern kann. Eine wesentliche Vergrößerung
des linken Vorhofs kann eine Dämpfung links paravertebral zwischen dem dritten
und sechsten Brustwirbel verursachen.

Die Lage des linken Vorhofs als des am höchsten gelegenen rückwärtigen
Herzteiles, unterhalb der Bifurcatio tracheae und vor dem Ösophagus, erklärt,
warum er diese Organe bei seiner Vergrößerung verdrängt. Es kommt zu einer

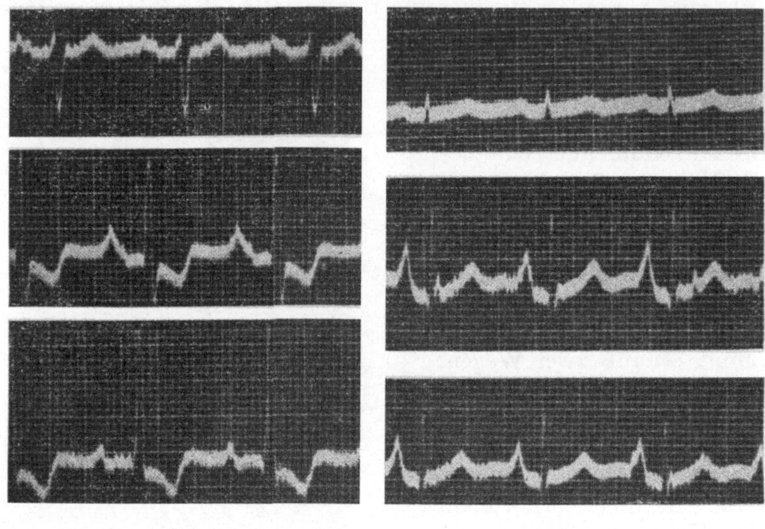

a   b

Abb. 6. a zeigt die Kurve einer Überlastung der rechten Kammer und verbreiterte, geknotete
P-Zacken bei einem Patienten mit Mitralstenose ; b zeigt bei einem Patienten mit chronischem
Emphysem in Ableitung I niedrige und in den Ableitungen II und III abnorm hohe P-Zacken.

Kompression des linken Hauptbronchus und des Ösophagus, welche in dem Kapitel über die Mitralfehler besprochen werden soll.

Bei der Röntgenuntersuchung kann man die Dilatation des linken Vorhofs
in einem Frühstadium am besten sehen, wenn sich der Patient in den ersten
schrägen Durchmesser stellt, wozu er sich um 30 bis 45 Grad nach links drehen
muß. Dann ist der normalerweise helle Retrokardialraum durch den Schatten
des linken Vorhofs ausgefüllt. Dies ist ein großer Vorteil, welcher von einer Untersuchung über den Verlauf des Ösophagus in dieser Stellung herstammt. Wenn
der Patient einen dickflüssigen Bariumsulfatbrei schluckt, so sieht man den
normalen Ösophagus in einem leichten Bogen verlaufen, dessen Konkavität
gegen das Abdomen gerichtet ist. Bei der Vergrößerung des linken Vorhofes ist
der Ösophagus knapp unterhalb der Bifurcatio tracheae stark nach rückwärts
verdrängt.

In Abb. 5 ist die typische Verdrängung des Ösophagus knapp unterhalb der
Bifurcatio tracheae deutlich sichtbar. Das Bild stammt von einem Patienten
mit einer rheumatischen Mitralstenose und -insuffizienz (im ersten schrägen
Durchmesser).

Gelegentlich kommt diese umschriebene Ösophagusverdrängung auch ohne
Vergrößerung des linken Vorhofs bei Zwerchfellhochstand vor. Deshalb soll die

Untersuchung bei tiefer Inspiration durchgeführt werden. Eine bleibende Ösophagusverdrängung bei tiefer Inspiration spricht für eine Vergrößerung des linken Vorhofs. Ein Perikarderguß und eine Vergrößerung des linken Ventrikels führen zu einer ähnlichen Verdrängung des Ösophagus nach dorsal; diese beginnt jedoch nicht knapp unterhalb der Bifurkation und ist auch weniger scharf umschrieben.

Die Dilatation des rechten Vorhofs kann perkutorisch leicht nachgewiesen werden, da man am rechten unteren Herzrand und in verschiedenem Ausmaß auch außerhalb des rechten unteren Sternalrandes eine Dämpfung erhält. Diese Vergrößerung ist ebenso leicht röntgenologisch festzustellen, sie muß aber von der durch einen vergrößerten rechten (oder auch linken) Ventrikel bedingten Verlagerung abgegrenzt werden. Dies ist meist im schrägen Durchmesser sowie durch Beobachtung der Halsvenen und Untersuchung der Leber möglich. Eine Vergrößerung des rechten Vorhofs verursacht, wenn sie stark ist, immer eine Vergrößerung der Leber und eine Halsvenenstauung.

Elektrokardiogramm. Das Elektrokardiogramm erleichtert die Unterscheidung zwischen einer Vorhofshypertrophie und -dilatation einigermaßen. Bei Mitralfehlern mit einer Dilatation des linken Vorhofs sind in den Ableitungen I und II abnorm breite, geknotete und aufgesplitterte P-Zacken vorhanden (Abb. 6a). Dies ist wahrscheinlich auf die mit der starken Dilatation des linken Vorhofs einhergehenden intraaurikulären Leitungsstörungen zurückzuführen. Bei Beteiligung des rechten Vorhofs, wie zum Beispiel bei den verschiedenen Formen des Cor pulmonale, sind die P-Zacken in Ableitung I sehr niedrig, während sie in den Ableitungen II und III ungewöhnlich, oft mehr als 3 mm, hoch sind (Abb. 6b). Diese Zacken sind weder breit, noch abnorm geknotet oder aufgesplittert. In diesem Fall scheint eine Hypertrophie des rechten Vorhofs verantwortlich zu sein. Nicht selten erleichtern diese typischen Veränderungen der P-Zacken in schwierigen Fällen die Diagnose.

2. Ventrikel.

Ein- und Ausflußbahnen

Eine Herzdilatation und Hypertrophie entwickelt sich bei vermehrter Belastung nicht an allen Teilen des rechten oder linken Ventrikels gleichzeitig. Die Aufeinanderfolge von Herzdilatation und Hypertrophie folgt bestimmten Regeln (Kirch).

Man kann jeden Ventrikel in zwei Teile teilen, welche als physiologische Einheit fungieren (Abb. 7). Der Einfluß- (aufnehmende) Teil liegt zwischen den Vorhof-Kammerostien und der Herzspitze, während der Ausfluß- (austreibende) Teil zwischen der Herzspitze und den Semilunarklappen gelegen ist. Diese beiden Abschnitte konvergieren also gegen die Herzspitze. Der Einflußtrakt des rechten (oder linken) Ventrikels wird durch den rückwärtigen Ventrikelteil und das angrenzende Septum dargestellt, während der Ausflußtrakt durch die vordere Ventrikelwand und das angrenzende Septum gebildet wird. Wenn sich infolge der Druckerhöhung im kleinen oder großen Kreislauf in einem gesunden rechten (oder linken) Ventrikel eine Dilatation (und Hypertrophie) entwickelt, so betrifft diese zunächst den unmittelbar unterhalb der Semilunarklappen gelegenen Teil allein, das heißt also, das Endstück der Ausflußbahn. Die Dilatation breitet sich allmählich gegen die Herzspitze zu aus und greift erst dann auch auf die Einflußbahn über. So schreitet also die Dilatation allmählich weiter, indem sie einen Teil nach dem anderen in entgegengesetzter Richtung des Blutstromes ergreift. Hört aus einem bestimmten Grunde die Belastung des Ventrikels auf (zum Beispiel für den rechten Ventrikel bei einer Lungenembolie), so beginnt die Wiederherstellung des früheren Zustandes am Ende des Einflußteils und bewegt sich in der Richtung des Blutstromes nach abwärts gegen die Herzspitze zu und dann nach aufwärts zum arteriellen Ostium. Diese „tonogene" Dilatation als Folge eines erhöhten Widerstandes führt zu einer Vergrößerung des Herzens hauptsächlich der Längsachse nach und nur in geringem Grad nach dem queren Durchmesser. Diese Beobachtungen post mortem wurden durch Versuche an Säugetierherzen bestätigt.

Die oben erwähnten Tatsachen werden auf folgende Weise erklärt. Bei vermehrter Belastung ist das Konusgebiet längere Zeit dem erhöhten intraventrikulären Druck ausgesetzt und hält am Ende der Systole mehr Residualblut zurück als der übrige Teil des Ventrikels. Bei Fortdauer des Entleerungswiderstandes vergrößert sich der für die vermehrte Residualblutmenge nötige Raum allmählich gegen die Herzspitze zu; dadurch entsteht eine in entgegengesetzter Richtung des intrakardialen Blutstromes fortschreitende Dilatation. Bei Kranken mit einer Mitralinsuffizienz führt der Zustrom einer größeren Blutmenge vom Vorhof in die linke Kammer in der Diastole zu einer frühzeitigen Dilatation der Einflußbahn; derselbe Mechanismus spielt sich bei der Tricuspidalinsuffizienz an der rechten Kammer ab.

Diese Regeln gelten nicht für die auf einer Myokarderkrankung beruhenden Herzdilatation (myogene Dilatation). In diesen Fällen (bei der Myokarditis oder bei der Koronarsklerose) erweitert sich die ganze Kammer gleichzeitig.

Mit Hilfe der Röntgendurchleuchtung ist es möglich, eine Beteiligung der Ein- oder Ausflußbahnen des rechten Ventrikels zu erkennen, wodurch man manchmal wichtige diagnostische Hinweise erhält. Die Einflußbahnen beider Ventrikel liegen rückwärts und die Ausflußbahnen vorne. Der am weitesten vorne gelegene Herzteil ist die Ausflußbahn des rechten Ventrikels (Konus der Pulmonalarterie), während der am meisten dorsal liegende Herzteil die Einflußbahn des linken Ventrikels mit dem linken Vorhof ist.

In Abb. 7 a, b und c ist die Lage der Ein- und Ausflußbahnen des rechten und linken Ventrikels durch Pfeile gekennzeichnet, und zwar in Abb. 7 a im p-a-Strahlengang, in Abb. 7 b im ersten und in Abb. 7 c im zweiten schrägen Durchmesser.

In Abb. 7 a sieht man, daß die Ein- und Ausflußbahnen des linken Ventrikels fast parallel verlaufen. Die Einflußbahn von der Mitralklappe zur Herzspitze liegt rückwärts und grenzt an das hintere Mediastinum. Die Ausflußbahn von der Herzspitze zum Aortenostium bildet den linken Herzrand. Bei einer einfachen Verlängerung der Aus- und Einflußbahn entlang ihrer Achse ohne Dilatation im queren Durchmesser wird der Spitzenstoß nach abwärts verlagert, aber das Herz erscheint nicht größer. In diesem Fall geht dann ein größerer Ventrikelteil im Abdominalschatten unter als unter normalen Bedingungen.

Die Einflußbahn des rechten Ventrikels reicht vom Trikuspidalostium zur Spitze des rechten Ventrikels. Sie liegt dem Zwerchfell auf. Dagegen verläuft die Ausflußbahn des rechten Ventrikels fast senkrecht nach aufwärts zum Pulmonalostium.

Eine Dilatation im Bereich der Einflußbahnen ist am besten im zweiten schrägen Durchmesser zu erkennen (Abb. 7 c), wobei sich der Patient um 40 bis 60° nach rechts drehen muß. Wenn die Einflußbahn des linken Ventrikels erweitert ist, überschneidet sich ein größerer Teil dieser Kammer mit dem Wirbelsäulenschatten; eine Erweiterung der Einflußbahn des rechten Ventrikels läßt

den rechten Herzrand etwas mehr hervortreten, so daß er sich in das rechte
Lungenfeld vorwölbt.

Die Erweiterung der Ausflußbahn des rechten Ventrikels kann man am
besten im ersten schrägen Durchmesser feststellen (Abb. 7 b), wodurch der
vorspringende Konus gut eingestellt wird; im p-a-Strahlengang ist er die Ursache
der Ausfüllung der Taille. Eine Hypertrophie des linken Ventrikels muß nicht
unbedingt von einer ähnlichen Veränderung des rechten Ventrikels begleitet sein.

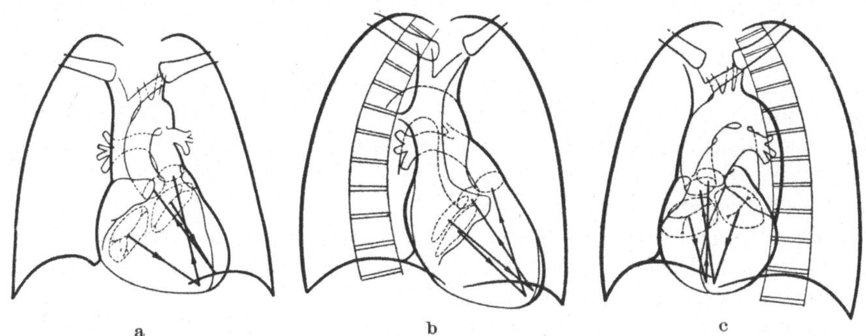

a   b   c

Abb. 7. Der Verlauf der Ein- und Ausflußbahnen des rechten und linken Ventrikels; Abb. 7 a zeigt
das Bild im p-a-Strahlengang, Abb. 7 b im ersten und Abb. 7 c im zweiten schrägen Durchmesser
(nach Zdansky).

Hypertrophie des linken Ventrikels

Man hört oft die Bemerkung, der rechte oder linke Ventrikel sei hypertrophisch, da man perkutorisch oder röntgenologisch einen bestimmten Befund
erheben könne. Es ist jedoch nachdrücklich zu betonen, daß eine konzentrische
Hypertrophie, auch wenn sie beträchtlich ist, die Herzgröße nicht unbedingt so
stark zu verändern braucht, daß dies perkutorisch nachweisbar wäre. Bei der
physikalischen Untersuchung kann man nur ein Zeichen der Hypertrophie des
linkenVentrikels feststellen: einen hebenden, kräftigen Spitzenstoß, welcher trotz
Anwendung von beträchtlicher Kraft kaum unterdrückt werden kann. Dieses
Zeichen ist jedoch selten. Der Spitzenstoß ist bei wenigstens vier Fünfteln der
normalen Erwachsenen im Liegen nicht tastbar. Dies ist nicht erstaunlich, da der
Hauptteil des linken Ventrikels dorsal liegt; die Spitzenregion ist vollständig von
Lunge überdeckt und der Stoß kann von der Brustwand aufgefangen werden.
Beim Vorliegen einer Hypertrophie dieses Ventrikels sind die Bedingungen nicht
viel anders. Demgemäß ist der Spitzenstoß nur in einer Minderzahl von Fällen
hebend und bei vielen der positiven Fälle wird er durch die Dilatation des linken
Ventrikels verlagert und näher an die Brustwand gerückt. Deshalb kann eine
Hypertonie oder eine Aortenstenose jahrelang vorhanden sein und die Hyper-
trophie des linken Ventrikels kann beträchtliche Ausmaße erreichen, ohne daß
bei der physikalischen Untersuchung irgendein beweiskräftiges Zeichen für das
Bestehen dieser Hypertrophie gefunden werden könnte. Gewöhnlich kann man
das Vorliegen einer Hypertrophie nur annehmen; ihr Bestehen kann nicht mit
Sicherheit nachgewiesen werden.

Bei der Röntgenuntersuchung ist die Lage ziemlich ähnlich, auch sie ist nur
wenig behilflich. Man findet lediglich eine „stärkere Rundung" des unteren linken
Herzrandes und der Spitzengegend; diesen Befund kann man aber auch bei
gesunden Herzen erheben, wenn der Untersuchte in guter körperlicher Verfassung
und sportlich tätig ist. Bei der konzentrischen Hypertrophie des linken Ventrikels

ist lange Zeit nur die einer Untersuchung nicht sehr zugängliche Ausflußbahn betroffen.

Das Elektrokardiogramm wird auf S. 38 besprochen.

Hypertrophie des rechten Ventrikels

Eine Hypertrophie des rechten Ventrikels ist viel leichter nachzuweisen. Der rechte Ventrikel liegt vorne, unmittelbar hinter jenem Teil der Brustwand, welcher „praecordium" genannt wird. In diesem Gebiet wird das Herz entweder nicht oder nur teilweise von Lunge überdeckt. Aus diesem Grunde verursacht die Hypertrophie des rechten Ventrikels eine diffus verstärkte Pulsation des ganzen Gebietes links vom unteren Sternum. Der am weitesten vorne liegende Herzteil ist die Ausflußbahn des rechten Ventrikels, das heißt, der Konus dieses Ventrikels. Da dieser in der Mehrzahl der Fälle zuerst hypertrophiert, ist im Konusgebiet sehr frühzeitig eine Pulsation palpabel.

Nur ein Lungenemphysem oder Thoraxanomalien verhindern das Auftreten dieser Pulsation. Dieses Zeichen ist jedoch nicht pathognomonisch, da es bei Jugendlichen mit dünner Brustwand, bei der überaktiven Herztätigkeit der Herzneurosen, bei Hyperthyreosen oder Avitaminosen (Beriberiherz) auch ohne Hypertrophie des rechten Ventrikels vorkommt. Die Differentialdiagnose ist meist leicht. Eine reine Hypertrophie des rechten Ventrikels ohne Dilatation kann man röntgenologisch nur mit Schwierigkeiten feststellen. Wenn der Konus der Pulmonalarterie vorragt und der Kontur des rechten Ventrikels im zweiten schrägen Durchmesser stärker bogig verläuft, so liegt gewöhnlich schon eine Dilatation beträchtlichen Grades vor.

Das Elektrokardiogramm wird auf S. 38 besprochen.

Dilatation des rechten und linken Ventrikels

Eine Dilatation des linken oder rechten Ventrikels führt zu einer Vergrößerung des Herzens, welche perkutorisch und röntgenologisch nachgewiesen werden kann. Da beide Ventrikel hauptsächlich im linken Thorax liegen, ist es auf Grund der Perkussion allein oft unmöglich, zu entscheiden, welcher Ventrikel vergrößert ist.

Linker Ventrikel. Wenn der Spitzenstoß tastbar ist, ermöglicht seine Lage jedoch die Entscheidung, welcher Ventrikel dilatiert ist. Der normale Spitzenstoß liegt im fünften Interkostalraum innerhalb der Medioklavikularlinie. Bei einer Dilatation des linken Ventrikels wird der Spitzenstoß in der Richtung des

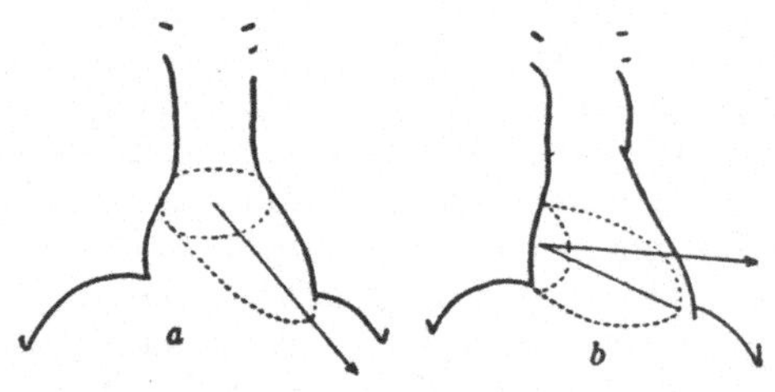

Abb. 8. Verlagerung des Spitzenstoßes bei einer Dilatation des linken (Abb. 8 a) und des rechten Ventrikels (Abb. 8 b)

Pfeiles in Abb. 8 a nach außen und unten verlagert. Das linke Zwerchfell wird dadurch oft nach abwärts gedrängt. Wenn sich die Ausflußbahn des linken Ventrikels erweitert, was bei der Hypertonie und bei der Aortenstenose häufig vorkommt, so geschieht dies fast ausschließlich entlang der Achse der Ausflußbahn (Abb. 7 a). Besteht nach dem queren Durchmesser keine Verbreiterung, so vermögen Perkussion und Röntgendurchleuchtung auch eine starke Herzvergrößerung im üblichen Sinn nicht zu ergeben. Das Herz nimmt bloß eine längliche Form an, so daß ein größerer Teil des erweiterten Ventrikels im Abdominalschatten untergeht. Dieser Teil wird nur sichtbar, wenn sich im Kolon oder Magen viel Gas bzw. Luft befindet.

Bei Myokardkrankheiten und bei schweren Fällen von Dilatation des linken Ventrikels wird auch die Einflußbahn in die Dilatation einbezogen und das Herz wird auch im queren Durchmesser größer, so daß die charakteristische aortische Konfiguration entsteht.

Rechter Ventrikel. Bei der Dilatation des rechten Ventrikels wird der Spitzenstoß hauptsächlich nach links, nicht aber nach unten verlagert (Abb. 8 b). Oft liegt er sogar etwas höher als normal.

Da der rechte Ventrikel der vorderen Brustwand anliegt, verursacht das Auftreten von Hypertrophie und Dilatation dieser Kammer in der Kindheit (bevor der Thorax völlig entwickelt ist) eine charakteristische Vorwölbung in der Präkordialgegend. Die linke Mamilla kann daher eine andere Lage haben als die rechte.

In Abb. 9 ist bei einem Patienten, welcher seit der frühen Kindheit eine rheumatische Mitralstenose und -insuffizienz hatte, ein charakteristischer Buckel über dem Präkordium zu sehen. Es bestand eine ausgesprochene Hypertrophie und Dilatation des rechten Ventrikels.

Eine Dilatation der rechten Kammer kann auch zu einer diffusen systolischen Einziehung der Zwischenrippenräume in der Präkordialgegend führen. Wenn sich der rechte Ventrikel kontrahiert und der negative intrathorakale Druck infolge des Blutabflusses aus dem Thorax zunimmt, dehnt sich die das Herz unmittelbar umschließende elastische Lunge normalerweise sofort und füllt die entstandene Lücke aus. Ist die Flüssigkeitsmenge in den Alveolen größer als normal, so kann man daher über dem vorderen Anteil der linken Lunge während der Systole feuchte Rasselgeräusche hören (kardiopulmonale Rasselgeräusche). In Fällen von Hypertrophie und Dilatation des rechten Ventrikels liegt ein größerer Teil des Herzens der vorderen Brustwand an und die Lunge, welche infolge der chronischen Stauung ihre Elastizität verloren hat, kann sich während der Systole nicht mit genügender Schnelligkeit ausdehnen. Deshalb wirkt sich der negative atmosphärische Druck an den dünnen Interkostalwänden aus und verursacht an ihnen systolische Einziehungen, welche so häufig irrigerweise auf perikardiale Adhäsionen zurückgeführt werden.

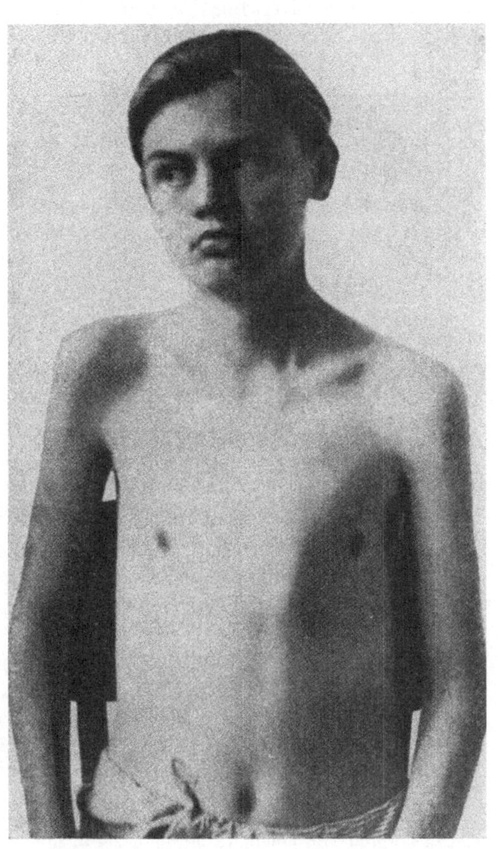

Abb. 9. Vorwölbung der Brustwand in der Präkordialgegend (Herzbuckel) bei einem Patienten mit rheumatischem Mitralfehler.

Die Dilatation des rechten Ventrikels betrifft zunächst gewöhnlich den Ausflußteil (tonogene Dilatation), weshalb das Konusgebiet die ersten Zeichen einer Erweiterung erkennen läßt. Die Achse der Ausflußbahn der rechten Kammer steht fast senkrecht (Abb. 7 a). Nach oben kann sich die Dilatation leicht ausbilden, während das Zwerchfell eine Ausdehnung nach unten verhindert. Deshalb sind ein vorspringender Konus des rechten Ventrikels im ersten schrägen Durchmesser und eine Mitralisation im p-a-Strahlengang frühzeitig vorhandene röntgenologische Zeichen einer Dilatation der rechten Kammer. Der erweiterte Conus

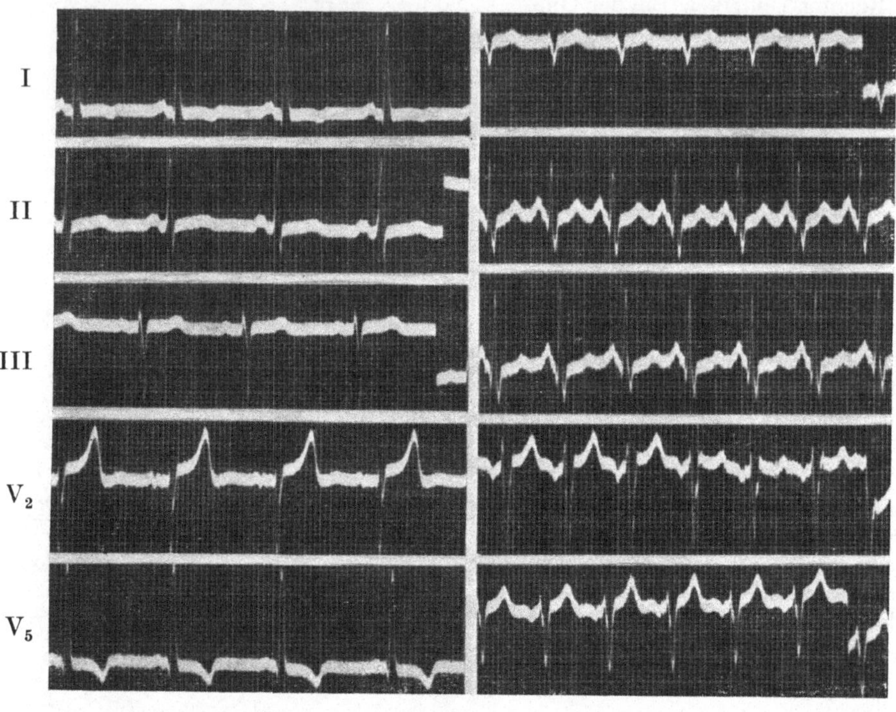

Abb. 10. a zeigt die Kurve bei Überlastung des linken, b jene bei Überlastung des rechten Ventrikels. Abb. 10 a stammt von einem 43-jährigen Mann mit Hochdruck und Abb. 10 b von einem 38-jährigen Mann mit fibröser Lungentuberkulose.

arteriosus der rechten Kammer ist am besten zur Darstellung zu bringen, wenn man den Patienten in Lordosestellung untersucht.

Um röntgenologisch frühzeitig eine Vergrößerung des rechten oder linken Ventrikels zu erkennen, ist die Untersuchung des Herzens im zweiten schrägen Durchmesser von großer Bedeutung.

Elektrokardiogramm. Bei schwerer Dilatation und Hypertrophie eines Ventrikels nimmt das Elektrokardiogramm eine typische Form an. Abgesehen vom Bestehen einer Ablenkung der elektrischen Herzachse nach rechts (oder links), tritt eine typische Veränderung der ST-Strecken und der T-Zacken auf. Die ST-Strecken und T-Zacken zeigen die entgegengesetzte Richtung der Hauptschwankung (Abb. 10). Beim „Überwiegen" des linken Ventrikels besteht gewöhnlich eine Linksablenkung der Herzachse, die ST-Strecken und T-Zacken sind in Ableitung I (und oft auch in Ableitung II) unter die Basislinie nach abwärts gerückt (Abb. 10 a), während beim Rechtsüberwiegen eine Rechtsablenkung der Herzachse vorliegt und die Verlagerung der ST-Strecken und T-Zacken nach abwärts in Ableitung III (und oft auch in Ableitung II) auftritt (Abb. 6 a und 10 b). Bestehen gleichzeitig eine Hypertrophie des rechten und linken Ventrikels, was bei kombinierten rheumatischen Mitral- und Aortenfehlern oder bei der Mitralinsuffizienz häufig vorkommt, so kann eine Ablenkung der Herzachse fehlen. Sie fehlt auch, wenn eine Hypertrophie des Herzens mit Lageänderungen kombiniert ist. So machen sowohl eine Linkshypertrophie wie eine Querlagerung des Herzens (beide sind gewöhnlich gleichzeitig vorhanden) eine Linkslage der Herzachse. Ist bei einem Patienten mit Linkshypertrophie das Herz steil gestellt (Hochdruck bei Emphysem), so kann durch die gegensätzliche Wirkung von Hypertrophie und Herzlage die Herzachse normal sein oder sie ist sogar nach rechts verlagert.

Unter diesen Bedingungen zeigen die T-Zacken im Hinblick auf die besonderen Einzelheiten eines bestimmten Falles verschiedene Änderungen.

Die Brustwandableitungen erleichtern die Diagnose schwererer Kammerhypertrophien. Bei der Hypertrophie der linken Kammer findet man abnorm niedrige oder fehlende R-Zacken, wenn die Suchelektrode über der rechten Kammer liegt; legt man diese über der linken Kammer in der Axilla an, so sind die R-Zacken ungewöhnlich hoch, die S-Zacken sind kurz oder sie fehlen ganz und die T-Zacken negativ.

Bei der Hypertrophie der rechten Kammer sind die R-Zacken bei Anbringung der Suchelektrode über der rechten Kammer höher als normal und die T-Zacken sind oft, aber nicht immer negativ, während man mit der Suchelektrode über der linken Kammer abnorm tiefe S-Zacken erhält.

Schrifttum

Assmann, H. Die klinische Röntgendiagnostik innerer Krankheiten. Berlin, Vogel, 1934.

Cabrera E. C. and Monroy J. R., Systolin and diastolir loading of the heart, Ann. Heart J. **43,** 661, 1952.

Cole, G. C. "The Conus Arteriosus and the Pulmonary Artery." Am. J. Roentgenol., **45,** 32, 1941.

Elias, H., und Hitzenberger, K. Zur Diagnose des erweiterten linken Vorhofs. Wien. klin. Wchnschr., **36,** 260, 1923.

Gäbert, E. Die Lagebeziehungen des Oesophagus zur hinteren Herzfläche und ihre Veränderungen durch Erweiterung des linken Vorhofs im Röntgenbild. Fortschr. a. d. Geb. d. Röntgenstrahlen, **32,** 410, 1924.

Ippolito, T. L., and Reinstein, H. "The Auricular Electrocardiogram in Chronic Cor Pulmonale." Bull. New York M. College, Flower & Fifth Ave. Hosp., **4,** 3, 1941.

Kirch, E. Der Einfluß der linksseitigen Herzhypertrophie auf das rechte Herz. Beit. z. path. Anat. u. z. allg. Path., **73,** 35, 1924.

Kirch, E. Pathogenese und Folgen der Dilatation und der Hypertrophie des Herzens. Klin. Wchnschr., **9,** 769, 817, 1930.

Kirch, E. Der Entwicklungsablauf der rechtsseitigen tonogenen Herzdilatation bei Mensch und Versuchstier und seine physiologische Erklärung. Virchows Arch. f. path. Anat., **291,** 682, 1933.

Lang, G., Über einige durch die Herzaktion verursachte Bewegungen der Brustwand und des Epigastriums. Deutsches Arch. f. klin. Med., **108,** 35, 1912.

Mackenzie, J. "Diseases of the Heart." London, H. Frowde, 1908.

Moritz, F. in Handbuch f. allg. Path. von Krehl and Marchand, **2,** 67, 1913.

Nemet, J., and Schwedel, J. B. "Roentgenographic Studies of the Right Ventricle." Am. Heart J., **7,** 560, 1932.

Parkinson, J. "Enlargement of the Heart." Lancet, I, 1337, 1936.

Samojloff, A., und Stehinsky, M. Über die Vorhoferhebung des Elektrokardiogramms bei Mitralstenose. München. med. Wchnschr., **56,** 1942, 1909.

Vaquez, H., et Bordet, E. "Radiologie du coeur et des vaisseaux de la base." Paris, J. B. Baillière & fils, 1928.

Winternitz, M. Zur Pathologie des menschlichen Vorhofelektrokardiogramms. Med. Klinik, **31,** 1575, 1935.

Zdansky, E. Röntgendiagnostik des Herzens und der großen Gefäße. Springer-Verlag, Wien, 1949. 2. Aufl.

Viertes Kapitel

Perkussion und Auskultation

1. Perkussion

Begriff. In den vergangenen Jahren, seit der Entwicklung und immer häufigeren Anwendung der Röntgenologie, wird die Perkussion der Herzgrenzen an vielen Instituten kaum mehr gelehrt oder geübt. Man nannte sie eine „aussterbende Methode", welche in der Vergangenheit ihren Dienst getan hat, jetzt aber „aus der großen und anwachsenden Zahl der brauchbaren klinischen- und Laboratoriumsmethoden verdrängt werden sollte".

Es ist zuzugeben, daß die Röntgenologie, und insbesondere die Röntgendurchleuchtung, eine genauere und mehr ins einzelne gehende Auskunft über die Größe und, noch wichtiger, über die Form des Herzens geben. Überdies macht die perkutorische Bestimmung der Herzgrenzen bei Patienten mit Emphysem, Fettsucht sowie einem tiefen oder deformierten Thorax (Kyphoskoliose) fast unüberwindliche Schwierigkeiten. Wendet man diese Methode in derartigen Fällen an, so führt sie oft zu falschen Ergebnissen. Herzkranke haben auch tatsächlich nicht selten ein mäßiges Emphysem. Ungeachtet dieser Einwände ist und bleibt die Perkussion so lange eine sehr wichtige und wertvolle Methode für jeden Studenten und Arzt, als man Röntgenapparate nicht in die Tasche stecken kann. Wer die Herzperkussion gering schätzt oder die Möglichkeit leugnet, mit ihrer Hilfe zu richtigen Ergebnissen zu gelangen, begibt sich eines wertvollen Hilfsmittels zur Bestimmung von Herzgröße und -form am Krankenbett oder in der Wohnung des Patienten.

Technik. Um eine zuverlässige und ergiebige Herzperkussion durchführen zu können, soll man sich die dabei gefundenen Herzgrenzen mit einem Hautstift (Dermatograph) einzeichnen und sich bemühen, die rechte und linke Herzgrenze festzustellen. Diese Orthoperkussion gibt uns über Herzgröße und -form Auskunft und liefert einen Befund, den man mit einer p-a-Röntgenaufnahme vergleichen kann.

Es ist günstig, zuerst den rechten Zwerchfellansatz oder den unteren Rand des rechten Pleurasinus zu perkutieren. Die Perkussion der Zwerchfellkuppe ist unzuverlässig. In über 67 Prozent der gesunden Erwachsenen zeigen feine, erweiterte Hautvenen (Pleurasinusvenen) die Lage des Pleurasinus an. Das Vorhandensein dieser Venen hat nichts mit Erkrankungen der Lunge, des Herzens, der Pleura oder der Leber zu tun, wie oft angenommen wird, da sie physiologische Gebilde darstellen, welche am deutlichsten bei Athleten und Schwerarbeitern ausgeprägt sind. Noch deutlicher sind sie bei Patienten mit einer Verlegung der oberen Hohlvene. Abb. 11 zeigt sehr stark ausgebildete Pleurasinusvenen bei einem Patienten mit einem Mediastinaltumor (Lymphosarkom).

Nach Bestimmung der Grenze zwischen der untersten Lungenpartie und der Leber, welche man nur bei sehr leiser Perkussion genau feststellen kann, bestimmen wir die rechte Herzgrenze. Wir beginnen mit der Perkussion am rechten unteren Herzrand und setzen sie nach oben zu bis in die Infraklavikulargegend in jedem Interkostalraum fort. In den Interkostalräumen perkutiert man von rechts nach links. Zwecks Bestimmung der linken Herzgrenze beginnt man im zweiten Inter-

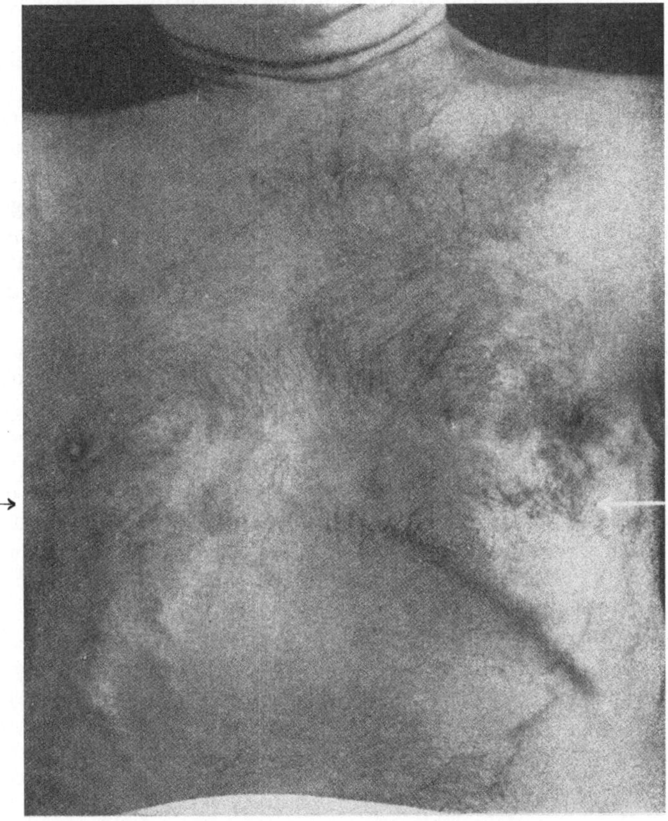

Abb. 11. Pleurasinusvenen bei einem Patienten mit Mediastinaltumor.

kostalraum. Hat man die untere Hälfte des linken Herzrandes erreicht, so sucht man den Plessimeterfinger parallel zu ihm zu halten und läßt die Interkostalräume unbeachtet.

Dabei erhebt sich sehr oft folgende Frage. Soll man den ersten Eindruck einer Schallverkürzung oder erst eine sehr deutliche Dämpfung als Herzgrenze ansehen? Wenn man sich den letzteren Standpunkt zu eigen macht und das Herz vergrößert ist, so findet man in einiger Entfernung vom Herzen eine Schallverkürzung. Anderseits erhält man mit sehr leiser Perkussion nur die „Zone der absoluten Dämpfung", das heißt, jenen Herzanteil, welcher von Lunge nicht bedeckt ist; dieser sagt nur wenig über die Größe und Form des Herzens aus. Der Anfänger erhält die besten Resultate, wenn er die Grenze mit Hilfe von Punkten dort markiert, wo der Unterschied zwischen zwei aufeinanderfolgenden Perkussionsschlägen am deutlichsten ist.

Der Student soll bei der Feststellung einer Dämpfung nie Striche, sondern immer nur neutrale Punkte einzeichnen. Auf diese Weise wird die subjektive Einstellung bei der Perkussion zurückgedrängt.

Die bei der Einführung vieler Studentengruppen in die physikalische Diagnostik gewonnene Erfahrung hat die Unratsamkeit der Abgabe allgemeiner oder spezieller Regeln betreffs der für die Perkussion verschiedener Abschnitte der rechten oder linken Herzgrenze anzuwendenden Stärke ergeben. Die Praxis allein gibt die nötige Erfahrung und macht die Beachtung zahlreicher veränderlicher Größen, wie zum Beispiel der Thoraxform, der Menge des subkutanen Fettgewebes, der Resonanz des Brustkastens usw., möglich. Solche Regeln bringen dem Anfänger viel mehr Verwirrung als Hilfe.

Die Perkussion soll, wenn irgend möglich, am stehenden Patienten ausgeführt werden, um mit dem Zwerchfellhochstand zusammenhängende Irrtümer zu vermeiden und eine deutlichere Dämpfung zu erhalten. In dieser Stellung nähert sich das Herz der vorderen Brustwand, so daß die Änderungen des Perkussionsschalles klarer und deutlicher werden. Soll man einen bettlägerigen Patienten perkutieren, so soll der rechtshändige Untersucher immer an der linken Seite des Kranken stehen, da es sonst mühevoll ist, den Plessimeterfinger parallel zur Herzgegend aufzulegen.

Sowohl Patienten mit Zwerchfellhochstand als auch solche mit einer Dilatation des rechten Ventrikels weisen unterhalb des unteren Sternums eine deutliche Dämpfung auf.

Rechte Grenze. Die untere Hälfte der rechten Grenze wird vom rechten Vorhof gebildet (Abb. 7). Nur selten stellt der rechte Ventrikel ein ganz kurzes Stück des untersten Anteils der rechten Herzgrenze knapp oberhalb des Zwerchfelles. Hier können auch die untere Hohlvene und die Lebervenen mit Hilfe einer geeigneten Röntgentechnik sichtbar werden. Die obere Hälfte der rechten Herzgrenze wird von der oberen Hohlvene gebildet, welche aber für die Perkussion keine wichtige Rolle spielt. Bei vielen Gesunden, besonders aber bei älteren Leuten, nimmt die aufsteigende Aorta an der Bildung der rechten Herzgrenze teil.

Bei der Röntgenuntersuchung reicht der Vorhofanteil der rechten Herzgrenze, das ist ungefähr die untere Hälfte, mehr als doppelt so weit über die Wirbelsäule hinaus wie die obere Hälfte der Herzgrenze. Die über den rechten Sternalrand hinausreichende Dämpfungszone beträgt bei der Perkussion der rechten unteren Herzgrenze unter normalen Bedingungen nicht mehr als 5 mm; dieser Wert kann bei Patienten mit Zwerchfellhochstand größer sein.

Wenn das Dämpfungsgebiet diese Grenze im Bereich des rechten unteren Herzrandes überschreitet, so liegt eine Vergrößerung des rechten Vorhofs vor, besonders, wenn die Dämpfung deutlich und oberflächlich ist. Eine Dilatation des linken Vorhofs kann ein röntgenologisch feststellbares Hinausrücken der rechten Herzgrenze verursachen. Auch eine Vergrößerung des rechten oder linken Ventrikels vermag den rechten Vorhof nach rechts zu verdrängen. Beim Hydrothorax führt man die Perkussion der rechten Vorhofgrenze am günstigsten im Liegen aus, da der Erguß sich nach dorsal verlagert, wenn er nicht zu groß ist; in solchen Fällen ergibt die Perkussion manchmal bessere Resultate als die Röntgendurchleuchtung. Eine Verstärkung der Dämpfung im Bereich der oberen Hälfte der rechten Grenze ist praktisch und, insoferne man eine Erkrankung des Herz-Gefäßapparates in Betracht zieht, immer auf einen abnormen Befund an der aufsteigenden Aorta zurückzuführen. Normalerweise ist die Aorta weder genügend breit noch liegt sie genügend oberflächlich, um eine Dämpfung am oberen rechten Sternalrand zu verursachen. Bei einer Dilatation und Elongation nähert sich die

Aorta dem oberen Sternum und führt zu einer Verstärkung der Dämpfung über dem Manubrium.

Linke Grenze. Die linke Herzgrenze kann man in vier Abschnitte einteilen; diese werden von oben nach unten durch den Aortenknopf, die Pulmonalarterie, den linken Vorhof und die linke Kammer dargestellt (Abb. 7). Der Aortenknopf wird durch den sagittalen Anteil des Aortenbogens gebildet. Bei Säuglingen und Kindern ist er nicht sichtbar, da sie infolge des diagonalen Verlaufes der Aorta von rechts vorne nach links rückwärts keinen sagittalen Aortenteil haben. Infolge der tiefen Lage der Aorta ergibt die Perkussion dieses Gebietes keinen sicheren Befund.

Normalerweise verursachen die Pulmonalarterie und der linke Vorhof bei der Perkussion keine Dämpfung. Nur ein ganz kleiner Teil des linken Vorhofs, die Spitze des Herzohres, nimmt an der Bildung der linken Herzgrenze teil. Der Hauptteil des linken Vorhofs liegt dorsal. Unter normalen Bedingungen perkutiert man im zweiten und dritten linken Interkostalraum von der Axilla zum Sternalrand, ohne auf eine Dämpfung zu stoßen. Dieser Teil der linken Grenze wird „Herztaille" genannt.

Gelegentlich wird auch unter physiologischen Bedingungen ein kleiner Teil des linken Herzrandes unterhalb des linken Herzohres durch den Konus des rechten Ventrikels gebildet. Der in einem langen Bogen zur Herzspitze verlaufende größere Teil des linken Herzrandes wird durch den Ausflußteil des linken Ventrikels dargestellt, welcher auch die Spitze bildet. Der Hauptteil des linken Ventrikels liegt dorsal. Der rechte Ventrikel liegt unmittelbar unter der vorderen Brust wand und trägt nicht zur Gestaltung des normalen linken Herzrandes bei.

Eine Dilatation der absteigenden Aorta kann durch Perkussion der vorderen Brustwand nicht festgestellt werden. Gelegentlich ergibt die Perkussion am Rücken links von der Wirbelsäule bei der Dilatation der absteigenden Aorta eine Dämpfung.

Mitrale Konfiguration. Die Vergrößerung des Konusgebietes des rechten Ventrikels ergibt ebenso wie die Dilatation der Pulmonalarterie und des linken Vorhofs gewöhnlich eine leicht feststellbare Dämpfung im zweiten und dritten Interkostalraum links vom Sternum. Dadurch verschwindet die Herztaille und man spricht von einer „mitralen Konfiguration" des Herzens. Bei Patienten mit Lungenstauung findet man eine Dilatation des Konusgebietes des rechten Ventrikels und der Pulmonalarterie regelmäßig. Die Aufdeckung einer parasternalen Dämpfung im zweiten Interkostalraum erlaubt ohne weiteres die Annahme einer Druckerhöhung im kleinen Kreislauf und hat daher große klinische Bedeutung.

Der Ausdruck „mitrale Konfiguration" ist nur deskriptiv und soll die mehr oder weniger starke Ausfüllung der Taille anzeigen; er beweist noch nicht das Vorliegen eines Mitralfehlers. In bestimmten Stadien von Mitralfehlern ist eine Mitralisation nicht vorhanden; dagegen kann sie auch ohne Mitralfehler sehr ausgesprochen sein, zum Beispiel bei der Herzinsuffizienz der Hypertoniker oder bei Aortenfehlern, wenn es zum Rückfluß in den Vorhof und zu einer Drucksteigerung im kleinen Kreislauf kommt. Unter diesen Umständen kann auch eine relative Mitralinsuffizienz zur Ausbildung einer Mitralisation beitragen.

Die einzelnen, den linken Herzrand bildenden Teile können bei Säuglingen und Kindern nicht auseinandergehalten werden, da deren Herzen schon normalerweise eine „mitrale Konfiguration" mit mehr oder minder gestrecktem linkem Herzrand aufweisen. Ihr Herz ist „kugelförmig". Bei Erwachsenen mit Zwerchfellhochstand, wobei das Herz nach oben in die Mittellinie gedrängt wird, kann die Taille verschwinden und eine Mitralisation entstehen. Da dies bei Frauen häufig vorkommt, hat man den Ausdruck „Frauenherz" angewendet. Zu einer

Mitralisation kommt es auch, wenn infolge Zwerchfelltiefstands sich das Herz nicht am Zwerchfell aufstützen kann, so daß es zu einer Streckung des linken Randes kommt (Abb. 4c). Manchmal sieht man eine Mitralisation bei außergewöhnlichem Hochstand des rechten Zwerchfells, häufig ist sie bei einer Kyphoskoliose. In all diesen Fällen ermöglicht die Durchleuchtung des Herzens in den schrägen Durchmessern dem Untersuchenden meist die Entscheidung, ob die Mitralisation durch eine Vergrößerung der Ausflußbahn der rechten Kammer oder durch eine Dilatation des linken Vorhofs hervorgerufen wird.

Fettbürzel. Bei der Durchleuchtung und auf Thoraxaufnahmen erscheint der untere linke Herzrand oft verlängert, so daß sein unterster Teil eine Konkavität oder bei der Inspiration manchmal eine nach auswärts gerichtete Konvexität aufweisen kann. Dies ist auf eine Fettgewebsansammlung („Fettbürzel") zwischen dem Perikard und der Pleura mediastinalis zurückzuführen. Dieser Fettpolster kommt nicht nur bei Fettleibigen vor. Man darf diesen physiologischen Befund nicht für eine Herzvergrößerung halten. Der Fettpolster ist gewöhnlich weniger schattendicht als die Spitzenregion des Herzens. Gelegentlich liegt er am rechten unteren Herzrand und gibt so Gelegenheit zur Verwechslung mit einem Tumor oder einem Divertikel.

Aortische Konfiguration. Wenn der linke Ventrikel allein vergrößert ist und insbesondere, wenn die Vergrößerung den queren Durchmesser betrifft, so wird die Herztaille deutlicher. Dann spricht man von einer „aortischen Konfiguration" des Herzens. Meist kann man diese Formänderung perkutorisch leicht feststellen. Der Ausdruck „aortische Konfiguration" besagt nicht mehr, als daß am linken Herzrand eine stärker betonte Winkelbildung besteht. Er bedeutet noch nicht eine Erkrankung der Aorta. Da eine aortische Konfiguration immer dann besteht, wenn der linke Ventrikel erweitert ist, so findet man sie gewöhnlich in bestimmten Stadien von hypertonischen Herz- und Gefäßkrankheiten, bei Erkrankungen der Aortenklappen und bei Myokardschäden. Bei Zwerchfellhochstand kann die Herzspitzengegend nach aufwärts und auch nach links verlagert sein und so eine aortische Konfiguration vortäuschen, welche oft fälschlicherweise auf eine Vergrößerung des linken Ventrikels zurückgeführt wird (Abb. 4a).

Schlußbemerkungen. Trotz den Grenzen, welche ein Emphysem oder eine Thoraxdeformität der Perkussion setzen, ist diese Methode zur Erkennung einer Dilatation des Herzens nach rechts sehr brauchbar. Außerdem ist sie für die Feststellung einer Mitralisation wertvoll, besonders, wenn diese auf einer Erweiterung der Ausflußbahn des rechten Ventrikels beruht. Dieser Teil liegt nach vorne zu und ergibt eine deutliche Dämpfung im zweiten Interkostalraum links parasternal. Die bei den oben erwähnten Leiden genannte aortische Konfiguration ist perkutorisch leicht feststellbar.

Die Perkussion ist auch für die Erkennung eines Perikardergusses von größerer Bedeutung (S. 248).

Einzelheiten über die Perkussion und über Änderungen der Herzform werden im Zusammenhang mit den einzelnen Herzkrankheiten besprochen werden.

2. Auskultation

Die normale Herzaktion führt zum Auftreten von 4 Tönen. Gelegentlich kann man alle 4 hören. Sie sollen hier nicht in ihrer Reihenfolge beschrieben werden, wir werden aber zur Vermeidung einer Verwirrung mit dem klassischen 1. Herzton beginnen.

Der erste Herzton besteht hauptsächlich aus Schwingungen, welche durch den Schluß der Mitral- und Trikuspidalklappen hervorgerufen werden. In welchem

Ausmaß Schwingungen infolge der Kontraktion der Kammermuskulatur beteiligt sind, ist noch nicht entschieden. An seiner Entstehung sind aber auch die Öffnung der Semilunarklappen, die Schwingungen infolge der Vorhofsystole sowie jene infolge der Dehnung der Aorta ascendens und des Anfangsteiles der Pulmonalarterie am Beginn der Systole beteiligt. Der erste Herzton ist ungefähr 0.02 Sekunden nach dem Beginn des QRS-Komplexes im Ekg zu hören und dauert im Herztonschreiber zwischen 0.14 bis 0.16 Sekunden. Seine Lautstärke hängt — wie wir sehen werden — von der Ausgangsstellung der Atrioventrikularklappen am Beginn der Systole sowie vom anatomischen Zustand der Klappen ab; er ist bei Anaemien, bei Herzneurosen, bei Hyperthyreosen, im Fieber und bei der Mitralstenose lauter. Mit dem Herztonschreiber kann man zwei Hauptschwingungen nachweisen.

Der zweite Herzton zeigt den Beginn der Diastole an; er wird durch den Schluß der Semilunarklappen hervorgerufen.

Der dritte Herzton tritt ungefähr 0.11 bis 0.18 Sekunden nach dem Beginn des zweiten Tones auf und kann lauter als dieser sein. Er ist eher im Phonogramm zu sehen als zu hören. Im Stehen hört man ihn selten. Es handelt sich dabei um ein kurzes und undeutliches auskultatorisches Phänomen. Da dieser Ton in der Phase der raschen Füllung der Ventrikel auftritt und durch sie hervorgerufen wird, nennt man ihn auch den „rapid filling-Ton" (siehe unten).

Der vierte Herzton entsteht durch die Systole der Vorhöfe. Der rechte Vorhof, welcher den Sinusknoten enthält, kontrahiert sich etwas früher als der linke. Der Vorhofton ist tief, unrein und langgezogen. Hört man ihn in Fällen von Herzblock in der Diastole allein, so ist er leicht mit dem tiefen diastolischen Mitralstenosengeräusch zu verwechseln. Man hört ihn am besten in einer Linie zwischen dem linken unteren Sternalrand und der Herzspitze. Die Schwingungen des Vorhoftones wirken zum Teil an der Entstehung des ersten Herztones mit. Beim Gesunden ist der Vorhofton jedoch meist nicht als separater Ton zu hören. Ist er laut, wie bei Hyperthyreosen oder Kyphoskoliosen, so kann man ihn ohne weiteres für das praesystolische Geräusch einer Mitralstenose halten.

Die Auskultation soll am stehenden und am liegenden Patienten ausgeführt werden. Manche Geräusche, wie zum Beispiel das diastolische Geräusch der Aortenklappeninsuffienz, sind besser hörbar, wenn der Patient steht, während Mitralgeräusche, besonders jene der Mitralstenose, besser oder ausschließlich im Liegen zu hören sind; die letztgenannten Geräusche sind manchmal nur in linker Seitenlage feststellbar. Manche Geräusche, wie die tiefen Geräusche der Mitralstenose, können mit gespaltenen Herztönen verwechselt werden. Dieser Irrtum ist verständlich, da die physiologischen Herztöne vom Standpunkt des Physikers aus in Wirklichkeit Geräusche sind. Die Franzosen sind in ihrer Ausdrucksweise genauer, da sie vom ersten und zweiten „bruit" des normalen Herzens sprechen.

Wenn möglich, sollte das Herz auch nach Anstrengung auskultiert werden.

Für die Auskultation heller Geräusche soll man ein Stethoskop mit Membranbruststück verwenden; ein trichterförmiges Bruststück erleichtert die Erkennung tiefer Geräusche.

Die schwierigste Aufgabe ist für Anfänger die Unterscheidung der einzelnen Herztöne. Bei normaler Frequenz oder bei Bradykardie ist die Entscheidung, welcher Ton der erste und welcher der zweite ist, leicht, aber bei einer Tachykardie wird dieses Problem schwieriger, wenn man nicht gleichzeitig den Spitzenstoß oder den Karotispuls palpiert. Anfänger sollten das Herz daher nie ohne gleichzeitige Palpation des Karotispulses auskultieren. Alle mit dem Karotispuls synchronen auskultatorischen Erscheinungen gehören zur Systole. Palpatorische oder auskultatorische Zeichen vorher oder nachher gehören zur Diastole. Es könnten viele Fehler vermieden werden, wenn man bei der Auskultation regelmäßig mit einem Finger die Karotis palpieren würde.

Da Einzelheiten über die Auskultation in anderen Kapiteln besprochen werden, sollen hier nur einige allgemeine Tatsachen erwähnt werden.

Der erste Herzton ist viel öfter infolge einer Überregtheit des Herzens als infolge eines organischen Herzleidens akzentuiert. Oft deuten sehr leise und schwache Herztöne eher auf ein Lungenemphysem als auf eine Schwäche des Myokards. Abgesehen von einigen an anderen Stellen erörterten beachtenswerten Ausnahmen dürfen aus der Lautheit der Herztöne keine Schlüsse auf den Zustand des Myokards gezogen werden. Später soll gezeigt werden, daß der erste oder zweite Herzton bei einer großen Zahl von Möglichkeiten auch ohne einen eigentlichen Herzschaden akzentuiert sein oder verschwinden kann.

Bei gesunden Leuten und besonders bei Jugendlichen findet man häufig eine Unreinheit oder Spaltung des ersten oder zweiten Herztones. Anderseits sprechen diese Eigentümlichkeiten häufig für einen abnormen Zustand.

Eine Verdoppelung des ersten Herztones ist bei gesunden Personen am besten an der Herzspitze zu hören und wird oft einem ungleichzeitigen Klappenschluß der Mitralis und Trikuspidalis zugeschrieben. Auch andere Mechanismen können dafür verantwortlich sein, wie zum Beispiel ein Ton, der durch die Kontraktion der Vorhöfe entsteht. Diese Verdoppelung findet man nicht selten beim übererregten Herzen der Herzneurosen oder bei Hyperthyreosen und beim hypertrophischen rechten Herzen der Kyphoskoliosen oder fibrösen Lungentuberkulosen. Sie kann eine Verwechslung mit dem Geräusch einer Mitralstenose verursachen. Als Ursache einer Verdoppelung des zweiten Herztones, welche am besten im zweiten Interkostalraum links zu hören ist, nimmt man einen kurzen zeitlichen Unterschied beim Klappenschluß an der Aorta und an der Pulmonalis an.

In einem sehr großen Prozentsatz ist bei Kindern und bei gesunden Erwachsenen physiologischerweise bei Ruhe, manchmal aber nur nach Anstrengung, über dem unteren Sternum und an der Herzspitze der dritte Herzton zu hören, welcher oben erwähnt wurde. Bei manchen Personen ist dieser tiefe Ton sehr laut, bei anderen ist er kaum hörbar. Er kann mit den verschiedenen Atemphasen auftreten bzw. verschwinden. Er wurde bei über 95 Prozent aller gesunden Kinder gefunden und bei 42 Prozent der Medizinstudenten nachgewiesen. Thayer fand einen dritten Herzton bei 65 Prozent seiner normalen Untersuchungspersonen. Wir konnten ihn bei routinemäßigen Untersuchungen gelegentlich bei Personen bis zu 25 Jahren, aber nicht mehr darüber, nachweisen. In seltenen Fällen kann er bei Gesunden bis zum 40. Lebensjahre vorkommen. Er wird leicht mit dem Galopprhythmus verwechselt (S. 225). Dieser „dreiteilige Herzrhythmus" ist am besten in der Spitzengegend und medial von ihr zu hören. Im aufrechten Stand kann er fehlen.

Manche Autoren erklären die Entstehung des dritten Herztones mit einer Anspannung des Myokards während des diastolischen Einströmens des Blutes, während andere glauben, daß der Ton bei der normalen Füllung durch den Zusammenprall der Ventrikel mit den benachbarten Organen verursacht werde. Es ist wahrscheinlicher, daß die Anspannung des fibrösen Gewebes in den zwischen den Papillarmuskeln und der Mitral- bzw. Trikuspidalklappe ausgespannten Sehnenfäden, oder auch die Klappenschwingungen zur Entstehung des dritten Herztones am Beginn der Diastole führen. Der dritte Herzton schwindet wieder infolge zunehmender Dicke der Brustwand oder nach der Meinung anderer infolge der allmählichen Elastizitätsabnahme des Herzens im Alter.

Am zarten normalen Thorax der Kinder ist ohne eigentliches Herzleiden, aber bei einer Überregtheit des Herzens und noch öfter bei Kindern und Erwachsenen mit vergrößertem Herzen, ein leises, systolisches, knarrendes Reiben zu hören. Man kann das Reiben sowohl in der Systole wie in der Diastole feststellen, bei tiefer Inspiration kann es verschwinden. Diese Erscheinung ist auf die Reibung zwischen dem normalen Epikard und dem normalen Perikard zurückzuführen. Am häufigsten findet man es bei Hypertonikern mit einem großen linken Ventrikel, wenn man die Untersuchung am liegenden Patienten in linker Seitenlage durchführt. Gewöhnlich ist dieses Reiben flüchtig. Man kann es oft bei den überregten Herzen von Hyperthyreotikern feststellen (Goodall), wobei es in diesem Fall auf den Konus der Pulmonalarterie, den am meisten hervortretenden Herzteil, beschränkt sein kann. Die Anwendung aller klinischen Hilfsmittel ermöglicht gewöhnlich die Trennung vom Reibegeräusch bei der Perikarditis.

Entlang dem linken Herzrand sind außerordentlich häufig pulmokardiale Geräusche oder respiratorische Herzgeräusche zu hören. Man erklärt sie mit der Lungenkompression bei der Vergrößerung des Herzens in der Diastole oder mit der Lungenausdehnung bei der Herzverkleinerung in der Systole. Dabei wird im Bereich des betroffenen Lungenabschnittes Luft ausgestoßen oder angesogen und dadurch Rasseln oder ein „Geräusch" hervorgerufen. Ein wenig Erfahrung wird im allgemeinen die Abgrenzung gegenüber einem endokardialen Geräusch ermöglichen. Natürlich sind diese Erscheinungen bei vergrößertem Herzen häufiger anzutreffen; am besten sind sie über der „Lingula" der Lunge in der Nähe des Konus der Pulmonalarterie zu hören. In diesem Gebiet ist oft in einer der Herzphasen Rasseln vernehmbar.

Geräusche treten auf, wenn sich der Durchmesser eines Gefäßes (oder einer Herzkammer) infolge von Wirbelbildungen und einer ungleichmäßigen Blutströmung in rascher Aufeinanderfolge ändert. Eine Voraussetzung dafür ist eine bestimmte Blutströmungsgeschwindigkeit. Ist die Blutströmung rasch, so hört man Geräusche auch bei glatter Gefäßwand und unverändertem Durchmesser. Daher hört man nach Bondi bei einer Blutströmungsgeschwindigkeit von 100 cm in der Sekunde keine Geräusche. Jedoch findet man Geräusche auch bei normalen Gefäßen mit normalem Durchmesser, wenn die Strömungsgeschwindigkeit 200 cm in der Sekunde überschreitet. Demnach hört man bei Anaemien Geräusche, welche infolge der erhöhten Strömungsgeschwindigkeit in den Venen entstehen. Eine dritte Form von Geräuschen sind die „Anprallgeräusche", welche auftreten, wenn ein Blutstrahl aus einer gewissen Entfernung auf einen bestimmten Gefäß oder Herzteil anprallt.

Später, im Abschnitt über die Mitralinsuffizienz, soll das Vorkommen von Geräuschen bei gesunden Personen ausführlicher dargelegt werden. Es handelt sich dabei immer um systolische Geräusche. Am häufigsten sind sie bei Jugendlichen, sie treten jedoch auch bei Erwachsenen auf, insbesondere bei einer Beschleunigung der Blutströmung. Angeblich ändern sie bei einer Lageänderung auch ihre Lautstärke oder verschwinden völlig; dies ist jedoch auch bei Geräuschen auf organischer Basis häufig. Sie sollen ihre Lautstärke auch bei tiefer Inspiration oder Exspiration ändern, was bei organischen Geräuschen selten ist, dabei aber ebenso vorkommt, weshalb es ohne differentialdiagnostische Bedeutung ist.

Die Einteilung der Geräusche nach ihrer Lautstärke, wie sie von Levine eingeführt wurde, ist gut brauchbar. Als Geräusch ersten Grades bezeichnet man ein eben hörbares Geräusch. Ein Geräusch sechsten Grades ist so laut, daß man es in einiger Entfernung von der Brustwand bereits ohne Stethoskop vernehmen kann. Geräusche fünften Grades sind die lautesten, jedoch nicht mehr in einiger Entfernung von der Brustwand hörbaren Geräusche, und jene zweiten Grades sind leise, aber doch gut hörbar. Danach ist es einfach, die Geräusche dritten und vierten Grades zu beurteilen, so daß in der Praxis verschiedene Beobachter die Geräusche genau zu bestimmen in der Lage sind. Geräusche vom dritten Grad an soll man bei gesunden Personen nie finden. Anderseits ist zu betonen, daß man bei Kranken mit schweren organischen Herzleiden, wie z. B. mit einer Mitralinsuffizienz, Geräusche ersten und zweiten Grades hören kann.

Manche Geräusche, wie jenes bei der Mitralstenose, beim Kammerseptumdefekt und beim offenen Ductus arteriosus, sind charakteristisch. Die Geräusche sind nicht immer über der Auskultationsstelle jener Klappe am besten zu vernehmen, an welcher sie entstehen. Die diastolischen Geräusche der Aorteninsuffizienz hört man oft über dem linken unteren Sternalrand, ein von einer Aortenstenose verursachtes Geräusch hört man häufig nur über der Herzspitze, wenn ein Emphysem das Auftreten dieses Geräusches über dem zweiten rechten Interkostalraum verhindert. Diese und weitere derartige Befunde sollen in den entsprechenden Abschnitten im einzelnen erörtert werden.

Phonokardiographie. Das menschliche Ohr ist für die Erkennung der im Herzen entstehenden Geräusche ein etwas unvollkommenes Organ. 20 Schwingungen je Sekunde oder noch weniger vernimmt es nicht, solche Schwingungen, bis zu 5, sind aber bei der Mitralstenose häufig. Die Phonokardiographie, welche fast eben so alt ist wie die Elektrokardiographie, kann zur Aufdeckung solcher abnormer Schwingungen behilflich sein. Außerdem erhält man aber durch sie einen objektiven Beweis für die erhobenen auskultatorischen Befunde, welcher von dokumentarischem Wert ist. Sie ist eine weniger subjektive Methode wie die Auskultation, trägt aber nur selten zur Stellung einer Diagnose bei, welche sich auf das Bestehen von Geräuschen gründet. Sie ist jedoch bei der Analysierung gespaltener Töne, von Galopprhythmen und abnormer knackender Geräusche behilflich.

Man erhält das Phonogramm mit Hilfe dreier verschiedener Mikrophontypen: 1. das Linearmikrophon, welches alle Schwingungen gleichmäßig verstärkt und die nicht hörbaren Schwingungen von niedriger Frequenz besonders günstig wiedergibt. 2. Das Stethoskop-Mikrophon, welches die durch den Spitzenstoß usw. hervorgerufenen langsamen Schwingungen nicht wiedergibt, welche für die Auskultation ohne Wert sind, die anderen aber so verstärkt, daß sie gehört werden könnten, wenn unser Ohr vollkommener wäre. Es eignet sich am besten für klinische Zwecke. 3. Das Logarithmen-Mikrophon, welches die Schwingungen von niedriger Frequenz etwas unterdrückt, aber die vom menschlichen Ohr gehörten Schwingungen nach einer Logarithmentafel verstärkt. Es eignet sich zur Kontrolle der subjektiven Eindrücke am Krankenbett am besten.

Schrifttum

Bondi, S. Die Entstehung der Herzgeräusche. Ergebn. inn. Med. Kinderhkde, **50**, 309, 1936.

Braun Menendez, E., y Orias, O. "Estudio fonocardiográfico en cien adultos jovenōs." Rev. argent. de cardiol., **1**, 101, 1934.

Bridgman, E. W. "Observations on the Third Heart Sound." Heart, **6**, 41, 1914—15.

Burrett, J. B., and Scherf, D. "The Clinical Importance of Small Intracutaneous Veins in the Human Chest." Am. J. M. Sc., **201**, 399, 1941.

Cossio, P., and Fongi, E. G. "Auricular Sound." Am. Heart J., **11**, 723, 1936.

Einthoven, W. Ein dritter Herzton. Arch. f. d. ges. Physiol., **120**, 31, 1907.

Elias, H. Die Perkussion der normalen und pathologischen Aorta. Klin. Wchnschr., **4**, 2377, 1925.

Evans, W. The use of the phonocardiograph in clinical medicine, Lancet, **1**, 1083, 1951.

Evans, W. "Triple Heart Rhythm." Brit. Heart J., 5, 205, 1943.

Frost, J. Phonographic studies on gallop rhythm., Acta. med. scand. 133, 268, 1949.

Goodall, J. S. "The Heart in Graves' Disease." Practitioner, 105, 37, 1920.

Levine, S. A. and Harvey, W. P. Clinical auscultation of the heart, Philadelphia, Saunders, 1949.

Lewis, J. K., and Dock, W. "The Origin of Heart Sounds and their Variations in Myocardial Disease." J. A. M. A., 110, 271, 1938.

Lian, C., et Welti, J. J. "Le dédoublement du premier bruit; le premier bruit á précession auriculaire et le galop présystolique retardé." Arch. d. mal. du coeur, 31, 408, 1938.

Luisada, A.A. Clinical applications of phonocardiography, Arch. Pediatr. 60, 498, 1943.

Obrastzow, W. P. Über die verdoppelten und akzessorischen Herztöne bei unmittelbarer Auskultation des Herzens. Ztschr. f. klin. Med., 56, 70, 1905.

O'Meara, P. J. Triple cardiac rhythm in normal hearts, Brit. Med. J. 1, 922, 1947.

Orias, O., The genesis of heart sounds, New Engl. Med. J. 241, 763, 1949.

Ortiz, T. "The Sounds produced by the Friction of Normal Serosae." Am. Heart J., 17, 643, 1939.

Parkinson, J. "Enlargement of the Heart." Lancet, I, 1337, 1936.

Rappaport, M. B. and Sprague, H. B. Physiologic and physical laws that govern auscultation, ann. Heart J. 21, 257, 1941.

Sahli, H. Über das Vorkommen und die diagnostische Bedeutung einer Zone ectasierter feinster Hautgefäße in der Nähe der unteren Lungengrenze. Cor.-Bl. f. schweiz. Ärzte, 15, 135, 1885.

Schwarz, G. Über einen typischen Röntgenbefund am Herzen Fettleibiger. Wien. klin. Wchnschr., 23, 1850, 1910.

von Schweninger, E. Vorläufige Mitteilung über bisher unberücksichtigte Gefäß-Ectasien am untern Rippenrande in ihrer Bedeutung für Diagnose und Therapie gewisser Leiden. Charite-Ann., 11, 664, 1884.

Sloan, A. W. et al., Incidence of the physiological third heart sound, Brit. Med. J. 2, 853, 1952.

Smith, J. R. "Observations on the Mechanism of the Physiologic Third Heart Sound." Am. Heart J., 28, 661, 1944.

Steinberg, L. D. Über die normale dreigliedrige Melodie des Herzens bei Kindern. Ztschr. f. Kinderh., 40, 620, 1925.

Thayer, W. S. "On the Early Diastolic Heart Sound (the So-called Third Heart Sound)." Boston Med. and Surg. J., 158, 713, 1908.

Wolferth, C. C., and Margolies, A. "Gallop rhythm and the Physiological Third Heart Sound. I. Characteristics of the Sounds, Classification, Comparative Incidence of the Various Types and Differential Diagnosis." Am. Heart J., 8, 441, 1933.

Zdansky, E., Die Funktion des Herzens im Röntgenbilde. Fortschr. d. Röntgenstr. 76, 295, 1952.

Fünftes Kapitel

Kompensation und Dekompensation

1. Allgemeine Bemerkungen

Eine wesentliche Eigentümlichkeit des Herzmuskels ist die Fähigkeit der Anpassung seiner Tätigkeit an die Erfordernisse des Organismus. Diese Anpassungsfähigkeit macht das Leben erst möglich, da sie dem Herzen die Vergrößerung des Schlag- und Minutenvolumens gestattet, wodurch es größeren Beanspruchungen während körperlicher Anstrengung, Verdauung, Schwangerschaft und zahlreicher anderer Situationen nachzukommen vermag. Die vom Herzen geförderte Blutmenge kann von 5 bis 7 Litern in der Minute bei Ruhe ohne weiteres auf 25 bis 30 Liter bei starker Anstrengung ansteigen. Der Herzmuskel nützt bei Ruhe nicht alle seiner Möglichkeiten aus; er verfügt über eine Reservekraft, welche immer dann zur Anwendung kommt, wenn die Füllung des Herzens zunimmt. Innerhalb gewisser Grenzen gilt für das gesunde Herz das Starlingsche Gesetz. Eine stärkere Dehnung der Herzmuskelfasern infolge vermehrter Herzfüllung löst eine kräftigere Kontraktion aus.

Während einer Anstrengung fließen aus den Muskeln und Blutdepots große Blutmengen rasch zum rechten Herzen zurück, so daß sein Inhalt zunimmt. Deshalb erhält und fördert das linke Herz mehr Blut und das Minutenvolumen wird größer. Ein Anstieg des Blutdruckes vermehrt auch den Widerstand bei der Entleerung des linken Ventrikels, welcher sich während einiger Schläge nicht völlig entleert. Dadurch wird die intraventrikuläre Residualblutmenge am Ende der Systole größer, sie erweitert den linken Ventrikel leicht und die Herzmuskelfasern werden gedehnt; so wird die Systole kräftiger, auch wenn die aus dem Vorhof einströmende Blutmenge gleichbleibt. Nach einigen Herzschlägen ist das Schlagvolumen gleich groß wie vor der Blutdruckerhöhung.

Das Minutenvolumen kann unter physiologischen Bedingungen auf andere einfache Weise größer werden, nämlich durch Beschleunigung der Herzfrequenz. Wenn die Tachykardie gewisse Grenzen nicht überschreitet (ungefähr 120 Schläge in der Minute), so ist die diastolische Füllung nicht behindert, weshalb das Minutenvolumen deutlich zunimmt.

Unter pathologischen Bedingungen ist das Herz, wie wir sehen werden, bemüht, sich mit ähnlichen Mitteln der veränderten Situation anzupassen, das heißt, es sucht die Folgen des Leidens zu kompensieren. Wenn es dem Herzen gelingt, einen jeden Teil des Körpers mit einer genügenden Blutmenge zu versorgen, so daß alle Gewebe genügend Sauerstoff haben, während Stoffwechselprodukte wie die Kohlensäure sofort entfernt werden und eine Stauung vermieden wird, so spricht man von einem kompensierten Kreislauf. Das Hauptziel der Kompensation ist die Garantierung eines normalen Minutenvolumens nicht nur in Ruhe, sondern auch bei mäßig gesteigerten Anforderungen. Der Zustand grenzt an Dekompensation, wenn die Reservekraft des Herzens so deutlich vermindert ist, daß die Kreislaufleistung nur mehr in Ruhe oder bei sehr eingeschränkter Tätigkeit ausreicht, wie z. B. Gehen auf ebenem Boden, während Stiegensteigen bereits Beschwerden verursacht. Wenn das erlahmende Herz seine Aufgaben nicht mehr länger bewältigen kann, so daß die Beschwerden, zunächst vielleicht unbedeutend, allmählich oder plötzlich schlimmer werden, so spricht man vom Nachlassen oder Versagen der Kompensation oder von einer Dekompensation. Wenn der Kreislauf seinen Anforderungen nicht mehr genügt und auch bei Ruhe passive Stauung besteht (erhöhter Venendruck im kleinen oder großen Kreislauf), so verwendet man auch den Ausdruck Herzinsuffizienz mit Stauung. Der Begriff Dekompensation ist ohne Zweifel etwas schwer zu definieren und sogar noch in jüngster Zeit wurde eine Anzahl von Definitionen angegeben.

Die Theorien der vorwärts und rückwärts gerichteten Insuffizienz

Die Entstehungsweise der Herzinsuffizienz beschäftigt die Ärzte seit mehr als 100 Jahren. Die bereits 1842 von Hope aufgestellte Theorie, daß der hinter dem versagenden gelegene Herzabschnitt zuerst Schaden leidet, ist weithin anerkannt. Die Starling'schen Versuche unterstützten diese Erklärung. Das Blut staut sich hinter dem versagenden Ventrikel. Wenn die rechte Herzkammer insuffizient ist, entleert sie sich am Ende der Systole nicht völlig; die Residualblutmenge nimmt zu. Der diastolische Druck ist höher und der Druck im rechten

Vorhof muß ansteigen. Auf diese Weise muß es zu einer Blutüberfüllung in den großen Venen, zu einem Anstieg des Venendruckes und zu einer Lebervergrößerung kommen. Bei einer Insuffizienz der linken Kammer steigt der Druck im linken Vorhof an, was zu einer Stauung im kleinen Kreislauf führt. Starling war sich der Tatsache voll bewußt, daß die Herzleistung bei einer Insuffizienz beider Kammern kleiner wird. Er nahm eine reflektorische Gefäßverengung zur Erhaltung des Blutdruckes an. Diese zieht aber eine periphere Hypoxie, auch des Knochenmarkes, nach sich, welches dadurch in einen Reizzustand versetzt wird und so zu einer Vergrößerung der Blutmenge beiträgt.

Diese sogenannte „Rückstauungstheorie" wurde fast allgemein anerkannt und gilt auch heute noch. Schon früh erhoben sich jedoch Stimmen, welche der Meinung Ausdruck gaben, daß manche Erscheinungen, wie z. B. die anfallsweise auftretende Atemnot, mit der rückwärts gerichteten Insuffizienz nicht erklärt werden könnten, sondern daß dafür eine „vorwärts gerichtete Insuffizienz", d. h., eine Verminderung der Blutzufuhr zu den Geweben, verantwortlich sein müsse. Wir betonten die Bedeutung dieses Faktors im Kapitel über die paroxysmale Dyspnoe. Mit der Einführung der Herzkatheterisierung und der Möglichkeit, das Schlagvolumen mit größerer Genauigkeit zu bestimmen, konnte bei Kranken mit einer Herzinsuffizienz infolge einer Koronarsklerose, einer Hypertonie oder mit Klappenfehlern eine Verminderung der Herzleistung bestätigt werden. Diese Untersuchungen und die Bestimmung der Nierendurchblutung veranlaßten eine große Zahl von Ärzten, nicht nur die Dyspnoe, sondern alle Erscheinungen der Herzinsuffizienz mit den Auswirkungen der „vorwärts gerichteten Insuffizienz" zu erklären. Nach dieser Annahme führt die Herzinsuffizienz und die mit ihr einhergehende Verminderung der Herzleistung zu einer Verminderung der Blutzufuhr zu den Nieren. Diese verursacht, wie später im einzelnen (im Abschnitt über das Oedem) ausgeführt werden soll, eine Verminderung der Natrium- und Wasserausscheidung, wodurch das Blutvolumen zunimmt und der Venendruck ansteigt, so daß ein Oedem entsteht. Viele Autoren waren der Ansicht, daß die Theorie der rückwärts gerichteten Insuffizienz bereits der Vergangenheit angehöre und erhoben für die neue Erklärung durch die vorwärts gerichtete Insuffizienz den Anspruch der alleinigen Gültigkeit.

Eine kritische Bewertung der im Laboratorium und am Krankenbett erhaltenen Ergebnisse zeigt jedoch nach unserer Meinung, daß die Verwerfung des Rückstauungsmechanismus nicht gerechtfertigt ist. Wir sehen bei einer paroxysmalen Tachykardie oder beim Vorhofflimmern die Leberschwellung und die Venenstauung innerhalb weniger Stunden auftreten, zu einem Zeitpunkt also, da weder eine Wasserretention, noch eine abnorme Nierenfunktion bereits eine Rolle spielen können. Die tägliche klinische Erfahrung ergibt bei Kranken mit einem insuffizienten linken Ventrikel eine beträchtliche Lungenstauung, aber keine peripheren Oedeme; anderseits ist bei Kranken mit perikardialen Verwachsungen oder mit einem insuffizienten rechten Ventrikel die Leber stark vergrößert und der Venendruck erhöht, es bestehen aber keine anderen Zeichen einer Herzinsuffizienz, insbesondere keine paroxysmale Dyspnoe. Die Lungenstauung wird bei Mitralfehlern geringer, wenn der rechte Ventrikel insuffizient wird.

Die Rückstauung spielt also im Erscheinungsbild der Herzinsuffizienz eine große Rolle. Vielleicht ist sie in ihren Frühstadien sogar der Hauptfaktor, während später die Folgeerscheinungen der vorwärts gerichteten Insuffizienz überwiegen.

Das Interesse, welches der Theorie der vorwärts gerichteten Insuffizienz in den letzten Jahren entgegengebracht wurde, war einer neuerlichen Überlegung ihrer Folgeerscheinungen dienlich. So war der Einfluß der Gefäßverengung —

welcher bereits von Starling angenommen wurde — ohne Zweifel vernachlässigt worden und wird nun auf Grund der neueren Untersuchungen richtiger bewertet. Die Vermehrung der zirkulierenden Blutmenge bei Kranken mit chronischer Herzinsuffizienz war schon viele Jahre bekannt, ihre Bedeutung im klinischen Bild der Herzinsuffizienz mit Stauung wurde jedoch nicht erfaßt.

Die Herzkatheterisierung gab uns die Möglichkeit, noch eine andere Form von Herzinsuffizienz abzugrenzen, die sogenannte „Insuffizienz mit hohem Minutenvolumen", bei welcher wohl Zeichen einer Herzinsuffizienz mit Stauung vorliegen, das Minutenvolumen aber groß ist; ohne Zweifel war dieses aber vor dem Einsetzen der Insuffizienz in solchen Fällen noch größer und sinkt — wie bei allen Insuffizienzformen — mit dem Auftreten der Insuffizienz ab. So kann es bei Anaemien vor der Insuffizienz 11 l in der Minute betragen und geht mit dem Einsetzen der Insuffizienz z. B. auf 6 l zurück. 6 l sind jedoch im Vergleich zum normalen Durchschnitt bereits ein hoher Wert, weshalb der Ausdruck Insuffizienz mit hohem Minutenvolumen üblich ist. Er ist etwas irreführend, da auch hier, wie bei jeder anderen Insuffizienzform, die Gewebe nicht die von ihnen benötigte Blutmenge erhalten. Der Blutbedarf ist bei Anaemien und Hyperthyreosen mit ihrem erhöhten Sauerstoffbedarf, sowie beim Beriberi mit dem abnormen Gewebsstoffwechsel sicher größer als normal. Ein hohes Minutenvolumen sieht man auch bei arteriovenösen Anastomosen und bei der Paget'schen Krankheit, bei welcher in den erkrankten Knochen Anastomosen zwischen Arterien und Venen beschrieben wurden. Hier ist der stärkere venöse Rückfluß die Ursache für das größere Minutenvolumen. So liefert das Herz bei der Insuffizienz mit hohem und niedrigem Minutenvolumen den Geweben weniger Blut als sie brauchen.

2. Kompensationsmechanismen

Kompensation durch Herzdilatation. Die Bedeutung einer Dilatation der Herzkammern für die Kompensation wird klar, wenn man sich die Veränderungen ins Gedächtnis ruft, welche nach experimentellen Klappenfehlern auftreten. Eine unmittelbare Folge der Aorteninsuffizienz ist ein vermehrter Blutzufluß in den linken Ventrikel. Dieser erhält also eine normale Blutmenge aus dem linken Vorhof und die aus der Aorta zurückfließende Blutmenge. Die Inhaltsvermehrung führt zu einer kräftigeren Kontraktion und das Schlagvolumen ist um die Menge des regurgitierten oder „Pendel"-Blutes größer. Trotz dem Verlust einer gewissen Blutmenge durch den Rückfluß aus der Aorta während jeder Diastole bleibt das Minutenvolumen normal. Erzeugt man experimentell eine stärkere Aortenstenose, so verhindert der erhöhte Widerstand einige Schläge lang die völlige Entleerung, bis die diastolische Fassungskraft des Herzens und die diastolische Anspannung der Muskelfasern genügend zunehmen, um ein Schlagvolumen von normaler Größe zu erzielen. Der Weg zur Erhaltung der Kompensation bei der Hypertonie ist ähnlich. Die unvollständige Entleerung des Herzens ist bei Myokardschäden ein Faktor für die Entstehung einer Dilatation.

Infolge aller dieser Mechanismen kommt es zur Ausbildung einer Dilatation der Herzkammern. Eine Vermehrung der Inhaltsmenge des Herzens wird durch einen Blutrückfluß, durch erhöhten Widerstand bei der Austreibung und ungenügende Entleerung, und schließlich durch einen größeren Zufluß aus den Venen verursacht. Das Ausmaß der Herzdilatation ist durch die Perikardhülle begrenzt. Die Dilatation gestattet dem Herzen, seine Leistung beizubehalten und, innerhalb weiter Grenzen, Abnormitäten im Bereich des Kreislaufsystems auszugleichen. Diese Dilatation ist minimal und kann weder klinisch noch auch röntgenologisch erkannt werden.

Ist das Herz nicht imstande, den Fehler mit Hilfe der zunächst leichten Zunahme der Füllung und Hypertrophie wie oben besprochen zu kompensieren, so nimmt die Residualblutmenge zu und die Dilatation wird stärker. Demnach muß ein dilatiertes Herz noch nicht insuffizient sein; die Dilatation ist im Gegenteil eine kompensatorische Maßnahme. Der linke Ventrikel kann bei einer Aorteninsuffizienz hochgradig vergrößert sein, es können aber dabei alle Erscheinungen und Symptome einer Herzinsuffizienz fehlen. Es gibt hier aber gewisse Grenzen. Ist das Herz über ein bestimmtes Ausmaß dilatiert, so wird das Schlagvolumen kleiner.

Kompensation durch Frequenzerhöhung. Ein anderer Weg zur raschen Ertragssteigerung geht über eine mäßige Beschleunigung der Herztätigkeit. Während dadurch die diastolische Herzfüllung etwas vermindert wird, kann die je Minute erhöhte Schlagzahl diese wieder ausgleichen, und der Enderfolg ist ein größeres oder sogar verdoppeltes Minutenvolumen. Bei vielen Herzfehlern tritt sehr frühzeitig, hauptsächlich reflektorisch, eine Beschleunigung der Herztätigkeit auf.

Eine Erhöhung des intraventrikulären Druckes führt zu einem sofortigen Druckanstieg im zugehörigen Vorhof, denn nur der Druckunterschied zwischen Vorhof und Kammer ermöglicht die Kammerfüllung. Die Druckerhöhung innerhalb des Vorhofs mit der anschließenden Dehnung seiner Wand und der in ihn einmündenden Venen löst mit Hilfe des Bainbridge-Reflexes eine Tachykardie aus. Diese Reflexbahn benützt zum Teil Vagus-, zum Teil aber auch Sympathikusfasern. Atropin hemmt die Wirkung des Reflexes, der nach Exstirpation des Ganglion stellatum erlischt. Die Lage der Rezeptoren ist nicht bekannt. Die Dehnung, welche die spezifischen Fasern des Sinusknotens bei einer Dilatation des rechten Vorhofs erleiden, genügt anscheinend, um den Sinusknoten zu einer rascheren Reizbildung anzuregen.

Bei der Aorteninsuffizienz kommt es sehr frühzeitig zu einer Tachykardie, wobei aber in diesem Fall durch den unterdurchschnittlichen Blutdruck im Karotissinus ein Karotissinusreflex ausgelöst wird.

Während die Erhöhung der Frequenz, eine Sinustachykardie, oft zur Aufrechterhaltung des Minutenvolumens nützlich ist, kann sie in anderen Fällen Schaden stiften. Bei der Mitralstenose zum Beispiel verkürzt eine Tachykardie die Diastole, behindert außerdem die Füllung des linken Ventrikels und vermehrt die Lungenstauung. Wie später gezeigt werden soll, erhöht eine Tachykardie den Sauerstoffbedarf des Herzmuskels, und wenn der Bedarf infolge einer Erkrankung der Koronararterien nicht befriedigt werden kann, leidet die Ernährung des Herzmuskels und die Häufigkeit anginöser Anfälle nimmt zu.

Kompensation durch Hypertrophie. Bei der Herzhypertrophie kommt es zu einer Vergrößerung der Herzmuskelfasern. Es gibt keinen Beweis für eine Zunahme ihrer Zahl. Immer tritt vor ihrer Größenzunahme eine primäre Dehnung auf, denn die Fasern vergrößern sich nicht ohne vorherige Zunahme ihrer Länge und Spannung. Bei Hunden war eine Herzhypertrophie innerhalb von 80 Tagen nach einem experimentellen Eingriff voll ausgebildet. Die Grenze zwischen einer physiologischen Herzhypertrophie bei gesunden Athleten oder gesunden Schwerarbeitern und der Hypertrophie infolge vermehrter Herzfüllung oder erhöhten Widerstandes ist nicht scharf. Die Hypertrophie befähigt das Herz, der infolge der stärkeren Füllung notwendigen vermehrten Arbeitsleistung nachzukommen. Diese erfordert jedoch eine viel größere Blutzufuhr. Es gibt jedoch keinen Beweis für eine Vermehrung der Kapillaren im hypertrophischen Herzen, und die Anzahl der von einer Kapillare versorgten Herzmuskelfasern ist begrenzt. Es besteht

Grund zur Annahme, daß unter gewissen Bedingungen, wie zum Beispiel bei der Stenose des Aortenostiums, die Hypertrophie einen Grad erreicht, bei dem einige Teile des Herzmuskels ungenügend ernährt sind und eine Anoxie des Myokards eintritt. Ferner werden die Kerne der Herzmuskelzellen bei der Hypertrophie nicht größer, ihre Zahl nimmt nicht zu. Deshalb sind auch der Protoplasmavermehrung bei der Hypertrophie Grenzen gesetzt.

Während Tachykardie und Herzdilatation nötigenfalls sofort auftreten, bildet sich eine Hypertrophie nur langsam aus, das heißt, wenn die erhöhte Belastung des Herzens schon einige Zeit bestanden hat. Obwohl es eine Hypertrophie ohne vorhergehende Dilatation nicht gibt, so kann sich diese wegen ihres geringen Grades dem klinischen Nachweis entziehen. Diese Hypertrophieform nennt man konzentrische Hypertrophie, sie betrifft bei Patienten mit Hypertonie oder Aortenstenose den linken Ventrikel ziemlich häufig; sie kommt am rechten Ventrikel vor, wenn der Blutdruck im kleinen Kreislauf durch eine Krankheit erhöht ist. Liegen eine Hypertrophie und eine stärkere Dilatation gleichzeitig vor, so verwendet man den Ausdruck exzentrische Hypertrophie. Dieser Form begegnet man im linken Ventrikel bei der Aorteninsuffizienz, bei Myokardschäden oder bei der Koronarsklerose. Wenn eine konzentrische Hypertrophie in eine exzentrische übergeht, so ist die Annahme berechtigt, daß die Reservekraft des Herzens geringer geworden ist. Die Entwicklung dieses Prozesses braucht jedoch geraume Zeit.

3. Änderungen der zirkulierenden Blutmenge und der Gesamtblutmenge

Die zirkulierende Blutmenge ist bei einer großen Zahl von Herzkranken herabgesetzt. Durch die Zurückhaltung einer großen Blutmenge kann die gestaute Leber und der sehr stark vergrößerte linke Vorhof die Lungenstauung bei der Mitralstenose verhüten. Demgemäß sind Patienten mit Mitralfehlern und einer großen Leber oder einem enorm vergrößerten linken Vorhof („Aneurysma des linken Vorhofs") oft auffallend frei von Lungenstauung und Dyspnoe. Dies ist verständlich, wenn man bedenkt, daß der oft riesig große linke Vorhof bei Mitralstenosen gelegentlich mehr als zwei Liter Blut zurückhalten kann.

Bestehen Herzschwäche oder Stauung jedoch lange Zeit, so wirkt das arterielle Sauerstoffdefizit als ständiger Reiz für die blutbildenden Gewebe. Daher kommt es zu einer vermehrten Bildung von roten Blutkörperchen und einem Ansteigen der zirkulierenden Blutmenge und der Gesamtblutmenge. Viele Pathologen haben ihre Aufmerksamkeit auf die große Blutmenge gerichtet, welche sie bei der Obduktion von an Herzinsuffizienz mit Stauung verstorbenen Patienten fanden. Diese Vermehrung der zirkulierenden Blutmenge belastet das Herz in verstärktem Maße und führt überdies zu einer Verlangsamung der peripheren Zirkulation. Wenn die peripheren Blutdepots angefüllt sind, kann sich das Herz nur mit wachsenden Schwierigkeiten den wechselnden Anforderungen anpassen.

4. Vermehrte Blutausnützung

Wenn der Kontakt zwischen dem Blut und den Geweben verlängert ist, wird der Sauerstoff viel mehr ausgenützt und folglich vergrößert sich die Sauerstoffdifferenz zwischen arteriellem und venösem Blut; dies kann bei Herzinsuffizienz mit Stauung als Kompensationsmaßnahme wirken. Tatsächlich kann sich die arterio-venöse Sauerstoffdifferenz bei der Herzinsuffizienz verdoppeln und der Situation bei körperlicher Anstrengung nähern. Bei Belastung kann die Herzleistung bei Kranken mit einer Herzinsuffizienz nicht größer werden, es kommt dabei aber zu einem wesentlichen Anstieg der arteriovenösen Sauerstoffdifferenz.

5. Insuffizienz des rechten und linken Ventrikels

Mechanismus. Es ist richtig, zwischen einer Insuffizienz des rechten und linken Ventrikels zu unterscheiden, obwohl gegen die Berechtigung dieser Trennung verschiedene Einwände erhoben wurden. Zum Beispiel wurde festgestellt, daß die Insuffizienz des linken Ventrikels zu einer Verminderung seiner Leistung führt; deshalb sei der Blutrückfluß zum rechten Herzen eingeschränkt, da dieser hauptsächlich durch die vis a tergo vor sich geht. Demgemäß vermindere sich die vom rechten Ventrikel ausgeworfene Blutmenge im selben Ausmaß, um welches das Schlagvolumen des linken Ventrikels kleiner ist. So würde eine Stauung im kleinen Kreislauf vermieden.

Anderseits kommt bei der Insuffizienz des rechten Ventrikels weniger Blut in das linke Herz, so daß sein Schlagvolumen wieder im Verhältnis zur Verminderung des Schlagvolumens des rechten Ventrikels kleiner wird. Auf diese Weise wird der Blutrückfluß zum rechten Herzen geringer und es muß nicht unbedingt zu einer Stauung in den großen Venen und in der Leber kommen.

Wenn diese Überlegungen an sich auch richtig sind, sind sie doch nur unter der Annahme verwertbar, daß die zirkulierende Blutmenge gleich bleibt und das rechte Herz immer gerade so viel Blut erhält, als das linke austreibt. Diese Annahme ist jedoch nicht richtig. Die in das rechte Herz einströmende Blutmenge unterliegt ständigen Änderungen, denn sowohl nervöse wie chemische Regulationsmechanismen üben eine ständige Kontrolle aus und regulieren den Rückfluß des venösen Blutes zum Herzen nach den augenblicklichen Erfordernissen des Organismus. Eine große Blutmenge kann, wenn sie nicht benötigt wird, in Depots (Leber, subkutane Venenplexus, Splanchnikusvenen usw.) gespeichert und dieses „Depot" Blut kann plötzlich mobilisiert und im Notfall dem rechten Herzen zugeleitet werden. Wenn der Blutzustrom plötzlich anwächst, sind die an das Herz gestellten Anforderungen größer. Verfügt der rechte bzw. linke Ventrikel nicht über eine Reservekraft, so ist er der größeren Belastung nicht gewachsen und es kommt zu einer Stase und Stauung nach „rückwärts". Die erste Folge der Herzinsuffizienz ist eine „stromaufwärts" gerichtete Venenstauung.

Auf diesem Wege entwickelt sich bei der Linksinsuffizienz eine Lungenstauung, während bei der Rechtsinsuffizienz eine Stauung der Leber und des großen Kreislaufes auftritt. Trifft ein Schaden das ganze Herz gleichmäßig und gleichzeitig, so daß zur gleichen Zeit eine Insuffizienz beider Kammern vorliegt, so ist das klinische Bild jenes der gewöhnlichen Rechtsinsuffizienz, da sich die Stauung „vor dem Herzen" entwickelt, so daß also bei Fehlen einer Lungenstauung eine Lebervergrößerung und Venenstauung nachweisbar ist. Dies kommt bei diffusen Myokardschäden, wie zum Beispiel bei der Diphtherie und beim fieberhaften Rheumatismus, vor. Eine Stauungsleber sieht man auch bei paroxysmaler Tachykardie oder Vorhofflimmern mit einer raschen Kammerfrequenz. Bei einer Kammertachykardie kontrahieren sich beide Ventrikel sehr rasch, so daß das Einströmen des Blutes in das rechte Herz infolge der Kürze der Diastole behindert wird.

Subjektive Besserung durch Insuffizienz des rechten Ventrikels. Bei Kranken mit Lungenstauung und Dyspnoe bringt das Einsetzen einer Rechtsinsuffizienz oft rasche und wesentliche Erleichterung. Wenn die Lungenstauung außerordentlich stark geworden ist, wenn Dyspnoe und Orthopnoe einen Höchstgrad erreicht haben, kann das Auftreten der Rechtsinsuffizienz mit der Stauung der Leber und der großen Venen den Zustand völlig verändern. Dyspnoe und Orthopnoe lassen nach. Die Vitalkapazität nimmt zu und im Röntgen sieht man einen Rückgang der Lungenstauung. Natürlich verursacht nun die Ausbildung peripherer Ödeme und der Lebervergrößerung einige Beschwerden, aber die den Kranken Tag und Nacht quälende Dyspnoe hat aufgehört. Da der Kranke sich bald mehr oder weniger an das mit der Leberstauung zusammenhängende Unbehagen gewöhnt hat und Quecksilberdiuretika die Ödeme ausreichend zu beseitigen vermögen, betrachtet der dankbare Patient die neue Lage als wesentliche Besserung.

Diese „Entlastung" des kleinen Kreislaufs tritt nicht nur ein, wenn der Zustand des Kranken infolge der hochgradigen Lungenstauung schlecht ist. Oft ist das rechte Herz von Anfang an in die Insuffizienz einbezogen, weshalb sich ein schwerer Grad von Lungenstauung gar nicht entwickelt. So leiden Kranke mit rheumatischer Mitralstenose, welche gleichzeitig eine Trikuspidalinsuffizienz haben, von Ausnahmen abgesehen, oft nicht an Dyspnoe oder Orthopnoe. Arbeitet das rechte Herz bei einer Mitralstenose jedoch normal, dann kann sich eine hochgradige Lungenstauung ausbilden, da die vom stenotischen Klappenostium gebildete Schranke das Blut am Einströmen in den linken Ventrikel hindert. Wenn man daran denkt, daß eine Stauungsleber annähernd 1,5 Liter Blut zurückzuhalten vermag, dann wird die durch die Leberstauung gebrachte Erleichterung der Beschwerden von seiten der Lungenstauung verständlich.

Bernheimsches Syndrom. In Fällen von ausgesprochener Hypertrophie und Dilatation des linken Ventrikels können ohne vorhergehende Lungenstauung Zeichen von Rechtsinsuffizienz auftreten. Klinische Beobachtungen von Bernheim ergaben, daß sich in solchen Fällen das Kammerseptum gegen den rechten Ventrikel vorwölbt und das normale Einströmen des Blutes aus den großen Venen behindert. Das „Bernheimsche Syndrom" findet man besonders bei Patienten mit Aortenstenose und bei Hypertonie mit beträchtlicher Herzhypertrophie. Auf Grund persönlicher klinischer und postmortaler Beobachtungen halten wir diesen Mechanismus für möglich, obwohl ein sicherer Beweis für sein Vorkommen fehlt. Eine ähnliche Erscheinung wurde von Physiologen ernsthaft in Erwägung gezogen. Die einzigen Fälle, bei welchen das Bestehen dieses Syndroms nach unserer Meinung erwiesen ist, sind Fälle von Septuminfarkten mit aneurysmatischer Vorwölbung des erkrankten Septums in den rechten Ventrikel. Die Bedeutung dieses Mechanismus für die Verminderung der Lungenstauung und Erleichterung der Dyspnoe ist klar.

Schlußbemerkungen. Diese Beobachtungen zeigen wieder, daß sich bei der Entstehung verschiedener Herzsymptome eine Vielzahl von Faktoren gegenseitig beeinflussen, so daß es nicht ratsam ist, aus der Schwere der Lungenstauung auf den Grad der Herzinsuffizienz zu schließen.

Man muß daran denken, daß in der Praxis Rechts- und Linksinsuffizienz weder immer in einer reinen Form noch nacheinander auftreten, so daß sich die eben besprochenen klinischen Syndrome daraus klar ergeben würden. Nicht selten sind sowohl Zeichen von Lungenstauung als auch von mäßiger Stauung im großen Kreislauf vorhanden, so daß gleichzeitig Erscheinungen von Rechts- und Linksinsuffizienz bestehen. Nichtsdestoweniger kann das Wissen um die in diesem Abschnitt dargelegten Regeln das Verständnis für die verschiedenen Klagen und objektiven Tatsachen in den verschiedenen Stadien der Dekompensation erleichtern.

6. Die Diagnose der Herzinsuffizienz und Stauung

Die Erkennung des Beginnes einer Herzinsuffizienz ist schwierig und oft unmöglich. Eine Stauung kann durch eine sorgfältige Anamnese aufgedeckt werden, welche mit dem Ziel erhoben wird, die begleitenden subjektiven Symptome herauszufinden. Die verschiedenen Arten von Dyspnoe wurden in den vorhergehenden Seiten besprochen. Überdies kann eine Herzinsuffizienz durch physikalische Untersuchung und durch andere Hilfsmittel, wie Röntgenuntersuchung, Bestimmung der Kreislaufzeit und Messung des Venendruckes, erkannt werden.

Es sollte eine Grundregel sein, sich in jedem Fall von Herzinsuffizienz um die Ermittlung der Ursache ihres Auftretens zu bemühen. Das allmähliche Versagen des Herzens infolge einer fortschreitenden Hypertrophie und Dilatation ist selten. Sehr oft wird die Entwicklung der Insuffizienz durch eine Lungenembolie beschleunigt. Bei vielen Patienten ist ein paroxysmales Flimmern oder ein akuter Infekt, wie zum Beispiel eine Tonsillitis, verantwortlich. Überreichliche Ernährung, Gewichtszunahme, geistige und körperliche Überanstrengung sowie eine fortschreitende Koronarsklerose können als auslösende Faktoren wirken. Unter 100 aufeinanderfolgenden Fällen von Herzinsuffizienz mit Stauung war bei 20 Patienten Überanstrengung und bei 18 Patienten eine Infektion die auslösende Ursache.

Wenn diese bekannt ist, kann ihre Beseitigung zu einer langanhaltenden, entschiedenen Besserung führen. Dies geschieht zum Beispiel, wenn ein Vorhofflimmern mit rascher Kammerfrequenz erfolgreich mit Digitalis behandelt wurde, wenn das Myokard schädigende Fokalherde entfernt wurden, wenn eine Anämie behoben wurde oder wenn sich der Kranke von einer Lungenembolie erholt hat.

Die physikalischen Befunde bei Lungenstauung

Der klinische Nachweis einer Lungenstauung kann in den Frühstadien so schwierig sein, daß man sich auf die Angabe einer Arbeitsdyspnoe verlassen muß. Man soll jedoch immer daran denken, daß eine Arbeitsdyspnoe auch bei anderen Zuständen, wie zum Beispiel bei Fettsucht, neurozirkulatorischer Asthenie oder Lungenkrankheiten ohne Herzinsuffizienz mit Stauung, vorkommt.

Wie später gezeigt werden soll, ist die Zyanose kein eindeutiges Zeichen einer Lungenstauung und die Bestimmung der Vitalkapazität hilft nicht viel weiter. Dieses Verfahren hat bei leichter Lungenstauung nur dann diagnostische Bedeutung, wenn vom selben Patienten bezüglich des Zustandes vor der Stauung Vergleichszahlen vorhanden sind; dies ist nicht häufig der Fall. Da auch ein Zwerchfellhochstand die Vitalkapazität vermindern kann, geben absolute Werte eine nur wenig überzeugende Auskunft. Die Messungen sind besonders bei Frauen häufig schwer durchzuführen.

Es muß nachdrücklich darauf hingewiesen werden, daß sowohl Zeichen von Lungenstauung als auch von Belastungsdyspnoe nicht immer das Vorliegen einer Herzinsuffizienz beweisen. In manchen Fällen, wie zum Beispiel bei der Mitralstenose, ist die Lungenstauung auf den Klappenfehler zurückzuführen und bereits vor der Entstehung einer „Herzinsuffizienz" vorhanden.

Bei stärkerer Stauung tritt Husten auf und es wird ein bräunliches Sputum expektoriert. Dieses Sputum kann „Herzfehlerzellen" enthalten, das heißt, epitheliale, braunes Pigment enthaltende Zellen. Wenn die Lungenstauung ganz plötzlich einsetzt, sind oft über den Lungenbasen, rechts häufiger als links, feuchte Rasselgeräusche zu hören. Bei chronischer Stauung ist das Rasseln oft trocken.

Auch wenn andere Zeichen von Herzinsuffizienz fehlen, ist das Auftreten dieser Rasselgeräusche bei Patienten mit Hypertonie, Myokardschäden oder Aortenfehlern, das heißt bei Fällen mit einer Überlastung des linken Ventrikels, eine Indikation für die Einleitung einer Digitalistherapie. Wird Digitalis nicht gegeben, so nimmt die Stauung zu oder es kann ohne weitere Vorzeichen ein Lungenödem einsetzen. Auch Quecksilberdiuretika können diese Gefahr abwenden.

Das Auftreten von Rasselgeräuschen hängt nicht ausschließlich von der Schwere der Lungengefäßstauung ab. So sind bei manchen Kranken mit Mitralfehlern und lange dauernder Lungenstauung relativ wenig Rasselgeräusche zu hören oder es ist nur ein etwas rauheres Exspirium beziehungsweise ein schärferes Atemgeräusch festzustellen. Bei lange bestehender Stauungslunge wird die Flüssigkeitsmenge in der Lunge durch die Verdickung der Lungengefäße sowie durch die vermehrte Fibrose und Induration des Lungengewebes vermindert. Während bei der Obduktion eines Patienten, der an einer akuten Linksinsuffizienz infolge einer Hypertonie starb, von den Lungen große Flüssigkeitsmengen abfließen, sind die Lungen von Patienten mit Mitralstenosen und schwerer Stauungslunge von jahrelanger Dauer ,trocken. Demgemäß ist das Fehlen von Rasselgeräuschen kein Gegenbeweis gegen das Vorliegen einer Lungenstauung.

Anderseits sind bei manchen, besonders bei älteren Patienten, über weiten Lungengebieten, hauptsächlich aber über den basalen Anteilen, feuchte Rasselgeräusche zu hören. Diese Rasselgeräusche bleiben trotz intensiver Behandlung jahrelang ohne Änderung bestehen. Sie sind auf sonst symptomlose pleurale Adhäsionen zurückzuführen, welche die lokalen Lymphbahnen verlegen und so zu einer Transsudation in die Luftwege führen. Auf diese Weise werden die auskultatorischen Erscheinungen einer Lungenstauung vorgetäuscht.

Es ist nicht immer leicht, eine einfache Lungenstauung von einer infektiösen Bronchitis zu unterscheiden. Wenn die Temperatur erhöht und der Eiweißgehalt des Sputums vermehrt ist, handelt es sich wahrscheinlich um eine Bronchitis. Auch tagelang bestehendes Fieber ist jedoch bei einer Dekompensation nicht ungewöhnlich und wird als Stauungsfolge angesehen. Für ein mäßiges Ansteigen der Temperatur macht man die Bildung von toxischen Substanzen infolge der Anoxie, die Verlangsamung der Zirkulation und deshalb auftretende lokale Störungen in den Wärmeregulationsmechanismen der Peripherie, z. B. eine schlechtere Wärmeverteilung, verantwortlich. Wenn der Temperaturanstieg einen Grad über dem normalen Wert übersteigt, besteht wahrscheinlich eine Komplikation, wie zum Beispiel ein Lungeninfarkt. Liegt ein Emphysem in Verbindung mit Fieber und Rasselgeräuschen vor, so werden die dabei erhobenen Befunde manchmal als Beweis für eine primäre Lungenerkrankung ausgelegt und das zugrunde liegende Herzleiden wird übersehen. Dies erlebt man häufig bei jenen Fällen, bei welchen abnorme auskultatorische Befunde am Herzen nicht vorhanden sind.

Bei Lungenstauung ist der zweite Pulmonalton akzentuiert. Es soll später gezeigt werden, daß dieses Zeichen nur beschränkte klinische Bedeutung hat.

Bei fortschreitender Insuffizienz des linken Ventrikels tritt frühzeitig eine Dilatation des linken Vorhofs auf. Es entwickelt sich allmählich eine Hypertrophie und mäßige Dilatation des rechten Ventrikels, besonders des Konus (Ausflußbahn). Das Herz erweist sich perkutorisch als „mitralkonfiguriert".

Diese Darlegungen sollen zur Feststellung beitragen, daß die Röntgenuntersuchung für den Nachweis einer Lungenstauung, besonders in ihren Anfangsstadien, unerläßlich ist.

Die Röntgendiagnose der Lungenstauung

Die Angabe einer zunehmenden Arbeitsdyspnoe ist eine wesentliche Hilfe für die frühzeitige Diagnose einer Lungenstauung, auch wenn physikalische Untersuchungsmethoden nur wenig pathologische Befunde ergeben. Die Röntgendurchleuchtung und -aufnahme sind zur Erzielung verläßlicher objektiver Befunde von unschätzbarem Wert.

Die Lungenstauung führt zu einer strotzenden Füllung der Blutgefäße und verursacht deshalb große Hilusschatten mit stärkeren Pulsationen sowie eine verstärkte Lungenzeichnung. Nach Schätzungen können Stauungslungen etwa doppelt soviel Blut in ihren Gefäßen aufnehmen, wie normale Lungen. Eine Stauung der perivaskulären und peribronchialen Lymphbahnen trägt zur Verstärkung der Lungenzeichnung wesentlich bei, während eine Vergrößerung der Lymphknoten die Hilusschatten verdichtet. Die wolkige Zeichnung der Lungenfelder nimmt später noch zu, wobei diese Veränderungen diffus oder zirkumskript auftreten können. Diese Wolkenbildung und Fleckung ist auf eine Transsudation in die Alveolen, auf eine Erweiterung der Lungenkapillaren und besonders der Lymphgefäße zurückzuführen. Da die Lymphgefäße in unmittelbarer Nähe der großen Bronchien und Blutgefäße verlaufen, kommen die unscharf begrenzten wolkigen Gebiete dort häufig vor. Früher hat man diese Schatten mit wirklichen Erkrankungen des Lungengewebes verwechselt.

Die Lungenfelder verlieren an Helligkeit und die Begrenzung des Herzens und der Gefäße ist weniger scharf. In seltenen Fällen von Lungenstauung zeigen die Lungen unzählige, diffus verstreute kleine Schattenflecke, ein Bild, wie man es bei der Miliartuberkulose gewöhnt ist. Die Lungenstauung führt auch zur Haemosiderose und verursacht feine Fleckschatten, welche an die Pneumokoniose erinnern.

Wenn sich eine Lungenstauung relativ plötzlich entwickelt, so verlieren die Lungenfelder wohl an Helligkeit und werden wolkig, aber für die Ausbildung der für die chronische passive Lungenstauung so charakteristischen Hilusveränderungen ist die Zeit zu kurz.

Bei der **chronischen** Stauung sind die verstärkte Lungenzeichnung und die abnormen Schattenflecke in den Lungen zum Teil auch auf die infolge von Bindegewebshyperplasie sowie von reaktiven und reparativen Vorgängen nach Lungenblutungen fortschreitende Lungenfibrose und schließlich auf die Sklerose der Lungenarterien zurückzuführen. Da sich Transsudat vorwiegend in den wenig durchlüfteten Lungenteilen ansammelt, so kann eine lokale Atelektasenbildung die Folge sein. Alle diese wenig strahlendurchlässigen Schatten können zu einer Verwechslung mit Bronchuskarzinomen, Pneumokoniosen und Tuberkulose Anlaß geben.

Die Erklärung für die unregelmäßige Verteilung der Stauungsgebiete liegt im Vorhandensein von pleuralen Adhäsionen sowie von lokalen Indurationsbezirken in der Lunge als Folgezustände alter Infarkte und Blutungen.

Zdansky hat vor kurzem nachdrücklich darauf hingewiesen, daß eine enorme Dilatation des Herzens als Folge einer „Insuffizienz des Herzmuskels" gefunden werden kann, ohne daß eine „Insuffizienz der Herzleistung" (Dekompensation) bestehen muß.

Zyanose

Die bei Herzkranken zu beobachtende Zyanose, eine bläuliche Verfärbung der Haut, ist auf die Vermehrung des reduzierten Hämoglobins im arteriellen (Kapillar-) Blut zurückzuführen. Sie tritt auf, wenn die Menge des reduzierten

Hämoglobins 5 g auf 100 ccm arteriellen Blutes übersteigt. Da sich 1 g Hämoglobin mit etwa 1,34 ccm Sauerstoff verbindet, so müssen beim Auftreten der Zyanose 6,7 Prozent des Hämoglobins ohne Sauerstoffsättigung sein; die normale Prozentzahl für das ungesättigte Hämoglobin beträgt ungefähr 3,5. Während das Auftreten der Zyanose nur von der Menge des reduzierten Hämoglobins abhängt, so werden sowohl ihre Stärke wie der Zeitpunkt ihres Auftretens von der Hautdicke, der Pigmentierung und der Anzahl der Kapillaren beeinflußt. Am frühesten bemerkt man die Zyanose an dünnen Hautstellen, wie zum Beispiel an den Lippen, an den Fingerspitzen und Nagelbetten.

Wenn ein Kranker schwer anämisch ist, so wird er niemals eine Zyanose aufweisen, da er die für ihre Entstehung nötige Menge von 5 g reduzierten Hämoglobins auf 100 ccm Blut nicht besitzt. Dagegen können Kranke mit einer Polyzythämie bei sonst normalem Kreislauf ständig zyanotisch sein, weil der Prozentsatz des Sauerstoffdefizits auf 100 ccm Blut leicht die kritische Grenze erreicht. Kinder sind, auch wenn sie gesund sind, während des Schreiens zyanotisch.

Eine Zyanose oder eine Vermehrung der Menge des reduzierten Hämoglobins im arteriellen Blut kann bei Herzkranken auf vier verschiedenen Wegen zustande kommen.

1. Bei kongenitalen Herzfehlern kommunizieren das arterielle und das venöse System häufig auf abnorme Weise miteinander (Septumdefekt, reitende Aorta, Transposition der großen Gefäße), wobei sich venöses Blut in das arterielle System ergießt. Das Vorhandensein größerer Mengen reduzierten Hämoglobins im arteriellen Blut dieser Patienten ist ohne weiteres verständlich, obwohl man bedenken muß, daß mindestens ein Drittel des venösen Blutes kurzgeschlossen werden muß, bis eine Zyanose auftritt.

Ein großer Prozentsatz der kongenitalen Herzfehler gehört jedoch trotz dem Bestehen einer abnormen Verbindung zwischen dem arteriellen und venösen System zur sogenannten azyanotischen Gruppe.

Normalerweise ist der Druck im linken Vorhof, im linken Ventrikel und in der Aorta höher als im rechten Vorhof, im rechten Ventrikel und in der Pulmonalarterie. Deshalb könnte sich arterielles Blut in das venöse System ergießen, ohne daß venöses Blut in das arterielle System gelangt. Nicht selten erhöhen jedoch Husten, Schreianfälle oder Komplikationen, wie eine Pulmonal- oder Mitralstenose, den Druck im rechten Herzen so sehr, daß venöses Blut in für die Entstehung einer Zyanose genügenden Mengen in das arterielle System gepreßt wird.

2. Eine Verlangsamung der peripheren Zirkulation durch Erweiterung peripherer Gefäße oder durch Stauung und erhöhten Venendruck führt zu einem längeren Kontakt zwischen Blut und Geweben, wodurch die Sauerstoffausnützung verbessert wird. Auf diese Weise nimmt die Menge des reduzierten Hämoglobins im Kapillarblut zu (Stagnationsanoxämie). Zu dieser Gruppe gehören die Zyanose bei Patienten mit perikardialen Adhäsionen und Einflußstauung oder bei gewissen Fällen von Rechtsinsuffizienz. Die arterio-venöse Sauerstoffspannung ist dabei erhöht.

Diese Zyanoseform gibt es auch bei Nichtherzkranken. Nicht selten werden Patienten zu einer Herzuntersuchung geschickt, weil sie eine auffallende Zyanose der Lippen oder Finger aufweisen, welche den Verdacht auf ein organisches Herzleiden erweckte. Tatsächlich liegt nichts anderes als eine langsame periphere Zirkulation infolge einer peripheren Gefäßdilatation vor. Diese kann verschiedene Ursachen haben. In vielen Fällen besteht eine konstitutionelle Erweiterung der peripheren Gefäße in verschiedenen Körperteilen; in anderen Fällen tritt die Gefäßerweiterung nach langem Aufenthalt im Freien bei kaltem Wetter oder infolge einer Störung aus unbekannter Ursache auf (Akrozyanose) (S. 568). Demgemäß ist also diese Zyanoseform nicht immer Ausdruck eines organischen Herzleidens. Sie ist auch leicht zu erkennen, da sich die zyanotischen Teile, wie Lippen, Finger, Nasenspitze oder Ohrläppchen, bei Berührung kalt anfühlen. Infolge der verlangsamten Zirkulation kommt in der Zeiteinheit weniger warmes Blut in diese Gewebe als normal. Diese Zyanoseform wird daher kalte Zyanose genannt, sie kann durch die Palpation von anderen Formen unterschieden werden.

3. Ein Auftreten von Zyanose ist auch bei aus anderen Gründen erhöhtem Sauerstoffverbrauch in den Geweben denkbar. So ist bei Herzkranken die Erhöhung der arterio-venösen Sauerstoffdifferenz eine wichtige Zyanoseursache.

4. Die vierte und wichtigste Zyanoseform bei Kreislaufstörungen geht auf eine abnorme Sauerstoffsättigung des Blutes in den Lungen zurück. Hierbei kann man zwei Unterformen unterscheiden.

a) **Lungenstase.** Wenn die Zirkulation in den Lungen bei Fehlen einer anderen Störung langsamer ist, so möchte man eine besonders gute Sauerstoffsättigung des Blutes annehmen, da die Bedingungen des Gasaustausches zwischen roten Blutkörperchen und Alveolarwand günstiger sind. Die Erweiterung der Kapillaren behindert jedoch einen Teil der roten Blutkörperchen am Kontakt mit der Alveolarwand. Außerdem werden die Alveolarepithelien oder Kapillarendothelien durch die Stauung geschädigt, wodurch der normale Sauerstoffaustausch gehemmt wird. Die Kohlensäure wird infolge ihrer größeren Flüchtigkeit nicht zurückgehalten. Die gegenseitige Beeinflussung aller dieser Faktoren ist der Grund, warum die Schwere der Zyanose dem Stauungsgrad nicht streng parallel geht. Tatsächlich kann eine starke Lungenstauung ohne Zyanose verlaufen.

So wie die Dyspnoe kann auch die Zyanose bei der Lungenstauung zurückgehen, wenn diese sich infolge einer hinzutretenden Rechtsinsuffizienz und Leberschwellung bessert. Eine rasch einsetzende Rechtsinsuffizienz führt eher zu einer Verminderung als zu einer Vermehrung einer vorher bestehenden Zyanose. Solche Kranke sehen auch oft auffällig blaß aus, weil eine große Blutmenge in der Leber zurückgehalten wird. Eine ausgesprochene Zyanose gehört also nicht zu den regelmäßigen Erscheinungen einer Rechtsinsuffizienz. Wenn solche Patienten stark zyanotisch sind, so sind dafür gewöhnlich ein Lungenleiden oder eine schwere Venenstauung verantwortlich zu machen.

Bei Pneumonien und etwas seltener bei Lungeninfarkten kann Zyanose auftreten, wenn große Blutmengen ohne Sauerstoffsättigung aus den Lungenarterien wieder in die Lungenvenen gelangen.

b) **Pulmonalsklerose.** Die primäre Sklerose der größeren Pulmonalarterienäste ist außerordentlich häufig. Neuere Untersuchungen haben gezeigt, daß die Atherosklerose dieser Gefäße nicht seltener ist als jene im großen Kreislauf. Ungefähr die Hälfte aller Menschen von über fünfzig Jahren zeigen diese Veränderung, und die senile Pulmonalsklerose ist bei über Siebzigjährigen fast immer vorhanden. Diese Form macht keine Beschwerden.

Bei einer anderen primären Form der Pulmonalsklerose, dem Ayerza- oder Ayerza-Arrillaga-Syndrom, sind die kleineren peripheren Arterienäste betroffen. Seine Pathogenese ist nicht klar. Die oft dafür verantwortlich gemachte Syphilis scheint keine wesentliche Rolle zu spielen. Als auslösende Ursache hat man Bronchopneumonien angenommen. Verschiedene primäre arterielle Erkrankungen können zur Entwicklung dieses ungewöhnlichen Leidens beitragen. Diesem seltenen und unklaren Syndrom ist ein anderes sehr ähnlich, bei welchem dieselben Symptome und Erscheinungen vorhanden sind, wobei jedoch autoptisch eine Sklerose der großen Gefäße gefunden wird; diese Sklerose kann aber für den offenkundig vorliegenden erhöhten Druck im kleinen Kreislauf nicht verantwortlich sein. Über derartige Fälle wurde unter dem Titel „pulmonale Hypertonie", in der Annahme berichtet, daß der Druck im kleinen Kreislauf durch einige unbekannte Mechanismen höher werden kann.

Kranke mit einer Pulmonalsklerose weisen eine tiefblaue Zyanose (cardiacos negros) und eine unbedeutende Dyspnoe auf. Die Diskrepanz zwischen der Schwere der Zyanose und dem geringen Grad der Dyspnoe ist auffällig. Kopfschmerzen, Schwindel, Somnolenz, Husten, Hämoptysen und anginöse Schmerzen sind typische Symptome. Häufig ist eine Polyzythämie mit bis zu zehn Millionen roter Blutkörperchen im Kubikmillimeter anzutreffen, welche die Zyanose noch vermehrt. Die physikalische Untersuchung ergibt eine Hypertrophie des rechten Ventrikels. Der Konus der Pulmonalarterie und ihre Äste springen vor und der zweite Pulmonalton ist akzentuiert. Häufig ist über der Pulmonalis ein systolisches Geräusch zu hören und ein mäßiges Lungenemphysem nachzuweisen. Trommelschlegelfinger sind häufig. Frühzeitig tritt eine Herzinsuffizienz mit Stauung, Leberschwellung, Ödemen und Aszites auf. Gewöhnlich nimmt das Leiden nach dem Erscheinen der Symptome einen raschen Verlauf. Häufige, relativ kleine Aderlässe (200 ccm) vermögen eine gewisse symptomatische Erleichterung zu bringen.

Die Sklerose der kleinen Pulmonalarterienäste infolge einer Stase (sekundäre Sklerose) ist bei lang anhaltender Stauung der Pulmonalgefäße ein häufiges Ereignis. Die kleinen präkapillaren Arterien werden auf dieselbe Weise in Mitleidenschaft gezogen wie die peripheren Arteriolen des großen Kreislaufs bei der Hypertonie. Diese Sklerose ist bei der rheumatischen Mitralstenose oft anzutreffen. Sie entwickelt sich, wenn auch in verschiedenen Graden, regelmäßig auch bei anderen Zuständen, welche mit einer Druckerhöhung im kleinen Kreislauf einhergehen, wie beim Emphysem, bei der Kyphoskoliose, bei der fibrösen Lungentuberkulose und bei ausgedehnten Pleuraschwarten.

Die ätiologische Bedeutung des erhöhten Druckes im kleinen Kreislauf für die Entstehung der Pulmonalsklerose wird durch die Schnelligkeit unterstrichen, mit der sich dieses Leiden in der Kindheit bei abnormem Druck im kleinen Kreislauf infolge einer Transposition der großen Gefäße, eines offenen Ductus arteriosus oder eines Septumdefektes entwickelt.

Hypostase und hypostatische Pneumonie

Bei hinfälligen Kranken mit einer Herzinsuffizienz und Stauung, welche sich lange Zeit nicht bewegen, entwickelt sich in den abhängigen Lungenabschnitten eine Hypostase. Ganz plötzlich kann es dann in diesem Lungenteil zu einer pneumonischen Anschoppung kommen. Häufig wird eine hypostatische Pneumonie diagnostiziert, wenn in Wirklichkeit eine Lungenembolie mit Infarktbildung vorliegt.

Müdigkeit

Starke Müdigkeit ist ein häufiges Symptom bei Herzkranken, besonders bei jenen mit einer Atherosklerose. Nicht selten ist sie die einzige Klage. Manchmal ist dieses Symptom auf eine verminderte Aufnahme von Thiamin zurückzuführen und dann leicht zu beheben. Bei einer anderen Gruppe von Kranken, welche lange Zeit eine salzarme Diät eingehalten haben, ist die Müdigkeit Folge des Kochsalzmangels. Bei den meisten Fällen kann man jedoch für die Müdigkeit keinen sicheren Grund finden. Oft verschwindet das Symptom wieder ohne irgendeine Änderung der objektiven Befunde, nachdem es monatelang bestanden hatte. Wahrscheinlich ist die Gewebsanoxie infolge der verminderten Herzleistung dafür verantwortlich; eine Digitalisbehandlung hat dabei oft eine günstige Wirkung.

Es muß auch darauf hingewiesen werden, daß Müdigkeit oft ein auffallendes Symptom bei Herzneurosen ist. Beim Syndrom der neurozirkulatorischen Asthenie ist die allgemeine Schwäche oft hochgradig.

Erhöhter Grundumsatz

Die bei Kranken mit einer Herzinsuffizienz so oft nachgewiesene Erhöhung des Grundumsatzes ist auf die Dyspnoe, die erhöhte Temperatur, den infolge der Gewebsanoxie erhöhten Sauerstoffbedarf, die Unruhe der Kranken sowie auf andere unbekannte Faktoren zurückzuführen.

Geistesstörungen

Schlaflosigkeit, leichte Depressionen oder eine stärkere Reizbarkeit sind bei der Herzinsuffizienz häufig, besonders, wenn gleichzeitig ein Cheyne-Stokes'sches Delirium vorhanden ist; Verwirrtheitszustände und Halluzinationen kommen vor. Zum Teil ist für diese Störungen ein Hirnoedem verantwortlich.

Leberschwellung

Die Leberstauung gilt mit Recht als frühestes Zeichen der Insuffizienz des rechten Herzens. Die Leber ist dem rechten Herzen direkt vorgelagert und nur durch die weiten, klappenlosen Lebervenen von der unteren Hohlvene und vom rechten Vorhof getrennt. Der linke Leberlappen schwillt bei Herzkranken anscheinend zuerst an, was wahrscheinlich auf die anatomische Anordnung der Lebervenen und ihrer Äste zurückzuführen ist.

Selten klagen deshalb Kranke mit Leberschwellung über Schmerzen im rechten Oberbauch. Dagegen verlangen sie eine Erleichterung ihrer „Magenschmerzen", da sie den Schmerz eben im Epigastrium empfinden. Es kann einige Zeit vergehen, bevor der Kranke sich darüber klar wird, daß die Ursache seiner Schmerzen nicht ein Magenleiden, sondern die Leberschwellung ist.

Zuerst spüren die Kranken diesen Schmerz nur nach Mahlzeiten, was sie in ihrer Meinung bestärkt, daß er seine Ursache im Magen habe. Manchmal tritt er nur bei Anstrengung auf. Nicht jede Stauungsleber verursacht Schmerzen oder ist bei der Palpation druckempfindlich. Häufig ist die Leber durch die Stauung so stark vergrößert, daß der rechte Oberbauch dadurch vorgewölbt wird, während der Kranke nur über ein Völlegefühl im Epigastrium berichtet; er gibt auch bei Ausübung eines Druckes oder bei der Palpation keinen Schmerz an. In solchen Fällen hat sich die Stauung langsam entwickelt oder besteht schon lange Zeit. Je rascher die Rechtsinsuffizienz einsetzt, desto stärker sind die Leberschmerzen. Deshalb ist das Vorhandensein oder Fehlen von Schmerzen oder Druckempfindlichkeit in der Lebergegend ein wertvolles Mittel zur Beurteilung der Schnelligkeit, mit der sich die Rechtsinsuffizienz entwickelt hat, oder ihrer Dauer. Wird eine Stauungsleber neuerlich druckempfindlich, so kann man auf eine fortschreitende Rechtsinsuffizienz schließen, auch wenn keine anderen Zeichen diesen Schluß bestätigen. Aus den dargelegten Gründen schließt die allmähliche Entwicklung der Lebervergrößerung bei der adhäsiven Perikarditis eine Schmerzhaftigkeit der Leber aus. Anderseits verursacht die infolge einer paroxysmalen Tachykardie (paroxysmales Flimmern) oder einer Rechtsinsuffizienz bei Lungenembolie ganz akut auftretende Leberstauung bei der Palpation der Leber Schmerzen und Druckempfindlichkeit.

Bei der akuten Leberstauung werden die Schmerzen nicht nur über der Leber empfunden, sondern können auch zur rechten Schulter ausstrahlen und fälschlich für eine Arthralgie gehalten werden.

In vielen Fällen von Leberstauung kommen Meteorismus und Übelkeit vor; regelmäßig findet man eine vermehrte Ausscheidung von Urobilinogen und Urobilin. Der direkte und indirekte Serumbilirubinspiegel ist bei der Herzinsuffizienz entsprechend dem Grad der Leberstauung erhöht. Verschiedene Leberfunktionsproben haben ein pathologisches Ergebnis. Bei der Herzinsuffizienz geht der Prozentsatz des Albumins im Serum eher zurück, während jener des Globulins ansteigt.

Erbrechen ist bei einer akuten Leberstauung eine sehr häufige Erscheinung, es ist vermutlich auf eine peritoneale Reizung zurückzuführen. Das ominöse Erbrechen bei Kranken mit Diphtherie und akuter Herzinsuffizienz sowie bei paroxysmaler Tachykardie ist eine allbekannte Erscheinung. Leberstauung und Erbrechen ist bei Kranken, welche Digitalis in kleinen Mengen erhalten, nicht selten. Der Arzt schreibt das Erbrechen häufig dem Medikament zu und setzt es ab. Tatsächlich hört das Erbrechen aber sofort auf, wenn ausreichende Mengen Digitalis gegeben werden, da es ein Symptom der zunehmenden Herzinsuffizienz und der ungenügenden Dosierung war.

Eine Stauungsleber kann man bei der Rechtsinsuffizienz bereits zu einer Zeit feststellen, da der Venendruck noch nicht erhöht ist; dies ist damit zu erklären, daß die Lebervenen in die untere Hohlvene unter einem Winkel von fast 90 Grad einmünden.

Durch die Zurückhaltung von ungefähr 1.5 Liter Blut in einer gestauten Leber und die folgende Ausschaltung dieser Menge aus dem Kreislauf kann die Lungenstauung geringer werden und Dyspnoe wie Zyanose können schwinden.

Die gestaute Leber zeigt histologisch das Bild einer typischen Stauung der Zentralvenen mit Nekrose der zentralen Zellen und Fibrose. Die Ursache dafür ist scheinbar die Anoxie, wodurch dieser Leberabschnitt weniger Sauerstoff erhält.

Die Herzinsuffizienz mit chronischer Leberstauung soll die Ursache für anfallsweise auftretende Hypoglykaemieen mit plötzlicher Schwäche, Schweißausbrüchen, Herzklopfen und Unruhe sein. Dabei kommen auch Psychosen, Krämpfe und Komen vor.

Als Folge der Stauung kann eine „Muskatnußleber" entstehen und die Bindegewebsmenge im Läppchenzentrum nimmt allmählich zu. Diese Bindegewebsvermehrung konnte in einem Drittel von 286 Fällen von chronischer passiver Leberstauung nachgewiesen werden. Allmählich kommt es zur Entwicklung einer „Stauungszirrhose" mit Milzvergrößerung (S. 264). In den letzten Jahren konnte dieser Befund häufiger erhoben werden, weil die Quecksilberdiuretika das Leben dieser Kranken um Jahre zu verlängern vermögen; früher starben sie, bevor sich eine Stauungszirrhose der Leber ausbilden konnte.

Die Leberfunktion ist bei Fällen von Herzinsuffizienz mit Stauung oft wesentlich beeinträchtigt.

Die Stauung im Bereich des Intestinaltraktes bei Kranken mit Stauungsleber führt zu Meteorismus, Aufstoßen und Völlegefühl. Der Meteorismus entsteht infolge der durch die Venenstauung herabgesetzten Gasresorption. Die „Stauungsgastritis" verstärkt die Symptome. Durch die Vergrößerung bzw. Dehnung der Eingeweide steigt der intraabdominelle Druck an und hemmt so den Blutrückfluß in den Venen; dadurch können die Ödeme stärker werden.

Gelbsucht

Haut und Skleren können bei Kranken mit Herzinsuffizienz und ausgesprochener Lungen- und Leberstauung leicht gelb werden (subikterisches Kolorit). Die Gelbsucht tritt auf, weil die Lungenstauung mit der Zerstörung zahlreicher roter Blutkörperchen einhergeht, während durch die Schädigung der Leber bei der Rechtsinsuffizienz infolge der Anoxie ihre exkretorische Funktion beeinträchtigt wird. Wenn die Gelbsucht sehr deutlich wird, muß man immer an einen Lungeninfarkt denken.

Im Harn können große Mengen von Urobilin und Urobilinogen, selten auch von Bilirubin, ausgeschieden werden. Die van den Berghsche Reaktion im Blutserum ist gewöhnlich verzögert und wie bei hämolytischer Gelbsucht aus anderer Ursache indirekt positiv, manchmal kann man jedoch bei höhergradiger Leberschädigung eine direkt positive Reaktion erhalten.

Wenn der Kranke Ödeme aufweist, läßt die Gelbsucht die ödematösen Gebiete oft frei.

Ödeme

Bei den meisten Herzkranken sind für das Auftreten von Ödemen nicht einzelne, sondern viele Faktoren maßgebend. Wenn auch eine starke Störung eines der zu erörternden Mechanismen für die Entstehung von Ödemen allein verantwortlich sein kann, so spielen doch gewöhnlich eine Anzahl abnormer, sich gegenseitig beeinflussender Umstände dabei mit. Man wird diesbezüglich an den Entstehungsmechanismus der Dyspnoe erinnert.

Die Flüssigkeitswanderung durch die Kapillarwände in das Gewebe hängt hauptsächlich vom intravaskulären (hydrostatischen) Druck, von der die Flüssigkeit in das Gewebe treibenden Zentrifugalkraft und vom kolloidosmotischen (onkotischen) Druck der Plasmaproteine als der größten in entgegengesetzter Richtung wirkenden Kraft ab, welche das Wasser innerhalb der Gefäße zurückzuhalten sucht. Diesen beiden Faktoren wirkt wieder der hydrostatische und kolloidosmotische Druck der Gewebsflüssigkeit entgegen.

Normalerweise halten sich diese Kräfte die Waage, so daß die durch die Kapillarmembran in das Gewebe gepreßte Flüssigkeitsmenge jener von den Lymphgefäßen abgeführten oder in die Kapillaren zurückfließenden Menge gleichkommt. Bei Herzkranken ist dieses Gleichgewicht gestört, weshalb Ödeme auftreten. Dafür sind hauptsächlich drei Faktoren maßgebend.

Erhöhung des Venendruckes. Unter normalen Bedingungen ist der hydrostatische Druck im arteriellen Abschnitt der Kapillaren höher als alle entgegengesetzt wirkenden Kräfte, weshalb Plasma in die Gewebsräume austritt. Da dieser hydrostatische Druck auf der venösen Seite der Kapillaren niedriger ist, wandert in diesem Teil Flüssigkeit aus den Geweben in die Kapillaren ein. Der letztgenannte Mechanismus ist bei Erhöhung des Venendruckes gestört. Der Grad der Ödemansammlung geht jedoch der Höhe des Venendruckes nicht parallel. Ein hoher Venendruck behindert den Lymphstrom ebenfalls infolge Verzögerung des Einfließens der Lymphe in die großen Venen im oberen Thorax. Auch eine mechanische Venenkompression führt zur Ödembildung. Oft löst jedoch nicht einmal eine Ligatur der unteren Hohlvene beim Menschen eine Ödembildung aus.

Die venöse Stauung hat bei der Ödementstehung Bedeutung, wenn auch andere Faktoren mitspielen. Dies ist die Erklärung dafür, daß die Ödeme der Herzkranken sich an den „abhängigen" Körperteilen und an Stellen mit besonders erhöhtem Venendruck ansammeln. Auch wird dadurch klar, warum Kranke mit adhäsiver Perikarditis und Einflußstauung infolge Kompression der oberen Hohlvene

Gesichtsödeme nur im Liegen haben. Ihre Ödeme gehen beim Stehen zurück, weil dabei der Druck in den Ästen der oberen Hohlvene sinkt.

Erhöhte Permeabilität der Kapillarendothelien. Wenn eine Kreislaufstörung vorliegt und die Sauerstoffzufuhr zu den Geweben vermindert ist, so werden die Kapillaren für Wasser und Kristalloide durchlässiger. Der niedrige Eiweißgehalt der Ödemflüssigkeit und das Fehlen einer Bluteindickung bei der akuten Herzinsuffizienz mit Ödembildung zeigen jedoch, daß dieser Faktor nicht allein verantwortlich sein kann. Bei der schweren Anoxie von Kranken mit Lungenleiden und kongenitalen Herzfehlern fehlt ein Ödem häufig.

Hypoproteinämie. Herzkranke haben oft aus verschiedenen Gründen einen relativ niedrigen Serumeiweißspiegel, wie zum Beispiel wegen eines großen Eiweißverlustes im Harn bei Stauungsniere. Eine Hypoproteinämie kann auch infolge unzureichender Nahrungszufuhr entstehen. Zu einem weiteren großen Eiweißverlust in die Gewebe, in die Pleurahöhlen und in das Peritoneum kommt es beim Auftreten von Ödemen und Transsudaten. Dieser Eiweißverlust wird besonders groß, wenn sich ein Hydrothorax und ein Aszites bilden, deren Entleerung durch Punktion notwendig wird. Ödeme treten auf, wenn die Serumeiweißkörper die kritische Grenze erreicht haben (5.5 g Serumeiweißkörper mit 2.5 g Serumalbumin auf 100 ccm Serum). Der onkotische Druck des Serums ist bei Herzkranken schon vor der Ödementstehung vermindert. Der Serumeiweißspiegel soll angeblich bei der Rechts-, nicht aber bei der Linksinsuffizienz absinken.

Andere Ursachen. Die Pathogenese der diffusen und zirkumskripten Ödeme, welche bei Frauen mit klimakterischen Störungen oder während der Menses auftreten, ist unklar. Höchstwahrscheinlich hängen sie mit der durch die Sexualhormone verursachten Natriumretention zusammen. Die Injektion kristallischer Östron-, Progesteron- und Pregnandiolpräparate führt bei normalen Hunden zu einer Wasser-, Natrium- und Chloridretention (Thorn u. a.). Eine ähnliche Retention beobachtet man beim Menschen im Praemenstruum; diese Stoffe werden am Beginn der Menstruation vermehrt ausgeschieden.

Neuere Erkenntnisse und Befunde. Bei akuten Blutungen und bei bestimmten Formen des Schocks kommt es zu einer ausgedehnten Gefäßverengung; von jenen, welche gern teleologisch denken, wurde ins Treffen geführt, dies sei sinnvoll, weil dadurch Blut von den weniger lebenswichtigen Organen zu den wichtigeren, wie z. B. zum Herzen, zum Gehirn und zu den Nieren, abgelenkt würde. Man sagte, die Arterien dieser Organe würden an der allgemeinen Gefäßverengung nicht teilnehmen. In den letzten Jahren wurde es jedoch klar, daß diese Annahme nicht richtig sein könne. Im Anschluß an akute Blutungen konnten z. B. vorübergehende plötzliche Erblindungen beobachtet werden, welche dafür sprechen, daß die Arterien des Augenhintergrundes am allgemeinen Gefäßspasmus teilnehmen. Wir konnten zeigen, daß bei einem großen Prozentsatz von Kranken mit akuten Blutungen vorübergehend elektrokardiographische Veränderungen auftreten, welche für eine Teilnahme der Koronarterien sprechen. Bestimmte Untersuchungen sowie der Befund einer Azotaemie im Anschluß an profuse Blutungen weisen darauf hin, daß bei diesen Kranken auch eine Verminderung der Nierendurchblutung besteht.

Kranke mit einer Herzinsuffizienz reagieren ähnlich wie jene mit einer akuten Blutung. Auch hier kommt es — wie in den vorhergehenden Seiten ausgeführt wurde — infolge der Herabsetzung der Herzleistung zu einer allgemeinen Gefäßverengung. Während jedoch in anderen Organen die Verminderung der Blutzufuhr der Herabsetzung der Herzleistung entspricht bzw. mit ihr parallel geht, ist die Nierendurchblutung unverhältnismäßig stark eingeschränkt. Wenn die Herzleistung nur mehr die Hälfte ihres normalen Wertes beträgt, ist die Nierendurchblutung sogar bis auf 20 bis 30 Prozent ihres normalen Wertes reduziert. Dies führt zu einer Verminderung der Filtrationsmenge auf 50 bis 75% der Norm und soll durch eine Konstriktion der efferenten, nach manchen Autoren auch der afferenten Glomerulusarteriolen zustande kommen. Der Entstehungsmechanismus ist bisher nicht geklärt. Die Funktion der Tubuli soll unverändert sein und infolge der verminderten Filtrationsmenge mit normaler Rückresorption in den Tubulis soll mehr Natrium und damit auch mehr Wasser retiniert werden. Nach anderen Autoren (Davies und Kilpatrick, Sinclair-Smith u. a.) soll die Rückresorption von Natrium in den Tubulis aber erhöht sein.

Auf diese Weise führt eine Einrichtung, welche bei der akuten Blutung bis zu einem gewissen Grad für die Erhaltung des Lebens von Bedeutung ist, da sie den Organismus auf dem Wege über eine Verminderung der Nierensekretion vor dem Verlust von Elektrolyten und Flüssigkeit bewahrt, bei der Herzinsuffizienz zur Ödembildung.

Nach der Starling'schen Formulierung der Herzinsuffizienz (sowie dem Gesetz des größeren Auswurfs bei stärkerer Füllung) (siehe oben) führt die Herzinsuffizienz zu einem erhöhten Venen- und Kapillardruck, und dieser wieder zu einer Flüssigkeitstranssudation (Ödem). Durch die konsequente Verminderung des Plasmavolumens werden Salz und Wasser retiniert. Nach der neuen Auffassung verursacht die Herzinsuffizienz auf dem Wege über die eben erwähnten Nierenmechanismen eine Retention von Salz und Wasser, das Plasmavolumen nimmt zu, Venen- und Kapillardruck steigen an und es kommt zu einer Transsudation in die Gewebe.

Die neue Auffassung ist nicht allgemein anerkannt. Es wird auf die Notwendigkeit der Anerkennung der Starling'schen Regeln vom osmotischen und hydrostatischen Gleichgewicht hingewiesen (Peters); diese spielen bei der Ödementstehung infolge einer Erhöhung des Venendruckes eine wesentliche Rolle. Nach manchen Autoren (Miller) wird zuerst Wasser und sekundär erst Natrium retiniert. Viele Jahre lang ging die Erörterung darum, ob der Venendruck ansteigen müsse, bevor ein Ödem auftritt (Jouve). Die Versuche von Starr, mit welchen gezeigt wurde, daß beim Versuch an ruhenden Hunden eine sehr schwere Schädigung des rechten Ventrikels durch Hitzeeinwirkung nicht unbedingt zu einer auffälligen Erhöhung des Venendruckes führen muß, beweisen nicht all zu viel, da die Erhöhung des Venendruckes höchstwahrscheinlich auch aufgetreten wäre, wenn man die Hunde zur Bewegung veranlaßt hätte. Wir sehen bei Kranken mit schwerem frischem Myokardinfarkt nach einem Koronarverschluß nur dann eine Stauung, wenn schwere Mahlzeiten oder körperliche Belastungen die zirkulierende Blutmenge vermehren. Die Venenstrombahn ist breit und erweiterungsfähig. Der Venendruck muß daher beim Einsetzen einer Rechtsinsuffizienz nicht sofort ansteigen.

Über die Beteiligung und das Wirkungsausmaß der Nebennierenrinden- und Hypophysenhormone für die Ödembildung ist nur wenig bekannt. Es ist anzunehmen, daß diese Hormone die Natrium- und Wasserausscheidung kontrollieren (Raab, Singer und Wener, Bornstein, Hanenson u. a.). Raab konnte die Entstehung des klinischen Bildes einer Herzinsuffizienz mit Stauung als Folge einer Überdosierung mit adrenocorticotropem Hormon nachweisen.

Wenn auch der feinere Mechanismus der Ausscheidungsverminderung von Natrium und Wasser durch die Nieren noch unbekannt ist, so besteht doch darüber kein Zweifel, daß die Nierendurchblutung bei der Herzinsuffizienz eingeschränkt ist. Diese Untersuchungen hatten zur Folge, daß die Ärzte neuerdings über die Bedeutung des Natriums für die Ödementstehung unterrichtet wurden, nachdem schon vor mehr als 50 Jahren Widal u. a. darauf hingewiesen hatten.

Die alten physikalischen Vorstellungen über die Ödementstehung wurden anscheinend zu leichtfertig aufgegeben, spielen aber bei der Ödembildung der Herzinsuffizienz, insbesondere in den akuten Stadien, scheinbar doch eine Rolle. Wahrscheinlich sind auch die Hormone des Hypophysenhinterlappens und der Nebennierenrinde dafür von größerer Bedeutung als bisher bekannt ist.

Die Anfänge der Wasserretention sind schwer zu erkennen. Wenn Ödeme sichtbar werden, wenn eine ,,Delle" zurückbleibt, dann ist die Wasserretention im Körper bereits sehr stark, da fünf bis sechs Liter zurückgehalten werden müssen, bis eine Delle nachweisbar wird. Ein Ödem kann man durch Palpation feststellen, wenn der Umfang eines Gliedes um 8 bis 10 Prozent zugenommen hat. Demgemäß ist die genaue Kontrolle des Körpergewichtes des Kranken die einfachste und zuverlässigste Methode, um den Wasserhaushalt zu verfolgen, wenn man eine Retention vermutet oder wenn die Erkennung eines wiederkehrenden Ödems wichtig ist. Zwecks Ermöglichung der frühzeitigen Erkennung einer Wasserretention wurden verschiedene Testmethoden herangezogen, welche aber nicht zuverlässig sind, weshalb sie meistenteils wieder verlassen wurden.

Greise und Fettleibige haben oft auch ohne nachweisbare Herzschädigung Ödeme. Dies ist während langer Warmwetterperioden eine sehr häufige Erscheinung. Leute, welche lange ruhig stehen, ohne die Beinmuskeln zu bewegen, können Knöchelödeme haben. Nur an einem Bein ausgeprägte Ödeme haben mit dem Herzen nichts zu tun; wahrscheinlicher kommen oberflächliche oder tiefe Varizen und Fußdeformitäten (Senkfuß und dergleichen) als Ursache in Frage.

Findet man die Haut über einem ödematösen Gebiet bei gleichbleibender Körperlage des Kranken gerunzelt, so ist das Ödem in Rückbildung.

Es gibt harte und weiche Ödeme. Die harten Ödeme sind gewöhnlich chronischer Natur und auf Bindegewebsänderungen zurückzuführen. Manchmal findet man sie an den Bauchdecken, aber selten oberhalb des Nabels; sie können schmerzhaft sein. Offenkundig liegt die Hauptursache in einer Thrombosierung der tiefen Venen in den Bauchdecken.

Manchmal treten bei schwersten Fällen von Herzinsuffizienz, wenn der Venendruck beträchtlich erhöht ist, beiderseitige Ödeme der Hände und Arme auf. Einseitige Ödeme eines Armes können in diesem Stadium durch Liegen des Kranken auf der betreffenden Seite infolge lokaler Erhöhung des Venendruckes entstehen. Aber auch eine Jugularvenenthrombose kann zu einem einseitigen Ödem eines Armes, des Gesichtes und der gleichen Brustseite führen. Wenn die oberflächlichen Halsvenenäste thrombosieren, können die Jugularvenen als harte Stränge palpiert werden.

Mächtige Ödeme und Nekrosen an den Zehen, gelegentlich auch an den Ohren und an der Nasenspitze findet man bei Kugelthromben im linken Vorhof (S. 174).

Bei an das Bett gefesselten Kranken vergesse man nie die Inspektion und Palpation der Sakralgegend, da sich die kardialen Ödeme entsprechend der Schwerkraft an den am meisten abhängigen Partien ansammeln.

Zwischen der Schwere der Dekompensation und dem Ausmaß der Ödeme besteht keine Parallelität. Dies muß vorweggenommen werden, da die Ödeme gewöhnlich Folgen des Wechselspiels zwischen verschiedenen Mechanismen sind.

7. Hydrothorax

Der Hydrothorax ist eines der frühesten Dekompensationszeichen, welches anderen Erscheinungen oft um Monate vorausgeht und nicht selten früher als alle anderen Symptome der Herzinsuffizienz auftritt.

Bei den meisten Herzkranken ist der Hydrothorax rechts stärker ausgeprägt. Links kann er auch dann fehlen, wenn rechts ein mächtiger Erguß besteht. In letzter Zeit wurde behauptet, daß ein rechtsseitiger Erguß hauptsächlich bei Kranken mit Mitralfehlern, bei kombinierter Links- und Rechtsinsuffizienz und bei Vorhofflimmern auftrete, während ein linksseitiger Erguß bei Kranken mit reiner Linksinsuffizienz, zum Beispiel bei Hypertonikern und bei Patienten mit Sinusrhythmus, häufiger sei. Ein vergrößerter linker Ventrikel behindert angeblich durch Kompression die Zirkulation in den linksseitigen Lungenvenen, während ein dilatierter rechter Vorhof den Rückfluß aus den rechtsseitigen Lungenvenen hemmt. Ausnahmen von dieser Regel sind keineswegs selten; die Rechtsseitigkeit des Ergusses ist nach unserer Meinung unabhängig von der Ätiologie der Herzinsuffizienz.

Sehr häufig ist ein rechtsseitiger Hydrothorax Folge eines Mittel- oder Unterlappeninfarktes der rechten Lunge. Ein Infarkt der linken Lunge kann einen linksseitigen Erguß nach sich ziehen. Wenn die rechte Pleurahöhle durch Adhäsionen obliteriert ist und die Bedingungen für die Entstehung eines Hydrothorax gegeben sind, dann kann es nur links zur Ergußbildung kommen. Rechtsseitige Pleuraadhäsionen sind bei Herzkranken mit chronischer Insuffizienz infolge wiederholter Lungeninfarkte häufig. Linksseitige Pleuraergüsse treten manchmal nach Koronarthrombose auf.

Zur Erklärung des hohen Prozentsatzes der rechtsseitigen Pleuraergüsse wurden viele Hypothesen aufgestellt. Manche nehmen an, daß der vergrößerte rechte Vorhof auf die Vena azygos drücke oder daß Unterschiede im intrathorakalen Druck eine Rolle spielten. Es wurde außerdem festgestellt, daß der durchschnittliche Druck in den Lungenvenen rechts höher ist, besonders bei der von den Kranken mit Vorliebe eingenommenen rechten Seitenlage. Das Lungenvenenblut aus der rechten Lunge muß, um den linken Vorhof zu erreichen, mehr angesogen werden als jenes aus der linken Lunge. Es wurde nachgewiesen, daß das Volumen der rechten Lunge um 10% größer ist als jenes der linken. Dadurch wird auch die exsudierende Oberfläche größer. Ein überzeugender Beweis für jede der Erklärungen fehlt bisher.

Ein Hydrothorax kann bei der Rechts- oder Linsksinsuffizienz auftreten. Die Venen der parietalen Pleura münden meistenteils in das Azygossystem, während die Venen der viszeralen Pleura hauptsächlich in die Lungenvenen einmünden. Deshalb kann eine Druckerhöhung in beiden Vorhöfen zum Hydrothorax führen. Die Lungenstauung scheint für das Auftreten eines Hydrothorax der Hauptgrund zu sein.

Ein doppelseitiger Hydrothorax ist bei der akuten hämorrhagischen Nephritis eine sehr frühzeitige und ziemlich regelmäßige Erscheinung und ein Beweis für die dabei vorhandene allgemeine Kapillarschädigung.

Wenn ein Hydrothorax einige Zeit besteht (er kann jahrelang bestehen bleiben), so kann sein Eiweißgehalt relativ hoch sein, so daß die Differentialdiagnose zwischen Exsudat und Transsudat mit Hilfe der üblichen Laboratiumsmethoden unmöglich ist.

Ein Hydrothorax ist mit Hilfe des Röntgens früher erkennbar als mit Hilfe der physikalischen Untersuchung, da sich eine beträchtliche Flüssigkeitsmenge, mindestens 500 ccm, in der Pleurahöhle ansammeln muß, bis ein Nachweis durch physikalische Untersuchung möglich ist. Überdies ist das Röntgen für die Diagnose der nicht seltenen rechtsseitigen interlobären Ergüsse infolge pleuraler Adhäsionen nach vorhergegangenen Lungeninfarkten von unschätzbarer Bedeutung. Es muß jedoch darauf hingewiesen werden, daß das Bindegewebe pleuraler Adhäsionen so ödematös werden kann, daß die Differentialdiagnose zwischen Schwartenödem

und freiem Hydrothorax mit Hilfe des Röntgens schwierig ist. Diese Schwierigkeit
wird besser verständlich, wenn man bedenkt, daß sich freie Pleuraergüsse zuerst
gewöhnlich entlang der viszeralen Pleura entwickeln und damit Röntgenbefunde
ergeben, welche denen bei Pleuraschwarten gleichen.

Wenn sich einer Stauungslunge und einem vergrößerten Herzen ein beträchtlicher Hydrothorax zugesellt, so ist die Vitalkapazität stark herabgesetzt und die
resultierende Zyanose und Dyspnoe können aus mechanischen Gründen sehr
deutlich sein.

Aszites

Steht ein Aszites im Vordergrund des klinischen Bildes, so muß man an eine
schwere Stauung im Pfortaderkreislauf denken. Diesbezüglich sind zwei Ursachen
zu beachten. Erstens kann eine Trikuspidalinsuffizienz vorliegen; diese ist durch
den expansiven Leberpuls und den positiven Halsvenenpuls meist leicht zu erkennen. Zweitens können die untere Hohlvene oder die Lebervenen durch Adhäsionen an der rechten Lungenbasis oder durch Perikardverwachsungen komprimiert werden. Bei vielen Menschen münden die dünnwandigen Lebervenen teilweise oder zur Gänze oberhalb des Zwerchfells in die untere Hohlvene. Dementsprechend sind sie für eine Kompression durch einen Perikarderguß oder durch
Adhäsionen in dieser Gegend leicht zugänglich. Aszites kann jedoch außer bei
der Trikuspidalinsuffizienz und bei Perikarderkrankungen auch bei anderen
Zuständen auftreten, zum Beispiel gelegentlich bei einer syphilitischen Aorteninsuffizienz.

Es ist praktisch wichtig, zu wissen, daß sich an den Pleura- und Peritoneal-
ergüssen ständig Resorptions- und Neubildungsvorgänge abspielen. Nach einer
Schätzung werden 40—80% der Aszitesflüssigkeit pro Stunde neu gebildet bzw.
wieder resorbiert! Das Auftreten eines Aszites besagt, daß die Lymphabson-
derung in die Peritonealhöhle das Normalmaß ständig überschreitet. Beim Aszites
ist die Rückresorption infolge der venösen Stauung gestört. Der ununterbrochene
Flüssigkeitsstrom in den Pleura- und Abdominalhöhlen macht die diuretische
Wirkung eines in den Aszites oder Hydrothorax injizierten Quecksilberdiuretikums verständlich.

Nierenstauung

Eine Nierenstauung führt zu oft charakteristischen Harnveränderungen.
Der Harn ist konzentriert und das spezifische Gewicht kann bis auf 1035 ansteigen. Wenn man den Harn einige Stunden nach seiner Entleerung stehen-
läßt, ist er infolge der Anwesenheit großer Mengen von Urobilin dunkelrot ge-
färbt. Gewöhnlich ist eine Albuminurie vorhanden, die stark sein kann. Ebenso
nimmt die Zahl der granulierten Zylinder zu. Die Zahl der roten Blutkörperchen
kann mehr als zehnmal so hoch sein wie im Harn des Gesunden.

Die Entdeckung einer starken Albuminurie im Zusammenhang mit Zylindern und einer vermehrten Zahl von roten Blutkörperchen im Harnsediment
kann den falschen Eindruck einer primären Nierenschädigung erwecken, besonders, wenn der Blutdruck hoch ist. Die starke Zunahme des spezifischen
Gewichtes des Harnes und sein hoher Gehalt an Urobilin und Urobilinogen
sprechen jedoch für eine Stauungsniere.

Zur Bestimmung der Nierenfunktion wurden viele Proben eingeführt. Die
einfachste und beste ist eine Modifikation des Volhardschen Verdünnungs- und
Konzentrationsversuches. Man läßt ein- bis eineinhalb Liter Wasser einnehmen
und prüft, ob diese Menge innerhalb von vier Stunden ausgeschieden wird.

Während des Tages darf der Patient keinerlei Flüssigkeit zu sich nehmen und das spezifische Gewicht des Harnes soll bei Gesunden allmählich bis über 1025 ansteigen. Es muß betont werden, daß diese Methode als Nierenfunktionsprüfung nur dann anwendbar ist, wenn keine Zeichen einer Herzinsuffizienz mit Stauung vorliegen. Wenn eine solche vorhanden ist oder droht, so wird das zugeführte Wasser teilweise retiniert und man erhält abnorme spezifische Harngewichte.

Bei der Herzinsuffizienz mit Stauung oder nach einer Koronarthrombose können der Reststickstoff und der Harnstoff abnorm hoch sein. Die Werte werden bald nach Eintreten einer Besserung wieder normal. In solchen Fällen besteht gewöhnlich neben der Herzinsuffizienz eine echte Nierenschädigung, wie zum Beispiel eine Atherosklerose oder Arteriolosklerose. Während der Nierenschaden allein nicht ausreicht, um Störungen hervorzurufen, führt er zu einer Azotämie, sobald eine Kreislaufstörung hinzutritt. Ein Absinken der Herzleistung führt zu einer Gefäßverengung in den Nieren und zu einer niedrigen Harnstoff-Clearance. Eine Erhöhung des Reststickstoffs kann auch Folge einer zu energischen Therapie mit Quecksilber-Diureticis sein. Man kann dabei Werte bis zu 80 mg% beobachten.

Nykturie. Kranke mit Herzinsuffizienz und Stauung klagen sehr häufig über Nykturie. Sie wird gewöhnlich auf eine Insuffizienz der linken Kammer zurückgeführt und hängt mit dem Einströmen großer Flüssigkeitsmengen aus den Geweben in die Blutbahn bei Nacht zusammen.

Schrifttum

Alexandresco-Dersca, C., et Focsa, P. "Trois cas de syndrome de Bernheim." Presse méd., **39**, 1437, 1931.

Anrep, G. V., and Segall, H. N. "The Central and Reflex Regulation of the Heart Rate." J. Physiol., **61**, 215, 1926.

Bainbridge, F. A. "The Influence of Venous Filling upon the Rate of the Heart." J. Physiol. **50**, 65, 1915.

Barath, E., und Elias, H. Klinische Beiträge zum Verhalten des onkotischen (kolloidosmotischen) Druckes; der onkotische Druck im Serum des arteriellen und venösen Blutes bei Kreislaufstörungen. Ztschr. f. klin. Med., **114**, 708, 1930.

Bernheim. "De l'asystolie veineuse dans l'hypertrophie du coeur gauche par sténose concomitante du ventricule droit." Rev. de méd., **30**, 785, 1910.

Blake, W. D. and others, Effect of increased renal venous pressure on renal function, Am. J. Physiol. **157**, 1, 1949.

Bolton, C. "The Absorption of Fluid in Cardiac Dropsy." Heart, **11**, 343, 1924.

Bornstein, J. and Trewhella, P., Adrenocorticotropic activity of blood-plasma extracts, Lancet, **2**, 678, 1950.

Borst, J. G. G., The maintenance of an adequate cardiac output by the regulation of the urinary excretion of water and sodium chloride; an essential factor in the genesis of oedema, Acta med. scand. Suppl. 207, 1948.

Boyer, N. H., and White, P. D. "Right-upper-quadrant Pain on Effort: An Early Symptom of Failure of the Right Ventricle." New England J. Med., **226**, 217, 1942.

Bradley, S. E. and Blake, W. D., Pathogenesis of renal dysfunction during congestive heart failure, Am. J. Med., **6**, 470, 1949.

Brenner, O. "Pathology of the Vessels of the Pulmonary Circulation" Arch. Int. Med., **56**, 211, 1935.

Burch, G. E. and Ray, C. T., A consideration of the mechanism of congestive heart failure, Am. Heart J., **41**, 918, 1951.

Cohn, A. E., and Steele, J. M. "Unexplained Fever in Heart Failure." J. Clin. Investigation, **13**, 853, 1934.

Cossio, P., and Berconsky, I. "The Cyanosis in Mitral Stenosis." Am. Heart. J., **17**, 1, 1939.

Curschmann, H. Über klimakterisches Ödem. Med. Klin., **29**, 1270, 1933.

Davies, C. E., and Kilpatrick J. A., Renal circulation in "low output" and "high output" heart failure, Clin. Science, **10**, 53, 1951.

Day, T. D., and Armstrong, T. G. "Fibrosis of the Liver in Heart Failure." J. Path. & Bact., **50**, 221, 1940.

Dock, W., Congestive heart failure, J. A. M. A., **140**, 1135, 1949.

— "The Anatomical and Hydrostatic Basis of Orthopnoea and of Right hydrothorax in Cardiac Failure." Am. Heart J., **10**, 1047, 1935.

Drury, A. N., and Jones, N. W. "Observations on the Rate at which Oedema forms when the Veins of the Human Limb are Congested." Heart, **14**, 55, 1927.

East, T. and Bain, C., Right ventricular stenosis (Bernheim's syndrome). Brit. Heart J., **11**, 145, 1949.

— "Pulmonary Hypertension." Brit. Heart J., **2**, 189, 1940.

Editorixal, Hydrothorax in congestive heart failure, Am. J. Roentgen., **60**, 419, 1948.

Elias, H., und Feller, A. Stauungstypen bei Kreislaufstörungen. Mit besonderer Berücksichtigung der exsudativen Perikarditis. Wien, J. Springer, 1926.

Eppinger, H. in Kraus und Brugsch, Spezielle Pathologie und Therapie, Berlin, Urban und Schwarzenberg, 1920.

Eufinger, H., und Spiegler R. Der Einfluß des mensuellen Zyklus auf den Wasserstoffwechsel. Arch. f. Gynäk., **135**, 223, 1928.

Evans, J. M. and others, Altered liver function of chronic congestive heart failure, Am. J. Med., **13**, 704, 1952.

Eyster, J. A. E. "Cardiac Dilatation and Hypertrophy." Tr. A. Am. Physicians, **42**, 15, 1927.

Fishberg, A. M. "Jaundice in Myocardial Insufficiency." J. A. M. A. **80**, 1516, 1923

— "Heart Failure." Philadelphia, Lea & Febiger, 1937.

Fitzgerald Peel, A. A., Dissecting aneurysm of the inter ventricular septum, Brit. Heart J., **10**, 239, 1948.

Frank, O. Zur Dynamik des Herzmuskels. Ztschr. f. Biol., **32**, 370, 1895.

Grassmann, W., und Herzog, F. Die Wirkung von Digitalis (Strophanthin) auf das Minuten- und Schlagvolumen des Herzkranken. Arch. f. exper. Path. u. Pharmakol., **163**, 97, 1931.

Hanenson, I. B. et al., Pathogenesis and treatment of congestive heart failure, M. Clin. North America, p. 643, May 1953.

Henderson, Y., and Prince, A. L. "The Relative Systolic Discharge of the Right and Left Ventricles and their Bearing on Pulmonary Congestion and Depletion." Heart, **5**, 217, 1913—14.

Hickam, J. B. and Cargill, W. H., Effect of exercise on cardiac output and pulmonary artercal pressure in normal persons and in patients with cardiovascular diseases and pulmonray emphysema, J. Clin. Invest. **27**, 10, 1948.

Jouve, A., and Vague, J., La circulation de retour, Paris, Masson, 1940.

Kagan, B. M. "The Serum Proteins in Diseases of the Heart and Kidneys." Am. J. Clin. Path., **14**, 327, 1944.

Katzin, H. M., Waller, J. V. and Blumgart, H. L. "Cardiac Cirrhosis of the Liver." Arch. Int. Med., **64**, 457, 1939.

Keefer, C. S., and Resnik, W. H. "Jaundice following Pulmonary Infarction in Patients with Myocardial Insufficiency." J. Clin. Investigation, **2**, 375, 389, 1926.

Kinsey, D., and White, P. D. "Fever in Congestive Heart Failure." Arch. Int. Med., **65**, 163, 1940.

Krogh, A., Landis, E. M., and Turner, A. H. "The Movement of Fluid through the Human Capillary Wall in Relation to Venous Pressure and to the Colloid Osmotic Pressure of the Blood." J. Clin. Investigation, **11**, 63, 1932.

Kugel, M. A., and Lichtman, S. S. "Factors causing Clinical Jaundice in Heart Disease." Arch. Int. Med., **52**, 16, 1933.

Landis, E. M. et al., Central venous pressure in relation to cardiac "competence", blood volume and exercise, J. Clin. Invest., **25**, 237, 1946.

Leaf, A. and Couter, W. T., Evidence that renal sodium excretion by normal human subjects is regulated by adrenal cortical activity, J. Clin. Invest., **28**, 1067, 1949.

Lundsgaard, C., and Van Slyke, D. D. "Cyanosis." Medicine, 2, 1, 1923.

McMichael, J. The output of the heart in congestive failure, Quart. J. Med., 7, 331, 1938.

Meakins, J. C. "Distribution of Jaundice in Circulatory Failure" J. Clin. Investigation, 4, 135, 1927.

Mellinkoff, S. M. and Tumulty, P. A., Hepatic hypoglycemia in heart failure, New Eng. J. Med., 247, 745, 1952.

Merrill, A. J., Edema and decreased renal blood flow in patients with chronic congestive heart failure; Evidence of "forward failure" as the primary cause of edema, J. Clin. Invest., 25, 389, 1946.

Miller, G. E., Water and electrolyte metabolism in congestive heart failure, Circulation, 4, 270, 1951.

Mokotoff, R., Ross, G. and Leiter, L., Renal plasma flow and sodium reabsorption and excretion in congestive heart failure, J. Clin. Invest., 27, 1, 1948.

de Navasquez, S., Forbes, J. R., and Holling, H. E. "Right Ventricular Hypertrophy of Unknow Origin: So-called Pulmonary Hypertension." Brit. Heart, J., 2, 177, 1940.

Page, I. H. "Ipsolateral Oedema and Contralateral Jaundice Associated with Hemiplegia and Cardiac Decompensation." Am. J. M. Sc., 177, 273, 1929.

Peters, J. P., The problem of cardiac edema, Am. J. Med., 12, 66, 1952.

Rich, A. R., and Resnik, W. H. "On the Mechanism of the Jaundice following Pulmonary Infarction in Patients with Heart Failure" Bull. Johns Hopkins Hosp., 38, 75, 1926.

Raab, W., Hormonal and Neurogenic Cardiovascular disorders, Baltimore, Williams & Wilkins, 1953.

Schalm, L. and Hoogenboom, W. A. H., Blood blirubin in congestive heart failure, Am. Heart J., 44, 571, 1952.

Schön, R. Experimentelle Untersuchungen über Meteorismus. Deutsches Arch. f. klin. Med., 148, 86, 1925.

Schroeder, H. A., Studies on congestive circulatory failure, Circulation 1, 1481, 1950.

Selzer, A., Chronic cyanosis, Am. J. Med., 10, 334, 1951.

Seymour, W. B., and others, Cardiac output, blood and interstitial fluid volumes, total circulating serum protein and kidney function during cardiac failure and after improvement, J. Clin. Invest., 21, 229, 1942.

Sherlock, S., The liver in heart failure, Brit. Heart J., 13, 273, 1951.

Sinclair-Smith, B. and others, The renal mechanism of electrolyte excretion and the metabolic balances of electrolytes and nitrogen in congertive cardiac failure; the effects of exercise, rest and aminophyllin. Bull. Johns Hopkins Hosp., 84, 369, 1949.

Singer, B. and Wener, J., Excretion of sodium-retaining substances in patients with congestive heart failure, Am. Heart J., 45, 795, 1953.

Smirk, F. H. "Observations on the Causes of Oedema in Congestive Heart Failure." Clin. Sc., 2, 317, 1936.

Sodeman, W. A., and Burch, G. E. "The Precipitating Causes of Congestive Heart Failure." Am. Heart J., 15, 22, 1938.

Starling, E. H. The Arris and Gale lectures on some points in the pathology of heart disease, Lancl, et, 562, 569, 723, 1897.

Starr, I. and Rawson, A. J., Role of the "Static Blood Pressure" in abnormal increments of venous pressure, especially in heart failure, Am. J. Med., Scienc. 199, 27 and 40, 1940.

— Jeffers, W. A. and Meade, R. H. Jr., The absence of conspicuous increments of venous pressure after severe damage tote right ventricle of the dog, Am. Heart J., 26, 291, 1943.

Stewart, H. J., and Moore, N. S. "The Number of Formed Elements in the Urinary Sediment of Patients suffering from Heart Disease, with Particular Reference to the State of Heart Failure." J. Clin. Investigation, 9, 409, 1931.

Sweeney, J. S. "Menstrual Oedema." J. A. M. A., 103, 234, 1934.

Sylla, A. Lungenstauung und Stauungslunge. Ergebn. d. inn. Med. u. Kinderh., **49**, 122, 1935.

Thomas, W. A. "Generalized Oedema Occurring only at the Menstrual Period." J. A. M. A., **101**, 1126, 1933.

Thorn, G. W. and others, a study of mechanism of edema associated with menstruation, Endocrinology, **22**, 155, 1938.

— Nelson, K. R., and Thorn, D. W. "A Study of the Mechanism of Oedema Associated with Menstruation." Endocrinology, **22**, 155, 1938.

Warren, J. V. and Stead, E. A. Jr., Fluid dynamics in chronic congestive heart failure, Arch., int. Med., **73**, 138, 1944.

Wollheim, E. Die zirkulierende Blutmenge und ihre Bedeutung für die Kompensation und Dekompensation des Kreislaufes. Ztschr. f. klin. Med., **116**, 269, 1931.

Zdansky, E. Beiträge zur Kenntnis der kardialen Lungenstauung auf Grund röntgenologischer, klinischer und anatomischer Untersuchungen. Wien, Arch. f. inn. Med., **18**, 461, 1929.

— Röntgendiagnostik des Herzens und der großen Gefäße. Springer-Verlag, Wien 1949, 2. Aufl.

— Die Funktion des Herzens im Roentgenbilde, Fortschr. Geb. d. Roentgenstr. **76**, 295, 1952.

— Verh. d. Ges. f. Kreislfschg. 1951.

Sechstes Kapitel

Blutströmungsgeschwindigkeit

Die Blutströmungsgeschwindigkeit wird durch die Feststellung der sogenannten „Kreislaufzeit" ermittelt. In der Klinik bestimmt man die Kreislaufzeit durch Einbringung gewisser Stoffe in die Blutbahn und Messung der Zeit bis zu ihrem Wiedererscheinen an einem anderen Punkt.

Verwendete Stoffe. Für diesen Zweck wurden sehr viele Substanzen empfohlen. Unter ihnen sind zu erwähnen: Äther, Lobelin, Decholin, Natriumzyanid, Aminophyllin, Fluoreszein, Saccharin, Histamin, Kalziumchlorid, Radium, Magnesiumsulfat, Methylenblau und Kongorot. Manche dieser Stoffe haben den Vorteil, daß sie an der Messungsstelle so deutlich in Erscheinung treten, daß dadurch objektive Beobachtungen möglich werden.

Methoden und Normalwerte. Gewöhnlich wird die Zeit vom Moment der Injektion bis zum Auftreten der Substanz in der Haut, in der Zunge, im Karotissinus, an einer Arterie des anderen Armes usw. gemessen. Die Normalwerte der Kreislaufzeit schwanken auch dann, wenn die Bestimmung mit großer Sorgfalt und unter normalen Bedingungen durchgeführt wird. Die normale Kreislaufzeit vom Arm zur Haut schwankt von neun bis zwanzig Sekunden. Die injizierte Substanz erscheint natürlich im Arm früher als im Bein, und zwar in ungefähr der halben Zeit.

Die Kreislaufzeit vom Arm zur Lunge wird mit Hilfe von Äther bestimmt. Man injiziert fünf Tropfen Äther und drei Tropfen Salzlösung intravenös und wartet das Erscheinen des Äthergeruches in der Atemluft als subjektiven und objektiven Endpunkt ab. Man hat auch andere Substanzen angewendet, wie zum Beispiel Paraldehyd, welches einen Hustenreflex auslöst. Kreislaufzeiten vom Arm zur Lunge von vier bis acht Sekunden gelten als normal.

Mit einer Kombination dieser Methoden, das heißt, durch Messung der Kreislaufzeiten vom Arm zur Lunge und vom Arm zur Zunge ist es möglich, auf die Kreislaufzeiten von der Lunge zur Zunge oder auf die Strömungsgeschwindigkeit von der Lunge zu irgendeinem anderen Teil des großen Kreislaufs zu schließen.

Die Kreislaufzeit ist länger, wenn das Blutvolumen größer ist, und kürzer, wenn die Herzleistung ansteigt. Die Herzleistung ist bei höherer Außentemperatur größer. Sie kann nach einer Mahlzeit um 40% und während eines Angstzustandes um 100% ansteigen.

Von großer Bedeutung ist die von Nylin und Mitarbeitern gemachte Entdeckung; sie fanden, daß die Kreislaufzeit bei dilatierten Herzen verlängert ist, da die injizierte Testsubstanz sich mit der enorm vermehrten Residualblutmenge in den dilatierten Herzkammern vermischt. Normalerweise hat das Herz eine Kapazität von 400 ccm. Das Herz eines Kranken mit einer Aorteninsuffizienz kann aber eine Kapazität von 3.000 ccm haben und die Residualblutmenge kann dabei weit über 1.500 ccm betragen! Bei Kranken mit vergrößertem Herzen ist daher eine Verlängerung der Kreislaufzeit noch kein Beweis für eine langsamere Blutströmung.

Auswertung. Da die Blutströmungsgeschwindigkeit sich auch bei schwerer Herzinsuffizienz im arteriellen Teil des Kreislaufes (Pulmonalarterie und ihre Äste, Aorta und ihre Verzweigungen) nicht merklich ändert, zeigt eine Verlängerung der Kreislaufzeit vom Arm zur Lunge eine Verlangsamung der Blutströmung in den Venen des großen Kreislaufs bei Rechtsinsuffizienz an. Die entsprechenden Werte für die Kreislaufzeit vom Arm zur Haut und vom Arm zur Lunge können bei der Herzinsuffizienz dreimal so hoch sein als normal. Ist die Kreislaufzeit vom Arm zur Lunge normal, so zeigt ihre Verlängerung vom Arm zur Zunge eine Strömungsverlangsamung in den Lungenvenen infolge einer Linksinsuffizienz an.

Die Werte für die Kreislaufzeit gehen dem Grad der Herzinsuffizienz nicht parallel und es muß auch eine Reihe von Irrtümern bei der Durchführung der Methode in Erwägung gezogen werden. Überdies kann eine Herzinsuffizienz trotz normaler Kreislaufzeit vorliegen, diese kann aber auch bei relativer Beschwerdefreiheit des Patienten stark verlängert sein. Die Therapie kann zu einer Besserung der Beschwerden führen, während sich die Kreislaufzeit nicht ändert. Sowohl aus diesen Gründen, als auch wegen der bei Gesunden bestehenden Unterschiede, haben die meisten diesbezüglichen Verfahren für die Kardiologie am Krankenbett nur geringe praktische Bedeutung. Die Aufdeckung der bei den meisten Kranken mit Herzinsuffizienz und Stauung vorhandenen Verlangsamung der Blutströmungsgeschwindigkeit verdient jedoch theoretisches Interesse. Die Kreislaufzeit ist bei der Beri-Beri, bei Anaemien und Hyperthyreosen kürzer. Sie ist auch bei arteriovenösen Anastomosen und bei angeborenen Herzfehlern mit einem Kurzschluß zwischen rechtem und linkem Herzen verkürzt.

Die praktische Bedeutung dieser Prüfungsmethode wird auch durch die Tatsache eingeschränkt, daß die Erkennung einer Herzinsuffizienz mit Stauung mit Hilfe anderer Mittel einfacher und nicht weniger exakt ist. Da selbst bei gesunden Personen die Werte für die Blutströmungsgeschwindigkeit sehr schwanken, ermöglicht die Methode auch nicht die Erkennung der beginnenden oder drohenden Herzinsuffizienz.

Das Verfahren hat jedoch einen gewissen Wert für die Erkennung arteriovenöser Kurzschlüsse bei kongenitalen Herzfehlern, für die Unterscheidung von Asthma bronchiale und cardiale (bei jenem ist die Kreislaufzeit normal), für die Lokalisation perikardialer Adhäsionen, welche die obere oder untere Hohlvene komprimieren, für die Bestimmung des kardialen Anteiles einer Dyspnoe bei Kranken mit Lungenemphysem und einem Herzleiden (das Lungenemphysem verlängert die Kreislaufzeit nicht) und für die Ermittlung, ob ein Aszites kardialer Genese ist.

Schrifttum

Baer, S., and Isard, H. J. "The Value of the Ether Circulation Time in the Diagnosis of Right Heart Failure." Am. J. M. Sc., **200**, 209, 1940.

Blumgart, H. L. "The Velocity of Blood Flow in Health and Disease; Velocity of Blood Flow in Man and its Relations to Other Measurements of Circulation." Medicine, **10**, 1, 1931.

Candel, S. "Determination of the Normal Circulation Time from the Antecubital Veins to the Pulmonary Capillaries by a New Technique." Ann. Int. Med., **12**, 236, 1938.

Friedman, C. E. Heart volume, myocardial volume and total capacity of the heart cavities in certain chronic heart diseases, Acta med. scand. Suppl. 257, 1951.

Hitzig, W. M. "The Use of Ether in Measuring the Circulation Time from the Antecubital Veins to the Pulmonary Capillaries." Am. Heart J., **10**, 1080, 1935.

Nylin, G. On the amount of, and changes in, the residual blood of the heart, Am. Heart J. **25**, 598, 1943.

Piccione, F. V., and Boyd, L. J. "The Determination of Blood Velocity by Lobeline." J. Lab. & Clin. Med., **26**, 766, 1941.

Siebentes Kapitel

Venendruck

Die klinische Bedeutung des Venendrucks würde volle Anerkennung finden, wenn man sich vergegenwärtigen würde, daß die Herztätigkeit in beträchtlichem Ausmaß von der dem Herzen zufließenden Blutmenge und diese wieder vom Venendruck abhängt. Man darf die Venen nicht als unbewegliche Röhren ansehen; ihre Weite und Fassungskraft ist unter dem Einfluß von Hormonen und chemischen Substanzen, wie zum Beispiel der Kohlensäure, sowie von zentralen und reflektorischen (Karotissinus) nervösen Impulsen einem ständigen Wechsel unterworfen. Die Menge des zum Herzen zurückfließenden Blutes reguliert die Herzleistung viel mehr als das Gegenteil. Wenn die dem rechten Herzen angebotene Blutmenge größer ist, als es auf die arterielle Seite schaffen kann, so steigt der Venendruck an. Normalerweise kommt es während körperlicher Anstrengung zu einem Anstieg des Venendrucks. Der normale Druck im rechten Vorhof schwankt zwischen $+2$ und -2 mm Hg.

Die Messung des Venendruckes erleichtert die klinische Diagnose der Rechtsinsuffizienz. Überdies ermöglicht sie oft die Entscheidung, ob in einem Fall von Lebervergrößerung oder Aszites eine Herzdekompensation beteiligt ist. Gleicherweise gestattet die Ermittlung des Venendruckes oft die Beurteilung, in welchem Ausmaß kardiale Faktoren am klinischen Bild eines schweren Lungenemphysems und einer Fibrose maßgebend sind.

In manchen Fällen von Rechtsinsuffizienz können jedoch eine Lebervergrößerung und Ödeme bei normalem Venendruck vorhanden sein. In diesen Fällen sind die Venen oft erweitert, so daß die Inspektion manchmal mehr Klarheit gibt als die Bestimmung des Venendruckes. Das Venenkaliber kann sich an eine größere Füllung anpassen.

Methoden. Während eine erweiterte Vene bei normalem Druck kaum zu palpieren ist, fühlt sie sich bei stark erhöhtem Venendruck wie ein harter Strang oder ein thrombosiertes Gefäß an.

Die einfachste Methode zur Bestimmung des Venendruckes bleibt das ursprünglich von Gaertner vorgeschlagene Verfahren. Es basiert auf der Tatsache, daß die Venen der oberen Extremitäten direkt in den rechten Vorhof einmünden; sie fungieren daher als Manometer und zeigen den Druck im Vorhof mit großer Genauigkeit an. Wenn ein entspannt sitzender Patient seinen Arm fünfzehn Minuten lang herabhängen läßt, werden die Handvenen gestaut und leicht sichtbar. Richtet der Untersucher seinen Blick auf eine kleine Vene am Handrücken des Patienten und erhebt er dessen Arm langsam, so kommt er an einen Punkt, an dem der Druck in der Handvene größer ist als jener im rechten Vorhof; in diesem Moment entleert sich die Vene und kollabiert. Die Höhe, bei der dieser Kollaps eintritt, gilt als der Punkt, an dem der Druck in der Vene gleich groß ist wie jener im rechten Vorhof. Als Ausgangspunkt hat man den oberen Rand der fünften Rippe des sitzenden Patienten gewählt. Normalerweise sollen die Venen bei einem Druck von 4 bis 10 cm Wasser oberhalb des Ausgangspunktes kollabieren. Sklerotische Venen kollabieren jedoch nicht leicht. Die Beobachtung, daß der Venendruck an dem einen Arm, der kurz vor der Prüfung Arbeit geleistet hat, höher sein kann als am anderen Arm, zeigt, daß die mit dieser Methode erhaltenen Werte nicht allein vom Zustand des Kreislaufs abhängen.

Sir Thomas Lewis empfahl zwecks Schätzung des Venendruckes die Beobachtung der oberflächlichen Jugularvenen. Normalerweise kollabieren diese Venen, wenn sie in gleicher Höhe mit dem oberen Ende des Manubrium sterni liegen. Dies ist der Ausgangspunkt, unabhängig von der Körperlage. Deshalb sollte im Stehen unter normalen Umständen kein Venenteil sichtbar gestaut sein. Wenn die Venen oberhalb dieses Punktes gestaut bleiben, so ist der Venendruck erhöht, und zwar um so mehr, je weiter diese Stauung im Stehen auf dem Hals nach oben reicht. Manche Autoren empfehlen als Ausgangspunkt im Liegen einen Punkt 5 cm dorsal von der Knorpel-Knochengrenze der vierten Rippe oder 10 cm oberhalb der Rückenfläche, wenn der Patient auf dem Tisch liegt.

Die normalen Werte variieren je nach dem Ausgangspunkt von 4 bis 15 cm Wasser. Manche Autoren nehmen 10 cm als obere Grenze an und betrachten Werte über 15 cm als abnorm. Bei Herzinsuffizienz mit Stauung erhält man Werte bis zu 32 cm. Direkte Messungen des Druckes mit Hilfe eines in den rechten Vorhof des Menschen eingeführten Katheters ergaben bei gesunden Personen Werte von 3 bis 7 cm Wasser.

Direkte Methoden zur genauen Messung des Venendruckes mit Hilfe einer in eine Vene eingeführten Nadel leiden ebenfalls an der Unmöglichkeit der genauen Festlegung eines Nullpunktes. Gegenüber den früher erwähnten Verfahren haben die direkten Methoden nur einen geringen Vorteil.

Auswertung. Wenn auch zwischen der Höhe des Venendruckes und der Schwere der Dekompensation keine Parallelität besteht, so ist der Venendruck bei der Herzinsuffizienz doch gewöhnlich erhöht. Die Tatsache, daß der Venendruck beim unkomplizierten Emphysem und Asthma cardiale normal ist, kann differentialdiagnostische Schwierigkeiten erleichtern. Der Druck ist bei der kompensierten Trikuspidalstenose und bei der schrumpfenden Perikarditis erhöht. Nach einem Aderlaß sinkt der Venen- (und der Liquor-) druck ab. Die Methode ist für die Erkennung einer Abflußbehinderung der Vena cava superior oder inferior wertvoll.

Innerhalb bestimmter Grenzen bedeutet ein erhöhter Venendruck eine bessere Herzfüllung und damit, in Übereinstimmung mit dem Starlingschen Gesetz, eine verbesserte Herzleistung; dies gilt trotz der Verkürzung der Diastole infolge der durch den Bainbridge-Reflex ausgelösten Herzfrequenzerhöhung. In diesem Sinn hilft der erhöhte Venendruck den Herzfehler ,,kompensieren''. Diese Regeln gelten jedoch nicht, wenn das Herz keine Reservekraft besitzt.

Von klinischem Interesse ist die Erscheinung des hepatojugularen Refluxes. Ein mit beiden Händen ausgeübter kräftiger Druck auf den rechten Oberbauch, insbesondere die Lebergegend, des Zuuntersuchenden führt beim Normalen nicht zu einer Füllungsänderung der Halsvenen. Der Venendruck bleibt unverändert oder häufiger noch sinkt er um 10 bis 30 mm Wasser ab. Bei Kranken mit einer Rechtsinsuffizienz werden die Halsvenen jedoch gestaut und der Venendruck steigt bis gegen 300 mm Wasser an.

Schrifttum

Burch, G. E., .A primer of venous pressure, Philadelphia, Lea & Febiger, 1950.

Eyster, J. A. E. "The Clinical Aspects of Venous Pressure." New York, MacMillan Co., 1929.

Gärtner, G. Die Messung des Drucks im rechten Vorhof. Münchn. med. Wchnschr., **50,** 2038, 1903.

Harrison, W. G., Jr. "Cerebrospinal Fluid Pressure and Venous Pressure in Cardiac Failure and the Effect of Spinal Drainage in the Treatment of Cardiac Decompensation." Arch. Int. Med., **53,** 782, 1934.

Lewis, T. "Remarks on Early Signs of Cardiac Failure of the Congestive Type." Brit. M. J., **i,** 849, 1930.

Lyons, R. H., Kennedy, J. A., and Burwell, C. S. "The Measurement of Venous Pressure by the Direct Method." Am. Heart J., **16,** 675, 1938.

Moritz, F., und von Tabora, D. Über eine Methode, beim Menschen den Druck in oberflächlichen Venen exakt zu bestimmen. Deutsches Arch. f. klin. Med, **98,** 475, 1910.

Pôgany, J. Der Venendruck und seine klinische Bedeutung. Ergebn. d. inn. Med. u. Kinderh. **41,** 257, 1931.

Richards, D. W., Jr., Cournand, A., Darling, R. C., and Gillespie, W. H. "Pressure in the Right Auricle of Man, in Normal Subjects and in Patients with Congestive Heart Failure." Tr. A. Am. Physicians, **56,** 218, 1941.

Achtes Kapitel

Embolie und Thrombose der Arteria pulmonalis, Lungeninfarkt und Venenthrombose

Die Lungenembolie ist bei Herzkrankheiten eine sehr häufige Komplikation, welche oft übersehen und in Lehrbüchern und klinischen Erörterungen noch immer sehr vernachlässigt wird. Die Chirurgen wissen etwas mehr von der Bedeutung dieses Ereignisses, ihre Statistiken ergaben, daß ungefähr 6 Prozent der postoperativen Todesfälle auf diese gefürchtete Komplikation zurückzuführen sind. Die Situation ist besonders tragisch, da oft Patienten betroffen werden, welche sich freiwillig einer erfolgreichen Operation unterzogen haben; eben haben sie die Erlaubnis erhalten, das Bett zu verlassen, sie warten mit Sehnsucht auf die völlige Genesung und baldige Entlassung aus dem Krankenhaus, da bricht plötzlich das Unheil herein.

Bei vielen chirurgischen Fällen werden postoperative Pneumonien oder Lungenkomplikationen zu leichtfertig als Folgen der Anästhesie hingestellt, während die wahre Situation, das Vorliegen einer Lungenembolie und eines Infarktes, nicht anerkannt wird. Bei internen Fällen wird die richtige Diagnose einer Lungenembolie noch häufiger verfehlt. Bei Herzfällen zum Beispiel lenken verschiedene physikalische Zeichen, besonders Geräusche, den Untersucher ab und verleiten ihn, eine Herzinsuffizienz zu diagnostizieren oder die vorliegenden Symptome und Erscheinungen auf die Herzschädigung selbst zurückzuführen, so daß dann die bestehende Lungenembolie nicht erkannt wird. Bei vielen ambulatorischen Patienten wird die Diagnose verfehlt, da man die Möglichkeit einer Lungenembolie nicht in Erwägung zieht. Die Lungenembolie ist immer eine Komplikation; das Grundleiden ist in den meisten Fällen die Thrombose einer peripheren Vene. Gelegentlich ist für die Embolie ein Thrombus im rechten Herzen verantwortlich.

Häufigkeit

Die Berichte der Pathologen über die Häufigkeit der Lungenembolie variieren. Diese Diskrepanz ist oft auf die Uneinheitlichkeit des pathologischen Materials zurückzuführen. Ein anderer Grund kann in der Verschiedenheit der Untersuchungstechnik liegen. So wurde eine Lungenembolie zum Beispiel in 9 % von 3500 Obduktionen festgestellt; bei einer exakteren Technik fanden dieselben Autoren eine solche bei einer zweiten Serie von Fällen jedoch in 14 Prozent. In 60 Prozent der Fälle bestand ein inneres Leiden. Es gibt keinen anderen autoptischen Befund, der leichter übersehen werden könnte. In vielen Berichten wird lediglich die Anzahl der Infarkte festgehalten, wobei die Tatsache keine Beachtung findet, daß Lungenembolien oft nicht mit einer Infarktbildung einhergehen. Während Belt glaubt, daß ein Infarkt in etwas mehr als 50 Prozent der Fälle von Lungenembolie auftritt, fanden andere Autoren Infarkte bei 27 bis 30 Prozent. Nach einem anderen Bericht wurden Lungeninfarkte in 5.2 Prozent von 6548 Obduktionen beobachtet. Nur 22 Prozent dieser Infarkte wurden klinisch erkannt. Es wurde darauf hingewiesen, daß Lungenembolien in 3.5 Prozent der größeren Operationen und in 5.3 Prozent der Entbindungen auftreten. Mindestens 10 Prozent der Embolien enden letal. In großer Gefahr sind alle Kranken von über 50 Jahren, besonders die fettleibigen. Nach einer Schätzung starben jährlich 34.000 Menschen in den Vereinigten Staaten an dieser Komplikation.

Pathologie

Lungenembolie. Eine Embolie der Pulmonalarterie kann im Bereich ihres Stammes, in einem ihrer Hauptäste oder in ihren peripheren Verzweigungen auftreten. In der Mehrzahl der Fälle bleibt der Embolus in einem den rechten Lungenunterlappen versorgenden Gefäß stecken, was man nicht mit anatomischen Eigentümlichkeiten, wie zum Beispiel mit dem größeren Durchmesser der rechten Pulmonalarterie, erklären kann. Die Lungeninfarkte waren in einer Serie von 200 Fällen folgendermaßen lokalisiert: 84 Fälle hatten einen Infarkt des Unterlappens der rechten Lunge, 52 einen solchen des Unterlappens der linken Lunge; 64 Infarkte waren beidseitig. Nach demselben Autor gibt es nur in 10 Prozent der Fälle Infarkte eines Oberlappens, welche eine schlechtere Prognose haben. In einem hohen Prozentsatz liegen eher multiple als vereinzelte Lungenembolien vor, was von besonderer therapeutischer Wichtigkeit ist. Nach Unfällen und Traumen, besonders der Knochen, kommen Fett- und Luftembolien vor; selten sind Embolien durch Tumorpartikelchen.

Wenn man experimentell kleine Mengen einer schattengebenden Substanz in die Femoralvene eines Hundes einbringt, gelangt die Mehrzahl solcher Emboli in den den Unterlappen der rechten Lunge versorgenden Arterienast; in zwei Versuchen gelangten drei von fünf auf diesem Weg eingebrachte Teilchen sogar in dasselbe Gefäß.

Lungenthrombose. Ein hämorrhagischer Lungeninfarkt kann auch die Folge einer Thrombose eines Lungenarterienastes sein. Fowler fand bei 935 aufeinanderfolgenden Obduktionen sechsmal eine Thrombose dieses Gefäßes. Die klinische Unterscheidung zwischen Lungenthrombose und -embolie ist unmöglich; überdies kann die Differenzierung auch am Obduktionstisch schwierig sein. Auch kann man am Sitz eines kleinen Embolus die Entwicklung eines Thrombus beobachten. Ein Teil des Thrombus kann sich ablösen und eine Embolie der Arterie weiter peripher verursachen. Oft entwickeln sich Thromben an sklerotischen Stellen einer Pulmonalarterie. Lungenthrombosen findet man außerdem postoperativ oder nach der Entbindung sowie häufig bei Fehlern der Pulmonal- oder Mitralklappen. Da solche Thromben gewöhnlich terminale Erscheinungen sind, ist ihre Symptomatologie oft durch das Grundleiden verdeckt. Dyspnoe und Zyanose stehen im Vordergrund des klinischen Bildes, während die stürmischen Symptome der Lungenembolie häufig fehlen.

Lungeninfarkt. Da es nach Lungenembolien oft nicht zu hämorrhagischen Infarkten kommt, wäre zum Nachweis einer Embolie ein technisches Vorgehen nötig, das dem zur Erkennung eines Koronarverschlusses ähnlich ist, nämlich eine Röntgenuntersuchung nach Injektion einer schattengebenden Substanz in die Pulmonalarterie. Die Ausbildung eines hämorrhagischen Infarktes wird durch das Vorhandensein einer Lungenstauung sehr gefördert, was das gehäufte Vorkommen von Infarkten bei Herzkranken zu erklären vermag. Beim Versuchstier entstehen hämorrhagische Infarkte nach Ligatur der Lungenarterien und -venen.

Hämorrhagische Lungeninfarkte können andere Ursachen haben. So können im Verlauf einer allgemeinen Sepsis entstandene infizierte Emboli eine Kapillarschädigung und hämorrhagische Infarzierung hervorrufen. Die Embolie eines großen Lungenarterienastes oder die Embolie bei alten Leuten kann auch bei Fehlen dieser Faktoren zu einem hämorrhagischen Lungeninfarkt führen. Anämische Lungeninfarkte sind selten.

Lungenembolien haben eine lokalisierte Hyperämie und Ödembildung zur Folge. Der hämorrhagische Infarkt ist ein fester, gut abgegrenzter, kegelförmiger Lungenteil, dessen Spitze gegen den Hilus gerichtet ist. Die Basis des Infarktes wird fast immer von der Pleura gebildet, so daß eine mehr oder weniger starke Pleurareizung unvermeidlich ist. Rund um den Infarkt ist wie bei einem Myokardinfarkt eine reaktive Entzündungszone nachweisbar. Die Alveolen sind je nach dem Alter des Infarktes mit frischem oder hämolytischem Blut gefüllt. Anders als bei der Gehirnblutung wird das Lungenparenchym beim hämorrhagischen Infarkt nicht zerstört, die Erythrozyten werden langsam resorbiert. Bleibt der Patient am Leben, so kann der Infarkt völlig vernarben, ohne daß noch Nekrosezeichen nachweisbar sind; der Sitz eines früheren Infarktes kann auf Röntgenaufnahmen als zarter Schatten sichtbar sein; das einzige Zeichen für einen durchgemachten Lungeninfarkt ist oft eine kleine Pleuraverwachsung.

Hämorrhagische Infarkte verheilen langsam. 18 Monate können vergehen, bis das Gefäß wieder durchgängig wird oder eine Narbe gebildet ist. Abkapselung und Vernarbung sind nicht selten. Eine Zystenbildung ist nach Infarkten ungewöhnlich.

Symptome

Massive und kleine Embolien. Der Verschluß des Stammes der Pulmonalarterie durch einen Embolus hat den fast sofortigen Tod zur Folge und bedarf kaum einer eingehenden Erörterung. Manchmal bleibt dem Patienten nur mehr Zeit, einen Angstschrei auszustoßen. Tritt der Tod erst einige Minuten später ein, so ist das bis dahin vorhandene Syndrom der plötzlichen Asphyxie, der hochgradigen Angst, der Zyanose und schließlich des Bewußtseinsverlustes außerordentlich dramatisch.

Sowohl die massive Embolie eines großen Astes der Pulmonalarterie wie multiple Embolien kleiner Äste oder die einzelne Embolie eines peripheren Astes können sich in ihrem klinischen Bild sehr ähnlich sein. Man sollte demgemäß nicht allein auf Grund der schweren subjektiven Erscheinungen auf eine massive Lungenembolie schließen. Anderseits verursacht manchmal auch eine massive Lungenembolie auffallend wenig Symptome. Dies ist verständlich, da die mechanische Obstruktion der Lungengefäße für das klinische Bild nicht allein maßgebend ist.

Dyspnoe. Eines der häufigsten Symptome ist die plötzlich einsetzende Dyspnoe. Sie kann leicht oder sehr schwer sein und verlangt in diesem Fall sofortige Behandlung. Das plötzliche Auftreten von Dyspnoe bei Herzkranken, besonders bei bettlägerigen, muß den Verdacht auf eine Lungenembolie erwecken, wenn keine andere Erklärung möglich ist. Diese Dyspnoe ist subjektiv und objektiv vorhanden. Die Atmung ist rasch, oft oberflächlich, mit großer Besorgnis oder auch hochgradiger Angst verbunden. Meistenteils ist die Dyspnoe reflektorischen Ursprungs, doch verursacht eine massive Embolie auch ohne die Mitwirkung von Reflexen Atemnot. Gelegentlich kommt es zu einem Lungenoedem, welches Dyspnoe hervorruft. Sie ist oft das einzige Symptom einer Lungenembolie. Experimentell tritt sie auch beim Verschluß kleiner Arterien auf und schwindet sofort nach Durchtrennung der Vagi. Wenn es gelegentlich zu einem reflektorischen Bronchospasmus kommt, kann die Atmung asthmatisch sein.

Schmerzen. Der Schmerz ist ein häufiges Symptom der Lungenembolie. Man kann vier Formen unterscheiden.

1. Der Schmerz wird präkordial oder retrosternal empfunden und kann alle Merkmale des Schmerzes beim Myokardinfarkt aufweisen. Er kann leise oder qualvoll sein, stundenlang anhalten und wie der Schmerz beim Koronarverschluß in die Arme ausstrahlen. Wie später gezeigt werden soll, kann die Unterscheidung zwischen Lungenembolie und Myokardinfarkt außerordentlich schwer sein. Bei einem Fall blieb der Schmerz in der rechten Brustseite nach einem rechtsseitigen Lungeninfarkt acht Stunden lang bestehen und eine Woche später hatte derselbe Kranke nach einem linksseitigen Lungeninfarkt einen ähnlichen Schmerz in der linken Seite. Bei einer Serie von 100 Lungenembolien wurden in 32 Fällen Schmerzen angegeben. In einem anderen Bericht wurden in 50 Prozent der Fälle Brust- oder Rückenschmerzen erwähnt. Dieser Schmerz kann ohne irgendwelche elektrokardiographischen Veränderungen einhergehen; er ist zumindest bei manchen Kranken auf einen ähnlichen Mechanismus zurückzuführen wie jener, welcher bei einer Druckerhöhung im kleinen Kreislauf auftritt (siehe Cor pulmonale).

2. Manchmal kehren anginöse Schmerzen während der ersten 24 Stunden in kurzen oder langen Intervallen wieder. Der bereits bekannte Schmerz dauert oft nur wenige Minuten an und kann in die Ulnarseite des linken oder rechten Armes ausstrahlen. Nitroglyzerin bringt prompte Erleichterung.

3. Einige Stunden oder Tage nach einer Lungenembolie kann ein Schmerz in der rechten oder linken Brustseite auftreten, der durch tiefes Atmen stärker wird. Dieser Schmerz ist für eine Pleuritis charakteristisch, welche Diagnose durch das Erscheinen eines Reibegeräusches über dem betroffenen Gebiet gesichert wird.

4. Der Schmerz kann zur Schulter, in den Hals, in das Abdomen oder in die Lumbalgegend fortgeleitet werden und hält gewöhnlich tagelang an. Die Häufigkeit dieser Schmerzform und ihrer Mißdeutung ist erwähnenswert. Vermut-

lich ist dieser Schmerz auf eine Pleuritis diaphragmatica zurückzuführen. Infolge des häufigen Vorkommens von Infarkten an der rechten oder linken Lungenbasis ist eine Reizung der diaphragmatischen Pleura nicht selten. Da das Zentrum eines jeden Zwerchfellschenkels von dem von den Halssegmenten ausgehenden Phrenikusnerven innerviert wird, führt die Reizung der Zwerchfellkuppel zu Schmerzen, welche in die Halsregion ausstrahlen. Eine experimentelle Reizung des zentralen Zwerchfellteiles verursacht entsprechend dem dritten und vierten Halssegment in den Hals und in die Schulter ausstrahlende Schmerzen. Diese Kranken werden häufig wegen Arthritis behandelt. Nach gynäkologischen Operationen wird der Schmerz gern fälschlich auf den Druck der Schulterkissen während der Trendelenburgschen Lagerung zurückgeführt. Da der kostale oder marginale Zwerchfellanteil afferente Fasern von den letzten sechs Brustnerven erhält, ruft die Reizung dieses Anteiles Schmerzen hervor, welche in der unteren Thoraxpartie, im Oberbauch oder in der Lendengegend zu entstehen scheinen.

Deshalb werden Lungeninfarkte manchmal für eine akute Appendizitis oder Cholezystitis gehalten, was nach wiederholter persönlicher Erfahrung zu unnötigen Laparotomien Anlaß geben kann. Da ein starker Reiz eine Abwehrspannung der Muskulatur, eine Druckempfindlichkeit und Hyperästhesie der zugehörigen Segmente zur Folge hat, ist die Gefahr einer Fehldiagnose groß.

Es gibt auch eine Schmerzausstrahlung in andere Segmente und sogar auf die entgegengesetzte Seite. Wenn bei einer Lungenembolie autonome Reize ausstrahlen, kann es zu reflektorischen Darmspasmen und sogar zu einem paralytischen Ileus kommen (S. 101). Manchmal empfindet der Kranke, wenn eine Perikarditis hinzukommt, den Schmerz in der Präkordialgegend (S. 84).

Hämoptoe. Die diagnostische Bedeutung einer Hämoptoe wird bei der Lungenembolie überschätzt, da sie tatsächlich nur in einer geringen Zahl von Fällen vorkommt. Blutiges Sputum gibt es nur, wenn sich ein hämorrhagischer Infarkt ausbildet, es ist auch in Fällen selten, bei welchen autoptisch mehrere alte und frische hämorrhagische Infarkte nachgewiesen werden können. Eine Hämoptoe erleichtert die Diagnose ohne Zweifel. Manchmal sieht man nur bei genauer Betrachtung des Sputums feine Blutfäden, in anderen Fällen ist der Auswurf deutlich rot und fadenziehend. Er ist niemals schaumig wie beim Lungenödem; gewöhnlich ist er sehr zäh und haftet fest an den Wänden der Spuckschale. Manchmal treten schwere Hämoptysen auf.

Das Vorkommen blutigen Sputums bei Herzkranken ist kein Beweis für das Bestehen eines Lungeninfarktes. Wenn man die gewöhnlichen Ursachen für eine Hämoptoe bei Nicht-Herzkranken ausschließen kann und ein Aortenaneurysma nicht in Frage kommt, so liegt die Ursache möglicherweise in einer Lungenstauung. Hämoptysen infolge Lungenstauung sind keineswegs selten und Kranke mit Mitralstenosen werden manchmal fälschlicherweise zur Behandlung ihrer tatsächlich nicht bestehenden Lungentuberkulose in ein Sanatorium gewiesen. Der Hämoptoe gehen bei diesen Kranken manchmal Prodromalsymptome, wie Schmerzen oder Herzklopfen, voraus. Diese Gruppe von Patienten mit Mitralstenose klagt oft nur über eine gewisse Dyspnoe, hat aber sonst keine Beschwerden; ihre Lungenstauung reicht aus, um eine Hämoptyse durch Diapedesisblutung hervorzurufen. Bei alten Mitralstenosen sind Hämoptysen auch im Falle ausgesprochener Lungenstauung selten, da die fibrösen Veränderungen an den Gefäßen und Alveolarwänden die Kapillaren von den Alveolen abdrängen. Bei manchen Patienten kommt eine richtige Kapillarruptur (Kapillarorhexis) vor. Gelegentlich kann eine Hämoptyse wochenlang anhalten. Manchmal werden große Blutmengen expektoriert, nach Berichten bis zu 500 ccm an einem Tag.

Auch bei der Koronarthrombose (S. 329) und bei paroxysmalen Tachykardien gibt es Hämoptysen (S. 527).

Andere Symptome. Kranke mit Lungeninfarkt haben oft großeAngst. Nicht selten ist der Körper mit kaltem Schweiß bedeckt. Gsell berichtete in einem Prozent seiner Fälle über Schüttelfröste. Gelegentlich kommen Bewußtseinstrübungen und aufeinanderfolgende Ohnmachten vor, was auf den Blutdruckabfall zurückzuführen ist.

Hie und da konnten wir Schmerzen beim Schlucken beobachten. Der Schmerz wurde in die Interskapularregion lokalisiert und trat auf, wenn ein Bissen den Hiatus oesophageus passierte. Sind die Schmerzen stark, so führen sie zu Schwierigkeiten bei der Nahrungsaufnahme. In den meisten Fällen scheint wohl eine Pleuritis diaphragmatica die Ursache zu sein. Ein ähnlicher Mechanismus kann zu andauerndem und erschöpfendem Singultus führen.

Klinische Befunde

Die am meisten beständigen und demgemäß wichtigsten Zeichen sind die Erhöhung der Temperatur und der Pulsfrequenz. Früher sah man beide Zeichen als Beweis für das Vorliegen einer Venenthrombose an, man nannte sie die Mahler und Mischaelisschen Zeichen. Eine einfache Thrombose ohne Thrombophlebitis führt jedoch nicht zu Fieber und Tachykardie.

Jeder ungeklärte Anstieg von Temperatur und Pulsfrequenz muß bei Herzkranken (oder nach Operationen) den Verdacht auf eine Lungenembolie erwecken. Die Pulsfrequenz kann beträchtlich ansteigen, man kann bei Lungenembolien Tachykardien von 160 Schlägen in der Minute finden. Das Fieber geht, wie viele andere Symptome, in vier bis fünf Tagen allmählich zurück; beim neuerlichen Anstieg der Temperatur ist an eine Komplikation oder an eine neue Embolie zu denken.

Es kann eine sehr deutliche Zyanose vorhanden sein, oft fehlt sie jedoch trotz starker Dyspnoe.

Ein häufiger Befund ist Gelbsucht. Wie früher erwähnt, ist sie bei Herzkranken oft durch die Kombination von Hämolyse und Leberschädigung bedingt. Die Farbe ist eher dunkel und kann wochenlang bestehen bleiben. Eine ähnliche Gelbsucht findet man gelegentlich bei Patientinnen mit einer rupturierten ektopischen Schwangerschaft infolge einer Leberschädigung nach höhergradiger Anämie.

Lange Zeit hielt man den hämorrhagischen Infarkt für eine Bildungsstätte von extrahepatischem Gallepigment. In manchen Fällen von Lungeninfarkt mit Gelbsucht erreicht der Reststickstoff einen Wert von mehr als 60 mg Prozent zugleich mit einem hohen Serumbilirubinwert.

Ist der Infarkt groß, so kann die Untersuchung der Lungen über einem umschriebenen Gebiet eine Dämpfung von wechselnder Intensität und klingende Rasselgeräusche ergeben. Da sich die Embolie am häufigsten im rechten Unterlappen findet, sollte dieser besonders sorgfältig untersucht werden. Anderseits kann die Untersuchung trotz Embolie und Infarkt einen normalen Befund ergeben; oft liegt der betroffene Bezirk von der Thoraxwand zu weit ab, um physikalisch nachweisbar zu werden. Findet man physikalische Zeichen, so müssen sie nicht unbedingt auf den Infarkt selbst, sondern können auf einen komplizierenden Prozeß, wie zum Beispiel eine Infarktpneumonie, zurückgeführt werden.

Oft kommt es, und zwar hauptsächlich rechts, zu einer Ergußbildung in der Pleura. Sie tritt in etwa 40 bis 50 Prozent der Fälle von Lungenembolie auf. Unter 100 Pleuraergüssen nach Lungeninfarkt fanden sich 51 rechts, 28 links und

21 doppelseitig. Die Flüssigkeit kann Exsudatcharakter aufweisen und ist häufig hämorrhagisch. Oft ist nur pleurales Reiben hörbar und es kommt nicht zur Ergußbildung.

Eine Untersuchung des Herzens ergibt die bereits oben erwähnte Tachykardie. Eine Herzvergrößerung ist selten, wenn sie nicht schon vor dem Infarkt bestanden hat. Hat eine frühere Erkrankung zu einer Herzvergrößerung geführt, so kann sich nach einem Infarkt sehr rasch rechts vom Sternum eine Dämpfung als Folge einer Dilatation des rechten Vorhofs ausbilden. Der zweite Pulmonalton kann akzentuiert sein, und über der Pulmonalis kann man einige Stunden lang ein systolisches Geräusch hören; dieses Geräusch wird manchmal nach Litten benannt, obwohl es bereits Laennec erwähnt hat. Nicht selten ist ein Galopprhythmus vorhanden. Die bei einer kleinen Zahl von Fällen auftretende Perikarditis geht offenbar auf eine Fortleitung per continuitatem zurück, der Vorgang ist gerade umgekehrt wie bei der linksseitigen Pleuritis, welche sich nach einer Perikarditis bei Myokardinfarkt entwickelt. Das perikardiale Reiben kann tagelang bestehen bleiben. Die Bildung eines Perikardergusses konnten wir nicht beobachten. Gelegentlich ist entlang dem linken Herzrand pleuroperikardiales Reiben hörbar.

Der Blutdruck kann bis zu Schockwerten absinken. Gelegentlich tritt Vorhofflimmern auf.

Laboratoriumsbefunde. Im Durchschnitt findet man eine Leukozytose von 10 000 bis 15 000, die Werte können aber viel höher sein und bei einer Infarktpneumonie 45 000 erreichen, wobei es sich hauptsächlich um eine Vermehrung der polymorphkernigen Zellen handelt. Die Blutkörperchensenkungsgeschwindigkeit steigt an und erfährt beim Hinzutreten einer Lungenkomplikation eine weitere Beschleunigung. Die Röntgenuntersuchung vermag die Diagnose eines Lungeninfarktes zu stützen. Den typischen keilförmigen Schatten, dessen Spitze am Hilus und dessen breite Basis an der Pleura liegt, findet man nicht sehr häufig. Öfter ist der Schatten rund, da die Form von seiner Lage und Projektion auf dem Thoraxfilm bestimmt wird. Macht man Aufnahmen in verschiedenen Richtungen, so kann man eventuelle weitere Infarkte erkennen. Der Infarktschatten bleibt etwa zwei bis drei Monate bestehen. Sind in derselben Lunge mehrere Infarkte vorhanden oder besteht eine massive Embolie, so kann das röntgenologische Bild dem eines Bronchuskarzinoms ähnlich sein. Diese Schatten können Monate lang ohne jede Änderung bestehen bleiben. Eine genaue Untersuchung vermag auch bei Embolien ohne nachfolgende Infarkte röntgenologische Lungenveränderungen aufzudecken, infolge der Ischämie des von der verschlossenen Arterie versorgten Lungenabschnittes ist der betreffende Lungenteil heller und zeigt eine weniger ausgeprägte Gefäßzeichnung. Solche Gebiete sieht man bei Kranken mit Infarktschatten häufig.

Das Elektrokardiogramm ist in etwa 10 bis 15 Prozent der Fälle pathologisch. Die Veränderungen betreffen die QRS-Komplexe und die T-Zacken. In Ableitung I tritt eine S-Zacke auf und in Ableitung III kann man eine Q-Zacke finden. In Ableitung I und II ist eine Senkung der ST-Strecke besonders bemerkenswert. Die T-Zacken sind in Ableitung II und besonders in Ableitung III wie auch in den Ableitungsstellen 2 und 3 der Brustwandableitungen negativ.

Abb. 12 stammt von einem 27 Jahre alten Patienten mit Lungenembolie, welche autoptisch bestätigt wurde. In Ableitung I sind die Tachykardie mit kleinen S-Zacken und in Ableitung III Q-Zacken deutlich sichtbar. Die ST-Strecke ist in Ableitung I gesenkt und in Ableitung III besteht eine negative T-Zacke. Der Patient hatte einen Galopprhythmus und einen Blutdruck von 80/55 mm Hg. Weder klinisch noch röntgenologisch oder autoptisch waren Zeichen einer

Dilatation des rechten Herzens nachzuweisen. In beiden Lungen fanden sich zahlreiche kleine Embolien.

Eine tiefe Q-Zacke und negative T-Zacke in Ableitung III können das Bild eines Infarktes der Hinterwand des linken Ventrikels vortäuschen, insbesondere aber dann, wenn die ST-Strecke über der isoelektrischen Linie abgeht. Die Unterscheidung zwischen den durch eine Lungenembolie hervorgerufenen Veränderungen und jenen, welche auf einen Infarkt des unteren Hinterwandabschnittes zurückzuführen sind, ist nicht immer leicht. Bei der Lungenembolie ist das Fehlen von charakteristischen Veränderungen in aVF und die Negativität der T-Zacken in den Ableitungsstellen 2 und 3 der Brustwandableitungen behilflich. Beim Infarkt des zwerchfellnahen Hinterwandabschnittes sind die T-Zacken nicht

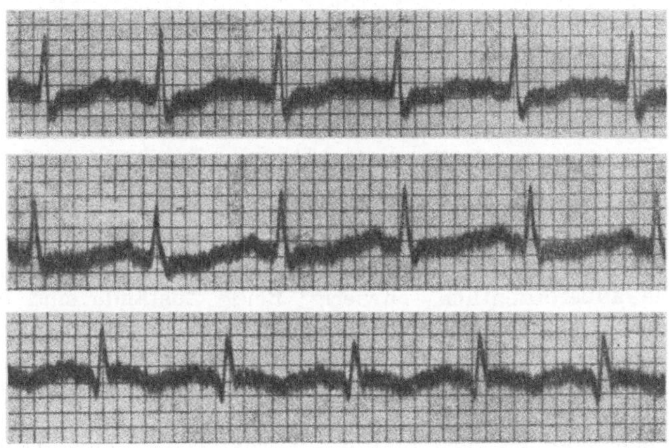

Abb. 12. Typisches Elektrokardiogramm bei einem Patienten mit Lungenembolie.

negativ, sondern in diesen Ableitungen oft sogar höher. Die oben erwähnten charakteristischen Merkmale sind nicht immer nachweisbar, manchmal ist die Veränderung auf eine abnorme T-Zacke in einer der Hauptableitungen beschränkt. Wir konnten Kurven beobachten, auf welchen die QRS-Komplexe allein die erwähnte Änderung zeigten, während die ST-Strecken und T-Zacken normal blieben. Die Veränderungen bleiben gewöhnlich mehrere Tage bestehen, bei einem unserer Patienten hielten sie drei Wochen an. Ein kleiner Lungenembolus ist beim Versuchstier imstande, elektrokardiographische Veränderungen hervorzurufen. Diese können ohne klinische Zeichen von Lungenembolie vorhanden sein. Es gibt keine Parallelität zwischen dem Ausmaß der elektrokardiographischen Veränderungen und der Schwere der Symptome.

Komplikationen

Wenn der Kranke den initialen Schock übersteht, so geht die Erholung gewöhnlich rasch vor sich und die Gefahr ist in wenigen Tagen vorüber. Treten jedoch bestimmte Komplikationen ein, so ist die Prognose unsicher.

Eine ernste Komplikation ist die Infarktpneumonie. Zusätzlich zu der bei allen Lungeninfarkten auftretenden reaktiven Entzündung der Umgebung des infarzierten Gebietes finden sich pneumonische Infiltrate. Die Temperatur steigt plötzlich an und es sind die kritischen Zeichen einer Pneumonie nachweisbar. Gelegentlich kommt es, besonders bei geschwächten Kranken, zur Infektion des infarzierten oder nekrotischen Gebietes mit Eiter- oder Fäulnisbakterien, mit anschließender Ausbildung eines Lungenabzesses oder einer -gangrän. Auch als Folge einer aseptischen Nekrose kann sich ein Abszess oder ein Empyem entwickeln.

Übersteht der Kranke die Embolie eines großen Astes der Pulmonalarterie, so ist eine teilweise Rekanalisation möglich. Die daraus folgende Stenose der Arterie kann zur Bildung einer sekundären Thrombose Anlaß geben.

Die bei Herzkranken infolge der Embolie dem rechten Herzen aufgebürdete Belastung kann zu einer Rechtsinsuffizienz und zu einer starken Leberschwellung führen. Die Herzinsuffizienz kann therapieresistent sein. Nicht selten treten im Verlauf einer langen Zeitperiode immer wieder neue Embolien auf, welche die Ursache einer fortschreitenden Rechtsinsuffizienz mit einer beträchtlichen Zyanose und Dyspnoe sind. Dieses klinische Syndrom, welches zu einer beträchtlichen Dilatation des rechten Herzens führen kann, ist unter dem Namen ,,subakutes Cor pulmonale'' bekannt. In seltenen Fällen konnte dabei eine symmetrische, periphere Gangrän beobachtet werden.

Differentialdiagnose

Die meisten Möglichkeiten, mit welchen Lungenembolie und Lungeninfarkt gewöhnlich verwechselt werden, wurden in den vorhergehenden Abschnitten besprochen. Manchmal ist die Unterscheidung zwischen Koronarthrombose und Lungenembolie außerordentlich schwierig. Beide Zustände sind mit heftigen, langanhaltenden Schmerzen hinter dem Brustbein verbunden, bei beiden kommt es zu Blutdruckabfall, Fieber, Leukozytose, Dyspnoe, Tachykardie, Erscheinungen von seiten der Lunge, Senkungsbeschleunigung und zu elektrokardiographischen Veränderungen. Auch eine Hämoptyse kann bei beiden Zuständen auftreten. In manchen Fällen kann man das Vorhandensein eines Lungeninfarktes sichern, in anderen zeigt das Elektrokardiogramm unzweideutig die Zeichen einer Koronarthrombose, in vielen Fällen aber kann man das Richtige nur vermuten, aber nicht beweisen. Hie und da ist die Unterscheidung unmöglich (S. 336).

Die Ähnlichkeit der Symptomatologie mit akuten abdominellen Erkrankungen, wie Appendizitis oder Cholezystitis, wurde früher erwähnt. Auch die Pneumonie kann ein abdominelles Syndrom verursachen, wobei der Auslösungsmechanismus wahrscheinlich ähnlich ist (S. 101).

Man kann eine Lungenembolie als Ursache für das Auftreten einer Bronchopneumonie übersehen, die Unterscheidung zwischen diesen Zuständen ist oft schwierig. Oft wird fälschlicherweise eine Viruspneumonie, eine hypostatische Pneumonie, ein Bronchuskarzinom oder eine Atelektase diagnostiziert. Ebenso wird manchmal eine einfache Pleuritis diagnostiziert und der auslösende Infarkt bleibt unerkannt.

Pathologische Physiologie

Die Embolie des Hauptstammes oder eines größeren Astes der Pulmonalarterie kann den fast sofortigen Tod zur Folge haben. In anderen Fällen tritt nach plötzlichem Einsetzen von schwerer Dyspnoe, Angstgefühl und Schmerzen Bewußtlosigkeit auf, der Tod tritt kurze Zeit nachher ein. Es gibt jedoch Patienten, welche die Embolie eines Hauptastes der Pulmonalarterie überstehen. Die Einschränkung des Lungenkreislaufes auf weniger als 50 Prozent führt nicht unbedingt zu Druckänderungen im großen oder kleinen Kreislauf, die Ligatur eines größeren Lungenarterienastes während einer intrathorakalen Operation hat gewöhnlich keine schwere Folgen. Anderseits können sehr kleine Embolien in der Lungenperipherie tödlich enden oder sehr schwere Erscheinungen auslösen. Zum Beispiel erwähnt Sauerbruch einen 32 Jahre alten Patienten, der nach einer Hernienoperation plötzlich starb. Bei der Obduktion fand man nur einen kleinen Embolus von 3 mm Durchmesser in einer kleinen Arterie, 4 cm von der Lungenoberfläche entfernt. Unter 35 Todesfällen infolge von Lungenembolie war der Embolus in sieben Fällen klein.

Diese Beobachtungen allein deuten an, daß der mechanische Verschluß des Lungengefäßes nicht der einzige Grund für die schweren Folgezustände einer Lungenembolie sein kann.

Um die schweren Störungen im Anschluß an die Embolie einer kleinen Lungenarterie zu erklären, nahm man wiederholt Zuflucht zum nervös (vagal) ausgelösten Herzstillstand und zum Schock. Man hat auch vagale Reflexe angeschuldigt. Ein Schock ist jedoch oft trotz anderen schweren Symptomen nicht vorhanden und die Theorie der vagalen Herzhemmung ist schwer zu verstehen, da gewöhnlich eine Tachykardie vorherrscht; überdies gibt es keinen direkten Einfluß des Vagus auf den Säugetierventrikel.

Erfahrungen aus der jüngsten Zeit lassen vermuten, daß gewisse Reflexmechanismen bei der Entstehung von Kreislaufstörungen bei Lungenembolie eine größere Rolle spielen. Diese Reflexe kann man in drei Gruppen einteilen: 1. intrapulmonale; 2. solche von den Lungengefäßen zum großen Kreislauf; 3. pulmokardiale (pulmokoronare) Reflexe.

Intrapulmonale Reflexe. Viele experimentelle, pathologische und klinische Beobachtungen zeigen, welche Mehrbelastung auf dem rechten Ventrikel beim Lungeninfarkt lastet. Die Erweiterung des rechten Ventrikels und der Pulmonalarterie, die Verstärkung des zweiten Pulmonaltones sowie das systolische Geräusch über dem Pulmonalisgebiet sprechen für die erhöhte Beanspruchung des rechten Ventrikels. Die Dilatation konnte bei Versuchstieren und beim Menschen beobachtet werden. Wie bei einer Dilatation infolge vermehrter Belastung zu erwarten, ist hauptsächlich die Ausflußbahn betroffen. Dieser plötzliche Anstieg des intrapulmonalen Druckes führt zur Entwicklung eines „akuten Cor pulmonale". Eine „massive" Lungenembolie vermag sicher derartige Änderungen auszulösen, obwohl die beträchtliche Einschränkung des Lungenkreislaufes nach Ligatur des rechten oder linken Hauptastes der Pulmonalarterie oder auch die Verlegung zahlreicher kleinerer Äste durch Embolien nicht unbedingt zu einer Änderung führen muß. Der intrapulmonale Blutdruck kann auch bei Embolien kleiner peripherer Lungenarterienäste ansteigen.

Die Bedeutung dieser Reflexe für den Druckanstieg bei kleinen peripheren Embolien wird leichter verständlich, wenn man an die Situation nach Verschluß einer peripheren Arterie, zum Beispiel einer Beinarterie, durch einen Embolus denkt.

In einem solchen Fall sind ziemlich stürmische Erscheinungen die Regel. Das Bein kann blutleer, kalt, blaß und unbeweglich sein; die Reflexe verschwinden und auch die Sensibilität ist schwer gestört. Der Zustand gleicht dem beim Verschluß der Femoralarterie. Nach einiger Zeit, während welcher Papaverin und andere Gefäßerweiterungsmittel angewendet wurden, kann eine rasche Besserung eintreten. Selbstverständlich wird der Embolus durch die Medikamente nicht entfernt; im Nachlassen des Gefäßspasmus liegt eher eine mögliche Gefahr, weil dadurch der Embolus weiter peripherwärts geschwemmt werden könnte, wo dann der Kollateralkreislauf ungenügend ist. Die Annahme ist mehr überzeugend, daß der Verschluß einer kleinen peripheren Arterie, die vielleicht so dünn wie ein Muskelast der Arteria interossea ist, eine reflektorische Verengung der benachbarten Gefäße teilweise über Axonreflexe verursachen könnte; dieser Spasmus wäre imstande, das alarmierende Syndrom auszulösen, welches nach Anwendung von gefäßerweiternden Mitteln sofort verschwindet. Das Auftreten einer reflektorischen Gefäßverengung nach Reizung peripherer Arterien und Venen ist gesichert (S. 389).

Es ist denkbar, daß ein ähnlicher reflektorischer Spasmus bei der Lungenembolie auftritt, wodurch der Druck im kleinen Kreislauf ansteigen kann. Die reiche Innervation der Lunge und das Bestehen adrenergischer gefäßverengender Fasern in ihr könnte solche Reflexe erklären.

Reflexe von der Lunge zum großen Kreislauf. Ein Druckanstieg im kleinen Kreislauf führt zu reflektorischer Bradykardie und zu einem Druckabfall im großen Kreislauf. Dieser Reflex wird von den Rezeptoren in den Lungenarterien ausgelöst, er tritt nicht mehr auf, wenn die Lungennerven durchschnitten sind.

Man hat diesem Reflex eine Schutzfunktion zugeschrieben, da er eine Überdehnung der Gefäße im kleinen Kreislauf auf dem Weg über eine Erweiterung der Gefäße im großen Kreislauf verhütet. Es wurde darauf hingewiesen, daß die anfängliche Bradykardie bei gewissen Fällen von Lungenembolie sowie das schockähnliche Syndrom mit starkem Blutdruckabfall auf diesem reflektorischen Mechanismus beruhen könnte.

Reflexe von der Lunge zu den Koronararterien. Die Beobachtung von Patienten mit Lungenembolie, welche deutliche Veränderungen des Elektrokardiogramms, aber während des Lebens und postmortal keine Dilatation des rechten Herzens und keine Zeichen eines organischen Herzleidens aufwiesen, führte zu folgender Annahme. Ein vom Sitz des Embolus im Lungenarterienast oder vom infarzierten Gebiet ausgehender pulmokoronarer Reflex führt zu einer Verengung der Koronararterien und zu anginösen Schmerzen, elektrokardiographischen Veränderungen und kann sogar den Tod zur Folge haben. Ein eigentlicher Koronararterienkrampf muß natürlich nicht vorhanden sein. Bei solchen Patienten setzt die bestehende Tachykardie und die vermehrte Belastung des rechten Ventrikels eine vermehrte Blutzufuhr zum Herzen voraus. Wenn diese nicht eintritt, kommt es zu einer Anoxie des Myokards, besonders der sehr empfindlichen Gebiete um die subendokardialen Papillarmuskeln. Diese Hypothese wurde von verschiedenen Autoren übernommen und von anderen abgelehnt. Das Bestehen von Reflexen von der Lunge und von anderen Teilen des Atmungstraktes zum Herzen kann jedoch nicht geleugnet werden, auf S. 100 werden dafür viele Beispiele gebracht. Das Bestehenbleiben der Veränderungen nach Durchschneidung der Vagi ist kein Beweis gegen die Wirksamkeit autonomer Reflexe, da es sich dabei höchstwahrscheinlich um Axonreflexe handelt. Gegen die Annahme, daß alle Befunde bei der Lungenembolie ausschließlich durch den erhöhten Druck im kleinen Kreislauf erklärbar sind und für die eben dargelegte Theorie sprechen, seien folgende Tatsachen angeführt:

1. Todesfälle infolge einer Lungenembolie treten bei sonst gesunden Menschen mit Galopprhythmus und ähnlichen Symptomen auf, wobei Zeichen für einen erhöhten Druck im kleinen Kreislauf oder für eine Überlastung des rechten Ventrikels während des Lebens fehlen und auch autoptisch nicht nachgewiesen werden können.

2. Die Anfälle von Angina pectoris, besonders jene, welche auf Nitroglyzerin ansprechen, werden am besten durch eine Ischämie des Myokards erklärt.

3. Das Elektrokardiogramm zeigt bei Lungenembolien keine Veränderungen, welche man bei Überlastung des rechten Ventrikels erwarten würde; vielmehr handelt es sich um Änderungen, wie man sie bei Myokardschäden, besonders bei der Ischämie gewisser Teile des Myokards, sieht.

4. Die elektrokardiographischen Veränderungen bei der Lungenembolie können experimentell durch eine Erhöhung des Druckes im kleinen Kreislauf, zum Beispiel durch Abklemmung der Pulmonalarterie, nicht erzeugt werden.

5. Gelegentlich halten die elektrokardiographischen Veränderungen wochenlang an. Die Druckerhöhung in den Lungenarterien dauert nur wenige Stunden und das systolische Geräusch über der Gegend der Pulmonalklappen ist ebenfalls nur vorübergehend nachweisbar.

6. Die elektrokardiographischen Veränderungen zeigen oft kein typisches Bild, während sie bei Überlastung des rechten oder linken Ventrikels charakteristische Kurven ergeben.

7. Eine akute Herzüberlastung beim Pneumothorax, bei langdauerndem Bronchialasthma und dergleichen führt nicht zu diesen Veränderungen im Elektrokardiogramm.

8. Gelegentlich findet man bei diesen Patienten Elektrokardiogramme, welche jenen bei Hinterwandmyokardinfarkt sehr ähnlich sind.

9. Das Vorhandensein von Nekrosen im Myokard, besonders des rechten Ventrikels, bei Patienten ohne organische Koronarveränderungen, welche an einer unbedeutenden Lungenembolie gestorben sind, erweckt den Eindruck einer Störung der Koronardurchblutung. Überdies weisen diese nekrotischen Bezirke Form- und Lageeigentümlichkeiten auf, welche man immer dann findet, wenn das Myokard unter anoxämischen Bedingungen arbeitet.

10. Das Vorkommen von paralytischem Ileus oder gastrointestinalen Erscheinungen bei der Lungenembolie spricht ebenfalls für die Ausstrahlung autonomer Reflexe.

Es ist schwierig zu entscheiden, ob die Verminderung der Koronardurchblutung allein oder die stärkere Belastung des rechten Herzens mit erhöhtem, aber unerfülltem Sauerstoffbedarf verantwortlich ist. Die zweite Möglichkeit ist wahrscheinlicher. Die experimentelle Untersuchung dieses Problems ist mit Schwierigkeiten verbunden, da die Reflexe nicht bei jedem Individuum aktiv sind, wie auf S. 101 gezeigt werden soll.

Vor der Besprechung der Behandlung der Lungenembolie erscheint eine kurze Schilderung des diese am häufigsten auslösenden Prozesses, der Venenthrombose, wichtig, wenigstens insoweit Herzkranke betroffen sind. Das Thema wird später im Kapitel über die peripheren Gefäßerkrankungen noch einmal erörtert werden (S. 584).

Venenthrombose und Lungenembolie

Eine Lungenembolie wird gewöhnlich durch Beckenvenenthromben oder von Thromben in den unteren Extremitäten verursacht. Vorhofthromben, welche man früher für sehr bedeutungsvoll hielt, sind selten für eine Lungenembolie verantwortlich.

Bei einer der ersten systematischen Untersuchungen über die Häufigkeit der Venenthrombose fand man eine solche in 27.1 Prozent von 324 aufeinanderfolgenden Obduktionen eines allgemeinen Krankenhauses in den Wadenvenen, d. h. in jedem 4. Fall! In vielen Fällen sind auch die Femoralvenen betroffen. In einer anderen Arbeit wurden die kleinen Fußvenen ebenfalls untersucht, wobei man unter 165 nicht ausgewählten Fällen in 60 Prozent eine Venenthrombose fand. In 52 Fällen war die Thrombose doppelseitig. Eine Thrombose der Plantarvenen betrifft gewöhnlich die Gefäße beider Füße, sie ist oft die erste

Lokalisation; die Thrombose der Wadenvenen tritt erst sekundär auf. Diese Thrombose ist bei Kranken mit Plattfüßen häufiger. Unter 100 Patienten mit Venenthrombosen der unteren Extremitäten waren die Wadenvenen in 87, die Plantarvenen in 71 und die Oberschenkelvenen in 22 Fällen betroffen. In 11.8 Prozent kam es zu einer Lungenembolie. Welch fand bei jeder dritten Thrombose der Beinvenen eine Lungenembolie und bei jedem 25. Fall eine tödliche Embolie. Bei einer anderen Untersuchung wurde eine Thrombose der Beinvenen in 52.7 Prozent von 351 Autopsien nachgewiesen. 79.7 Prozent in den Serien waren interne Fälle. Wenn man sowohl die Becken-, als auch die Extremitäten-venen untersuchen würde, so wäre die Zahl der Thrombosefälle noch größer. In einer statistischen Arbeit über 1665 postoperative Lungenembolien mit 135 Todesfällen konnte in 24.3 Prozent weder klinisch noch autoptisch eine Venen-thrombose nachgewiesen werden. Vermutlich hat sich dabei der ganze Thrombus abgelöst und ist zum Embolus geworden. Nicht selten ist die traumatische Thrombose, welche einige Stunden oder Tage nach einem leichten, stumpfen Trauma auftritt, wenn man z. B. im Dunkeln mit dem Bein an einen Stuhl stößt. Die Überlastungsthrombose setzt nach ungewöhnlichen Anstrengungen ein und kommt an den Armvenen häufig nach Rückwärtsrotation vor. Während des so-genannten ,,Blitzes'' konnte man in England oft die Entstehung von Venen-thrombosen beobachten, wenn die Menschen stundenlang in den Kellern auf allerlei Behelfen saßen (Bunkerbeine). Stundenlanges ruhiges Liegen mit ge-beugten Knien (und einem untergelegten Kissen)ist ebenfalls ein Anlaß, welcher die Gefahr eine Thrombosierung erhöht.

Demgemäß ist die Venenthrombose viel häufiger, als man früher annahm. Man kann sich vorstellen, daß das Bein bei länger dauernder Bettlägrigkeit durch sein Gewicht die dünnwandige Vene komprimiert und daß auf diese Weise eine Schädigung des Endothels entsteht, welche zur Thrombusbildung führt. Die klinische Diagnose ist schwierig und oft unmöglich, besonders, wenn es sich um eine blande Thrombose ohne wesentliche entzündliche Reaktion handelt (Thrombophlebitis). Während lokale Schmerzen, Fieber, Schüttelfröste, Rötung, Schwellung und Temperaturerhöhung des betroffenen Gebietes manche Fälle von Thrombophlebitis kennzeichnen, macht die gewöhnliche Thrombose oft keine lokalen Erscheinungen oder nur eine leichte Verdickung der Wade oder des Knöchels, welche nur bei sorgfältiger Messung erkennbar ist. Schmerzen in der Plantarregion sind nach unserer Meinung eines der frühesten Zeichen für eine beginnende Beinthrombose. Der Schmerz tritt an der medialen Kante der Fuß-sohle auf und wird mit dem Druck der thrombosierten Vene auf die Nerven erklärt. Gleichbedeutend ist eine Schmerzhaftigkeit der Gastroknemiusregion bei Dorsalflexion des Fußes.

Die Gefahr von seiten einer nichtinfizierten, latenten und unerkannten Thrombose ist größer als von seiten einer eindeutigen Thrombophlebitis, bei welcher der Thrombus fest an der Venenwand haftet.

Bei Herzkranken, welche oft an einer Stauung der peripheren Venen leiden und bei welchen die Gefäßendothelien schlecht ernährt sind, führt die häufig forcierte Bettruhe überaus oft zu einer Venenthrombose der unteren Extremitäten. Überdies können bei gehfähigen Herzkranken ohne Herzinsuffizienz und bei scheinbar gesunden Personen ,,spontane'' Venenthrombosen und Thrombosen nach unbedeutenden Verletzungen auftreten und unerkannt bleiben (S. 585).

Postoperativ können sich Thrombosen sehr frühzeitig entwickeln, und in weniger als 24 Stunden kann es zu einer Lungenembolie kommen. Die Venen-thrombose und noch mehr die tödliche Lungenembolie sind mit zunehmendem Alter immer mehr zu fürchten.

Bei der Verwendung von Salicylaten und von Chinidinsulfat sowie bei der Herzinsuffizienz mit Stauung (?) kann man eine Hypoprothrombinaemie finden. Die Blutgerinnung wird durch Digitalis, Penicillin, Aminophyllin, Cortison und ACTH, Angst und Sorgen gefördert.

Verhütung und Behandlung der peripheren Venenthrombose

Die Behandlung beginnt bereits mit Maßnahmen zur Verhütung der peripheren Venenthrombose. Um dies nach Operationen zu erreichen, wird möglichst frühzeitiges Aufstehen empfohlen. Dasselbe sollte bei Herzkranken befolgt werden. Deshalb wurde in der ersten Auflage dieses Buches (1935) der Rat gegeben, daß Herzkranke mit gewissen Ausnahmen, wie bei der Koronarthrombose, im Bett nicht allzu ruhig liegen sollten. Sogar für diese Kranken wurden Bewegungen der Beine vorgeschlagen (S. 345). Bei dekompensierten Herzkranken scheint die Einhaltung strenger Bettruhe fast unweigerlich zur Venenthrombose und zur Gefahr der Lungenembolie zu führen. Der Druck des Beingewichtes auf die Wadenvenen ist beim bettlägerigen Patienten imstande, eine Thrombose auszulösen. Wenn der Kranke bei einer gewöhnlichen Dekompensation die Erlaubnis erhält, aus einem Raum in den anderen zu gehen, ein Bad zu nehmen, sich auf einen Stuhl zu setzen, so ist kein Schaden zu befürchten. In vielen solchen Fällen wird das Auftreten einer tödlichen Lungenembolie durch die Nötigung zur Bettruhe nur beschleunigt. Deshalb wurde an unserer Abteilung während der letzten fünfzehn Jahre für diese Patientengruppe die absolute Bettruhe aufgehoben; die Erfolge dieser Maßnahme haben uns recht gegeben. In anderen Abhandlungen aus der letzten Zeit werden Gefahr und Bedeutung der absoluten Bettruhe betont.

Wenn völlige Bettruhe notwendig ist, sollte das untere Bettende so weit hochgestellt werden, daß dadurch der Blutrückfluß aus den Beinen und dem Becken zum Herzen genügend erleichtert wird. Die Zehen sollen häufig bewegt und aktive sowie passive Kniebeugungen sollen angeregt werden. Durch das Anlegen elastischer Binden werden die oberflächlichen Hautvenen komprimiert, wodurch die Blutströmung in den tiefen Venen, dem gewöhnlichen Sitz der Thrombose, beschleunigt wird.

Eine Beinmassage ist nach unserer Meinung zur Verhütung einer Thrombose gefährlich, da es schwierig oder sogar unmöglich ist, zu erkennen, ob bei Beginn der Massage nicht schon Venenthrombosen vorhanden sind. Die Anlegung komprimierender Verbände bei Patienten mit Varizen ist, wenn sich Bettruhe als notwendig erweist, empfehlenswert.

Seit der Einführung der Behandlung mit den Antikoagulantien wurde die Gefahr der Entstehung einer Lungenembolie im Anschluß an eine Venenthrombose oder Thrombophlebitis wesentlich geringer. Bei vorsichtiger Verwendung dieser Medikamente ist die Gefahr des Auftretens dieser ernsten Komplikation auf viel weniger als 1% der Fälle zusammengeschrumpft. Sicherlich muß man nun zusätzlich mit der neuen Gefahr einer Blutung rechnen. Man kann jedoch das Risiko auf sich nehmen, wenn man alle Regeln und Kontraindikationen beobachtet.

Heparin. Das Heparin ist ein Mukopolysacharid, welches mit der im Knorpel vorkommenden Chondroitinschwefelsäure verwandt ist. Es soll die Agglutinationsneigung der Blutplättchen vermindern und übt einen verlangsamenden Einfluß bei der Umwandlung des Prothrombins in das Thrombin aus, doch ist seine eigentliche Wirkungsweise unbekannt. Für den praktischen Gebrauch wird es aus Rinderlungen hergestellt. Im Körper kommt es in den Granulis der Mastzellen vor.

Die Standardisierung des Heparins ist in den verschiedenen Ländern nicht gleich. Ein Wert von 100 mg bedeutet daher nicht überall dasselbe. Bis jetzt war es nicht möglich, die chemische Formel des Heparins zu entdecken, weshalb bisher auch seine synthetische Herstellung nicht möglich ist.

Einer seiner größten Nachteile liegt in der Tatsache, daß es oral keinerlei Wirkung zeigt.

Überempfindlichkeitsreaktionen wurden seltener, seitdem die Präparate ärmer an fremden Eiweißstoffen sind. Sie kommen jedoch immer noch vor und Fieber ist ihr hervorstechendes Zeichen.

Der Heparineffekt wird durch die Bestimmung der Gerinnungszeit kontrolliert, welche scheinbar einfach ist (Methode nach Lee-White oder andere Methoden), in Wirklichkeit aber schwierig und ungenau ist; wenn man bei der Bestimmung nicht peinlichst genau vorgeht, erhält man sehr große Abweichungen.

Geschwüre im Magen-Darmtrakt, hämorrhagische Diathesen, Blutkrankheiten, schwere Hypertonien, hohes Alter, Leber-, Nieren- und Pankreasschäden sowie die subakute bakterielle Endocarditis stellen Kontraindikationen gegen seine Verwendung dar. Bei Thrombosen der Mesenterialgefäße ist seine Anwendung wegen einer großen Blutungsneigung nicht ratsam. Eine Blutung infolge eines Lungeninfarktes ist keine Kontraindikation.

Wenn die Diagnose einer Venenthrombose gestellt wird oder wenn Zeichen einer Thrombophlebitis oder einer Lungenembolie vorhanden sind, sollte das Heparin sofort angewendet werden.

Die Höhe der empfohlenen Dosen ist verschieden. Bei einer intravenösen Infusion gibt man auf 1.000 ccm physiologischer Kochsalzlösung oder 5%iger Dextroselösung 200 mg Heparin und richtet sich mit der in der Minute einfließenden Tropfenzahl nach dem Ergebnis der Gerinnungszeit. Bauer empfiehlt 150 mg intravenös und eine Wiederholung dieser Dosis 1 oder 2 mal am selben Tag sowie 4 Injektionen zu je 100 mg an den folgenden Tagen; geht die Temperatur bei einer Thrombophlebitis zurück, dann genügen täglich 2 Injektionen zu je 100 mg. Nach einer anderen weit verbreiteten Methode werden alle 4 bis 6 Stunden 50 mg intravenös oder 2mal täglich 150 bis 200 mg konzentriertes Heparin intramuskulär oder subkutan gegeben. Wendet man diese Methode an, dann kehrt die Gerinnungszeit zwischen den Konzentrationsspitzen, bis zur nächsten Injektion, zur Norm zurück; doch hat die klinische Erfahrung gezeigt, daß diese Spitzen ausreichen, um die Entstehung einer Thrombose sogar während der Stunden mit normaler Gerinnungszeit zu verhüten. Diese Spitzen erzeugen anscheinend keine Blutungsgefahr.

Wenn auch skandinavische Autoren der Meinung sind, daß die Bestimmung der Gerinnungszeit bei dieser Anwendungsweise des Heparins unnötig sei, so ist es doch sicherer, sie während der ersten ein oder zwei Tage zu kontrollieren, damit man die Dosis je nach der Reaktion des Patienten erhöhen oder vermindern kann.

Bei Venenthrombosen, Lungenembolien oder Thrombophlebitiden setzt man diese Behandlung 5 bis 10 Tage lang fort und gibt die letzten Injektionen, wenn der Kranke bereits außer Bett ist. Wegen des „Umschlagphänomens" ist es ratsam, das Medikament nicht abrupt abzusetzen, sondern die Dosen allmählich zu vermindern.

Um eine postoperative Thrombose und Embolie zu verhüten, gibt man das Heparin von 2. postoperativen Tag an alle 4 Stunden in der Dosis von 25 bis 50 mg intravenös, bis der Patient aufstehen kann.

Blutungen, wie z. B. eine Haematurie, ein Haemarthros, subkutane oder intramuskuläre Haematome oder ein Haemoperikard treten in etwa 2.2% der behandelten Fälle auf. Sind Zeichen einer Blutung vorhanden und wurde knapp vorher eine intramuskuläre oder intravenöse Heparininjektion gegeben, so soll man versuchen, deren Resorption mit Hilfe eines Eisbeutels zu verlangsamen. Die intravenöse Injektion von 50 bis 100 mg Protaminsulfat oder Toluidinblau (ein Azofarbstoff) in der Menge von 2 mg pro kg Körpergewicht bringt die Blutung rasch zum Stillstand. Das Protaminsulfat inaktiviert das Heparin Milligramm für Milligramm.

Dicumarol. Diese Substanz wurde in verdorbenem Süßklee entdeckt, sie ist die Ursache für gewisse Blutungsneigungen beim Vieh. Sie ist billig, was gegenüber dem Heparin ein großer Vorteil ist. Ein weiterer großer Vorteil liegt in der oralen Anwendbarkeit. Anderseits konnte bisher kein derartiges Präparat für parenterale Verwendung gefunden werden. Ein wesentlicher Nachteil liegt in der Notwendigkeit der täglichen Prothrombinzeitbestimmung.

Das Dicumarol hemmt die Prothrombinbildung in der Leber und verursacht so einen Prothrombinmangel. Die Prothrombinzeitbestimmung ist nicht einfach und erfordert peinlich genaue Arbeit sowie sorgfältige Auswahl des verwendeten Thromboplastins. Die Anwendung dieses Medikamentes ist daher nur erlaubt, wenn entsprechend geschultes und verantwortungsbewußtes Laboratoriumspersonal vorhanden ist; man kann die täglichen Dosen erst dann geben, wenn das Resultat der Bestimmung bekannt ist. Die gesamte Tagesdosis kann an Stelle von einzelnen Dosen auf einmal gegeben werden, da die Wirkung des Dicumarols erst nach einer Latenzperiode von 1 bis 3 Tagen beginnt. Dies ist natürlich ein großer Nachteil, weshalb es allgemein üblich ist, zunächst 1 bis 2 Tage lang auch Heparin zu injizieren, bis die Wirkung des gleichzeitig gegebenen Dicumarols einsetzt.

Ein anderer Nachteil der Dicumarolbehandlung ist die merkwürdige, gelegentlich ganz plötzlich und unvorhersehbar einsetzende Änderung der Prothrombinzeit. Eiweißzufuhr beeinflußt dieses Ereignis scheinbar, und die Werte sollen im allgemeinen stabiler bleiben, wenn der Kranke täglich 3 bis 4 Glas Milch trinkt. Die Resorption des Dicumarols erfolgt unregelmäßig, sie ist bei Obstipation erhöht und bei Durchfällen vermindert. Man soll nicht gleichzeitig Aspirin verordnen, da die Salizylate eine ähnliche Wirkung wie das Dicumarol haben. Auch Alkohol soll man während der Dicumarolbehandlung meiden. Die hypoprothrombinaemische Wirkung einer kleinen Dicumaroldosis ist beim Vorhandensein einer Herzinsuffizienz mit Stauung wesentlich stärker.

Die Kontraindikationen sind ähnlich wie beim Heparin: Zunächst offene Wunden, Geschwüre, sogar eine ulzeröse Kolitis und Divertikulitis, Blutkrankheiten, hohes Alter, beträchtliche Hypertonien, Leberkrankheiten, Nierenkrankheiten mit einer Störung der Nierenfunktion, Diabetes, Hyperthyreosen, essentielle Hypothrombinaemien, schlechte Ernährung, die subakute bakterielle Endokarditis.

Harn und Stuhl müssen überwacht werden, das Harnsediment sollte täglich bezüglich einer eventuellen Zunahme der Erythrozytenzahl untersucht werden. Blutungen können von ganz verschiedenen Stellen ausgehen, aus der Nase, aus dem Rektum, aus den Nieren, aus dem Mund, in den Augen und besonders häufig retroperitoneal. Diese letztgenannte Komplikation ist die Ursache eines ziemlich typischen klinischen Bildes, welches nach unserer Erfahrung oft mißdeutet wird. Die Blutung hinter das Peritoneum mit der Ansammlung großer Blutmengen in diesem Gebiet kann infolge des akuten Blutverlustes oder der starken Schmerzen und abnormer Reflexe zu einem plötzlichen Schock führen. Bei Blutungen im rechten Unterbauch haben wir unter der Annahme einer Appendicitis, und bei der Lokalisation in der linken Bauchseite unter der Annahme einer Divertikulitis die Vornahme chirurgischer Eingriffe erlebt. Manchmal führt die Blutung zu einer Harnverhaltung. In den Ausnahmsfällen, in welchen die Kranken ein solches Ereignis überleben, zeigen der Unterbauch und die Oberschenkel als Folge des Blutergusses eine ausgedehnte bläuliche Verfärbung.

Scheinbar kommt es infolge einer retroperitonealen Blutung dann am ehesten zu einem letalen Ausgang, wenn bei Kranken mit einer Venenthrombose oder einer peripheren arteriellen Embolie im Verlauf einer Behandlung mit Antikoagulantien eine Sympathicusblockade durchgeführt wird. Anderseits betont aber Pratt, daß ein derartiges Ereignis nur bei Verletzung einer großen Vene vorkomme. Es ist zu betonen, daß Blutungen nicht immer am Höhepunkt der Hypothrombinaemie auftreten. Man kann sie bei relativ geringen Veränderungen des Normalwertes erleben und sie können trotz beträchtlicher Hypothrombinaemie ausbleiben.

Schwere Blutungen sollen nach Berichten in 1%, leichtere Blutungen in 6% der behandelten Fälle auftreten. Nach unserer Erfahrung ist dieses Ereignis leider etwas häufiger. Manche Kranke vertragen das Dicumarol wegen Übelkeit, Erbrechens oder Durchfällen nicht.

Die Anfangsdosis beträgt für einen Erwachsenen von 70 kg 300 mg, welche auf einmal gegeben werden. Am 2. Tag gibt man 200 mg. Zeigt sich der Erfolg dieser Behandlung an der Veränderung der Prothrombinzeit, so bestimmt man die Dosen für die nächsten Tage nach den Ergebnissen des Prothrombintestes. Diese werden als „Prothrombinzeit" oder als Prozentsatz der Norm angegeben. Das Ziel besteht darin, die Prothrombinzeit auf einem Wert um 35 Sekunden oder zwischen 10 und 30% der Norm zu erhalten. Auch wenn das Ergebnis in Sekunden angegeben wird, sollte man täglich eine normale Blutprobe mitbestimmen, damit man bezüglich der Wirksamkeit des verwendeten Thromboplastins sicher sein kann. So kann man sagen, daß die Prothrombinaktivität bei einer Prothrombinzeit von 14 Sekunden 100% beträgt, bei einer Prothrombinzeit von 22 Sekunden beträgt die Aktivität 30%, bei einer Zeit von 30 Sekunden 20% und bei einer Zeit von 45 Sekunden 10%.

Meldet das Laboratorium eine Prothrombinzeit von 40 Sekunden oder mehr, so gibt man an diesem Tag kein Dicumarol. Bei einer Prothrombinzeit von 35 bis 40 Sekunden soll die tägliche Dosis 25 bis 50 mg betragen, je nachdem, ob man den Eindruck hat, daß die Prothrombinzeit stabil oder noch im Ansteigen begriffen ist. Bei einer Prothrombinzeit von 30 bis 35 Sekunden gibt man täglich 50 bis 100 mg und bei einer Zeit von unter 30 Sekunden 100 bis 200 mg.

Tritt eine Blutung auf, so ist die Vornahme einer Transfusion von 500 ccm Frischblut sowie die Darreichung von Vitamin K-Präparaten üblich.

Man gibt die Vitamin K-Präparate in der Menge von 70 bis 100 mg intravenös. Ist die Prothrombinzeit hoch, dann wiederholt man diese Dosis alle 4 Stunden. Eine raschere Wirkung erreicht man mit der intravenösen Injektion von 200 bis 300 mg einer Emulsion von Vitamin K_1-Oxyd. Nach der Anwendung der Vitamine K oder K_1 ist der Kranke einige Stunden oder Tage lang gegenüber Dicumarol refraktär.

Andere Antikoagulantien. Es gibt auch synthetische heparinähnliche Präparate (Heparinoide). Diese zeigen eine gute Wirkung und haben den Vorteil, viel billiger zu sein als das Heparin, aber sie haben auch einen großen Nachteil: Einige Wochen nach der Anwendung dieser Medikamente tritt ein schwerer Haarausfall auf. Ein solches Ereignis soll nach Berichten in einer leichten Form auch nach Tromexan und sogar nach Dicumarol vorkommen, es ist aber nach den synthetischen Heparinoiden viel stärker ausgeprägt. Einige Monate später beginnen die Haare wieder zu wachsen.

Das **Tromexan** ist ein Abkömmling des Dicumarols und stellte das erste neue synthetische Präparat dieser Gruppe dar, welches einen Fortschritt versprach. Es wird rascher resorbiert und wirkt innerhalb von 24 Stunden. Es verschwindet auch gewöhnlich (aber nicht immer) rascher, d. h. binnen 24 bis 48 Stunden, wodurch es beim Auftreten von Blutungen weniger gefährlich ist. Es hat jedoch den Nachteil einer großen Wirkungslabilität mit nicht vorhersehbaren Anstiegen der Prothrombinzeit. Trotz dieser Variabilität empfehlen wir es als sehr gut brauchbares Mittel. Seine Wirkungsstärke beträgt ungefähr $^1/_5$ von jener des Dicumarols, weshalb die Anfangsdosis 1.500 bis 1.800 mg beträgt. Die Erhaltungsdosis wird nach dem Ergebnis der täglich zu bestimmenden Prothrombinzeit ermittelt, sie beträgt gewöhnlich 500 bis 900 mg. Eine Tablette enthält meist 300 mg. Man gibt das Tromexan auf 3 Tagesdosen verteilt. Wegen der Gefahr eines plötzlichen Umschlagens des Prothrombinwertes soll das Absetzen des Medikamentes allmählich und nicht abrupt erfolgen.

Phenylindanedion (Phenindion). Von dieser Verbindung sind, seitdem Soulié sie während der ersten Zeit klinisch geprüft hatte, verschiedene Präparate in Verwendung (Danilon, Hedulin). Die Verbindung hat eine dicumarolähnliche Wirkung, ohne daß eine Beziehung zum Dicumarol besteht. Sie wirkt wie das Tromexan rasch und kumuliert weniger als das Dicumarol. Die Prothrombinzeit kehrt innerhalb von 24 bis 48 Stunden nach Absetzen der Behandlung wieder zur Norm zurück. Ein durchschnittlich 70 kg schwerer Patient erhält als Anfangsdosis 200 mg; die nach dem Ergebnis des Prothrombintests bestimmte Erhaltungsdosis beträgt täglich 50 bis 100 mg.

Chirurgische Behandlung. Eine Venenunterbindung wird derzeit nur selten ausgeführt. Dies ist teilweise darauf zurückzuführen, daß in ungefähr 6% der operierten Fälle das Auftreten von Lungenembolien beobachtet werden konnte, welche von Thromben proximal der Unterbindungsstelle ihren Ausgang nahmen. Hauptsächlich wird die Venenunterbindung jedoch unterlassen, weil die Behandlung mit den Antikoagulantien so erfolgreich ist. Man führt die Operation heute nur in seltenen Fällen durch, z. B. wenn die Antikoagulantien kontraindiziert sind oder wenn kein Laboratorium zur Verfügung steht.

Die Unterbindung soll auf beiden Seiten erfolgen, wobei die Vena femoralis gewöhnlich unmittelbar unterhalb der Einmündungsstelle der Vena profunda femoris ligiert wird. Bedauerlicherweise geht ein großer Prozentsatz der postoperativen Lungenembolien aber von den Beckenvenen aus (Plexus prostaticus); zweifellos ist dann die Unterbindung der unteren Hohlvene ein wohl außergewöhnlicher, aber lebensrettender Eingriff.

Die Entscheidung, wann man einen Patienten mit Thrombophlebitis oder einer sicheren Venenthrombose herumgehen lassen soll, ist schwierig. Dehnt man die Bettruhe zu lange aus, so wächst die Gefahr der Bildung neuer Thrombosen. Zu frühzeitige Bewegung ist anderseits mit der Gefahr der Embolie verbunden. Ohne Rücksicht auf die Entscheidung muß man daher immer irgendwie Glück haben. Nach Allen soll nach dem 27. Tag bei einer Thrombophlebitis eine Embolie nicht mehr auftreten.

Behandlung der Lungenembolie

Ist bei einem Kranken einmal eine Embolie des Hauptstammes der Pulmonalarterie aufgetreten, so ist es für die Behandlung bereits zu spät. Die Embolektomie bei der Lungenembolie nach Trendelenburg ist nur selten anwendbar und ein Erfolg ist noch ungewöhnlicher.

Zwecks Erleichterung des bei der Embolie kleinerer Arterienäste vorhandenen Angstgefühls und der Dyspnoe gibt man Morphium (0.01 bis 0.02 g). Wenn möglich, sollte der Kranke in ein Sauerstoffzelt kommen. Die größte Gefahr droht bei der Embolie der kleineren Pulmonalarterienäste von seiten eines reflektorischen Gefäßspasmus, zu dessen Verhütung jeder Versuch unternommen werden muß. Zu diesem Zweck wurden insbesondere Nitrite und Papaverin verwendet. Die intravenöse Injektion von 0.04 bis 0.05 g Papaverin, welche, wenn nötig, nach zwei Stunden wiederholt werden kann, scheint eine sehr günstige therapeutische Maßnahme zur Lösung der Gefäßspasmen zu sein. Zusätzlich kann man Atropin und Ergotamintartrat anwenden, da klinische und experimentelle Beobachtungen die Bedeutung autonomer Reflexe in der pathologischen Physiologie der Lungenembolie betonen. Es gibt Präparate, welche Atropin, Ergotamin und Luminal enthalten (Bellergaltabletten) und günstig zu sein scheinen. Prophylaktisch kann man bei zu Lungenembolie neigenden Kranken täglich drei Tabletten geben.

Bei Fällen von Zyanose infolge beträchtlicher Druckerhöhung im kleinen Kreislauf wurden Aderlässe empfohlen. Digitalis ist nicht indiziert, außer, wenn die Embolie bei einem Kranken auftritt, dessen Herz bereits an der Grenze der Dekompensation steht, oder, wenn aufeinanderfolgende Embolien zu einer chronischen Überlastung und Insuffizienz des rechten Ventrikels führen. In diesen Fällen bringt Digitalis leider oft nicht die sonst bei Herzkranken gewohnte rasche Erleichterung.

Schrifttum

Baegant, W. E. and Rapee, L. A. The treatment of pulmonary embolus by stellate block, Anesthesiology, 8, 500, 1947.

Bardin, P. "L'embolie pulmonaire." Masson et Cie., Paris 1937.

Barnes, A. R. "Pulmonary Embolism." J. A. M. A., 109, 1347, 1937.

Bauer, G., "Venographic Study of Thrombo-embolic Problems." Acta chir. Scandinav. (Supp. 61), 84, 1, 1940.

= Nine years experience with heparin in acute venous thrombosis, Angiology, 1, 161, 1950.

Becker, F., Erfahrungen mit der intravenösen Novocainanwendung in der Chirurgie, Helvet. Med. Acta, 16, 312, 1949.

Belt, T. H., "Thrombosis and Pulmonary Embolism." Am. J. Path., 10, 129, 1934.

= "Late Sequelae of Pulmonary Embolism." Lancet, II, 730, 1939.

Binger, C. A. L., Brow, G. R., and Branch, A. "Experimental Studies on Rapid Breathing." J. Clin. Investigation, 1, 127, 1924.

Bjerkelund, C. J., and Gleditsch, E., Hypoprothrombinemia-Occurrence and prognostic significance in congestive heart failure, Acta med. Scand., 145, 181, 1953.

Blaustein, A., Shnayerson, N. and R. Wallach, Clinical use of a new anticoagulant, Phenylindanedione, Am. J. Med., 14, 704, 1953.

Buchbinder, W. C., and Katz, L. N. "The Electrocardiogramm in Acute Experimental Distension of the Right Heart." Am. J. M. Sc., 187, 785, 1934.

Büchner, F. Die Koronarinsuffizienz. Steinkopff, Dresden, 1939.

de Burgh Daly, I. "The Physiology of the Bronchial Vascular System." Harvey Lect., 31, 235, 1936.

— Ludany, G., Todd, A., and Verney, E. B. "Sensory Receptors in the Pulmonary Vascular Bed." Quart. J. Exper. Physiol., 27, 123, 1937.

Burt, C. C., Wright, H. P. and Kubik, M., Clinical tests of a new coumarin substance, Brit. Med. J. 2, 1250, 1949.

Capps, J. A., and Coleman, G. H. "An Experimental and Clinical Study of Pain in the Pleura, Pericardium and Peritoneum." New York, MacMillan Co., 1932.

Cohnheim, J. Untersuchungen über die embolischen Prozesse. Berlin, A. Hirschwald, 1872.

Collins, D. C. "Pulmonary Embolism: Based upon a Study of 271 Instances." Am. J. Surg., **33,** 210, 1936.

Coon, W. W., et assoc. Therapeutic evaluation of a new anticoagulant, Phenylindandione, Ann. Surgery, **138,** 467, 1953.

Crane, C., Deep venous thrombosis in the leg following effort or strain, New Engl. J. Med., **246,** 529, 1952.

Currens, J., and Barnes, A. R. "The Heart in Pulmonary Embolism." Arch. Int. Med., **71,** 325, 1943.

Denecke, K. Der Plantarschmerz als Frühsymptom einer beginnenden Thrombose der untern Extremität. München. Med. Wchnschr., **76,** 1912, 1929.

Denk, W. Zur Behandlung der arteriellen Embolie. München. med. Wchnschr.,**81,** 437, 1934.

Dock, W. "The Evil Sequelae of Complete Bed Rest." J. A. M. A., **125,** 1083, 1944.

Duff, I. F. and Shull, W. H., Fatal hemorrhage in dicumarol poisoning, J. A. M. A., **139,** 762, 1949.

Duken, J. Profuse Lungenblutungen bei recidivierender Endocarditis und Polyarthritis im Kindesalter. Ztschr. f. Kinderh., **45,** 333, 1928.

Dunn, J. S. "The Effects of Multiple Embolism of Pulmonary Arterioles." Quart. J. Med., **13,** 129, 1919—20.

Edens, E. Die Krankheiten des Herzens und der Gefäße. Berlin, J. Springer, 1929.

Fine, J., and Sears, J. B. "The Prophylaxis of Pulmonary Embolism by Division of the Femoral Vein." Ann. Surg., **114,** 801, 1941.

Fowler, W. N. "Obliterating Thrombosis of the Pulmonary Arteries." Ann. Int. Med., **7,** 1101, 1934.

Gsell, O. Der hämorrhagische Lungeninfarkt und seine Komplikationen. Deutsche med. Wchnschr., **61,** 1317, 1360, 1935.

Haggart, G. E., and Walker, A. M. "The Physiology of Pulmonary Embolism as Disclosed by Quantitative Occlusion of the Pulmonary Artery." Arch. Surg., **6,** 764, 1923.

Hampton, A. O., and Castleman, B. "Correlation of Post-mortem Chest Teleroentgenograms with Autopsy Findings, with Special Reference to Pulmonary Embolism and Infarction." Am. J. Roentgenol., **43,** 305, 1940.

Hejtmancik, M. R. and Bruce, E. I., Symmetrical peripheral gangrene complicating pulmonary embolism, Am. Heart J., **45,** 289, 1953.

Henle. Verh. d. Gesellsch. f. Chir., **37,** 17, 1908.

Hohf, R. P., Dye, W. S. and Julian, O. C., Danger of lumbar sympathetic blocks during anticoagulant therapy, J. A. M. A., **152,** 399, 1953.

Homans, J. "Deep Quiet Venous Thrombosis in the Lower Limb: Preferred Levels for Interruption of Veins; Iliac Section or Ligation." Surg., Gynec., and Obst., **79,** 70, 1944.

Hunter, W. C., Sneeden, V. D., Robertson, T. D., and Snyder, G. A. C. "Thrombosis of the Deep Veins of the Leg." Arch. Int. Med., **68,** 1, 1941.

James, D. F. and others, Clinical studies on dicumarol hypopicthrombinemia and vitamin K preparations, Arch. int. Med., **83,** 632, 1949.

Jorpes, J. E., The origin and the physiology of heparin, Ann. int. Med., **27,** 361, 1947.

Karsner, H. T., and Ash, J. E. "Studies in Infarction." J. M. Research, **27,** 205, 1912—13.

Kaufmann, E. "Pathology." Philadelphia, P. Blakiston's Sohn & Co., 1929.

Kienle, F. Elektrokardiographische und morphologische Untersuchungen zur Frage der Schädigung des rechten oder des linken Ventrikels. Verhandl. d. deutsch. Gesellsch. f. inn. Med., Kong., **50,** 145, 1938.

Kirch, E. Das Verhalten des Herzens bei Embolien. Verhandl. d. deutsch. Gesellsch. f. Kreislaufforsch., 1934, **p.** 31.

Krumbhaar, E. B., "Note on Electrocardiographic Changes accompanying Acutely Increased Pressure following Pulmonary Artery Ligature." Am. J. M. Sc., **187,** 792, 1934.

Lewis, I. "Trendelenburg's Operation for Pulmonary Embolism." Lancet, I, 1037, 1939.

Lichtheim, L. Die Störungen des Lungenkreislaufs und ihr Einfluß auf den Blutdruck. Breslau, F. W. Jungfer, 1876.

Lilly, G. D. and Lee, R. M., Complications of anticoagulant therapy, Surgery, 26, 957, 1949.

Litten. Gefäßgeräusche bei Lungenembolie. Charité Annalen, 3, 180, 1938.

Lockhart-Mummery, J. P. "Post-operative Pulmonary Embolism." Brit. M. J., II, 850, 1924.

Macht, D. I., Influence of some drugs and of emotions on blood coagulation, J. A. M. A., 148, 265, 1952.

Malinow, M. R. and others, Is there a vagal pulmonocoronary reflex in pulmonary embolism?, Am Heart J., 31, 702, 1946.

Marple, C. D., and Wright, I. S., Thromboembolic conditions and their treatment with anticoagulants, Springfield, Thomas, 1950.

McGinn, S., and White, P. D. "Acute cor Pulmonale Resulting from Pulmonary Embolism." J. A. M. A., 104, 1473, 1935.

Moller, P. Studien über embolische und autochthone Thrombose in der Arteria pulmonalis. Beitr. z. path. Anat. u. z. allg. Path., 71, 26, 1922.

Murnaghan, D., McGinn, S., and White, P. D. "Pulmonary Embolism, with and without Acute cor Pulmonale, with Especial Reference to the Electrocardiogram." Am. Heart J., 25, 573, 1943.

Naide, M., Spontaneous venous thrombosis in the legs of tall men, J. A. M. A., 148, 1202, 1952.

Neumann, R. Ursprungszentren und Entwicklungsformen der Bein-Thrombose. Virchows Arch. f. path. Anat., 301, 708, 1938.

Neuburger, B. "Early Postoperative Walking. II. Collective Review." Surgery, 14, 142, 1943.

Oppenheimer, B. S., and Schwartz, S. P. "Paroxysmal Pulmonary Haemorrhages: the Syndrome in Young Adults with Mitral Stenosis." Am. Heart J., 9, 14, 1933.

Ortner, N. Körperschmerzen. Wien, Urban und Schwarzenberg, 1922.

Payr, E. Gedanken und Beobachtungen über die Thrombo-Emboliefrage. Zentralbl. f. Chir., 57, 961, 1930.

Perkins, R. B. and Bradshaw, H. H., Pulmonary infarction mistaken for bronchogenic carcinoma, J. A. M. A., 151, 545, 1953.

Pirk, L. A. and Engelberg, R., Hypoprothrombinemic action of quinine sulfate, J. A. M. A., 128, 1093, 1945.

Pratt, G. H., Anticoagulants and sympathetic nerve blocks in the treatment of vascular lesions, J. A. M. A., 152, 903, 1953.

Proft, E. Über die Quellen starker Lungenblutungen bei Stauungslungen. Ztschr. f. klin. Med., 119, 218, 1931.

Ramsey, H. Pinschmidt, N. W. and Haag, H. B., The effect of digitalis upon coagulation time of the blood, J. Pharmac. exper, therap. 85, 159, 1945.

Rössle, R. Über die Bedeutung und die Entstehung der Wadenvenenthrombosen. Virchows Arch. f. path. Anat., 300, 180, 1937.

Sauerbruch, E. F. Die Chirurgie der Brustorgane. Berlin, J. Springer, 1920—25.

Scherf, D., and Schönbrunner, E. Über Herzbefunde bei Lungenembolien. Ztschr. f. klin. Med., 128, 455, 1935.

— Über die Lungenembolie. Wien. klin. Wchnschr., 50, 1589, 1937.

= and Schönbrunner, E. Über den pulmocoronaren Reflex bei Lungenembolien. Klin. Wchnschr., 16, 340, 1937.

= and Boyd, L. J. "Clinical Electrocardiography." Fourth edition, London, Heinemann, 1953.

Schumacher, E. D., and Jehn, W. Experimentelle Untersuchungen über die Ursache des Todes durch Lungenembolie. Ztschr. f. d. ges. exper. Med., 3, 340, 1914.

Schweitzer, A. "Vascular reflexes from the Lung." J. Physiol., 87, 46p, 1936.

Schwiegk, H. Der Lungenentlastungsreflex. Arch. f. d. ges. Physiol., 236, 206, 1935.

Souliè, P., and Guegen, J., Action hypoprothrombinemiante (Anti-K) de la Phenyl-indanedione, Compt. rend. Soc. biol., **141,** 1007, 1947.

Stats, D. and Neuhof, H., Concentrated aqueous heparin, Am. J. Med. scienc. **214,** 159, 1947.

= and Davison, S., The increased hypoprothrombinemic effect of a small dose of dicumarol in congestive heart failure, Am. J. Med. Scienc., **218,** 318, 1949.

Tigerstedt, R. Über den Lungenkreislauf. Skandinav. Arch. f. Physiol., **14,** 259, 1903. Klinische Erfahrungen mit einem neuen Präparat der Cumarinreihe.

Von Reinis, Z. and Kubik, M. Clinical experiences with a new preparation of the new antithrombotic drug Tromexan, Schweiz. Med. Wchschr., **78,** 785, 1948.

Weinschenk, K. Herzmuskelveränderungen bei pathologischer Belastung des rechten Ventrikels. Beitr. a. path. Anat. u. z. allg. Path., **102,** 477, 1939.

Wermer, P. Über das Auftreten von Perikarditis nach Lungeninfarkten. Klin. Wchnschr., **11,** 329, 1932.

Westermark, N. "On the Roentgen Diagnosis of Lung Embolism." Acta radiol., **19,** 357, 1938.

Whitteridge, D. Multiple embolism of the lung and rapid shallow breathing, Physiol. Rev., **30,** 475, 1950.

Wilkins, R. W. and others, Elastic stockings in the prevention of pulmonary embolism, New Engl. J. Med., **246,** 360, 1952.

Wood, P. "Pulmonary Embolism: Diagnosis by Chest Lead Electrocardiography." Brit. Heart J., **3,** 21, 1941.

Wynn, A. and others, Prolonged anticoagulant therapy with heparin, Brit. Med. J., **1,** 893, 1952.

Zdansky, E. Röntgendiagnostik des Herzens und der großen Gefäße. Springer-Verlag, Wien, 1949, 2. Aufl.

Neuntes Kapitel

Ausstrahlung autonomer Reflexe zum und vom Herzen

In früheren Abschnitten wurde auf die große Bedeutung von Reflexen für die Entstehung verschiedener Formen von Dyspnoe und einiger Störungen nach Lungenembolie hingewiesen. Die Reflexe werden bei der Besprechung anderer Themen, wie zum Beispiel der peripheren Gefäßkrankheiten und der Angina pectoris, weitere Beachtung finden. Neuere Untersuchungen zeigen, daß von verschiedenen Teilen des Körpers ausgehende Reflexe die Koronardurchblutung zu beeinflussen imstande sind.

In diesem Zusammenhang ist ein Überblick in gedrängter Form über andere, besser bekannte Reflexe am Platz, welche die Herztätigkeit gelegentlich beeinflussen. Dieses Thema wird in den Lehrbüchern vernachlässigt, weshalb viele solche Reflexe bei ihrer Aktivierung nicht als solche erkannt werden. Obwohl sie nicht selten und ihre Auswirkungen oft beträchtlich sind, wurde ihre Existenz etwas angezweifelt. Oft können sie beim Menschen nicht nach Belieben ausgelöst werden, sie sind experimentell schwierig nachzuweisen und ihre Häufigkeit wurde kaum statistisch erfaßt. Trotzdem sind in der medizinischen Literatur zahlreiche Beispiele für ihre Wirkungen vorhanden. Glücklicherweise ist der Großteil dieser Literatur, welche mindestens bis zum Jahre 1937 reicht, in einer ausgezeichneten Monographie gesammelt (Schweitzer).

Die Entdeckung der Pressorezeptoren in der aufsteigenden Aorta und im Karotissinus sowie die Erkennung ihres reflektorischen Einflusses auf die Herztätigkeit, den Blutdruck, die Atmung, den Tonus der Harnblase, des Magens und der Eingeweide, auf die Adrenalinsekretion und die Harnbildung hat zu einer

7*

mehr allgemeinen Würdigung der Tatsache geführt, daß die Tätigkeit eines Organes von einem anderen, entfernt liegenden Organ über autonome Reflexe beeinflußt werden kann (Ausstrahlung autonomer Reflexe).

Die Ausstrahlung sensibler Reflexe ist schon seit 100 Jahren bekannt. J. Müller erwähnte die „kalten Schauer", welche manche Personen beim Anhören klassischer Musik empfinden, und das Niesen, wenn man aus einem dunklen Raum ins Licht tritt. Die Kontraktion bestimmter Körpermuskeln, welche während der Harnblasenkontraktion am Ende der Harnentleerung einen „Schauer" verursachen, ist bei vielen gesunden Menschen eine relativ häufige Erscheinung, welche die Ausstrahlung von einem autonom innervierten Organ zu anderen Körpergeweben anzeigt.

Nicht selten beobachtet man infolge einer Ausstrahlung autonomer Reflexe Störungen der Herztätigkeit. Dies hängt zum großen Teil von der Tatsache ab, daß die Tätigkeit keines anderen Organs mit derselben Genauigkeit und Leichtigkeit kontrolliert werden kann.

Ebenso wie das Herz auf autonome Reize reagieren kann, vermag es solche auch zu erzeugen. Die Diarrhöen und das Erbrechen bei der Koronarthrombose und der bei manchen Patienten jede Extrasystole begleitende kurze, trockene Husten sind Beispiele für Reflexe vom Herzen zu anderen Organsystemen.

Reflexe vom Atmungstrakt zum Herzen

Diese Reflexe wurden gut studiert, ihr Bestehen kann nicht angezweifelt werden. Sie wurden frühzeitig mit Hilfe experimenteller Methoden untersucht.

Die Instillation von Chloroform, Ammoniumchlorid und anderen reizenden Substanzen in die Nase eines Kaninchens führt zu einer reflektorischen Bradykardie und Arrhythmie. Bei Hunden und Kaninchen kann man durch mechanische Reizung einer bestimmten Stelle am hinteren Nasenseptum in der Nähe der mittleren Muschel Arrhythmien auslösen. Nicht selten tritt beim Menschen bei Berührung bestimmter Stellen der Nasenschleimhaut eine Synkope auf.

Experimentell und beim Menschen konnte man durch mechanische oder chemische Reizung des Larynx, der Trachea und der Bronchien Bradykardie, Herzstillstand und Arrhythmien hervorrufen. Dies vermag plötzliche Todesfälle während Operationen, während einer Bronchoskopie und nach der Aspiration kleiner, fester Nahrungsteile oder geringer Flüssigkeitsmengen zu erklären. Von großem Interesse sind jene Fälle, bei welchen tiefe Inspiration zu Vorhofextrasystolen oder sogar zu Vorhofflimmern führt. Ein Patient bekam jedesmal nach einem oder zwei tiefen Atemzügen Vorhofflimmern oder -flattern. Während einer über mehrere Monate ausgedehnten Beobachtungsperiode konnten nach Belieben Attacken von Vorhofflimmern ausgelöst werden. In einem anderen nicht veröffentlichten Fall klagte ein 64jähriger Mann über Anfälle von Herzklopfen, wobei aufgedeckt werden konnte, daß tiefes Atmen regelmäßig zu vorübergehendem Vorhofflattern führte.

Unter den Vagusästen, deren Reizung eine reflektorische Hemmung der Herztätigkeit hervorruft, haben die Lungenfasern die größte Bedeutung.

Das sofortige Aufhören vieler Anfälle von paroxysmaler Tachykardie durch tiefe Einatmung oder durch den Valsalvaschen Versuch (Aktivierung aller exspiratorischen Muskeln bei geschlossener Glottis) ist gut bekannt (S. 530).

Ein plötzlicher Kollaps oder sogar Tod während der Anlegung eines künstlichen Pneumothorax ist häufig auf eine Luftembolie zurückzuführen. Geschieht ein solcher Unglücksfall bereits beim Einstechen der Nadel, so können Reflexe eine Rolle spielen, weshalb der Ausdruck „Pleuraschock" gerechtfertigt erscheint.

Reflexe vom Verdauungstrakt zum Herzen

Im Jahre 1864 berichtete Goltz über eine reflektorische Hemmung der Herztätigkeit durch Anwendung mechanischer Reize am Abdomen, kurz nachher wurden reflektorische Störungen des Herzrhythmus bei Tieren während der Einführung eines Magenschlauches angegeben.

Ein Kranker, der sich eben von einer Tonsillitis erholt hatte, bekam jedesmal einen Kammerstillstand, wenn eine bestimmte Stelle im Pharynx in der Nähe des weichen Gaumens mit einer Sonde berührt wurde. Derselbe Kranke hatte regelmäßig beim Schlucken Stokes-Adams-Anfälle. Um dem Kranken das Essen zu ermöglichen, war es notwendig, das Gebiet, von dem der Reflex seinen Ausgang nahm, zu anästhesieren. Wenige Tage später hörten die Anfälle völlig auf. Anfälle von paroxysmaler Tachykardie kann man oft beenden, wenn der Kranke zwei Finger tief in seinen Schlund steckt, um den Brechreflex auszulösen.

Das Vorkommen von Herzblock und von paroxysmaler Tachykardie während des Schluckens ist nicht selten. Durch Dehnung eines Traktionsdivertikels des Ösophagus konnte man atrioventrikuläre Überleitungsstörungen hervorrufen.

Der Einfluß einer Reizung verschiedener Bauchorgane (Leber, Gallenblase, Kolon) auf die Herztätigkeit, zum Beispiel das Auftreten von Extrasystolen bei Patienten mit Gallensteinen, ist so allgemein bekannt, daß eine eingehende Erörterung überflüssig ist. Die Wirkung einer Dehnung des Magens oder der Speiseröhre auf die Koronardurchblutung war Gegenstand neuerer Untersuchungen, wobei wesentliche Änderungen berichtet wurden. Die Koronardurchblutung wird bei Dehnung des Magens und der Speiseröhre geringer.

Andere Reflexe

Bei den niederen Tieren (Krustazeen) kann man die Herztätigkeit leicht von der Haut aus beeinflussen. Die Hemmung einer paroxysmalen Tachykardie durch mechanische Reizung des äußeren Ohres oder Druck auf die Augen ist auf einen Reflex zurückzuführen, welcher über den Trigeminus verläuft. Die Einschränkung der Koronardurchblutung bei Hunden durch Anblasen der Haut mit kalter Luft hat große klinische Bedeutung.

Es gibt andere ähnliche Reflexe, an welchen das Herz nicht teilnimmt. Bei Kinderpneumonien und bei der Lungenembolie sind, wie früher erwähnt, abdominelle Erscheinungen häufig. Bei Lungenembolien oder extraperitonealen urologischen Operationen kann ein paralytischer Ileus auftreten. Das Vorkommen von Ileus bei Nephrolithiasis, von Anurie bei Verlegung eines einzelnen Ureters durch einen Stein („reno-renaler" Reflex), von Ohnmacht bei Reizung der Rektalschleimhaut durch einen Einlauf, sind Beispiele für die Ausstrahlung gewisser autonomer Reflexe.

Meistens dienen Vagusfasern als Übermittler dieser Reflexe, doch gibt es überzeugende Beweise für die Teilnahme von sympathischen Fasern.

Für das Wirksamwerden dieser Reflexe müssen gewisse Bedingungen gegeben sein; ein bestimmter Zustand der Rezeptoren, des Reflexbogens, der Zentren und der aufnehmenden Organe ist dafür notwendig. Die Bedeutung des Zustandes des Erfolgsorganes wird durch die Tatsache klar, daß derselbe Mechanismus (tiefes Atmen, Karotisdruck, Schlucken) Arrhythmien sowohl auszulösen wie zu beenden vermag.

Schrifttum

Allen, W. F. "An Experimentally Produced Premature Systolic Arrhythmia (Pulsus Bigeminus) in Rabbits. I. Its Nature and Agents which Produce It." Am. J. Physiol., **94**, 568, 1930.

— "An Experimentally Produced Premature Systolic Arrhythmia (Pulsus Bigeminus) in Rabbits. IV. Effective Areas in the Brain." Am. J. Physiol., **98**, 344, 1931.

Arnstein, A., und Wischnowitzer, L. Zur Frage des sogenannten Pleuraschocks. Wien. klin. Wchnschr., 1934, p. 300.

Binger, C. A. L., Boyd, D., and Moore, R. L. "The Effect of Multiple Emboli of the Capillaries and Arterioles of One Lung." J. Exper. Med., **45**, 643, 1927.

Bingold, K. Zur Symptomatologie lungenembolischer Prozesse. Münchn. med. Wchnschr., **72**, 1237, 1925.

Blatt, P. Über renorenale Reflexe. Arch. f. exper. Path. u. Pharm., **153**, 67, 1930.

Brodie, T. G., and Russell, A. E. "On Reflex Cardiac Inhibition." J. Physiol., **26**, 92, 1900.

vonBrücke, E. T. Zur Kenntnis des Reflexes von der Nasenschleimhaut auf die Herznerven. Ztschr. f. Biol., **67**, 520, 1916—17.

Burak, M., und Scherf, D. Angina pectoris und paroxysmale Tachykardie. Wien. Arch. f. inn. Med., **23**, 475, 1933.

Capps, J. A. "Air Embolism versus Pleural Reflex as the Cause of Pleural Shock." J. A. M. A., **109**, 852, 1937.

Danielopolu, D., et Marcou, I. "Sur la presence de filets excitateurs et inhibiteurs du centre respiratoire dans le nerfs sino-carotidiens." Compt. rend. soc. Biol., Paris, **109**, 761, 1932.

Dietrich, S., und Schwiegk, H. in: von Bergman, G. Das epiphrenale Syndrom, seine Beziehung zur Angina pectoris und zum Kardiospasmus. Deutsche med. Wchnschr., **58**, 605, 1932.

Flaum, E., und Klima, R. Zur neurogenen Form des Adams-Stokesschen Symptomenkomplexes. Wien. Arch. f. inn. Med., **23**, 223, 1932.

Forsberg, C. W. "Paroxysmal Premature Ventricular Contractions induced by Swallowing." Journal-Lancet, **53**, 298, 1933.

Gilbert, N. C., LeRoy, G. V., and Fenn, G. K. "The Effect of Distension of Abdominal Viscera on the Blood Flow in the Circumflex Branch of the Left Coronary Artery of the Dog." Am. Heart J., **20**, 519, 1940.

= Fenn, G. K., LeRoy, G. V., and Hobbs, T. G. "The Role of 'Sympathetic Inhibition' in the Production of Attacks of Angina Pectoris." Tr. A. Am. Physicians, **56**, 279, 1941.

Goltz, F. Vagus und Herz. Arch. f. Path. Anat., **26**, 1, 1863.

Greene, C. W. "Control of the Coronary Blood Flow by Reflexes arising in Widely Distributed Regions of the Body." Am. J. Physiol., **113**, 399, 1935.

Henle, K. Spastischer Ileus bei Lungenembolie. Zentralbl. f. Chir., **55**, 1094, 1928.

Heymans, C. "Le sinus carotidien, zone reflexogene regulatoire du tonus vagal cardiaque, du tonus neurovasculaire et de l'adrenalinosecretion." Arch. internat. de Pharmacodyn. et de ther., **35**, 269, 1929.

Hinrichsen, J., and Ivy, A. C. "Effect of Stimulation of Visceral Nerves on Coronary Flow in Dogs." Arch. Int. Med., **51**. 932, 1933.

Iglauer, S., and Schwartz, B. A. "Heart-block Periodically Induced by the Swallowing of Food in a Patient with Cardiospasm (Vagovagal Syncope)." Ann. Otol., Rhin. & Laryng., **45**, 875, 1936.

Janssen, S., und Schmidt, J. Die Carotissinuspolyurie. Arch. f. exper. Path. u. Pharmakol., **171**, 672, 1933.

Kisch, B. Die Irradiation autonomer Reflexe und ihre Beziehung zu gewissen pathologisch-physiologischen Erscheinungen. Ztschr. f. d. ges. exper. Med., **52**, 499, 1926.

Knoll, P. Über Veränderungen des Herzschlages bei reflektorischer Erregung. Sitzber. Wien. Akad. Wissensch., **66**, 195, 1872.

Koblanck, und Roeder, H. Experimentelle Untersuchungen zur reflektorischen Herzarrhythmie. Arch. f. d. ges. Physiol., **125**, 377, 1908.

Kratschmer, F. Über Reflexe von der Nasenschleimhaut auf Atmung und Kreislauf. Sitzber. Wien. Akad. Wissensch., **62**, 2. Abt., 177, 1870.

Mackenzie, J. "Diseases of the Heart." London. Oxford Univ. Press, 1908.

Magne, H., Mayer, A., et Plantefol, L. "Recherches sur les actions réflexes produites par l'irritation des voies respiratoires." Ann. de physiol., **1**, 394, 1925.

Mayer, S., und Pribam, A. Über reflektorische Beziehungen des Magens zu den Innervationszentren für die Kreislaufsorgane. Sitzber. d. k. Akad. d. Wissensch. Wien, **66**, 102, 1872.

Medvei, C. V., und Uiberall, H. Über schwere, von der Mund- und Pharynxschleimhaut auslösbare Rhythmusstörungen des Herzens. Wien. klin. Wchnschr., **51**, 234, 1938.

Müller, J. Handbuch der Physiologie des Menschen für Vorlesungen Coblenz, J. Hölscher, 1844.

Pollak, W. Klinischer Beitrag zur Kenntnis schwerer Magen-Darm-Störungen nach extraperitonealen urologischen Eingriffen. Beitr. z. klin. Chir., **162**, 224, 1935.

Recht, G. Dyspnoe beim Vagusdruckversuch. Klin. Wchnschr., **3**, 916, 1924.

Reid, L. C., and Brace, D. E. "Irritation of the Respiratory Tract and its Reflex Effect upon the Heart." Surg., Gynec., and Obst., **70**, 157, 1940.

Rein, H. Die Physiologie der Herzkranzgefäße. Ztschr. f. Biol., **92**, 101, 115, 1931.

Richet, C., Garrelon, L., et Santenoise, D. "Le réflexe laryngocardiaque." Compt. rend Acad. d. sc., **176**, 347, 1923.

von Saalfeld, E. Herzreflexe pulmonalen Ursprungs. Arch. f. d. ges. Physiol., **231**, 33, 1932.

Sakai, und Mori, F. Über einen Fall von sog. Schlucktachykardie. Ztschr. f. d. ges. exper. Med., **50**, 106, 1926.

Scherf, D. "Cardiac Reflexes Originating in the Respiratory Tract." New York State J. of Med., **45**, 1647, 1945.

Schweitzer, A. Die Irradiation autonomer Reflexe. Basel, S. Karger, 1937.

Smith, F. F., and Moody, W. B. Über nervöse Receptorenfelder in der Wand der intrapulmonalen Bronchien des Menschen und ihre klinische Bedeutung, insbesondere ihre Schockwirkung bei Lungenoperationen. Deutsche Zeitschr. f. Chir., **240**, 249, 1933.

Starling, H. J. "Heart Block Influenced by the Vagus." Heart, **8**, 31, 1921.

Sunder-Plaßmann, P. "The induction of Premature Contractions and Auricular Fibrillation by Forced Breathing." Arch. Int. Med., **32**, 192, 1932.

Weiß, S., Ferris, E. B., Jr., and Capps, R. B. "The Influence of Reflexes in the Induction of Intracardiac Disturbances." Tr. A. Am. Physicians, **49**, 177, 1934.

Zehntes Kapitel

Akuter fieberhafter Rheumatismus

Das klinische Bild des akuten fieberhaften Rheumatismus ist vielgestaltig, die histologischen Befunde sind jedoch typisch. Klinisch handelt es sich um eine Krankheitseinheit. Trotz der Tatsache, daß die aktive Erkrankung lange Zeit ohne Fieber und ohne rheumatische Manifestationen verlaufen kann, hat der Ausdruck „akuter fieberhafter Rheumatismus" vielen erfolglosen Versuchen zu seiner Ersetzung standgehalten.

Häufigkeit

Obwohl es sich um eine Krankheit von außerordentlich großer Bedeutung handelt, sind genaue Häufigkeitszahlen nicht bekannt, da der akute fieberhafte Rheumatismus nicht anzeigepflichtig ist und viele leicht verlaufende Fälle der Erkennung entgehen. Ungefähr 500000 bis 1000000 Menschen leiden in den

Vereinigten Staaten an Herzschäden infolge eines akuten fieberhaften Rheumatismus. Er ist die Todesursache von 98% der zwischen dem 5. und 24. Lebensjahr an einem Herzleiden sterbenden Patienten; in den Vereinigten Staaten sterben jährlich 40000 bis 60000 Menschen an dieser Krankheit.

Im allgemeinen nimmt die Krankheit sowohl hier wie im Ausland scheinbar an Häufigkeit ab. Nach White fiel die Häufigkeitskurve von 39.5% aller Herzkrankheiten im Jahre 1925 auf 23.5% im Jahre 1950 ab.

Nach einer interessanten neueren Untersuchung an Herzen, welche gewöhnlich als nicht rheumatisch erkrankt gelten, wurden in 90 Prozent der untersuchten Fälle Zeichen hyperergischer und allergischer Reaktionen im Myokard nachgewiesen, wie man sie beim akuten fieberhaften Rheumatismus findet. Dies konnte aber vorläufig nicht bestätigt werden.

Ätiologie

Die Beziehung zur Gruppe A der hämolytischen Streptokokken. Obwohl die Ursache der Krankheit unbekannt ist, scheint eine enge Beziehung zwischen dem akuten fieberhaften Rheumatismus und Infektionen mit der Gruppe A der hämolytischen Streptokokken zu bestehen, von welchen es mehr als 40 Unterformen gibt. Es scheint eine Bedingung zu sein, daß wiederholte Infektionen erfolgen. Nach einer Schätzung tritt ein fieberhafter Rheumatismus in 3 bis 5% aller Streptokokkeninfektionen einschließlich des Scharlachs auf. Die Krankheit entsteht infolge einer Überempfindlichkeit gegenüber Eiweißspaltprodukten bestimmter Streptokokkenformen. Häufig hat man Virusinfektionen angeschuldigt, doch konnte dafür kein Beweis erbracht werden. 7 bis 21 Tage nach epidemisch auftretender Streptokokken-Pharyngitis oder -Tonsillitis folgte ebenfalls epidemisch auftretender akuter fieberhafter Rheumatismus. Derartige Ereignisse, konnten in Baracken, Trainingszentren, Schulen und Lagern beobachtet werden. Die Streptokokkeninfektion ist klinisch oft nicht nachweisbar. Bei einer großen Zahl von Einzelfällen war knapp vor Ausbruch (bis zu 4 Wochen) des akuten fieberhaften Rheumatismus häufig eine Infektion der oberen Atemwege vorhanden. Ein akuter fieberhafter Rheumatismus kann auch im Anschluß an eine andere Infektion, zum Beispiel im Anschluß an eine Appendizitis auftreten.

Der offenbare Erfolg der Sulfonamid- und Penicillinprophylaxe zur Verhütung von Rezidiven spricht sehr für die Streptokokken als auslösende Ursache.

Der erhöhte Titre von Streptokokkenlysinen und andere serologische Reaktionen im Blut von Kranken mit akutem, fieberhaftem Rheumatismus sind eindrucksvolle Tatsachen, aber keine schlüssigen Beweise für die ätiologische Rolle der Streptokokkeninfektion.

Überanstrengungen, Erkältungen und Pockenschutzimpfungen können zum Wiederaufflackern einer nicht völlig abgeklungenen Attacke bzw. zum neuerlichen Ausbruch einer solchen führen oder können ein latentes in das manifeste Stadium überführen. Dies ist seit den Arbeiten von Selye verständlich, welcher zeigen konnte, daß man Arthritiden und Myokardschäden, welche jenen beim fieberhaften Rheumatismus ähnlich sind, als Folgen eines ,,stress'' finden kann; Sie gehören zum Bild seines ,,allgemeinen Adaptationssyndroms''.

Erblichkeit. Diese scheint von Bedeutung zu sein, da erblich belastete Individuen frühzeitig erkranken. Das Auftreten mehrerer Fälle von akutem fieberhaftem Rheumatismus in derselben Familie wurde jedoch mit den Tatsachen der Exposition gegenüber derselben Infektion, derselben Ernährung und denselben Lebensbedingungen begründet.

Soziale Stellung. Einst nannte man den Rheumatismus die Krankheit der Armen, da man glaubte, sie hänge mit dem Leben in feuchten, überfüllten Räumen und mit Armut zusammen; wenn sie in Elendsquartieren wohl häufig zu finden ist, so ist sie doch auch in Palästen kein seltener Gast.

Rasse. Eine besondere Empfänglichkeit einer bestimmten Rasse ist nicht bekannt.

Alter. Der akute fieberhafte Rheumatismus ist hauptsächlich eine Krankheit des Säuglings- und Kindesalters. Bereits bei Neugeborenen wurde darüber berichtet, doch scheint in diesen Fällen immer die Mutter während der Schwangerschaft an einer aktiven Erkrankung gelitten zu haben. Obwohl sie bei Kindern von zwei Jahren nicht selten ist, liegt der Häufigkeitsgipfel zwischen dem fünften und zwölften Jahr. Wenn das fünfzehnte Jahr erreicht ist, sind 70 Prozent der Patienten bereits erkrankt. Die akuten Erscheinungen werden bei älteren Individuen selten, doch sind Beispiele für das erste Auftreten des akuten fieberhaften Rheumatismus nach dem sechzigsten Jahr bekannt. So konnte eine derartige akute Erkrankung bei einem 74jährigen Patienten beobachtet werden. 65 Prozent der Fälle von akutem fieberhaftem Rheumatismus betreffen Kinder.

Geschlecht. In den meisten Gegenden gibt es keinen auffallenden Unterschied in der Häufigkeit des Auftretens zwischen beiden Geschlechtern, doch scheinen Mädchen in gewissen Gebieten besonders empfindlich zu sein. Die Krankheit zeigt die Neigung, bei Knaben etwas später aufzutreten als bei Mädchen.

Avitaminosen. Hinsichtlich der Ernährung wurde als ein das Auftreten der Krankheit begünstigender Faktor häufig ein Vitaminmangel (A, B, C und auch D) angenommen. Ein entscheidender Beweis für die ätiologische Bedeutung eines Vitaminmangels für den akuten fieberhaften Rheumatismus ist nicht erbracht. Die häufig angegebenen niedrigen Vitamin-C-Blutspiegel kann man auf die Unfähigkeit der Ausnützung der Vitaminquellen während des Krankheitsverlaufes zurückführen.

Klima. Die Rolle des Klimas für die Häufigkeit der Krankheit ist nicht eindeutig geklärt. Der akute fieberhafte Rheumatismus ist in kalten Klimaten häufiger als in warmen und in den nordöstlichen Atlantikstaaten und Britischen Inseln mit ihrem veränderlichen Wetter häufiger als in Arizona, Florida oder Kalifornien. Er ist im trockenen und sonnigen Kolorado nicht selten. In den Neu-England-Staaten und in der östlichen Gruppe der Vereinigten Staaten herrscht die Krankheit im Spätwinter und im ersten Frühling gegenüber dem Sommer oder Frühherbst vor.

In den Tropen ist die Krankheit mit Ausnahme der Hochplateaus selten. Ihr Auftreten wird seltener, wenn gefährdete Patienten in subtropische oder tropische Gebiete gebracht werden und dort bleiben, da dort Streptokokkeninfektionen weniger verbreitet sind; eine Rückkehr in das kalte Klima bedeutet oft einen neuerlichen Rückfall.

Allergie. Gegenwärtig wird vielfach angenommen, daß der akute fieberhafte Rheumatismus Folge einer chronischen Streptokokkeninfektion sei, welche bei manchen Individuen zu einer abnormen exsudativen und proliferativen Bindegewebsreaktion führe, wofür aber ein Beweis nicht erbracht ist. Injiziert man Kaninchen Pferdeserum zur Erzeugung einer Anaphylaxie oder Serumkrankheit, so kann man Myokard- und Koronarschädigungen erhalten, welche denen beim akuten fieberhaften Rheumatismus ähnlich sind oder, nach manchen Autoren, gleichen. Diese Tatsache stützt die Annahme jener, welche den akuten fieberhaften Rheumatismus als Folge einer Überempfindlichkeit gegenüber Bakterienprodukten ansehen.

Man erklärt also die Pathogenese des akuten fieberhaften Rheumatismus mit einer infolge wiederholter unterschwelliger Infektionen oder infolge Vorhandenseins von Streuherden im Körper erzeugten Überempfindlichkeit gegenüber Streptokokken. Wenn sich gewisse Organismen oder ihre Produkte unter geeigneten Bedingungen in den Geweben ausbreiten, so reagieren diese Gewebe darauf abnorm und es entsteht das charakteristische Bild des akuten fieberhaften Rheumatismus. Wenn auch diese Hypothese sowie Varianten, welche erbliche und Umwelteinflüsse mit einbeziehen sollten, bis zum Bekanntwerden weiterer Entdeckungen nicht allgemein anerkannt werden, so scheint die Theorie der allergischen Entstehung des akuten fieberhaften Rheumatismus oder eine mit ihr verwandte Theorie doch die größte Anerkennung zu verdienen.

Pathologie

Die erste Veränderung scheint in der aus Mukoproteinen aufgebauten Grundsubstanz des Bindegewebes vor sich zu gehen (Klinge). Sie ist mit Schwellung und Nekrose verbunden.

Das Aschoffsche Knötchen ist für die histologische Diagnose des akuten fieberhaften Rheumatismus wesentlich. Beim Menschen wurde es bei anderen Zuständen niemals gefunden. Diese pathognomonische Schädigung besteht im frischen Zustand aus einem kleinen, nekrotischen Zentrum mit verstreuten Lymphozyten und eigentümlichen, fächerförmig angeordneten, großen epitheloiden Zellen. Dieses Granulom ist für den akuten fieberhaften Rheumatismus spezifisch, obwohl die großen Zellen mit dem eigenartigen Kern allein nicht typisch sind. Im Myokard sind die Aschoffschen Knötchen charakteristisch um die Gefäße angeordnet. Das Aschoffsche Knötchen verschwindet schließlich und weicht einer Narbe.

Die interfibrilläre Grundsubstanz besteht aus Chondroitinschwefelsäure und Hyaluronsäure. Die letztere wird durch das Enzym Hyaluronidase depolymerisiert. Die Beziehung dieses Enzyms zum fieberhaften Rheumatismus wurde in der jüngsten Zeit vielfach erörtert, doch ist sie bisher nicht geklärt.

In Hodenextrakten und in haemolytischen Streptokokken der Gruppe A konnte ein sogenannter „spreading factor" gefunden werden, welcher die Gewebspermeabilität erhöht. Dieser Faktor konnte als Hyaluronidase indentifiziert werden; die Substanz hat Antigencharakter, und die Menge von Anti-Hyaluronidase ist bei Kranken mit fieberhaftem Rheumatismus größer. Es konnte nachgewiesen werden, daß die Salizylate die diffusionsbeschleunigende Wirkung der Hyaluronidase hemmen; die antirheumatische Wirkung der Salizylate wurde dieser Tatsache zugeschrieben, doch wurde dafür bisher kein Beweis erbracht.

Der akute fieberhafte Rheumatismus ist eine Erkrankung des Mesenchyms und ergreift das gesamte Bindegewebe. Die Reaktionen sind jedoch in den einzelnen Organen verschieden. So sind in den Lungen typische Aschoffsche Knötchen nicht nachweisbar, obwohl perivaskuläre Infiltrate und eine Exsudation in die Alveolen auftreten; auch im Gehirn kommen sie nicht vor.

Gefäßsystem. An der Wurzel der Aorta und der Pulmonalarterie sind oft entzündliche Reaktionen zu finden. Ähnliche Veränderungen treten regelmäßig an den Körperarterien, an den peripheren Lungengefäßen und besonders an den Koronararterien auf. Sie bestehen aus Rundzelleninfiltraten und Veränderungen der Intima, Media und Adventitia mit Bildung eines hyalinen Exsudats, welches die kleinen Gefäße verschließt. In 22.2 Prozent der Fälle ist eine Glomerulitis nachweisbar.

Gelenke und seröse Häute. Diese Veränderungen treten an den Gelenken und an manchen serösen Häuten, wie Pleura und Perikard, auf. In diesen Geweben ist das Exsudat vorwiegend serös. Der Gelenkraum ist oft durch flüssiges Exsudat erweitert, welches Fibrin und einige Granulozyten enthält. Die Synovia ist ödematös und hyperämisch. Das periartikuläre Gewebe ist in ähnlicher Weise verändert, Aschoffsche Knötchen können hier lange Zeit bestehen bleiben.

Herz. Das Myokard scheint in allen Fällen durch Ausbildung von Aschoffschen Knötchen ergriffen zu sein. Dies gilt zumindest für alle Fälle von akutem fieberhaftem Rheumatismus mit tödlichem Ausgang. Die Myokardveränderungen werden durch Gefäßschädigungen, Degeneration der Muskelfasern, diffuse Myokarditis und Infiltration mit eosinophilen Leukozyten verursacht.

In einem großen Prozentsatz von Fällen treten am Endokard entlang dem Klappenschlußrand Veränderungen auf. Dies geschieht besonders an der Vorhofseite der Mitral- und Trikuspidalklappen und an der Kammerseite der Semilunarklappen. Auch hier bestehen die ersten Veränderungen in einer Schwellung der Fasern und der Grundsubstanz, in einer sekundären Nekrose der Fibrillen und in einer Einwanderung von Granulozyten und Fibroblasten. Sekundäre Ablagerungen, hauptsächlich von Fibrin, führen zur Ausbildung warzenförmiger Vegetationen, der „verrukösen Endokarditis". Am Anfang sind diese warzenförmigen Auflagerungen leicht und mühelos entfernbar. Mit dem Einsprossen von Kapillaren und der Verstärkung durch Bindegewebe wachsen sie immer mehr an der Klappe an. Die warzigen Auflagerungen treten auch an den Chordae tendineae und am Endothel der Kammerwände auf. Das Endokard der Hinterwand des linken Vorhofs ist oft befallen. Durch die Abheilung kommt es zu einer Verdickung des Endokards und der Klappen, zu Verkürzung, Versteifung und Verwachsung der Klappensegel und Klappen, zu Schrumpfung und Verlötung der Sehnenfäden mit eventueller sekundärer Degeneration und Verkalkung. Häufig ist auch das Perikard erkrankt (Pankarditis).

Die Perikardveränderungen werden im 14. Kapitel besprochen. Starke Veränderungen findet man am Zwerchfell.

Lungen. Abgesehen von der gewöhnlichen Bronchopneumonie, können auch andere Lungenkomplikationen auftreten, welche klinisch durch Infiltration, Fieber, Husten und blutiges Sputum gekennzeichnet sind; solche Kranke sind schwer dyspnoisch. Bei dieser „rheumatischen Pneumonie" findet man eine Alveolitis mit Bindegewebswucherungen, welche die Alveolargänge ausfüllen und verschließen. Man hat sie „bourgeons conjunctifs" oder „Massonsche Körperchen" genannt, sie scheinen das charakteristische Gegenstück der Aschoffschen Knötchen in der Lunge darzustellen. Die spezifische Bedeutung der Massonschen Körperchen wurde in der letzten Zeit geleugnet.

Die Lungenarterien, besonders ihre kleinen Äste, können wie alle übrigen Körperarterien eine obstruierende Arteriolitis aufweisen.

Außerdem gibt es akute fibrinöse oder serofibrinöse Pleuritiden mit oder ohne Pneumonie.

Subkutanes Gewebe. Bei der Sektion sind die harten, runden Knötchen in der Subkutis grau und durchscheinend. Sie bestehen hauptsächlich aus ödematösem Bindegewebe und zelligen Infiltraten ohne bestimmte Anordnung. Aschoffsche Knötchen sind darin außerordentlich selten zu finden.

Nervensystem. Wiederholt wurde im Bereich des Zentralnervensystems, besonders der Hirnrinde und der Meningen, eine proliferative Arteriolitis mit Verschluß kleiner Gefäße und herdförmiger Erweichung beschrieben. Das pathologische Bild ähnelt oft dem einer Meningoencephalitis, doch bleibt die Spinalflüssigkeit gewöhnlich normal. Diese Veränderungen werden als Erklärung für die akuten und auch chronischen, schizophrenieähnlichen Psychosen angenommen, welche im Anschluß an den akuten fieberhaften Rheumatismus auftreten können. Epileptiforme Krämpfe sollen bei Patienten, welche einen akuten fieberhaften Rheumatismus gehabt hatten, siebenmal so häufig sein wie bei der Durchschnittsbevölkerung.

Atherosklerose. Die Atherosklerose, besonders die Koronarsklerose, hat man oft als ein Endstadium der Arterienerkrankung beim akuten fieberhaften Rheumatismus angesehen. Es scheint jedoch, daß der akute fieberhafte Rheumatismus nicht zur Koronarsklerose prädisponiert. Die Erfahrung zeigt, daß die Häufigkeit der Koronarsklerose bei Kranken mit akutem, fieberhaftem Rheumatismus trotz der Tatsache nicht größer ist als bei Nichtrheumatikern, daß die oben beschriebenen Schädigungen der Koronararterien in annähernd der Hälfte der an einer akuten Attacke des fieberhaften Rheumatismus verstorbenen Patienten nachweisbar sind.

Symptome

Heimtückischer Beginn. Oft wird die Krankheit infolge ihres heimtückischen Beginns leicht übersehen. Demgemäß ist die Zahl der Kranken, welche in späteren Jahren über Beschwerden von seiten eines Klappenfehlers nach einem früher durchgemachten, aber völlig unerkannt gebliebenen akuten fieberhaften Rheumatismus klagen, ziemlich groß (30 bis 40 Prozent). Dieses Charakteristikum und die Tatsache, daß Herzveränderungen nicht immer für dauernd vorhanden sind, macht die Aufstellung genauer Statistiken außerordentlich schwierig.

Allgemeinsymptome. In vielen Fällen sind Appetitverlust, profuses Schwitzen, Reizbarkeit, Müdigkeit, Unruhe, verlangsamtes Wachstum, Leibschmerzen, Gewichtsabnahme und Anämie die ersten und einzigen Manifestationen der Krankheit. Häufig tritt Nasenbluten auf. Da die Salizylate sowie das Dicumarin eine gerinnungshemmende Wirkung haben, führen manche das Nasenbluten auf die Anwendung großer Salizyldosen zurück. Jedoch tritt das Nasenbluten beim akuten fieberhaften Rheumatismus oft vor der Einleitung einer Behandlung auf.

Sogenannte „Wachstumsschmerzen" sind bei einer Synovitis im Bereich der Sehnen in der Kniekehle häufig, aber sie können auch andere, nichtrheumatische Ursachen haben. Im letzteren Fall werden sie gewöhnlich mehr in den Muskeln und Sehnen als in den Gelenken empfunden.

Lokalsymptome. Das klinische Bild einer akuten wandernden Arthritis mit Entzündung, Rötung, außerordentlich starker Druckempfindlichkeit und Schwellung der Gelenke, die Erkrankung eines Gelenkes nach dem anderen und die Neigung der Krankheit, sowohl die großen Gelenke (Knie, Ellbogen) als auch die kleinen (Handwurzel, Füße, Wirbelsäule, Kiefergelenke) zu befallen, ist allgemein bekannt. Dieses akute Syndrom der Polyarthritis ist in der Kindheit häufiger und wird mit zunehmendem Alter seltener. Die Arthritis kann auch monartikulär verlaufen und braucht nicht zu wandern. Die Wiederkehr der normalen Gelenksfunktion ist innerhalb kurzer Zeit die Regel.

Ein anderes Mal kann die Krankheit ganz plötzlich mit Erbrechen, akuten abdominellen Schmerzen und Druckempfindlichkeit im rechten Unterbauch beginnen. Dies kann zur Diagnose einer akuten Appendizitis verleiten („pseudochirurgische Fälle"). Diese abdominellen Erscheinungen wurden mit einer Arteritis der Abdominalorgane erklärt. Herzsymptome, Erscheinungen von seiten der Lunge oder eine Erkrankung des Zentralnervensystems können das klinische Bild beherrschen.

Schmerzen in der Präkordialgegend sind sehr häufig und in den meisten Fällen auf eine Beteiligung der Koronargefäße zurückzuführen; diese Schmerzen können stärker werden, wenn eine akute Perikarditis auftritt.

Das vielgestaltige Bild des aktiven fieberhaften Rheumatismus findet seine Erklärung in der ausgedehnten Beteiligung der kleinen Arterien.

Klinische Befunde

Gelenke. Rötung und Schwellung der Gelenke mit periartikulärer Entzündung sind wichtige Zeichen, welche zur richtigen Diagnose führen. Diese Feststellung ist von besonderer Bedeutung, wenn die ursprüngliche Gelenkserkrankung nach ungefähr acht Tagen zurückgeht und in der Zwischenzeit nacheinander andere Gelenke befallen werden. In klassischen Fällen geht die Arthritis mit allgemeiner Übelkeit, Blässe, Anorexie und Gewichtsabnahme einher. Auch kalte Schweißausbrüche und starke Erschöpfung sind vorhanden. In diesen Fällen ist die Diagnose einfach. Beim Fehlen einer Gelenksbeteiligung kann die Diagnosestellung mit Hilfe der physikalischen Untersuchung allein außerordentlich schwierig sein.

Subkutanes Gewebe. Subkutane rheumatische Knötchen sollen in gewissen Ländern häufig und in anderen relativ selten sein. Bei Erwachsenen sind sie nicht häufig. Bei den amerikanischen Fällen sollen sie in ungefähr 1 bis 4 Prozent vorhanden sein, doch schließt die letztere Zahl vermutlich mehr jugendliche Fälle ein. Da diese Knötchen nicht schmerzhaft sind, muß man an den gewöhnlich betroffenen Stellen mit Geduld nach ihnen suchen: an der Streckseite in der Nachbarschaft der Ellbogen und über platten Knochen, wie an der Kopfhaut. Sie treten in Gruppen auf und können wochenlang bestehenbleiben. Wenn sie groß sind, sind sie leicht zu finden, sind sie jedoch klein, so ist eine sorgfältige Palpation notwendig, da sie nicht druckempfindlich und manchmal nicht mehr als erbsengroß sind. Später werden die Knötchen derber, fibrös, und sind gegenüber der Umgebung deutlicher abgesetzt. Diese rheumatischen Erscheinungen, welche bei der Abheilung verschwinden, sind wichtig, weil sie Aktivitätszeichen sind. Manche sehen sie als Zeichen eines virulenteren Prozesses an.

Haut. Häufig ist ein Erythema multiforme vorhanden. Das Erythema marginatum mit den zentral abgeblaßten Ringformen an der Beugeseite der Gelenke gilt als fast pathognomonisch. Es kommt in 5.8% der Fälle vor. Auch das Erythema nodosum und Purpura-Effloreszenzen kommen vor.

Lungen, Pleura. Pneumonien sind nicht selten. Manche Autoren fanden sie in 11% der Fälle. Sie beginnen mit Fieber, Husten und Pleuraschmerzen. Sie kommen besonders bei Kindern vor und enden manchmal unter dramatischen Erscheinungen tödlich.

Gehirn. Hie und da treten Delirien und Psychosen auf; nach Bruetsch sollen 5% der Insassen gewöhnlicher psychiatrischer Anstalten eine Kombination rheumatischer Hirn- und Herzleiden aufweisen.

Herz. Da die Erkrankung des Herzens außerordentlich häufig ist und während der aktiven Phase stets eine akute Myokarditis zu bestehen scheint, kann die Herzuntersuchung die Diagnosestellung erleichtern. Überdies ist die wiederholte sorgfältige Beobachtung des Herzens, besonders in der frühen Kindheit, notwendig, da viele dieser Patienten während der aktiven Phase an Herzkomplikationen sterben.

Meistens ist eine Sinustachykardie vorhanden und die Herzfrequenz kann 140 Schläge erreichen. Der Herzrhythmus ist gewöhnlich regelmäßig, da die sonst beim gesunden Herzen besonders in der Kindheit so häufige respiratorische

Arrhythmie verschwindet. In manchen Fällen entwickeln sich Arrhythmien infolge von Überleitungsstörungen (periodisch ausfallende Schläge oder Wenckebachsche Perioden).

Bei der Palpation findet man ein überaktives Herz wie bei der Hyperthyreose. Diese Hypermotilität ist auch bei der Röntgendurchleuchtung nachweisbar und gilt beim Fehlen anderer Ursachen (Hyperthyreosen, Anämien, Herzneurosen) als wertvolles Zeichen für eine aktive rheumatische Karditis. Das Herz kann vergrößert sein. Dies ist immer ein Zeichen eines sehr schweren Herzmuskelschadens, einer ominösen Entwicklung, wenn sie frühzeitig in der aktiven Phase auftritt. Eine Herzdilatation sieht man häufig bei ambulatorischen Kranken, bei welchen eine starke Myokardschädigung vorhanden war und die richtige Diagnose nicht erkannt wurde. Gelegentlich geht diese Dilatation, wenn sich der Patient von der akuten Phase erholt, ziemlich rasch zurück. In vielen Fällen ist die Vergrößerung des Herzschattens infolge der Entwicklung eines Perikardergusses mehr eine scheinbare als tatsächliche.

Die Herztöne sind unrein und manchmal gespalten.Da eine Spaltung oder Verdoppelung der Herztöne bei gesunden Personen, besonders in der Kindheit, häufig vorkommt, bedeutet sie nicht unbedingt eine Herzerkrankung. Wenn die Überleitungszeit verlängert ist, tritt ein präsystolischer Galopp auf. Bei schwerer Myokardschädigung sind die Herztöne dumpf und es ist ein diastolischer Galopprhythmus zu hören. Die Unterscheidung dieser Form von Galopprhythmus von dem bei Kindern außerordentlich häufigen physiologischen dritten Herzton ist oft unmöglich.

Häufig hört man über der Herzspitze und über der Pulmonalregion systolische Geräusche. Als Erklärung für die Spitzengeräusche werden Veränderungen am Klappenring, ein Klappenödem, mit nachfolgender relativer Mitralinsuffizienz angegeben; die Geräusche über der Pulmonalregion führt man auf eine rheumatische „Mesopulmonitis" mit Dilatation des supravalvulären Teiles der Pulmonalarterie zurück. Wahrscheinlich tragen die Herzhypermotilität, die Tachykardie und das Fieber zur Entstehung der systolischen Geräusche bei. Diese früh auftretenden systolischen Geräusche haben mit einer eigentlichen Klappenerkrankung nichts zu tun, da es vieler Monate bedarf, bis das Bindegewebe genügend geschrumpft ist, um wirkliche Klappenveränderungen hervorzurufen. In 75% der Fälle verschwinden diese systolischen Geräusche innerhalb von 6 Monaten wieder. In einem großen Prozentsatz der Erkrankungen an akutem fieberhaftem Rheumatismus bleibt am Herzen kein Dauerschaden zurück. Je länger eine Attacke dauert und je schwerer sie ist, desto wahrscheinlicher ist eine Erkrankung der Klappen. Ash konnte am Ende der 1. Attacke in 59.2% der Fälle von fieberhaftem Rheumatismus keine Zeichen einer Herzbeteiligung nachweisen. Wiederholt wurden in der akuten Phase diastolische Geräusche beschrieben, wir sind diesbezüglich jedoch skeptisch. Unreine Töne und akzidentelle diastolische Geräusche werden oft mit Geräuschen bei organischen Klappenveränderungen verwechselt. In einem großen Prozentsatz von Fällen in der Kindheit ist perikardiales Reiben zu hören, wenn man genügend oft und sehr sorgfältig danach sucht.

Laboratoriumsbefunde. Die Leukozytenzahl, die Senkungsreaktion und das Elektrokardiogramm stellen drei wichtige Untersuchungen dar, welche zur Sicherung der Diagnose, zur Beurteilung des Fortschrittes und zur Erkennung von Rückfällen behilflich sein können. Die Befunde sind für den akuten fieberhaften Rheumatismus nicht charakteristisch, aber sie geben in Verbindung mit anderen klinischen Befunden außerordentlich wertvolle Auskunft.

Eine **Leukozytose** ist häufig, die Gesamtzahl kann 20000 überschreiten. Eine Zahl von über 9000 gilt bei manchen Autoren als Zeichen für einen aktiven

Prozeß. Bei einem Rückfall steigt die Leukozytenzahl manchmal vor dem Auftreten irgendwelcher anderer Zeichen an. Eine andauernde Leukozytose spricht oft, aber nicht immer, für das Weiterbestehen der Aktivität. Eine normale Leukozytenzahl schließt jedoch einen aktiven Prozeß nicht aus.

Meist entwickelt sich in der aktiven Phase sehr frühzeitig eine progressive Anämie.

Niere, Harn. Gelegentlich kommt eine akute Nephritis vor. Ihre Beziehung zum akuten fieberhaftem Rheumatismus ist nicht geklärt. Starke Schweißbildung äußert sich gelegentlich in einer beträchtlichen Herabsetzung der Harnmenge. Das spezifische Gewicht des Harns steigt an und die Farbe ist dunkel. Oft fallen in dem stark sauren Harn bei der Abkühlung Urate aus. Bei fieberhaften Fällen ist eine Albuminurie nicht selten, im Sediment können sich Erythrozyten finden. Die letztgenannten Befunde sind wichtig und müssen häufig kontrolliert werden; manchmal wurde die Hämaturie für eine Folge der Salizylbehandlung gehalten.

Blutkörperchensenkungsgeschwindigkeit. Diese Methode oder die Weltmannsche Koagulationsprobe haben für die Bestimmung des Aktivitätsgrades des Prozesses die größte Bedeutung. Werte von 100 bis 130 mm (Westergren-Methode) sind in den aktiven Stadien der Krankheit nicht selten. Manchmal sind eine Tachykardie und die beschleunigte Senkungsgeschwindigkeit die einzigen Zeichen der noch vorhandenen Aktivität; ein anderes Mal findet man nur die letztere verändert. Es besteht Grund zur Annahme, daß eine normale Senkungsgeschwindigkeit für das Fehlen eines aktiven fieberhaften Rheumatismus spricht. Doch wurde über seltene Ausnahmsfälle berichtet, bei welchen trotz normaler Blutsenkung ein aktiver Prozeß bestand. Bei gleichzeitig vorhandener Lungenstauung ist die Senkungsgeschwindigkeit vermindert.

Streptokokkenhaemolysine lösen die roten Blutzellen auf. Dabei werden Antikörper gebildet, welche man Antistreptolysine nennt. Personen, welche eine Streptokokkeninfektion durchgemacht haben, bilden einen Antikörper, welcher das „O" (sauerstofflabile) Haemolysin bestimmter Streptokokken (der ß-Gruppe haemolysierender Streptokokken) neutralisiert. In 95% der Fälle von fieberhaftem Rheumatismus sind die Titres hoch. Doch sieht man ähnlich hohe Titres (250 und mehr) längere Zeit im Anschluß an eine jegliche Streptokokkeninfektion. Der Test ist nicht spezifisch und gibt keinen Hinweis auf ein Fortschreiten des Prozesses.

C-reaktives Protein. Hier handelt es sich scheinbar um den zuverlässigsten und empfindlichsten Test. Leider ist seine Durchführung schwierig. Im Verlauf verschiedener Infektionen und beim fieberhaften Rheumatismus tritt im Blut ein Protein auf, welches in vitro mit dem Polysacharid „C" der Pneumokokken anders als alle anderen Proteine reagiert. Dieser Antikörper wird von haemolysierenden Streptokokken gebildet, und es wird mit Hilfe eines Antiserums als Testreagens, welches durch die Immunisierung von Ratten mit gereinigtem menschlichem C-reaktivem Protein hergestellt wird, eine Niederschlagsbildung hervorgerufen.

Elektrokardiogramm. Dieses ist in den meisten Fällen von aktivem fieberhaftem Rheumatismus verändert; wenn es genügend häufig aufgenommen wird, findet man in 95 Prozent der Fälle Veränderungen. Diese können innerhalb weniger Stunden auftreten und wieder verschwinden, so daß man nach zehn negativen Kurven schließlich eine positive erhält. Die häufige Aufnahme des Elektrokardiogramms beim aktiven fieberhaften Rheumatismus hat zur Aufdeckung der großen Häufigkeit der Myokardbeteiligung und der eigenartigen Affinität dieser Krankheit zum spezifischen Gewebe des Herzens geführt. Der häufigste Befund betrifft eine Verlängerung des P-R-Intervalls. Das normale P-R-

Intervall soll bei Säuglingen 0.16 Sekunden, bei Kindern 0.18 Sekunden und bei Erwachsenen 0.21 Sekunden nicht überschreiten. Beim akuten fieberhaften Rheumatismus sind die Werte oft höher als 0.21 Sekunden. Gelegentlich treten schwerere Grade von Block oder sogar ein kompletter Herzblock auf. Diese Veränderungen sind meist vorübergehender Natur. Manche behaupten, daß die Verlängerung der atrioventrikulären Überleitungszeit auf einen erhöhten Vagustonus oder auf eine verstärkte Reaktion des Herzmuskels auf Vagusreize zurückzuführen sei, da man die Verlängerung durch Atropin zum Verschwinden bringen könne. Dieser Schluß erscheint unberechtigt, da man auch die normale Überleitungszeit durch diese Droge wesentlich verkürzen kann. In seltenen Fällen bleibt die Verlängerung des P-R-Intervalls auch nach völliger Erholung des Kranken bestehen.

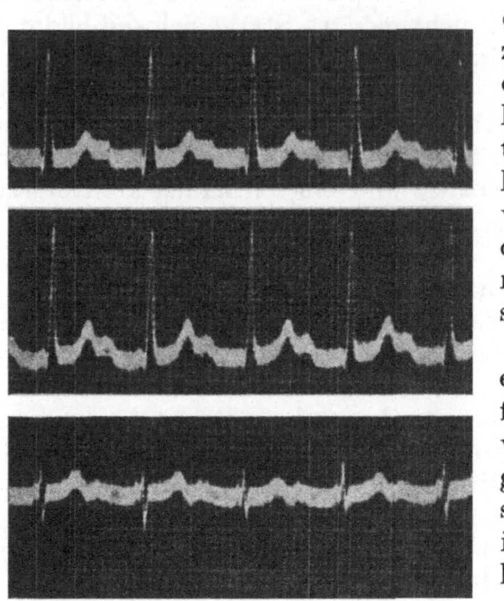

Abb. 13 zeigt das Elektrokardiogramm eines zwölfjährigen Knaben mit aktivem fieberhaftem Rheumatismus. Die atrioventrikuläre Überleitungszeit ist auf ungefähr 0,24 Sekunden verlängert. Die bestehende Tachykardie von 124 Schlägen in der Minute verhindert die genaue Erkennung des Beginnes der P-Zacke.

Oft sind abnorme T-Zacken und Zeichen eines intraventrikulären Blockes, besonders der „seltenen" Form des Schenkelblockes, nachweisbar.

Abb. 13. Tachykardie und Verlängerung der atrioventrikulären Überleitungszeit bei einem Patienten mit aktivem fieberhaftem Rheumatismus.

Klinischer Verlauf

Die Erscheinungen und die Dauer der aktiven Phase des fieberhaften Rheumatismus sind verschieden. Früher wurden die Gelenkserscheinungen besonders hervorgehoben; oft fehlen sie aber. Es wurden mono- und polyzyklische Formen beschrieben. Bei der ersten Form wird nur eine Gruppe von Gelenken in rascher Aufeinanderfolge befallen, während sich bei der zweiten wiederholte Exazerbationen über einen langen Zeitraum hinziehen. Es gibt auch eine Form, bei der die Gelenkserkrankung ununterbrochen einige Monate lang bestehen bleibt.

Die Senkungsgeschwindigkeit, die Leukozytenzahl und andere Befunde zeigen, daß die Aktivitätsperiode häufig jahrelang dauert, obwohl ihre Entwicklung klinisch vielfach nicht nachweisbar ist. Ein anderes Mal, besonders in der frühen Kindheit, sind die stürmischen Erscheinungen beunruhigend. Innerhalb weniger Wochen führt eine schwere Myokardschädigung zu einer therapierefraktären Herzinsuffizienz mit Stauung oder es entwickelt sich eine Perikarditis, welcher der Patient dann erliegt. Manchmal ist das Bild am Anfang ziemlich schwer, doch schreitet hernach die Erholung fort, ohne wesentliche Spuren einer klinisch nachweisbaren Schädigung zu hinterlassen.

Im allgemeinen kann man den Verlauf des fieberhaften Rheumatismus nicht vorhersagen, er ist veränderlich, trotzdem kann man aber die Fälle leicht in drei Kategorien einteilen.

1. Fälle, bei welchen die Infektion ohne Hinterlassung einer Herzschädigung oder mit einer nur ganz geringen Schädigung schwindet, so daß hernach wieder ein normales Leben möglich ist.

2. Der Prozeß bleibt einige Jahre aktiv, es kommt zu häufigen Rückfällen, zunehmender Bewegungseinschränkung und zu frühzeitigem Tod.

3. Der Prozeß schreitet rasch und gleichmäßig fort, der Tod tritt innerhalb kurzer Zeit ein.

Innerhalb dieser drei Gruppen gibt es alle möglichen Varianten.

Glücklicherweise ist der „hyperpyretische Rheumatismus" selten. Bei dieser Sonderform wurden Temperaturen von 43° C und höher beobachtet, wobei man annahm, daß die zerebralen Wärmeregulationszentren, vielleicht im Verlauf einer Encephalitis, ergriffen seien. Diese Patienten sind meist delirant, was sonst beim unkomplizierten fieberhaften Rheumatismus und, ohne daß der Kranke große Salizyldosen erhalten hat, ungewöhnlich ist. Häufig sind Hauterscheinungen vorhanden; die meisten Patienten sterben.

Rezidive sind besonders bei Kindern häufig, etwas seltener nach dem vierzehnten Lebensjahr. Viele Kinder, welche sich von einem fieberhaften Rheumatismus erholt haben, erkranken innerhalb eines Jahres an einem Rezidiv; schätzungsweise bekommen 70 Prozent der jungen Patienten mit fieberhaftem Rheumatismus innerhalb von zehn Jahren ein Rezidiv. Die Wahrscheinlichkeit des Auftretens häufigerer Rezidive beim fieberhaften Rheumatismus beträgt bei Patienten zwischen vier und dreizehn Jahren 25 Prozent und bei Patienten zwischen vierzehn und sechzehn Jahren 8,6 Prozent. Die Gefahr des Auftretens häufiger Rezidive ist in dem auf eine aktive Phase des fieberhaften Rheumatismus folgenden Jahr um ein Vielfaches größer als in den folgenden Jahren. Diese Beobachtungen haben eine große Bedeutung für die Ergreifung prophylaktischer Maßnahmen, besonders bei gefährdeten Kindern.

Aus den bereits dargelegten Gründen und besonders, da so viele Fälle von fieberhaftem Rheumatismus nicht erkannt werden, ist es schwierig, die Häufigkeit der bleibenden Herzschäden zu ermitteln. Wenn man die Untersuchungen auf jene Fälle begrenzt, deren Erkrankung an aktivem fieberhaftem Rheumatismus bekannt war, so kann man in 85 Prozent eine zurückbleibende Herzschädigung annehmen. Andere beurteilen die Häufigkeit auf 50 Prozent oder weniger, alle stimmen aber darin überein, daß der Prozentsatz mit jeder weiteren Attacke wächst. Ein anderer Grund für Unterschiede in den Statistiken ist die Beobachtungsdauer. Oft ist die nach der akuten Phase verstrichene Zeit für eine positive Wertung zu kurz.

Aktivitätszeichen. Als solche gelten Fieber, Gelenksentzündung, erhöhte Senkungsgeschwindigkeit, Leukozytose, zeitweilige Veränderungen im Elektrokardiogramm, Tachykardie und das Vorhandensein subkutaner Knötchen.

Differentialdiagnose

Diese ist manchmal sehr schwierig. Früher, bei der Besprechung der gastrointestinalen Symptome des fieberhaften Rheumatismus, wurde auf die Möglichkeit einer Verwechslung mit einer Appendizitis hingewiesen. Die abdominellen Schmerzen, für welche es keine völlig ausreichende Erklärung gibt, reagieren sehr gut auf Salizylnatrium; als Ursache nahm man sowohl eine mesenterische Lymphadenitis als auch eine peritoneale Reizung an.

Nackensteifigkeit oder Delirien können den Eindruck einer Meningitis erwecken. Die Lungenerscheinungen können zur Diagnose einer Bronchopneumonie oder Pleuritis verleiten und die Nierenveränderungen mit Hämaturie und Zylindrurie können zur irrtümlichen Annahme einer akuten Nephritis führen. Auch eine Verwechslung mit der Poliomyelitis soll häufig vorkommen.

Es bedarf großer Sorgfalt, um eine Arthritis gonorrhoischen Ursprungs auszuschließen. Diese verläuft nicht selten polyartikulär, während die rheumatische Arthritis auf ein einzelnes Gelenk beschränkt sein kann, so daß ein Irrtum leicht möglich ist. Die rasche Erleichterung der Schmerzen beim fieberhaften Rheumatismus durch entsprechende Salizyldosen kann bei der Abgrenzung dieser Arthritisform behilflich sein.

Es gibt eine Reihe akuter Infektionskrankheiten, welche mit einer sekundären Polyarthritis einhergehen können. Die sonstigen Charakteristika des Scharlachs, der Dysenterie usw. machen die Differentialdiagnose gewöhnlich relativ leicht. Der fieberhafte Rheumatismus wird manchmal mit einem undulierenden Fieber, mit einer Tuberkulose und mit der subakuten bakteriellen Endocarditis sowie auch mit einer Appendicitis verwechselt. Ebenso schließen die eine septische Arthritis begleitenden Erscheinungen mit ihrer starken Destruktion der Gelenke diagnostische Irrtümer meist aus. Leider gilt dies nicht immer für die akute Osteomyelitis. Diese hat stärker ausgeprägte Lokalerscheinungen, und der Prozeß liegt mehr in der Epiphyse als im Gelenk; überdies ist die Allgemeinreaktion schwer. Nichtsdestoweniger wird die Osteomyelitis in der Kindheit oft als fieberhafter Rheumatismus angesehen, bis sich die Sepsis entwickelt. Dieser Fehler kann sehr verhängnisvoll sein.

Bei dem „palindromic rheumatism" genannten Syndrom, dessen eigentliche Natur unbekannt ist, fehlen Allgemeinerscheinungen, wie Fieber, erhöhte Senkungsgeschwindigkeit oder Leukozytose. Die Gelenkserscheinungen sollen mit jenen beim akuten fieberhaften Rheumatismus fast identisch sein. Bei beiden Syndromen bleiben keine Gelenksveränderungen zurück.

Bei der Sichelzellenanämie kann das Auftreten von Dyspnoe, Arthritis, Herzvergrößerung mit Prominenz des Konus der Pulmonalarterie, das Vorhandensein von systolischen und sogar diastolischen Geräuschen und von Veränderungen im Elektrokardiogramm Verwirrung hervorrufen. Für viele dieser Befunde scheinen die Anämie und der thrombotische Verschluß kleiner Lungen- und Koronargefäßäste verantwortlich zu sein. Es gibt seltene Fälle, bei welchen ein fieberhafter Rheumatismus und eine Sichelzellenanämie gleichzeitig bestehen. Dann ist die Differentialdiagnose oft schwierig. Das Bestehen einer Milz- und Lymphknotenvergrößerung sowie einer Gelbsucht spricht zusammen mit einer normalen Blutsenkungsgeschwindigkeit für eine Sichelzellenerkrankung.

Bei Erwachsenen ist der aktive fieberhafte Rheumatismus oft der rheumatoiden Arthritis ähnlich, da diese ganz plötzlich mit allen Kennzeichen eines fieberhaften Rheumatismus beginnen kann. Manchmal ist eine Unterscheidung erst nach längerer Beobachtung möglich. Früher war man der Meinung, daß die Verschmälerung der Gelenksspalten und die Bewegungseinschränkung sowie das schlechte Ansprechen auf Salizylate für die rheumatoide Arthritis sprächen. In den letzten Jahren wurde bezüglich der rheumatoiden Arthritis über Erscheinungen von seiten des Herzens, wie zum Beispiel elektrokardiographische Veränderungen, Auftreten von Klappenfehlern und dergleichen, berichtet. Unter 25 Fällen von infektiöser Arthritis wiesen 14 Zeichen einer Mitbeteiligung des Herzens auf, welche mit den rheumatischen Herzschädigungen identisch sind. Sogar über Gewebsveränderungen, welche den Aschoffschen Knötchen gleichen und über die Ausbildung von subkutanen Knötchen wurde in der letzten Zeit berichtet. Es besteht guter Grund zur Annahme, daß beide Zustandsbilder nur Varianten desselben pathologischen Prozesses sind.

Prognose

Der fieberhafte Rheumatismus ist ein wichtiges Problem, da ihm viele in oder kurz nach der aktiven Phase der Krankheit erliegen und eine große Zahl von Kranken in der Blüte des Lebens an seinen Folgen stirbt.

Im allgemeinen gesehen ist die Prognose ernster, wenn die Anfangserscheinungen schwer sind oder wenn die Krankheit in früher Kindheit beginnt. Tritt der Prozeß frühzeitig auf, so überleben nur 69 Prozent das Kindesalter und nur 35 Prozent das Jugendalter. 50 Prozent der Kranken sterben innerhalb von neun Jahren nach Krankheitsbeginn und nur 5 Prozent überschreiten das 45. Lebensjahr. Je schwerer der Herzschaden ist und je früher eine Herzinsuffizienz einsetzt, desto schlechter ist die Prognose. Wenn sich ein bleibender Klappenfehler ausbildet, hängt die Prognose hauptsächlich von Rückfällen und Komplikationen ab, wie zum Beispiel vom Vorhofflimmern oder von einer Lungenembolie. Immeı hin kann man nicht selten Kranke sehen, welche seit dem fünften oder sechsten Lebensjahr einen rheumatischen Klappenfehler haben und mit 60 oder 65 Jahren noch aktiv sind und sich wohl fühlen.

Sehr viel hängt von der Behandlung während der akuten Attacke und nachher ab. Diesbezüglich rechtfertigen die großen Fortschritte der letzten Jahre die Hoffnung auf eine wesentliche Besserung der Prognose für die nächste Zukunft.

Chorea

Die Sydenhamsche Chorea wird mit dem fieberhaften Rheumatismus in Zusammenhang gebracht, jedoch ist der genaue Modus unklar. Sie ist eine Erkrankung der Kindheit und bei Mädchen häufiger, während der fieberhafte Rheumatismus beide Geschlechteı gleich häufig befällt.

Viele Autoren betrachten die Chorea nur als eine andere Erscheinungsform des fieberhaften Rheumatismus. In 20 Prozent der Choreafälle entwickelt sich ein rheumatisches Herzleiden, obwohl keine anderen Rheumatismuszeichen vorhanden sind. Nach anderen Arbeiten kommen bei Fällen von reiner Sydenhamscher Chorea in über 50 Prozent Herzleiden vor. Manche Autoren glauben, daß nur dann nach einer Chorea Herzkomplikationen auftreten, wenn andere Zeichen einer rheumatischen Infektion vorliegen. Es wurde behauptet, daß niemals nach einer Chorea als solcher ein Klappenfehler entstehe; eher wäre er auf eine interkurrente rheumatische Infektion zurückzuführen. Bei einem Kranken mit Choreasymptomen, aber ohne andere Zeichen eines aktiven fieberhaften Rheumatismus, war jedoch nach seinem zufällig eingetretenen Tod bei der Obduktion eine aktive rheumatische Endokarditis vorhanden.

Wenn auch Leukozytose und Fieber bei der Chorea fehlen können, so haben sich diese Aktivitätszeichen möglicherweise doch bis zur Zeit des Auftretens der Chorea normalisiert. Die Senkungsreaktion ist bei der reinen Chorea normal.

An den Hirngefäßen konnte eine rheumatische Endarteritis beobachtet werden und am Corpus striatum kann man starke Veränderungen mit perivaskulären Infiltraten und einer Gefäßerweiterung finden.

Die Behandlung besteht in der Verordnung von geistiger und körperlicher Schonung, in der Fernhaltung von Reizen, in der Aufnahme einer kalorienreichen Diät, hoher Vitamin C-Dosen und von Sedativen.

Behandlung des fieberhaften Rheumatismus

Man muß zwischen der Behandlung der aktiven Phase des fieberhaften Rheumatismus und den für die Verhütung eines Rückfalls bestimmten Maßnahmen unterscheiden.

Bettruhe. Sie ist während des akuten fieberhaften Rheumatismus notwendig und muß für die Dauer des Bestehens von Aktivitätszeichen und noch mindestens drei Wochen nach Rückkehr der Senkungsbeschleunigung zur Norm eingehalten werden. Auch beschleunigte Herztätigkeit, Fieber und fortschreitende elektrokardiographische Veränderungen sind Indikationen für die Bettruhe. Wir verstehen darunter in diesen Fällen nicht absolute Ruhe. Der Patient kann z. B. in's Badezimmer gehen.

Lange dauernde Bettruhe ist außerordentlich wichtig, da der fieberhafte Rheumatismus trotz der Heftigkeit einiger seiner Erscheinungsformen ein chronisches Leiden ist. Der Prozeß kann auch beim Fehlen von Symptomen oder bei nur etwas gestörter Gesundheit aktiv sein und fortschreiten.

Im Hinblick auf die starke Schweißsekretion ist einiges Augenmerk auf die geeignete Bettform sowie auf eine passende Bettwäsche zu richten; die Aufmerksamkeit auf diese Details trägt wesentlich zum Wohlbefinden des Kranken bei. Die Situation ist fast dieselbe wie bei der Tuberkulose, welche in vielerlei Hinsicht mit dem fieberhaften Rheumatismus vergleichbar ist. Es ist unmöglich, die Aktivitätsdauer vorauszusagen. Die Bettruhe muß wochenlang und in schweren Fällen monatelang fortgesetzt werden, bis die Aktivitätszeichen geschwunden sind.

Medikamente. Das therapeutische Mittel der Wahl für die Behandlung der akuten rheumatischen Arthritis ist das Salizylnatrium. Es wird bei dieser Krankheit schon länger als ein halbes Jahrhundert angewendet, und die Anerkennung ist allgemein, daß das Mittel so rasche Erleichterung zu bringen vermag, daß dadurch eine Diagnose ex juvantibus möglich ist. Die meisten Kliniker glauben nicht an eine Beeinflussung des Krankheitsverlaufes oder des Ablaufes der Komplikationen durch das Salizylnatrium, aber es gilt als geeignet zur raschen Beseitigung der Gelenksschwellung, zur Schmerzlinderung und als Antipyretikum. Wiederholt wurde auf die Bedeutung der Verwendung großer Dosen von Natriumsalizylat hingewiesen. Es wurde betont, daß bei Verordnung großer Salizylmengen bei Tag und Nacht eine günstige Wirkung auf den Krankheitsverlauf ausgeübt werden kann und Herzkomplikationen vermieden werden können. Salizyl kann durch Acetylsalizylsäure (Aspirin) ersetzt werden, die Dosierung beider Verbindungen ist dieselbe. Es ist wichtig, diese Präparate 4stündlich bei Tag und Nacht in einer Menge von 0,15 g pro kg im Verlauf von 24 Stunden zu geben. Die Dosen werden etwas vermindert, wenn Ohrensausen, Schluckauf und Übelkeit auftreten. Das Natriumsalizylat kann in einer Menge von 3 bis 4 g auf 150 ccm einer warmen Stärkelösung verordnet werden.

Wegen der Gefahr des Auftretens des „Umschlagphaenomens" soll diese Behandlung nicht abrupt abgebrochen werden; die Dosen sollen nach dem Schwinden jeglicher Aktivitätszeichen allmählich verringert werden. Das Langsamerwerden der Blutsenkungsgeschwindigkeit ist während der Behandlung mit Salizylpräparaten (oder ACTH und Cortison) nicht immer das Zeichen einer Besserung; es wird mit einer Produktionshemmung von Fibrinogen und Globulin in der Leber erklärt.

Beobachtungen mit Bestimmungen des Salizylspiegels im Plasma haben neue Argumente zugunsten großer Dosen erbracht. Mittlere tägliche Dosen (3 bis 5 g) von Natriumsalizylat genügen nur zur symptomatischen Erleichterung der Gelenksschmerzen. Gibt man täglich 10 g, am besten in Form einer langsamen intravenösen Infusion (10 g Salizylnatrium in 1000 ccm 0,9prozentiger Kochsalzlösung aufgelöst), so schwinden nicht nur die Symptome, sondern alle Krankheitserscheinungen, besonders die erhöhte Blutkörperchensenkung sollen innerhalb zweier Wochen normal werden. Coburn empfiehlt am ersten Tag

10 g Salizylnatrium intravenös und, wenn diese erste Infusion keine entschiedene Besserung gebracht hat, am zweiten Tag sogar 20 g in 2000 ccm Salzlösung intravenös. Die täglichen intravenösen Gaben von 10 g Natriumsalizylat können ungefähr fünf Tage lang hintereinander gegeben werden, anschließend soll die Behandlung mit denselben Dosen per os fortgesetzt werden. Bei peroraler Medikation ist es ratsam, wenigstens eine Dosis bei Nacht zu geben. Untersuchungen des Salizylspiegels im Plasma zeigen, daß man mit Werten von 100 bis 200 Mikrogramm im Kubikzentimeter Plasma nur eine symptomatische Besserung erreichen kann. Um den Prozeß zum Stillstand zu bringen und die Senkungsgeschwindigkeit zu normalisieren, benötigt man einen Spiegel von wenigstens 350 Mikrogramm im Kubikzentimeter Plasma. Diesen kann man bei intravenöser Anwendung leicht und rasch erreichen.

Neuere Untersuchungen bestätigen diese Beobachtungen nicht. Es war zunächst nicht möglich, Komplikationen des fieberhaften Rheumatismus zu unterdrücken, und der Krankheitsverlauf konnte mit der Coburnschen Behandlungsmethode nicht immer abgekürzt werden. Nach unserer Erfahrung ist es bei manchen Kranken schwierig, den hohen Salizylspiegel im Plasma zu erreichen. Bei anderen Kranken bleiben trotz hohem Spiegel Aktivitätszeichen bestehen. Trotzdem gibt es jedoch keinen Zweifel, daß die früher verwendeten Dosen von Salizylnatrium oft zu klein waren und große Dosen nützlicher sind. Bei Kindern scheint jedoch die Behandlung mit großen Dosen die Dauer des Prozesses tatsächlich abzukürzen.

Natürlich ist es nicht immer leicht, einen hohen Blutspiegel ohne unvorhergesehene Nebenwirkungen, wie zum Beispiel Ohrensausen, Diarrhöen, Übelkeit oder Erbrechen, zu erhalten oder auch zu erreichen. Gelegentlich hören diese Beschwerden trotz Fortsetzung der Behandlung wieder auf. Es können Schwindel, Verwirrtheitszustände und Hör-, Seh- und Atemstörungen auftreten. Seitdem man häufiger größere Dosen anwendet, findet man in der medizinischen Literatur öfter Berichte über Salizylvergiftung.

Während der Anwendung großer Salizyldosen konnte man eine Hypoprothrombinämie beobachten. Deshalb soll man mit den Salizylaten immer Vitamin-K-Präparate geben.

Bei oraler Anwendung ist die Kombination der Salizylate mit Natriumbikarbonat gebräuchlich, jedoch soll diese Kombination das Erreichen eines hohen Salizylspiegels im Plasma verhindern. Die Magenbeschwerden werden dadurch geringer. Es wurden auch andere Salizylpräparate und Magnesiumkarbonat an Stelle von Natriumbikarbonat empfohlen, jedoch scheinen diese Drogen nicht in genügendem Ausmaß erprobt zu sein, um ein sicheres Urteil zu ermöglichen. Manchmal sind Salizylate für den Magen so unverträglich, daß man sie in einer Stärkelösung rektal geben muß.

Anstelle des Natriumsalizylates kann man auch Natriumglutisat, ein Umwandlungsprodukt des Natriumsalizylats, in der selben Dosierung verwenden.

Nur selten sprechen Kranke auf die Salizyltherapie nicht an oder es treten auch bei Anwendung relativ kleiner Dosen unvorhergesehene Beschwerden auf. Für diese Fälle wurde wiederholt Aminopyrin (Pyramidon) vorgeschlagen. Davon werden Dosen von 2 bis 5 g täglich über lange Zeit gegeben, ohne daß es zum Auftreten toxischer Symptome kommt. Diese Behandlung ist mit dem Risiko einer Agranulozytose verbunden. Es ist keine Gefahr zu befürchten, wenn man häufig das weiße Blutbild kontrolliert, um den eventuellen Beginn dieser seltenen Komplikation erfassen zu können. Bei der Anwendung der beim akuten fieberhaften Rheumatismus selten gebrauchten Atophanpräparate sind unvorhergesehene Zwischenfälle häufiger.

Die Anwendung von Sulfonamiden bei der Behandlung des aktiven fieberhaften Rheumatismus ist nutzlos und sogar schädlich, auch Penicillin ist wirkungslos. Von der Anwendung von Streptokokkenseren und -vakzinen hat man keinen besonderen Erfolg gesehen. Oft werden höhere Dosen Ascorbinsäure (tägl. 100 bis 200 mg) empfohlen. Für eine günstige Wirkung von Salzen der Bernsteinsäure oder der Benzoesäure bzw. von Sauerstoffinhalationen gibt es keinen Beweis.

ACTH und Cortison. Die Anwendung des adrenocorticotropen Hormons der Hypophyse (ACTH) und des Nebennierenrindenhormons (Cortison) hat bei Kranken mit fieberhaftem Rheumatismus im aktiven Stadium einen tiefgehenden Einfluß auf den Prozeß. Innerhalb von 1 bis 2 Tagen geht das Fieber zurück, die Toxaemie schwindet, die Gelenksschmerzen lassen nach, die Blutsenkungsgeschwindigkeit beginnt langsamer zu werden, Perikardergüsse werden resorbiert, die Tachykardie hört auf, und nach einigen Wochen verschwinden sogar die rheumatischen Knötchen.

Diese Wirkungen halten jedoch selten an; die Unterbrechung der Behandlung mit diesen Mitteln hat in den meisten Fällen ein Wiederaufflackern der Aktivitätszeichen zur Folge. So wie bei der Anwendung der Salizylate ist auch hier die Frage noch nicht entschieden, ob die Krankheit durch diese Verbindungen tatsächlich eine Verkürzung erfährt, bzw. ob damit Komplikationen verhütet werden können. Man hat darauf hingewiesen, daß dies nur bei sehr frühzeitigem Beginn mit dieser Behandlung der Fall sei, doch wurde dasselbe auch — ohne sicheren Beweis — für die Salizylate behauptet.

Es besteht kein Zweifel darüber, daß diese Hormone in bestimmten Fällen lebensrettend sein können. Dies gilt insbesondere für jugendliche Kranke mit fortgeschrittener Herzinsuffizienz, welche auf die übliche Behandlung überhaupt nicht ansprechen. Hier kann die Anwendung von Cortison oder ACTH in den ersten wenigen Tagen infolge einer Natrium- und Wasserretention zu einer vorübergehenden Verschlechterung des Zustandes führen, doch setzt bald eine wesentliche Besserung ein. Wenn die Zeichen der Herzinsuffizienz mit Stauung infolge des Absetzens dieser Hormonbehandlung wieder auftreten, so kann man diese Verschlechterung sogar mit Hilfe derselben Verbindungen wieder rückgängig machen; so ist es oft möglich, dem Kranken auf diese Weise über eine kritische Zeitperiode hinwegzuhelfen. Die Chorea spricht auf diese Behandlung verschieden an, die Wirkung kann nicht vorhergesagt werden.

Das Cortison hat den Vorteil, auch oral zu wirken, während die Wirkung beim ACTH länger anhält. Man gibt täglich 4mal 2 Tabletten Cortisonacetat zu je 25 mg oder injiziert täglich 3mal 40 Einheiten ACTH. In manchen Fällen wird diese Behandlung 6 bis 8 Wochen lang gut vertragen. Bei Kindern beginnt man am 1. Tag mit 80 mg, gibt am 2. Tag 60 mg und nach 2 bis 3 Tagen täglich 40 mg. Es ist bisher ungeklärt, warum Kranke gelegentlich auf diese Behandlung überhaupt nicht ansprechen.

Es ist wichtig, die Kranken sorgfältig bezüglich des Auftretens von Nebenwirkungen zu beobachten; dazu gehören u. a.: Gesichtsschwellungen mit Akne und das Cushing'sche Syndrom (Striae), Hypertonie, Hyperglykaemie und Glykosurie, Natrium- und Wasserretention, Hirsutismus, eine Zunahme des Bauchumfanges, Depressionen und Psychosen. Man hält diese Kranken während der Behandlung unter einer salzarmen Diät, gibt Diuretika und verordnet Kalium in Form von Fruchtsäften oder von täglich 1 bis 3 g Kaliumchlorid oral. Gelegentlich flackert eine alte Tuberkulose wieder auf.

Die Hormone, insbesondere das Cortison, sollen zwecks Vermeidung von Erscheinungen des Umschlagphaenomens mit Fieber, Thrombophlebitis, rheumatoider Arthritis und Pleuritis allmählich abgebaut und nicht abrupt abgesetzt werden.

Herzbehandlung. Gelegentlich ist es notwendig, Herzbeschwerden und -komplikationen symptomatisch zu behandeln. Wenn man auch beim Auftreten von Zeichen einer passiven Stauung oder einer Herzinsuffizienz Digitalis gibt, so bleibt doch oft der erwartete Erfolg aus, da der Herzmuskelschaden zu schwer ist. Bei großen Perikardergüssen kann eine Punktion notwendig werden. Manchmal muß man zur Beherrschung der Schmerzen für kurze Zeit Morphium und zur Linderung des Hustenreizes Kodein verordnen.

Diät. Während der ersten Zeit soll man mit der Flüssigkeitszufuhr nicht sparen und eine leichte Diät geben. Nach der ersten Woche ist eine kalorisch hochwertige, aber leicht verdauliche Diät angezeigt. Verschiedene Vitamine, besonders Vitamin C, wurden empfohlen, obwohl ihr Nutzen sehr unsicher ist. Die Behandlung einer Anämie kann man bis zum Beginn der Rekonvaleszenz aufschieben. Es genügt eines der üblichen Eisenpräparate (Ferrosalze).

Chorea. Für die Chorea gibt es keine spezifische Behandlung. Bettruhe, ruhige Umgebung und psychische Beruhigung bringen meist Erleichterung. Die Anwendung von Arsenpräparaten, zum Beispiel der Fowlerschen Lösung, ist eine altbekannte Maßnahme.

Schutz vor Infektion. Auch wenn Aktivitätszeichen nicht mehr vorhanden sind, müssen die Kranken sorgfältig vor einem Rückfall behütet werden. Der jugendliche Kranke ist nach einer „Erkältung" oder Halsentzündung für neue Attacken besonders empfänglich. Für Kinder ist es im allgemeinen nicht ratsam, den Schulbesuch vor Ablauf einiger Monate nach dem Ende einer Attacke wieder zu gestatten, so daß man sie vor Neuinfektionen und Überanstrengung bewahren kann. Wenn die Genesung fortschreitet, ist es günstig, für die Kinder genaue Anweisungen zu geben. Oft ist es schwierig, die Eltern von der Notwendigkeit einer langdauernden Fürsorge zu überzeugen, doch vermag ihnen die nachdrückliche Betonung der Tatsache die Wichtigkeit einer gut ausgenützten langen Erholungszeit verständlich zu machen, daß die Herzschädigung so lange fortschreiten kann, als irgendein Zeichen der Aktivität des fieberhaften Rheumatismus vorhanden ist.

Erziehung. Es ist wichtig, Eltern und Lehrer über den fieberhaften Rheumatismus und seine klinisch noch nicht nachweisbaren Stadien (Anorexie, Gewichtsabnahme) aufzuklären, um die frühzeitige Erkennung eines neuen Schubes zu ermöglichen.

Lokalbehandlung. Abgesehen von der Allgemeinbehandlung ist die immer noch ungelöste Frage der lokalen Gelenksbehandlung zu erörtern. Der Gebrauch von Bettreifen, um das Bettzeug von den befallenen Extremitäten fernzuhalten, und die Fixierung der schmerzhaften Gelenke durch Schienen und ähnliche Mittel verdienen Beachtung, weil sie zum Wohlbefinden beitragen. Der Wert der Wärme, der lokalen Anwendung von Methylsalizylat und ähnlichen Mitteln, der Reizbehandlung und dergleichen wird bestritten, aber manchmal machen sie die Lage erträglicher. Wendet man die verschiedenen Verfahren nicht an, so soll man sie mit der Familie besprechen; andernfalls muß man den unberechtigten Vorwurf ihrer Nichtanwendung auf sich nehmen. In sehr seltenen Fällen mit hochgradiger Gelenksspannung und entsprechenden Schmerzen muß die Frage der Gelenkspunktion in Erwägung gezogen werden. Dabei besteht die Gefahr einer Infektion, weshalb die Punktion nur unter den strengen aseptischen Kautelen der Chirurgen durchgeführt werden darf. Sie ist selten notwendig.

Prophylaxe

Rückfälle sind häufig, und jede Attacke bedeutet eine weitere Schädigung des Herzens. Deshalb ist die in der Vergangenheit oft vernachlässigte vorbeugende Behandlung von großer Bedeutung.

Tonsillektomie. Eine der ältesten Maßnahmen zur Vermeidung von Rückfällen ist die Tonsillektomie, da der ersten und den folgenden Attacken häufig eine Tonsillitis vorausgeht. Trotzdem ist der Erfolg dieser Operation nicht sehr eindrucksvoll, nach Berichten soll sie auf die Zahl der Rückfälle überhaupt keinen Einfluß haben. Dies ist eigentlich zu erwarten, da sowohl eine Pharyngitis wie eine jede andere Infektion mit hämolytischen Streptokokken einen aktiven fieberhaften Rheumatismus auszulösen vermag. Die Operation ist jedoch bei Kranken mit häufig wiederkehrender Tonsillitis oder augenscheinlicher tonsillogener Infektion gerechtfertigt. Selbstverständlich soll man die Operation niemals während eines aktiven Schubes des fieberhaften Rheumatismus und nicht zu bald nach einer akuten Tonsillitis durchführen lassen. Zwischen dem Ende einer akuten Tonsillitis und der Operation sollen mindestens sechs bis acht Wochen vergangen sein. Die Anwendung von Sulfonamiden einige Tage vor und nach der Tonsillektomie ist empfehlenswert (S. 133). Penicillin unmittelbar nach Operationen erfüllt einen ähnlichen Zweck.

Wechsel der Umgebung. Der Vorschlag, die Kinder zu isolieren und den Kontakt mit anderen Kindern derselben Altersgruppe zu vermeiden (Sanatorien oder Rekonvaleszentenheime mit sorgfältiger Auswahl der Kinder), hat bestimmt Vorteile, ist aber selbstverständlich in seiner praktischen Durchführbarkeit begrenzt. Eine andere Methode zur Verhütung von Rückfällen ist für den gefährdeten Kranken die Meidung von Infektionsquellen, das heißt Menschenansammlungen. Auch die ständige Übersiedlung in ein südliches Klima ist zu erwägen. Die Unannehmlichkeit der Trennung von der Familie und die mit der Reise verbundenen Unkosten werden jedoch zusammen mit der Tatsache, daß der fieberhafte Rheumatismus auch in den Tropen vorkommt, bezüglich der Ratsamkeit dieser Maßnahme Zurückhaltung auferlegen.

Rheumaprophylaxe bei Streptokokkenerkrankungen des Halses. Nach einer Schätzung erkranken mehr als 3% aller Patienten, welche eine Halsinfektion mit haemolytischen Streptokokken haben, an fieberhaftem Rheumatismus. In den Vereinigten Staaten treten jährlich zwischen 200 000 und 500 000 derartige Fälle neu auf. Die Verhütung einer Erkankung an fieberhaftem Rheumatismus ist eine wichtige Maßnahme; sie ist möglich geworden, seitdem bekannt wurde, daß eine sehr frühzeitig eingeleitete Penicillinbehandlung das Auftreten der Erkrankung wohl nicht absolut zu verhüten, aber ihre Häufigkeit doch wesentlich einzuschränken vermag.

Bei Kindern gibt man nach einer Empfehlung der American Heart Association am besten 300 000 Einheiten Procain-Penicillin mit Aluminiummonostereat intramuskulär und wiederholt diese Injektion nach 3 und 6 Tagen. Bei Erwachsenen injiziert man 3 mal 600 000 Einheiten intramuskulär in dreitägigen Intervallen. Zur oralen Behandlung sollen Kinder 1 Stunde vor jeder Mahlzeit und vor dem Schlafengehen, also insgesamt 4 mal täglich je 1 Tablette zu 200 000 Einheiten, Erwachsene eine solche zu 300 000 Einheiten einnehmen. Diese Behandlung soll 10 Tage lang fortgesetzt werden.

Besteht eine Überempfindlichkeit gegenüber Penicillin, dann gibt man 2 Tage lang 20 mg Aureomycin pro kg Körpergewicht in 4 Einzeldosen und an den folgenden 8 Tagen die Hälfte dieser Menge.

Diese prophylaktische Behandlung ist 1 Jahr lang bei allen unter 18jährigen Kranken indiziert, welche einen fieberhaften Rheumatismus oder eine Chorea hatten. Sie ist bei älteren Kranken notwendig, wenn sie innerhalb der letzten 5 Jahre einen fieberhaften Rheumatismus durchgemacht haben. Man beginnt mit der Behandlung 1 Woche nach Stellung der Diagnose. Man gibt das Penicillin nur oral in Form von 2 Tabletten zu je 200000 Einheiten (bei älteren Kranken zu je 250000 Einheiten) täglich jeweils 1 Stunde vor der Mahlzeit. Penicillindragées und -kapseln sind nicht günstig.

Sulfonamide. In den letzten Jahren hat die prophylaktische Anwendung der Sulfonamide offenkundig gute Ergebnisse gebracht. Diese Medikamente vermögen einen Rückfall nicht zu verhüten, wenn man sie nach Ausbruch einer Infektion mit hämolytischen Streptokokken (Gruppe A) gibt. Wendet man sie jedoch lange Zeit in mäßigen Dosen an, so können sie zur Verhütung einer Infektion beitragen. Gegenwärtig ist das Sulfadiazin das für diesen Zweck am meisten verwendete Präparat und es scheint auch bis zur Entdeckung anderer, noch weniger toxischer Produkte das beste zu sein. Gewöhnlich läßt man es im Herbst, Winter und Frühling nehmen und in den Sommermonaten absetzen. Die tägliche Dosis für kleine Kinder beträgt 0.5 g und für schwerere Kinder 1 g. In letzter Zeit wurde berichtet, daß 0.5 g Sulfadiazin täglich genügten, um die Implantation hämolytischer Streptokokken bei 85 Prozent von 30000 Marinesoldaten zu verhüten.

Blutbild, Harnbefund und Temperatur müssen regelmäßig kontrolliert werden. Bei der Sulfonamidbehandlung treten manchmal Exantheme, Temperaturerhöhung oder Leukopenie auf und zwingen zur Unterbrechung der Behandlung. Die größte Gefahr ist die Agranulozytose, weshalb die Leukozyten während der ersten zwei Behandlungsmonate einmal wöchentlich gezählt werden sollen. Die bis jetzt gewonnene Erfahrung ist ungenügend, um ein endgültiges Urteil über die Entwicklung sulfonamidresistenter Streptokokkenstämme als Folge der Behandlung mit kleinen Dosen abgeben zu können.

Wenn auch die mit dieser prophylaktischen Behandlung gemachte Erfahrung günstig ist, so ist sie doch nicht frei von Gefahr. Die Notwendigkeit und Ratsamkeit der prophylaktischen Einnahme dieser Präparate ist in jedem Fall sorgfältig zu überlegen. Bei Kindern, welche frühzeitig in ihrem Leben ihre erste Attacke mitmachen, kann sie sehr viel leisten.

Schrifttum

Ash, R. "Influence of Tonsillectomy on Rheumatic Infection." Am. J. Dis. Child., **55,** 63, 1938.
= The first ten years of rheumatic infection in childhood, Am. Heart J., **36,** 89, 1948.
Baggenstoß, A. H., and Rosenberg, E. F. "Cardiac Lesions associated with Chronic Infectious Arthritis." Arch. Med., **67,** 241, 1941.
Bell, E. T. "Glomerular Lesions associated with Endocarditis." Am. J. Path., **8,** 639, 1932.
Bland, E. F., and Jones, T. D. "Fatal Rheumatic Fever." Arch. Int. Med., **61,** 161, 1938.
Bradley, W. H. "Epidemic Acute Rheumatism in a Public School." Quart. J. Med., **1,** 79, 1932.
Breese, B. B. and Gray, H., Antistreptolysin titer as an aid in the diagnosis of rheumatic fever, N. Y. State med. J., **51,** 389, 1951.
Bruetsch, W. L., Rheumatic brain disease, J. A. M. A., **134,** 450, 1947.
Bywaters, E. G. L., The relation between heart and joint disease, including "rheumatoid heart disease", Brit. Heart J., **12,** 101, 1950.
Chain, E., and Duthie, E. S., Identity of hyaluronidase and spreading factor, Brit. J. exper. Pathol., **21,** 324, 1940.

Clarke, J. T. "The Geographical Distribution of Rheumatic Fever." J. Trop. Med., **33**, 249, 1930.
= N. E., Mosher, R. E. and Clarke, C. N., Phenolic compounds in the treatment of rheumatic fever, Circulation, **7**, 247, 1953.
Coburn, A. F. "The Independence of Chorea and Rheumatic Activity." Am. J. M. Sc., **193**, 1, 1937.
— "Salicylate Therapy in Rheumatic Fever: Rational Technique." Bull. Johns Hopkins Hosp., **73**, 435, 1943.
— "The Prevention of Respiratory Tract Bacterial Infections by Sulphadiazine Prophylaxis in the United States Navy." J. A. M. A., **126**, 88, 1944.
Cohn, A. E., and Lingg, C. "The Natural History of Rheumatic Cardiac Disease: a Statistical Study. I. Onset and Duration of Disease." J. A. M. A., **121**, 1, 1943.
Coombs, C. F. "Rheumatic Heart Disease." Bristol, John Wright & Sons, 1924.
Ditkowsky, S. P., Stevenson, E., and Campbell, J. M. "An Epidemic of Rheumatic Fever in a Children's Institution following an Outbreak of Acute Tonsillitis." J. A. M. A., **121**, 991, 1943.
Dodge, K. G., Baldwin, J. S., and Weber, M. W. "The Prophylactic Use of Sulphanilamide in Children with Inactive Rheumatic Fever." J. Pediat., **24**, 483, 1944.
Duran-Reynals, F., Studies on a certain spreading factor existing in bacteria and its significance for bacterial invasiveness, J. exp. Med., **58**, 161, 1933.
Ehrstroem, R. and Wahlberg J., Polyarthritis, Herzaffektionen und Salizyltherapie, Acta med. scand., **58**, 350, 1923.
Ferris, E. B., Jr., and Myers, W. K. "Initial Attacks of Rheumatic Fever in Patients over Sixty Years of Age." Arch. Int. Med., **55**, 809, 1935.
Fischel, E. E. and others, Observations on treatment of rheumatic fever with salicylate, ACTH and cortisone, Medicine, **31**, 331, 1952.
Foster, D. B. "Association between Convulsive Seizures and Rheumatic Heart Disease." Arch. Neurol. & Psychiat., **47**, 254, 1942.
Freund, E. Über rheumatische Knötchen bei chronischer Polyarthritis. Wien. Arch. f. inn. Med., **16**, 73, 1928.
Gauld, R. L., and Read, F. E. M. "Studies of Rheumatic Disease. II. Familial Association and Aggregation in Rheumatic Disease." J. Clin. Investigation, **19**, 393, 1940.
Glover, J. A. "Milroy Lectures on Incidence of Rheumatic Diseases: Incidence of Acute Rheumatism." Lancet, I, 499, 1930.
Gouley, B. A., and Eiman, J. "The Pathology of Rheumatic Pneumonia." Am. J. M. Sc., **183**, 359, 1932.
Grant, R. T. "Observations on Endocarditis." Guy's Hosp. Rep., **86**, 20, 1936.
Green, C. A. "Epidemiology of Haemolytic Streptococcal Infection in Relation to Acute Rheumatism. I. Haemolytic Streptococcal Epidemic and First Appearance of Rheumatism in a Training Centre." J. Hyg., **42**, 365, 1942.
Griffith, G. C., Rheumatic fever, J. A. M. A., **133**, 974, 1947.
Gross, H., and Oppenheimer, B. S. "The Significance of Rheumatic Fever in the Etiology of Coronary Artery Disease and Thrombosis." Am. Heart J., **11**, 648, 1936.
Gross, L. "Lesions in the Roots of the Pulmonary Artery and Aorta in Rheumatic Fever." Am. J. Path., **11**, 631, 1935.
Guerra, F., The action of sodium salicylate and sulfadiazine on hyaluronidase J. Pharmol. exper. Therap., **87**, 193, 1946.
Haig-Brown, C. "Tonsillitis in Adolescents." London, 1886.
Hall, E. M., and Anderson, L. R. "The Incidence of Rheumatic Stigmas in Hearts which are usually considered Non-rheumatic." Am. Heart J., **25**, 64, 1943.
Hansen, A. E. "Conditions causing Confusion in the Diagnosis of Rheumatic Fever in Children." J. A. M. A., **121**, 987, 1943.
Harris, T. N., The failure of massive salicylate therapy to suppress the inflamatory reaction in rheumatic fever, Am. J. Med. scienc., **213**, 482, 1947.
Hawksley, J. C. "The Nature of Growing Pains and their Relation to Rheumatism in Children and Adolescents." Brit. M. J., I, 155, 1939.

Hench, P. S. and others, The effects of adrenal cortical hormone (compound E) on the acute phase of rheumatic fever, Proc. Staff Meet. Mayo Cl. 24, 277, 1949.

Herbut, P. A., and Manges, W. E. "The 'Masson Body' in Rheumatic Pneumonian. Am. J. Path., 21, 741, 1945.

Hill, A. G. S., C-reactive protein in rheumatic fever, Lancet, 2, 558, 1952.

Hiller, R. I., and Graef, I. "An Epidemic of Rheumatism at a Cardiac Camp." Am. Heart J., 3, 271, 1928.

Howard, C. P. "The Rheumatic Lung." Ann. Int. Med., 7, 165, 1953.

Johnson, A. L. and Ferencz, C., The effect of cortisone therapy on the incidence of rheumatic heart disease, N. E. J. of Medicine, 248, 845, 1953.

Juster, I. R. "The Significance of Rheumatic Activity in Chronic Rheumatic Heart Disease. I. Intensity and Extent." Am. Heart J., 15, 1, 1938.

Kaiser, A. D. "Results of Tonsillectomy." J. A. M. A., 95, 837, 1930.

Karsner, H. T., and Bayless, F. "Coronary Arteries in Rheumatic Fever." Am. Heart J., 9, 557, 1934.

Keith, J. D., and Ross, A. "Observations on Salicylate Therapy in Rheumatic Fever." Canad. M. A. J., 52, 554, 1944.

Kissane, R. W., and Koons, R. A. "Intra-uterine Rheumatic Heart Disease." Arch. Int. Med., 52, 905, 1933.

Klinefelter, H. F. "The Heart in Sickle Cell Anemia." Am. J. M. Sc., 203, 34, 1942.

Klinge, F. Das Gewebsbild des fieberhaften Rheumatismus; das rheumatische Frühinfiltrat. Virchows Arch. f. path. Anat., 278, 438, 1930.

Klinge, F. Der Rheumatismus. Ergebn. d. allg. Path. u. path. Anat., 27, 1, 1933.

Krehl, L. Beitrag zur Pathologie der Herzklappenfehler. Deutsches Arch. f. klin. Med., 46, 454, 1890.

Kugel, M. A., and Epstein, E. Z. "Lesions in the Pulmonary Artery and Valve Associated with Rheumatic Cardiac Disease." Arch. Path., 6, 247, 1928.

Kuttner, A. G., and Reyersbach, G. "The Prevention of Streptococcal Upper Respiratory Infections and Rheumatic Recurrences in Rheumatic Children by the Prophylactic Use of Sulphanilamide." J. Clin. Investigation, 22, 77, 1943.

Lichtwitz, L., Pathology and therapy of rheumatic fever, New York, Grune and Stratton, 1944.

MacLeod, C. M. and Avery, O. T., The occurrence during acute infections of a protein not normally present in the blood, J. exper. Med. 43, 183, 1941.

Massell, B. F. and Warren, J. E., Effect of pituitary adrenocorticotropic hormone (ACTH) on rheumatic fever and rheumatic carditis, J. A. M. A. 144, 1335, 1950.

Masson, P. Riopelle, J. L., and Martin, P. "Poumon Rhumatismal." Ann. d'anat. path., 14, 359, 1937.

Meyer, K., The biological significance of hyaluronic acid and hyaluronidase Physiol. Rev., 27, 335, 1947.

Neubuerger, K. T., Geever, E. F., and Rutledge, E. K. "Rheumatic Pneumonia." Arch. Path., 37, 1, 1944.

Perry, C. B. "The Main Branches of the Coronary Arteries in Acute Rheumatic Carditis." Quart. J. Med., 23, 241, 1930.

= "The Sedimentation Rate in Rheumatic Carditis." Arch. Dis. Childhood., 9, 285, 1934.

Plachta, A. and Speer, F. D., The coexistence of rheumatic heart disease and sickle cell anemia, Am. J. clin. pathol., 22, 970, 1952.

Rantz, L. A. and others, Antistreptolysin O response following hemolytic streptococcus infection in early childhood, Arch. int. Med., 87, 360, 1951.

Reid, J., Does sodium salicylate cure rheumatic fever, Quart. J. Med. 17, 139, 1948.

Rich, A. R., and Gregory, J. E. "Experimental Evidence that Lesions with the Basic Characteristics of Rheumatic Carditis can result from Anaphylactic Hypersensitivity." Bull. Johns Hopkins Hosp., 73, 239, 1943.

Ritchie, W. T. "Acute Rheumatic Carditis." Lancet, II, 581, 1939.

Romberg, E. Über die Bedeutung des Herzmuskels für die Symptome und den Verlauf der akuten Endocarditis und der chronischen Klappenfehler. Deutsches Arch. f. klin. Med., 53, 141, 1894.

Rössle, R. Die nosologische Stellung des Rheumatismus. Klin. Wchnschr., 15, 809, 1936.

Sable, H. Z. "Toxic Reactions following Salicylate Therapy." Canad. M. A. J., 52, 153, 1945.

von Santha, K. Über Gefäßveränderungen im Zentralnervensystem bei Chorea rheumatica. Virchows Arch. f. path. Anat., 287, 405, 1932.

Schottmüller, H. Behandlung des akuten und chronischen Gelenkrheumatismus mit Pyramidon. München med. Wchnschr., 74, 861, 1927.

Schultz, M. P. "The Use of Amidopyrine in Rheumatic Fever." Arch. Int. Med., 48, 1138, 1931.

Seldin, D. W., Kaplan, H. S. and Bunting, H., Rheumatic Pneumonia, Ann. int. Med. 26, 496, 1947.

Selye, H., The general adaptation syndrome and the diseases of adaptation, J. clin. Endocrinol., 6, 117, 1946.

Slocumb, C. H., Rheumatic complaints during chronic hypercortisonism and syndromes during withdrawal of cortisone in rheumatic patients. Proc. Staff Meet. Mayo Clinic, 28, 655, 1953.

Smull, K. K., Wégria, R., and Leland, J. "The Effect of Sodium Bicarbonate on the Serum Salicylate Level during Salicylate Therapy of Patients with Acute Rheumatic Fever." J. A. M. A., 125, 1173, 1944.

Stowell, D. D., and Button, W. H., Jr. "Observations on the Prophylactic Use of Sulphanilamide on Rheumatic Patients." J. A. M. A., 117, 2164, 1941.

Sutton, L. P. "Observations on certain Etiological Factors in Rheumatism." Am. Heart J., 4, 145, 1928.

Sutton, L. P. and Dodge, K. G. "The Relationship of Sydenham's Chorea to other Rheumatic Manifestations." Am. J. M. Sc., 195, 656, 1938.

Swift, H. F., Miller, C. P., Jr., and Boots, R. H. "The Leucocyte Curve as an Index of the Infection in Rheumatic Fever." J. Clin. Investigation, 1, 197, 1924.

= Derick, C. L., and Hitchcock, C. H. "Rheumatic Fever as a Manifestation of Hypersensitiveness (Allergy or Hyperergy) to Streptococci." Tr. A. M. Physicians, 43, 192, 1928.

Talalaeff, V. T. Der akute Rheumatismus. Klinisch-anatomische Skizze Klin. Wchnschr., 8, 124, 1929.

Thomas, C. B. "The Prevention of Recurrences in Rheumatic Subjects". J. A. M. A., 126, 490, 1944.

Tillet, W. S. and others, Fibrinolytic activity of hemolytic streptococci, J. clinic. investig., 13, 47, 1934.

Troll, M. M., and Menten, M. L. "Salicylate Poisoning." Am. J. Dis. Child.. 69, 37, 1945.

Usher, S. J. "The Etiology of Chorea: its Relation to Rheumatic Fever and Heart Disease." Canad. M. A. J., 39, 565, 1938.

Vaubel, E. Die Eiweißüberempfindlichkeit (Gewebshyperergie) des Bindegewebes; experimentelle Untersuchungen zur Erzeugung des rheumatischen Gewebsschadens im Herzen und in den Gelenken. Beitr. z. path. Anat. u. z. allg. Path., 89, 374, 1932.

von Glahn, W. C., and Pappenheimer, A. M. "Specific Lesions of Peripheral Blood Vessels in Rheumatism." Am. J. Path., 2, 235, 1926.

Waksman, B. H., The etiology of rheumatic fever, Medicine, 28, 143, 1949.

White, P. D., Changes in relative prevalence of various types of heart disease in New England, J. A. M. A., 152, 303, 1953.

Wilson, M. G. and Lubschez, R., Recurrence rates in rheumatic fever, J. A. M. A., 126, 477, 1944.

= and Schweitzer, M. D. "Rheumatic Fever as a Familial Disease. Environment, Communicability and Heredity in their Relation to the Observed Familial Incidence of the Disease." J. Clin. Investigation, 16, 555, 1937.

= and Lubschez, R. "The Familial Epidemiology of Rheumatic Fever: Genetic and Epidemiologic Studies. I. Genetic Studies." J. Pediat., 22, 468, 1943.

Winblad, S. and others, Studies in pathogenesis of Rheumatic fever; antistreptolysin titre in acute tonsillitis and rheumatic fever. Acta med. scand., Suppl. **196.**
533, 1947.
Winkelmann, N. W., and Eckel, J. L. "Endarteritis of the Small Cortical Vessels
in Severe Infections and Toxemias." Arch. Neurol. & Psychiat., **21**, 863, 1929.
Young, D., and Schwedel, J. B. "The Heart in Rheumatoid Arthritis." Am. J.
Heart, **28**, 1, 1944.
Zdansky, E. Röntgendiagnostik des Herzens und der großen Gefäße. Wien, J. Springer, 2. Auflage, 1949.

Elftes Kapitel

Nichtrheumatische Endokarditis

1. Bakterielle Endokarditis

Man kann die bakterielle Endokarditis in akute und subakute Formen einteilen, doch ist diese Trennung oft willkürlich. Wenn die Krankheit nicht länger
als sechs bis acht Wochen dauert, rechnet man sie zur akuten Form, welche
bezüglich ihres klinischen Bildes völlig der Sepsis gleicht. Bei der subakuten
Form können septische Phasen vorhanden sein, doch können Wochen und sogar
Monate vergehen, bis man mehr nachweisen kann als Zeichen einer leichten
Infektion und einer Bakteriämie. Ein viel wichtigerer Grund für die Trennung
liegt in der Tatsache, daß die akute bakterielle Endokarditis als Komplikation
einer allgemeinen Sepsis gewöhnlich bisher gesunde Herzen befällt, während die
subakute bakterielle Endokarditis eine lokalisierte Erkrankung ist, welche in
bereits abnormen Herzen oder Gefäßen auftritt.

Akute bakterielle Endokarditis

Ätiologie. Bei dieser Krankheit, welche auch maligne oder ulzeröse Endokarditis genannt wird, handelt es sich um eine Infektion mit hochvirulenten
Mikroorganismen. Sie kann im Anschluß an eine Pneumonie, Osteomyelitis,
Puerperalsepsis oder Sinusthrombose auftreten. Die Ursache sind hämolytische
Streptokokken, der Staphylococcus albus und aureus, Pneumokokken, Gonokokken
und Influenzabazillen. Manchmal findet man auch Kolibazillen oder Meningokokken. Unter 44 Fällen von akuter bakterieller Endokarditis konnten in ein-
undzwanzig hämolytische Streptokokken, in elf der Staphylococcus aureus, in
fünf das Bacterium coli communis und in zwei Fällen Gonokokken gefunden werden. Zwei andere Kranke hatten eine Infektion mit Meningokokken, einer eine
solche mit Staphylococcus albus und zwei eine Mischinfektion. Die Bakteriämie
muß jedoch nicht nachweisbar sein.

Pathologie. Manchmal sind die Klappenauflagerungen klein und wie jene bei
der rheumatischen Endokarditis angeordnet; viel häufiger sind sie ausgedehnt
und unregelmäßig verteilt. Die Prädilektionsstelle für ihr Auftreten ist die Vorhofseite der Mitral- und Trikuspidalklappen oder die Kammerseite der Aortenklappen. Die großen Thromben bestehen aus Bakterienhaufen zwischen Fibrin-
schichten und Leukozyten. Die Auflagerungen können sich auf einer normalen
oder auf einer bereits früher erkrankten Klappe bilden. Wenn sie multipel sind,
können sie einen Durchmesser von mehreren Millimetern erreichen; manchmal
kann ihr Durchmesser einen Zentimeter überschreiten, in welchem Falle sie das
Orifizium verengen. Die festhaftenden Vegetationen haben gewöhnlich ein brök-

keliges, gelapptes Aussehen. Wenn das Klappengewebe nekrotisch wird, entwickelt sich ein Geschwür mit einem rauhen, von einem Gerinnsel bedeckten Grund. Wenn dieses Geschwür penetriert, kann es zur Ausbildung eines dünnwandigen Segelaneurysmas oder zu einer Perforation kommen.

Symptome, klinische Befunde. Das klinische Bild ist kaum von dem der Sepsis zu trennen. Unregelmäßige Schüttelfröste, Schweißausbrüche, hohes, stark schwankendes Fieber, außerordentlich starke Hinfälligkeit, Kopfschmerzen und Anorexie beherrschen die Symptomatologie. Sehr oft ist eine Teilnahme des Herzens am Prozeß nicht ohne weiteres erkennbar, da die Herzerscheinungen (Tachykardie und ein systolisches Geräusch) im Vergleich zu den Sepsissymptomen im Hintergrund stehen. Infolge des stürmischen Verlaufes der Krankheit bleibt zur Ausbildung von Klappenveränderungen, welche diastolische Geräusche hervorrufen könnten, keine Zeit. Das Vorhandensein dieser allein würde die Annahme einer Herzerkrankung begründen. Die Milz ist oft vergrößert und manchmal druckschmerzhaft. Früher oder später treten an der Haut oder an den Konjunktiven Petechien auf. Die Leukozytenzahl kann bis auf 30000 erhöht sein. Im Urin finden sich Eiweiß und Erythrozyten. Nicht selten ändert der Verschluß eines großen Gefäßes in der Milz, in den Nieren, im Gehirn, im Mesenterium oder an den Extremitäten das klinische Bild innerhalb kurzer Zeit.

Die akute bakterielle Gonokokkenendokarditis ist nicht selten. Ein Autor fand sie in 26 Prozent aller seiner Patienten mit akuter und subakuter bakterieller Endokarditis. Akute Nephritis und Urämie sind häufige Komplikationen. Die Pneumokokkenendokarditis befällt häufig die Klappen des rechten Herzens. Sie führt in kurzer Zeit zum Tod. Die Pulmonalklappen sind bei anderen Formen der bakteriellen Endokarditis nicht selten befallen.

Der bakteriologische Blutbefund, die progressive Anämie, die Leukozytose, der Krankheitsverlauf und seine Komplikationen sind dieselben wie bei der Sepsis.

Prognose. Früher war die Krankheit meist tödlich, es gab nur wenige Fälle mit sicherer Heilung. Über geheilte Fälle, auch bei der Gonokokkenendokarditis, liegen Berichte vor. Heute können die meisten Kranken, einschließlich jener mit einer Staphylo- oder Meningokokkensepsis, mit Hilfe der modernen Antibiotika gerettet werden. Therapeutische Probleme ergeben sich jedoch immer noch, wenn die betreffenden Erreger auf die Antibiotika schlecht ansprechen oder, wenn die Krankheit erst spät erkannt wird.

Therapie. Das Penicillin ist in den meisten Fällen das Mittel der Wahl. Bei der Meningokokkensepsis sind die Sulfonamide günstiger, es kommen aber entsprechend den im folgenden Abschnitt über die subakute bakterielle Endokarditis erörterten spezifischen Indikationen auch die anderen Antibiotika in Frage.

Subakute bakterielle Endokarditis

Die subakute bakterielle Endokarditis (Endokarditis lenta) wurde von der akuten bakteriellen Endokarditis hauptsächlich wegen ihres protrahierten Verlaufes sowie wegen gewisser, auf diesen Zeitfaktor zurückzuführender Eigentümlichkeiten und der Natur der Erreger abgetrennt. Nach dem letzten Krieg konnte in den Ländern mit allgemeiner Unterernährung der Bevölkerung eine Häufigkeitszunahme dieser Krankheit beobachtet werden.

Ätiologie und Pathogenese. In über 90 Prozent der Fälle ist die Ursache der Streptococcus viridans, ein Organismus von geringer Virulenz. Man kann diese Streptokokkengruppe in verschiedene Stämme unterteilen. Von besonderer Bedeutung ist der Streptococcus salivarius, welcher am häufigsten die Ursache ist und gut auf die Penicillinbehandlung anspricht; ein anderer der Streptococcus faecalis (Enterococcus), ist ein normaler Bewohner des menschlichen Darmes. In seltenen Fällen können hämolytische Streptokokken, Meningokokken, Influenzabazillen, der Staphylococcus aureus und albus, der Diplococcus pneumoniae, die Escheria coli, die Neisseria catarrhalis, der Streptobazillus moniliformis, die Pseudomonas aeruginosa und sogar Gonokokken, welche gewöhnlich die akute Form der bakteriellen Endokarditis erzeugen, bei geringer Virulenz die subakute und länger verlaufende Form hervorrufen. In seltenen Fällen sind Streptothrix, Candida albicans und Mitglieder der Bruzellagruppe ätiologisch von Bedeutung. In seltenen Fällen konnten 2 und sogar 3 Mikroorganismen gleichzeitig nachgewiesen werden.

Unter normalen Bedingungen vernichten Blutserum und Leukozyten den Streptococcus viridans sofort, auch wenn große Mengen davon intravenös injiziert werden, das Fibrin jedoch, welches sich bald am befallenen Endothel und Endokard niederschlägt, schützt den Mikroorganismus vor seiner Zerstörung. Das Blut wirkt nur auf jene Organismen bakterizid, welche in ihm frei strömen. Bei der subakuten bakteriellen Endokarditis scheint der Körper gegenüber dem infektiösen Agens biologisch immun zu sein, im Gegensatz zu den überempfindlichen Reaktionen des Bindegewebes gegenüber den hämolytischen Streptokokken beim fieberhaften Rheumatismus.

Frühere Herzkrankheiten. Die subakute bakterielle Endokarditis tritt nur sehr selten in einem gesunden Herzen auf. Auch wenn die Klappen bei grober Untersuchung gelegentlich normal erscheinen, decken histologische Untersuchungen gewöhnlich alte oder frische rheumatische Veränderungen, wie Fibrose oder Verdickungen, auf. In der großen Mehrzahl der Fälle ist ein alter rheumatischer Klappenfehler vorhanden. Diesbezüglich sind die Mitralklappen gewöhnlich etwas häufiger betroffen wie die Aortenklappen. Nicht selten ist die subakute bakterielle Infektion auf einen kongenitalen Herzklappenfehler aufgepfropft, besonders bei einem offenen Ductus arteriosus, einem Kammerseptumdefekt oder einer Koarktation der Aorta. Hie und da entwickelt sich die Krankheit auf der Grundlage einer syphilitischen Aortitis oder einer Atheromatose.

Die Mißbildungen des Herzens, welche die Grundlage für eine subakute bakterielle Endokarditis abgeben, sind manchmal zu geringfügig, um sich subjektiv oder objektiv zu äußern. So kann sich die Krankheit bei Patienten mit einer zweizipfeligen Aortenklappe vom kongenitalen Typ (zweizipfelige Aortenklappen sind gelegentlich die Folge einer früheren rheumatischen Infektion) oder bei einer Mißbildung der Pulmonalklappen entwickeln. Das Syndrom wurde bei arteriovenösen Anastomosen beobachtet. In diesen Fällen war der die Infektion verbreitende Fokus die Anastomose, nach deren Exstirpation die Kranken geheilt werden konnten. Interessant ist das Vorkommen der subakuten bakteriellen Endokarditis bei Hunden als Folge einer Herzüberlastung. Im Anschluß an die Erzeugung einer großen arteriovenösen Anastomose konnte das Auftreten von wandständigen und Klappenvegetationen beobachtet werden.

Diese Endokarditis konnte bei einem Kranken mit einer Mitralinsuffizienz festgestellt werden, welche im Anschluß an die Ruptur eines Papillarmuskels bei einem Myokardinfarkt auftrat, sowie auch nach einem Endokardtrauma im Verlaufe einer Herzkatheterisierung.

In einem erstaunlich hohen Prozentsatz von Kranken mit subakuter bakterieller Endokarditis konnten Zeichen eines aktiven fieberhaften Rheumatismus nachgewiesen werden, Clawson fand in 45 Prozent seiner Fälle Aschoffsche Knötchen. Die Infektion mit dem Streptococcus viridans ist oft auf eine frische rheumatische Klappenentzündung aufgepfropft. Einige Pathologen gaben an, daß in jedem Fall von subakuter bakterieller Endokarditis bei bereits vorher bestehendem rheumatischem Herzleiden Zeichen einer aktiven rheumatischen Erkrankung gefunden werden könnten. Die Krankheit tritt scheinbar im Anschluß an verschiedene Infektionen auf, welche das Endothel zerstören und Fibrinablagerungen hervorrufen. Sie kann leicht experimentell durch Schädigung einer Klappe und anschließende Injektion von Streptococcus-viridans-Keimen in die Blutbahn erzeugt werden. Die Bedeutung des mechanischen Faktors für ihr Auftreten beim Menschen wird durch die Tatsache bezeugt, daß sich die Erkrankung an jener Seite der Klappe festsetzt, welche der mechanischen Reizung am meisten ausgesetzt ist; beim offenen Ductus arteriosus tritt die Veränderung an jener Wandstelle der Pulmonalarterie auf, welche der vom Aortendruck durch den Duktus gepreßte Blutstrahl trifft; bei einem offenen Kammerseptum bildet sich die Veränderung an jener Stelle im rechten Ventrikel, an welcher das Blut durch den Septumdefekt vorbeiströmt; bei einer Koarktation der Aorta findet man sie in der Nähe des stenotischen Isthmus.

Eintrittspforte. Die häufigsten Eintrittspforten sind die oberen Luftwege, dann der Urogenitaltrakt, eine Otitis und Wundinfektionen. Nicht selten tritt eine subakute bakterielle Endokarditis nach einer völlig normalen Entbindung auf. Bei der Osteomyelitis und nach Selbstinjektionen von Morphium oder Heroin, welche Süchtige sich ohne die üblichen Vorsichtsmaßnahmen verabfolgen, sind die Erreger Staphylokokken.

Da Blutkuren oft das Vorhandensein von Streptococcus viridans bei Kranken ohne subakute bakterielle Endokarditis ergeben, besteht häufig Gelegenheit zur Implantation von Streptokokken an Stellen mit geschädigtem Endothel. Beim fieberhaften Rheumatismus wurden in fast 10 Prozent nichthämolytische Streptokokken nachgewiesen. Nach einer Reizung von Streuherden, zum Beispiel Massage eines infizierten Zahnfleisches oder entzündeter Tonsillen, tritt häufig eine Streptococcus-viridans-Bakteriämie auf. In 60.9 Prozent von 138 Patienten kam es nach Extraktionen von Zähnen zu einer vorübergehenden Bakteriämie mit nichthämolytischen Streptokokken; der Prozentsatz war bei Patienten mit einer chronischen Mundinfektion sogar noch höher (75 Prozent). Unabhängig von operativen Eingriffen wurde bei einer einzigen Untersuchung in 10.9 Prozent von 110 Patienten mit einem „septischen Mund" eine Streptokokkenbakteriämie gefunden. Nach einer anderen Arbeit trat im Anschluß an die Extraktion eines oder zweier Zähne unter 82 Patienten in 13.4 Prozent eine Streptococcus-viridans-Bakteriämie auf. Die klinische Erfahrung, daß es im Anschluß an Zahnextraktionen, Infektionen der oberen Luftwege, Tonsillektomien und Puerperalinfektionen häufig zu einer subakuten bakteriellen Endokarditis kommt, stimmt mit diesen Ergebnissen überein. Nichthämolytische Streptokokken findet man im Blut auch nach Kürettagen oder nach einfachen chirurgischen Eingriffen, wie zum Beispiel einer Appendektomie; auf Grund aller dieser bisher erhobenen Tatsachen scheint es, daß die Infektion des strömenden Blutes ein häufiges Ereignis darstellt und die Grundlage zur Festsetzung der Streptokokken an einem Locus minoris resistentiae des Herzens abgibt.

Alter. Die Krankheit tritt in allen Lebensaltern auf und wurde sowohl bei Kindern wie bei über 80jährigen Patienten beobachtet.

Häufigkeit. Die zahlenmäßige Bestimmung der Häufigkeit der Krankheit ist schwierig. Die subakute bakterielle Endokarditis tritt scheinbar in ungefähr 5 Prozent der rheumatischen Herzklappenfehler als Komplikation auf. Die Häufigkeit dieser Komplikation ist bei angeborenen Klappenfehlern viel größer. Hiebei, wie z. B. beim offenen Ductus arteriosus oder bei der Isthmusstenose der Aorta, handelt es sich allerdings tatsächlich nicht um eine Endokarditis, sondern um eine Endarteritis.

Pathologie. An der befallenen Klappe, am Endokard oder in einer Arterie bilden sich Geschwüre und thrombotische Auflagerungen. Diese bestehen aus Überresten von Blutplättchen, weißen und roten Blutkörperchen, Mikroorganismen und großen Fibrinmassen, und variieren nach Größe, Farbe und Konsistenz. Sie können klein und knötchenförmig sein oder bilden unregelmäßige, große, keulenförmige, bröckelige Massen. Die gestielten Formationen sind oft fest und enthalten fibröses Gewebe oder Kalkablagerungen als Zeichen einer Heilungstendenz.

Sie können so groß werden, daß sie die Blutströmung behindern. Die Klappen können perforieren und die Sehnenfäden können reißen. Hie und da kommt es in verschiedenen Gefäßen zur Ausbildung mykotischer Aneurysmen, hauptsächlich in der Aorta, in den Gehirnarterien, im Herzen und an den Extremitäten. Vermutlich treten sie im Gefolge infizierter Embolien der Gefäßwand auf. Die Embolie kann sich in irgendeinem Gefäßgebiet ereignen nnd führt nicht selten zum Tod. Wenn das rechte Herz befallen ist, kommt es häufig zu einer Lungenembolie. Gewöhnlich ist eine embolische oder diffuse hämorrhagische Nephritis vorhanden. Regelmäßig kommt es auch zu einer akuten Myokarditis, zu Blutungen und kleinen Infarkten.

In späten Stadien kommen bakterienfreie Perioden mit negativen Blutkulturen und, nach manchen Autoren, negativem Bakterienbefund in den Vegetationen vor.

Symptome. In vielen Fällen beginnt die Krankheit heimtückisch mit sehr unbestimmten Anfangssymptomen, wie Müdigkeit, Mattigkeit, Appetitverlust, Gewichtsverlust, Husten, Anorexie, Schweißausbrüchen und Schmerzen in verschiedenen Körperteilen. Manchmal ist am Anfang eine Halsentzündung vorhanden. Aus diesen Gründen wird der Arzt erst viel später zu Rate gezogen; es können Monate vergehen, bis die Situation ernster erscheint. In anderen Fällen beginnt die Krankheit wie eine Polyarthritis und gleicht klinisch einem fieberhaften Rheumatismus; nur allmählich entwickelt sich das Bild der subakuten bakteriellen Endokarditis. Bei manchen Patienten veranlaßt ein plötzlicher Schüttelfrost, bei anderen eine Hemiplegie oder Schmerzen in den Fingerspitzen oder Zehen infolge kleiner Embolien die Beiziehung eines Arztes und führt so zur Diagnose. Oft zeigen außerordentlich heftige Bauchschmerzen eine Embolie der Milz, einer Niere oder des Darmes an. Gelenksschmerzen sind häufig.

In vielen Fällen haben die Kranken keine Beschwerden und sind sogar euphorisch. ,,Wenn das Fieber nicht wäre, wäre ich gesund'', lautet eine häufige Angabe.

Wenn die Kranken bis zum Ende bei vollem Bewußtsein bleiben würden (und nicht eine Euphorie einträte), so müßte die Unzulänglichkeit aller therapeutischen Maßnahmen zu Niedergeschlagenheit und Verzweiflung führen.

Klinische Befunde. Wenn es auch kein charakteristisches Einzelmerkmal der subakuten bakteriellen Endokarditis gibt, so ist das Syndrom doch so typisch, daß die vollentwickelte Krankheit leicht zu erkennen ist. Am Anfang ist die Diagnose schwierig; Irrtümer werden in zweierlei Hinsicht begangen. Nicht selten wird die Diagnose auf Grund des Fiebers und eines Herzgeräusches bei Patienten unberechtigt gestellt, bei welchen man später eine Pyelitis oder eine andere fieberhafte Erkrankung mit einer ganz anderen Prognose findet. Irrtümer kommen aber auch dadurch vor, daß man am Beginn nicht an die Möglichkeit einer subakuten bakteriellen Endokarditis denkt, ein Fehler, den die Familie des Kranken selten verzeiht.

Die Temperatur kann alle Übergänge von einer leichten Erhöhung bis zu einer septischen, inter- oder remittierenden Kurve mit Schüttelfrösten zeigen. Fieber kann wochen- und sogar monatelang fehlen.

Die Herzfrequenz ist selten abnorm erhöht und Arrhythmien sind ungewöhnlich, da sich die subakute bakterielle Endokarditis meist in einem kompensierten Herzen ohne Stauungszeichen entwickelt. Da sich diese Kranken ihres Herzleidens kaum bewußt werden, ist die furchtbare Krankheit um so mehr tragisch. Oft entsteht im Verlauf der Krankheit eine Myokardschädigung und es kann zu einer Dekompensation kommen, welche Zustände eine Digitalisierung notwendig machen.

Die Inspektion ergibt meist eine schmutziggelbe Färbung (café au lait) der blassen Haut infolge einer sekundären Anämie. Diese sekundäre Anämie kann im Verlauf der Krankheit ein sehr hervorstechendes Merkmal werden. Die Finger sind oft trommelschlegelförmig und es gibt nur wenige Krankheiten, bei welchen sich diese Veränderung so rasch entwickelt. Da dieses Zeichen bei einer unkomplizierten rheumatischen Klappenerkrankung sehr selten ist, muß das Vorhandensein dieser Veränderung bei einem fieberhaften Herzkranken sofort den Verdacht auf eine subakute bakterielle Endokarditis nahelegen. Trommelschlegelfinger sind bei angeborenen Herzfehlern häufig, ohne daß eine Infektion vorliegen muß.

Die Herzuntersuchung ergibt in der Mehrzahl der Fälle die typischen Merkmale eines rheumatischen oder angeborenen Herzklappenfehlers. In seltenen Fällen ist der Herzfehler zu gering, um auskultatorisch oder perkutorisch nachweisbare Veränderungen hervorzurufen, man findet dann keine abnormen Zeichen. Geräusche können sich in ihrer Intensität ändern, es können neue Geräusche auftreten oder bereits jahrelang vorhandene Geräusche wieder verschwinden. Dies kann mit der Verlegung eines Orifiziums, mit dem Verschluß eines Defektes im Kammerseptum oder eines offenen Ductus arteriosus durch ausgedehnte Vegetationen erklärt werden.

Wenn typische Veränderungen an der Haut oder an der Subkutis auftreten, so wird dadurch die Diagnose leichter.

Am Hals, oberhalb und unterhalb des Schlüsselbeines, um den inneren Knöchel, an den Konjunktiven und am weichen Gaumen entstehen Petechien. Sie haben ihre Ursache in Hämorrhagien infolge kleiner bakterieller Kapillarembolien. Oft haben sie infolge einer kleinen, durch den Embolus hervorgerufenen Nekrose ein weißes Zentrum. Petechien ohne dieses weiße Zentrum sind nicht pathognomonisch, da sie bei verschiedenen Infektionen vorkommen und beim generalisierten Lupus erythematosus nicht selten sind.

Die Oslerschen Herde sind sehr druckschmerzhafte, erbsengroße Knötchen, welche an den Fingerspitzen, an den Zehen sowie an der Hohlhand und an der Fußsohle auftreten. Sie verursachen eine lokale Schwellung. Ihre Schmerzhaftigkeit kann den Kranken vier bis fünf Tage plagen. Nach den meisten Autoren sind sowohl die Knötchen wie die Petechien auf Embolien zurückzuführen. Andere erklären sie mit einer proliferativen Endarteritis. Die Haut erscheint über dem betroffenen Gebiet rot, oder es schimmert von den tieferen Teilen rot durch. Der Schmerz verschwindet in wenigen Tagen und es bleibt eine Zeitlang nur ein purpurfarbener Fleck zurück. Das Bild ist anders, wenn tiefer oder oberflächlicher gelegene Arterien befallen werden.

Die Milz ist in etwa 55 Prozent der Fälle vergrößert und hart. Nach einer Embolie dieses Organs ist die Vergrößerung noch mehr ausgesprochen. Wenn die Embolie spät auftritt, so kann die Milz einige Monate lang nicht palpabel sein.

Laboratoriumsbefunde. Die Laboratoriumsuntersuchung ergibt in den meisten Fällen eine positive Blutkultur. Da man, wie früher ausgeführt, nichthämolytische Streptokokken nicht selten bei anderen Zuständen, wie zum Beispiel beim fieberhaften Rheumatismus, bei der rheumatoiden Arthritis und bei Zahninfektionen im Blut findet, so soll zur Sicherung der Diagnose eine Serie von drei bis vier positiven Blutkulturen vorliegen. Eine positive Blutkultur sichert die Diagnose noch nicht. Anderseits schließen ein oder mehrere negative Ergebnisse die Möglichkeit einer subakuten bakteriellen Endokarditis nicht aus, da die Krankheit über eine lange Zeitperiode negative Blutkulturen aufweisen kann. Negative Kulturen werden aber durch die Verwendung wirklich großer Blutmengen für die Kultur seltener. Man sollte immer Platten- und Bouillonkulturen ansetzen. Der günstigste Zeitpunkt für die Blutabnahme ist ein Temperaturanstieg oder ein Schüttelfrost. Manche nichthaemolytischen Streptokokkenstämme zeigen erst nach 3 Wochen ein Wachstum. Nach verschiedenen Berichten erhält man von Knochenmarkspunktaten häufiger positive Kulturen. Es sind jedoch auch Fälle bekannt, bei welchen die Knochenmarkskultur negativ und die Venenblutkultur positiv ausfiel. Auch die Verwendung arteriellen Blutes hat keinen Vorteil.

Stets soll man eine Kultur für Anaerobier ansetzen. Hat der Kranke noch 24 Stunden vor der Blutabnahme für die Kultur Penicillin erhalten, so verwendet man Penicillinase. Wenn möglich, soll man auch Empfindlichkeitsproben anstellen, welche die durch die verschiedenen Antibiotika hervorgerufene Wachstumshemmung demonstrieren. Mehr als 90% aller Stämme des Streptococcus viridans werden durch 0.01 bis 0.1 Einheiten Penicillin pro ccm in ihrem Wachstum gehemmt.

Gewöhnlich besteht eine mäßige Beschleunigung der Blutkörperchensenkung. Hypochrome Anämien sind häufig und schreiten oft fort. Das weiße Blutbild zeigt keine charakteristischen Veränderungen, doch ist gewöhnlich, aber nicht immer, eine polymorphkernige Leukozytose vorhanden. Jedoch kommen auch Leukopenien vor. Gelegentlich kann man im Blutausstrich große phagozytierende Zellen sehen. Die Wassermannsche Reaktion kann auch ohne Vorliegen einer Syphilis positiv sein.

Das Elektrokardiogramm bringt keine diagnostische Hilfe. Veränderungen können vorhanden sein und sind im Hinblick auf die häufige Erkrankung des Myokards zu erwarten. Sie sind uncharakteristisch. Extrasystolen und Vorhofflimmern sind selten.

Häufig finden sich im Harn reichlich Erythrozyten und sogar starke Hämaturien. Diese können nach einem Niereninfarkt vorübergehend stärker werden. In den Intervallen zwischen Niereninfarkten sind Eiweiß, hyaline und granulierte Zylinder nachweisbar.

Manchmal fällt das Körpergewicht sehr rasch ab.

Dauer. Diese ist sehr verschieden, denn der Verlauf kann plötzlich durch eine tödliche Hirnembolie abgebrochen werden oder die Krankheit kann einen sehr protrahierten Verlauf nehmen und länger als zwei Jahre dauern. Es kommen auch lange „bakterienfreie" Intermissionen mit relativem Wohlbefinden vor.

Komplikationen. Die meisten Komplikationen sind auf Embolien oder auf mykotisch-embolische Aneurysmen zurückzuführen. Hirnembolien können Hemiplegien oder Paresen nach sich ziehen. Nierenembolien verursachen starke Rückenschmerzen und Hämaturie; nach einer Koronarembolie kann ein Myokardinfarkt mit lange anhaltenden anginösen Schmerzen wie bei einer Koronarthrombose auftreten. Nach einer Abzeßbildung in der Ventrikelwand kann es zu einer Perforation kommen. Oft perforieren Klappen. Embolien führen zu Temperaturerhöhung, Leukozytose und Senkungsbeschleunigung. Solche Embolien können noch auftreten, nachdem die Krankheit durch antibiotische Behandlung schon seit Monaten beherrscht schien.

Gelegentlich kommt es zu einer Perikarditis. Hie und da ist das erste Krankheitszeichen eine Subarachnoidalblutung. Wenn die Endokardthromben im rechten Ventrikel sitzen (wie z. B. beim Kammerseptumdefekt), so kommt es zu Lungenembolien, welche das klinische Bild einer Pneumonie nachahmen. Embolien in einer Extremität können eine Gangrän verursachen.

Gelegentlich sieht man Mesenterialinfarkte und Darmgangrän. Die Emboliefolgen hängen auch vom Querschnitt der verschlossenen Arterien und von der Häufigkeit der Wiederkehr der Embolie ab. Ihr Auftreten kann weder vorhergesagt noch verhindert werden.

In einer großen Zahl von Fällen wird die Krankheit durch eine Urämie beendet.

Nach einer Milzembolie kann sich ein Abzeß bilden, in die Bauchhöhle durchbrechen und zu einer Peritonitis führen.

Manchmal treten Psychosen auf, welche mit den häufigen anatomischen Veränderungen im Zentralnervensystem in Zusammenhang zu bringen sind.

Differentialdiagnose. Man sollte bei jedem ungeklärten Fieber, besonders bei Herzkranken, in jeglichem Alter an die Möglichkeit des Bestehens einer subakuten bakteriellen Endokarditis denken. Die Trennung gegenüber dem fieberhaftem Rheumatismus ist besonders schwierig, da beide Krankheiten so oft zusammen auftreten. Die Diagnosestellung wird immer noch zu häufig übersehen, da der Arzt nicht an die Möglichkeit des Vorliegens einer subakuten bakteriellen Endokarditis denkt.

Prognose. Die Aussichten sind seit der Einführung der intensiven Penicillinbehandlung besser geworden.

In seltenen Fällen ist eine Spontanheilung möglich. Bei Obduktionen wurden deutliche Heilungsvorgänge mit Narbenbildung und sogar Kalkablagerungen festgestellt. Einige Autoren schätzen diese Spontanheilungen auf ein Prozent, andere auf drei Prozent aller diagnostizierten Fälle. Die zweite Zahl ist nach unserer Meinung zu optimistisch, zumindest, wenn man die vollentwickelten Fälle allein in Betracht zieht. Es kommen aber Fälle mit einer milden Infektion und einem „gutartigen Verlauf" vor; diese sprechen besser auf die Behandlung an und neigen mehr zur Spontanheilung. Man sieht sie häufiger unter den Fällen mit kongenitalen Anomalien.

Schon im Jahre 1915 wurde über 23 sichergestellte Fälle von Streptococcus viridans-Sepsis berichtet, die heilten. Man muß bei der Feststellung der Heilung eines Kranken vorsichtig sein, da Remissionen ungefähr sechs Monate lang anhalten können. Staphylokokkenbakteriaemien heilen in etwa 52%. Der Prozentsatz steigt auf 80 an, wenn man alle Fälle von subakuter bakterieller Endokarditis mit einbezieht. Die Kranken sterben auch nach erfolgreicher Behandlung der Endokarditis an Komplikationen, an fieberhaftem Rheumatismus oder an einer Herzinsuffizienz. Bei einem geheilten Fall sind die Narben kaum von jenen nach fieberhaftem Rheumatismus zu unterscheiden. Die Prognose ist für jene Fälle, bei welchen eine kombinierte Penicillin- und chirurgische Behandlung anwendbar ist, zweifellos besser, z. B. bei einem offenen Ductus arteriosus oder bei einer infizierten arteriovenösen Anastomose.

Prophylaxe. Die Therapie beginnt mit der Prophylaxe. Eine Mundsepsis muß sorgfältig behandelt und fokalverdächtige Zähne sowie Tonsillen müssen entfernt werden. Jede Erkältung verdient besondere Aufmerksamkeit, besonders jetzt nach den großen Fortschritten der modernen Chemotherapie.

Im Hinblick auf die Häufigkeit einer temporären Bakteriämie nach Zahnextraktionen oder einer Tonsillektomie ist einige Tage vor und nach der Operation prophylaktisch Penicillin anzuwenden. Man gibt am Tag der Zahnoperation sowie an den beiden folgenden Tagen 2 Injektionen zu je 300000 Einheiten Procainpenicillin intramuskulär. Nach Entbindungen soll man Frauen mit rheumatischen oder angeborenen Herzklappenfehlern dieselbe Behandlung angedeihen lassen. Auch hier ist Penicillin den Sulfonamiden vorzuziehen. Nach Entbindungen gibt man die Injektionen 5 Tage lang.

Therapie. Nach manchen Statistiken erhöhte die moderne Chemotherapie mit Sulfonamiden die Heilungsaussichten auf 6 Prozent; kombinierte man die Chemotherapie mit Hyperthermie oder Heparin, so sollen die Zahlen noch höher sein. Bei Anwendung von Sulfonamiden und intravenösen Injektionen von Typhusvakzine wurde über einen Heilungsquotienten von 20 Prozent berichtet. Jetzt ist das Penicillin das Mittel der Wahl.

Die Behandlung soll sofort nach Stellung der Diagnose einsetzen. Man soll nicht wochenlang warten, bis man eine positive Blutkultur erhält, da in der Zwischenzeit irreparable Schäden durch die Myokarditis oder durch eine Embolie eintreten können. Die Behandlung soll bereits beginnen, wenn die Diagnose klinisch evident ist. Ist dies nicht der Fall, so nimmt man 5 Blutkulturen in stündlichen Intervallen ab und beginnt mit der Behandlung nach Abnahme der letzten Kultur. Immer ist daran zu denken, daß ständig negative Kulturen keine Seltenheit darstellen.

Sowohl die neue Erkenntnis, daß das Penicillin auch in das Fibrin eindringt und daß es in der Gewebsflüssigkeit viel länger wirksam bleibt als im Blut, als auch die Tatsache, daß dieses Antibiotikum allgemein erhältlich ist, machen es zum Mittel der Wahl. In 95% der Fälle genügt eine mehrwöchige Behandlung mit täglich 2 Millionen Einheiten Penicillin, um den Patienten von dieser Krankheit zu befreien. In manchen Fällen reichen kleinere Dosen aus, doch weiß man dies nicht vorher. Besteht frühzeitig die Möglichkeit zur Durchführung von Empfindlichkeitsprüfungen, so wählt man eine Dosis, welche 4 bis 5 mal so hoch ist, wie jene, welche nötig ist, um das Wachstum des betreffenden Erregers in vitro zu hemmen. Die Erfahrung mit den Sulfonamiden hat nämlich gezeigt, daß eine bloße Wachstumshemmung der Keime für die Heilung der Krankheit nicht ausreicht. In der gewöhnlichen klinischen Praxis sind Empfindlichkeitsprüfungen nicht notwendig.

Wir empfehlen, die Behandlung mit der 3 mal täglich erfolgenden Injektion von 600000 Einheiten Procain-Penicillin G zu beginnen. In den meisten Fällen sinkt das Fieber in einigen Tagen ab, der Kranke beginnt sich ungewöhnlich wohl zu fühlen, der Appetit bessert sich und die Herzfrequenz wird langsamer. Von dem Tag an, an welchem alle Aktivitätszeichen geschwunden sind, setzen wir die Behandlung für weitere 3 Wochen mit derselben Dosierung fort. Waren die Kulturen zum Behandlungsbeginn positiv, so wiederholt man sie mehrmals: sogar, wenn das Fieber aufgehört hat, zeigt eine positive Kultur an, daß die bisher verwendete Dosis unzureichend war. Es ist daran zu denken, daß das Fieber auch auf das Vorliegen eines aktiven fieberhaften Rheumatismus, auf eine Resorption aus Infektherden, auf Embolien oder auf eine Überempfindlichkeit gegenüber dem Penicillin zurückzuführen sein kann. Im letzteren Fall versucht man ein anderes Penicillin (Penicillin O an Stelle von Penicillin G, welches einen anderen Antigencharakter hat).

Kommt der Prozeß nicht klinisch zur Ruhe oder bleiben die Kulturen positiv, so erhöht man die Dosis. Es wurden tägliche Dosen bis zu 100 Millionen Einheiten mit Erfolg verabreicht.

Sind die Erreger Enterokokken, dann beginnt man mit täglich 10 bis 20 Millionen Einheiten und fügt 2 mal täglich eine intramuskuläre Injektion von 1 g Dihydrostreptomycin hinzu. Das Penicillin verabreicht man in diesen Fällen am besten zweistündlich in Dosen von 500000 Einheiten oder mehr intravenös. Sind die Keime empfindlich, dann kann man die Dosen bald herabsetzen. Nach Berichten soll die Kombination von Penicillin mit verschiedenen anderen Antibioticis die Penicillinaktivität vermindern; dies gilt jedoch nicht für das Streptomycin. Bei der Staphylokokken-Endokarditis verwendet man mit Erfolg eine Kombination von Penicillin mit Aureomycin oder Bacitracin. In manchen Fällen wurde über Erfolge mit der gleichzeitigen Anwendung von Dihydrostreptomycin und Terramycin berichtet. Auch das Neomycinsulfat kann bei der Staphylokokken-Endokarditis intramuskulär behilflich sein; dabei besteht allerdings die Gefahr einer Schädigung des Hörnerven, doch wird man dieses Risiko bei einer so ernsten Krankheit wohl auf sich nehmen. Die Gefahr ist nicht groß, wenn man 10 Tage lang täglich nur 1 g gibt. Man injiziert 6 stündlich 0.25 g intramuskulär. Bei Infektionen mit dem Bazillus proteus oder der Pseudomonas aeruginosa ist man trotz der Gefahr einer Nierenschädigung gezwungen, das Polymixin B zu verwenden. Bei den neueren Präparaten ist diese Gefahr nicht so groß. Man gibt davon täglich 100 bis 200 mg intramuskulär, auf 4 Einzeldosen verteilt. Diese Verbindungen sind häufig lebensrettend. Bei der Brucella-Endokarditis erwies sich die Kombination von Aureomyzin mit Dihydrostreptomyzin als erfolgreich, bei Infektionen mit dem Bazillus influencae oder parainfluencae dieselbe Kombination bzw. Terramycin an Stelle von Aureomycin.

Interessant ist die Tatsache, daß bei 65% der Kranken, welche zu einer Zeit starben, da die Endokarditis beherrscht schien, an den Klappen virulente Erreger nachgewiesen werden konnten. Bei außerordentlich langer Krankheitsdauer ist die Behandlung daher am besten noch mehr als 3 Wochen über die klinische Besserung hinaus fortzusetzen.

In den ersten 3 bis 4 Wochen soll der Patient Bettruhe einhalten, in den letzten wenigen Wochen kann er auf sein und etwas herumgehen, wobei Anstrengungen zu vermeiden sind. Der Kreislauf ist zu überwachen, da die Myokardschädigung oft zu einer Herzinsuffizienz führt.

Um eine rasche Ausscheidung des Penicillins durch die Nierenkanälchen zu verhindern und damit seinen Blutspiegel zu erhöhen, hat man die gleichzeitige Anwendung zusätzlicher Mittel empfohlen. Das Caronamid und das Sulfonilid sind scheinbar die besten. Man gibt sie 4 stündlich in einer Menge von 1.5 bis 2 g. Auch das Benemid, das Diotrast und die Paraaminohippursäure hat man dafür verwendet. In den meisten Fällen kann man diese Verbindungen jedoch weglassen.

Nach erfolgreicher Behandlung der Krankheit ist der Patient anzuweisen, seine Temperatur 1 Jahr lang an einem Tag jeder Woche zweistündlich zu messen, damit man mit der Behandlung rechtzeitig wieder beginnen kann, wenn die Krankheit neuerlich wiederkehren sollte. Rezidive sind nicht selten, und es ist schwierig, zu entscheiden, ob es sich um eine echte Neuinfektion oder um das Aufflackern eines nur scheinbar zum Stillstand gekommenen Prozesses handelt.

2. Terminale (kachektische) Endokarditis

Die feinen Klappenauflagerungen bei der rheumatischen Endokarditis dürfen nicht mit den ähnlich lokalisierten kleinen Thromben verwechselt werden, welche man gelegentlich bei an Krebs, Leukämie, Urämie und anderen konsumierenden Krankheiten leidenden kachektischen Patienten am Schlußrand der Mitral- und Aortenklappen findet.

Diese Thromben können Erbsengröße erreichen und sind in seltenen Fällen auch größer. Sie enthalten nicht viel Fibrin und sind hauptsächlich aus amorphen, von den Blutplättchen stammenden Massen zusammengesetzt. Ihr feinerer Entstehungsmechanismus ist unbekannt. Sie sind abakterieller Natur, können aber knapp vor dem Tode von Mikroorganismen besiedelt werden.

Die sorgfältige histologische Untersuchung derartiger Endokarditisfälle kann Zeichen einer alten rheumatischen Infektion aufdecken; gelegentlich ist die terminale Endokarditis auf einen arteriosklerotischen Klappenprozeß aufgepfropft.

Kranke mit dieser Endokarditisform haben nicht selten Thrombosen im Bereiche der Venen des großen Kreislaufes; sie können auch das klinische Bild der Thrombophlebitis migrans zeigen (S. 588).

Der Prozeß tritt nicht immer nur terminal auf. Eine Heilung ist möglich, wenn sich der Kranke von dem auslösenden chronischen Leiden und der Kachexie erholt. Da kein Zeichen einer Entzündung vorhanden ist, wurde der Ausdruck degenerative verruköse Endokardiose vorgeschlagen.

3. Endokarditis beim generalisierten Lupus erythematosus

Ätiologie. Die Ursache dieser interessanten Krankheit, welche seit vielen Jahren lediglich als Hautaffektion bekannt ist, ist noch unklar. Wenn sie auch allergischer und nicht tuberkulöser Natur zu sein scheint, so ist ihr infektiöser Charakter doch nicht völlig zu widerlegen. Mehr als 80 Prozent der Fälle betreffen Frauen vor der Menopause, obwohl ein endokriner Faktor nicht nachgewiesen werden konnte. Sie tritt manchmal bei mehreren Mitgliedern derselben Familie auf. Übermäßige Sonnenbestrahlung kann Exazerbationen hervorrufen.

Pathologie. Die kollagenen Fasern sind am ganzen Körper erkrankt und es treten in den Nieren, in der Haut und am Herzen degenerativ-nekrotische Veränderungen auf.

Das Endokard ist in 30 Prozent der Fälle beteiligt. An beiden Seiten der Klappen kommt es zu warzigen Auflagerungen, oft findet man am Vorhofendokard murale Vegetationen. Auch zwischen den Papillarmuskeln, besonders im rechten Herzen, können Vegetationen entstehen. Diese Veränderungen wurden ursprünglich als atypische oder unbestimmte Endokarditis beschrieben, die warzigen Auflagerungen fehlen jedoch an der Klappenschlußlinie. Am Perikard und an der Pleura besteht oft eine serofibrinöse Entzündung. Im Myokard findet man eine Exsudation und Degeneration im Bereich der interstitiellen Fasern. Häufig tritt eine geschwürige Entzündung der Mundschleimhaut auf. 50 Prozent der Fälle haben eine allgemeine Adenopathie. Terminal kommt es infolge einer cerebralen Arteritis zu Krämpfen. Bronchopneumonien sind häufig. An den Nieren ist eine eigenartige Verdickung der Kapillarwände charakteristisch, welche als „drahtschlingenartig" bezeichnet wird. Die Hautveränderungen sind bei der mikroskopischen Untersuchung nicht pathognomonisch und bestehen aus einer zelligen Infiltration im Korium. Die Gefäßveränderungen bestehen ·in einer Kapillarerweiterung, in einer Proliferation des Endothels und in einer nekrotisierenden Entzündung, manchmal mit Thrombenbildung in den kleineren Arterien. In den Geweben sind Aschoffsche Knötchen und Bakterien nicht nachweisbar.

Symptome und klinische Befunde. Die Krankheit beginnt oft heimtückisch mit niedrigem, unregelmäßigem Fieber, Gelenksschmerzen und Schwäche. Eine

typische Leukopenie geht häufig mit einer progressiven Anämie und Thrombo-
penie einher. Häufig ist eine Albuminurie vorhanden und im Sediment findet man
Erythrozyten. Gelegentlich kann man eine Umkehrung des Albumin-Globulin-
Verhältnisses im Serum nachweisen. Der Reststickstoff kann hoch sein. Oft
besteht eine Hauteruption, welche aus scheibenartigen Flecken mit erhabenen
roten Rändern und eingesunkenen Zentren zusammengesetzt ist. Wenn das
Deckhäutchen abschuppt, bleiben mattglänzende, weiße Narben zurück. Diese
Veränderungen kann man an den Händen, an den Füßen, an den Ohren oder an
der Brust feststellen; in ihrer meist typischen Anordnung verschmelzen sie über
der Nase und den Wangen zu einer Schmetterlingsform. Die Hautveränderungen
können das führende Symptom sein, fehlen aber in manchen Fällen. Sie können
nach einem Sonnenbrand oder nach einer Bestrahlung mit Ultraviolettlicht auftreten.

Die physikalische Herzuntersuchung ergibt nichts Charakteristisches. Ein
systolisches Geräusch kann vorhanden sein, ist aber ohne Bedeutung. Hie und
da kann man Zeichen einer Pleura- oder Perikardbeteiligung nachweisen. Von
großer diagnostischer Bedeutung ist der Nachweis der L. E. (Lupus erythematosus) Zellen im Blut und im Knochenmark; selten findet man sie auch in der
Perikardflüssigkeit. Sie sind das Ergebnis einer Phagozytose von freiem Kern-
material eines polymorphkernigen Leukozyten durch einen anderen gleichartigen
Leukozyten. Diese Zellen sind in 96 Prozent dieser Fälle vorhanden. Ihr Fehlen
spricht jedoch nicht gegen die Richtigkeit der Diagnose. Fälschlich positive
Befunde sind außerordentlich selten.

Prognose. Die Prognose ist vorsichtig zu stellen, da eine Heilung selten ist.
Mit Ausnahme weniger prolongiert verlaufender Fälle trat der Tod in wenigen
Monaten oder manchmal nach wiederholten Exazerbationen ein. Es ist möglich,
daß die moderne Therapie mit ACTH und Cortison diese schlechte Prognose
bessern wird.

Therapie. 150 bis 200 mg Cortison oder 50 bis 150 mg ACTH täglich bringen
die Krankheit zum Stillstand und führen unter kritischem Verlauf innerhalb
von 24 bis 48 Stunden zu einer Besserung. Während die einen Autoren der Meinung
sind, daß diese Besserung die weitere Lebenserwartung nicht erhöhe, betonen
andere, daß man den Patienten damit für unbestimmte Zeit am Leben erhalten
könne (Soffer und Bader). Nach Einsetzen einer Besserung vermindert man die
Dosis; manchmal genügen sogar täglich 5 mg ACTH. Auch in diesen Fällen muß
man die für diese Behandlung notwendigen Vorsichtsmaßnahmen treffen.

4. Seltene Endokarditisformen

Die Tuberkulose kann Ursache einer Endokarditis sein, bei welcher Tuberkel-
bazillen in den Klappenauflagerungen nachweisbar sind. Diese Endokarditis,
welche bei der miliaren und disseminierten Tuberkulose nicht besonders selten
ist, befällt nur selten die Schlußlinie der Klappen.

Eine große Anzahl von Mikroorganismen wurde an den Klappen gefunden,
einschließlich Brucella abortus und höhere Organismen, wie zum Beispiel Aktinomyzes; sogar Pilze sind als Erreger einer mykotischen Endokarditis bekannt.

In Ausnahmefällen führen andere Agentien, wie Erysipelothrix, der Erreger
des Schweinerotlaufes, beim Menschen zu einer Endokarditis.

Loeffler beschrieb eine Endocarditis parietalis fibroplastica mit einer
Eosinophilie im Blut (bis zu 70 Prozent!).

Schrifttum

Ahern, J. J. and Kirby, W. M. M., Cure of subacute bacterial endocarditis with penicillin and chloramphenicol, J. A. M. A., **150**, 33, 1952.

Allen, A. C., and Sirota, J. H. "The Morphogenesis and Significance of Degenerative B Verrucal Endocardiosis (Terminal Endocarditis Simplex, Non-bacterial Throm-B botic Endocarditis)." Am. J. Path., **20**, 1025, 1944.

Babes, V. Über die pathologische Bedeutung der Anwesenheit von nur zwei Aorten-klappen. Virchows Arch. f. path. Anat., **124**, 562, 1891.

Baehr, G., and Lande, H. "Glomerulonephritis as a Complication of Subacute Streptococcus Endocarditis." J. A. M. A., **75**, 789, 1920.

Baker, R. D. "Endocardial Tuberculosis." Arch. Path., **19**, 611, 1935.

Bayliss, R. I. S. "Subacute Bacterial Endocarditis: a Review of 41 Cases." St. Thomas's Gaz., **42**, 124, 1944.

Bloomfield, A. L., Diagnosis and prevention of bacterial endocarditis, Circulation **8**, 290, 1953.

Blumer, G. "The Digital Manifestations of Subacute Bacterial Endocarditis." Am. Heart J., **1**, 257, 1926.

Boger, W. P. and others, Caronamide, a compound that inhibits penicillin excretion, Am. J. Med. Scienc. **214**, 493, 1947.

Call, J. D., Baggenstoss, A. H., and Merritt, W. A. "Endocarditis due to Brucella: Report of Two Cases." Am. J. Clin. Path., **14**, 508, 1944.

Cates, J. E. and Christie, R. V., Subacute bacterial endocarditis, Quart. J. Med. **20**, 93, 1951.

Clawson, B. J. "The Aschoff Nodule." Arch. Path., **8**, 664, 1929.

— Bell, E. T., and Hartzell, T. B. "Valvular Diseases of the Heart with Special Reference to the Pathogenesis of Old Valvular Defects." Am. J. Path., **2**, 193, 1926.

Cotton, T. F. "Clubbed Fingers as a Sign of Subacute Infective Endocarditis." Heart, **9**, 347, 1922.

Crosson, J. W., and others, Caronamide for increasing penicillin plasma concentrations in man, J. A. M. A., **134**, 1528, 1947.

Davie, T. B. "Tuberculous Verrucous Endocarditis." J. Path. & Bact., **43**, 313, 1936.

de Jong, R. N. "Central Nervous System Complications in Subacute Bacterial Endocarditis." J. Nerv. & Ment. Dis., **85**, 397, 1937.

Denman, H. C., Subacute bacterial endocarditis; an analysis of fifty cases with antopsy findings, Ann. int, Med., **16**, 904, 1942.

Dowling, H. F. and others, Staphylococcic endocarditis, Medicine, **31**, 155, 1952.

Dubois, E. L. and others, Corticotropin and cortisone treatment for systemic lupus erythematosus, J. A. M. A., **149**, 995, 1952.

Eisman, S. H., Kay, C. F., Norris, R. F. and Boger, W. P., Caronamide as an adjuvant to penicillin in the treatment of subacute bacterial endocarditis, Am. J. M. scienc., **217**, 62, 1949.

Friedberg, C. K., Subacute bacterial endocarditis; Revision of diagnostic criteria and therapy, J. A. M. A. **144**, 527, 1950.

— Treatment of subacute bacterial endocarditis with aureomycin, J. A. M. A., **148**, 98, 1952.

Galbreath, W. R., and Hull, E. "Sulphonamide Therapy of Bacterial Endocarditis: Results in 42 Cases." Ann. Int. Med., **18**, 201, 1943.

Grant, R. T. "Observations on Endocarditis." Guy's Hosp. Rep., **86**, 20, 1936.

Gross, L. "The Cardiac Lesions in Libman-Sacks Disease." Am. J. Path., **16**, 375, 1940.

— and Fried, B. M. "The Role played by Rheumatic Fever in the Implantation of Bacterial Endocarditis." Am. J. Path., **13**, 769, 1937.

= and Friedberg, C. K. "Non-bacterial Thrombotic Endocarditis." Arch. Int. Med., **58**, 620, 1936.

Hamburger, M. and Stein, L., Streptococcus viridans subacute bacterial endo-carditis, J. A. M. A., **149**, 542, 1952.

Hamman, L. "Healed Bacterial Endocarditis." Ann. Int. Med., 11, 175, 1937.
= and Rienhoff, W. F., Jr. "Subacute Streptococcus Viridans Septicemia cured by Excision of an Arteriovenous Aneurysm of the External Iliac Artery and Vein." Bull. Johns Hopkins Hosp., 57, 219, 1935.
Hargraves, M. M., Richmond, H. and Morton, R., Presentation of two bone marrow elements; The "tart" cell and the "L. E." cell, Proc. Staff Meet. Mayo Cl., 23, 25, 1948.
Holzmann, M. Über septische Endokarditis der Pulmonalklappen. Ztschr. f. klin. Med., 115, 209, 1930.
Hunter, T. H., Speculations on the mechanism of cure of bacterial endocarditis, J. A. M. A., 144, 524, 1950.
Jawetz, E., et al Studies on antibiotic synergism and antagonism, Arch. int. Med., 87, 349, 1951.
Jones, M., Subacute bacterial endocarditis of nonstreptococcic etiology, Am. Heart J., 40, 106, 1950.
Keefer, C. S. "The Pathogenesis of Bacterial Endocarditis." Am. Heart J., 19, 352, 1940.
Klemperer, P., Pollack, A. D., and Baehr, G. "Pathology of Disseminated Lupus Erythematosus." Arch. Path., 32, 569, 1941.
— Pathogenesis of lupus erythematosus and allied conditons, Ann. int. Med., 28, 1, 1948.
Koletsky, S. "Syphilitic Cardiovascular Disease and Bacterial Endocarditis." Am. Heart J., 23, 208, 1941.
Kunstadter, R. H., MacLean, H. and Greengard, J., Mycotic endocarditis, due to candida albicans, J. A. M. A., 149, 829, 1952.
Lemann, I. I., Subacute bacterial endocarditis of the mitral valve, previously rendered incompetent by infarction of the papillary muscle and shortening of the chordae tendineae, Ann. int. Med., 9, 1587, 1936.
Lennox, B. Acute parietal endocarditis in a case of status astmaticus, J. Path. & Bacter. 60, 621, 1948.
Lewis, T., and Grant, R. T. "Observations Relating to Subacute Infective Endocarditis." Heart, 10, 21, 1923.
Libman, E. "Characterization of Various Forms of Endocarditis." J. A. M. A., 80, 813, 1923.
= and Sacks, B. "A hitherto Undescribed Form of Valvular and Mural Endocarditis." Arch. Int. Med., 33, 701, 1924.
— and Friedberg, C. K., Subacute bacterial endocarditis, Oxford Univ. Press, New York, 1948.
Lichtman, S. S., and Gross, L. "Streptococci in the Blood in Rheumatic Fever, Rheumatoid Arthritis and Other Diseases, based on a Study of 5,233 Consecutive Blood Cultures." Arch. Int. Med., 49, 1078, 1932.
Lillehei, C. W., Bobb, J. R. R. and Visscher, M. B., Occurrence of endocarditis with valvular deformities in dogs with arteriovenous fistulae, Proc. Soc. exp. biol. & med., 75, 9, 1950.
Löffler, W. Endocarditis parietalis fibroplastica mit Bluteosinophilie, Schweiz, med. Wschr. 17, 817, 1936.
Loewe, L., Rosenblatt, P., Greene, H. J., and Russell, M. "Combined Penicillin and Heparin Therapy of Subacute Bacterial Endocarditis." J. A. M. A., 124, 144, 1944.
Löhlein, M. Über hämorrhagische Nierenaffektionen bei chronischer ulzeröser Endokarditis. Med. Klin., 6, 374, 1910.
Martin, W. B. and Spink, W. W., Endocarditis due to type B hemophilus influenzae involving only the tricuspid valve, Am. J. Med. scienc., 214, 139, 1947.
Meads, M., Harris, W., and Finland, M. "The Treatment of Bacterial Endocarditis with Penicillin." New England J. Med., 232, 463, 1945.
Meneely, J. K. Jr., Bacterial endocarditis following urethral manipulation, New Engl. J. Med., 239, 708, 1948.

Merklen, P., and Wolf, M. "Participation des endothéliites artériocapillaires au syndrome de l'endocardite maligne lente." Presse Med., **36**, 97, 1928.

Oille, J. A., Graham, D. and Detweiler, H. K., A further report on a series of recovered cases of subacute bacterial endocarditis, Trans. Ass. Am. Phys., **39**, 227, 1924.

Palmer, H. D., and Kempf, M. "Streptococcus Viridans Bacteremia following Extraction of Teeth." J. A. M. A., **113**, 1788, 1939.

Phipps, C. "Acute Bacterial Endocarditis." New England J. Med., **207**, 768, 1932.

Reed, C. E. and Wellman, E. A., Staphylococcic endocarditis treated with neomycin, J. A. M. A., **152**, 702, 1953.

Richards, J. H. "Bacteremia following Irritation of Foci of Infection." J. A. M. A., **99**, 1496, 1932.

Rogers, R. J. "Subacute Bacterial Endocarditis confined to a Pulmonic Valve with Malformed Leaflets." J. Lab. & Clin. Med., **29**, 825, 1944.

Rosebury, T. "The Aerobic Non-hemolytic Streptococci: a Critical Review of their Characteristics and Pathogenicity with Special Reference to the Human Mouth and to Subacute Bacterial Endocarditis." Medicine, **23**, 249, 1944.

Russell, W. O., and Lamb, M. E. "Erysipelothrix Endocarditis: a Complication of Erysipeloid." J. A. M. A., **114**, 1045, 1940.

Salazar Mallen, M., Lozano Hube, E. and Brenes, M., Comparative study of blood cultures made from artery, vein and bone marrow in patients with subacute bacterial endocarditis, Am. Heart J., **33**, 692, 1947.

Saphir, O., in S. E. Gould, Pathology of the heart, Springfield, Thomas, 1953.
= "Myocardial Lesions in Subacute Bacterial Endocarditis." Am. J. Path., **11**, 143, 1935.

Schottmüller, H. Endocarditis lenta; zugleich ein Beitrag zur Artunterscheidung der pathogenen Streptokokken. München. med. Wchnschr., **57**, 617, 1910.

Seaman, A. J. and Christerson, J. W., Demonstration of L. E. cells in pericardial fluid, J. A. M. A., **149**, 145, 1952.

Spies, H. W., and others, Aureomycin in the treatment of bacterial endocarditis, Arch. int. med., **87**, 66, 1951.

Swift, H. F., and Kinsella, R. A. "Bacteriologic Studies in Acute Rheumatic Fever." Arch. Int. Med., **19**, 381, 1917.

Tinsley, C. M. "Pneumococcic Endocarditis." Arch. Int. Med., **75**, 82, 1945.

Touroff, A. S. W. "The Results of Surgical Treatment of Patency of the Ductus Arteriosus complicated by Subacute Bacterial Endarteritis." Am. J. Heart, **25**, 187, 1943.

von Glahn, W. C., and Pappenheimer, A. M. "Relationship between Rheumatic and Subacute Bacterial Endocarditis." Arch. Int. Med., **55**, 173, 1935.

Wallach, R. and Pomerantz, N., Combined antibiotic therapy, Arch. int. Med., **88**, 840, 1951.

Weinstein, L., Daikos, G. K. and Perrin, T. S., Studies on the relationship of tissue fluid and blood levels of Penicillin, J. Lab. & clin. Med., **38**, 712, 1951.

Weiss, H. "Relation of Portals of Entry to Subacute Bacterial Endocarditis." Arch. Int. Med., **54**, 710, 1934.

Whipple, R. L. Tr., Subacute bacterial endocarditis presenting as a subarachnoid hemorrhage, Ann. int. Med., **35**, 1351, 1951.
= The cure of a patient with a very resistant streptococcus viridans endocarditis with massive penicillin therapy (average daily dose of 86 million units), Am. Heart J., **42**, 414, 1951.

Winchell, P., Infectious endocarditis as a result of contamination during cardiac catheterization, New Engl. Med., **248**, 245, 1953.

Wright, J., and Zeek, P. M. "Bacterial Endocarditis Superimposed on Syphilitic Aortic Valvulitis." Am. Heart J., **19**, 587, 1940.

Zwölftes Kapitel

Klappenfehler

1. Aortenklappeninsuffizienz

Häufigkeit

Die Aortenklappeninsuffizienz, gewöhnlich, aber etwas ungenau, Aorteninsuffizienz genannt, ist einer der häufigsten reinen Klappenfehler. Unter 462 Fällen von erworbenen Klappenfehlern bestand sie in 91 Fällen. Sie ist bei Männern häufiger. Die rheumatische Form ist regelmäßig mit einer Aortenstenose und oft auch mit einer Mitralstenose gleicher Ursache kombiniert.

Ätiologie

Fieberhafter Rheumatismus und Syphilis. Die große Häufigkeit des Fehlers ist leicht verständlich, weil sowohl der fieberhafte Rheumatismus wie die Syphilis Deformierungen der Aortenklappen verursachen, welche sie schlußunfähig machen und einen diastolischen Blutrückfluß in den linken Ventrikel ermöglichen. Bei der Syphilis führt die Verbreiterung der Kommissuren zusammen mit der Verkürzung der Klappen zur Schlußunfähigkeit. In großen Städten und in Gegenden mit einem starken farbigen Bevölkerungsteil ist die Syphilis die Ursache der meisten Fälle von reiner Aorteninsuffizienz. In Ländern, in welchen die Syphilis weniger häufig ist, ist auch die syphilitische Aortitis seltener und die Häufigkeit der syphilitischen Aorteninsuffizienz ist, verglichen mit der Insuffizienz auf rheumatischer Basis, geringer. Mit der allgemeinen Abnahme der Häufigkeit der Syphilis wird auch diese Form der Aortenklappeninsuffizienz seltener.

Während die rheumatische Aorteninsuffizienz gewöhnlich mit einer Aortenstenose kombiniert ist, gibt es eine syphilitische Stenose nicht. Die Verbreiterung der Kommissuren und die Verschmelzung von Klappenteilen mit der Aortenwand im Bereiche der Sinus Valsalvae stehen bei der Syphilis der Verwachsung der Klappenblätter untereinander und damit der Ausbildung einer Stenose entgegen.

Atherosklerose. Früher hat man sehr häufig eine Aorteninsuffizienz infolge atherosklerotischer Klappenveränderungen diagnostiziert. Dies war auf die Tatsache zurückzuführen, daß syphilitische Aorteninsuffizienzen gewöhnlich fälschlicherweise für atherosklerotische Insuffizienzen gehalten wurden. Dieser Irrtum ist zum Teil durch die sekundären atherosklerotischen Veränderungen erklärbar, welche sich gerne auf die vollentwickelte syphilitische Aortitis aufpfropfen. Obwohl die Aortitis schon seit Jahrzehnten als pathologische Veränderung bekannt ist, nahmen Kliniker und Pathologen nur langsam von ihrer Häufigkeit Kenntnis. Sehr oft ist der atheromatöse Prozeß so ausgesprochen, daß er bei makroskopischer Untersuchung die zugrunde liegende syphilitische Aortitis verdeckt, sodaß eine genaue Diagnose nur an mikroskopischen Schnitten möglich ist.

Da man in einem gewissen Prozentsatz von Rheumakranken keine Angabe über einen durchgemachten fieberhaften Rheumatismus erhält und eine syphilitische Infektion oft negiert wird oder der Kranke tatsächlich von ihrer Existenz nichts weiß, wird bei sekundärer Verkalkung in einer durch den fieberhaften Rheumatismus oder die Syphilis veränderten Klappe eine „atherosklerotische Aorteninsuffizienz" diagnostiziert.

Primäre atherosklerotische Veränderungen der Aorten- (und Mitral-) Klappen sind jedoch häufig. Man kann sie sogar als physiologisch ansehen. An der Aortenseite der Aortenklappen und an der Kammerseite der Mitralklappen, also an den dem größten Druck ausgesetzten Stellen, treten auch bei Patienten unter zehn Jahren kleine, gelbe Flecken auf. Diese Flecken stellen Cholesterinablagerungen dar. Häufig gehen und kommen sie wieder und bleiben später bestehen. Etwas nachher nimmt die Bindegewebsmenge zu, es treten kleine Nekrosen auf und es kommt zu einer sekundären Verkalkung. Der Annulus fibrosus ist ebenfalls oft beteiligt. Der Prozeß beginnt an der Klappenbasis, breitet sich gegen den freien Rand zu aus und erreicht die Klappenoberfläche. Durch die Schrumpfung des Bindegewebes und die Verkalkung kommt es zu einer Störung der Klappenfunktion, welche in seltenen Fällen zu einer Insuffizienz führt.

Relative Insuffizienz. Eine andere Form, welche schon Corrigan bekannt war, ist die „relative Aorteninsuffizienz". Auch bei höchsten Blutdruckwerten kommt es selten zu einer Dehnung des Klappenringes selbst und damit bei normalen Klappen zu einer Schlußunfähigkeit. Die relative Aorteninsuffizienz ist meist Folge eines stark geschädigten Myokards oder einer schweren Aortenerkrankung. Sie wurde bei Myomalazien nach Koronarsklerose, bei fettiger Degeneration des Herzmuskels im Verlauf von Anämien, bei der Aortitis ohne Klappenerkrankung und bei Hypertonie beschrieben. Einige Autoren halten sie für einen häufigen Befund, nach unserer Erfahrung ist sie aber selten.

Trauma. Die traumatische Aorteninsuffizienz ist ebenfalls selten. Sie tritt nach direkten und indirekten Herztraumen unabhängig von der normalen oder abnormalen Beschaffenheit der Klappen auf. Eine plötzliche körperliche Anstrengung bei einem Kranken mit Aortitis und syphilitischen Klappenveränderungen kann zur Ruptur eines Klappenzipfels und zum plötzlichen Auftreten einer Aorteninsuffizienz führen. Diese Kranken haben oft ein musikalisches diastolisches Geräusch („Seemövengeräusch"), welches ohne Hörrohr in einiger Distanz von der Brustwand vernommen werden kann. Das Geräusch ist meist von einem Schwirren begleitet. Unmittelbar nach der die Klappenruptur auslösenden Anstrengung empfindet der Kranke einen heftigen Schmerz über dem Herzen und über dem Brustbein als Folge der akuten Herzdilatation und der Dehnung des Perikards. Diese Form der Aorteninsuffizienz ist, wie auch die anderen Formen, bei Männern häufiger. Sie trat bei einem unserer Patienten während eines Streites und bei einem anderen während des Fußballspiels auf. Beide Kranken hatten eine syphilitische Aortitis.

Symptome

Fehlen von Symptomen. Die Mehrzahl der Kranken mit Aorteninsuffizienz hat nur wenig Symptome. Bei anderen Klappenfehlern, besonders bei jenen der Mitralklappe, treten sehr frühzeitig Atemnot und Herzklopfen auf, vielfach ist sich der Kranke lange Zeit vor Einsetzen der Dekompensation über das Bestehen eines Herzleidens bewußt. Dagegen bleiben Kranke mit Aorteninsuffizienz lange Zeit beschwerdefrei. Deshalb wird dieser Fehler oft zufällig entdeckt, zum Beispiel bei einer periodischen Untersuchung des Gesundheitszustandes, nach Eingehen einer Lebensversicherung oder bei einer Untersuchung durch militärische Musterungskommandos. Die Kranken sind in ihrem Beruf voll tätig, betreiben gewöhnlich Sport und können sogar ohne Beschwerden bergsteigen. Die Diagnose eines organischen Leidens bedeutet für sie eine große Überraschung.

Aber auch jene Patienten sind oft frei von Beschwerden, welche alle peripheren und auskultatorischen Zeichen des Klappenfehlers aufweisen, welche also einen beträchtlichen Klappenschaden haben. Dies ist durch die Tatsache erklärlich, daß der linke Ventrikel bei der Aorteninsuffizienz allein die Last der Kompensation trägt und, wie noch gezeigt werden soll, viele Jahre lang seine Aufgabe voll zu erfüllen imstande ist, auch wenn erhöhte Anforderungen an ihn gestellt werden. Die Hauptklage der meisten Herzkranken ist jene über Dyspnoe. Solange der linke Ventrikel die völlige Kompensation gewährleistet, fehlen bei der Aorteninsuffizienz sowohl die paroxysmale Dyspnoe als auch die Arbeitsdyspnoe; demgemäß macht der Klappenfehler oft keinerlei Symptome.

Beschwerden können jahrzehntelang ausbleiben; eine Aorteninsuffizienz, welche nach einem fieberhaften Rheumatismus in der Kindheit entstanden ist, kann überhaupt beschwerdefrei bleiben oder macht oft erst im vorgerückten Alter Symptome. Diese günstige Prognose und lange Erhaltung der vollen Kompensation sieht man jedoch bei der rheumatischen Form viel häufiger. Bei der syphilitischen Form der Aorteninsuffizienz ist die Prognose wesentlich schlechter. Selbstverständlich kommen auch Ausnahmen vor, und wir konnten Kranke mit einer syphilitischen Aorteninsuffizienz beobachten, deren Herz sich weder der Größe noch der Form nach veränderte und bei denen während eines Zeitraumes von mehr als zehn Jahren keinerlei Dekompensationserscheinungen auftraten.

Die Erhaltung der Kompensation hängt bei jedem Klappenfehler hauptsächlich vom Zustand des Myokards und nur in geringem Ausmaß vom Grad des Klappenfehlers ab. Kranke mit hochgradiger Klappenstenose oder Insuffienz können beschwerdefrei bleiben, vorausgesetzt, daß das Myokard gesund ist. Anderseits setzen bei geschädigtem Herzmuskel trotz einer geringeren Klappenveränderung rasch und zunehmend schwere Dekompensationserscheinungen ein.

Obwohl der Herzmuskel beim fieberhaften Rheumatismus fast regelmäßig miterkrankt, ist der Prozeß gewöhnlich nur herdförmig ausgeprägt und heilt völlig ab, ohne wesentliche oder dauernde Schäden zu hinterlassen. Nur in seltenen Fällen tritt ein schwerer Schaden auf, so daß es bald zu einer Herzdilatation und zu einer frühzeitigen -insuffizienz kommt. Bei der syphilitischen Aorteninsuffizienz betrifft die frühzeitig auftretende Myokardschädigung meist einen großen Teil des Herzmuskels, weil die Abgangsstellen der Koronararterien verengt sind; oft setzt die Herzinsuffizienz schon in einem frühen Stadium ein, bevor noch der Klappenapparat wesentlich insuffizient geworden ist.

Dyspnoe. Die erste Klage der an einer Aorteninsuffizienz leidenden Kranken betrifft in der Regel eine paroxysmale nächtliche Dyspnoe, welche für die Insuffizienz des linken Ventrikels typisch ist. Sehr rasch folgt darauf die Arbeitsdyspnoe oder sie tritt erst in einem späten Stadium ein, je nach der Schnelligkeit, mit welcher der linke Ventrikel insuffizient wird und mit welcher sich eine Lungenstauung entwickelt.

Angina pectoris. Ein kleiner Prozentsatz der Fälle von Aorteninsuffizienz leidet an echten anginösen Schmerzen. Diese können sogar bei Kindern auftreten. Oft kommt der Schmerz bei Ruhe oder während des Nachtschlafes. Er kann außerordentlich qualvoll sein. Wenn er auch gut auf Nitroglyzerin anspricht, so ist die Erleichterung doch häufig nur vorübergehend. Bei dieser Schmerzform haben Blutdruckänderungen eine entscheidende Bedeutung. Die Besprechung des Phänomens erfolgt im Kapitel über die Angina pectoris (S. 365).

Klinische Befunde

Haut. Nach der Angabe vieler Kliniker seien an Aorteninsuffizienz leidende Kranke so blaß, daß man das Leiden auf den ersten Blick von Mitralfehlern unterscheiden könne. Dies stimmt jedoch mit den Tatsachen nicht überein.

Kranke mit beginnender oder fortgeschrittener Aorteninsuffizienz sehen gewöhnlich völlig normal aus und die Blässe ist für diesen Klappenfehler sicher nicht typisch. Wenn solche Kranke blaß sind, so kann man dies meist auf bestimmte Gründe zurückführen. Ist der Klappenfehler syphilitischer Natur, so tritt manchmal im Anschluß an die Behandlung mit Quecksilber- oder Arsenpräparaten eine sekundäre Anämie auf. Bei der rheumatischen Aorteninsuffizienz kann die Blässe auf die noch bestehende Aktivität des fieberhaften Rheumatismus hinweisen, weshalb man die Temperatur, die Leukozytenzahl und die Senkungsgeschwindigkeit kontrollieren muß. Außerdem ist an die Möglichkeit des Bestehens einer subakuten bakteriellen Endokarditis zu denken.

Puls. Die Untersuchung des Kranken beginnt — wie die Untersuchung aller Herzkranken — mit der Palpation des Pulses. Bei der voll ausgeprägten Aorteninsuffizienz findet man einen pulsus celer et altus; die Pulshöhe steigt rasch an und fällt ebenso rasch wieder ab, die Amplitude ist groß. Oft werden die Ausdrücke „Wasserhammerpuls'' (rascher Anstieg), „Corrigan-Puls'' und „Kollapspuls'' (rascher Abfall) verwendet. Der Puls erscheint abrupt und stoßartig.

Diese Änderungen der Pulsqualität sind auf viele Faktoren zurückzuführen. Am Beginn der Austreibungszeit des Ventrikels sind die Arterien infolge des Blutrückflusses in der Diastole leerer als normal. Die arterielle Blutströmungsgeschwindigkeit ist erhöht, weshalb die Pulswelle jäh ansteigt. Die Periode der isometrischen Kontraktion ist eindeutig verkürzt, und innerhalb kurzer Zeit wird eine große Blutmenge ausgeworfen. Die peripheren Arterien sind weit. Der Rückfluß des Blutes in der Diastole verursacht einen rascheren Abfall der Pulswelle. Die Pulswelle wird durch das große Schlagvolumen höher.

Dieser Puls ist jedoch nicht pathognomonisch, da er auch ohne Aorteninsuffizienz vorhanden sein und trotz Insuffizienz fehlen kann. Ein Corrigan-Puls kommt bei zwei anderen Zuständen mit einem ähnlich abnormen Mechanismus vor. Er kann beim offenen Ductus arteriosus und bei arteriovenösen Anastomosen sehr deutlich ausgeprägt sein. Im letzteren Fall kann er sogar bei der Anastomose einer kleinen peripheren Arterie mit der begleitenden Vene, zum Beispiel der Temporalarterie, vorhanden sein.

Dieser Puls ist ferner bei Hyperthyreosen und sowohl bei leichten wie bei vollentwickelten Fällen von Morbus Basedow ziemlich häufig, jedoch ist die Entstehungsweise dabei etwas verschieden. Hier wirken eine Hypermotilität des Herzens und eine Dilatation der Arteriolen an der Entstehung mit. Auch bei vielen Infektionskrankheiten verschiedener Ursache mit hohem Fieber und bei Pneumonien mit Vasomotorenschwäche trifft man den Wasserhammerpuls an. Kranke mit einer Atheromatose und mit einer Aortitis können diesen Puls aufweisen, auch wenn die Aortenklappen normal sind; in diesen Fällen ist die Elastizität der aufsteigenden Aorta geringer geworden, weshalb der Inhalt des linken Ventrikels sofort in die peripheren Gefäße gepreßt wird. Dieser Puls ist oft auch bei den leicht verlaufenden Beriberi-Fällen des Okzidents sehr deutlich, da der Thiaminmangel den Muskelstoffwechsel stört und zu Tonusänderungen der glatten Gefäßmuskulatur führt. Auch bei schweren Anämien kann man einen Kollapspuls beobachten.

Kann man diese obengenannten Störungen ausschließen, was im allgemeinen ganz einfach ist, so kann man mit entsprechender Vorsicht aus der Celerität des Pulses die Diagnose stellen und auch auf den Grad des Klappenfehlers schließen. In unkomplizierten Fällen ist die Celerität des Pulses dem Grad der Insuffizienz proportional.

Trotz starker Klappeninsuffizienz kann der Pulsus celer fehlen, wenn gleichzeitig eine ausgesprochene Mitralstenose besteht. In diesem Fall ist das Schlagvolumen klein, da der linke Ventrikel nicht gut gefüllt ist. Unter diesen Umständen braucht kein peripheres Zeichen einer Aorteninsuffizienz vorhanden sein. Auch die auskultatorischen Zeichen können verschwinden, wenn die Mitralstenose schwer ist. Es ist klar, daß die peripheren Zeichen der Aorteninsuffizienz auch bei einer begleitenden Aortenstenose nicht nachweisbar sind. Bei diesem kombinierten Klappenfehler hängt der Pulscharakter vom Vorherrschen der einen oder der anderen Komponente ab. Nicht selten verschwindet der Corrigan-Puls der Aorteninsuffizienz infolge der peripheren Vasokonstriktion einer gleichzeitig bestehenden Hypertonie oder einer Nephrosklerose. Schließlich können die Pulsveränderungen im Terminalstadium einer schweren Herzmuskelschwäche mit stark herabgesetzter Kontraktionskraft des Herzens verschwinden.

Wenn immer man bei der Untersuchung das Vorliegen eines Corrigan-Pulses vermutet, soll man die Radialarterie am senkrecht erhobenen Arm des Patienten palpieren. In dieser Stellung ist der Wasserhammerpuls deutlicher ausgeprägt als bei der Horizontallage des Armes; nicht selten erweist sich der Puls erst bei der Hebung des Armes als nicht normal. Für diesen Unterschied scheinen hydrodynamische Faktoren verantwortlich zu sein (Summation der Pulswelle mit reflektierten Wellen). Es ist auch ratsam, die Karotis zu palpieren, da sie die Pulsänderung früher als die Radialarterie zeigen kann, was durch die Größe der Karotis sowie ihre Nähe zum Herzen erklärlich ist.

Sowohl Radialis- wie Karotispuls sollen zwecks Bestimmung eventueller Differenzen an beiden Seiten palpiert werden. Nicht selten bestehen bei normalen Individuen bezüglich der Größe des Radialpulses gewisse Unterschiede. Dies muß vorweggenommen werden, da der Verlauf der Radialarterie anatomischen Variationen unterworfen ist. Anderseits ist das Bestehen deutlicher Unterschiede beim Vergleich beider Brachialarterien oder Karotiden ein wichtiges Zeichen der syphilitischen Form der Aorteninsuffizienz. Bei der vaskulären Syphilis sind die Abgangsstellen der Anonyma, Subclavia und der linken Karotis oft verengt oder sogar völlig verschlossen. So zeigt zum Beispiel eine Brachialarterie oder eine Karotis oft nur eine geringe oder überhaupt keine Pulsation. Diese Pulsdifferenzen, welche oft auf ein Aneurysma zurückgeführt werden, sind einfach die Folgen des syphilitischen Prozesses in der Aorta und ermöglichen in vielen Fällen die Differenzierung der zwei Hauptformen der Aorteninsuffizienz.

Der durch die Palpation nachweisbare Unterschied in der Pulsation der beiden Brachialarterien äußerst ich gewöhnlich auch in einem ähnlichen Unterschied des Blutdruckes.

Kapillarpuls. Manche Autoren schreiben dem sogenannten Kapillarpuls für die Diagnose der Aorteninsuffizienz in zweifelhaften Fällen eine viel zu große Bedeutung zu. Dieser Befund hat jedoch tatsächlich keinen Wert. Man kann ihn bei normalen Individuen finden, was schon Quincke bekannt war; viele gesunde Menschen zeigen ihn an heißen Sommertagen oder wenn man die Hand in heißes Wasser hält, um die präkapillaren Arterien zu erweitern. Man findet ihn auch bei anderen Störungen, wie zum Beispiel bei Mitralfehlern, bei der Arteriosklerose und bei Hyperthyreosen, weshalb man ihn als nicht charakteristisch ansehen darf. Sogar der Ausdruck „Kapillarpuls" ist nicht richtig, weil man die Erscheinung ohne Pulsation der Kapillaren selbst beobachten kann. Viel Verwirrung hat auch die Tatsache gestiftet, daß die mit dem freien Auge beobachtete Kapillarpulsation auf einen anderen Mechanismus zurückzuführen ist als die mit Hilfe des Kapillarmikroskopes wahrgenommene Form.

Andere periphere Befunde. Die anderen oft erwähnten peripheren Zeichen der Aorteninsuffizienz haben so wie der Kapillarpuls nur geringe praktische Bedeutung. Wenn ein Wasserhammerpuls vorliegt, findet man den Traubeschen

Ton, das Duroziezsche Doppelgeräusch, das Mussetsche Zeichen und andere Erscheinungen. Die meisten von ihnen kann man immer dann beobachten, wenn eine deutliche periphere Vasodilatation vorhanden ist, zum Beispiel bei Beriberi und Hyperthyreosen ohne Aorteninsuffizienz.

Blutdruck. Der Blutdruck ist charakteristisch verändert. Der diastolische Blutrückfluß in den linken Ventrikel führt zu einer Herabsetzung des diastolischen Druckes, welcher meist einen Wert von unter 50 mm Hg erreicht. Manchmal ist der diastolische Druck überhaupt nicht meßbar, da der Ton über dem Gefäß bis zum Nullpunkt herab laut bleibt. Der Pulsdruck oder die Amplitude, die Differenz zwischen dem systolischen und dem diastolischen Druck, ist erhöht. Es muß jedoch betont werden, daß der diastolische Blutdruck bei Hyperthyreosen, Beriberi, arteriovenösen Anastomosen und beim offenen Ductus arteriosus häufig gleich niedrig ist. Anderseits kann der diastolische Blutdruck hoch bleiben, wenn die Insuffizienz von einer wesentlichen Stenose des Aortenostiums, von einer Mitralstenose oder von einer Nephrosklerose begleitet ist. Im letztgenannten Fall ist ein diastolischer Blutdruckwert von über 100, trotz dem Vorhandensein einer schweren Aorteninsuffizienz, nicht selten.

Der systolische Blutdruck ist bei diesem Klappenfehler nicht charakteristisch verändert. Trotz einer schweren Aorteninsuffizienz kann er normal sein. Gelegentlich kann er jedoch, und zwar sowohl bei der rheumatischen wie bei der syphilitischen Form, eine beträchtliche Höhe erreichen. Bei einem Fall von rheumatischer Aorteninsuffizienz konnten wir einen systolischen Blutdruck von 320 mm Hg beobachten. Die Hypertonie ist auf die rasche Füllung der Arterien zurückzuführen, welche während der verkürzten Kammersystole unter erhöhtem Druck erfolgt, wobei ein größeres Schlagvolumen ausgeworfen wird. Infolge der vermehrten diastolischen Füllung ist die Systole nach dem Starlingschen Gesetz kräftiger. Auch der Elastizitätsverlust der aufsteigenden Aorta trägt, besonders bei der syphilitischen Form der Aorteninsuffizienz, zur Hypertonie in der Systole bei.

Sowohl bei der Aorteninsuffizienz wie bei anderen Herzfehlern kann der Blutdruck im Verlauf einer Herzinsuffizienz ansteigen (Stauungshochdruck). Diese Erscheinung wird auf S. 419 besprochen.

Hillsches Phänomen. Bei der Aorteninsuffizienz ist der Blutdruck an den unteren Extremitäten wesentlich höher als an den Brachialarterien, manchmal um ungefähr 80 bis 100 mm Hg. Diese Tatsache wird als Hillsches Phänomen bezeichnet. Denselben Befund kann man, wenn auch weniger häufig, bei anderen Zuständen, wie zum Beispiel bei Hyperthyreosen und bei der Arteriosklerose, erheben. Die Differenz des systolischen Blutdruckes zwischen Armen und Beinen überschreitet bei normalen Individuen 40 mm Hg gewöhnlich nicht. Dieser Befund hat immer etwas Kopfzerbrechen verursacht, da man derartige Druckunterschiede in einem System kommunizierender Röhren nicht erwarten würde. Tatsächlich wurden seit der Anwendung einer direkten Methode zur Blutdruckmessung an den unteren Extremitäten bei Fällen von Aorteninsuffizienz viel geringere Differenzen zwischen den Arm- und Beinwerten gefunden, als oben angegeben ist. Das Hillsche Phänomen ist wahrscheinlich zum Teil auf die Tatsache zurückzuführen, daß man bei der Messung des Blutdruckes an den unteren Extremitäten eine größere, die Arterien umgebende Gewebsmasse komprimieren muß, und zum anderen Teil auf die höhere kinetische Energie des Blutes in den großen Beingefäßen. Die Arterien für die Arme und den Kopf gehen im rechten Winkel von der Aorta ab, während die Femoralarterien direkte Fortsetzungen der Bauchaorta sind. Deshalb ist die Schnelligkeit der Erreichung der systolischen Druckspitze an den Beinarterien viel größer. Das Hillsche Phänomen scheint keinerlei praktische Bedeutung zu haben. Man findet es auch bei arteriovenösen Anastomosen.

Spitzenstoß. Der Spitzenstoß ist infolge einer Hypertrophie des linken Ventrikels oft hebend. Er kann als Ausdruck einer Dilatation des linken Ventrikels nach abwärts verlagert sein. Die Tatsache, daß ein großes Schlagvolumen den Thorax innerhalb kurzer Zeit verläßt, hat zur Folge, daß die Negativität des intrathorakalen Druckes größer wird und dadurch eine Einziehung der Zwischenrippenräume über der Präkordialgegend entsteht.

Perkussion und Röntgenuntersuchung. In Übereinstimmung mit den verschiedenen Stadien der Dekompensation kann die Herzform eine der drei folgenden Typen aufweisen: 1. das Herz kann nach Größe und Form normal sein (Abb. 14 a); 2. es kann eine aortische Konfiguration mit verschiedenen Graden einer Dilatation des linken Ventrikels zeigen (Abb. 14 b); 3. es kann die Form eines mitralisierten Aortenherzens annehmen (Abb. 14 c). Die Bestimmung der

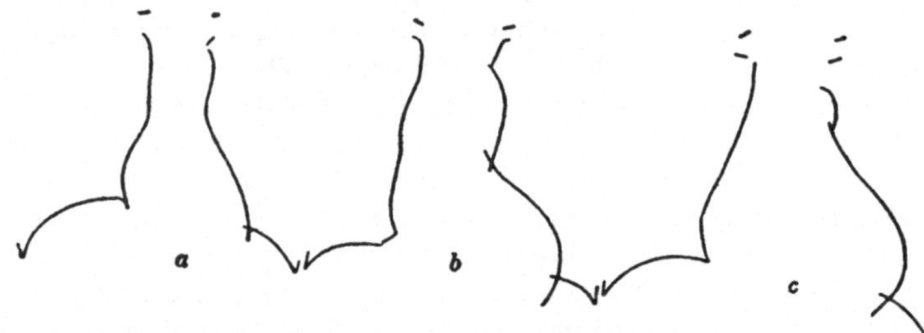

Abb. 14. Drei Orthodiagramme von Patienten mit Aorteninsuffizienz. Abb. 14 a zeigt eine normale Herzgröße und -form; in Abb. 14 b zeigt das Herz eine aortische Konfiguration und in Abb. 14 c ist das Herz mitralisiert.

Größe und Form des Herzens mit Hilfe der Perkussion oder der Röntgenuntersuchung hat große Bedeutung, weil diese Methoden eine Beurteilung der Wirksamkeit der verschiedenen kompensatorischen Mechanismen ermöglichen und auch wichtige prognostische Auskünfte geben.

1. Wie eben dargelegt, kann das Herz nach Größe und Form normal sein. Natürlich trifft man derartige Patienten nur selten im Krankenhaus an, man sieht sie aber oft in der Privatpraxis, besonders, wenn man anscheinend gesunde Individuen untersucht (Lebensversicherung, Athleten, Militärdienst). Eine normale Herzgröße findet man nicht nur bei einer beginnenden oder leichten Insuffizienz, sondern auch bei vollentwickelten Fehlern, welche schon lange zurückliegen und alle typischen palpatorischen und auskultatorischen Zeichen aufweisen.

Der abnorme dynamische Mechanismus bei der Aorteninsuffizienz besteht im Blutrückfluß von der Aorta in den linken Ventrikel während der Diastole. Der Inhalt des linken Ventrikels nimmt um die Menge des regurgitierten Blutes zu. Bezüglich dieser Menge bestehen verschiedene Meinungen. Nach den höchsten Schätzungen fließen bei völliger Schlußunfähigkeit der Klappen ungefähr 50 Prozent des Schlagvolumens (30 ccm) in den linken Ventrikel zurück. Die Vermehrung des Ventrikelinhaltes in der Diastole um 30 ccm ist allein nicht imstande, eine eindeutig wahrnehmbare und als pathologisch erkennbare Herzvergrößerung zu verursachen. Im Herzbeutel müssen sich wesentlich größere Flüssigkeitsmengen ansammeln, um klinisch als Erguß nachweisbar zu werden. Überdies wird die Diastole durch eine mäßige Verlangsamung der Herzfrequenz, wie sie unter normalen Bedingungen häufig vorkommt, verlängert. Die auf diese Weise vermehrte Menge des normalen Kammerinhaltes überschreitet jene bei der Aorteninsuffizienz weit. Außerdem entleert sich der linke Ventrikel bei diesen Fällen normal und es kommt zu keiner Vermehrung der Residualblutmenge. Man kann daher mit Recht schließen, daß es allein infolge des abnormen Klappenmechanismus bei der Aorteninsuffizienz nicht zu einer klinisch nachweisbaren Vergrößerung des linken Ventrikels zu kommen braucht.

Ein 72jähriger Arzt hatte im Alter von sechs Jahren im Anschluß an einen fieberhaften Rheumatismus eine Aorteninsuffizienz erworben. Die Diagnose war durch einen sehr guten Internisten gestellt worden und wurde im Verlauf von 66 Jahren wiederholt bestätigt. Nichtsdestoweniger war das Herz bei der letzten Untersuchung nach Größe und Form normal.

2. Während ein gesunder Herzmuskel die an ihn gestellte erhöhte Anforderung ohne besondere Störung für den Kreislauf zu bewältigen vermag, ist bei einer Schädigung des Myokards eine unvollständige Entleerung des linken Ventrikels, eine Ansammlung größerer Mengen von Residualblut und eine frühzeitige Dilatation die Folge. Diese Dilatation des linken Ventrikels tritt mit einer Schnelligkeit auf, welche dem Zustand des Herzmuskels entspricht. Ist das Myokard im allgemeinen gesund, was bei der rheumatischen Aorteninsuffizienz gewöhnlich und bei der syphilitischen Form meist nicht der Fall ist, so braucht eine sichtbare Vergrößerung des Herzens jahrelang nicht aufzutreten. Ist der Herzmuskel aber durch den rheumatischen oder syphilitischen Prozeß geschädigt, so ist eine frühzeitige Vergrößerung die Folge. Man kann deshalb mit Recht auch bei Fehlen anderer Zeichen schließen, daß das Myokard erkrankt ist, wenn innerhalb kurzer Zeit eine deutliche Dilatation eintritt. Die Herzgröße wird vom Zustand des Myokards und nicht vom Grad der Klappenschädigung bestimmt. Tatsächlich kann man in späten Stadien einer Aorteninsuffizienz eine ganz enorme Herzvergrößerung finden, welche man sonst nur bei der Hypertonie antrifft. Aus dieser Erörterung geht klar hervor, daß die Schnelligkeit, mit welcher sich der linke Ventrikel bei der Aorteninsuffizienz vergrößert, eine große prognostische Bedeutung hat.

Da sich die Belastung zunächst an der Ausflußbahn des linken Ventrikels bemerkbar macht, wird das Herz in Übereinstimmung mit den auf S. 427 besprochenen Regeln zuerst länger und der Spitzenstoß rückt nach abwärts. Es besteht keine Erweiterung des Herzens. Später wird die Spitze mehr rund, das Herz ist etwas plumper und die Herztaille wird zusammen mit der Dilatation des linken Ventrikels im transversalen Durchmesser deutlicher ausgeprägt, das heißt, es entsteht eine aortische Konfiguration (Abb. 14b). Sogar wenn die Vergrößerung der linken Kammer einen beträchtlichen Grad erreicht hat, kann der Kranke normal aktiv und symptomfrei sein.

In diesem Stadium können die ersten Anzeichen einer Herzinsuffizienz in Form einer paroxysmalen nächtlichen Dyspnoe oder einer Arbeitsdyspnoe auftreten.

Bei der Röntgendurchleuchtung zeigt die Aorta einen Pulsus celer; die Pulsationen am linken Herzrand sind kräftig, da die Systole kraftvoller und das Schlagvolumen größer ist. Der Aortenknopf springt infolge der dynamischen Dilatation der Aorta abnorm vor.

3. Mit dem fortschreitenden Unvermögen des linken Ventrikels, seinen Inhalt völlig zu entleeren, und mit der Vermehrung der Residualblutmenge steigt der Druck im linken Ventrikel und Vorhof an und es entwickelt sich eine Lungenstase. Infolge der Dilatation des linken Vorhofes und der Pulmonalarterie wird die Herztaille ausgefüllt, wodurch eine „Mitralisation" entsteht. Die Herztaille verschwindet selten vollständig; gewöhnlich wird sie nur etwas seichter und „ausgefüllt" (Abb. 14 c).

Früher oder später verhindert die zunehmende Vergrößerung des linken Ventrikels den vollkommenen Schluß der Mitralklappe während der Systole, wodurch sich eine relative Mitralinsuffizienz entwickelt. Diese beschleunigt die Erweiterung des linken Vorhofes sowie die Dilatation der Pulmonalarterie und führt zur rascheren Ausbildung der Mitralisation. Bei Kranken mit einem mitralisierten Aortenherzen ist die Arbeitsdyspnoe gewöhnlich sehr stark ausgeprägt, und lediglich eine ununterbrochene Behandlung vermag das Auftreten einer paroxysmalen nächtlichen Dyspnoe zu verhindern.

Auskultation. Bei einer vollentwickelten Aorteninsuffizienz hört man ein systolisches und ein diastolisches Geräusch. Manchmal verwendet man den Ausdruck „Hin-und-Hergeräusch", oder „bruit de va et vient", um die beiden Geräusche zu beschreiben. In einem Frühstadium der rheumatischen Aorteninsuffizienz kann das systolische Geräusch fehlen, später ist es aber immer vorhanden. Bei der syphilitischen Form tritt das systolische Geräusch infolge der Aortitis frühzeitig auf.

Das diastolische Geräusch hat diagnostische Bedeutung. Es entsteht durch das Zurückfließen von Blut in den linken Ventrikel während der Diastole und ist weich, hat eine hohe Schwingungszahl und wird oft blasend oder gießend genannt.

Gewöhnlich hört man das Geräusch am besten entlang dem linken Sternalrand vom Ansatzpunkt der dritten Rippe nach abwärts und manchmal bis zum Ansatzpunkt der sechsten Rippe. Nicht selten findet man es auch gegen die Herzspitze zu. Bei beginnendem Klappenfehler ist es hie und da nur im Stehen zu hören; in dieser Stellung nähert sich das Herz etwas mehr der vorderen Brustwand. Während des Exspiriums, wenn das Herz von der Lunge weniger überlagert ist, und bei über dem Kopf gekreuzten Armen und Spannung der unteren Pektoralmuskeln, ist das Geräusch deutlicher zu hören. Mit dem Holzstethoskop oder mit bloßem Ohr ist es leichter zu erkennen. Die hohe Schwingungszahl und die Weichheit des Geräusches erfordern in gewissen Fällen ein längeres, sorgfältiges Auskultieren. In späteren Stadien, oder wenn das Geräusch laut und rauh ist, kann man es über dem ganzen Herzen hören und das Punctum maximum der Intensität ist dann oft schwierig zu bestimmen. Das Geräusch schließt unmittelbar an den zweiten Ton an und kann von ihm nicht getrennt werden.

Es gibt jedoch Fälle, bei welchen das Punctum maximum der Geräuschintensität im zweiten Interkostalraum rechts liegt, an der „typischen" Auskultationsstelle der Aorta. Wenn man das diastolische Geräusch in diesem Gebiet am besten hört, so ist die aufsteigende Aorta wesentlich erweitert und rückt daher näher an die vordere Brustwand heran. Das Geräusch wird so von den Aortenklappen durch die erweiterte Aorta zum zweiten rechten Interkostalraum fortgeleitet. Je mehr das Geräusch gegen die rechte Schulter fortgeleitet wird, desto stärker ist die Aorta dilatiert. Da bei der syphilitischen Form meist eine deutliche Dilatation der aufsteigenden Aorta vorhanden ist, hört man das diastolische Geräusch der syphilitischen Aorteninsuffizienz in den meisten Fällen am besten über dem zweiten rechten Interkostalraum. Bei der rheumatischen Form und besonders, wenn die Aorteninsuffizienz von einem Mitralfehler begleitet ist, hört man das Geräusch am deutlichsten, wie früher besprochen, entlang des linken unteren Sternalrandes. Natürlich soll man nicht den Versuch machen, allein aus der Lokalisation des Punctum maximum der Intensität des diastolischen Geräusches auf die Ätiologie des Klappenfehlers zu schließen, da keine Regel ohne Ausnahme bleibt. In manchen Fällen von syphilitischer Aorteninsuffizienz ist die Aorta nicht abnorm dilatiert, weshalb das Geräusch nur am unteren Sternalrand zu hören ist. Manchmal führt die Kombination einer Klappeninsuffizienz mit einer Stenose bei rheumatischen Aortenfehlern zu einer deutlichen Erweiterung der aufsteigenden Aorta, wobei dann das diastolische Geräusch am besten im zweiten rechten Interkostalraum zu hören ist. Trotzdem ist in den meisten Fällen die Lokalisation des diastolischen Geräusches eine wertvolle Hilfe zur Unterscheidung der beiden Hauptformen der Aorteninsuffizienz.

Wie bereits früher erwähnt, kann das diastolische Geräusch verschwinden, wenn die Aorteninsuffizienz mit einer höhergradigen Mitralstenose oder mit einer Trikuspidalinsuffizienz kombiniert ist.

In seltenen Fällen (meistens, aber nicht immer, bei der syphilitischen Aorteninsuffizienz) hat das diastolische Geräusch zirpenden, musikalischen (,,Seemövengeräusch"), miauenden oder girrenden Charakter. Dieses Girren, das sich ungefähr wie eine Kuckucksuhr anhört, ist auf die Zerreißung einer Klappe zurückzuführen und kommt tatsächlich nicht selten bei der traumatischen Aorteninsuffizienz vor. Eine andere unbewiesene Erklärung nimmt eine Umstülpung der rechten Aortenklappe gegen die Kammer an.

Das bei der syphilitischen Aorteninsuffizienz frühzeitig und bei der rheumatischen Form manchmal später auftretende systolische Geräusch kann sehr rauh und hart sein und während der ganzen Systole anhalten. In anderen Fällen ist es weich und leise. Wenn es von Schwirren begleitet ist, kann man es mit dem Geräusch einer Aortenstenose verwechseln. Wenn auch die reine syphilitische Aorteninsuffizienz niemals mit einer Aorten-

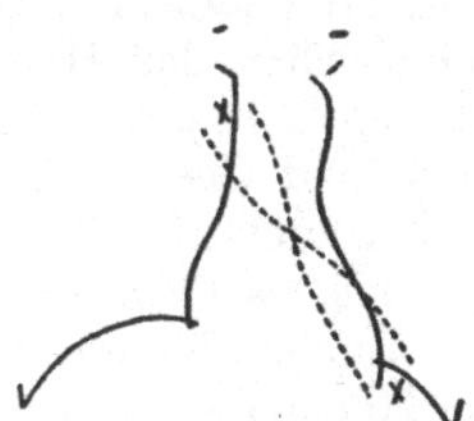

Abb. 15. Skizze zur Demonstration der Fortleitung eines systolischen Aortengeräusches zur Herzspitze (Sanduhrgeräusch).

stenose einhergeht, können doch rheumatische und syphilitische Veränderungen an den Klappen gleichzeitig vorhanden sein.

Die alte Ansicht, daß das Geräusch auf die Rauhigkeit der Aortenwand oder der Klappen zurückzuführen sei, ist mit Recht verlassen. Da die Blutströmung im Zentrum der Gefäßlichtung am stärksten ist, kommt eine Reibung des Blutes an der Wand als Ursache für das systolische Geräusch kaum in Frage. Die folgende Erklärung ist wahrscheinlich richtiger. Das Blut wird aus dem erweiterten linken Ventrikel durch den normal weiten Klappenring in die erweiterte Aorta gepreßt. Es ist also eine relative Stenose vorhanden und das Geräusch ist die Folge abnormer Wirbelbildungen. Tatsächlich entsteht ein ähnliches Geräusch über der Aorta immer dann, wenn der linke Ventrikel und die Aorta erweitert sind (Hypertonie, Myokardschädigung, Herzblock mit Bradykardie und größerem Schlagvolumen). Bei der Aorteninsuffizienz kann die Beschleunigung der systolischen Blutströmung infolge der stärkeren Füllung des linken Ventrikels an der Entstehung des systolischen Geräusches teilhaben.

Das Punctum maximum dieses systolischen Geräusches liegt an der klassischen Auskultationsstelle der Aorta im zweiten Interkostalraum rechts parasternal. Wenn das Geräusch entsprechend laut ist, wird es gegen die Halsgefäße fortgeleitet. Alle systolischen Aortengeräusche haben jedoch ein zweites Punctum maximum an der Herzspitze. Geht man mit dem Stethoskop langsam vom zweiten rechten Interkostalraum gegen die Herzspitze zu, so wird das Geräusch zunächst über dem rechten Ventrikel immer leiser und nimmt dann allmählich gegen die Herzspitze hin an Intensität wieder zu. Scheinbar wird das Geräusch entlang des Kammerseptums zum Spitzengebiet fortgeleitet. Die systolischen Aortengeräusche nennt man ,,Sanduhrgeräusche", weil die graphische Aufzeichnung der wechselnden Geräuschintensität eine Sanduhrform ergibt (Abb. 15).

Das Vorhandensein eines lauten systolischen Geräusches an der Herzspitze hat nicht selten die Fehldiagnose einer Mitralinsuffizienz zur Folge. Für diese

Diagnose scheint auch die Tatsache zu sprechen, daß das systolische Geräusch an der Herzspitze häufig ganz anders klingt wie jenes über der Aorta. Nichtsdestoweniger bedeutet aber eine Verschiedenheit der akustischen Qualitäten nicht einen verschiedenen Ursprung oder Mechanismus des Geräusches. Geräusche können durch die sie fortleitenden Gewebe „gefiltert" und verändert werden; gewisse Schwingungen werden gut, andere werden schlecht fortgeleitet und wieder andere gehen verloren.

Nicht selten verschwindet das obere Punctum maximum, so daß über der Basis kein Geräusch zu hören ist, während das laute systolische Geräusch über der Spitze allein bestehen bleibt. Auch dieses wird gern fälschlicherweise für ein Mitralgeräusch gehalten und die Möglichkeit seiner Fortleitung von der Aorta wird oft übersehen. Dies kommt meist bei Patienten mit Lungenemphysen vor, bei welchen das Herz und die aufsteigende Aorta von Lunge überlagert sind. An der Herzspitze, wo der linke Ventrikel an die Brustwand heranreicht, werden Töne und Geräusche wieder hörbar. Selbstverständlich verschwinden in diesen Fällen auch alle Herztöne im zweiten rechten Interkostalraum parasternal.

Ist das Emphysem noch stärker ausgeprägt und das Herz noch vollständiger von Lunge überlagert, so verschwinden die Auskultationserscheinungen sogar an der Herzspitze; dann sind Herztöne und Geräusche nur über dem unteren Sternum in der Gegend des Schwertfortsatzes und oft sogar noch mehr kaudal davon zu hören.

Bei einer Aorteninsuffizienz mit starker Dilatation des linken Ventrikels entwickelt sich oft eine relative Mitralinsuffizienz. Sie führt zu einer rascheren Zunahme der Mitralisation des Herzens, über der Herzspitze tritt ein neues systolisches Geräusch auf und der zweite Pulmonalton wird lauter. Dieses systolische Geräusch hat in der Regel ein anderes Punctum maximum als das von der Aorta fortgeleitete Geräusch.

In manchen Fällen von rheumatischer oder syphilitischer Aorteninsuffizienz hört man zwischen der Herzspitze und dem unteren Ende des Sternums ein dreiteiliges Geräusch. Es ist aus einem systolischen und zwei diastolischen Geräuschen zusammengesetzt. Die Ursache der Verdoppelung des diastolischen Geräusches ist unbekannt. Beide Geräuschteile haben dieselbe Intensität und erscheinen praktisch identisch. Der Rhythmus gleicht jenem beim Galopprhythmus, nur daß die Töne durch Geräusche ersetzt sind.

Austin Flintsches Geräusch. Gelegentlich hört man bei der Aorteninsuffizienz über der Herzspitze ein präsystolisches oder holperndes diastolisches Geräusch, welches zu Verwechslungen mit einer Mitralstenose führen kann. Dieses sogenannte Austin Flintsche Geräusch wird von manchen als sehr häufig angesehen und soll in 50 Prozent der Fälle vorkommen. Nach unserer Erfahrung ist es selten. Ärzte ohne besondere Erfahrung verwechseln häufig eine Unreinheit des ersten oder zweiten Herztones mit einem Geräusch und diagnostizieren eine Mitralstenose oder ein Austin Flintsches Geräusch. Tatsächlich wurde in der letzten Zeit festgestellt, daß eine große Anzahl akustischer Erscheinungen bei Fällen von Aorteninsuffizienz das Geräusch einer Mitralstenose nachmachen kann. Bei entsprechender Erfahrung ist eine graphische Registrierung zur Differenzierung nicht notwendig.

Zur Erklärung des Austin Flintschen Geräusches wurden viele Theorien vorgebracht. Manche glauben, daß der Blutrückfluß aus der Aorta in der Diastole ein Flattern der Mitralklappe verursache; wenn die flatternden Klappen gegen das venöse Ostium zu gedrängt werden, könne es dadurch zu einer Behinderung des Einströmens des Blutes aus dem Vorhof in den Ventrikel kommen. Andere meinen, daß das Geräusch besonders häufig in jenen Fällen von Aorteninsuffizienz vorkomme, bei welchen der Aortenzipfel der Mitralklappe infolge des Blutrückflusses aus der Aorta gegen das Mitralostium geschleudert werde; dies soll das Einströmen des Blutes aus dem Vorhof behindern. Wieder andere glauben, daß das Geräusch durch das Zusammentreffen der beiden Blutströme aus dem linken Vorhof und aus der Aorta entstehe.

Eine sichere Unterscheidung zwischen dieser „funktionellen Mitralstenose", der vermutlichen Ursache des Austin Flintschen Geräusches, und der echten Mitralstenose ist nur bei der Obduktion möglich.

Der Charakter der Herztöne hat für die Abschätzung des Grades der Aorteninsuffizienz keine Bedeutung. Infolge der Hypertrophie der linken Kammer kann der erste Herzton an der Spitze sehr laut sein; er kann aber auch im systolischen Geräusch untergehen oder ist manchmal von ihm nicht trennbar. Ebenso kann sowohl in deutlich ausgeprägten Fällen wie in Frühstadien, wenn an Stelle der Herztöne ein Hin- und Hergeräusch vorhanden ist, der zweite Herzton ganz fehlen oder zumindest leise sein. Sogar bei schwerer Aorteninsuffizienz kann der zweite Ton klingenden Charakter haben. Wir erinnern uns an einen Fall, bei dem zwei Zipfel der Aortenklappe durch eine bakterielle Endokarditis völlig zerstört waren und nur die halbe dritte Klappe funktionierte. Dabei war bis zum Ende ein sehr intensiver zweiter Aortenton zu hören.

Die Intensität des zweiten Tones ist für die Differentialdiagnose zwischen rheumatischer und syphilitischer Aorteninsuffizienz nicht behilflich.

Gelegentlich kann man bei schwerer Aorteninsuffizienz und sehr deutlichem Wasserhammerpuls an der Herzbasis einen sehr lauten Ton mit dem Punctum maximum in der Infraklavikularregion feststellen. Er wird gewöhnlich mit dem ersten Herzton verwechselt, hat aber tatsächlich mit dem Herzen nichts zu tun. Er wird durch die systolische Anspannung der großen Arterien in der Nähe der Herzbasis hervorgerufen und entspricht den in solchen Fällen über den peripheren Arterien hörbaren Gefäßtönen.

Rhythmus. Der Rhythmus ist gewöhnlich regelmäßig; Vorhofflimmern ist eine ziemliche Ausnahme.

Frequenz. Die Herztätigkeit ist oft sehr beschleunigt. Diese Sinustachykardie (normaler Rhythmus bei rascher Frequenz) kommt besonders häufig bei jungen Menschen vor, Frequenzen von 120 in der Minute sind nicht selten. Die Tachykardie gibt manchmal Anlaß zu einer Digitalisierung, welche aber bei einer derartigen Sinustachykardie weder indiziert noch nützlich ist. Die Tachykardie wird durch den niedrigen mittleren arteriellen Druck bei der Aorteninsuffizienz auf dem Weg über einen Karotissinusreflex ausgelöst. Die Bedeutung dieser Frequenzsteigerung wurde schon von Corrigan vor mehr als hundert Jahren erkannt, er sah in ihr in seiner etwas teleologischen Denkungsweise eine kompensatorische Maßnahme. Durch die Tachykardie wird die Länge der Diastole verkürzt und damit die Menge des zurückfließenden Blutes geringer.

Elektrokardiogramm

In unkomplizierten Frühfällen zeigt das Elektrokardiogramm nur eine Linksablenkung der Herzachse; schwerere Fälle zeigen das Bild einer Linksüberlastung wie bei der Hypertonie (Abb. 10a).

Komplikationen

Mit Ausnahme der Angina pectoris ist die subakute bakterielle Endokarditis die schwerste Komplikation. Wenn ein Patient mit Aorteninsuffizienz zu fiebern beginnt, Schwäche, Appetitverlust und eine Anämie zeigt, dann liegt oft diese ominöse Komplikation vor.

Differentialdiagnose

Während die Diagnose einer vollentwickelten reinen Aorteninsuffizienz leicht ist, kann sie bei gleichzeitigem Bestehen einer Mitral- oder Aortenstenose schwierig sein. Früher wurde darauf hingewiesen, daß in solchen Fällen alle peripheren und auskultatorischen Zeichen einer Aorteninsuffizienz verschwinden können; manchmal ist die richtige Diagnose nur möglich, wenn man die Ergebnisse der Röntgenuntersuchung richtig deutet. So kann ein breiter Aortenknopf die richtige Diagnose einer unerkannten, mit einem Mitralfehler kombinierten Aorteninsuffizienz ermöglichen.

Manchmal hört man bei Mitralstenosen nach Auftreten einer relativen Insuffizienz der Pulmonalklappen an derselben Stelle ein diastolisches Geräusch mit denselben Charakteristiken (Graham Steellsches Geräusch). Die Unterscheidung wird auf S. 190 besprochen. Schwierig ist oft die Unterscheidung gegenüber einem offenen Ductus arteriosus sowie gegenüber einem Aneurysma eines Sinus Valsalvae, welches in einen Ventrikel rupturiert ist. Bei Kranken mit Vorhofseptumdefekten tritt ein systolisches und diastolisches Geräusch über der Pulmonalarterie auf.

Bei Hyperthyreosen kann man manchmal ähnliche diastolische Geräusche an denselben Stellen wie bei der Aorteninsuffizienz feststellen (S. 393). Bei derartigen Kranken kann die Differenzierung schwierig sein, da beide Zustände dieselben peripheren Befunde ergeben.

Bei Herzaneurysmen ist hie und da links vom Sternum ein weiches, helles diastolisches Geräusch zu hören; dieses Geräusch kann mit jenem der Aorteninsuffizienz verwechselt werden, bis die Obduktion die richtige Diagnose ergibt.

Das wichtigste differentialdiagnostische Problem ist die Unterscheidung zwischen der rheumatischen und der syphilitischen Form der Aorteninsuffizienz. Sehr oft ist die Anamnese in dieser Situation nicht behilflich. In vielen Fällen erhält man aus verschiedenen Gründen keine Angaben über eine syphilitische Infektion. Ungefähr 30 Prozent der rheumatischen Fälle wissen nichts von früheren Attacken eines fieberhaften Rheumatismus. Die serologischen Befunde sind nicht entscheidend, da bis zu 35 Prozent der an einer luetischen Aorteninsuffizienz leidenden Kranken völlig negative serologische Befunde aufweisen.

Drei während der Besprechung der Symptome und klinischen Befunde erörterte Punkte können von Bedeutung sein:

1. Eine Aortalgie gibt es nur bei der Aortitis und niemals bei der rheumatischen Aorteninsuffizienz.

2. Das Vorhandensein eines deutlichen Unterschiedes in der Größe der beiden Brachial- oder Karotispulse spricht sehr für das Vorliegen einer syphilitischen Aorteninsuffizienz.

3. Wenn das Geräusch am besten über dem zweiten Interkostalraum rechts und besonders gegen die rechte Schulter zu zu hören ist, muß man eine ausgesprochene Erweiterung der Aorta ascendens und damit eine syphilitische Aorteninsuffizienz vermuten.

Zweifellos wird man nicht selten auf Patienten treffen, bei welchen die Differentialdiagnose unmöglich ist.

Prognose

Wie früher ausgeführt, hängt die Prognose hauptsächlich vom Zustand des Herzmuskels ab. Da die Myokardschädigung im Verlaufe des fieberhaften Rheumatismus selten sehr ausgesprochen ist, sind die Aussichten für Kranke mit einer rheumatischen Aorteninsuffizienz gewöhnlich ziemlich gut. Das häufige Zusammentreffen von Myokard- und Koronararterienerkrankungen bei der syphilitischen Form zwingt zu einer vorsichtigeren Prognosestellung. Wenn auch manche Statistiken angeben, daß die durchschnittliche Lebensdauer vom Beginn der Symptome an bei der syphilitischen Aorteninsuffizienz ungefähr zwei Jahre betrage, kann der Prozeß doch jederzeit zum Stillstand kommen, wobei die Erhaltung der vollen Kompensation für fünfzehn oder mehr Jahre bekannt ist. Trotzdem ist die Prognose bei der syphilitischen Form ohne Zweifel ernster als bei der rheumatischen Form.

2. Aortenstenose

Häufigkeit. Die Stenose der Aortenklappen (Aortenstenose) ist ein häufiger Klappenfehler. Diese Tatsache muß betont werden, da sie einer bis vor wenigen Jahren weitverbreiteten Meinung widerspricht. Sicherlich wird die Diagnose oft erst gestellt, wenn der Fehler ziemlich schwer ist; die Erkennung einer mäßiggradigen Stenose kann schwierig sein. Der Fehler ist bei Männern häufiger als bei Frauen. Das Verhältnis beträgt 3:1.

Ätiologie

Fieberhafter Rheumatismus. In der überwiegenden Mehrzahl der Fälle entsteht die Aortenstenose nach einem fieberhaften Rheumatismus, wobei die Aortenklappen so miteinander verschmelzen, daß es neben der Insuffizienz zu einer Stenose kommt. Eine rheumatische Aortenstenose ohne Insuffizienz gibt es kaum; die Insuffizienz ist oft gering und macht kein Geräusch.

Atherosklerose. Das Vorkommen einer anderen Form der Aortenstenose, der atherosklerotischen, ist sicher, aber ihre Häufigkeit ist derzeit nicht genau bekannt. Karsner glaubt, daß die Mehrzahl der schwereren Aortenstenosen auf einen fieberhaften Rheumatismus zurückzuführen sei, während andere behaupten, daß eine Atherosklerose dafür verantwortlich gemacht werden müsse. Der atherosklerotische Prozeß beginnt an der Klappenbasis in der Sinustasche und schreitet langsam gegen den freien Rand zu fort, das heißt, in entgegengesetzter Richtung wie beim fieberhaften Rheumatismus. Da viele Kranke mit rheumatischer Aortenstenose ein hohes Alter erreichen, da gewöhnlich nach einer rheumatischen verrukösen Endokarditis Kalksalze abgelagert werden und da in ungefähr 30 Prozent der rheumatischen Aortenstenosen eine positive Anamnese bezüglich eines fieberhaften Rheumatismus fehlen kann, wird häufig bei Patienten mit einem rheumatischen Klappenfehler eine atherosklerotische Aortenstenose diagnostiziert. Dieser Irrtum ist verständlich, da, wie in der ursprünglichen Beschreibung der atherosklerotischen Aortenstenose betont wurde, die aufsteigende Aorta in diesen Fällen keine Zeichen von Atherosklerose aufweisen muß.

Kongenital. Wiederholt wurden kongenitale Stenosen des Aortenostiums infolge einer Mißbildung beschrieben. Eine solche kann den Konus des linken Ventrikels, das Aortenostium selbst oder die supravalvuläre Aorta betreffen.

Die **Syphilis** führt niemals zu einer Aortenstenose. Das Vorliegen einer syphilitischen Aortitis oder Insuffizienz schließt daher das Bestehen einer Aortenstenose aus, außer, wenn eine zusätzliche rheumatische Klappenentzündung vorhanden ist. Dieses Zusammentreffen wird gelegentlich beobachtet.

Dynamik

Die Aortenstenose wird mühelos kompensiert. Wie beim Hochdruck erhöht der vermehrte Widerstand die Anfangsspannung der Muskelfasern des linken

Ventrikels, da die Füllung am Beginn der Systole stärker ist. Dies verursacht eine Hypertrophie und führt zu einer erhöhten Kontraktionskraft. Da die Stenose nur allmählich fortschreitet, ist zur Entwicklung dieser Veränderungen genügend Zeit vorhanden. Die Hypertrophie kann bei der Aortenstenose beträchtliche Grade erreichen. Tierexperimente haben gezeigt, daß das Aortenostium auf weniger als ein Viertel seines normalen Querschnittes verengt sein muß, bis das Schlagvolumen kleiner wird und Änderungen von Blutdruck sowie Puls auftreten. Schon unter physiologischen Bedingungen legen sich die Klappen während eines großen Abschnittes der Systole ziemlich eng aneinander und lassen nur eine schmale Öffnung frei. Die isometrische Kontraktions- wie die Austreibungsperiode sind etwas verlängert.

Symptome

Die Anpassung des Kreislaufes an den Klappenfehler ist gewöhnlich so vollständig, daß Patienten mit hochgradiger Aortenstenose ohne Beschwerden Sport treiben und schwierige Bergtouren unternehmen können. Natürlich ist auch hier, wie bei anderen Klappenfehlern, ein gesundes Myokard die notwendige Vorbedingung.

Die ausgezeichnete Kompensation der Aortenstenose macht es verständlich, warum man nicht selten Patienten trifft, deren Aortenstenose schon seit früher Kindheit besteht, während die ersten Symptome mit 60 Jahren oder später auftraten. Manche Patienten sind beim Erscheinen der ersten Anzeichen einer Insuffizienz der linken Kammer infolge einer Aortenstenose sogar über 70 Jahre alt. Die ersten Dekompensationszeichen sind die Cheyne-Stokessche Atmung und die paroxysmale nächtliche Dyspnoe.

Manche Patienten bekommen jedoch sehr frühzeitig noch bei voller Kompensation Beschwerden. Sie klagen über Schwäche und anginöse Schmerzen.

Synkope. Nach brüsken Bewegungen und plötzlichen Lageänderungen können Anfälle von Synkope und Bewußtseinsverlust auftreten. Sogar epileptiforme Krämpfe kommen vor, und diese Patienten werden oft wegen einer Epilepsie behandelt, bis der wahre Grund für die Anfälle aufgedeckt wird.

Die Anfälle sind nicht selten, in 31 von 235 Fällen von Aortenstenose konnte eine Synkope beobachtet werden. Hammarten fand sie bei 16 von 63 Aortenstenosen. Sie kann bei Ruhe auftreten, einer unserer Patienten hatte sie nur bei Nacht. Die Bewußtlosigkeit kann einige Minuten bis eine halbe Stunde anhalten. Die Krämpfe sind in der Regel nicht generalisiert. Über die Pulszahl, die Gesichtsfarbe oder den Blutdruck während der Anfälle gibt es nur wenige Informationen, da die Anfälle zu selten wiederkehren, um genauere Beobachtungen und Aufzeichnungen zu ermöglichen.

Die Entstehungsweise dieser Attacken ist nicht befriedigend geklärt. Eine zerebrale Ischämie ist wahrscheinlich, aber nicht bewiesen; die lange Dauer mancher Anfälle macht jedoch eine schwere Ischämie des Gehirns zweifelhaft. Folgen bleiben nicht zurück, und die Erholung tritt rasch und vollständig ein. Diese Tatsache, sowie das Fehlen einer Aura erleichtern die Abgrenzung von der Epilepsie. Elektrokardiographisch konnten während solcher Anfälle beträchtliche Arrhythmien nachgewiesen werden; die Synkope tritt jedoch vor dem Erscheinen der Arrhythmien auf, weshalb sie nicht als Ursache der Synkope gelten können. Es wurde die Meinung vertreten, daß man die Synkope bei der Aortenstenose auf eine Störung des Karotissinus-Reflexmechanismus zurückführen könnte. Ein bei solchen Patienten durchgeführter Karotisdruck löst jedoch keinen Anfall aus, die Reaktionen sind nicht abnorm. Nichtsdestoweniger ist es denkbar, daß der

Karotissinus bei diesen Patienten auf physiologische Reize, wie zum Beispiel auf einen plötzlichen Blutdruckabfall im Anschluß an eine Erweiterung der Splanchnikusgefäße, abnorm reagiert.

Anginöse Schmerzen. Sie sind der Inhalt der anderen typischen Klage und kommen in ungefähr 3 Prozent der Fälle vor (Kumpe and Bean). Der Schmerz strahlt oft in der üblichen Weise gegen den linken Arm aus und tritt wie die klassische Arbeitsangina bei Anstrengung oder Aufregung auf. Oft erwacht der Kranke dadurch mitten in der Nacht aus tiefem Schlaf. Seine Entstehungsweise soll später besprochen werden. (S. 363).

Klinische Befunde

Puls. In fortgeschrittenen Fällen zeigt der Puls bestimmte Veränderungen, nämlich das genaue Gegenteil des Pulsus celer et altus der Aorteninsuffizienz. Wegen seiner Kleinheit wird er Pulsus parvus genannt; bei der Knopflochstenose der Aorta ist sogar der Karotispuls kaum palpabel. Infolge seines langsamen Anstieges hat er auch den Namen Pulsus tardus. Der Puls ist oft anakrot. Wenn man auch oft behauptet hat, daß der Blutdruck niedrig sei, haben wir doch häufig normale Werte gefunden, sogar ein mäßiger Hochdruck ist nicht sehr ungewöhnlich. Meist findet 'man bei der auskultatorischen Blutdruckmessung die auskultatorische Lücke (S. 414).

Palpation. Da der linke Ventrikel hypertrophisch ist, kann man einen hebenden Spitzenstoß tasten. Dieses Zeichen wird jedoch oft vermißt. Regelmäßiger ist über der Aortengegend im zweiten Interkostalraum rechts und auch über den Karotiden, besonders links, ein systolisches Schwirren palpabel. Infolge der niedrigen Schwingungszahl des Geräusches ist es bei der Aortenstenose häufig. Manchmal ist es nur bei tiefer Ausatmung zu palpieren, und, wenn der Kranke sitzt oder steht und dabei etwas nach vorne geneigt ist. Hie und da ist es auch in der Spitzenregion zu tasten. Wenn ein Lungenemphysem vorhanden ist, fehlt es meistens, oder es ist nur an der Herzspitze palpabel und fehlt über der Herzbasis völlig; es fehlt auch, wenn eine Herzschwäche eintritt. Ein ähnliches Schwirren kann jedoch immer dann vorliegen, wenn an derselben Stelle ein rauhes systolisches Geräusch entsteht, weshalb man es bei der Atheromatose sowie bei der syphilitischen Aortitis feststellen kann.

Perkussion und Röntgenuntersuchung. Auch wenn der Klappenfehler höhergradig ist, vermögen beide Methoden oft viele Jahre lang eine Vergrößerung des linken Ventrikels nicht aufzudecken. Die Erklärung dafür liegt in der Tatsache, daß die erste Veränderung in einer Hypertrophie besteht, welche an der Ausflußbahn des linken Ventrikels beginnt. Eine Dilatation braucht erst sehr spät einzutreten, sie schreitet entlang der Achse der linken Kammer fort, wodurch der Spitzenstoß nach abwärts rückt. Diese Verlagerung ist während der Untersuchung, wenn der Spitzenstoß nicht tastbar und der Herzschatten zum Teil vom Abdominalschatten überlagert ist, oft nicht feststellbar. Die Vergrößerung des Herzens im transversalen Durchmesser tritt erst spät auf und verursacht die aortische Konfiguration.

Bei der Röntgenuntersuchung, selten perkutorisch, kann man eine ungewöhnliche Erweiterung der Aorta finden, welche den Anfangsteil der aufsteigenden Aorta betrifft. Dieser Befund ist überraschend, da man vermuten würde, daß die Aorta bei dem kleinen Puls und der langsamen Ausstoßung des Blutes weniger erweitert wäre als zum Beispiel bei einer Aorteninsuffizienz. Wenn man Gelegenheit hat, eine Aorta, welche im Leben beträchtlich erweitert zu sein schien, post mortem zu untersuchen, so findet man oft kein Zeichen einer solchen Erweiterung. Dies verleitet zur Annahme, daß es sich um eine dynamische Dilatation handelt. Infolge der großen Kraft, mit welcher das Blut vom hypertrophischen linken Ventrikel durch das stenotische Ostium gepreßt wird, kommt es zu einer Dilatation der Aortenwand. In zwei Fällen von Aortenstenose mit aufgepfropfter subakuter bakterieller Endokarditis fanden wir bei der Autopsie eine Endarteritis, das heißt, die Vegetationen saßen gerade an der Stelle der Aortenwand, an welcher das aus dem linken Ventrikel kommende Blut vermutlich an die Gefäßwand prallte.

Eine genaue Röntgendurchleuchtung ergibt in vielen Fällen eine Verkalkung der Aortenklappen. Dieser Befund stützt die Diagnose wesentlich. Pyke und Simmon, welche 400 über sechzigjährige Personen untersuchten, fanden in 2.75% Verkalkungen der Mitralklappen und in 3.5% solche der Aortenklappen. Es ist dabei aber wichtig, Verkalkungen im Perikard, im Myokard (nach Nekrosen wie z. B. bei Myokardinfarkten) sowie Kalkablagerungen in alten Herzwand-thromben von den Klappenverkalkungen abzugrenzen. Im Annulus fibrosus der Klappen (dem Herzskelett) kommen bei älteren Menschen Verkalkungen ziemlich häufig vor.

Sosman gab bestimmte Richtlinien an, welche die Unterscheidung zwischen den Mitral- und Aortenklappenverkalkungen ermöglichen sollen. Jene liegen im a-p-Bild mehr gegen die Herzspitze zu; wenn die Wirbelsäule im 2. schrägen Durchmesser gerade an die Herzspitze angrenzt, sieht man die verkalkten Mitral-klappen im hinteren Drittel des Herzschattens, während verkalkte Aortenklappen im mittleren Drittel zu sehen sind.

Auskultation. Über dem zweiten Interkostalraum rechts hört man ein rauhes systolisches Geräusch. Dieses wird gegen die Halsgefäße und auch zur Herzspitze fortgeleitet. Es klingt sehr ohrnahe, ist langgezogen und kann die ganze Systole ausfüllen. In manchen Fällen ist es kurz und erinnert an das Geräusch bei der Atheromatose oder Aortitis. Im Phonokardiogramm findet man am Beginn der Systole niedrige Schwingungen, welche rasch höher werden, um nach der Mitte der Systole allmählich wieder an Höhe abzunehmen (Rautengeräusch).

In ganz charakteristischer Weise folgt auf das systolische Geräusch der Aortenstenose kein zweiter Ton, oder er ist sehr leise. Man kann den 2. Pulmonal-ton über dem 2. Interkostalraum rechts hören. Dies ist verständlich, wenn man daran denkt, daß die Klappen zu einem festen, verkalkten Ring umgewandelt sind, in welchem die einzelnen Teile nicht mehr unterscheidbar sind; ein Schluß dieser Klappen am Ende der Systole ist daher unmöglich. Das laute systolische Aortengeräusch wird deutlich leiser, wenn die Kraft des linken Ventrikels nach-läßt, und lauter, wenn sich der Zustand des Herzmuskels durch Digitalis bessert. Wir haben Knopflochstenosen der Aorta gesehen, welche beim Eintreten einer Herzinsuffizienz völlig stumm wurden. In solchen Fällen hört man über der Aorta weder Töne noch Geräusche. Die peripheren Arterien zeigen keinen Puls, aber der Kranke ist fähig, ohne Dyspnoe zu gehen und er kann im Bett ohne Orthopnoe flach liegen.

Ein diastolisches Geräusch von seiten einer Aorteninsuffizienz stützt — wenn vorhanden — die Diagnose. In ungefähr 50 Prozent der Fälle ist es nicht hörbar. Ist es da, so hört man es fast immer am linken unteren Sternalrand. Oft ist es sehr leise und wird daher leicht übersehen.

Ein systolisches Geräusch an der Herzspitze ist immer vorhanden. Gewöhnlich handelt es sich dabei um ein fortgeleitetes Aortengeräusch, in schwereren Stadien einer Dilatation des linken Ventrikels kann es jedoch seine Ursache in einer relativen Mitralinsuffizienz haben.

Der **Blutdruck** ist in vielen Fällen niedrig; Hypertonien findet man jedoch ebenso häufig wie in der Durchschnittsbevölkerung.

Arrhythmien sind selten. Eine ungeklärte Bradykardie ist ebenso häufig wie bei der Aorteninsuffizienz die Tachykardie. Dies ist günstig, da die Verlängerung der Diastole (und teilweise auch der Systole) bei der Aortenstenose von Vorteil ist. Diese Bradykardie ist jedoch oft trügerisch und kann den Arzt von der Digitalisverordnung abhalten.

Differentialdiagnose

Die Diagnose einer Aortenstenose ist leicht zu stellen, wenn ein charakteristischer Pulsus tardus, ein systolisches Schwirren und ein lautes, langgezogenes systolisches Geräusch über der Aorta besteht und der zweite Aortenton fehlt. Dies gilt insbesondere dann, wenn das Herz die früher besprochene Konfiguration zeigt und der Kranke über Ohnmachtsanfälle und über anginöse Schmerzen klagt.

Die Diagnose und die Unterscheidung von anderen Zuständen wird aber schwierig, wenn der Fehler wenig ausgeprägt ist. Manchmal wird die Entscheidung unmöglich, ob eine rheumatische Aorteninsuffizienz mit einer leichten Stenose vorliegt oder ob es sich um eine reine syphilitische Aorteninsuffizienz handelt. Im letzteren Fall kann das systolische Aortengeräusch sehr laut und über der Aorta kann ein Schwirren palpabel sein. Im allgemeinen ist jedoch der zweite Aortenton bei der syphilitischen Aortitis laut; anderseits kann bei älteren Leuten mit einem Lungenemphysem der zweite Aortenton unhörbar werden, wodurch die Unterscheidung schwierig wird.

Wenn keine Zeichen einer Aorteninsuffizienz bestehen, kann die Unterscheidung zwischen einer leichten Aortenstenose und einer Atheromatose oder einer Aortitis schwer sein. Es ist nichts Ungewöhnliches, daß man bei einem 70 oder mehr Jahre alten Kranken eine Atheromatose annimmt und bei der Obduktion eine Aortenstenose auf rheumatischer Basis findet. Sowohl in diesem wie in anderen Fällen kann das Vorhandensein oder Fehlen einer Akzentuation des zweiten Aortentones innerhalb gewisser Grenzen die Differenzierung erleichtern.

Eine Aortenstenose kann auch übersehen werden, wenn sie bei einem Patienten mit einer höhergradigen Mitralstenose auftritt, da die Mitralstenose das klinische Bild beherrschen kann.

Prognose

Die ausgezeichnete Prognose des Klappenfehlers und die lange Erhaltung der vollen Kompensation wurden oft betont. Viele Patienten mit einer Aortenstenose führen ein sehr aktives Leben, ohne sich je eines Herzleidens bewußt zu werden. Nur Grant kommt zu einem anderen Schluß und nennt die Prognose der Aortenstenose „sehr wenig günstig".

Kranke mit Aortenstenose können plötzlich sterben. Ein derartiges Ereignis wurde unter 28 Beobachtungen sechsmal festgestellt, es trat bei einer anderen Gruppe in neun von elf Fällen ein. Es erscheint wahrscheinlich, daß der plötzliche Tod irgendwie mit den Anfällen von Bewußtlosigkeit oder mit den anginösen Schmerzen infolge einer Ischämie des Herzmuskels zusammenhängt. Die letztere kann Kammerflimmern auslösen.

Chirurgie der Aortenstenose

Die chirurgische Behandlung der Aortenstenose mit der Fingermethode wurde bereits 1913 angegeben (Tuffier). Die Methode erfuhr in den letzten Jahren eine Wiederbelebung und ist nun auf Grund der Fortschritte der chirurgischen Technik erfolgversprechend. Im Hinblick auf die gute Prognose der meisten Fälle soll die Operation jedoch auf jene Fälle von progressiver Aortenstenose beschränkt werden, in welchen die Aussichten ohne chirurgische Behandlung infolge schwerer anginöser Schmerzen, häufiger Synkopeanfälle oder einer drohenden Insuffizienz des linken Ventrikels zweifelhaft sind. Der Zugang von der Kammer zum stenotischen Aortenostium ist im Gegensatz zur Pulmonalstenose schwierig. Die Ursache dafür liegt in der ungeheuren Wandstärke des linken Ventrikels und in dem außerordentlich hohen Druck in der linken Kammer. Die Mortalität der Operation beträgt derzeit ungefähr 16%, ist aber mit der Entwicklung einer noch besseren Technik weiter im Sinken begriffen.

3. Mitralstenose

Die Mitralstenose, einer der häufigsten Klappenfehler, ist gewöhnlich mit einer Mitralinsuffizienz kombiniert. Oft herrscht jedoch die Stenose vor. Aus didaktischen Gründen wird in den folgenden Ausführungen nur diese Form der Mitralstenose in Betracht gezogen.

Ätiologie

Abgesehen von den sehr seltenen kongenitalen Mißbildungen, welche zu einer Atresie oder Verengung des Mitralostiums führen, der traumatischen Mitralstenose und seltenen Fällen von ausgeheilter bakterieller Endokarditis, ist die Ätiologie des Klappenfehlers immer der fieberhafte Rheumatismus. Ohne Zweifel erhält man in ungefähr 40 Prozent der Fälle keine Angaben über einen früher durchgemachten fieberhaften Rheumatismus. Diese Patienten geben nichts über Gelenkserkrankungen, Chorea oder Tonsillitis an und behaupten sogar, nie eine fieberhafte Erkrankung gehabt zu haben.

Es gibt zwei Formen von kongenitaler Mitralstenose. Hie und da haben Kinder bereits bei der Geburt eine rheumatische Mitralstenose. In solchen Fällen ist anzunehmen, daß die Mutter während der Schwangerschaft an fieberhaftem Rheumatismus erkrankt war. Bei einer echten Mißbildung der Mitralklappen bestehen gewöhnlich gleichzeitig Septumdefekte.

Alter, Geschlecht

Infolge der engen Beziehung zum fieberhaften Rheumatismus liegt der Häufigkeitsgipfel der Mitralklappenfehler zwischen 10 und 40 Jahren, obwohl viele Fälle von Erkrankungen jüngerer oder älterer Individuen beobachtet werden. Frauen scheinen rheumatische Mitralklappenfehler häufiger zu erwerben, was besonders für die Mitralstenose gilt. Mitralstenosen konnten bei dreijährigen Kindern erfolgreich chirurgisch behandelt werden.

Pathologie

Der in einem früheren Kapitel besprochene rheumatische Prozeß führt in einem gewissen Prozentsatz von Fällen zur Verschmelzung der Klappensegel miteinander mit gleichzeitiger Verdickung und sekundärer Verkalkung. Dieser Prozeß, welcher gewöhnlich mit einer Verkürzung der Sehnenfäden einhergeht, kann eben erkennbar oder sehr schwer sein. Bei einer höhergradigen Mitralstenose ist das Ostium so verengt und verzogen, daß man es seiner Form nach mit einem „Knopfloch" oder mit einem „Fischmaul" vergleichen kann. Wenn infolge der

Verkürzung der Sehnenfäden das Mitralostium gegen die Herzspitze zu rückt, findet man bei der Obduktion ein „trichterförmiges" Ostium. Manchmal kann der ganze Klappenring ausgedehnt verkalken.

Pathophysiologie

Dynamische Änderungen treten nur bei ziemlich schweren experimentellen Stenosen auf, da leichte Veränderungen durch kompensatorische Vorgänge mühelos ausgeglichen werden. Bei experimenteller Erzeugung einer Mitralstenose ist eine Verkleinerung des Mitralostiums auf ein Viertel seiner normalen Größe notwendig, bis der Widerstand so groß wird, daß er durch den Druckanstieg im linken Vorhof nicht mehr ausgeglichen werden kann. Der kritische Wert der Ostiumgröße beträgt 1 cm², da zur Sicherung einer normalen Herzleistung die Erreichung einer Druckspitze notwendig ist, welche höher liegt als der osmotische Druck der Plasmoproteine. Mit dem Herzkatheter konnten in der Pulmonalarterie Blutdruckwerte von 160 mm Hg gemessen werden, d. h. Werte, welche sechsmal so hoch sind wie die normalen! Es wurden Tabellen angegeben, welche die Bestimmung der Mitralostiumgröße in der Diastole aus den gemessenen Druckwerten ermöglichen. Der Druckanstieg im linken Vorhof führt zur Hypertrophie und später zur sekundären Dilatation dieses Herzteiles. Der Druck im kleinen Kreislauf steigt ebenfalls frühzeitig an und erhöht die Belastung des rechten Herzens. Die Füllung der linken Kammer wird geringer, was die Ursache für ihre Atrophie ist, welche hauptsächlich die Einflußbahn betrifft. Die intrathorakale Blutmenge steigt nur leicht an, im Gegensatz zur Linksinsuffizienz, bei welcher sie stark erhöht ist. Dafür sind bei der Mitralstenose die fortschreitenden Gefäßveränderungen im kleinen Kreislauf verantwortlich zu machen. Es besteht eine beträchtliche funktionelle Gefäßverengung, deren Ursache in der lokalen Anoxie liegt (siehe Cor pulmonale); später setzen organische Veränderungen ein (siehe weiter unten). Pulmonal- und Bronchialarterienäste anastomosieren miteinander und die Pulmonalvenen sind überfüllt. Die Bronchialarterien lassen eine starke Hypertrophie der Media erkennen. Durch Vorschieben einer Katheterspitze in eine Lungenarteriole kann man den Druck in den Lungenkapillaren und im linken Vorhof annähernd berechnen.

Der Klappenfehler entsteht langsam, seine Entwicklung erfordert bis zur Erkennbarkeit mindestens sechs Monate, oft sogar länger.

Symptome

Der Kranke hat oft nur wenig Beschwerden. Nicht selten ist die Mitralstenose ein Zufallsbefund und der Kranke gibt von seiten des Fehlers keinerlei Symptome an. Dies kommt weniger häufig als bei der Aorteninsuffizienz vor, derartige Fälle sind aber jedem Arzt bekannt. Die genaue Befragung ergibt dann oft, daß die Belastungskapazität immer etwas herabgesetzt war und rasches Stiegensteigen oder Aufwärtsgehen Dyspnoe und Herzklopfen hervorriefen. Da jedoch gesunde Leute ohne Klappenfehler, insbesondere Fettleibige, ähnliche Symptome aufweisen können, und da diese stationär blieben, klagten die Kranken weder darüber noch zogen sie jemals einen Arzt zu Rate. Hie und da sieht man derartige Kranke, welche seit mindestens 30 bis 40 Jahren eine Mitralstenose haben, zu einer routinemäßigen ärztlichen Untersuchung kommen, wobei sie behaupten, sich völlig normal zu fühlen. Gelegentlich sucht eine Frau, welche seit Kindheit eine Mitralstenose hat, zum erstenmal während oder einige Jahre nach der Menopause den Arzt auf, wenn für das „Klimakterium" typische

Herzbeschwerden auftreten. Ein anderes Mal wird eine Mitralstenose während der Gravidität oder bei der Entwicklung einer subakuten bakteriellen Endokarditis entdeckt.

Dyspnoe. In der Mehrzahl der Fälle kommt es im Gegensatz zu den Aortenfehlern sehr frühzeitig zu Beschwerden. Während bei einem Aortenfehler der linke Ventrikel die Kompensation lange Zeit aufrechtzuerhalten vermag, liegt bei der Mitralstenose die Last der Erhaltung der Kompensation auf dem linken Vorhof. Er ist dieser Aufgabe nur bei einer sehr leichtgradigen Stenose gewachsen. Wenn der linke Vorhof schließlich auch imstande ist, bei Ruhe eine genügende Blutmenge durch das verengte Ostium zu treiben, wird dies bei Erhöhung der Anforderungen durch körperliche Arbeit unmöglich. Es kommt zu einer Stase im linken Vorhof und zu einer Stauung im kleinen Kreislauf mit Kurzatmigkeit, zuerst nur bei schwerer Anstrengung und später sogar bei der geringsten Tätigkeit. In manchen Fällen tritt die Lungenstauung nach Anstrengung, Aufregung oder nach der geringsten Erhöhung der Frequenz so rasch auf, daß schwere Anfälle von Lungenödem die Folge sind. Die Dyspnoe kann so stark sein, daß jede körperliche Tätigkeit nur außerordentlich schwer möglich und der Kranke gezwungen ist, infolge der Orthopnoe in sitzender Stellung zu verbleiben.

Palpitation. Dieses Symptom tritt bereits in den Frühstadien auf. Häufig wird es bei Nacht beobachtet und weckt den Patienten auf. Für diese Erscheinung ist keine ausreichende Erklärung bekannt, die Gründe für ihr häufiges Auftreten bei der Mitralstenose sind gleichfalls unbekannt. Die infolge der unvollständigen Füllung der linken Kammer rasche und kurze Systole trägt möglicherweise zur Empfindung des Herzklopfens bei.

Bei Hyperthyreosen und Herzneurosen kann Herzklopfen infolge der erhöhten Frequenz und der Hypermotilität des Herzens vorhanden sein. Die Frequenz allein scheint jedoch für die Entstehung dieses Symptoms nicht entscheidend zu sein, denn das Herzklopfen kann bei einer paroxysmalen Tachykardie mit einer Frequenz von über 250 und trotz beträchtlichen Erschütterungen der Brustwand durch die Herzpulsationen fehlen. Es ist bei Bradykardien nicht selten und in diesem Fall vielleicht auf die vermehrte Herzfüllung während der verlängerten Diastole zurückzuführen.

Anginöse Schmerzen. Einige Patienten mit Mitralstenosen klagen über anginöse Schmerzen, welche oft auch in Ruhe auftreten und hie und da durch Nitroglyzerin nur eine teilweise Erleichterung erfahren. Diese Schmerzen werden im Kapitel über die Angina pectoris besprochen. Nach neueren Berichten erleben diese Kranken durch einen chirurgischen Eingriff (Kommissurotomie) eine drastische Besserung.

Gelegentlich treten bei Patienten mit fortgeschrittenen schweren Mitralstenosen Ohnmachten auf. Sie sind dabei aber weniger häufig wie bei Aortenstenosen.

Klinische Befunde

Aussehen. Manchmal ergibt die Inspektion die typische „mitrale Fazies" mit einer Röte der Wangen und einem zyanotischen Stich der Lippen und Ohrläppchen. Oft sehen die Kranken jedoch normal aus. Die Zyanose ist bei der Mitralstenose Folge der Lungenstauung, in späteren Stadien der Lungengefäßsklerose, oder in schwereren Fällen mit Rechtsherzinsuffizienz Folge der vermehrten peripheren Ausnützung des Blutsauerstoffes und der Stagnation.

Deshalb kann die Zyanose in Frühfällen vor Ausbildung der Lungenstauung fehlen. War sie schon vorhanden, so kann sie geringer werden oder schwinden, wenn sich infolge des Auftretens der Rechtsinsuffizienz die Leber mäßig vergrößert und eine Venenstauung entsteht.

Puls. Die Palpation des Pulses hat für die Abschätzung der Schwere dieses Klappenfehlers große Bedeutung. Bei hochgradiger Mitralstenose wird die Füllung des linken Ventrikels in der Diastole so gering, daß das Schlagvolumen vermindert und der Puls sehr klein ist; er ist an der Radialis oft kaum palpabel, auch wenn man ihn an den größeren Karotiden spürt. Wenn ein Kranker nur eine leichte Klappenstenose hat, so ist der Puls normal. Man kann daher von der Pulsamplitude auf den Grad der Stenose schließen. Bei einer beginnenden Stenose ist der Puls normal, er wird bei Zunahme der Stenose kleiner. Andere physikalische Befunde sind im Hinblick auf die Abschätzung des Grades der Stenose weniger bedeutend als der Puls. So können Geräusche bei hochgradiger Stenose fehlen und bei beginnenden Fällen sehr laut sein.

Sehr oft ist die Mitralstenose mit einer Mitralinsuffizienz kombiniert. In diesem Fall zeigt die Pulsqualität allein, welcher Fehler überwiegt. Wie später noch festgestellt werden soll, führt die Mitralinsuffizienz nicht zu einer Pulsverkleinerung. Ist daher der Puls bei einem kombinierten Mitralfehler normal, so kann man annehmen, daß die Stenose nicht hochgradig ist. Ein kleiner Puls zeigt bei solchen Fällen an, daß die Stenose schwerer ist, auch wenn das Stenosegeräusch fehlt und das Geräusch der Mitralinsuffizienz sehr laut ist.

Auch bei der Aortenstenose, bei Myokardschäden und bei Schockzuständen ist der Puls wenig gefüllt und klein. Die Unterscheidung ist gewöhnlich einfach.

Blutdruck. Bei jugendlichen Patienten mit einer Mitralstenose ist der Blutdruck im allgemeinen niedriger als den Durchschnittswerten gleichaltriger gesunder Menschen entspricht. Mit zunehmendem Alter (oder beim Auftreten einer Dekompensation) steigt der Blutdruck oft an und erreicht manchmal hohe Werte.

Palpation. Die Palpation des Thorax, und insbesondere der Präkordialgegend, ergibt bei der Mitralstenose so viele Befunde, daß diese Untersuchungsmethode die Diagnosestellung in den meisten Fällen ermöglicht. In vielen Fällen bleibt der Spitzenstoß an normaler Stelle. Dies muß vorweggenommen werden, da der linke Ventrikel die Last der Kompensation nicht trägt und nicht größer wird. Der rechte Ventrikel dilatiert erst in einem späteren Stadium; dann ist der Spitzenstoß lateral von seiner normalen Stelle, aber niemals tiefer zu tasten. Ist der Spitzenstoß nach abwärts verlagert, so ist der linke Ventrikel dilatiert und es liegt eine Komplikation vor, welche zu einer Vergrößerung des linken Ventrikels führt, wie zum Beispiel eine Mitral- oder eine Aorteninsuffizienz.

Der Spitzenstoß ist in anderer Hinsicht abnorm. Er ist „schnappend" und schneller als normal. Wenn der Spitzenstoß bei einem normalen Herzen überhaupt tastbar ist, macht er den Eindruck einer langsamen Pulsation. Bei der Hypertrophie des linken Ventrikels ist er hebend und besonders langsam. Bei der Mitralstenose ist er jedoch sehr kurz. Diese Veränderung des Spitzenstoßes entspricht der Akzentuierung des ersten Herztones, einem bei Mitralstenosen sehr häufigen Befund.

Bei schwereren Mitralstenosen ist der linke Ventrikel kleiner als normal. Manchmal ist er sogar „atrophisch". Während der linke Ventrikel normalerweise die Hauptmasse des Herzens ausmacht, erscheint er bei der Mitralstenose häufig wie ein bloßer Anhang des übrigen Organs. Der linke und der rechte Vorhof sowie der rechte Ventrikel hypertrophieren und dilatieren während der weiteren Entwicklung des Klappenfehlers, der linke Ventrikel hat aber mit der Kompensation nichts zu tun. Die Atrophie hängt meist mit der ungenügenden Füllung des linken Ventrikels zusammen; die Tatsache, daß die Atrophie hauptsächlich die Einflußbahn betrifft, läßt die genannte Annahme richtig erscheinen.

Auch ein anderer Grund für die Atrophie der linken Kammer verdient Beachtung. Jahrelang sind Patienten mit schwerer Mitralstenose gezwungen, die geringste Anstrengung zu vermeiden, da sie dadurch dyspnoisch werden. Diese erzwungene Inaktivität, welche zu einer beträchtlichen Atrophie der Skelettmuskulatur führt, nimmt bei der Mitralstenose ganz auffallende Ausmaße an. Überdies besteht ein strenger Parallelismus zwischen dem Zustand der Skelettmuskulatur und jenem des linken Ventrikels. Bei muskelstarken Athleten ist der linke Ventrikel kräftiger und schwerer als bei einer Durchschnittsperson; bei Menschen mit sitzender Lebensweise, welche sich körperlich nicht betätigen, ist der linke Ventrikel schwächer und weniger leistungsfähig. Wahrscheinlich ist die Atrophie des linken Ventrikels bei Fällen mit schwerer Mitralstenose zum Teil auf die körperliche Untätigkeit der Kranken zurückzuführen.

Diese Tatsache soll uns veranlassen, die körperliche Tätigkeit bei Kranken mit Klappenfehlern nicht zu sehr einzuschränken. Man soll nicht jegliche körperliche Anstrengung verbieten. Der Kranke soll soviel körperliche Arbeit leisten dürfen (anfangs unter Aufsicht), wie er ohne Beschwerden leisten kann. Wie jeder andere Muskel, muß auch das Herz arbeiten, um voll leistungsfähig zu bleiben.

In der Spitzengegend ist oft ein diastolisches Schwirren tastbar. Ein diastolisches Schwirren bedeutet ein diastolisches Geräusch und ein solches ist von Bedeutung, da man diastolische Geräusche nur bei organischen Herzleiden findet. Ein systolisches Schwirren, welches mit einem systolischen Geräusch einhergeht, kann gelegentlich ohne Bedeutung sein, wenn das Geräusch funktionell oder „physiologisch" ist. Noch häufiger ist das Schwirren der Mitralstenose bei Palpation der Spitzengegend in linker Seitenlage des Patienten tastbar. Sein diastolischer Charakter ist bei gleichzeitiger Palpation des Karotispulses leicht zu erkennen.

Die Regelmäßigkeit, mit welcher das Geräusch der Mitralstenose von einem Schwirren begleitet wird, ist durch die Tatsache zu erklären, daß das Geräusch eine niedrige Schwingungszahl hat und der Brustkorb nur bei Geräuschen mit niedriger Schwingungszahl eine Resonanz zeigt. Auch der Stimmfremitus ist bei Individuen mit hoher Stimme (meist Frauen) kaum palpabel, während er bei Männern mit tiefer Stimme („Bruststimme") sehr stark sein kann. Dies ist auch die Erklärung, warum bei Aorteninsuffizienzen mit ihrem weichen Geräusch, welches eine hohe Schwingungszahl hat, Schwirren meist fehlt. Die Geräusche aller „Stenosenmechanismen" bei organischen Herzleiden haben eine niedrige Schwingungszahl und führen zu Schwirren, wie zum Beispiel die Geräusche bei der Aortenstenose und bei kongenitalen Defekten am Herzgefäßsystem.

Die Geräusche sind gelegentlich so tief und rauh, daß man sie besser palpieren als hören kann. Das menschliche Ohr ist nicht imstande, Geräusche mit weniger als 16 Schwingungen in der Sekunde wahrzunehmen. So kommt es hie und da vor, daß ein Patient mit einer Mitralstenose ein deutliches Schwirren zeigt, während das entsprechende Geräusch nur sehr kurz oder sogar unhörbar ist.

Die Palpation ergibt auch die Zeichen einer Hypertrophie der rechten Kammer, das heißt, eine diffuse Pulsation über der ganzen Präkordialgegend. Da der Ausflußteil des rechten Ventrikels die Hauptlast der Kompensation trägt und sein Konus der am meisten ventral gelegene Teil des Herzens ist, kann die systolische Pulsation im Konusgebiet sehr stark sein.

Außerdem kann man oft in der Konusgegend, entlang dem linken Herzrand, einen kurzen, aber deutlichen Schlag palpieren. Dieser Schlag tritt nach der langsamen systolischen Pulsation über der Präkordialgegend auf und fällt nicht mit dem Karotispuls zusammen. Er entspricht dem Schluß der Pulmonalklappen, welcher die Ursache des zweiten Pulmonaltones ist. Der zweite Pulmonalton ist normalerweise nur in früher Kindheit über dem Gebiet des Pulmonalkonus „palpabel". Bei Erwachsenen hat die Tastbarkeit des zweiten Pulmonaltones dieselbe Bedeutung wie die immer mit ihr einhergehende starke Betonung. Manchmal ist der Schluß der Pulmonalklappen nur während der Exspiration palpabel.

Die Fülle der Palpationsphänomene: der schnappende, schnellende Spitzenstoß und das diastolische Schwirren, die diffuse systolische Pulsation in der Präkordialgegend und die mehr umschriebene systolische Bewegung über dem Konusgebiet des rechten Ventrikels sowie der deutlich palpable Schluß der Pulmonalklappen, ermöglicht in der großen Mehrzahl der Fälle von Mitralstenose die Diagnose sofort. Durch die Palpation des Pulses kann man den Grad des Klappenfehlers feststellen.

Ohne Zweifel kann sogar ein nur mäßiges Emphysem die Erkennung dieser Phänomene schwierig oder unmöglich machen. Außerdem kommen einige der obenerwähnten Erscheinungen auch ohne Mitralstenose vor. So kann man beim hyperaktiven Herzen der Hyperthyreosen und vieler Kranken mit Herzneurosen sowie in manchen Fällen von Beriberi oder Hypertonie auch ohne Hypertrophie des rechten Ventrikels eine diffuse präkordiale Pulsation feststellen. Bei Hyperthyreosen und Herzneurosen kann der Spitzenstoß schnappend sein, oft geht ihm sogar ein kurzer präsystolischer Vorschlag voraus, welcher einem präsystolischen Schwirren gleicht. Bei Beachtung der anderen physikalischen Befunde ist die Unterscheidung jedoch gewöhnlich leicht.

Perkussion und Röntgenuntersuchung. Die Untersuchung der Herzgröße und Herzform ergibt bei der Mitralstenose drei verschiedene Bilder, welche wie bei der Aorteninsuffizienz drei aufeinanderfolgenden Stadien des Klappenfehlers entsprechen. Man findet: 1. ein Herz von normaler Größe und Form; 2. ein mitralisiertes Herz von normaler Größe und 3. ein vergrößertes Mitralherz.

1. Viele Jahre lang kann das Herz bei Mitralstenosen trotz Vorhandensein eines lauten präsystolischen Geräusches völlig normal groß und normal konfiguriert sein. Selbstverständlich kommt dies in Kliniken und Krankenhäusern selten vor, ist aber in der Privatpraxis nicht ungewöhnlich. Einer von uns konnte innerhalb eines Jahres 16 Fälle von Mitralstenose sammeln, welche weder der Größe noch der Form nach eine Herzveränderung zeigten. Dieser Zustand hält solange an, als der linke Vorhof durch seine Hypertrophie allein imstande ist, genügend Blut in den linken Ventrikel zu pressen. Unter dieser Bedingung kommt es weder zu einer Stauung noch zu einer Vergrößerung des linken Vorhofes und die Herzform bleibt normal. Die Hypertrophie des linken Vorhofes kann man weder perkutorisch noch röntgenologisch erkennen. Manchmal behält das Herz sogar dann seine normale Form, wenn die auskultatorischen und röntgenologischen Befunde eine gewisse Stauung im kleinen Kreislauf ergeben und der rechte Ventrikel hypertrophisch wird. Man darf daher in zweifelhaften Fällen auf Grund eines normalen Röntgenbefundes eine Mitralstenose nicht ausschließen. Bei Operationen von Mitralfehlern konnte nachgewiesen werden, daß das Herz sogar bei beträchtlicher Stenose des Mitralostiums normal groß sein kann.

2. Wenn der linke Vorhof durch seine Hypertrophie die Kompensation nicht mehr mit Erfolg zu erhalten vermag, bleiben in ihm am Ende der Systole zunehmend größere Restblutmengen zurück und es kommt zur Entwicklung einer Dilatation. Die Erhöhung des Druckes im linken Vorhof führt zu einer ähnlichen Druckerhöhung in den Lungenvenen und bald — die Art und Weise ist nicht

völlig klar — im arteriellen Teil des kleinen Kreislaufes. Die elastische Wand
der Pulmonalarterie wird gedehnt. Die vermehrte Belastung des rechten Ventrikels führt zur Hypertrophie und Dilatation seines Ausflußtraktes, das heißt,
des Konusgebietes.

Die Erweiterung der Pulmonalarterie und die Vergrößerung des Konus des
rechten Ventrikels führt, wie früher erwähnt, zu einer Verlagerung des Konus
und des Abganges der Pulmonalarterie nach aufwärts. Diese Veränderungen
zusammen mit der Dilatation des linken Vorhofes sind die Ursache für das
Verschwinden der normalen Taille am linken Herzrand, wodurch die mitrale
Konfiguration zustande kommt (Abb. 16 a).

Außerdem spielt noch ein dritter Vorgang beim Verschwinden der Herztaille, insbesondere in den Spätstadien der Mitralstenose, eine wichtige Rolle.

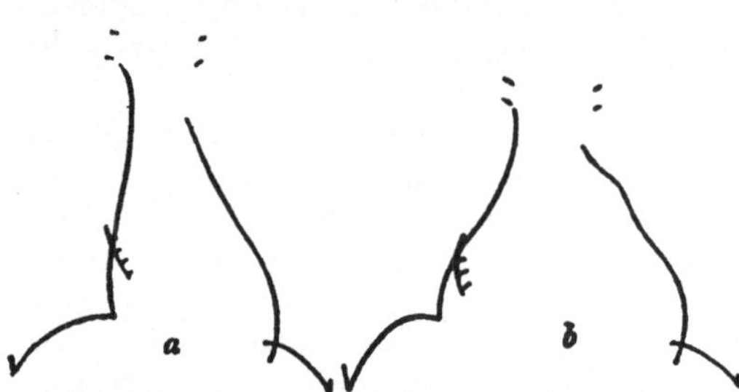

Abb. 16. Zwei Orthodiagramme von Patienten mit
Mitralstenose, Abb. 16 a zeigt eine mitrale Konfiguration mit mäßiger Erweiterung im transversalen
Durchmesser. In Abb. 16 b besteht eine beträchtliche Erweiterung des Herzens nach rechts und
links. In beiden Fällen ist der linke Vorhof an der
rechten Seite sichtbar.

Die Dilatation des rechten Ventrikels
führt zu einer Drehung des Herzens
um seine Achse nach links. Diese
Drehung erfolgt im Sinne des Uhr-
zeigers (wenn der Untersucher dem
Patienten gegenübersteht), sie ist
hauptsächlich auf eine Erweiterung
des Ausflußtraktes des rechten Ventrikels zurückzuführen. Eine Erweiterung der Einflußbahn wirkt
dieser Rotation entgegen und vermag sie aufzuheben. In ähnlicher
Weise dreht sich das Herz bei einer
Dilatation der Ausflußbahn des linken Ventrikels nach rechts (im
entgegengesetzten Sinn des Uhr-
zeigers); eine Dilatation der Einflußbahn des linken Ventrikels wirkt dieser
Rotation wieder entgegen. So kann es geschehen, daß der rechte Ventrikel nicht
nur in zunehmendem Maße die Herztaille ausfüllt, sondern auch den Hauptteil
des linken Herzrandes bis in das Spitzengebiet und einschließlich dieses bildet.
An Stelle seines normalerweise konkaven Verlaufes erscheint der linke Herzrand
nun konvex, wobei er in seinem unteren Anteil fast senkrecht gegen die Herzspitze zu verläuft, welche an ihrer normalen Stelle liegt (Abb. 17). Diese Herzform ist so charakteristisch, daß man von einer „Mitralstenosenkonfiguration"
sprechen kann.

Obwohl der linke Vorhof normalerweise nach rückwärts zu liegt, wird er
in ungefähr 50 Prozent der Mitralstenosen am rechten Herzrand sichtbar; dies
ist auf die Drehung des Herzens und auf die Vergrößerung des linken Vorhofes
zurückzuführen. Manchmal wölbt sich der linke Vorhof weit in das rechte Lungenfeld vor, wobei infolge der Übereinanderprojektion des rechten und linken Vorhofes bei der Röntgendurchleuchtung eine doppelte Kontur entsteht.

Wenn der linke untere Herzrand wie in Abb. 16 b schräg nach links und
nicht wie in Abb. 17 fast senkrecht verläuft, dann ist die Mitralstenose mit einem
anderen Fehler kombiniert, welcher zu einer Vergrößerung des linken Ventrikels
führt. Meistens handelt es sich dabei um eine Mitralinsuffizienz, gelegentlich
kommt aber auch eine Aorteninsuffizienz oder eine Hypertonie in Frage.

Bei manchen Mitralstenosen sind die riesigen Ausmaße des linken Vorhofes
bemerkenswert. In einem Fall bestand eine Kapazität von drei Litern. Ein
enorm erweiterter Vorhof vermag den rechten Thorax auszufüllen und kann
mit einem rechtsseitigen Pleuraerguß verwechselt werden. Sogar eine mäßige

Dilatation des linken Vorhofes kann eine Dämpfung der linken Paravertebral-region zwischen dem dritten und achten Brustwirbel verursachen. Die Dila-tation des Vorhofs kann zur Arrosion von Wirbelkörpern führen. Selbstver-ständlich ist eine ungewöhnlich starke Vorhofdilatation, welche man gelegentlich auch bei leichten Mitralstenosen antrifft, nicht auf dynamische Faktoren allein zurückzuführen. Eine alte Karditis mit einer Fibrose der Vorhofwand vermag eine wichtige Rolle zu spielen.

Ein beträchtlich erweiterter linker Vorhof wirkt als großes Blutdepot und hat für die Verminderung der Lungenstauung und Dyspnoe sogar bei einer schweren Stenose dieselbe Bedeu-tung wie eine vergrößerte Leber.

Infolge der Drehung des Her-zens und des kleineren Schlagvo-lumens zeigt der Aortenknopf beim Mitralherzen die Tendenz, zu ver-schwinden, was insbesondere zu-trifft, wenn die Mitralstenose in früher Kindheit erworben wurde. Durch die Erweiterung der Pul-monalarterie und des Konus wird die Aorta ebenfalls zurückgedrängt.

Die Erhöhung des Druckes im kleinen Kreislauf führt zu einer Ver-stärkung der Hiluszeichnung, welche aber scharf begrenzt ist. Die Pul-sationen sind kräftig und können jenen beim „Hilustanzen" infolge eines Kammerseptumdefekts, einer Pulmonalinsuffizienz, eines offen-bleibenden Ductus arteriosus, bei Fieber und Hyperthyreosen gleichen.

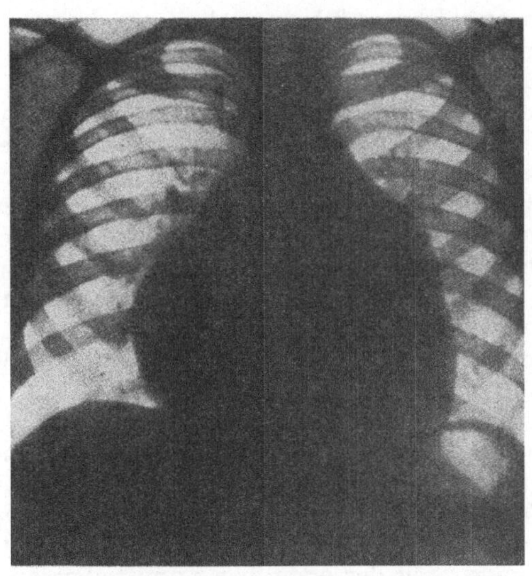

Abb. 17. „Mitralstenosenkonfiguration" bei einem Patienten mit rheumatischer Mitralstenose.

3. Schließlich entwickelt sich eine beträchtliche Dilatation des rechten Ventrikels. Der Spitzenstoß wird außer-halb der Medioklavikularlinie tastbar und der Herzschatten wird nach links und rechts breiter (Abb. 16 b, 17); die Dilatation des rechten Vorhofes verursacht eine deutliche Dämpfung rechts vom unteren Sternum.

Wenn das Myokard geschädigt ist, wird dieses dritte Stadium erreicht, bevor noch der Klappenfehler sehr ausgeprägt ist. Bei einem gesunden Myokard tritt dieses Stadium erst spät in Erscheinung oder der Patient erliegt vor seinem Auftreten einer Komplikation.

Auskultation. Die Auskultation ergibt in der Gegend der Herzspitze einen sehr lauten, paukenden, manchmal „tympanitischen" oder „glockenähnlichen" ersten Herzton. Für diese Akzentuation gibt es mehrere Gründe.

1. Die Hypertrophie des rechten Ventrikels führt ebenso zu einer Akzen-tuierung des ersten Herztones wie die Hypertrophie des linken Ventrikels bei der Hypertonie.

2. Die Mitralklappen sind durch Bindegewebsvermehrung und Ablagerung von Kalksalzen verändert.

3. Die Füllung des linken Ventrikels ist vermindert.

Ist die Füllung des linken Ventrikels geringer, so sind die Schwingungen infolge des Klappenschlusses und die Systole anscheinend kräftiger; „leere Fässer machen den größten Lärm". Tatsächlich findet man einen sehr lauten ersten

Herzton im Kollaps und manchmal im Schock, wenn der Inhalt des linken Ventrikels vermindert ist; außerdem, wenn das Herz wie bei Hyperthyreosen und Herzneurosen überaktiv ist. Die Ursache dafür liegt nicht nur in der Hyperaktivität, sondern auch darin, daß durch die bei diesen Zuständen regelmäßig vorhandene Tachykardie die Diastole verkürzt und damit die Ventrikelfüllung geringer wird. Auch bei Extrasystolen hört man einen lauten ersten Herzton, wenn die vorzeitige Kontraktion sehr frühzeitig in der Diastole einfällt.

Die Akzentuierung des ersten Herztones fehlt, wenn sich der linke Ventrikel infolge einer begleitenden Mitral- oder Aorteninsuffizienz ausreichend füllt. Jene, welche eine Beteiligung der Muskelkontraktion an der Entstehung des 1. Herztones ablehnen, führen auch seine Akzentuierung ausschließlich auf die Klappen zurück. Die Veränderung des ersten Herztones ist selten die einzige Grundlage für die Diagnose einer Mitralstenose, häufig ist sie aber ein Befund, welcher eine genaue Untersuchung veranlaßt, wobei sich dann die Diagnose ergibt.

Bei beginnenden Mitralstenosen können Geräusche fehlen, weshalb dabei reine Töne zu hören sind. Die Klappenveränderungen sind zu unbedeutend, um abnorme Wirbel und Geräusche zu erzeugen. Trotzdem kann in solchen Fällen ein Geräusch entstehen, wenn die Untersuchung unmittelbar nach körperlicher Belastung oder nach Inhalation von Amylnitrit (Morrison Test) durchgeführt wird.

Ganz allgemein kann ein Geräusch auftreten oder lauter werden, erstens, wenn die Stenosierung zunimmt (was man artefiziell nicht herbeiführen kann), oder zweitens, wenn die Blutströmungsgeschwindigkeit durch Belastungen oder Amylnitrit beschleunigt wird.

Das Geräusch tritt zuerst am Ende der Diastole, das heißt, präsystolisch auf. Es beginnt leise, wird dann zunehmend lauter und endet mit dem akzentuierten ersten Herzton. Man spricht vom präsystolischen Kreszendogeräusch. Tatsächlich ergeben aber graphische Aufzeichnungen, daß das Geräusch meist ständig gleichlaut ist; der Kreszendocharakter ist nur eine auskultatorische Täuschung, weil der erste Ton unmittelbar an das Geräusch anschließt.

Die Füllung der Kammer vom Vorhof her erfolgt hauptsächlich in den Anfangsphasen der Diastole. Daher ist es auffallend, daß das Geräusch der Mitralstenose oft nur am Ende der Diastole, präsystolisch, anstatt am Beginn zu hören ist. Die Erklärung hierfür liegt darin, daß die Füllung der Kammern am Beginn der Diastole hauptsächlich vom Druckunterschied zwischen Vorhof und Kammer abhängt. Am Ende der Kammerdiastole kontrahiert sich jedoch der Vorhof, wodurch die Blutströmungsgeschwindigkeit so sehr vergrößert wird, daß bei leichten Mitralstenosen ein Geräusch entsteht. So ist also in diesen wie in vielen anderen Fällen die Blutströmungsgeschwindigkeit für die Geräuschentstehung verantwortlich.

Nimmt die Stenosierung der Mitralklappe zu, so verursacht bereits die Einströmung des Blutes am Anfang der Diastole ein Geräusch, welches einen echten Dekreszendocharakter hat; es ist am Anfang laut, da der Vorhofinnendruck am Beginn der Diastole höher ist und das Blut rascher in die Kammer einströmt; gegen das Ende der Diastole zu sinkt der Druck im Vorhof ab und das Geräusch wird leiser. Oft hört es inmitten der Diastole vorübergehend auf, bis die Vorhofkontraktion das präsystolische Geräusch verursacht. Manchmal geht das eine Geräusch direkt in das andere über, besonders bei rascher Frequenz, sodaß die ganze Diastole von dem charakteristischen Rollen ausgefüllt ist.

Wir sehen also, daß eine Zunahme des Grades der Mitralstenose in bestimmten Stadien zu einer Verstärkung des Geräusches führen kann. Am Beginn einer Mitralstenose kann in Ruhe jedes Geräusch fehlen. Etwas später ist ein präsystolisches Rollen hörbar und schließlich tritt auch am Beginn der Diastole ein Geräusch auf. In diesem Stadium hört man Duroziez's klassisches ffout-tataran, das wir besser mit rrt-tataran imitieren können. In kurzer Zeit kommt es jedoch zur Entwicklung der gewöhnlichen und jetzt zu besprechenden Komplikationen der Mitralstenose, und die Geräusche verschwinden wieder. Daher sieht man Patienten mit lauten Geräuschen viel häufiger in der Privatpraxis und in Ambulatorien als im Krankenhaus.

Das Geräusch, welches als erstes verschwindet und im Verlauf jeder Mitralstenose früher oder später vermißt wird, ist das präsystolische Geräusch. Da es durch die Beschleunigung des einfließenden Blutes infolge der Vorhofkontraktion entsteht, verschwindet es, wenn sich der linke Vorhof nicht mehr normal kontrahiert. Dafür gibt es zwei Gründe.

1. Die starke Überdehnung des linken Vorhofes. Die Kammern bestehen hauptsächlich aus Muskelfasern mit wenig dazwischengelagertem Bindegewebe und elastischen Fasern; die Vorhöfe weisen jedoch nur ein Netzwerk von kleinen Muskelbündeln auf, deren Maschen mit viel Fett- und Bindegewebe ausgefüllt sind. Eine starke Dilatation des linken Vorhofs führt sehr bald zu einer Überstreckung dieser Bündel, wodurch ihre Kontraktionskraft geringer wird. Vom Standpunkt der Herzdynamik ist also die Überdehnung des Vorhofs mit seiner Lähmung gleichbedeutend. Ein solcher Vorhof fungiert nur als Blutbehälter und ist ohne Bedeutung für die Fortbewegung des Blutes. So wird das präsystolische Geräusch mit fortschreitender Dilatation des linken Vorhofs immer kürzer, bis es schließlich völlig verschwindet. Hört man bei einem Kranken noch ein lautes, langgezogenes präsystolisches Geräusch, so ist der linke Vorhof sicher nicht stark dilatiert, sondern imstande, für die Kompensation des Klappenfehlers volle Arbeit zu leisten. Kommt anderseits ein Fall von Mitralstenose mit regelmäßiger Herztätigkeit zur Beobachtung, bei welchem kein präsystolisches Geräusch zu hören ist, so ist man berechtigt, aus diesem Befund allein auf das Vorhandensein einer starken Dilatation des linken Vorhofs zu schließen. Meist wird diese Annahme durch die Röntgendurchleuchtung bestätigt.

2. Die zweite Ursache für das Verschwinden des präsystolischen Geräusches ist das Vorhofflimmern. Beim Flimmern besteht im Vorhof eine so rasche Reizbildung (ungefähr 600 Reize in der Minute), daß es eine geordnete Kontraktion nicht mehr gibt. Die Vorhöfe führen sehr rasche, kaum sichtbare, außerordentlich schwache Bewegungen aus, weshalb man bezüglich der Dynamik von einer Lähmung der Vorhöfe sprechen kann. In dem Moment, da bei einer Mitralstenose Flimmern auftritt, wozu es früher oder später in den meisten Fällen von Mitralstenose kommt, verschwindet auch das präsystolische Geräusch.

Das am Beginn der Diastole auftretende Geräusch verdankt seine Entstehung nicht der Vorhofkontraktion und bleibt daher auch während des Vorhofflimmerns bestehen sowie es bei starker Dilatation des Vorhofs erhalten bleibt. In manchen Fällen verschwindet das präsystolische Geräusch jedoch zu einer Zeit, da das diastolische Geräusch noch nicht vorhanden ist. In diesem Fall wird der Klappenfehler stumm.

Da beim Vorhofflimmern der Kammerrhythmus völlig unregelmäßig ist und immer wieder Schläge auch nach sehr kurzen Diastolen aufeinanderfolgen, kann das diastolische Geräusch manchmal unmittelbar vor dem ersten Ton des nächsten Schlages liegen; in diesem Fall kann es Kreszendocharakter annehmen und ein präsystolisches Geräusch vortäuschen. Dies erklärt die immer wieder gemachte, aber nicht richtige Angabe, daß man ein präsystolisches Geräusch trotz Flimmern hören könne. Wenn man solche Patienten digitalisiert und damit die Diastole durch Verlangsamung der Frequenz verlängert, kann man sich leicht davon überzeugen, daß das Geräusch rein diastolisch ist.

Manche Autoren glauben, daß das präsystolische Geräusch der Mitralstenose nicht durch die Vorhofkontraktion, sondern durch die Kammertätigkeit entstünde und daß es ein systolisches Phänomen sei. Den Beweis dafür, daß das Geräusch tatsächlich durch die Vorhofkontraktion entsteht, liefert die graphische Registrierung und Beobachtung desselben präsystolischen Geräusches sogar bei der blockierten Vorhofsystole eines atrioventrikulären Blockes mit 2 : 1 Blockierung.

Die stumme Form der Mitralstenose ist weder auf Frühfälle beschränkt, noch auf jene Fälle, bei welchen das präsystolische Geräusch vor dem Auftreten des diastolischen Geräusches verschwindet. Auch das diastolische Geräusch kann beim Fortschreiten des Klappenfehlers aufhören, wenn der Klappenring starr, verkalkt und eng wird („Knopfloch"-Mitralstenose). Das Einströmen des Blutes in den Ventrikel erfolgt zunehmend langsamer, bis das Blut schließlich nur mehr einsickert; das Geräusch verschwindet, wenn die Strömungsgeschwindigkeit des Blutes langsamer wird.

Man muß dann den Klappenfehler mit Hilfe der anderen klinischen Zeichen, besonders durch die Palpation und Perkussion erkennen. Die stumme Form der Mitralstenose ist nicht selten, wahrscheinlich sind ungefähr 50 Prozent aller genügend lang beobachteten Fälle zeitweise stumm. Die charakteristische Angabe einer zunehmenden Arbeitsdyspnoe und das Fehlen von nächtlicher Dyspnoe erleichtern die Diagnose.

Mitralstenosen werden jedoch zu häufig für stumm gehalten, obwohl Geräusche vorhanden sind, denn die Geräusche werden oft nicht erkannt, wenn man gewisse Regeln außer acht läßt. Diese Regeln müssen bei der Auskultation solcher Fälle sehr genau befolgt werden.

Die Mitralstenosengeräusche werden fast ausnahmslos nicht weit fortgeleitet. Während andere Geräusche, auch wenn sie nur mäßig laut sind, an verschiedenen Stellen, oder sogar über dem ganzen Herzen gehört werden können, findet man die Geräusche der Mitralstenose nur an ganz umschriebenen Stellen. Verschiebt man das Hörrohr nur ein wenig, dann verschwinden sie; einige Millimeter außerhalb oder (selten) innerhalb der Stelle an der Herzspitze, wo das Geräusch laut ist, hört man bereits nichts mehr. Man muß deshalb, wenn man eine Mitralstenose vermutet, die Herzspitzengegend sehr sorgfältig, Punkt für Punkt, absuchen. In den meisten Fällen ist das Geräusch in der Gegend des Spitzenstoßes zu finden. Manchmal aber entdeckt man es außerhalb davon, gegen die Axillarlinie zu und in seltenen Fällen nach innen vom Spitzenstoß gegen den linken Sternalrand zu. Bei Mitralstenosen sind nur relativ geringe Druckunterschiede vorhanden, weshalb die Geräusche niemals sehr laut sind.

In vielen Fällen hört man das Geräusch nur bei Linkslage des Patienten, ebenso wie man das Schwirren nur dann fühlt. Die Auskultation in Linkslage darf daher, wenn man eine Mitralstenose vermutet und in Rückenlage ein Geräusch nicht zu hören ist, niemals unterlassen werden. Die Mitralstenosengeräusche werden oft auch dann überhört, wenn man die Kranken im Stehen untersucht. Deshalb werden Mitralstenosen bei Schuluntersuchungen und anderen routinemäßigen Überprüfungen gesunder Personen häufig übersehen, bei welchen der untersuchende Arzt die Herztöne nur im aufrechten Stand abhört.

Ein anderer Grund, warum man die Mitralstenosengeräusche gerne überhört, liegt darin, daß sie einen eigenartigen Klangcharakter haben. Infolge ihrer niederen Schwingungszahl sind sie gegenüber jedem anderen Geräusch völlig verschieden. Die Geräusche sind rauh, holpernd und machen eher den Eindruck eines kurzen Rumpelns oder eines mehrfach aufgespaltenen Tones als den eines Gießens oder Einströmens einer Flüssigkeit wie bei anderen Geräuschen. Ist das

Geräusch außerdem sehr kurz, so ist die Unterscheidung von einem unreinen Ton
überaus schwer. So geben zum Beispiel Studenten immer wieder an, bei einem
bestimmten Fall kein Geräusch gehört zu haben, bis sie lernen, daß das von
ihnen festgestellte rauhe Holpern eben das charakteristische Mitralstenosengeräusch ist. Zweifellos erfordert es eine gewisse Erfahrung, um dieses sonderbare
diastolische Geräusch zu erkennen.

In manchen Fällen ist es notwendig, das diastolische Mitralstenosengeräusch
von einem diastolischen Aorteninsuffizienzgeräusch zu unterscheiden. Wie früher
ausgeführt, können beide Geräusche an der Herzspitze gehört werden. In vielen
Fällen, zum Beispiel beim Lungenemphysem, ist es nur an dieser Stelle zu finden.
Die physikalischen Befunde bei einer reinen Aorteninsuffizienz sind sicherlich
von jenen bei einer reinen Mitralstenose ganz verschieden. Am Anfang jedoch
und bis sich charakteristische physikalische Zeichen entwickeln, oder bei der
Kombination beider Klappenfehler, ist es nicht immer einfach, zu entscheiden,
ob das diastolische Geräusch an der Herzspitze auf eine Mitralstenose oder auf eine Aorteninsuffizienz zurückzuführen ist. Das
dumpfe Holpern der Mitralstenose ist nicht immer deutlich
genug, um die Unterscheidung zu ermöglichen.

In solchen Fällen hilft eine Eigenheit des Geräusches der
Mitralstenose, welche mit Hilfe der schematischen Abbildung in
Abb. 18 erklärt werden soll. Wir sehen hier den linken Vorhof,
die Mitralklappe, die linke Kammer, die Aortenklappe und
die Aorta dargestellt. Das Schema zeigt deutlich die enge Nachbarschaft zwischen den Mitral- und Aortenklappen. Das Aortensegel der Mitralis liegt zwischen den beiden Ostien, das heißt,
zwischen der Ein- und Ausflußbahn. Diese enge Beziehung ist
auch die Erklärung, warum eine bakterielle Endokarditis durch einfachen
Kontakt von einer Klappe auf die andere übergreifen kann.

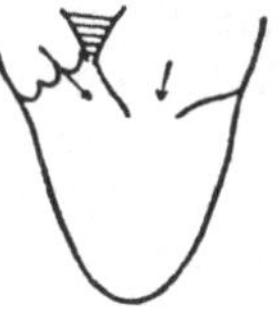

Abb. 18.
Beschreibung
im Text.

Bei der Aorteninsuffizienz schließt das diastolische Geräusch unmittelbar
an den zweiten Ton an, da der hohe Druck in der Aorta ein sofortiges Zurückfließen des Blutes durch die schlußunfähigen Klappen in die linke Kammer verursacht. Bei der Mitralstenose stößt das in der Diastole vom linken Vorhof in
die Kammer einströmende Blut auf ein Hindernis und es entsteht gleichfalls ein
diastolisches Geräusch. Der Druck im linken Vorhof ist jedoch wesentlich niedriger
als der Druck in der Aorta. Bis die Mitralklappen geöffnet werden und der Druck
in der Kammer genügend niedrig ist, um das Einfließen des Blutes aus dem Vorhof
in die Kammer zu ermöglichen, vergeht eine gewisse Zeit. Deshalb hört man das
Mitralstenosengeräusch nicht unmittelbar anschließend an den zweiten Ton wie
bei der Aorteninsuffizienz; es tritt nach einem leicht wahrnehmbaren kurzen
Intervall auf, welches es vom zweiten Ton trennt. Während man bei der Aorteninsuffizienz einen zweiteiligen Rhythmus hört („Hinundhergeräusch"), hört man
bei der Mitralstenose einen dreiteiligen. Bei dieser hört man den lauten ersten
Ton (und gewöhnlich ein systolisches Geräusch, da gleichzeitig eine Mitralinsuffizienz besteht), dann den zweiten Ton und schließlich, nach einer kurzen Pause,
das diastolische Mitralstenosengeräusch (Abb. 18). Dieser Dreitakt ist einem
Galopprhythmus außerordentlich ähnlich, besonders dann, wenn das diastolische
Geräusch sehr kurz und rauh und deshalb von einem Ton sehr schwer zu unterscheiden ist.

Der zweite Pulmonalton ist oft akzentuiert. Als Ursache dieser Akzentuierung wird vor allem die Drucksteigerung im kleinen Kreislauf angeführt,
welche verursacht, daß der Klappenschluß mit größerer Gewalt erfolgt. Es gibt
jedoch noch einen anderen sehr wichtigen Mechanismus; durch die Erweiterung

des Konus der rechten Kammer und der Pulmonalarterie nähern sich diese Herzteile etwas mehr der Brustwand, weshalb der zweite Ton dem Ohr besser zugeleitet wird. Ebenso wie eine erweiterte aufsteigende Aorta das diastolische Geräusch der Aorteninsuffizienz besser zum zweiten rechten Interkostalraum fortleitet, wird auch der zweite Pulmonalton durch eine erweiterte Pulmonalarterie beziehungsweise einen erweiterten Pulmonalkonus besser nach links fortgeleitet. Man findet diese Akzentuierung und tastet die Erschütterung durch den Klappenschluß auch tatsächlich nicht am besten in der Gegend, wo die Klappe liegt, sondern dort, wo die Wand des Konus oder der Pulmonalarterie sich der Thoraxwand anlegt. Dies ist meist am linken Herzrand im zweiten oder dritten Interkostalraum der Fall.

Nicht immer findet man bei Mitralstenosen einen akzentuierten zweiten Pulmonalton. Solange der Druck im kleinen Kreislauf noch nicht erhöht ist und der linke Vorhof die Stenose noch voll zu kompensieren vermag, ist der zweite Pulmonalton normal laut. Auch wenn vorher schon eine Akzentuierung bestanden hat, kann sie wieder verschwinden, wenn der Druck im kleinen Kreislauf infolge Auftretens einer Insuffizienz des rechten Ventrikels absinkt. Anderseits zeigen junge Individuen, manchmal bis zum 25. Lebensjahr, häufig eine deutliche Akzentuierung des zweiten Pulmonaltones, ohne daß ein Mitralfehler vorliegt. In der Jugend ist die Pulmonalarterie schon physiologisch weit und prominent. Sie liegt der Thoraxwand näher, so daß der zweite Pulmonalton lauter ist als der zweite Aortenton. Erst jenseits des 25. Lebensjahres wird der zweite Aortenton normalerweise etwas lauter.

Diese Tatsachen zeigen, daß die Bedeutung einer Akzentuierung des zweiten Pulmonaltones für die Diagnose eines Mitralfehlers in zweifelhaften Fällen früher überschätzt wurde.

Abgesehen von einer Akzentuierung kann auch eine Spaltung (Verdoppelung) des zweiten Pulmonaltones bei Mitralstenosen vorkommen. Auch diese Erscheinung findet man manchmal bei gesunden jungen Leuten. Obgleich eine sichere Erklärung dafür noch nicht vorliegt, nehmen viele als Ursache der Verdoppelung einen ungleichzeitigen Schluß der Aorten- und Pulmonalklappen an; diese Erklärung erscheint logisch, da der erhöhte Druck im kleinen Kreislauf bei Mitralfehlern zu einem früheren Schluß der Pulmonalklappen führen sollte. Obwohl der Druck in der Aorta ungefähr sechsmal so hoch ist wie jener in der Pulmonalis, schließen beide Klappen normalerweise gleichzeitig. Wenn diese Erklärung allein ausreichen würde, so müßte man die Verdoppelung ebenso deutlich über der Aorta hören, während man sie tatsächlich nur über der Pulmonalregion findet. Es ist daher möglich, daß die Pulmonalklappen selbst sich nicht gleichzeitig schließen. Der erweiterte Konus der Pulmonalarterie und das Pulmonalostium, welches durch den erweiterten linken Vorhof nach vorne gedrängt wird, werden durch die vordere Brustwand komprimiert, so daß die drei Pulmonalklappenzipfel nicht mehr in derselben Ebene liegen und sich daher nicht mehr gleichzeitig schließen. Gegen diese Erklärung wird angeführt, daß es sich dabei nur um sehr geringe zeitliche Differenzen handeln könne, welche das menschliche Ohr kaum erfassen könnte. Nicht selten kann man jedoch den verdoppelten zweiten Ton in Form eines kurzen, umschriebenen Doppelschlages in der Pulmonalregion, an der Stelle seiner Entstehung, eindeutig palpieren.

Häufig findet man bei Mitralstenosen im vierten Interkostalraum ungefähr in der Mitte zwischen der Herzspitze und dem linken Sternalrand einen neuen und charakteristischen Herzton. Er fällt ungefähr 0.1 Sekunden nach dem zweiten Herzton ein und entsteht durch die momentane Anspannung der stenosierten Mitralklappe am Beginn der Diastole, wenn die Abwärts- bzw. Öffnungsbewegung der verengten Klappe plötzlich gehemmt wird (claquement d'ouverture de la mitrale, opening click). Diesen dritten Ton gibt es nur bei Mitralstenosen. Auch von diesem distinkten, lauten Ton ist das diastolische Geräusch noch durch ein kurzes Intervall getrennt. Man findet es auch beim Vorhofflimmern. Die zeitliche Beziehung des Öffnungstones („opening snap") zum 2. Ton ist je nach der Dauer der vorhergehenden Diastole verschieden. Dieser neue Herzton ist von der uncharakteristischen Verdoppelung des zweiten Pulmonaltones auskultatorisch nur durch seine Lokalisation zu unterscheiden; er ist an einer wesentlich tieferen Stelle zu hören als der verdoppelte zweite Pulmonalton. Der Öffnungston ist hell und schnappend, während der 3. Herzton dumpf ist.

Nicht selten zeigen diese Kranken ein systolisches Geräusch in der Pulmonalgegend. Manchmal ist dieses Geräusch sehr laut und rauh; es kann sogar mit einem Schwirren verbunden sein und das auskultatorische Bild beherrschen. Als eine Ursache für dieses Geräusch wird die schon erwähnte Kompression der Pulmonalarterie durch die vordere Brustwand angegeben (funktionelle supravalvuläre Pulmonalstenose). Eine andere und nach unserer Meinung bessere Erklärung besteht darin, daß sich im Verlauf einer Mitralstenose sowohl der rechte Ventrikel wie die Pulmonalarterie erweitern, so daß der normal weite Klappenring als relative Stenose wirkt.

Manchmal hört man bei Mitralstenosen im vierten oder fünften Interkostalraum links vom Sternum ein helles diastolisches Geräusch, welches auf eine relative Pulmonalklappeninsuffizienz zurückzuführen ist. Dieses Geräusch und seine Entstehungsweise sollen später besprochen werden (S. 190).

Elektrokardiographie

Sie kann bei der Diagnosestellung behilflich sein. Die P-Zacken sind oft abnorm breit (mehr als 0.1 Sekunden) und in Abteilung I und II geknotet. Meist bestehen die Zeichen einer Rechtsablenkung der Herzachse und in schwereren Fällen jene einer Rechtsüberlastung (die ST-Strecken und die T-Zacken sind gegenüber der Hauptschwankung entgegengesetzt gerichtet) (Abb. 6). Ist infolge einer gleichzeitig bestehenden Mitralinsuffizienz, Aorteninsuffizienz oder Hypertonie auch der linke Ventrikel beteiligt, so findet man eine Linksablenkung der Herzachse oder überhaupt keine Ablenkung. In solchen Fällen sind die Veränderungen der P-Zacken allein kennzeichnend. Gewöhnlich besteht Vorhofflimmern.

Angiokardiographie

Die Angiokardiographie wurde als eine diagnostische Methode zur Auswahl der Patienten für herzchirurgische Eingriffe angegeben. Bei fortgeschrittenen Mitralstenosen findet man im linken Vorhof länger bestehen bleibende dichte Verschattungen, während die linke Kammer nicht im selben Ausmaß verschattet ist.

Differentialdiagnose

Durch ihre niedrige Schwingungszahl sind die Mitralstenosengeräusche einem unreinen oder gespaltenen Herzton sehr ähnlich, was eine häufige Fehlerquelle darstellt.

Die Erfahrung zeigt, daß Ärzte, welche an der Kardiologie Interesse gewonnen haben, eine Zeitlang die Diagnose Mitralstenose zu oft stellen, weil sie den Klappenfehler in jedem Fall mit einer Unreinheit des ersten Tones an der Herzspitze diagnostizieren. Sie nehmen ein präsystolisches Geräusch an, wenn der erste

Herzton gespalten ist und besonders, wenn die Anfangsschwingungen etwas
weicher sind als beim normalen ersten Herzton. Die Verdoppelung des ersten
Herztones hängt gewöhnlich von der Hörbarkeit des Vorhoftones ab; dieser ist
beim überregten Herzen der Hyperthyreosen und Herzneurosen häufig vorhanden.
Er ist bei schwereren Anämien nicht selten und war oft zu hören, als sich die
Behandlung der perniziösen Anämie noch auf Verordnung von Arsen- und Eisen-
präparaten beschränkte. Eine Verdoppelung des ersten Herztones kommt auch bei
Kyphoskoliosen und Pleuraadhäsionen vor. Da der erste Herzton bei den meisten
der vorerwähnten Zustände abnorm laut ist, ist die Verwechslung mit einer
Mitralstenose möglich. Eine Spaltung des ersten Tones findet man auch bei angeborenen Herzfehlern (offener Ductus arteriosus, Vorhofseptumdefekte) sowie
bei der Hypertonie und bei der Koronarsklerose. Sicherlich haben diese Fälle das
langgezogene präsystolische holpernde Geräusch nicht und weisen nur einen
kurzen, unreinen Ton vor dem ersten Herzton auf; dieselbe akustische Erscheinung
findet man aber auch bei der Mitralstenose.

Das von vielen fälschlicherweise für häufig gehaltene Austin Flintsche Geräusch wurde bereits besprochen (S. 150). Es kann entweder präsystolisch oder
am Beginn der Diastole auftreten. Da der linke Vorhof in diesen Fällen dilatiert
ist und der zweite Pulmonalton akzentuiert sein kann, ist die Abgrenzung von
einer organischen Mitralstenose während des Lebens oft unmöglich.

Manchmal werden die beim partiellen atrioventrikulären Block durch die
Vorhofkontraktion ausgelösten akustischen Erscheinungen mit den Geräuschen
einer Mitralstenose verwechselt. In vielen Fällen von 2:1-Block ist in der Mitte
der Diastole ein sehr kurzes, holperndes Geräusch wie bei einer Mitralstenose
vorhanden. Der durch die Vorhofkontraktion verursachte Ton ist oft verdoppelt
oder gespalten. Dadurch ist eine sehr große Ähnlichkeit mit dem diastolischen
holpernden Mitralgeräusch gegeben.

Gelegentlich hört man beim beginnenden fieberhaften Rheumatismus und
bei Zuständen, welche mit einer beträchtlichen Dilatation des linken Ventrikels
einhergehen, an der Herzspitze in der Mitte der Diastole ein Geräusch, welches
jenem bei der Mitralstenose ähnlich ist. Dieses Geräusch soll durch Wirbelbildung-
gen beim Einfließen des Blutes durch die normale Mitralklappe in den erweiterten
linken Ventrikel entstehen. Dieselbe Geräuschform wurde beim offenen Ductus
arteriosus und bei Vorhofseptumdefekten beschrieben. Bei letzteren imitiert
dieses Geräusch das Lutembachersche Syndrom (Siehe S. 278).

Sowohl diese Nachahmungen der Mitralstenosengeräusche als auch die
Tatsache, daß Fälle von wirklicher organischer Mitralstenose oft eine Zeitlang
keine Geräusche aufweisen, machen die Diagnose einer Mitralstenose in gewissen
Fällen schwieriger als viele annehmen.

Komplikationen

Vorhofflimmern. Dieses ist im Verlauf der Mitralstenose eine der häufigsten
Komplikationen. Bei den schwereren Fällen in den Krankenhäusern ist es meistens
vorhanden, und es kann auch in sehr frühen Stadien des Klappenfehlers jederzeit
auftreten.

Die Störung der Zirkulation infolge des Vorhofflimmerns soll in einem späteren Kapitel besprochen werden (S. 516). Im Hinblick auf den speziellen Fall
der Mitralstenose muß gesagt werden, daß sich die so oft am Beginn des Vorhofflimmerns auftretende Frequenzerhöhung sowie das Aufhören wirkungsvoller
Kontraktionen des linken Vorhofs ungünstig auswirken. Viele Mitralstenosen

zeigen nach dem Einsetzen des Vorhofflimmerns die ersten Dekompensationszeichen.

Es ist jedoch zu betonen, daß das Vorhofflimmern bei anderen Mitralstenosen
eine sehr günstige „Komplikation" darstellt und zur Verlängerung und Erträglich-
machung des Lebens dieser Patienten beizutragen vermag. Solange bei einer kompensierten Mitralstenose ein Sinusrhythmus vorhanden ist, ist die Frequenz oft
sehr hoch, sie kann 120 Schläge in der Minute erreichen. Dies erklärt man mit den
auf S. 53 erwähnten Reflexen. Da bei der Mitralstenose zur Ermöglichung des
Einströmens des Blutes durch die stenotische Klappe eine längere Diastole
notwendig ist, führt diese Tachykardie zur Zunahme der Stauung im linken
Vorhof und im kleinen Kreislauf. Digitalis hat auf solche Herzen keine verlangsa-
mende Wirkung und es gibt für diese Patienten, mit Ausnahme der Quecksilberdiuretika, welche den Flüssigkeitsgehalt der Lungen etwas vermindern und
damit Dyspnoe und Orthopnoe erleichtern, tatsächlich keine andere günstige
oder geeignete Behandlung. In solchen Fällen bringt das Auftreten des Vorhofflimmerns große Erleichterung. Der flimmernde Vorhof ist zu einer wirkungsvollen
Kontraktion unfähig und vermag nicht zur Kompensation des Klappenfehlers
beizutragen; dies hat jedoch keine Folgen, da der linke Vorhof gewöhnlich von
Anfang an überdehnt ist und deshalb vom funktionellen Standpunkt aus keine
Bedeutung hat. Bei der flimmernden Mitralstenose vermag Digitalis die Herzfrequenz so sehr zu senken, daß die Diastole fast doppelt so lang wird. Dadurch
geht die Lungenstauung rasch zurück und die Kranken können wieder Jahre
ohne viel Beschwerden leben. Ohne Zweifel erreichen viele Patienten das Stadium
der Knopflochstenose der Mitralis nur, weil sie ein Vorhofflimmern haben.

Bevor das Vorhofflimmern für ständig auftritt, machen die Kranken manchmal ein Stadium von paroxysmalem Flimmern durch, bei welchem die Attacken
einige Minuten, Stunden oder Tage andauern. In diesem Fall kann die Behandlung
schwierig sein, da die Attacken einerseits nicht genügend häufig wiederkehren,
um eine prophylaktische Chinidintherapie zu rechtfertigen, anderseits aber auch
kürzer dauern als die Latenzzeit zwischen den Digitalisgaben und ihrer Wirkung
beträgt. Wenn die Anfälle von paroxysmalem Vorhofflimmern länger anhalten
und der Arzt den Eindruck hat, daß der Sinusrhythmus für den Kranken günstiger
sei, so kann man alle zwei Stunden bis zur Kupierung des Anfalles 0.25 g Chinidinsulfat geben.

Für die Beendigung eines bei der Mitralstenose bereits lange bestehenden
Vorhofflimmerns durch Chinidin ist kaum jemals eine Indikation gegeben (S. 520).

Vor dem Beginn des Flimmerns treten nicht selten eine Zeitlang gehäufte
Vorhofextrasystolen auf.

Hypertonie. Bei der chronisch dekompensierten Mitralstenose entwickelt sich
in ungefähr 50 Prozent der Fälle eine Hypertonie. Dieser Stauungshochdruck
wird auf S. 419 erwähnt. Manche Autoren sind jedoch der Meinung, daß Hypertonien bei Mitralstenosen nicht häufiger anzutreffen seien als in der Durchschnittsbevölkerung.

Wandthromben und Embolien. Nicht selten bilden sich im dilatierten linken
Vorhof Wandthromben, besonders bei Vorhofflimmern. Sie haben ihre Ursache
nicht in der verlangsamten Zirkulation, sondern sind gewöhnlich auf die Beteiligung des Vorhofendokards am rheumatischen Prozeß zurückzuführen; dieser
führt an der betroffenen Stelle häufig sowohl zu Fibrinablagerungen als auch zur
·Thrombenbildung.

Losgelöste Teile solcher Thromben können Embolien im Gehirn oder in einer
peripheren Arterie verursachen. Unter 72 Mitralstenosen mit Hirnembolien bestand in 55 Fällen Vorhofflimmern. Die Wiederherstellung nach einer Hirnembolie

geht manchmal erstaunlich schnell und in überraschendem Ausmaß vor sich. Nach Schätzungen kommen periphere Embolien in 5 bis 10 Prozent der Mitralstenosen vor. Nach dem Auftreten der 1. Embolie ist die Frage zu entscheiden, ob man eine prophylaktische Dicumarolbehandlung einleiten soll. Wegen der Notwendigkeit, einen bestimmten Prothrombinspiegel aufrechtzuerhalten, wegen der mit der Dicumarolanwendung verbundenen Gefahren und der Seltenheit neuerlicher Embolien soll diese Behandlung jedoch nur in einzelnen Sonderfällen durchgeführt werden, umsomehr, als Embolien trotz dieser Behandlung vorkommen. Am häufigsten betreffen sie die Arteria cerebri media.

Kugelthromben. Eine etwas seltene und interessante Komplikation ist der Kugelthrombus im linken Vorhof. Dieser Thrombus kann so groß werden, daß er den ganzen Vorhof ausfüllt. Der echte Kugelthrombus ist frei oder durch einen Stiel mit der Vorhofwand in Verbindung. Meist besteht Vorhofflimmern. Die klinische Diagnose dieser Komplikation ist manchmal möglich, da der Thrombus die Blutströmung beträchtlich stört und bestimmte charakteristische Symptome verursacht. Diese Patienten sind meist stark zyanotisch und schwer dyspnoisch, die peripheren Körperteile, besonders Füße und Beine, sind kalt, die peripheren Pulse sind fast nicht tastbar, an den Zehen, Fingern, an der Nase und an den Ohren kann es zur Entwicklung einer Gangrän kommen. Diese Gangrän tritt infolge der hochgradigen Verminderung des Minutenvolumens durch die Verlegung des Mitralostiums häufig symmetrisch auf. Sie würde sich nur einseitig entwickeln, wenn sie die Folge einer manchmal in den peripheren Arterien auftretenden Embolie wäre. Die Entwicklung des Symptomenbildes von der anfänglichen Kälte der Extremitäten bis zur Blässe, zur lividen Verfärbung, zur Nekrose und Gangrän kann Wochen dauern.

Neben diesen ständigen Symptomen können infolge einer zeitweiligen Verkeilung des Kugelthrombus im Mitralostium weitere vorübergehende Komplikationen entstehen. Solche Patienten werden plötzlich ohnmächtig und bekommen Sprachstörungen oder eine Lähmung der Beine. Wenn die Verkeilung länger dauert, kommt es zur Desorientierung und zu Krampfanfällen. Selbstverständlich kann ein länger dauernder Verschluß des Mitralostiums tödlich enden.

Bei einem unserer Fälle mit dem eben beschriebenen Bild füllten große Thromben den ganzen Vorhof praktisch aus und verlegten die Orifizien der Lungenvenen hochgradig.

Ohne Zweifel ist die Prognose solcher Fälle sehr schlecht. Die Lebensdauer beträgt nach dem Auftreten derartiger Symptome scheinbar selten mehr als einen Monat. Beim Vorhofflimmern ohne Mitralstenose gibt es selten Kugelthromben, doch wurden solche Fälle bei Hypertonien beobachtet. Ein etwas ähnliches Syndrom wurde als Folgezustand bei einem Kugelthrombus im rechten Vorhof beschrieben.

Ein ähnliches Bild findet man hie und da beim Myxom des Vorhofs, wobei der glatte, gallertartige Tumor den ganzen linken Vorhof ausfüllen kann. Diese Tumoren haben histologisch dieselbe Struktur wie die Whartonsche Sulze der Nabelschnur. Sie treten in Herzen ohne Mitralstenose auf und stellen die häufigste primäre Neubildung des Herzens dar.

Tuberkulose. Die häufig gemachte Feststellung, daß die bei der Mitralstenose bestehende Lungenstauung gegen das Angehen einer Lungentuberkulose schütze, erscheint nicht gerechtfertigt; die Lungentuberkulose ist bei Mitralstenosen·scheinbar ebenso häufig wie in der Durchschnittsbevölkerung.

Lungenblutungen. Diese können ihre Ursache in einem Lungenoedem oder in einem Lungeninfarkt haben. Sie kommen bei Mitralstenosen auch im Zustand einer akuten Lungenstauung, sogar bei Vorhofflimmern vor. Dabei werden oft bis zu 500 ccm Blut ausgehustet. Häufig sind gleichzeitig praekordiale Schmerzen vorhanden. Die Lungenfelder erscheinen röntgenologisch fleckig getrübt. Ein solches Ereignis kann mit der Ruptur von Lungenvenen oder von Bronchialvenenvarizen erklärt werden.

Rekurrenslähmung. Manchmal kommt es zu einer Lähmung des linken Nervus recurrens, welche Heiserkeit zur Folge hat. Ursprünglich hat man diese Erscheinung mit einer Kompression der Nerven zwischen dem vergrößerten linken Vorhof und dem Aortenbogen erklärt. Scheinbar wird der Nerv jedoch zwischen der Aorta und der linken Pulmonalarterie gequetscht, wenn diese durch den vergrößerten linken Vorhof nach oben gedrängt wird.

Auch im Zusammenhang mit einer Insuffizienz des linken Ventrikels wurde eine auf ähnliche Weise entstehende Lähmung des linken Nervus recurrens beschrieben.

Dysphagie. Sie kommt gelegentlich als Folge einer stärkeren Dilatation des linken Vorhofes vor. Eine Verdrängung des Ösophagus nach rückwärts ist gewöhnlich auch von einer Verlagerung nach lateral begleitet (meist nach rechts), sodaß der Ösophagus meistens, aber nicht immer, der Kompression entgeht.

Eine Dysphagie kann auch bei der Perikarditis exsudativa, hie und da bei Vergrößerung des linken Ventrikels (Aortenstenose), bei Anomalien des Aortenbogens und der großen, aus der Aorta entspringenden Arterien (Dysphagia lusoria) und bei sackförmigen wie bei dissezierenden Aneurysmen auftreten; die drei letztgenannten Erkrankungen sind die häufigsten Ursachen.

Bronchusstenose. Da der linke Vorhof unmittelbar unter der Bifurcatio tracheae gelegen ist, kann eine Vorhoferweiterung den Bifurkationswinkel vergrößern. Der Winkel zwischen den beiden Hauptbronchien beträgt normalerweise ungefähr 70 Grad und immer weniger als 90 Grad. Bei der Mitralstenose kann er bis zu 110 Grad betragen, und zwar ist es der linke Hauptbronchus, welcher nach oben gedrängt wird. Bei Kindern sind die Gewebe zarter, weshalb die Kompression des linken Hauptbronchus bei Mitralstenosen zu einer Lungenatelektase führen kann.

Anginöse Schmerzen. Eine Arbeitsangina und anginöse Schmerzen bei Ruhe sind seltene Vorkommnisse. Solche Fälle sind ungewöhnlich, da diese Patienten durch ihre Dyspnoe zur Ruhe gezwungen werden. Während eines Schmerzanfalles zeigt das Elektrokardiogramm die bei Ischämie des Myokards gewohnten Veränderungen. Zur Erklärung wurde eine Kompression der linken Koronararterie zwischen dem linken Vorhof und der Pulmonalarterie oder eine Verlagerung und Kompression des Abganges der linken Koronararterie durch die Narben in den Mitralklappen herangezogen, aber es fehlen dafür genügende Beweise. Die bei der Mitralstenose gelegentlich beobachtete Claudicatio intermittens ohne periphere Gefäßveränderungen zeigt an, daß eine Verminderung des Minutenvolumens vorhanden sein kann.

Prognose

Die Prognose der rheumatischen Mitralstenose hängt im allgemeinen von vielen Faktoren ab. Ein sehr wichtiger Faktor ist die Häufigkeit frischer Schübe des fieberhaften Rheumatismus und der Zustand des Myokards. Wenn man eine Mitralstenose frühzeitig im Verlauf eines fieberhaften Rheumatismus oder nach Beendigung seiner aktiven Phase sieht, so erscheint sie oft sehr leicht, weshalb man eine gute Prognose stellen zu können glaubt. Aber allmählich und scheinbar ohne neue Fieberschübe entwickelt sich eine Knopflochstenose der Mitralis und der Patient erliegt dem Leiden innerhalb weniger Jahre. Ein anderes Mal bleibt der Klappenfehler geringgradig und stationär; diese Patienten führen ein fast normales Leben und erreichen ein hohes Alter.

Von solchen Ausnahmen abgesehen, beträgt das durchschnittliche Alter der Mitralstenosenpatienten beim Tod ungefähr 40 Jahre. Die meisten dieser Patienten suchen schließlich wegen einer Herzinsuffizienz mit Stauung ein Krankenhaus auf.

Chirurgische Behandlung

Wenn auch die derzeit hie und da in der Literatur, insbesondere in der chirurgischen, anzutreffende Feststellung, die Mitralstenose sei hauptsächlich ein chirurgisches Leiden, sicherlich eine große Vereinfachung des Problems darstellt, so ist es doch richtig, daß die interne Behandlung in gewissen Stadien nur wenig zu leisten imstande ist. Dies gilt nicht nur für fortgeschrittene Stadien, sondern auch für manche Frühfälle, in welchen das Herz noch wenig vergrößert ist, der rechte Ventrikel kräftig arbeitet und die Lungenstauung infolge des mechanischen Hindernisses des verengten Mitralostiums sehr stark ausgeprägt ist. In solchen Fällen hilft die Digitalis nur wenig, während die chirurgische Behandlung eine wunderbare Befreiung vom anfallsweise auftretenden Lungenoedem, von der Dyspnoe und von den Haemoptysen bringt. Die Idee der chirurgischen Behandlung ist alt. Sir Lauder Brunton schlug sie vor. Souttar führte bereits 1925 die Operation mit dem Finger vom Vorhof aus und Pribram im folgenden Jahr von der Kammer aus durch. Da diese Operationen oft zum Auftreten einer funktionell ungünstigen Mitralinsuffizienz führten, wurden sie bald wieder aufgelassen. Die Mortalität war hoch, Besserungen waren selten.

Später wurden andere chirurgische Methoden angegeben, welche alle den Zweck hatten, die Lungenstauung zu vermindern. Bland und Sweet empfahlen die Anlegung einer Anastomose zwischen der rechten unteren Lungenvene und der Vena azygos; Cossio und Perianes führten eine Valvulotomie der Trikuspidalklappe von der Jugularvene aus durch und Cossio ligierte auch die untere Hohlvene, um das Schlagvolumen der rechten Kammer zu vermindern; andere machten eine Sympathektomie, um die Herzaktion zu verlangsamen. Alle diese Versuche wurden bald von den beiden Operationsmethoden überschattet, welche sich am sichersten erwiesen, da sie nicht zu einer wesentlichen Mitralinsuffizienz führten: die Kommissurotomie der Mitralis und die Fingermethode. Bei beiden Methoden eröffnet man den linken Vorhof und arbeitet von ihm aus. Die Fingermethode hat den Vorzug; ist sie nicht durchführbar, so versucht man die Kommissurotomie. Bei beiden Methoden werden die einzelnen Klappensegel voneinander getrennt, es wird kein Klappengewebe entfernt, aber das Ostium vergrößert.

Man teilt die Kranken mit Mitralstenosen in 4 Gruppen oder Stadien ein. Im Stadium I ist der Fehler symptomlos, im Stadium II bestehen Symptome bei Belastungen, doch bleiben die Beschwerden stationär, sie werden nicht stärker. Im Stadium III nehmen die Beschwerden trotz ausreichender interner Behandlung ständig zu. Im Stadium IV sind die Beschwerden so stark, daß die Kranken zur Untätigkeit verurteilt sind. Im Stadium I operiert man nicht, und auch im Stadium IV ist die Operation selten von Nutzen; dagegen ist sie in den Stadien II und III indiziert und erfolgversprechend. Wir empfehlen ihre Durchführung in diesen Stadien jedoch nur, wenn Lungenoedeme oder Blutungen auftreten, oder wenn die subjektiven Beschwerden beträchtlich sind. Das Stadium III mit den ständig zunehmenden Erscheinungen stellt die Hauptindikation dar.

Es ist nicht günstig, zu frühzeitig in der Kindheit zu operieren, da die Mitralstenose in vielen Fällen ein progressives Leiden ist, bei welchem sich infolge neuer Schübe von fieberhaftem Rheumatismus immer wieder und wieder neue Fibrinablagerungen an den Klappen festsetzen, und da außerdem erfolgreich operierte Fälle bekannt sind, bei welchen die durch die Operation erzielte Besserung infolge eines neuerlichen Auftretens der Stenose wieder verloren ging. Daher stellen der aktive fieberhafte Rheumatismus und die subakute bakterielle Endokarditis eine Kontraindikation dar. Die Operation ist auch bei Kranken mit einer starken irreversiblen Herzdilatation kontraindiziert. Weiters operiert man Kranke mit einer deutlichen Aortenstenose oder -insuffizienz und schließlich jene mit einer wesentlichen Mitralinsuffizienz nicht. Untersuchungen während der Operation mit dem behandschuhten Finger haben ergeben, daß Mitralinsufflzienzen, bei welchen in der Systole ein Blutstrahl in den Vorhof zurückströmt, häufig sind, so daß leichte Grade dieses Fehlers keine Kontraindikation gegen den Eingriff darstellen, während die Operation bei ausgeprägten Mitralinsuffizienzen eben nicht angezeigt ist. Die Schwierigkeit der Erkennung einer Mitralinsuffizienz soll im folgenden Abschnitt besprochen werden.

Wir selbst raten nur bei schwer behinderten Kranken sowie bei jenen, deren Zustand sich ständig verschlechtert, zur Operation. Es ist unmöglich, einen aktiven rheumatischen Prozeß völlig auszuschließen. Man konnte einen solchen in etwa 45 Prozent der Fälle in den während der Operationen resezierten Herzohren nachweisen.

Da bei über 20jährigen Kranken Rezidive des fieberhaften Rheumatismus seltener auftreten, ziehen manche Autoren die Operation in diesem Alter vor. Bei über 40jährigen Kranken sind Komplikationen häufiger und die Mortalität ist höher. Der Kranke wird vor der Operation digitalisiert; Vorhofflimmern stellt keine Kontraindikation dar.

Auch eine früher durchgemachte Lungenembolie ist keine Gegenanzeige; hie und da ist die Operation unmöglich, da der Vorhof mit Thromben ausgefüllt ist.

Die Operationsmortalität ist bei den einzelnen Chirurgen verschieden und schwankt auch nach dem Stadium, in welchem der Kranke operiert wird. So starb in einer Serie von Patienten des Stadiums II keiner, während bei Operationen im Stadium III 4.6 Prozent starben und bei Operationen im Stadium IV die unmittelbare Mortalität 31 Prozent betrug.

Nach verschiedenen Berichten beträgt die durchschnittliche Mortalität zwischen 6.6 und 27.4 Prozent. Bei 6 Prozent der Operierten kam es zu Embolien im großen Kreislauf. In der letzten Zeit konnte die Zahl der Embolien mit Hilfe der Methode von Bailey (Kompression der Arteria carotis und Ausfließenlassen des mit thrombotischem Material vermengten Blutes) wesentlich vermindert werden. Eine seltene sehr ungünstige Komplikation ist die Durchschneidung des Ramus circumflexus der linken Koronararterie.

Während die Operation in manchen Fällen eine dramatische Besserung bringt, bleibt sie in anderen Fällen ohne Erfolg. Eine Prognosestellung vor der Operation ist derzeit noch unmöglich. Das diastolische Geräusch wird oft kürzer und kann sogar völlig verschwinden; die Operation kann den Fehler jedoch nicht beseitigen. O'Neill sah mit seinen Mitarbeitern unter 214 operierten Patienten in 41.6 Prozent Wohlbefinden, in 32.7 Prozent eine Besserung und in 13 Prozent keine Änderung des früheren Zustandes. Bland berichtet über Besserungen in 58.3 bis 86.9 Prozent!

Eine interessante, erst jüngst festgestellte Operationskomplikation ist das Auftreten eines frischen Schubes von fieberhaftem Rheumatismus einige Wochen nach der Operation. Die Reaktivierung des rheumatischen Prozesses nach Traumen ist bekannt. Eine derartige Reaktivierung soll in 24 Prozent der operierten Fälle auftreten.

4. Mitralinsuffizienz

Ätiologie

Fieberhafter Rheumatismus. Die verruköse Endokarditis macht die Mitralklappe durch Schrumpfung der verdickten Klappensegel und durch Verkürzung der Sehnenfäden schlußunfähig. Die rheumatische Mitralinsuffizienz ist infolge Verschmelzung der Klappensegel miteinander meistens mit einer Stenose kombiniert. Die reine Mitralinsuffizienz rheumatischen Ursprungs ohne jegliches Zeichen einer Stenose ist selten, kommt aber sicherlich vor. Bailey vermißte bei 1000 Operationen an der Mitralis mit dem im Vorhof untersuchenden Finger den typischen regurgitierenden Blutstrahl nur in einem Drittel der Fälle. Oft ist die Stenose stumm und es ist kein diastolisches Geräusch zu hören.

Relative Mitralinsuffizienz. Eine Schlußunfähigkeit der Klappe ohne organische Veränderungen der Klappensegel ist bei allen Zuständen häufig, welche mit einer beträchtlichen Dilatation des linken Ventrikels einhergehen. Sie ist eine typische Komplikation der Hypertonie, der Aorteninsuffizienz und von Myokarderkrankungen. Man kann dabei zwei Formen unterscheiden. Bei der einen wird der Klappenring infolge einer ausgesprochenen Dilatation des linken Ventrikels weiter, so daß sich die Klappensegel in der Systole nicht mehr schließen können. Bei der anderen und häufigeren Form erweitert sich das Herz der Kammerachse nach; dadurch rücken die Papillarmuskeln nach abwärts. In der Systole verhindern die Sehnenfäden die Klappensegel am völligen Schluß.

Mißbildungen und Traumen. Mitralinsuffizienzen infolge von Mißbildungen oder nach Traumen sind selten. Einer von uns konnte selbst eine traumatische Mitralinsuffizienz beobachten, bei welcher ein Geschoß ein kleines Loch in der Mitralklappe erzeugt hatte.

Atherosklerose. Nicht selten wird das Aortensegel der Mitralklappe durch atherosklerotische Veränderungen dicker, jedoch ist es fraglich, ob die Klappe dadurch schlußunfähig wird.

Der Fehler ist bei Männern häufiger.

Dynamik

Bei der Mitralinsuffizienz fließt Blut während der Ventrikelsystole unter hohem Druck in den linken Vorhof zurück. Bei experimenteller Mitralinsuffizienz kann die zurückfließende Blutmenge mehr als 50 Prozent des Schlagvolumens betragen.

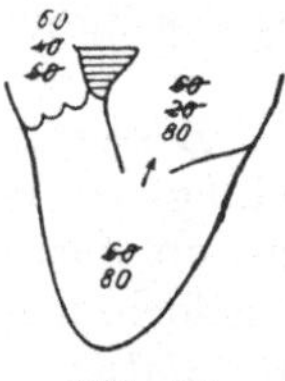

Abb. 19.
Beschreibung im Text.

Die Vorgänge bei der Kompensation der Mitralinsuffizienz sind mit Hilfe eines Schemas leicht zu erklären (Abb. 19). Nehmen wir an, daß der linke Vorhof normalerweise eine Füllung von 60 ccm Blut hat; in der Diastole fließt diese Menge in die Kammer und wird während der Systole in die Aorta getrieben. Tritt infolge eines experimentellen Eingriffs plötzlich eine Schlußunfähigkeit der Mitralklappe auf, so strömt in der Systole eine gewisse Blutmenge, zum Beispiel 20 ccm, in den linken Vorhof zurück und nur 40 ccm gelangen in die Aorta. Demgemäß ist das Schlagvolumen kleiner. Dies gilt aber nur für eine Kontraktion, nämlich die erste Systole. In der nächsten Diastole gelangen 80 ccm, das heißt, die normale Menge von 60 ccm plus den 20 ccm des regurgitierten Blutes vom linken Vorhof in die Kammer. Bei der jetzigen Kontraktion des linken Ventrikels fließen wohl wieder 20 ccm Blut durch die schlußunfähige Klappe in den linken

Vorhof zurück, aber 60 ccm, das heißt, das normale Schlagvolumen, gelangt in die Aorta. So haben der linke Vorhof und die linke Kammer vom Beginn des Klappenfehlers an einen größeren Inhalt und eine größere Arbeitslast. Trotzdem ist der Klappenfehler nach wenigen Kontraktionen kompensiert.

Der Druck innerhalb der linken Kammer muß größer sein als der diastolische Druck in der Aorta; nur so kann der diastolische Druck in der Aorta überwunden werden und die linke Kammer ihren Inhalt in die Aorta pressen. Infolge der Verminderung der Blutmenge durch die insuffiziente Mitralklappe wird diese Druckhöhe in der Kammer erst später als unter normalen Bedingungen erreicht. Da der Druck im linken Vorhof viel niedriger ist als jener in der Aorta, ist es unverständlich, warum die linke Kammer nicht ihr ganzes Schlagvolumen in den Vorhof entleert. Nach Wiggers führt die beträchtliche Kontraktionskraft zu einem so raschen Druckanstieg in der Kammer, daß der Widerstand des Aortendruckes überwunden werden kann. Je mehr das Myokard geschädigt ist, um so schwächer ist die Systole und um so größer ist auch die in den linken Vorhof zurückströmende Blutmenge.

Symptome

Die Beschwerden sind ähnlich wie jene bei der Mitralstenose. Frühzeitig kommt es zur Arbeitsdyspnoe, welche das hervorstechende Symptom während des ganzen Krankheitsverlaufes ist. Es gibt keine für die Mitralinsuffizienz charakteristischen Symptome.

Klinische Befunde

Palpation. Wie bei der Mitralstenose ergibt die Palpation Zeichen einer Hypertrophie der rechten Kammer, welche sich in einer diffusen präkordialen Pulsation äußert. Der Klappenschluß an der Pulmonalarterie kann palpabel sein. Frühzeitig ist jedoch der Herzspitzenstoß nach unten und außen verlagert, da der linke Ventrikel von Anfang an erweitert ist. Wenn das Geräusch an der Herzspitze eine niedrige Schwingungszahl hat, ist manchmal ein systolisches Schwirren tastbar. Bei manchen Patienten reicht der ungewöhnlich große linke Vorhof weit in den rechten Thorax hinein, und man findet rechts vom Sternum zwischen der vierten und sechsten Rippe systolische Pulsationen. Diese Pulsationen sind infolge der systolischen Ausdehnung des linken Vorhofs durch den Druck im Ventrikel ziemlich kräftig. Die Annäherung des linken Vorhofs an die vordere rechte Brustwand wird durch die Rotation des Herzens um seine eigene Achse nach links begünstigt.

Das Herz ist mitral konfiguriert und weist Zeichen einer deutlichen Erweiterung des linken Vorhofs und der linken Kammer auf.

Auskultation; das systolische Geräusch. Die Auskultation ergibt ein systolisches Geräusch an der Herzspitze. Da man derartige Geräusche häufig auch bei Gesunden findet, ist es angezeigt, zunächst die gewöhnlich bei Gesunden hörbaren und so oft mit den echten Mitralinsuffizienzgeräuschen verwechselten systolischen Spitzengeräusche zu besprechen.

Die Nomenklatur ist schwierig. Man trennt meist die „organischen" Geräusche der Mitralinsuffizienz von den „funktionellen" oder „akzidentellen" Geräuschen der Gesunden. Der Ausdruck „funktionell" ist nicht ganz passend, da auch organische Geräusche von funktionellen Veränderungen abhängen. Deshalb wurde vorgeschlagen, zwischen „physiologischen" und „pathologischen" Geräuschen zu unterscheiden. Selbstverständlich wird ein „pathologisches "systolisches Spitzengeräusch nicht immer auf eine Mitralinsuffizienz zurückzuführen sein, sondern es kann auch andere Ursachen haben. Deshalb wurde auch der Vorschlag gemacht, zwischen Geräuschen „mit Bedeutung" und solchen „ohne Bedeutung" zu unterscheiden.

Physiologische Geräusche sind häufig. Tatsächlich ist es bei reiflicher Überlegung verwunderlich, warum man nicht über jedem normalen Herzen ein systolisches Geräusch hört. Wenn man daran denkt, wie das Blut mit enormer Kraft durch enge Ostien in gewundene Gefäße gepreßt wird, ist es erstaunlich, daß man gewöhnlich keine systolischen Geräusche hört.

Systolische Geräusche sind besonders bei Jugendlichen häufig. Unter 218 scheinbar gesunden Angehörigen der ersten vier Dezennien fand Thayer in fast einem Drittel ein systolisches Geräusch. Die Untersuchung von 5541 Hochschülern ergab in 86.63 Prozent ein nichtorganisches systolisches Geräusch. Parkinson und Hartley fanden solche systolische Geräusche in 10 Prozent gesunder Rekruten. Von jenen, welche in Ruhe kein Geräusch hatten, bekamen über 80 Prozent ein solches nach Anstrengung. Diese Geräusche sind hauptsächlich über der Pulmonalarterie zu hören, sie können im aufrechten Stand verschwinden. Manchmal sind sie sehr laut und rauh, selten sind sie aber von einem Schwirren begleitet.

Diese physiologischen Geräusche sind bei Erwachsenen weniger häufig; so wurden sie zum Beispiel nur in 7.3 Prozent von Hochschülern gefunden. Sie kommen jedoch in allen Altern vor. Da ein Geräusch, wie früher ausgeführt, unabhängig von seinem Ursprungsort von einer bestimmten Blutströmungsgeschwindigkeit abhängt, werden diese Geräusche nach Anstrengung oft lauter oder treten erst danach auf. Andere physiologische Geräusche sind jedoch nur in Ruhe zu hören. Sie können blasend, schabend, fauchend oder musikalisch sein. Hat man durch Zufall Gelegenheit, ein solches Herz bei der Obduktion zu sehen, dann fehlt oft jede Veränderung, welche man als Ursache des Geräusches anschuldigen könnte.

Wie nach körperlicher Anstrengung, entsteht ein systolisches Geräusch gewöhnlich auch bei einer Beschleunigung der Blutströmung aus anderen Gründen. Diese Geräusche treten bei Anämien über allen Ostien auf (Anämie-Geräusche) und sind ständig über der Herzbasis nachweisbar. Früher erklärte man sie mit einer verminderten Viskosität des Blutes, doch ist ohne Zweifel die Blutströmungsgeschwindigkeit die wirkliche Ursache. Bei anämischen Patienten können über den großen Venen in der Nähe der Herzbasis helle, musikalische Geräusche vorhanden sein (Venensummen). In seltenen Fällen sind diese Geräusche auch in der Diastole zu hören. Eine Herzvergrößerung mit einem lauten systolischen Geräusch kann dem Ungeübten bei anämischen Patienten ein primäres Herzleiden vortäuschen. Im Fieber treten infolge der erhöhten Blutströmungsgeschwindigkeit regelmäßig systolische Geräusche auf. Ist die Fieberursache unbekannt, so kann ein lautes systolisches Geräusch über dem Herzen die Aufmerksamkeit auf dieses Organ lenken (häufig vermutet man eine subakute bakterielle Endokarditis), wodurch die Gefahr des Übersehens der eigentlichen Fieberursache gegeben ist. Hyperthyreosen gehen infolge der Beschleunigung der Zirkulation fast immer mit systolischen Geräuschen einher.

Die Unterscheidung zwischen physiologischen und organischen Geräuschen ist außerordentlich wichtig. Bei Patienten, welche einen fieberhaften Rheumatismus haben oder hatten, bei der routinemäßigen Untersuchung von Schulkindern, bei Untersuchungen für eine Anstellung, für militärische Rekrutierungen und Versicherungsgesellschaften gewinnt die Frage erhöhten Wert, wie ein systolisches Geräusch an der Herzbasis oder -spitze zu deuten ist.

Es ist wichtig, daran zu denken, daß ein jedes systolisches Geräusch Verdacht erwecken muß, um so mehr, je älter der untersuchte Patient ist und besonders, wenn das Geräusch bei einer früheren Untersuchung nicht vorhanden war. Deshalb ist jede Anstrengung zu unternehmen, um einen pathologischen Prozeß auszuschließen, der das Geräusch erklären könnte.

Da die Unterscheidung zwischen physiologischen und pathologischen Geräuschen ein Problem darstellt, welches an den Arzt fast täglich herantritt, wurden verschiedene Wege vorgeschlagen, um zu einer Entscheidung zu gelangen.

1. Für jede der beiden Geräuschformen wurden zahlreiche charakteristische Unterscheidungsmerkmale angegeben. So hat man früher besondere Betonung darauf gelegt, daß die Geräusche einer Mitralinsuffizienz zum Rücken fortgeleitet werden, während die physiologischen Geräusche nur über dem Herzen zu hören seien. Diese Regel hat wenig Wert. Die Fortleitung eines Geräusches zum Rücken hängt allein von seiner Lautheit und von seiner Schwingungszahl, nicht aber davon ab, ob es auf einer organischen Klappenveränderung beruht.

2. Das Fehlen des ersten Tones an der Herzspitze (durch die Mitralinsuffizienz und durch Veränderungen in der präsphygmischen Periode verursacht) hat für die Diagnose der Mitralinsuffizienz dann Bedeutung, wenn über der Herzspitze ein systolisches Geräusch zu hören ist. Da die Mitralinsuffizienz jedoch gewöhnlich mit einer Mitralstenose kombiniert ist, welche den ersten Ton an der Herzspitze akzentuiert, ist dieses Zeichen oft nicht verläßlich.

3. Während das physiologische systolische Geräusch sehr laut sein kann, ist das Geräusch bei einer echten Mitralinsuffizienz oft weich und leise. Die Geräuschintensität erlaubt keinen Schluß auf den Grad des Klappenfehlers. Eine leichte Klappeninsuffizienz geht mit dem Rückfluß von Blut in den linken Vorhof durch eine enge Öffnung einher, das Geräusch kann deshalb laut sein. Bei einer höhergradigen Mitralinsuffizienz ist die Verbindung zwischen linkem Ventrikel und Vorhof breit, dabei ist manchmal überhaupt kein oder ein nur sehr leises Geräusch zu hören.

Wenn zwei Patienten über der Mitralklappe ein völlig identisches Geräusch aufweisen, so ist es durchaus möglich, daß der eine von ihnen eine organische Mitralinsuffizienz und der andere ein gesundes Herz mit einem physiologischen Geräusch hat.

4. Sehr viel Gewicht legt man bei Mitralfehlern häufig auf die Verstärkung des zweiten Pulmonaltones. Dieses Zeichen ist jedoch unverläßlich, da es in den Frühstadien einer Mitralinsuffizienz fehlt, solange nämlich der Druck im kleinen Kreislauf noch nicht erhöht ist, und da es auch in den Spätstadien nicht mehr vorhanden ist, wenn der Druck im kleinen Kreislauf infolge Einsetzens der Rechtsinsuffizienz absinkt. Überdies ist ein lauter zweiter Pulmonalton bei gesunden Jugendlichen physiologisch. Wenn daher junge Menschen ein lautes systolisches Geräusch an der Spitze aufweisen und dazu über Herzklopfen und Atemnot klagen, wird manchmal irrtümlich die Diagnose einer Mitralinsuffizienz gestellt. Da aber die Diagnose eines Klappenfehlers einen tiefen Eindruck auf die Psyche eines Patienten macht und auf verschiedene Weise sein ganzes Leben zu beeinflussen vermag, soll man diese Diagnose nicht unüberlegt stellen. Immer wieder sieht man Menschen mit offenkundig gesunden Herzen, bei welchen einfach auf Grund eines systolischen Spitzengeräusches vor vielen Jahren die Diagnose eines organischen Herzleidens gestellt wurde.

5. Häufig hört man die Meinung, daß eine Unterscheidung zwischen physiologischen systolischen Spitzengeräuschen und jenen bei einer Mitralinsuffizienz durch die Untersuchung des Patienten in verschiedenen Körperstellungen möglich sei. Das Geräusch der Mitralinsuffizienz sei am lautesten, wenn der Kranke liegt,

während physiologische Geräusche im Stehen stärker würden. Es ist richtig, daß sowohl das Geräusch der Mitralinsuffizienz wie jene der Mitralstenose oft erst am liegenden Patienten festgestellt werden können. Funktionelle Geräusche zeigen jedoch manchmal dieselbe Eigentümlichkeit, weshalb aus dieser Tatsache allein kein entscheidender Schluß gezogen werden darf.

6. Nach Levine gibt es bei systolischen Spitzengeräuschen 6 verschiedene Lautstärkengrade. Ein Geräusch 1. Grades ist, wie früher ausgeführt, nur sehr schwer zu hören, ein Geräusch 5. Grades ist außerordentlich laut, während ein Geräusch 6. Grades noch in einiger Distanz vom Thorax zu hören ist. Die Geräusche 2., 3. und 4. Grades liegen dazwischen. So ist ein Geräusch 2. Grades sehr leise, aber sofort feststellbar. Geräusche 3. und 4. Grades sind laut bzw. sehr laut. Früher war man der Ansicht, daß alle Geräusche vom 2. Grad an pathologisch seien, doch ergab die Herzkatheterisierung, daß sogar beim Vorhandensein von Geräuschen 3. Grades bei der Operation eine Mitralinsuffizienz nicht nachgewiesen werden konnte.

Aus all dem Vorgebrachten folgt, daß die Diagnose einer Mitralinsuffizienz niemals aus dem Auskultationsbefund allein gestellt werden soll. Nur diejenigen, welche diese Regel beachten, werden folgenschwere Irrtümer vermeiden können. Es gibt jedoch eine Ausnahme. Man darf eine Mitralinsuffizienz allein nach dem Auskultationsbefund diagnostizieren, wenn ein gleichzeitig vorhandenes diastolisches Geräusch das Mitbestehen einer Mitralstenose anzeigt. **Eine Mitralinsuffizienz darf aus dem Vorliegen eines systolischen Geräusches an der Herzspitze nur dann diagnostiziert werden, wenn der linke Vorhof oder Ventrikel vergrößert ist.**

Linker Vorhof und linke Kammer. Während eine Dilatation des linken Vorhofs bei der Mitralstenose lange Zeit fehlen kann, tritt sie bei der Mitralinsuffizienz schon frühzeitig auf. Bei der Mitralstenose vermag der linke Vorhof mit Hilfe seiner Hypertrophie allein das Hindernis zumindest für einige Zeit zu überwinden. Bei diesem Klappenfehler erweitert sich der Vorhof erst sekundär, wenn die Kompensation durch eine einfache Hypertrophie nicht mehr möglich ist. Dagegen dilatiert der linke Vorhof bei der Mitralinsuffizienz von Anfang an („primär"), da er infolge der Schlußunfähigkeit der Klappe von beiden Seiten gefüllt wird, sowohl von rückwärts unter hohem Druck aus dem Ventrikel als auch normal von den Lungenvenen her. Die Dilatation des linken Vorhofs kann enorme Maße annehmen, weshalb dafür manchmal der Ausdruck „Aneurysma" verwendet wurde.

Parallel und zugleich mit der Erweiterung des Vorhofs kommt es auch zu einer Erweiterung der linken Kammer, da die Mitralklappen bei der reinen Insuffizienz weit offenstehen und damit in der Diastole eine Überfüllung der linken Kammer ermöglichen. Die linke Kammer ist nur bei Patienten mit unbedeutenden Mitralinsuffizienzen normal groß.

Kann man perkutorisch eine Erweiterung des linken Vorhofs und der Kammer nicht nachweisen, so ist zwecks Sicherung der Diagnose eine Röntgendurchleuchtung notwendig. Der Befund einer Verdrängung des Ösophagus im ersten schrägen Durchmesser ist für die Diagnose oft entscheidend. Ergibt diese Methode keinen abnormen Befund, dann ist es empfehlenswert, den Patienten einige Monate später neuerlich zu untersuchen. Ist der linke Vorhof auch dann normal, so kann man eine Mitralinsuffizienz ausschließen.

Diagnosestellung bei der Herzkatheterisierung oder Herzchirurgie. Wenn man die Katheterspitze bei der Herzkatheterisierung in einen kleinen Pulmonalarterienast vorschiebt und den Druck mißt, dann soll bei einer Mitralinsuffizienz angeblich eine starke systolische Pulswelle auftreten. Dieses Zeichen erwies sich jedoch nicht als verläßlich. Der Chirurg fühlt aber mit seinem in den Vorhof vorgeschobenen Finger den zurückflutenden Blutstrahl, was ohne Zweifel ein zuverlässiges Zeichen ist. Auf diese Weise kann man eine Mitralinsuffizienz sogar ohne systolisches Spitzengeräusch diagnostizieren.

Andere diagnostische Methoden. Wenn die Röntgenuntersuchung bei einer Mitralstenose, besonders im 2. schrägen Durchmesser, einen großen linken Ventrikel ergibt, so spricht dies sehr für das gleichzeitige Vorliegen einer Mitralinsuffizienz; jedoch ist dabei ein Aortenfehler auszuschließen, was nicht immer möglich ist. Bei der Durchleuchtung sieht man systolisch expansive Pulsationen des linken Vorhofs, welche allerdings auch oft fehlen. Diese expansiven Pulsationen können im Oesophagogramm (Rautenberg), im Fluorokardiogramm und im Kymogramm nachgewiesen werden.

Elektrokardiographie

Sie vermag für die Diagnose einer Mitralinsuffizienz keinen Beitrag zu leisten. Ist eine Dilatation der rechten und linken Kammer vorhanden, so besteht oft keine Ablenkung der Herzachse.

Differentialdiagnose

Das Hauptproblem bei der Differentialdiagnose einer Mitralinsuffizienz ist die Unterscheidung ihres systolischen Spitzengeräusches von einem physiologischen Geräusch. Darüber wurde in den vorhergehenden Seiten gesprochen. Die Unterscheidung zwischen einer organischen und einer relativen Mitralinsuffizienz (welche man oft „funktionell" genannt hat) ist leicht, wenn gleichzeitig ein diastolisches Geräusch als Zeichen einer Mitralstenose vorliegt. Dann kommt nur eine rheumatische Ätiologie in Frage. Findet man jedoch das systolische Spitzengeräusch allein und ist das Herz mitral konfiguriert, dann kann sowohl eine relative als auch eine organische Mitralinsuffizienz vorhanden sein. Gehen die Zeichen des Klappenfehlers während der Behandlung zurück, dann kann man mit Recht eine relative Insuffizienz annehmen, welche sich mit der Besserung des Zustandes des Herzmuskels zurückgebildet hat. Sonst kann nur eine genaue Untersuchung und die Feststellung von Krankheiten die Diagnose ermöglichen, welche zu einer beträchtlichen Dilatation des linken Ventrikels und zu einer relativen Mitralinsuffizienz führen können. Manchmal hilft die Anamnese weiter. Ein Patient mit einem rheumatischen Mitralfehler klagt über zunehmende Arbeitsdyspnoe. Ein anderer Kranker mit relativer Mitralinsuffizienz zeigt die typische paroxysmale nächtliche Dyspnoe, welche für die Insuffizienz des linken Ventrikels charakteristisch ist.

Das Vorhandensein eines Klappenöffnungstones („opening snap") spricht für das Vorliegen einer Mitralstenose, und ein gleichzeitig bestehendes systolisches Geräusch spricht für das Vorhandensein einer Mitralinsuffizienz. Bei Mitralstenosen findet man einen lauten 1. Spitzenton.

Man muß immer daran denken, daß die relative Mitralinsuffizienz eine Komplikation verschiedener Herzleiden, aber keine Krankheit sui generis ist.

Prognose

Aussagen bezüglich der Prognose einer Mitralinsuffizienz sollten nur mit großer Vorsicht gemacht werden. In älteren Berichten wurden die Aussichten oft als hervorragend bezeichnet. Dies ist deshalb verständlich, weil man die

Diagnose ziemlich häufig irrtümlich bei gesunden Personen stellte, welche nur ein physiologisches Geräusch hatten. Beschränkt man die Diagnose jedoch nur auf sichere Fälle, dann kommt man bald darauf, daß Patienten mit einer Mitralinsuffizienz oder mit einem kombinierten Mitralfehler mit Überwiegen der Insuffizienz in relativ kurzer Zeit das klinische Bild der vollentwickelten und irreversiblen Dekompensation aufweisen. Dies ist zum Teil auf die frühzeitige und manchmal enorme Dilatation des linken Vorhofs und der linken Kammer zurückzuführen.

Die Kombination einer Mitralinsuffizienz mit einer Mitralstenose ist günstig, weil die Stenose die Überfüllung und Dilatation der linken Kammer sogar bei beträchtlich erweitertem linkem Vorhof verhindert.

Chirurgische Behandlung. Diese steht erst in ihrem Anfangsstadium. Bei Hunden hat man Venen- und Perikardraffungen durchgeführt; man hat eine Verlängerung der Sehnenfäden vorgeschlagen und eine Verbindung der Mitralklappensegel durch Nähte versucht. Bei Klappenmißbildungen kann eine Kommissurotomie die Schwere der Insuffizienz mildern, häufig nimmt sie dadurch aber noch zu.

5. Trikuspidalinsuffizienz

Dieser Klappenfehler wird noch immer häufig von Ärzten übersehen, welche sich bezüglich der Diagnose der Klappenfehler hauptsächlich auf die Auskultation verlassen. Die Diagnose ist jedoch leicht und kann in vielen Fällen mühelos mit Hilfe anderer Methoden gestellt werden.

Ätiologie

Die isolierte rheumatische Erkrankung der Trikuspidalklappen ist außerordentlich selten. Häufig ist jedoch die Kombination einer rheumatischen Entzündung der Mitral- und Aortenklappen mit Zeichen eines ähnlichen Prozesses an den Trikuspidalklappen. Verschiedene Statistiken zeigen, daß man bei sorgfältiger Untersuchung in 20 bis 30 Prozent der rheumatischen Mitralfehler eine Beteiligung der Trikuspidalis feststellen kann.

Fälle von isolierter Trikuspidalinsuffizienz nach abgeheilter bakterieller Endokarditis sind selten.

Die häufigst anzutreffende Form ist die relative Trikuspidalinsuffizienz infolge einer Dilatation des rechten Ventrikels. Sie kann bei einer mäßigen Erweiterung der rechten Kammer vorhanden sein und bei einer beträchtlichen Erweiterung fehlen. Sie ist meist bei rheumatischen Mitralfehlern zu finden, welche zu einer Vergrößerung des rechten Ventrikels führen, sowie bei Myokarderkrankungen verschiedener Ursache. Es wurde über den Fall einer relativen Trikuspidal- und Mitralinsuffizienz berichtet, welche sich im Verlauf einer jahrelang anhaltenden therapieresistenten paroxysmalen ventrikulären Tachykardie entwickelte.

Eine kongenitale Trikuspidalinsuffizienz durch Klappenmißbildung ist bekannt.

Dynamik

Wenn die Trikuspidalklappen schlußunfähig sind, fließt in der Systole eine gewisse Blutmenge in den rechten Vorhof zurück. Frühzeitig entwickelt sich eine Dilatation des rechten Vorhofs, welche von Anfang an mit einer Dilatation der rechten Kammer einhergeht. In unkomplizierten Fällen füllt das zurückströmende Blut den rechten Vorhof, ohne einen abnormen Befund hervorzurufen. Nimmt die

Stauung jedoch zu oder ist Vorhofflimmern vorhanden, so verursacht das Zurückfließen auch kleiner Blutmengen bestimmte, leicht nachweisbare Zeichen.

Bei einer höhergradigen Trikuspidalinsuffizienz soll der linke Ventrikel infolge ungenügender Füllung atrophisch werden.

Symptome

Kranke mit einer Trikuspidalinsuffizienz haben charakteristischerweise nur wenig Beschwerden. Dyspnoe besteht nicht, solange die körperliche Anstrengung ein bestimmtes bescheidenes Maß nicht überschreitet. Auch Orthopnoe und paroxysmale nächtliche Dyspnoe werden nicht beobachtet. Der Schlaf bleibt ungestört. Kleine Digitalisdosen und vor allem Diuretika erhalten diese Kranken lange in gutem Zustand.

Klinische Befunde

Positiver Venenpuls. Die Diagnose ist häufig durch die Inspektion möglich. Bei gesunden Menschen kann man oft am Hals eine Venenpulsation sehen, welche sich aus drei Wellen zusammensetzt.
Abb. 20a zeigt einen normalen Venenpuls. Die erste Welle (a-Welle) entsteht während und im Zusammenhang mit der Vorhofsystole, während die c- und die d-Welle (oder die v-Welle) mit der Kammersystole zusammenhängen. Während eines großen Teiles der Kammersystole wird das Blut in die peripheren Arterien gepreßt, weshalb der negative Druck im Thorax zunimmt; dadurch wird das Einfließen des Blutes erleichtert, sodaß die Halsvenen leer werden. Demgemäß entsteht zwischen der c- und der d-(v-)Welle eine tiefe Senkung. Der normale, physiologische Venenpuls

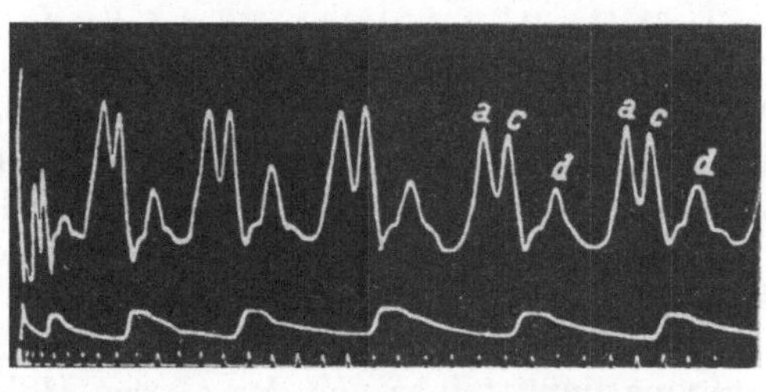

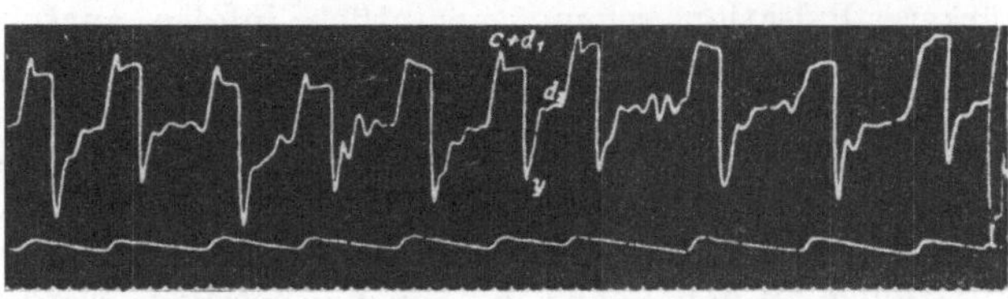

Abb. 20. Abb. 20a zeigt einen normalen Venenpuls. Abb. 20b zeigt einen positiven Venenpuls bei einem Patienten mit einer Trikuspidalinsuffizienz und Vorhofflimmern.

wird wegen dieser Senkung während eines Großteils der Systole „negativ" genannt.

Bei höhergradiger Stauung und besonders bei gleichzeitigem Vorhofflimmern kann die systolische Senkung des Venenpulses weniger deutlich werden oder völlig verschwinden, ohne daß eine Trikuspidalinsuffizienz vorhanden wäre. Der Grund dafür ist folgender: die Kammersystole hat in fortgeschrittenen Fällen von Stauung nur eine geringe oder überhaupt keine Wirkung auf die Blutströmung in den Venen, die Venen sind ständig erweitert und zeigen oft überhaupt keine Pulsationen. Dies kann man sogar bei beginnender Rechtsinsuffizienz durch einen Druck auf den rechten Oberbauch demonstrieren; ein solcher Druck erhöht den Blutrückstrom zum rechten Herzen und dehnt die Venen stärker und für längere Zeit aus als unter normalen Bedingungen.

Bei der Trikuspidalinsuffizienz kann das systolische Zurückströmen von Blut in den rechten Vorhof zu einer Fortleitung der Pulsationen in die Halsvenen führen, welcher Befund um so deutlicher wird, je stärker der Vorhof und die

Venen infolge der Stauung überfüllt sind. Die Senkung zwischen der c- und der d-Welle verschwindet; beide Wellen verschmelzen miteinander in eine einzige große Welle und der Venenpuls ist „positiv". Abb. 20b zeigt einen positiven Venenpuls bei einem Patienten mit Trikuspidalinsuffizienz. Bei diesem Fall ist gleichzeitig Vorhofflimmern vorhanden, weshalb auch die a-Wellen verschwinden.

Bei der Trikuspidalinsuffizienz führt der unter dem hohen Druck der Kammersystole erfolgende Blutrückfluß zu einer sichtbaren Pulsation. Wenn man die Jugularvenen in der Mitte ihres Verlaufes komprimiert, so ist diese Pulsation noch unterhalb der Kompressionsstelle sichtbar. Diese Beobachtung zeigt, daß dafür tatsächlich ein Rückstrom aus dem Herzen verantwortlich ist.

Oft fehlen die Pulsationen an den oberflächlichen Halsvenen, weil sie erweitert sind und nicht pulsieren können. Die Vene, bei welcher die Pulsationen deutlich sind, ist die Vena jugularis interna, welche vom Musculus sternocleidomastoideus überkreuzt wird. Die Venenwand wird infolge des ständigen Rückströmens von Blut unter dem Druck in der Kammer gedehnt. Oft ist die Vena jugularis interna so weit, daß man bei der Autopsie mühelos, ohne sie weiter zu dehnen, drei Finger in das Lumen einlegen kann. In solchen Fällen steigt mit jeder Systole eine breite Pulswelle den Hals empor und hebt den Musculus sternocleidomastoideus. Die Welle läuft bis gegen das Ohrläppchen. Studenten verwechseln diese starken Pulsationen oft mit dem Corrigan-Puls der Aorteninsuffizienz. Zwecks Unterscheidung kann man leicht feststellen, daß die peripheren Arterien keinen Kollapspuls aufweisen und die Palpation der pulsierenden Gefäße den niedrigen Venendruck ergibt. Außerdem steigt die Pulswelle nicht plötzlich, sondern relativ langsam an.

Die Pulsationen sind gewöhnlich rechts am deutlichsten, da die rechte Vena anonyma unmittelbar von der oberen Hohlvene aufsteigt, während die linke in einem ungefähr rechten Winkel abgeht. In seltenen Fällen konnten wir links eine stärkere Pulsation sehen, vermutlich infolge anatomischer Anomalien dieser Gefäße.

Bei höhergradiger Venenstauung können die Pulsationen nur sichtbar sein, wenn der Patient steht; in dieser Stellung wird der Venendruck etwas geringer, da das Blut besser in den rechten Vorhof einfließen kann. Dadurch läßt die Spannung der Gefäßwand nach und die Pulsationen können auftreten. Oft fehlen Pulsationen an den Venen in allen Körperlagen, werden aber sichtbar, wenn der Venendruck durch eine erfolgreiche Behandlung absinkt. In Frühfällen vermag der sehr große rechte Vorhof die zurückfließende Blutmenge aufzunehmen, sodaß man am Hals keinen abnormen Venenpuls feststellen kann. In diesen Fällen treten die charakteristischen Pulsationen nur im Liegen auf oder, wenn die dem rechten Herzen zufließende Blutmenge durch Kompression des rechten Oberbauches größer wird.

Manche Patienten empfinden das Zurückschleudern des Blutes in die Halsvenen zumindest am Anfang sehr unangenehm. Sie hören ein Klopfen in den Ohren, wahrscheinlich durch den Anprall des zurückgeschleuderten Blutes an den Knochen, in welchen die Venen am Schädel eingebettet sind; die Pulsation ist bei einem Sinusrhythmus regelmäßig und beim Flimmern unregelmäßig. Der Kranke vermag durch das Klopfen allein die Herzfrequenz mit Leichtigkeit festzustellen. Diese Empfindung wird durch bestimmte Kopfhaltungen noch verstärkt und durch andere abgeschwächt. Infolge der vermehrten systolischen Füllung aller tiefen Venen wird über einen allgemeinen Druck im Hals geklagt.

Positiver Leberpuls. Das durch die Kammersystole in den rechten Vorhof zurückgetriebene Blut gelangt nicht nur in die Äste der oberen Hohlvene. Es fließt auch in das Einströmungsgebiet der unteren Hohlvene zurück, besonders durch die weit offenen, klappenlosen Lebervenen. Die Folge davon ist eine systolische Leberschwellung und ein systolischer Leberpuls.

Systolische Leberpulsationen kommen gelegentlich auch ohne Trikuspidalinsuffizienz vor. Infolge einer beträchtlichen Hypertrophie des rechten Ventrikels kann die Leber in der Systole nach abwärts gestoßen werden, wenn dieser Stoß durch das Zwerchfell fortgeleitet wird. Dadurch kann der Eindruck einer systolischen Pulsation entstehen. Eine Aortenklappeninsuffizienz kann, wie überall im Körper, so auch an der Leber durch die stark pulsierenden Leberarterien eine systolische Pulsation erzeugen. Lokalisierte systolische Pulsationen können in der Nachbarschaft eines Leberabzesses auftreten.

Die Leberpulsation bei der Trikuspidalinsuffizienz kann von den eben genannten Formen durch ihren „expansiven" Charakter unterschieden werden. Palpiert man die Leber nämlich mit beiden Händen, die in einiger Entfernung voneinander angelegt werden sollen, so findet man, daß das Lebervolumen systolisch in allen Richtungen zunimmt, wodurch die Abgrenzung gegenüber einer nur mitgeteilten Pulsation von seiten des Herzens oder der Aorta leicht möglich wird. Bei beginnenden Fällen kann die Pulsation fehlen, da der Druck des zurückgeschleuderten Blutes noch nicht genügend hoch ist, um die Leber auszudehnen. Wir konnten die Pulsation im Verlauf der Krankheit wieder verschwinden sehen, wenn die Bindegewebsmenge in der Leber zunahm und sich eine Zirrhose entwickelte. Die vergrößerte Leber ist nur bei akut auftretender Stauung oder im frischen Stadium druckschmerzhaft.

Manchmal kann man auch an anderen Organen beziehungsweise Regionen systolische Pulsationen feststellen, wie zum Beispiel an der Milz und an den peripheren Venen. Venenpulsationen an den Unterarmen oder an anderen peripheren Venen kommen aber nicht so regelmäßig vor und sind weniger charakteristisch als der positive Venen- und Leberpuls. Die Armvenenpulsation kann man demonstrieren, wenn man den Arm fast bis zu dem Punkt erhebt, an dem die Venen kollabieren.

Thoraxpulsationen. Eine starke Leberpulsation verursacht eine deutlich erkennbare Bewegung des rechten Oberbauches nach rechts. Da gleichzeitig die starke Hypertrophie und Dilatation des rechten Ventrikels den Thorax systolisch nach links stößt, entsteht eine charakteristische Schaukelbewegung.

Bei der Inspektion erkennt man eine systolische Einziehung der Zwischenrippenräume in der Präkordialgegend. Diese ist für die Hypertrophie und Dilatation der rechten Kammer typisch. In der Diastole kommt es zu einer starken Vorwölbung.

Aszites; Ödeme. Die durch das systolische Zurückströmen von Blut in die Leber im Pfortaderkreislauf entstehende schwere Stase führt zu einem weiteren, für eine vollentwickelte Trikuspidalinsuffizienz charakteristischen Zeichen: zum Aszites. Er fehlt selten und ist in vielen Fällen das führende Merkmal, welches die ununterbrochene Anwendung von Quecksilberdiuretizis erfordert. Durch die geschickte Verordnung dieser Medikamente kann man heute die Aszitespunktion oft vermeiden oder auf Jahre hinausschieben. Im Laufe der Zeit können mehr oder weniger deutliche Zeichen einer Stauungszirrhose der Leber auftreten.

Ödeme sind bei der relativen Trikuspidalinsuffizienz gewöhnlich vorhanden, Anasarka nicht selten. Während der Aszites bestehen bleibt, können die Ödeme wieder verschwinden. Gleichzeitig mit den Ödemen können Ergüsse in den serösen Höhlen auftreten.

Zyanose. Trotz der enormen Dilatation des rechten Herzens ist die Zyanose kein obligates Zeichen einer Trikuspidalinsuffizienz. Früher wurde ausgeführt, daß mit dem Auftreten einer Rechtsinsuffizienz und mit dem Erscheinen einer

Leberstauung eine vorher vorhandene Zyanose sogar wieder verschwinden kann. Bei akutem Einsetzen einer Rechtsinsuffizienz kann der Kranke infolge der Retention großer Blutmengen in der Leber und in den Venen sogar sehr blaß sein. In Übereinstimmung mit diesen Tatsachen zeigt die Röntgenuntersuchung bei der Trikuspidalinsuffizienz relativ helle Lungenfelder.

Perkussion und Röntgenuntersuchung. Diese beiden Methoden ergeben eine Dilatation des rechten Vorhofs und der rechten Kammer.

Diese Befunde sind nicht charakteristisch, da sie in bestimmten Stadien des Grundleidens (rheumatischer Mitralfehler oder Myokarderkrankung) regelmäßig vorkommen.

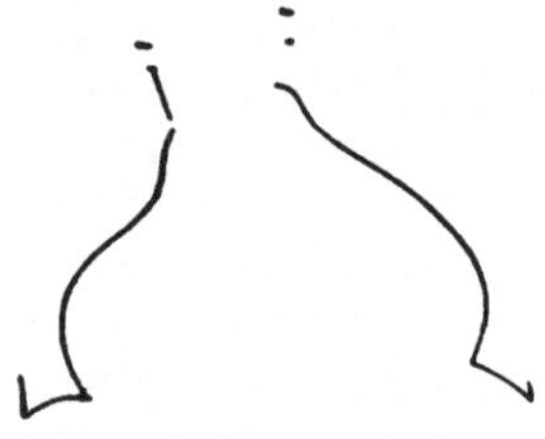

Abb. 21. Typisches Orthodiagramm eines Patienten mit Trikuspidalinsuffizienz.

Die Dilatation des rechten Vorhofs kann jedoch beträchtliche Ausmaße erreichen (Abb. 21). Das Gefäßband ist infolge der Stauung der herznahen Venen breiter.

Auskultation. Das systolische Geräusch, welches man am unteren Ende des Sternums, an der Auskultationsstelle der Trikuspidalis, erwarten würde, fehlt in den meisten Fällen. Während die stumme Form bei anderen Klappenfehlern eine Ausnahme ist, ist sie bei der Trikuspidalinsuffizienz die Regel. Bei einer großen Zahl von Patienten mit Trikuspidalinsuffizienzen, welche autoptisch bestätigt wurden, gewannen wir den Eindruck, daß ein sicheres Geräusch über der Trikuspidalregion bei der Trikuspidalinsuffizienz einen Ausnahmebefund darstellt. Ohne Zweifel hört man in dieser Gegend häufig systolische Geräusche. Trotzdem kann man ihre Fortleitung von der Mitral- oder Pulmonalklappe nicht ausschließen. Wenn ein Geräusch in der Trikuspidalregion oft auch einen anderen Charakter hat wie eines in der Mitralregion, so kann man deshalb noch nicht sagen, daß es sich um zwei verschiedene Geräusche handle. Ein Geräusch kann in seinem Charakter durch die Fortleitung mehr oder weniger verändert werden, da es durch die Gewebe „gefiltert" wird.

Der Grund für das häufige Fehlen eines sicheren systolischen Geräusches bei der Trikuspidalinsuffizienz ist unbekannt. Die Klappe liegt nicht tief und die Fortleitungsbedingungen zur Thoraxwand wären gut. In vielen Fällen wird das Geräusch scheinbar besser zur Spitze fortgeleitet und wird dann irrtümlich für ein Mitralgeräusch gehalten. Dieser Fehler wird in den Fällen mit einer Rotation des Herzens nach links infolge einer Dilatation der rechten Kammer häufiger begangen.

Der zweite Pulmonalton ist selten akzentuiert. Die Befunde einer Aorteninsuffizienz können verschwinden, wenn eine Trikuspidalinsuffizienz hinzutritt.

Differentialdiagnose

Die Unterscheidung zwischen einer relativen und einer organischen Trikuspidalinsuffizienz ist auf Grund der klinischen Befunde in der Regel nicht möglich. Man hat darauf hingewiesen, daß bei echten Klappenfehlern die systolische Venenwelle später erscheint und auch ihren Höhepunkt später erreicht als bei der relativen Trikuspidalinsuffizienz. Auch wenn die Zeichen einer Trikuspidalinsuffizienz erst im Verlauf einer Dekompensation auftreten, ist es denkbar, daß die Insuffizienz schon vorher bestanden hat, aber keine objektiven Befunde verursachte, welche die Diagnose ermöglicht hätten. Auf ähnliche Weise kann das Zurückgehen von Befunden einer Trikuspidalinsuffizienz im Verlauf einer erfolgreichen Behandlung einfach auf die verminderte Stauung zurückgeführt werden, es spricht nicht unbedingt für das Verschwinden einer relativen Trikuspidalinsuffizienz. Nur bei einer reinen Myokarderkrankung kann man die im Verlauf einer Dekompensation auftretenden Zeichen einer Trikuspidalinsuffizienz auf eine relative Klappeninsuffizienz zurückführen.

Prognose

Der oft ausgesprochenen Ansicht, daß das Auftreten einer Trikuspidalinsuffizienz eine schwere und unangenehme Komplikation bedeutet, kann man nicht ohne Einschränkung zustimmen. Wir verfügen über Fälle mit organischer (seltener auch mit relativer) Trikuspidalinsuffizienz, welche seit mehr als fünf Jahren in Beobachtung stehen und sich dauernd in einem erträglichen Zustand erhalten lassen. Die mit dem Einsetzen einer Trikuspidalinsuffizienz beginnende Besserung der Stauung im kleinen Kreislauf ist schon länger als 100 Jahre bekannt (King, 1837). Die größte Gefahr, welcher diese Kranken ausgesetzt sind, ist die Lungenembolie.

6. Trikuspidalstenose

Ätiologie

Dieser Klappenfehler ist ein gelegentlicher Folgezustand einer rheumatischen Erkrankung der Trikuspidalklappe und tritt unter diesen Umständen immer gleichzeitig mit einem rheumatischen Mitral- und Aortenfehler auf. Bei Frauen ist er viel häufiger als bei Männern. In seltenen Fällen gibt es auch eine kongenitale Trikuspidalstenose infolge einer Mißbildung, welche gewöhnlich mit anderen Mißbildungen, besonders Vorhofseptumdefekten, einhergeht.

Symptome und klinische Befunde

Die Trikuspidalstenose erzeugt keine charakteristischen Symptome oder Befunde. Die Diagnose kann nur auf Grund eines nicht ganz typischen Syndroms gestellt werden, welches selten mehr als eine Vermutung zuläßt.

Patienten mit einer Trikuspidalstenose sind gewöhnlich sehr zyanotisch und haben eine deutlich gelbe Hautfarbe (Subikterus). Die Halsvenen sind gestaut und zeigen eine präsystolische Pulsation (eine akzentuierte a-Welle). Häufig bestehen Trommelschlegelfinger, oft ist eine Polyzythämie vorhanden. Die peripheren Pulse sind klein. Der präsystolische Venen- (und Leber-) Puls kann graphisch registriert werden; die dabei erhaltenen Kurven sind nicht pathognomonisch, da man sie auch unter anderen Bedingungen, zum Beispiel bei einer adhäsiven Perikarditis, gewinnen kann.

Perkutorisch und röntgenologisch zeigt das Herz infolge einer Dilatation des rechten Vorhofs eine ausgesprochene Verbreiterung nach rechts. Das Gefäßband an der Herzbasis ist infolge der Venendilatation breit. Die Lungenfelder sind hell.

Die Auskultation ergibt gewöhnlich nichts Abnormes. In einigen Ausnahmefällen sollen am linken unteren Sternalrand holpernde diastolische Geräusche hörbar sein. Wir haben sie trotz Beobachtung einer Anzahl autoptisch verifizierter Fälle niemals finden können.

Die Leber ist beträchtlich vergrößert. Sie zeigt eher doppelgipfelige präsystolische als systolische Pulsationen. Gewöhnlich ist Aszites vorhanden. Alle diese Befunde hängen mit der Unfähigkeit des rechten Vorhofs zusammen, seinen

Inhalt wie normal in die rechte Kammer zu entleeren, weshalb während der Vorhofsystole (in der Präsystole) eine gewisse Blutmenge in die Venen zurückströmt. Manchmal ist der rechte Ventrikel kleiner als normal, so, wie der linke Ventrikel bei der Mitralstenose atrophisch ist.

Diagnose

Wenn bei einem Patienten mit einem rheumatischen Mitral- oder Aortenfehler ohne Zeichen einer Trikuspidalinsuffizienz oder einer adhäsiven Perikarditis eine starke Dilatation des rechten Vorhofs und eine massive Leberstauung bestehen und wenn der Patient zyanotisch und etwas subikterisch ist, dann ist die Vermutungsdiagnose einer Trikuspidalstenose gerechtfertigt. Liegt ein Vorhofflimmern nicht vor, dann bedeutet das Bestehen präsystolischer Pulsationen der Jugularvenen und der Leber für diese Diagnose eine gewisse Stütze. Die Diagnose wird auch wahrscheinlich, aber nicht sicher, wenn ein expansiver Leberpuls und ein positiver Venenpuls bei einer Trikuspidalinsuffizienz trotz zunehmender Herzerweiterung und Dekompensation allmählich verschwinden. In diesem Fall wird man das Recht haben, einen Trikuspidalfehler anzunehmen, bei welchem eine zunehmende Stenose die Insuffizienzzeichen immer mehr zurückdrängt.

7. Pulmonalinsuffizienz

Ätiologie

Eine rheumatische Erkrankung der Pulmonalklappen ist selten. Gelegentlich führt eine bakterielle Endokarditis zu einer Pulmonalinsuffizienz und noch seltener heilt die Endokarditis aus und läßt eine reine Klappeninsuffizienz zurück. Wir hatten Gelegenheit, nur einen derartigen Fall zu sehen, dieser Klappenfehler wird aber seit Einführung der modernen Penicillinbehandlung der bakteriellen Endokarditis in Hinkunft zweifellos häufiger zu sehen sein. Die kongenitale Pulmonalinsuffizienz ist ebenfalls selten; in solchen Fällen ist die Zahl der Pulmonalklappenzipfel gewöhnlich vermehrt oder vermindert.

Die relative Pulmonalklappeninsuffizienz ist viel häufiger. Sie scheint bei beiden Geschlechtern gleich oft und in allen Lebensaltern vorzukommen, obwohl die überwiegende Mehrzahl der Fälle bei den Erwachsenen zu finden ist. In der Mehrzahl dieser Fälle besteht gleichzeitig eine rheumatische Mitralstenose. Wenn der Druck im kleinen Kreislauf hoch ist, was aus einer Akzentuierung des zweiten Pulmonaltones und aus einer Erweiterung der Pulmonalarterie hervorgeht, dann kann im zweiten oder dritten Interkostalraum links vom Sternum ein weiches diastolisches Geräusch auftreten (Graham Steellsches Geräusch). Dieses hat dieselbe hohe Schwingungszahl und dieselbe Lokalisation wie das Geräusch der Aorteninsuffizienz. Es kann zeitweise lauter sein und wieder verschwinden, um von Zeit zu Zeit neuerlich aufzutreten. Wenn man als Ursache eine Insuffizienz der Aortenklappen angenommen hat, ist man bei der Autopsie überrascht, diese Klappen normal zu finden.

Dieses Geräusch wurde als das „Geräusch des hohen Druckes" bezeichnet. Ein beträchtlicher Druckanstieg im kleinen Kreislauf kann eine so starke Dilatation der Pulmonalarterie und des Klappenringes hervorrufen, daß sich die an und für sich normalen Klappen nicht mehr schließen können.

Wenn man Gelegenheit hat, eine große Zahl von Patienten mit Mitralstenosen über eine Reihe von Jahren zu beobachten, dann erscheint die relative

Pulmonalinsuffizienz nicht selten. Cabot fand sie in 22 von 50 autoptisch untersuchten Mitralstenosen. Sie verschwindet, wenn der Druck im kleinen Kreislauf infolge Eintretens einer Rechtsinsuffizienz oder infolge der Entwicklung einer relativen Trikuspidalinsuffizienz absinkt; wird der frühere Zustand durch Behandlung wiederhergestellt, so tritt sie neuerlich auf.

Das verhältnismäßig häufige Vorkommen der relativen Pulmonalinsuffizienz bei Mitralstenosen verlangt eine Erklärung, da es in auffallendem Gegensatz zur Seltenheit der relativen Insuffizienz der Aortenklappen steht. Ohne Zweifel liegt ein Grund dafür in der lokalen Anatomie. Die Wurzel der Pulmonalarterie und ihr Klappenring sind schwächer als bei der Aorta. Ein anderer Grund ist das bevorzugte Auftreten histologischer Veränderungen am Konus der Pulmonalarterie und an ihrer Wurzel selbst beim Rheumatismus. Demgemäß wird bei einem Druckanstieg im kleinen Kreislauf die Entstehung einer relativen Pulmonalinsuffizienz infolge der Schwäche oder Zerstörung der genannten Gewebspartien erleichtert.

Auch bei anderen Zuständen, welche mit einer Druckerhöhung im kleinen Kreislauf einhergehen, kann es zur Entwicklung einer relativen Pulmonalklappeninsuffizienz kommen, zum Beispiel bei einer fibrösen Tuberkulose, bei ausgedehnten Myokarderkrankungen und bei der Kyphoskoliose.

Kranke mit einer relativen Pulmonalinsuffizienz bieten keine charakteristischen Symptome.

Klinische Befunde

Der zweite Pulmonalton ist in diesen Fällen, wenn nicht gleichzeitig ein Emphysem besteht, immer palpabel und stark akzentuiert. Die Pulmonalarterie selbst und ihr Konus sind dilatiert. Da das rechte Herz deutlich vergrößert ist, entsteht eine sehr charakteristische Konfiguration, das „Kropftaubenherz". Abb. 22 zeigt das Orthodiagramm einer rheumatischen Mitralstenose und einer relativen Pulmonalinsuffizienz mit der charakteristischen Veränderung der Herzform.

Nach Hall gibt es ein diastolisches Schwirren nur bei der organischen und niemals bei der relativen Pulmonalinsuffizienz. Bei einem Fall von autoptisch verifizierter relativer Pulmonalklappeninsuffizienz konnte es jedoch nachgewiesen werden. Dies ist auch zu erwarten, da die Intensität und die Schwingungszahl eines Geräusches für das Vorhandensein oder Fehlen des Schwirrens viel mehr von Bedeutung sind als seine Ätiologie.

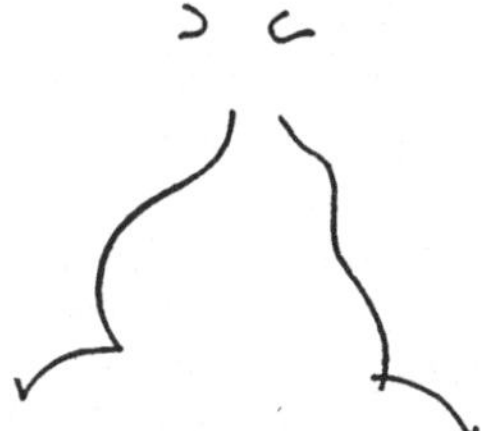

Abb. 22. Typisches Orthodiagramm eines Patienten mit rheumatischer Mitralstenose und relativer Insuffizienz der Pulmonalklappen (Kropftaubenherz.)

In allen Fällen ist über der Pulmonalis ein lautes systolisches Geräusch zu hören. Es ist durch die Dilatation der Pulmonalarterie und des rechten Ventrikels zu erklären (relative Stenose des Ostiums).

Bei der Röntgendurchleuchtung ergibt ein Pulsus celer der Hilusgefäße ein sehr charakteristisches, aber nicht immer nachweisbares Bild. Auch das Hilustanzen ist nicht pathognomonisch, da es bei vielen, in den vorhergehenden Kapiteln erwähnten Zuständen vorkommt. Die Lungenfelder sind hell, da die relative Pulmonalinsuffizienz für den kleinen Kreislauf wie ein Sicherheitsventil wirkt und die Stauung vermindert. Die Dilatation der Pulmonalarterie ist nicht typisch, da sie bei der Mitralstenose auch ohne relative Pulmonalinsuffizienz vorkommt.

Differentialdiagnose

Die relative Pulmonalinsuffizienz wird am häufigsten mit der rheumatischen Aorteninsuffizienz verwechselt, da die Lokalisation und die Art des Geräusches bei beiden Fehlern gleich sind. Deshalb muß mit Nachdruck betont werden, daß die auskultatorischen Befunde allein für die Diagnose nicht ausreichen, sondern alle physikalischen Zeichen und die Ergebnisse der Röntgendurchleuchtung dafür heranzuziehen sind. Das Fehlen von peripheren Zeichen einer Aorteninsuffizienz sollte nicht gegen die Annahme dieses Klappenfehlers verwendet werden, da eine gleichzeitig bestehende Mitralstenose die peripheren und sogar die auskultatorischen Zeichen der begleitenden Aorteninsuffizienz verwischen kann.

Die Stellung der richtigen Diagnose kann auch beim Vorhandensein einer stummen Mitralstenose schwierig sein. Oft kann man die genaue Diagnose erst bei der Autopsie stellen.

Die Prognose hängt vom zugrunde liegenden primären Leiden ab.

8. Pulmonalstenose

Da die Pulmonalstenose gewöhnlich ein kongenitaler Klappenfehler ist und oft zusammen mit anderen Mißbildungen auftritt, wird die Besprechung ihrer Symptomatologie an einer anderen Stelle erfolgen (S. 285). Dies erscheint besonders deshalb ratsam, da die Symptome, die klinischen Befunde und die Prognose weitgehend von den gleichzeitig vorhandenen anderen Mißbildungen abhängen.

9. Kombinierte Klappenfehler mit Beteiligung mehrerer Klappen

Die wesentlichen Merkmale der meisten kombinierten Klappenfehler wurden bereits in den vorhergehenden Bemerkungen vorweggenommen. In der überwiegenden Mehrzahl bilden die Mitralfehler die grundlegende Störung. Die Prognose hängt nicht von der Anzahl der beteiligten Klappen, sondern fast immer vom Zustand des Herzmuskels ab.

Mitral-, Aorten- und Trikuspidalfehler stellen eine sehr häufige Kombination dar. Dabei kann der Trikuspidalfehler organischer oder relativer Natur sein. Diese Kranken können trotz dem Bestehen eines Cor bovinum jahrelang in relativ gutem Zustand bleiben.

Da bei solchen kombinierten Fehlern diastolische Geräusche fehlen können und oft uncharakteristische systolische Geräusche allein vorhanden sind, kann die Entscheidung schwierig sein, ob ein dreifacher Klappenfehler besteht oder ob nur eine Herzdekompensation bei einer Myokarderkrankung oder bei einer Hypertonie mit relativer Mitral- und Trikuspidalinsuffizienz vorliegt. Ein stärker vorspringender Aortenknopf und eine Dilatation der Aorta sprechen für das Vorliegen eines Aortenfehlers, sogar, wenn man keine Aortengeräusche hört. Auch ein bei der Durchleuchtung festgestellter Pulsus celer der Aorta spricht dafür.

Oft machen eine Röntgenuntersuchung und die Elektrokardiographie die Differentialdiagnose dieser Fälle etwas leichter. Das Vorliegen verbreiterter und aufgesplitterter P-Zacken in Ableitung I und II wird für das Bestehen einer rheumatischen Mitralstenose sprechen. Das Fehlen einer Achsenablenkung wird auf die gleichzeitige Beteiligung der rechten und linken Kammer hinweisen. Oft wird über günstige oder ungünstige Kombinationen einzelner Klappenfehler gesprochen. In dieser Frage gezogene Schlüsse haben in der Regel nur theoretische Bedeutung.

Schrifttum

Abelman, W. H., Ellis, L. B. and Harken, D. E., The diagnosis of mitral regurgitation, Am. J. Med., 15, 5, 1953.

Adam, A. Über die traumatischen Veränderungen gesunder Klappen des Herzens. Ztschr. f. Kreislaufforsch., 19, 313, 1927.

Adlmuhler, F. Über die Ätiologie der erworbenen Herzklappenfehler. Deutsches Arch. f. klin. Med., 132, 279, 1920.

Albertini, A. von. and Staehelin, A., Über die Beziehung der verkalkten Knopflochstenose zur Endokarditis, Cardiologia, 18, 129, 1951.

Alimurung, M. M., Rappaport, M. B. and Sprague, H. B., The auscultatory signs in rheumatic valvular disease, New England J. Med., 244, 1, 1951.

Altschule M. D., and Budnitz, E. "Rheumatic Diseases of the Tricuspid Valve." Arch. Path., 30, 7, 1940.

Ashworth, H. and Morgan Jones, A., Aneurysmal dilatation of the left auricle with erosion of the spine, Brit Heart J., 8, 207, 1946.

Assmann, H. Die klinische Röntgendiagnostik der inneren Erkrankungen. 5. Aufl., Berlin, Vogel, 1934.

Bailey, C. P. and others, Surgery of the mitral valve, Surg. Clinic N. Amer. 32, 1801, 1952.

— and others, Surgical treatment of aortic stenosis, J. A. M. A., 150, 1647, 1952.

— and others, Commissurotomy for rheumatic aortic stenosis, Circulation, 9, 22, 1954.

Baker, C. and others, valvotomy for mitral stenosis, Brit. M. J., 1, 1043, 1952.

Barber, H., and Osborn, G. R. "A Case of Mitral Stenosis, the Result of Trauma." Guy's Hosp. Rep., 87, 510, 1937.

Battistini, F. "Due casi di trombosi dell'orecchietta sinistra diagnosticata in vita." Gior. d. r. Accad. di med. di Torino, 4. s., 15, 313, 1909.

Bedford, D. E. "Extreme Dilatation of the Left Auricle to the Right." Am. Heart J., 3, 127, 1927.

Bellet, S., Gouley, B., Nichols, C. F., and McMillan, T. M. "Loud, Musical, Diastolic Murmurs of Aortic Insufficiency." Am. Heart J., 18, 483, 1939.

Berk, L. H. "Roentgen diagnosis of Mural Thrombi." Arch. Int. Med., 63, 1183, 1939.

Bland, E. F., White, P. D., and Jones, T. D. "Development of Mitral Stenosis in Young People, with Discussion of Frequent Misinterpretation of Middiastolic Murmur at Cardiac Apex." Am. Heart J., 10, 995, 1935.

— and Sweet, R. H. A venous shunt for advanecd mitral stenosis, J. A. M. A., 140, 1259, 1949.

— Surgery for mitral stenosis, Circulation, 5, 290, 1952.

Bloomfield, A. L. "Dysphagia with Disorders of the Heart and Great Vessels." Am. J. M. Sc., 200, 289, 1940.

Boas, E. P. "Clinical 'Capillary Pulsation'." Heart, 11, 57, 1924.

—, and Fineberg, M. H. "Hypertension in its Relationship to Mitral Stenosis and Aortic Insufficiency." Am. J. M. Sc., 172, 648, 1926.

Bower, B. D. and others, Two cases of congenital mitral stenosis treated by valvotomy, Arch. Dis. Childhood, 28, 91, 1953.

Bramwell, J. C., and Duguid, J. B. "Aneurysmal Dilatation of the Left Auricle." Quart. J. Med., 21, 187, 1928.

Bridgen, W. and Leatham, A., Mitral incompetence, Brit. Heart J., 15, 55, 1953.

Brockbank, E. M. "The Murmurs of Mitral Disease." Edinburgh and London, Y. J. Pentland, 1899.

Campbell, M. and Kauntze, R., Congenital aortic valvular stenosis, Brit. Heart J., 15, 179, 1953.

Clarke, J. M. "Some Features of Aortic Regurgitation in Young Subjects." Brit. M. J., I, 1364, 1911.

Coelho, E. and others, L'importance de l'etude physiopathologique du rétrécissment mitral dans l'indication de la commissurotomie, Cardiologia, 21, 626, 1952.

Contratto, A. W., and Levine, S. A. "Aortic Stenosis with Special Reference to Angina Pectoris and Syncope." Ann. Int. Med., 10, 1636, 1937.

Cooke, W. T., and White, P. D. "Tricuspid Stenosis, with particular Reference to Diagnosis and Prognosis." Brit. Heart J., 3, 147, 1941.

Cosgriff, S. W., Prophylaxis of recurrent embolism of intracardiac origin, J. A. M. A., 143, 870, 1950.

Cossio, P., and Perianes, I., Surgical treatment of the "cardiac lung", J. A. M. A., 140, 772, 1949.

— Ligation of the vena cava in the treatment of heart failure, Am. Heart J., 43, 97, 1952.

Crawford, J. H., and Rosenberger, H. "Studies on Human Capillaries: Observations on the Nature of Capillary Pulse in Aortic Insufficiency." J. Clin. Investigation, 4, 307, 1937.

Davis, E., Mitral stenosis and pulmonary tuberculosis, Am. Rev. Tuberc., 55, 457, 1947.

Decker, J. P., and others, Rheumatic activity as judged by the presence of Aschoff bodies in auricular appendages of patients with mitral stenosis, Circulation, 8, 161, 1953.

Dexter, L. and others, Studies of the pulmonary circulation in man at rest, J. Clin. Invest., 29, 602, 1950.

Donnally, H. H. "Congenital Mitral Stenosis." J. A. M. A., 82, 1318, 1924.

Dressler, W. and Fischer, R., Über Trikuspidalstenose, Klin. Wschr. 8, 1267, 1929.

— "Pulsations of the Wall of the Chest. V. Pulsations associated with Mitral Regurgitation and Aneurysmal Dilatation of the Left Auricle." Arch. Int. Med., 60, 663, 1937.

— und Fischer, R. Über Tricuspidalstenose. Klin. Wchnschr., 8, 1267, 1316, 1929.

Emanuel, J. G. "Extreme Dilatation of the Left Auricle." Lancet, I, 591, 1932.

Epstein, B. S. "Comparative Study of Valvular Calcifications in Rheumatic and in Non-rheumatic Heart Disease." Arch. Int. Med., 65, 279, 1940.

Epstein, W. Über einen sehr seltenen Fall von Insuffizienz der Valvula tricuspidalis, bedingt durch eine angeborene hochgradige Mißbildung derselben. Arch. Anat. und Physiol., 1866, p. 238.

Evans, W., Mitral systolic murmurs, Brit. Med. J., 1, 8, 1943.

— The use of the phonocardiograph in clinical medicine, Lancet, 1, 1083, 1951.

Ferguson, F. C., Kobilak, R. E. and Deitrick, J. E., Varices of the bronchial veins as a source of hemoptysis in mitral stenosis, Am. Heart J., 28, 445, 1944.

Fetterolf, G., and Norris, G. W. "The Anatomical Explanation of the Paralysis of the Left Recurrent Laryngeal Nerve found in certain Cases of Mitral Stenosis." Am. J. M. Sc., 141, 165, 1911.

Field, C. E. "Congenital Mitral Stenosis." Arch. Dis. Childhood, 13, 371, 1938.

Fischer, R. Klinische Untersuchungen über den Jugularvenenpuls. 4. Mitteil., Cardiologia, 4, 267, 1940.

Fleischner, F. Verkalkung des annulus fibrosus. Wien. med. Wchnschr., 75, 272, 1925.

Freeman, A. R. and Levine, S. A., The clinical significance of the systolic murmur Ann. int. Med. 6, 1371, 1933.

Futcher, T. B. "Tricuspid Stenosis, with a Report of Five Cases." Am. J. M. Sc., 142, 625, 1911.

Gallavardin, L., Syncopes d'effort dans le retrecissement aortique, Medicine, 16, 197, 1935.

Garvin, C. F. "Functional Aortic Insufficiency." Ann. Int. Med., 13, 1799, 1940.

Gladstone, S. A. "A few Observations on the Haemodynamics of the Normal Circulation and the Changes which occur in Aortic Insufficiency." Bull. Johns Hopkins Hosp., 44, 83, 1929.

Goedel, A. Eine ungewöhnliche Form der Herzvergrößerung (enorme Vorhofvergrößerung) bei Mitralstenose. Wien. klin. Wchnschr., 42, 427, 1929.

Gorlin, R. and Gorlin, S. G., Hydraulic formula for calculation of the area of the stenotic mitral valve, other cardiac valves, and central circulatory shunts, Am. Heart J., 41, 1, 1951.

Grant, R. T. "After Histories for Ten Years of a Thousand Men Suffering from Heart Disease." Heart, 16, 275, 1933.

Grant, R. P., Architectonics of the heart, Am. Heart J., **46,** 405, 1953.

Gravier, L. Syncopes d'effort solutaires au cours du retrecissement aortique, J. med. de Lyon, **15,** 631, 1934.

Glover, R. P., Bailey, C. P. and O'Neill, T. J. Ex E. Surgery of stenotic valvular disease of the heart, J. A. M. A., **144,** 1049, 1950.

Hall, J. N. "Relative Pulmonic Insufficiency." Am. J. M. Sc., **148,** 476, 1914.

Hammarsten, J. F., Syncope in aortic stenosis, Arch. int. Med., **87,** 274, 1951.

Harken, D. E. and others, The surgical treatment of mitral stenosis, New Engl. J. Med., **239,** 801, 1948.

— and others, The surgery of mitral stenosis, I. Finger fracture valvuloplasty, Ann. Surgery, **134,** 722, 1951.

Harper, W. F., The structure of the heart valves, with special reference to their blood supply and the genesis of endocarditis, J. Path. & Bact., **57,** 229, 1945.

Harris, A. W., and Levine, S. A. "Cerebral Embolism in Mitral Stenosis." Ann. Int. Med., **15,** 637, 1941.

Harris, T. N. and Friedman, S., Phonocardiographic differentiation of vibratory (functional) murmurs from those of valvular insufficiency, Am. Heart J., **43,** 707, 1952.

de Heer, J. L. Die Dynamik des Säugetierherzens im Kreislauf in der Norm, bei Aortenstenose und nach Strophantin. Arch. f. d. ges. Physiol., **148,** 1, 1912.

Hellwig, C. A. "Atheromatosis of the Mitral Valve." Am. Heart J., **24,** 41, 1942.

Henderson, Y. "A Neglected Feature of the Mechanics of Mitral Stenosis." J. A. M. A., **78,** 1046, 1922.

Henry, E. W., The small pulmonary vessels in mitral stenosis, Brit. Heart J., **14,** 406, 1952.

Hill, L., and Rowlands, R. A. "Systolic Blood Pressure; (1) in change of Posture; (2) in Cases of Aortic Regurgitation." Heart, **3,** 219, 1911—12.

Holt, E. "Deformity of the Chest associated with extreme Dilatation of the Left Auricle." Am. Heart J., **9,** 363, 1934.

Holzmann, M. Erkrankungen des Herzens und der Gefäße. In Lehrb. Röntgendiag. (H. R. Schinz et al.), 4. Aufl., Bd. 2, Leipzig, G. Thieme, 1939.

Horder, T. "Endocarditis." Lancet, **I,** 695, 745, 850, 1926.

Hultgren, H. N., Calcific disease of the aortic valve, arch. Path., **45,** 694, 1948.

Johnson, R. S. and Lewes, D., Advanced mitral stenosis in three years old, Brit. Heart J., **7,** 52, 1945.

Karsner, H. T. and Koletzky, S., Calcific disease of the aortic valve, Philadelphia, Lippincott, 1947.

Kauf, E. Plötzlicher Herztod durch Verschluß des Mitralostiums. Zentralbl. f. Herz- und Gefäßkrankh., **15,** 197, 1923.

King, T. W., The safety-valve function in the right ventricle of the human heart, Guy's hosp. rep., **2,** 104, 1837.

King, F. H., Hitzig, W. M., and Fishberg, A. M. "Recurrent Laryngeal Paralysis in Left Ventricular Failure." Am. J. M. Sc., **188,** 691, 1934.

Kirch, E. Über Größen- und Massenveränderungen der einzelnen Herzabschnitte bei Herzklappenfehlern, insbesondere bei Mitralstenose und Aortenstenose. Verhandl. d. deutsch. Gesellsch. f. inn. Med., Kong. **41,** 324, 1929.

Kisch, F. Klinisches und Statistisches über die Differentialdiagnose der syphilitischen und nichtsyphilitischen Aorteninsuffizienzen. Wien. Arch. f. inn. Med., **21,** 221, 1931.

Kissane, R. W., Koons, R. A., and Fidler, R. S. „Traumatic Rupture of a Normal Aortic Valve." Am. Heart J., **12,** 231, 1936.

Kissin, M. "Pulmonary Insufficiency with a Supernumerary Cusp in the Pulmonary Valve." Am. Heart J., **12,** 206, 1936.

Kopelman, H. and de Lee, G., The intrathoracic blood volume in mitral stenosis and left ventricular failure, Clinical Science, **10,** 383, 1951.

Kumpe, C. W., and Bean, W. B., Aortic stenosis; a study of the clinical and pathologic aspects of 107 proved cases, Medicine, **27,** 139, 1948.

Lang, G. Über einige durch die Herzaktion verursachte Bewegungen der Brustwand und des Epigastriums. Deutsch. Arch. f. klin. Med., **108,** 35, 1912.

Lans, P. Über einen Fall von Thrombose des linken Vorhofes. Wien. klin. Wchnschr., **48,** 459, 1935.

Larrabee, W. F., Parker, R. L. and Edwards, J. E., Pathology of intrapulmonary arteries and arterioles in mitral stenosis, Proc. Staff Meet. Mayo Clinic, **24,** 316, 1949.

Laubry, C., et Doumer, E. "Sur l'insuffisance aortique fonctionelle et sa pathogénie." Bull. et mém. Soc. méd. d. hop. de Paris, **3.** s., **47,** 584, 1923.

Lauenstein, H. Über kardial bedingte Bronchostenosen und Lungenatelektasen im Kindesalter. Ztschr. f. Kinderh., **54,** 145, 1933.

Leatham, A., The phonocardiogram of aortic stenosis, Brit. Heart J., **13,** 153, 1951.

Leiner, G., und Wachstein, M. Über das Hillsche Symptom bei der Aorteninsuffizienz. Klin. Wchnschr., **16,** 822, 1937.

Lewis, T. "The Time Relations of Heart Sounds and Murmurs, with Special Reference to the Acoustic Signs in Mitral Stenosis." Heart, **4,** 241, 1912—13.

— "Studies of Capillary Pulsation, with Special Reference to Vasodilatation in Aortic Regurgitation and including Observations on the Effects of Heating the Human Skin." Heart, **11,** 151, 1924.

— "Diseases of the Heart." London, MacMillan Co., 1933.

— and Drury, A. N. "Observations relating to Arteriovenous Aneurysm. I. Circulatory Manifestations in Clinical Cases with Particular Reference to the Arterial Phenomena of Aortic Regurgitation." Heart, **10,** 301, 1923.

Lewis, B. M. and others, Clinical and physiological correlations in patients with mitral stenosis, Am. Heart J., **43,** 2, 1952.

Logan, A. and Turner, R., The diagnosis of mitral incompetence accompanying mitral stenosis, Lancet, **2,** 593, 1952.

— Mitral stenosis, Lancet, **1,** 1007, 1953.

Luger, A. Zur Symptomatologie der Insuffizienz der Aortenklappen mit besonderer Berücksichtigung der Frage einer relativen Insuffizienz derselben. Wien. med. Wchnschr., **78,** 209, 246, 1928.

Luisada, A. A. "On the Pathogenesis of the Signs of Traube and Duroziez in Aortic Insufficiency." Am. Heart J., **26,** 721, 1943.

— "On the Apical Sounds and Murmurs in Aortic Regurgitation." Am. Heart J., **28,** 156, 1944.

— and Wolff, L. "The Significance of the Pulmonary Diastolic Murmur in Cases of Mitral Stenosis." Am. J. M. Sc., **209,** 204, 1945.

— and Fleischner, F. G. Dynamics of the left auricle in mitral valve lesions, Am. J. Med., **4,** 791, 1948.

— and Montes, L. P. A phonocardiographic study of apical diastolic murmurs simulating those of mitral stenosis, Ann. int. Med., **33,** 56, 1950.

Lutembacher, R. "Aneurisme de l'oreillette gauche, contribution a l'etude du rhythme bigeminé." Arch. d. mal. du coeur, **10,** 145, 1917.

Lyon, D. M. "The Significance of Systolic Murmurs." Edinbourgh M. J., **48,** 589, 1941.

Mackenzie, J. "Diseases of the Heart." London, Oxford Univ. Press, 1908.

Magarey, F. R. Pathogenesis of mitral stenosis, Brit. Med. J., **1,** 856, 1951.

Margolies, A. and Wolferth, C. C. The opening snap (claquement d'ouverture de la mitrale) in mitral stenosis, Am. Heart J., **7,** 443, 1932.

McGinn, S., and White, P. D. "Clinical Observations on Aortic Stenosis." Am. J. M. Sc., **188,** 1, 1934.

Marvin, H. M., and Sullivan, A. G. "Clinical Observations upon Syncope and Sudden Death in Relation to Aortic Stenosis." Am. Heart J., **10,** 705, 1935.

Mears, E. J. Harvey, W. P. and Hufnagel, C. A., Relief of pulmonary hypertensive pains aft mitral commissurotomy, New Engl. J. Med., **249,** 715, 1953.

Messer, A. L. and others, Study of the venous pulse in tricuspid valvular disease, Circulation, **1,** 388, 1950.

Minkowski. Demonstration eines Herzens mit ungewöhnlich starker Dilatation der Vorhöfe. München. med. Wchnschr., **51,** 182, 1904.

Mönckeberg, J. G. Der normale histologische Bau und die Sklerose der Aorten-klappen. Virchows Arch. f. path. Anat., **176**, 472, 1904.

Muller, H. Die kongenitale Aortenkonusstenose. Schweiz. med. Wchnschr., **54,** 702, 1924.

Murray, J. R. "Systolic and Diastolic Blood Pressure in Aortic Regurgitation." Brit. M. J., **I,** 697, 1914.

Nadas, A. S. and Alimurung, M. M., Apical diastolic murmurs in congenital heart disease Am. Heart J., **43,** 691, 1952.

Nichols, C. F., and Ostrum, H. W. "Unusual Dilatation of the Left Auricle." Am. Heart J., **8,** 205, 1932.

de Oliveira, R. M. "Escleroses valvulares calcificades." Rio de Janeiro, Tipografia do Patronato, 1943.

Parkinson, J. "The radiology of rheumatic heart disease." Lancet **1,** 895, 1949.
— and Hartley, R. "Early diagnosis of rheumatic valvular disease in recruits." Brit. Heart J., **8,** 212, 1946.

Pawinski, J. Über relative Insuffizienz der Lungenarterienklappen bei Mitralstenose. Deutsches Arch. f. klin. Med., **52,** 519, 1894.

Pezzi, C. "The Radioscopic Sign of 'Hilum Dance'; Its Clinical Significance." Libman Anniv. Vols., **3,** 931, 1932.

Pribram, B. O. Die operative Behandlung der Mitralstenose, Arch. f. klin. Chirurg., **142,** 458, 1926.

Puddu, V. La malattia mitralica, Poligraphica Reggiana, 1941.

Pyke, D., and Symons, C. "Calcifications of the aortic valves and the coronary arteries." Brit. Heart J., **13,** 355, 1951.

Quinke, Beobachtungen über Kapillar- und Venenpuls. Berl. klin. Wchnschr., **5,** 357, 1868.

Ravin, A., and Darley, W. "Apical diastolic murmurs in patent ductus arteriosus." Ann. int. Med., **33,** 903, 1950.

Reid, W. D. "The So-called Presystolic Murmur." J. A. M. A., **77,** 1648, 1921.

Samojloff, A., und Stehinsky, M. Über die Vorhoferhebung des Elektrokardio-gramms bei Mitralstenose. Münchn. Med. Wchnschr., **56,** 1942, 1909.

Schellong, F. Akute Lungenstauung und Lungenödem bei Mitralstenose. Klin. Wschr., **12,** 18, 1933.

Scherf, D. Über die relative Insuffizienz der Pulmonalklappen. Klin. Wchnschr., **9,** 868, 1930.
— und Erlsbacher, O. Zur Symptomatologie des partiellen Herzaneurysmas. Med. Klin., **30,** 1687, 1934.
— und Goldhammer, S. Zur Frühdiagnose der Angina pectoris mit Hilfe des Elektro-kardiogramms. Ztschr. f. klin. Med., **124,** 111, 1933.
— and Kisch, F. "Ventricular Tachycardias with Variform Ventricular Complexes." Bull. New York M. College, Flower and Fifth Ave. Hopss., **2,** 73, 1939.
— und Urbanek, J. Kapillarmikroskopische Untersuchungen an der menschlichen Conjunctiva; über den Kapillarpuls. Wien. klin. Wchnschr., **40,** 1538, 1927.

Scholz, T. Röntgenologische Darstellung von myokardialer Verkalkung intra vitam. Fortschr. a. d. Geb. d. Röntgenstrahlen, **32,** 421, 1924.

Schott, A. Zur Kenntnis der hochgradigen Erweiterung des linken Vorhofes. Klin. Wchnschr., **3,** 1067, 1924.

Schwarz, G. Röntgenoskopische Beobachtungen von Eigenpulsation der Hilus schatten und ihrer Verzweigung. Wien. klin. Wchnschr., **23,** 892, 1910.

Schwartz, S. P. "The Radiographic Signs of Pulmonic Insufficiency." Am. Heart J., **2,** 407, 1927.
— and Biloon, S. "The clinical Signs of Occluding Thrombi of the Left Auricle." Am. Heart J., **7,** 84, 1931.

Smithy, H. G. and others, "Surgical treatment of constrictive valvular disease," Surg. Gn. Obst., **90,** 175, 1950.

Sodeman, W. A. "The Systolic Murmur." Am. J. M. Sc., **208,** 106, 1944.

Sohval, A. R., and Gross, L. "Calcific Sclerosis of the Aortic Valve (Mönckeberg Type)." Arch. Path., **22,** 477, 1936.

Soloff, L. A., and others, "Reactivation of rheumatic fever following mitral commissurotomy." Circulation, 8, 481, 1953.

Sosman, M. C. "The technique for locating and identifying pericardial and intracardiac calcifications." Am. J. Roentgenol. 50, 461, 1943.

— and Wosika, P. H. "Calcifications in mitral and aortic valves." Am. J. Röntgenol., 30, 328, 1933.

Soulié, P. "et al. Commissurotomies efficaces et commissurotomies nuisibles." Arch. mal. coeur, 46, 624, 1953.

— Tricot, R., and Matteo, J. di., "Examen d'un mitral en vue de l'intervention, La semaine des hopitaux, 29, 3, 1953.

— and others. "Le poumon des mitraux." Arch. mal. coeur, 46, 393, 1953.

Souttar, H. S. "The surgical treatment of mitral stenosis." Brit. Med. J., 2, 603, 1925.

Stadler, E. Über die Massenverhältnisse des Kaninchenherzens bei experimentell erzeugter Trikuspidalinsuffizienz. Deutsches Arch. f. klin. Med., 73, 71, 1905.

Steele, J. M., Jr., and Paterson, R. "Distortion of the Bronchi by Left Auricular Enlargement." Am. Heart J., 4, 692, 1929.

Steell, G. "The Murmur of High-Pressure in the Pulmonary Artery." M. Chron., 9, 182, 1888—89.

Sternberg, M. Stenokardie bei Mitralfehlern. Ztschr. f. klin. Med., 97, 110, 1923.

Stewart, H. J. "The occurrence of hemoptysis as a symptom of acute heart failure in the presence of mitral stenosis." Med. Cl. North m., 18, 917, 1934.

Straub, H. Zur Dynamik der Klappenfehler des linken Herzens. D. Arch. klin. Med., 122, 156, 1917.

Sutton, G. C. "An evaluation of intracardiac angiocardiography." Am. J. Röntgenol., 67, 596, 1952.

Taylor, W. C. "The incidence and significance of systolic cardiac murmurs in infants." Arch. Dis. Cildhood, 28, 52, 1953.

Telia, L. "Le syndrome de l'angine de poitrine dans le sténose mitrale." Arch. d. mal. du coeur, 18, 531, 1925.

Templeton, J. Y., and Gibbon, J. H. "Experimental reconstruction of cardiac valves by venous and pericardial grafts." Ann. Surg., 129, 161, 1949.

Thayer, W. S. "Reflections on the Interpretation of Systolic Cardiac Murmurs." Am. J. M. Sc., 169, 313, 1925.

Tuffier, T. "Etat actuel de la chirurgie intrathoracique." Tr. Int. Congr. Med. Paris, 1913, Masson.

Vaquez, H., et Bordet, E. "Radiologie du coeur et des vaisseux de la base." Paris, Baillière, 1928.

Vedoya, R. "Una maniobra sencilla tendiente a facilitar las auscultacion y el registro grafico del ruido diastolico de la estenosis mitral." Rev. ergent cardiol. 13, 174, 1946.

Volhard, F. Über Leberpulse und über die Kompensation der Klappenfehler. Berl. klin. Wchnschr., 41, 522, 565, 1904.

Weinstein, W., and Lev, M. "Apical Diastolic Murmurs without Mitral Stenosis." Am. Heart J., 23, 809, 1942.

White, P. D., Adams, F. D., and Craib, D. "A Note on Cardiac Murmurs: Recommendation for a Revised Terminology." Am. J. M. Sc., 203, 52, 1942.

— and Bland, E. F. "Mitral Stenosis after Eighty." J. A. M. A., 116, 2001, 1941.

Wiggers, C. J. "The Magnitude of Regurgitation with Aortic Leaks of Different Sizes." J. A. M. A., 97, 1359, 1931.

— "Physiology in Health and Disease." Philadelphia, Lea & Febiger, 1944.

Willer, H., und Beck, L. Über angeborene Stenosen der Aorta ascendens mit Atresie des Aortenostiums. Zugleich ein Beitrag zur Frage der fetalen Endokarditis. Ztschr. f. Kreislaufforsch., 24, 633, 1932.

Willius, F. A. "A Clinical Study of Aortic Stenosis." Proc. Staff Meet., Mayo Clin., 2, 123, 1927.

Wright, I. S., Flynn, J. E., and Druet, K. L. "Ball Thrombus in the Right Auricle of the Heart, with a Description of the Symptoms Produced." Am. Heart J., 27, 858, 1944.

Yater, W. M., and Shapiro, M. J. "Congenital Displacement of the Tricuspid Valve." Annal. Int. Med., 2, 1043, 1937.

Zdansky, E. Röntgendiagnostik des Herzens und der großen Gefäße. Wien, Springer, 2. Auflage, 1949.

von Ziemssen. Zur Pathologie und Diagnose der gestielten und Kugelthromben des Herzens. Verhandl. d. Congr. f. inn. Med., 9, 281, 1890.

Zinsser, H. F., and Johnson, S. "The use of angiokardiography in the selection of patients for mitral valvular surgery." Ann. int. Med., 39, 1200, 1953.

Dreizehntes Kapitel

Krankheiten des Myokards

1. Einleitung

Der Ausdruck „Myokarderkrankung" wird für eine ungleichartige Gruppe von Affektionen gebraucht und schließt nach allgemeiner Ansicht primäre Schädigungen des Myokards, eine sekundäre Beteiligung des Herzmuskels im Verlauf von verschiedenen Erkrankungen sowie die mit den Koronarerkrankungen einhergehenden Myokardschäden in sich. Die große Bedeutung der Myokarderkrankungen für die Volksgesundheit geht aus ihrer Häufigkeit klar hervor.

Studenten und junge Ärzte bekommen in Vorlesungen und Kursen oft einen falschen Eindruck von der Häufigkeit und Bedeutung der Myokardschädigungen, da die Klappenfehler mit ihrer reicheren Symptomatologie und Fülle gut demonstrierbarer Befunde viel öfter gezeigt werden als die weniger eindrucksvollen Myokarderkrankungen. In der Praxis sind diese jedoch viel häufiger.

Bei diesen Erkrankungen sind eine sorgfältige Anamnese und Perkussion mehr als sonst bei Herzkranken für die Diagnose am Krankenbett vielfach von größter Bedeutung. Ohne Perkussion kann auch ein schwergeschädigtes Myokard vielen Ärzten als normal erscheinen, besonders ,wenn Geräusche nicht vorhanden sind. Sehr oft haben diese Patienten keine auskultatorisch leicht nachweisbaren Befunde; deshalb werden Ärzte, welche sich bezüglich der Diagnose von Herzerkrankungen nur auf Geräusche verlassen, ohne Laboratoriumshilfen, wie Röntgen oder Elektrokardiogramm, oft eine ernste Herzerkrankung übersehen. Leider wird eine große Zahl von Ärzten erst dann mit dem klinischen Erscheinungsbild der jetzt zu besprechenden Krankheiten vertraut, wenn sie durch schwere Fehler Erfahrungen gewonnen haben.

Lange Zeit wurden alle Myokarderkrankungen in einen Topf geworfen. Lange Zeit wurde jedes Herzleiden, welches nicht durch einen Klappenfehler verursacht war, als Folgezustand einer Myokarddegeneration angesehen. In der folgenden Ära spielte die „Myokarditis" eine ähnliche Rolle, wenn man sichere Anhaltspunkte für eine parenchymatöse und interstitielle Myokarditis fand. Eine Zeitlang wurden praktisch alle Myokardschädigungen darauf zurückgeführt. Es entstanden Monographien über die „Myokarditis", welche seltsamerweise die Entzündung des Myokards (welcher selbstverständlich allein der Name Myokarditis gebührt) nicht erwähnten. Gegenwärtig bezieht man sich wieder ausschließlich auf die Herzschäden infolge einer Koronarsklerose. Letztlich handelte es sich dabei um eine natürliche Reaktion gegenüber dieser ungerechtfertigten Überbetonung der Myokarditis; diese Haltung wird auch heute noch eingenommen.

Es gibt in der Kardiologie nicht viele Themen, welche in der letzten Zeit einen ähnlich großen Wandel ihrer Beurteilung durchgemacht haben und bei welchen mit dem Fortschritt des Wissens die klinische Diagnose in vielen Fällen ermöglicht wurde.

2. Myokarditis

Häufigkeit

Wie in den früheren Auflagen dieses Buches, möchten wir auch jetzt gleich am Anfang betonen, daß die Myokarditis eine häufige Krankheit ist und daß die vielerorts noch vorherrschende Meinung von der Seltenheit der Myokarditis ungerechtfertigt und mit dem derzeitigen Wissensstand unvereinbar ist. Es gibt hinreichende Beweise dafür, daß weder die Häufigkeit noch die Bedeutung dieser Krankheit in der Vergangenheit richtig erfaßt wurden.

Histologische Herzuntersuchungen bei über 5000 Autopsien von Erwachsenen, welche nicht an Infektionskrankheiten gestorben waren, ergaben in 4,6 Prozent eine Myokarditis. Dieser Prozentsatz war bei Kindern noch höher, er betrug 6,83 Prozent.

Pathologie

Der makroskopisch weiche, schlaffe, gelbliche oder opake Muskel ist dem blassen Herzen sehr ähnlich, welches man bei höhergradiger trüber Schwellung findet. Mikroskopisch zeigt die nichteitrige Myokarditis verstreut kleine granuläre und hyaline Nekroseherde, welche von interstitiellen Zellansammlungen umgeben sind. Das Infiltrat besteht hauptsächlich aus Lymphozyten, polymorphkernigen Leukozyten und Plasmazellen; manchmal findet man sehr viele Eosinophile. Die Menge der entzündlichen Ödemflüssigkeit ist verschieden; hie und da kann man kleine Hämorrhagien beobachten.

Bei bestimmten Kokkeninfektionen (Strepto-, Staphylo-, Pneumo- und Gonokokken) kommt es hauptsächlich im linken Ventrikel zur Ausbildung kleiner multipler Abszesse. Das histologische Bild ist das eines Fokalabszesses, der von einem dichten, zelligen Infiltrat umgeben ist. Der frühzeitige Tod infolge der die Myokarditis auslösenden Sepsis schließt die Entdeckung von Heilvorgängen gewöhnlich aus.

Häufige Varietäten

Eine Myokarditis kann im Verlauf lokaler oder allgemeiner Infektionskrankheiten, aber auch als „essentielle" Krankheit auftreten, das heißt, scheinbar ohne Beteiligung anderer Organe. Unter den bedeutenderen Erkrankungen, bei welchen es erfahrungsgemäß zu einer Myokarditis kommen kann, müssen die folgenden erwähnt werden.

Fieberhafter Rheumatismus. Nach allgemeiner Übereinstimmung ist die Myokarditis in der akuten Phase des fieberhaften Rheumatismus außerordentlich häufig, manche Forscher glauben sogar, daß sie dabei immer vorhanden sei. Diese Annahme stützt sich vor allem auf histologische und elektrokardiographische Arbeiten.

Bereits früher wurden die vielen Ursachen des rheumatischen Myokardschadens, das Auftreten der Aschoffschen Knötchen, der Rundzelleninfiltrate und der Veränderungen an den Koronararterien, welche zum Verschluß kleiner Gefäße führen, besprochen. Hie und da helfen Symptome oder Befunde einer rheumatischen Myokarditis zur Diagnose eines bis dahin nicht erkannten aktiven fieberhaften Rheumatismus.

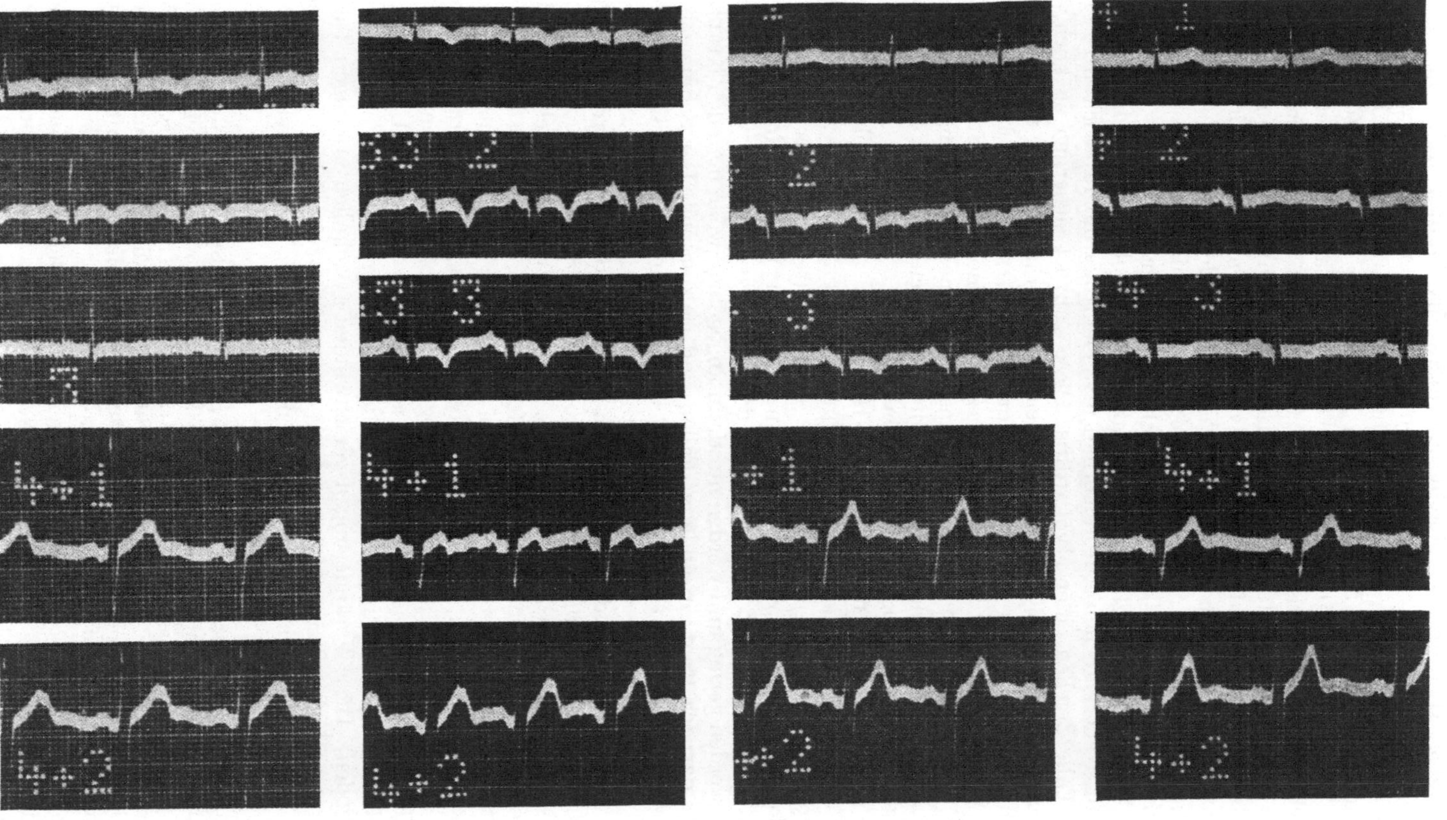

Abb. 23. Eine Serie von Elektrokardiogrammen eines Kranken mit Myokarditis nach einer Tonsillitis. Die drei Extremitätenableitungen sind untereinander angeordnet; dann folgen die Ableitungen CR – 4 und CR – 2.

Tonsillitis. Nicht selten entsteht eine akute Myokarditis nach einer Tonsillitis oder nach anderen Halsinfektionen durch hämolytische Streptokokken. Diese können so leicht sein, daß sich Patienten kaum daran erinnern. In manchen Fällen sind ein oder zwei Tage nach dem Beginn einer Tonsillitis Zeichen einer Herzbeteiligung feststellbar; viel häufiger tritt diese aber erst sechs bis acht Tage nach Beginn der Halsinfektion auf. Oft entdeckt man die Veränderungen nicht vor dem Absinken des Fiebers. Zwischen der Schwere der Tonsillitis oder der ,,Halsentzündung" und den Myokardveränderungen besteht kein fester Zusammenhang. Gelegentlich bekommen Patienten, welche nur einige Stunden lang Fieber gehabt hatten, eine schwere Myokarditis: hie und da ist das Krankheitsgefühl so gering, daß sie nicht einmal zu Bett gehen.

Die Meinungen bezüglich der Häufigkeit der Myokarditis nach Tonsillitis sind geteilt. Nach manchen Autoren erhält man elektrokardiographisch in 70 Prozent der Fälle Zeichen einer Myokarditis. Diese Zahl ist sicherlich zu hoch. In 30 Prozent einer anderen Serie waren deutliche Veränderungen nachweisbar, welche in einer Verbreiterung der QRS-Komplexe auf mehr als 0,11 Sekunden, in einer Verlängerung der a-v-Überleitungszeit, in abnormen ST-Strecken sowie abnormen T-Zacken bestanden. Nach unserer eigenen Erfahrung treten bei 10 bis 15 Prozent der an einer akuten Tonsillitis leidenden Kranken Veränderungen auf, welche auf eine Myokardbeteiligung hinweisen.

Die Kranken klagen über Schwäche, Herzklopfen und Herzschmerzen. Der Schmerz kann plötzlich und scheinbar ohne äußeren Anlaß, wie zum Beispiel eine körperliche Anstrengung, auftreten; er wird hinter dem Sternum oder in der Präkordialgegend empfunden und kann wie der typische anginöse Schmerz zur rechten oder linken Schulter und in den Arm ausstrahlen. Manchmal sind die Beschwerden gering und werden nur dann angegeben, wenn man den Kranken besonders darnach fragt; in anderen Fällen sind sie qualvoll. Der Schmerz hält oft nur wenige Sekunden an; selten dauert er einige Minuten lang, aber er kehrt häufig wieder.

Die klinischen Befunde sind dieselben wie bei anderen Myokarditisformen und sollen in diesem Kapitel später besprochen werden.

Die Erkrankung wird oft übersehen. Man führt die Schwäche und das Herzklopfen auf die vorhergegangene Infektion oder auf die Resorption von ,,Toxinen" zurück. Ist der Schmerz ,,atypisch", so wird er nur wenig beachtet; oft sind die Kranken jung, weshalb ,,anginöse Schmerzen nicht in Frage kämen".

Die Veränderungen im Elektrokardiogramm stellen den besten objektiven Beweis der Herzbeteiligung dar. Zeitweise ist die atrioventrikuläre Überleitungszeit verlängert und es können auch periodisch Schläge ausfallen (Wenckebachsche Perioden). Diese Veränderungen verschwinden gewöhnlich in einigen Tagen wieder; nur selten sind sie vier bis sechs Wochen lang nachweisbar. In manchen Fällen bleibt die Überleitungszeit auch nach völliger Wiederherstellung verlängert.

Innerhalb weniger Monate klagten die Frauen zweier Spitalsverwalter desselben Krankenhauses im Anschluß an eine leichte Tonsillitis über Herzklopfen, allgemeine Schwäche und Herzschmerzen. Die eine Patientin hatte eine vorübergehende Verlängerung der a-v-Überleitungszeit auf 0.23 Sekunden und die andere auf 0.32 Sekunden. Beide Frauen waren jung und sonst gesund. Zeichen eines fieberhaften Rheumatismus konnten später nicht festgestellt werden.

Abb. 23 stammt von einem 25jährigen Mann, welcher mit einer schweren Tonsillitis und Pharyngitis in das Krankenhaus kam; die Temperatur betrug 40 Grad C. Die Hauptbeschwerden bestanden in Schwäche und Herzklopfen. Die physikalische Untersuchung ergab mit Ausnahme der Halserkrankung nichts.

Abnormes. Innerhalb von fünf Tagen gingen das Fieber und die Tonsillitis unter Sulfonamidbehandlung zurück, die Schwäche und das Herzklopfen blieben jedoch einige Wochen lang bestehen.

Das erste Elektrokardiogramm (Abb. 23 a) wurde am zweiten Tag nach der Spitalsaufnahme geschrieben. Man sieht in den Ableitungen I und II negative T-Zacken. Das zweite Elektrokardiogramm wurde sechs Tage später, einen Tag nach dem Schwinden des Fiebers, aufgenommen. Es zeigt eine Sinustachykardie von 100 und tiefnegative T-Zacken in allen drei Extremitätenableitungen. Die dritte Kurve (Abb. 23 c) wurde drei Wochen nach der vorhergehenden geschrieben und zeigt eine Besserung. Die vierte Kurve (Abb. 23 d), achtzehn Tage nach der dritten aufgenommen, ist fast normal. Der Kranke blieb in Beobachtung und es ergaben sich keinerlei Zeichen eines fieberhaften Rheumatismus.

Die Prognose ist gewöhnlich günstig, da die Zeichen der Herzerkrankung innerhalb weniger Tage oder Wochen vergehen. Wir konnten niemals die Entwicklung einer akuten Herzinsuffizienz beobachten. Es ist jedoch möglich, daß sich Patienten in Unkenntnis ihrer Erkrankung während des akuten Stadiums der Herzerkrankung körperlich schwer anstrengen; dann besteht die Möglichkeit der Entstehung einer Herzdilatation und einer Herzinsuffizienz mit Stauung. Auf Grund von Herzwandthromben kann es zu Embolien in den Körperarterien kommen, was aber glücklicherweise selten ist. Über die Dauer der Schwäche des Herzmuskels infolge der Narbenbildung nach einer Myokarditis (Myokardfibrose) ist nur wenig bekannt.

Die Differentialdiagnose ist nicht immer einfach. Man muß den Prozeß vom fieberhaften Rheumatismus abgrenzen. Dies ist oft im Hinblick darauf schwierig, daß bei Streptokokkeninfektionen der oberen Luftwege gelegentlich Arthralgien vorkommen. Deshalb ist die Blutsenkungsgeschwindigkeit von großer Bedeutung, da sie beim fieberhaften Rheumatismus lange Zeit abnorm hoch ist, aber nach einer Streptokokkenpharyngitis oder Tonsillitis nur einige Tage lang einen leichten Anstieg zeigt. Manchmal ist jedoch die Auseinanderhaltung der beiden Krankheiten unmöglich, sie sind sicher miteinander verknüpft, obwohl die Zusammenhänge derzeit nur zum Teil klar sind.

Relativ wenig ist über die Pathologie des Myokards bekannt, da diese Patienten nur ausnahmsweise im akuten Stadium der Krankheit sterben, wenn eine histologische Untersuchung Klarheit bringen könnte. Vorhandene Beweise rechtfertigen jedoch für diese Herzerkrankungen den Ausdruck „Myokarditis". Bei einem Patienten mit einer leichten Hyperthyreose, welcher nach einer Tonsillitis einen kompletten a-v-Block bekam, waren in einem entzündlich veränderten Teil des Herzmuskels, besonders im Hisschen Bündel, grampositive Bakterien nachweisbar. Bei experimentellen Streptokokkeninfektionen an Kaninchen konnte man Entzündungsherde im Myokard finden, welche meist um die kleinen Äste der Koronararterien angeordnet waren. Die Möglichkeit einer allergischen Reaktion, ähnlich wie beim fieberhaften Rheumatismus, erscheint ausgeschlossen.

Sobald die Diagnose gestellt ist, muß Penicillin gegeben werden. Man injiziert 5 Tage lang täglich 600.000 Einheiten. Die Tonsillektomie soll nicht vor sechs Wochen nach Zurückgehen aller Aktivitätszeichen durchgeführt werden. Wichtig ist die Bettruhe; entsprechend den klinischen und elektrokardiographischen Befunden muß sie tage-, wochen- oder monatelang eingehalten werden.

Andere Fokalinfekte. Auch sie können mit einer Myokarditis einhergehen. Zahninfektionen, Zahn- oder Tonsillarabszesse sind seltener, als man früher geglaubt hatte, Ursachen einer Myokarditis, doch kommen derartige Fälle zweifellos vor.

Ein achtzehnjähriger Bursche wurde wegen Atemnot und Herzklopfen in das Krankenhaus eingewiesen. Das Herz war mäßig und diffus vergrößert, die Töne waren rein. Es bestand eine sekundäre Anämie, die Temperatur stieg hie und da leicht an. Das mehrmals aufgenommene Elektrokardiogramm war normal, bis endlich eine Untersuchung eine Verlängerung der a-v-Überleitungszeit ergab. Eine neuerliche Suche nach Fokalherden deckte an einem toten Zahn im Bereich seiner Wurzelspitze einen großen latenten Abszeß auf. Die Extraktion des Zahnes führte zur raschen und völligen Heilung des Kranken.

Auch eine Kolitis, Cholezystitis, Adnexitis, Nebenhöhlenaffektionen, eine Pyelitis und Prostatitis kommen als Fokalherde in Frage und können in seltenen Fällen Ursache einer Myokarditis sein.

Scharlach. Die Myokarditis ist beim Scharlach häufig. In 20 bis 30 Prozent der beobachteten Fälle kann man elektrokardiographische Veränderungen finden. Die entzündlichen Veränderungen treten gleichfalls vorwiegend an den kleinen Ästen der Koronararterien auf. Untersuchungen der inneren Organe beim Scharlach und bei verwandten Streptokokkeninfektionen ergaben in 90 Prozent der Fälle herdförmige und diffuse interstitielle Infiltrate im Myokard. Nach manchen Autoren liegt in diesen Fällen, wenn eindeutige klinische Befunde einer Herzbeteiligung vorhanden sind, ein fieberhafter Rheumatismus als Komplikation vor.

Kokkeninfektionen. Allgemeinerkrankungen durch Gonokokken und Meningokokken verursachen häufig sowohl eine akute Myokarditis als auch eine Endo- und Perikarditis. Durch die moderne Behandlung mit Sulfonamiden und Penicillin überlebt eine größere Zahl von Patienten diese Infektionen, weshalb mehr durch diese Kokken hervorgerufene Fälle von Myokarditis (und Perikarditis) zur Beobachtung kommen.

Diphtherie; Trichinose. Die Myokardveränderungen bei der Diphtherie werden oft auf eine Myokarditis zurückgeführt, doch handelt es sich dabei um primär degenerative Veränderungen mit sekundären entzündlichen Reaktionen.

Bei der Trichinose ist der Herzmuskel oft beteiligt, elektrokardiographische Veränderungen sind häufig. Sie verschwinden bald wieder.

Syphilis. Bei der Syphilis ist die Myokarditis ohne Zweifel selten. Wenn man auch die Meinung vertreten hat, daß die Syphilis eine diffuse chronische Myokarditis verursache, welche sogar den plötzlichen Tod zur Folge haben könne, wurden bezüglich der Kriterien für eine anatomische Diagnose in zunehmendem Maße Bedenken laut. Im Myokard von Totgeburten können reichlich Spirochäten vorhanden sein, entzündliche Erscheinungen fehlen jedoch. Die Bedeutung der Syphilis für die Entstehung der Koronarostiumstenose und die damit zusammenhängenden Symptomenbilder sollen später besprochen werden.

Tuberkulose. Bei der Tuberkulose ist die Myokarditis ein häufiges Ereignis, wird aber oft nicht richtig bewertet. Nach unserer Erfahrung findet man bei der aktiven exsudativen Lungentuberkulose sehr häufig elektrokardiographische Veränderungen, welche sicherlich nicht auf die Kachexie oder auf eine Avitaminose zurückzuführen sind, da die histologische Untersuchung solcher Herzen eindeutige tuberkulöse Veränderungen zeigt.

Bei der Tuberkulose findet man vier verschiedene Formen von Myokardbeteiligung: 1. den großen Solitärtuberkel, welcher faustgroß werden und mit einem Aneurysma verwechselt werden kann; 2. eine entzündliche Infiltration des Myokards, welche oft von einer tuberkulösen Perikarditis ausgeht; 3. miliare Knötchen im Verlauf einer generalisierten Miliartuberkulose; 4. eine interstitielle Myokarditis. In einer Untersuchungsreihe wurde in zehn von 100 Fällen von Lungentuberkulose eine tuberkulöse Myokarditis gefunden.

Wie die Tuberkulose, kann auch die Aktinomykose im Myokard ein Granulom erzeugen.

Typhus und Fleckfieber; Grippe. Die Beteiligung des Herzmuskels besteht beim Typhus hauptsächlich in degenerativen Veränderungen, beim Fleckfieber sind jedoch echte entzündliche Reaktionen die Regel. Wie beim Fleckfieber überhaupt, findet sich die Entzündung auch hier hauptsächlich an den Gefäßen und in ihrer Umgebung. Bei der unkomplizierten Grippe ist eine Herzbeteiligung selten. Bei der durch Pneumokokken oder Streptokokken hervorgerufenen Pneumonie ist eine solche dagegen gewöhnlich vorhanden.

Virusinfektionen und Rickettsien-Erkrankungen. Bei Virusinfektionen konnte das Bestehen von Myokardveränderungen nachgewiesen werden. Sie treten bei den experimentellen Formen auf und die verschiedenen Viren scheinen spezifische Reaktionen hervorzurufen. Das Myokard kann auch bei der Poliomyelitis erkranken. In zehn von siebzehn Poliomyelitisfällen, bei welchen das Herz mikroskopisch untersucht worden war, konnten histologische Befunde einer Myokarditis erhoben werden. Auch bei Mumps kann eine Myokarditis auftreten. Sehr starke Veränderungen können bei der Psittakose vorkommen. Im Verlauf einer Epidemie hatte der eine von uns Gelegenheit, zwei an Psittakose erkrankte Kollegen zu sehen; beide zeigten sehr starke, aber vorübergehende Veränderungen im Elektrokardiogramm. In einem Fall waren die T-Zacken in Ableitung I tief negativ und beim anderen in allen Ableitungen negativ. Bei Masern, bei der epidemischen Hepatitis, bei der primären atypischen Pneumonie, bei der infektiösen Mononukleose und bei Röteln konnten elektrokardiographische Veränderungen und nach dem Tode perivaskuläre Infiltrate im Herzmuskel nachgewiesen werden.

Auch bei [Rickettsienerkrankungen und beim tropischen Typhus kommt es gelegentlich zu einer Myokarditis.

Nephritis. Die Art der Myokardbeteiligung ist bei der akuten Nephritis noch umstritten, doch sind Veränderungen im Myokard die Regel. Die Bedeutung der plötzlichen Herzinsuffizienz bei der akuten Glomerulonephritis ist seit der klassischen Arbeit Volhards bekannt. Unter 138 Fällen konnten in 71 Prozent klinische Zeichen einer Herzschädigung gefunden werden. Bezüglich der Frage, ob diese Schädigungen auf entzündliche Vorgänge im Myokard, auf toxische Veränderungen oder auf eine Ischämie infolge einer generalisierten Kapillaritis zurückzuführen seien, sind die Meinungen noch geteilt. Die häufigen und deutlichen elektrokardiographischen Veränderungen sind durch einen jeden der genannten Mechanismen erklärbar.

Medikamentöse Allergie. Von großem Interesse sind die nach der Anwendung von Medikamenten gelegentlich beobachteten Veränderungen. Nach der Injektion von Neosalvarsan konnten pathologische Elektrokardiogrammkurven beobachtet werden. Nach kurzem Kontakt einer Neosalvarsanlösung mit Luft kommt es zu einer Oxydation und das neue Produkt übt einen schädlichen Einfluß auf kleine Blutgefäße aus. Histologische Untersuchungen ergaben bei mit demselben Medikament behandelten Patienten das Vorkommen einer eosinophilen Myokarditis. In einem Fall kam es nach der siebenten Injektion zu einer Schädigung des Herzens. Im Myokard konnten Charkot-Leydensche Kristalle und eosinophile Zellinfiltrate gefunden werden. Einige dieser Fälle und weitere in der Literatur bekamen auch eine Salvarsandermatitis. Es handelt sich dabei offenkundig um eine Idiosynkrasie oder Allergie. Eine jede medikamentöse Allergie sowie auch die Serumkrankheit kann zu myokarditis-ähnlichen Veränderungen im Herzmuskel führen.

Eine ähnliche „interstitielle" Myokarditis mit einer an Eosinophilen reichen Infiltration wurde im Anschluß an die klinische und experimentelle Verwendung von Sulfonamiden beschrieben. In allen diesen Fällen war das Herz nicht ausschließlich betroffen, sondern nur, wie andere Organe, an den Veränderungen beteiligt. Diese Befunde wurden von anderen Autoren nicht anerkannt (Fawcett).

Die Möglichkeit der Entstehung allergischer Veränderungen im Myokard nach der Anwendung sonst unschädlicher Medikamente ist gesichert, wodurch die Überleitung zum Verständnis einer sehr eigenartigen, schweren Affektion des Myokards gegeben ist, welche gewöhnlich Fiedlersche Myokarditis genannt wird.

Postpartum-Myokarditis. Hie und da werden junge Frauen 5 bis 30 Tage nach der Entbindung plötzlich dyspnoisch, tachykard und bekommen Oedeme. Das Herz erweist sich als vergrößert. Wandthromben können zu Embolien im großen Kreislauf führen. Im Myokard findet man eine schwere herdförmige Entzündung. Die Actiologie dieses Syndroms ist unbekannt.

Dermatomyositis. Auch die bei der Dermatomyositis, einer Kollagenkrankheit unklarer Aetiologie, anzutreffenden Herzveränderungen sind bisher ungeklärt.

Fiedlersche Myokarditis. Diese Erkrankung wurde als eine „primäre", „idiopathische", „akute", „interstitielle", „isolierte", „perniziöse" Myokarditis bezeichnet und befällt gewöhnlich jüngere Erwachsene. Die Krankheit kommt jedoch auch bei Kindern vor und ist scheinbar nicht so selten, wie es nach den wenigen in der Literatur berichteten Fällen den Anschein hat.

Makroskopisch zeigt das Herz oft eine starke Hypertrophie, welche beträchtliche Ausmaße erreichen kann. Die Kammern sind mehr betroffen als die Vorhöfe und die linke Kammer häufiger als die rechte, die inneren Schichten des Myokards gewöhnlich mehr als die äußeren. Das Parenchym selbst ist nur wenig beteiligt. Bei der einen Form besteht eine hochgradige Infiltration mit verschiedenen Formen von weißen Blutkörperchen, manchmal hauptsächlich eosinophilen. Bei der zweiten Form ist der Charakter granulomatös mit Fibroblasten und Riesenzellen; eine Tuberkulose hat nichts damit zu tun.

Die Krankheit beginnt meist plötzlich, der Verlauf ist gewöhnlich der einer progressiven Herzinsuffizienz. Am Anfang bestehen oft Fieber, Schüttelfröste, Schwäche und Angstzustände. Zehn von den dreizehn Fällen Saphirs starben plötzlich und einige von ihnen hatten anginöse Schmerzen. Die Perkussion ergibt gewöhnlich eine Herzvergrößerung. Die vorherrschenden Symptome sind meist Tachykardie und Hypotonie. Die Herztöne sind oft verändert, häufig besteht ein Galopprhythmus. Die elektrokardiographischen Veränderungen stimmen, wenn vorhanden, mit einer diffusen Myokardschädigung überein. Die Krankheit endet innerhalb weniger Tage, einiger Wochen oder, selten, Monate tödlich. Häufig kommt es zu Lungen- oder Hirnembolien.

Die Behandlung ist wirkungslos, der tödliche Ausgang scheint den Namen „perniziöse Myokarditis" zu rechtfertigen.

Die Bezeichnungen essentielle, idiopathische und isolierte Myokarditis sollen anzeigen, daß das Herz, wie autoptische Untersuchungen ergeben, dabei allein erkrankt ist. Die Ätiologie der Krankheit ist unbekannt. Da eine Reihe anderer Myokarditisformen eindeutig allergischer Natur ist, muß die Möglichkeit der allergischen Entstehung der Fiedlerschen Myokarditis ernstlich in Erwägung gezogen werden. Es ist auch ungewiß, ob die Krankheit auf alle Fälle tödlich ist und in welchem Verhältnis sie zu leichteren Formen von Myokarditis steht. Das Verhältnis der Fiedlerschen Myokarditis zu den avitaminotischen Myokardschädigungen wird auf S. 212 besprochen werden.

Das klinische Bild der Myokarditis

Die subjektiven Symptome und klinischen Befunde aller Myokarditiden sind mit gewissen, leicht verständlichen, von der Ätiologie und der Begleitkrankheit abhängenden Ausnahmen ähnlich. Einige von ihnen wurden bei der Besprechung der Myokarditis nach Tonsillitis bereits erwähnt.

Symptome. Die subjektiven Symptome sind gewöhnlich leicht und uncharakteristisch. Häufig besteht ein manchmal lästiges Herzklopfen. Die allgemeine Schwäche ist sehr stark ausgeprägt. Oft bestehen Appetitmangel und Gewichtsabnahme.

Ein sehr häufiges Symptom sind Schmerzen in der Präkordialgegend. Sie treten ohne äußeren Anlaß auf und dauern nur einige Minuten lang. Sie können sehr intensiv sein und in die Schultern und Arme ausstrahlen.

In den meisten Fällen sind die genannten Beschwerden nicht so heftig, daß sie die Aufmerksamkeit eines unachtsamen Arztes auf das Herz richten.

Klinische Befunde. Die Geringfügigkeit der Befunde bei der physikalischen Untersuchung ist damit zu erklären, daß die diffus über den Herzmuskel ausgebreiteten entzündlichen Herde meist weder zu einer Änderung der Herzgröße führen noch auskultatorische Erscheinungen hervorrufen. Nur die seltenen ausgedehnten Entzündungsherde verursachen perkutorisch oder auskultatorisch nachweisbare Veränderungen.

Im akutem Stadium ist gewöhnlich Fieber vorhanden, welches aber oft erst vom Arzt festgestellt wird, da der Kranke es nicht empfindet. Während es manchmal 38.5 Grad Celsius überschreiten kann, fehlt es oft sogar bei einer floriden Myokarditis.

Eine Herzvergrößerung fehlt oder ist bei einem sonst gesunden Herzen minimal, doch kann die Vergrößerung in manchen Fällen sehr deutlich sein, besonders, wenn der Kranke nicht Bettruhe einhält. Trotzdem ist diese Vergrößerung im Gegensatz zu jener bei den rheumatischen Klappenfehlern oft nur vorübergehend; überdies geht sie auffallend schnell wieder zurück.

Bei der Röntgendurchleuchtung sieht man oft sehr kräftige Pulsationen und deutliche Exkursionen. Untersucht man den Patienten röntgenologisch in aufrechter Stellung, so ist eine Herzdilatation oft nicht nachweisbar, bei Untersuchung im Liegen aber vorhanden. Dies ist mit dem vermehrten Blutzufluß zum Herzen im Liegen zu erklären, wodurch es zu einer stärkeren Füllung der Herzkammern kommt.

Wenn ein dekompensierter Herzklappenfehler mit einem vergrößerten Herzen erfolgreich behandelt wurde und die volle Kompensation wiederhergestellt ist, bleibt die Herzgröße doch gewöhnlich gleich. Wird das Herz während der Behandlung kleiner, so ist — nach unserer Erfahrung mit Recht — anzunehmen, daß es sich um das Verschwinden eines Perikardergusses gehandelt hat. Die Herzgröße kann jedoch auch bei der Myokarditis beträchtlich zurückgehen.

Die Auskultation ergibt oft normale, reine Herztöne. Die Herzfrequenz ist rasch und wird sogar bei leichter Anstrengung deutlich schneller, doch ist dieser Befund nicht immer vorhanden. Ein systolisches Spitzengeräusch ist, wenn nachweisbar, nicht charakteristisch. Der erste oder zweite Ton ist oft verdoppelt. Bei schweren Myokardschädigungen werden die Herztöne leise und unrein. Oft besteht ein Galopprhythmus. Nicht selten sind Arrhythmien infolge eines partiellen a-v-Blockes, Extrasystolen sind dagegen ziemlich ungewöhnlich.

Die Blutuntersuchung ergibt bei vielen langandauernden Fällen eine progressive Anämie.

Das Elektrokardiogramm zeigt die Beteiligung des Myokards viel häufiger als irgendeine andere Untersuchungsmethode an. Veränderungen sind in den positiven Fällen nicht immer deutlich und nicht ständig vorhanden. Sie treten nur dann auf, wenn Entzündungsherde an ganz bestimmten Stellen des spezifischen Gewebes bestehen, oder wenn große Herde in bestimmten Gebieten des Myokards liegen. Da fortwährend neue Herde aufflackern und wieder vergehen, können auch die elektrokardiographischen Veränderungen in Form von verbreiterten QRS-Komplexen, abnormen T-Zacken und Überleitungsstörungen einmal vorhanden sein und ein anderes Mal wieder fehlen. Deshalb ist die häufige Wiederholung der Elektrokardiographie notwendig, ein einziger positiver Befund genügt oft zur Sicherung der Diagnose.

Diagnose. Wenn man häufiger an die Möglichkeit des Vorliegens einer Myokarditis denken würde, so würde auch die Tatsache weitere Verbreitung finden, daß die betroffenen Kranken keine manifesten Symptome oder perkutorisch, auskultatorisch, röntgenologisch oder sogar elektrokardiographisch nachweisbaren Befunde zeigen müssen. Wenn man daher die Kranken häufiger untersuchen und sorgfältiger beobachten würde, so könnte man die Krankheit in zahlreichen Fällen diagnostizieren, in welchen sie jetzt noch unerkannt bleibt.

Da diese Patienten strenge Bettruhe einhalten und von ihrem Herzen jede unnötige Belastung fernhalten müssen, ist die rechtzeitige Stellung der Diagnose von größter Bedeutung.

Es ist wahrscheinlich, daß die von den Pathologen im Herzmuskel von aus verschiedenen Gründen, aber ohne Koronarerkrankungen, zur Obduktion gelangenden Patienten so häufig gefundenen Bindegewebsnarben („Myokardfibrose") oft auf eine alte, ausgeheilte Myokarditis zurückzuführen sind. Im Hinblick auf die Häufigkeit von Infektionen und die Tatsache der häufigen Beteiligung des Myokards auch bei leichten Infekten sollen die in früheren Auflagen dieses Buches gemachten Feststellungen wiederholt werden, daß nämlich nach unserer Überzeugung nur wenige Menschen völlig und ständig von kleinen Entzündungsherden im Myokard (Myokarditis) freibleiben.

Komplikationen. Wie bereits früher erwähnt, ist eine der schwersten, nicht verhütbaren Komplikationen eine von einem Herzwandthrombus ausgehende periphere Embolie. Manche Hemiplegien junger Leute, die weder Zeichen einer Lues noch eines kongenitalen zerebralen Aneurysmas aufweisen, können auf eine latente Myokarditis zurückgeführt werden. Bei schwerer, akuter Sepsis, bei der subakuten bakteriellen Endokarditis und beim Myokardinfarkt kann es zur Abszeßbildung kommen. Solche Abszeße können nach außen perforieren. Manchmal entwickeln sich danach Herzaneurysmen.

Prognose. Sie ist in den meisten Fällen ausgezeichnet, es kommt zur völligen Ausheilung der Krankheit. Nur in einer Minderzahl von Fällen, welche jetzt noch in der Gruppe der Fiedlerschen Myokarditis geführt werden, ist der Ausgang tödlich. Die Krankheit kann einen außerordentlich raschen Verlauf nehmen, wobei der Tod manchmal schon frühzeitig eintritt.

Behandlung. Kann man eine Allergie gegenüber bestimmten Medikamenten feststellen, so sind diese nicht mehr anzuwenden. Solange die elektrokardiographischen Veränderungen, Fieber, Tachykardie oder Änderungen im Charakter der Herztöne für eine Aktivität der Myokarditis sprechen, ist Bettruhe einzuhalten. Bei infektiösen Myokarditiden gibt man Antibiotika in ausreichenden Dosen. Bei der allergischen Form ist es oft schwierig, das Antigen nachzuweisen.

3. Myodegeneratio cordis

Die Diagnose Myodegeneratio cordis ist nur dann gerechtfertigt, wenn eine Ursache festzustellen ist. Das Myokard degeneriert so wie irgendein anderer Muskel nicht ohne bestimmten äußeren Anlaß. Zu einer gewissen Zeit stellte man bei jedem Herzkranken, der keinen Klappenfehler hatte, eine Myodegeneratio cordis fest.

Herzatrophie

Die häufigsten Veränderungen im Herzen bestehen in degenerativen Vorgängen an den Herzmuskelfasern ohne vorhergehende Entzündung. Es gibt selten schwere, konsumierende Krankheiten, welche nicht mit einer Herzatrophie einhergehen, wie zum Beispiel Tuberkulose, maligne Tumoren, langdauernde schwächende Leiden oder hochgradige Anämien. Diese Herzen sind fest, da das Bindegewebe an der Atrophie einen wesentlich geringeren Anteil nimmt; die Koronararterien verlaufen oft gewunden, da sie der Atrophie ebenfalls entgehen. Abgesehen von den einfachen Atrophien findet man besonders bei älteren Leuten eine braune Atrophie. Diese atrophischen Herzen sind gewöhnlich imstande, den Aufgaben nachzukommen, welche ihnen von Individuen auferlegt werden, deren Tätigkeit notwendigerweise begrenzt ist, obwohl eine deutliche Herabsetzung der Reservekraft besteht. Manche dieser Herzen wiegen weniger als 100 g! Häufig, insbesondere bei der Hungeratrophie, besteht eine Bradykardie. Der Blutdruck sinkt ab und das Elektrokardiogramm zeigt eine Niedervoltage.

Trübe Schwellung

Die trübe Schwellung gehört zu den degenerativen Vorgängen im engeren Sinn; sie tritt bei einer großen Zahl von Infektionskrankheiten auf und kann durch Intoxikationen mit Chloroform sowie vielen anderen Stoffen entstehen. Die Beteiligung des Herzens ist ein einfaches Beispiel eines weit ausgebreiteten Prozesses mit ähnlichen Veränderungen in anderen parenchymatösen Organen.
Das makroskopisch schlaffe Herz sieht wie gekochtes Fleisch aus.

Diphtherie

Ein besonderes Beispiel für die Myodegeneratio cordis ist die Beteiligung des Herzens bei der Diphtherie. Allzuhäufig wird dafür der Ausdruck Myokarditis verwendet. In Wirklichkeit handelt es sich nur um sekundäre entzündliche Vorgänge, wie sie auch am Rande eines Myokardinfarktes nach einem Koronarverschluß zu finden sind. Die primäre Herzschädigung besteht bei der Diphtherie in einer herdförmigen Degeneration und Nekrose der Muskelfasern, später kommt es zu einer reaktiven Entzündung und Proliferation der fixen Bindegewebszellen. Diese Veränderungen sind toxischer Natur; sie sind oft weit ausgebreitet und können prognostisch ungünstig sein. Nirgends ist jedoch die Regenerationsfähigkeit des Herzens deutlicher ausgeprägt wie bei der Diphtherie. Wenn die Kranken das akute Stadium überstehen, geht die Herzinsuffizienz bald zurück, ein kompletter atrioventrikulärer Block oder Schenkelblock verschwinden wieder und nach einigen Monaten kann der Kranke normale Herzbefunde aufweisen. In manchen Fällen bleiben diese Überleitungsstörungen jedoch bestehen.

Das klinische Bild ist gut bekannt. Es gibt kaum ein tragischeres Erlebnis, als wenn man ein Kind nach dem Überstehen einer Diphtherie plötzlich an einer Herzaffektion sterben sieht. Es gibt nur wenig Prodromalsymptome und diese entziehen sich oft der Entdeckung. Sind sie vorhanden, dann bestehen sie in einem unbestimmten Druck in der Herzgegend, in Dyspnoe und Herzklopfen. Oft findet man eine Schwäche, die nicht vom Herzen ausgeht. Am Beginn des akuten Syndroms kommen Schmerzen im Epigastrium sowie Erbrechen vor und der Tod kann nach einem plötzlichen Bewußtseinsverlust eintreten. Es besteht hochgradige Blässe, meist kein Fieber. Oft sind eine Sinustachykardie und ein partieller oder totaler Herzblock nachweisbar. Extrasystolen sind selten. Das Vorliegen von Überleitungsstörungen sieht man als besonders ominöses Zeichen an. Tritt der Tod nicht plötzlich frühzeitig ein, so ist der Ausgang oft wochenlang zweifelhaft. Sehr viele solche Kranke erholen sich wieder und tragen keinen bleibenden Schaden davon.

Wenn einmal ein Herzschaden vorhanden ist, gibt es dafür keine spezifische Behandlung. Wochenlang ist strenge Bettruhe einzuhalten, da auch leichte Anstrengungen erfahrungsgemäß eine plötzliche Herzinsuffizienz auslösen können. Die übrige Behandlung ist eine symptomatische.

Fettige Degeneration

Diese Veränderung entsteht scheinbar durch dieselben Ursachen wie die trübe Schwellung; das betreffende Agens übt seine schädigende Wirkung anscheinend über längere Zeit und in stärkerem Ausmaß aus. Die fettige Degeneration spielte bis vor wenigen Jahrzehnten in der Medizin eine bedeutende Rolle, jetzt ist sie aber eher selten, seitdem die moderne Anämiebehandlung allgemeine Verbreitung gefunden hat, denn die fettige Degeneration hatte insbesondere bei dieser Krankheitsgruppe Bedeutung. Diese Degeneration betrifft oft das ganze Herz, besonders aber die subendokardialen Schichten, und verursacht das Bild des „Tigerherzens". Die Veränderungen sind gewöhnlich im rechten Ventrikel am deutlichsten, besonders in der Gegend der Papillarmuskeln. Das Herz wird größer und es treten Geräusche auf. Die Vergrößerung ist auf eine Dilatation der rechten und linken Kammer zurückzuführen, in ihrem Gefolge kann es zu einer Herzinsuffizienz mit Stauung (vorwiegend Rechtsinsuffizienz) kommen. Gleichzeitig mit dem Auftreten der Herzdilatation und der Beschleunigung der Blutströmung infolge der Anämie kann man systolische und selten auch diastolische Geräusche hören, weshalb sehr oft irrtümlich ein rheumatischer Klappenfehler angenommen wird.

Wenn dabei auch eine relative Mitralinsuffizienz (und sogar eine relative Aorteninsuffizienz) vorkommen kann, so stammen die bei diesen Patienten zu hörenden systolischen und diastolischen Geräusche doch gewöhnlich von den herznahen Venen, und zwar infolge der erhöhten Blutströmungsgeschwindigkeit (S. 369).

Fettinfiltration

Es handelt sich dabei um eine seltene Veränderung bei fettleibigen Individuen. Nicht nur das subepikardiale Fettgewebe ist vermehrt, sondern es kommt zu einer echten Fettinfiltration im Myokard. Auch dieser Zustand ist im rechten Ventrikel häufiger anzutreffen. Infolge der Größenzunahme der Fettgewebszellen werden die Muskelfasern auseinandergedrängt, was bei einer ausgedehnten Durchdringung der dünnen Wand der rechten Kammer durch die Fettgewebszellen von Bedeutung ist. Eine mäßige Fettinfiltration scheint für die Funktion keine Bedeutung zu haben. Eine hochgradige Fettinfiltration, ein seltenes Ereignis, kann zu einer Rechtsinsuffizienz und infolge einer Ruptur der rechten Kammer sogar zum Tod führen.

Thiamindefizit (Beriberi)

Der Thiaminmangel führt zu Störungen der Oxydationsvorgänge der Gewebe. Die Brenztraubensäure kann nicht abgebaut werden und ist in den Geweben in höherer Konzentration vorhanden.

Häufigkeit. Fälle von Beriberi infolge von Ernährungsstörungen wurden nicht selten beobachtet; Alkoholiker, Süchtige, schwangere Frauen und Leute, die freiwillig (Sonderlinge) oder auf ärztliche Anordnung bestimmte Diäten einhalten, können schwere Herzveränderungen infolge einer Avitaminose bekommen. Jedes Jahr kann man im Krankenhaus eine große Zahl solcher Patienten sehen. Sogar Patienten mit normaler Kost können infolge einer abnormen Resorption oder infolge einer abnormen Ausnützung des Thiamins Herzschäden bekommen.

Symptome und klinische Befunde. Diese Patienten klagen außer über allgemeine Schwäche auch über die gewöhnlichen Symptome der Herzinsuffizienz, wie Arbeitsdyspnoe, Knöchelschwellung und Herzklopfen.

Die Untersuchung ergibt einen Kollapspuls, der dem Corrigan-Puls der Aorteninsuffizienz oft ähnlich ist. Der diastolische Blutdruck ist niedrig, auskultatorisch findet man Gefäßtöne, außerdem besteht ein Kapillarpuls. Diese Erscheinungen sind, zumindest teilweise, auf eine allgemeine periphere Gefäßdilatation zurückzuführen. Sie ist beim orientalischen Beriberi deutlicher ausgeprägt.

Die Herzfrequenz ist meist beschleunigt. Das Herz ist diffus, besonders aber nach rechts verbreitert; der Pulmonalbogen springt vor. Bei der Palpation findet man eine starke Hypermotilität der Herzgegend. Dies kann mit der größeren Menge von Adrenalin und verwandten Substanzen zusammenhängen, welche man beim Vitamin-B_l-Defizit im Herzmuskel (von Ratten) findet.

Die Herztöne sind oft unrein, ein Galopprhythmus kann vorhanden sein, Arrhythmien sind selten. Der Blutdruck ist häufig niedrig und die Blutströmungsgeschwindigkeit ist erhöht.

Der Kranke kann auch andere Vitaminmangelerscheinungen aufweisen.

Beim orientalischen Beriberi sollen Veränderungen im Elektrokardiogramm selten sein. Man fand nur geringe Änderungen neben einem relativ kurzen P-R-Intervall, auch wenn eine stärkere Herzdilatation und eine Stauung bestanden. Oft ist das P-R-Intervall sehr kurz, zum Beispiel 0.12 Sekunden oder noch weniger. Beim Beriberi des Okzidents wurden deutliche Veränderungen der ST-Strecke und der T-Zacken beschrieben, welche nach unserer Erfahrung häufig sind. Gelegentlich sind das P-R-Intervall verlängert und die QRS-Komplexe verbreitert. Die Diskrepanz zwischen den Elektrokardiogrammbefunden des orientalischen Beriberi und jenen des Okzidents scheint bisher keine Erklärung gefunden zu haben. Höchstwahrscheinlich spielt ein Mangel an anderen Vitaminen mit eine Rolle. Während eine Rechtsinsuffizienz mit Dilatation der Ausflußbahn der rechten Kammer beim orientalischen Beriberi häufig ist, ist sie bei seiner abendländischen Form selten.

Pathologie. Auf Grund von Gewebsuntersuchungen von Patienten, welche an einem Beriberi starben, wurde zur Erklärung der schweren Myokardschädigung ursprünglich eine hydropische Degeneration des Myokards angenommen. Der Wassergehalt des Herzmuskels ist beim experimentellen Beriberi jedoch nicht erhöht, in den letzten Jahren wurden im Myokard von Vogel- und Säugetierherzen beim Thiamindefizit herdförmige Nekrosen nachgewiesen. Die Nekrosen sind oft mit dem bloßen Auge zu sehen. Wie bei anderen lokalen Degenerationsvorgängen, kann es auch hier im nekrotischen Gebiet zu einer sekundären Infiltration mit Leukozyten kommen; bei der Abheilung bilden sich Narben. Manchmal wird das Endokard dicker und es entstehen Wandthromben, sodaß Embolien auftreten können. Die histologischen Veränderungen im Herzmuskel gleichen oft völlig jenen bei der Fiedlerschen Myokarditis. Deshalb wurde auch die Frage angeschnitten, ob bei Personen, welche vermutlich an einer „idiopathischen" oder „essentiellen" Myokarditis leiden, nicht in Wirklichkeit ein Thiamindefizit vorliege.

Möglicherweise werden weitere Untersuchungen ergeben, daß viele der bisher schwierig zu deutenden Fälle von „essentiellen" Myokardschädigungen durch allergische und ernährungsbedingte Störungen erklärbar sind. Überdies ist es einleuchtend, daß Ernährungsstörungen bei Herzkranken das Herz schädigen und bereits bestehende Schäden verschlimmern können. Chronisch Herzkranke ernähren sich häufig unzulänglich.

Therapie. Die Feststellung von Nekrosen und einer reaktiven Entzündung im Myokard macht es verständlich, warum die Anwendung hoher Dosen von Thiaminchlorid (100 bis 150 mg täglich) bei manchen Kranken mit Beriberiherzen rasche Heilung bringt. während bei anderen eine längerdauernde Behandlung notwendig ist. Selbstverständlich brauchen Herzen, bei welchen es bereits zu anatomischen Veränderungen gekommen ist, längere Zeit zur Heilung.

Beim Bestehen von Resorptionsstörungen muß man in Fällen von Thiamindefizit hohe Dosen Thiaminchlorid (25 bis 50 mg täglich) längere Zeit parenteral geben. Das Fehlen einer Cheilosis, von abnormen Reflexen und Zungenveränderungen spricht nicht gegen die Diagnose. Ein Defizit anderer Komponenten des Vitamin-B-Komplexes muß nicht vorhanden sein.

Andere Formen der Myodegeneratio cordis

Verschiedene andere degenerative Prozesse im Herzmuskel, zum Beispiel jene bei Hyperthyreosen oder bei Digitalisvergiftung, sollen in eigenen Kapiteln besprochen werden, einige weitere sollen jedoch hier Erwähnung finden. Im interstitiellen Gewebe und an den Blutgefäßen kann eine einfache hyaline Degeneration auftreten. Beim Typhus kommt die Zenkersche hyaline Degeneration mit Schwellung und Ruptur von Fasern vor; wenn diese Form der Koagulationsnekrose stark ausgeprägt ist, kann sie Kreislaufstörungen verursachen. Als mesodermales Organ kann das Herz sowohl primär als auch sekundär an einer Amyloidose erkranken.

Im Zustand des Kaliummangels konnte postmortal eine interstitielle Myokarditis nachgewiesen werden (Keye).

Myokardschädigungen infolge von Traumen oder durch physikalische Einwirkungen (Röntgen) werden in einem späteren Kapitel besprochen.

Degenerationsprozesse unbekannter Aetiologie. Während des letzten Krieges beschrieben Bedford und Konstam eine schwere Myokarderkrankung bei Westafrikanern. Die Krankheit befällt junge Personen und ist unbekannter Herkunft. Ganz plötzlich treten Erscheinungen einer Herzinsuffizienz mit Dyspnoe und Ödemen auf; es besteht eine starke allgemeine Schwäche und der Blutdruck ist niedrig. Man findet dabei eine subendokardiale Fibrose und eine bindegewebige Durchsetzung des Myokards. Es bestehen nur geringe entzündliche Erscheinungen, selten ist eine eosinophile Reaktion vorhanden. Später konnte nachgewiesen werden, daß die histologischen Veränderungen von jenen beim Beriberi verschieden sind. Man nahm eine Mangelernährung als mögliche Ursache an, und tatsächlich konnte festgestellt werden, daß langdauernde schlechte

Ernährung ähnliche Veränderungen hervorruft (Toreson). Doch kommt die Krankheit sicherlich auch ohne schlechte Ernährung vor. Gray diagnostizierte sie bei 2 Europäern, welche Westafrika besucht hatten, weshalb man auch die Möglichkeit einer Virusinfektion in Erwägung zog.

Vielleicht besteht eine Beziehung zu dem von Löffler beschriebenen, mit einer Endokardfibrose, mit Thrombosen und einer Eosinophilie einhergehenden Syndrom. Es soll auch darauf hingewiesen werden, daß Selye experimentell nach einem „stress" als Ausdruck seines allgemeinen Adaptationssyndroms im Myokard ähnliche Bindegewebseinlagerungen fand. Wuhrmann beschrieb bei Kranken mit Laennec'scher Zirrhose und bei Myelomen eine Myokarddegeneration, welche er auf eine Dysproteinaemie bezog.

Unbekannter Ursache sind auch die sehr häufig bei der Friedreich'schen Ataxie, bei der progressiven Muskeldystrophie und bei der myotonischen Dystrophie anzutreffenden Myokardveränderungen. In 68,3 Prozent der Fälle von myotonischer Dystrophie konnten abnorme Elektrokardiogrammbefunde erhoben werden. Häufig ist ein Schenkelblock oder ein Atrioventrikularblock nachzuweisen.

Bisher ist auch nicht bekannt, ob diese verschiedenen Formen miteinander in Beziehung stehen.

Paget's sche Krankheit. Bei der Paget'schen Krankheit ist eine Kreislaufbeteiligung häufig. Paget selbst beschrieb die vermehrte Blutzufuhr zu den erkrankten Knochen mit der größeren Wärme des betroffenen Gebietes. In einem Fall von Erkrankung des gesamten Knochensystems betrug das Minutenvolumen 13,3 Liter. Es wurde dabei ein Mechanismus angenommen, welcher jenem bei den arteriovenösen Anastomosen ähnlich ist. Bei diesen Kranken sind Hypertonien häufig und auch die Atherosklerose soll häufiger vorkommen. Die gewöhnlich bestehende Kyphoskoliose kann an der schweren Störung des Kreislaufs beteiligt sein.

4. Koronarsklerose

Einleitung

Gegenwärtig unterscheidet man drei Hauptformen „arteriosklerotischer" Prozesse:

1. **Mönckebergsche Sklerose.** Kalkeinlagerungen in der Media der Arterien, die „Mönckebergsche Sklerose", sind eine mehr oder weniger physiologische Erscheinung. Sehr frühzeitig schon kommt es in der Media der menschlichen Arterien, besonders an den Beckengefäßen, zu kleinen Kalkablagerungen. Bei Patienten jenseits des zwanzigsten Lebensjahres sind sie ein regelmäßig anzutreffender Befund, und zwar bei Männern häufiger als bei Frauen. Ist dieser Prozeß etwas stärker ausgeprägt, so spricht man gewöhnlich von einer „Mönckebergschen Sklerose". Sie kommt am häufigsten an den Femoral-, Becken-, Radial- und Temporalarterien vor und ist an den Koronararterien selten. Das Fehlen von Cholesterinablagerungen in der Intima unterscheidet diesen Prozeß von der echten Atherosklerose, doch können beide Veränderungen zusammen auftreten. Da die Mediasklerose die Arterienlichtung nicht einengt, hat sie gewöhnlich keine klinische Bedeutung. Die kleinen Kalkherde können in Knötchen- oder häufiger in Ringform angeordnet sein und geben Anlaß zur Entstehung der sogenannten „Gänsegurgel"- oder „Schnürlsamt"- („corduroy") Arterien. Verschmelzen diese Ringe zu einer einheitlichen Platte, so findet man bei der Palpation der peripheren Arterien sogenannte „Röhren"-Arterien.

Die Ärzte müssen die große Bedeutung dieses Prozesses kennen, da sie, wie ihre Patienten, manchmal sehr besorgt sind, wenn sie gelegentlich einer aus anderen Gründen durchgeführten Röntgenuntersuchung an den Becken- oder Extremitätenarterien Kalkablagerungen finden.

Einen ähnlichen Prozeß kann man bei Tieren durch Injektionen von Adrenalin, durch Überdosierung mit Vitamin D und durch langdauernde Bestrahlung mit Ultraviolettlicht hervorrufen. Sogar bei Neugeborenen wurden Fälle von Mediaverkalkung beschrieben.

2. **Arteriolosklerose.** Eine zweite Form der Atherosklerose wird richtiger als Arteriolosklerose bezeichnet. Der Ausdruck wird für die bei Hypertonikern vorkommende Beteiligung der Arteriolen angewendet, welche höchstwahrscheinlich bei der Hypertonie sekundär auftritt. Scheinbar hängt sie mit dem Alter des Patienten nicht zusammen. Ihre Beziehung zur dritten Form ist nicht klar. Sie wird im Zusammenhang mit der Hypertonie behandelt werden.

3. **Atherosklerose.** Die Atherosklerose ist die Hauptursache der Koronarerkrankungen und wird in den folgenden Paragraphen behandelt.

Die Ablagerung großer Mengen von Cholesterol und Cholesterinestern in den oberflächlichen Schichten der Intima nennt man Atherom. Dieses kann, besonders in der Kindheit, wieder rückresorbiert werden, später können sich jedoch atheromatöse „Abszesse" und Geschwüre entwickeln. Vorher kommt es gewöhnlich zu einer starken Bindegewebsproliferation und zu Kalkablagerungen; dies ist das Bild der Atherosklerose der Erwachsenen. Die Atherosklerose ist eine Kombination von Atherom und Intimaproliferation.

Pathologie

Man findet die Veränderung bereits in früher Jugendzeit. Besonders häufig ist die Mitralklappe betroffen, manchmal sogar im Säuglingsalter. In diesem Alter kann der hohe Cholesteringehalt der Nahrung dafür verantwortlich sein. Diese „Milchstreifen" in der Aorta sind auf eine Imbibition der Intima mit „Schaumzellen" zurückzuführen. Ablagerungen von Lipoidsubstanzen in der Intima der Arterien und Klappen können zu dieser Zeit leicht wieder resorbiert werden, jedoch wird das Resorptionsvermögen in späteren Jahren scheinbar geringer. Noch später werden die atheromatösen Plaques größer und die Rückresorption hört ganz auf.

In der Kindheit liegen die atheromatösen Plaques innerhalb der Intima; etwas später, am Beginn des dritten Lebensjahrzehnts, ragen sie etwas vor und engen die Lichtung der Arterien ein. Die Proliferation der Intima wird deutlicher.

Die linke Koronararterie ist früher und häufiger befallen wie die rechte (108mal unter 120 Fällen). Der Prozeß betrifft häufiger den Beginn der Koronararterien. Kalkablagerungen kommen erst später hinzu. Am Beginn des vierten Jahrzehnts sprießen dünnwandige Kapillaren von der Adventitia und von der Lichtung der Arterie in das atherosklerotische Gebiet ein. Die Bedeutung dieser Gefäßchen für die Entwicklung der Koronarthrombose soll später besprochen werden. Der Prozeß der Lipoidablagerung mit sekundärer Intimaproliferation und Verkalkung ist in der Umgebung des Abganges der linken Koronararterie am stärksten ausgeprägt.

Die Verdickung der Intima ist ein für die Koronararterien charakteristischer physiologischer Prozeß. Bei Patienten zwischen 40 und 50 Jahren kann der Durchmesser der Intima sonst normaler Koronararterien größer sein als jener der Media.

Ätiologie

Fettstoffwechsel. Seit den klassischen Versuchen Anitschkow's, welcher zeigen konnte, daß die Atheromatose bei cholesterinreich gefütterten Kaninchen häufiger auftritt, wurden über die Beziehung zwischen Lipoidstoffwechsel und Atherosklerose viele neue Ergebnisse bekannt; trotzdem ist das Problem von einer Lösung noch weit entfernt.

Der Cholesterinstoffwechsel ist noch wenig erforscht. Sicherlich kann das Cholesterin aus einfachen Bausteinen, wie Acetaten, sowie Abbauprodukten der Kohlehydrate, Fette oder Eiweißkörper gebildet werden. Doch sind sein Transportweg, die Regulation des Cholesterinspiegels und Details seiner Funktion im Körper unbekannt.

Wenn man nur den absoluten Cholesterin- und Cholesterinesterspiegel im Auge hat, kommt es sicherlich vor, daß man bei Kranken mit schwerer Atherosklerose normale Spiegel und ohne Atherosklerose hochabnorme Spiegel findet. Außerdem erscheinen die folgenden Laboratoriumsbefunde für die Entstehung der Atherosklerose von Bedeutung:

Das Cholesterin-Phosphorlipoid-Verhältnis. Neben dem Cholesterin sind die hauptsächlich durch das Lecithin vertretenen Phosphorlipoide des Blutes von Bedeutung. Sie haben die Funktion von Stabilisatoren der Cholesterin-Eiweiß-moleküle. Sogar beträchtliche Erhöhungen des Serumcholesterinspiegels führen noch nicht zur Entstehung einer Atherosklerose, solange das Cholesterin-Phosphorlipoid-Verhältnis seinen normalen Wert von 1 behält, d. h., solange auch die Phosphorlipoide ebenso stark vermehrt bleiben wie das Cholesterin. So sind bei der familiären Hypercholesterinaemie die Phosphorlipoide nicht erhöht, das Cholesterin-Phosphorlipoid-Verhältnis ist niedrig und die Atheromatose ist dabei häufig; anderseits ist diese Krankheit bei der idiopathischen Hyperlipaemie seltener, da hier auch die Phosphorlipoide erhöht sind.

Die Beta-Lipoproteine. Die Cholesterinmoleküle sind im Serum nicht frei, sondern sowohl sie selbst, wie die Phosphorlipoide sind an außerordentlich große Eiweißmoleküle gebunden. Diese, Lipoproteine genannten, Moleküle bestehen aus α-Lipoproteinen, wobei die Eiweißmoleküle von den α-Globulinen stammen und aus den von den β-Globulinen abstammenden β-Lipoproteinen. Bei Kranken mit Atherosklerose findet man das Gesamtcholesterin in den α-Lipoproteinen vermindert und in den β-Lipoproteinen vermehrt.

Die Suspensionstests von Gofman. Gofman und seine Mitarbeiter fanden mit der Ultrazentrifuge Lipoproteinmoleküle verschiedener Größe und Dichte. Diese großen Moleküle stellen sich bei einer bestimmten Geschwindigkeit der Ultrazentrifuge in verschiedenen Höhen ein und werden nach Sf („Svedberg flotation") Einheiten klassifiziert. Moleküle, welche im Bereich von 10 bis 20 und von 20 bis 100 Sf-Einheiten schwimmen, wurden als für die Atherosklerose von Bedeutung erkannt. Bei einer Cholesterin- und fettreichen Ernährung nehmen diese Moleküle zu, bei einer fett- und cholesterinlosen Diät nimmt ihre Menge im Blut ab; bei 91 Prozent der Kranken mit Myokardinfarkten sollen diese Moleküle im Serum vermehrt sein. Zwischen der Atherosklerose und den Sf-Einheiten von 12 bis 20 besteht ein festes Verhältnis.

Abnorme Sf-Werte sollen für die Erkennung einer bereits bestehenden oder beginnenden Atherosklerose der Koronararterien von größerer Bedeutung sein als pathologische Cholesterinwerte. Wenn diese Feststellung auch teilweise bestätigt werden kann, so sind doch weitere Ergebnisse abzuwarten, bis weiter reichende Schlüsse gezogen werden können. Es ist zu betonen, daß in einem speziellen Fall alle oben erwähnten Werte normal sein können und doch eine fortgeschrittene Koronarsklerose besteht. Untersucht man jedoch Gruppen von Erkrankten, so stellen die abnormen Werte die Regel dar.

Therapie. Bestimmte Tatsachen müssen in diesem Zusammenhang in Erwägung gezogen werden, Details werden im Abschnitt über die Koronarsklerose besprochen.

Pflanzliche Sterine werden vom menschlichen Magendarmtrakt nicht in nennenswertem Maße resorbiert. Trotzdem sind sie aber einzuschränken, da bei Kranken, welche auf eine cholesterinarme Diät gesetzt wurden, die Cholesterinwerte im Serum sofort ansteigen, wenn der Diät pflanzliche Fette hinzugefügt werden.

Auch die Aufnahme von Neutralfett ist einzuschränken, da Fett die Resorption des Cholesterins erleichtert. Daneben ist scheinbar eine Verminderung der Kalorienmenge im Ganzen von Bedeutung (siehe später). Die Reisdiät und ähnliche fettfreie Diäten haben gezeigt, daß es unmöglich ist, den Cholesteringehalt des Serums um 20 bis 40 Prozent zu vermindern.

Die sogenannten lipotropen Substanzen wie Inositol, Cholin und Methionin erwiesen sich als wertlos. Angeblich kann man die Serumcholesterinwerte durch „Polysorbat 80-Cholin-Inositolkomplexe" herabsetzen. Diese Verbindungen erhöhen die Stabilität von Lipoidemulsionen.

Die Oestrogene befreien das Plasma scheinbar von hochmolekularen Lipoiden.

Trotz der großen Zahl der experimentellen, klinischen und pathologischen Arbeiten ist die Ätiologie dieses so häufigen Leidens noch unbekannt. Das Cholesterin spielt bei seiner Entstehung scheinbar eine wichtige Rolle, welche derzeit aber keineswegs klar ist. Bei Kaninchen kann man durch Verfütterung großer Mengen dieses Lipoidstoffes einen ähnlichen Prozeß erzeugen.

Krankheiten, welche mit einer starken Lipoid- (Cholesterin-) Vermehrung im Blut einhergehen, fördern die Ausbildung einer Atherosklerose und Koronarsklerose sehr, besonders als Komplikation. So zum Beispiel treten diese Prozesse ziemlich regelmäßig als Komplikation der Hypothyreosen auf.

Beim Diabetes geht die Störung des Kohlehydratstoffwechsels gewöhnlich mit einer Störung des Fettstoffwechsels einher, und sowohl die Koronar- wie die allgemeine Atherosklerose treten dabei viel häufiger auf als bei der Durchschnittsbevölkerung; überdies beginnt sie dabei auch bereits in früheren Jahren. Seit der Einführung des Insulins wurde das Coma diabeticum selten, aber die Atherosklerose des Herzens und der Gefäße ist bei dieser Krankheit die häufigste Todesursache. Schätzungsweise haben mehr als 90 Prozent aller Diabetiker, deren Krankheit länger als zehn Jahre gedauert hat, eine generalisierte Atherosklerose; zur Verhütung dieser Arterienkomplikation wurde eine kalorien- und fettarme, kohlehydratreiche Diät empfohlen. Wenn auch bisher nicht bekannt ist, auf welche Weise der Diabetes eine Atherosklerose auszulösen vermag, so besteht doch kein Zweifel, daß die atherosklerotischen Gefäßveränderungen beim Diabetes verstärkt und schneller auftreten. Das scheint von der Therapie ziemlich unabhängig zu sein.

Das Auftreten einer Atherosklerose wurde bei Nephrosen beschrieben. Die Störung ist häufig und bei gewissen Formen der Xanthomatose (bei der Hand-Christian-Schüllerschen Krankheit), welche mit einem hohen Cholesterinspiegel im Blut einhergehen, erblich. Die Koronarsklerose ist bei gewissen Formen der Fettsucht oder der Cholelithiasis häufig. Verschiedene statistische Untersuchungen zeigen, daß außerordentlich fettreiche Diäten das Auftreten der Atherosklerose begünstigen.

Die Entstehung einer Atheromatose der Aorta infolge einer Cholesterinfütterung wird beim Versuchstier durch Kastration, Thyreoidektomie und Anwendung von Hypophysenhinterlappenextrakten beschleunigt. Durch Testosteronpropionat oder Östradiolbenzoat kann man sie bei weiblichen, nicht aber bei männlichen Kaninchen verhindern. Die Anwendung von Jodverbindungen verhütet das Auftreten einer durch Cholesterinfütterung versuchten Erzeugung einer Atherosklerose.

Intimaschädigungen. Nach manchen Forschern, welche sich mit dieser Frage beschäftigt haben, ist die Ablagerung von Lipoiden (Cholesterinestern) der primäre Faktor, während andere Autoren eine Schädigung der Intima als primäre Veränderung annehmen. Man hat dabei einen abnormen Stoffwechsel und eine abnorme Enzymfunktion in Erwägung gezogen.

Entzündungen. Die syphilitische Aortitis illustriert die Bedeutung der Entzündung am besten. Das Auftreten einer Atherosklerose als Folge anderer Entzündungsformen wurde oft erörtert, ist aber bisher nicht bewiesen.

Mechanische Faktoren. Solche spielen scheinbar eine wesentliche Rolle. Die atherosklerotischen Veränderungen an den Herzklappen treten an den Stellen der größten mechanischen Belastung auf, nämlich an der Aortenseite der Aortenklappen und an der Kammerseite der Mitralklappen. Atherosklerotische Prozesse sind auch an den Teilungsstellen der Arterien häufiger. Sogar Traumen scheinen bei der Entstehung einer lokalen Atherosklerose eine gewisse Rolle zu spielen.

Die Hypertonie ist scheinbar ebenfalls ein auslösender Faktor. Bei einer Serie von 4678 Obduktionen von Hypertonikern wurde in 20 Prozent eine Koronarsklerose gefunden, während eine solche bei Personen mit normalem Druck nur in 6,2 Prozent nachweisbar war. Anscheinend ist die Hypertonie für die Entstehung der Atherosklerose mehr ein verstärkender und beschleunigender als ein ursächlicher Faktor. Die Atherosklerose ist im kleinen Kreislauf bei Zuständen häufig, bei welchen ein hoher Druck besteht (Cor pulmonale, angeborene Herzfehler).

Fettsucht. Oft wird darauf hingewiesen, daß die Atherosklerose bei Fettleibigen häufiger sei, manchmal wird diese Annahme jedoch abgelehnt.

Nikotin. Die Beziehung des Rauchens zur Koronarsklerose ist nicht völlig geklärt. Viele nehmen an, daß die Koronarsklerose bei schweren Rauchern häufiger sei. Manche glauben, daß bei Rauchern eine erhöhte Adrenalinausschüttung unter dem Einfluß des Nikotins für die Koronarsklerose verantwortlich zu machen sei. Statistiken zeigen jedenfalls, daß das Nikotin die Lebenszeit verkürzt, und zwar um so stärker, je größer der Nikotinverbrauch ist.

Sicher ist, daß das Nikotin eine funktionelle Verengung der peripheren Gefäße auszulösen vermag; ob daraus aber eine Atherosklerose entstehen kann, ist unbestimmt.

Andere Faktoren. Interessant ist die Tatsache, daß eine Ultraviolettbestrahlung von Cholesterin und Eidotter deren atherogene Eigenschaften im Experiment hemmt (Altschule). Der Alloxan-Diabetes führt bei Kaninchen nicht zur Atherosklerose und verhindert sogar deren Entstehung nach Cholesterinfütterung. Die Phosphorlipoide sind dabei stark erhöht.

Geschlecht

Bezüglich der Häufigkeit der Koronarsklerose besteht ein eindeutiger Unterschied zwischen den beiden Geschlechtern, denn sie ist bei jüngeren Frauen viel weniger häufig, wenn sie nicht an einer Hypertonie oder an einem Diabetes leiden.

Bei den unter 40jährigen Patienten ist die Krankheit bei Männern viel häufiger. Bei den über 60jährigen besteht kein Häufigkeitsunterschied der Geschlechter. Diese Tatsachen wurden oft auf den Einfluß der Sexualhormone bezogen, was in letzter Zeit noch wahrscheinlicher gemacht werden konnte. Bei Frauen mit doppelseitiger Ovarektomie ist die Atherosklerose schwerer als bei nichtoperierten Frauen. Die Oestrogene befreien das Plasma anscheinend von hochmolekularen Lipoiden.

Rasse

Man hat einen rassischen Faktor angenommen, da gewisse Tatsachen darauf hinweisen, daß die Koronarsklerose bei Juden besonders häufig und bei den farbigen Rassen relativ selten ist. Scheinbar sind aber die Eßgewohnheiten und nicht die Rassenzugehörigkeit daran schuld.

Alter, Vererbung

Die Koronarsklerose ist ohne Zweifel nicht eine Krankheit eines bestimmten Alters, denn sie kommt oft auch bei jungen Menschen vor und kann bei älteren Menschen fehlen.

Es ist erstaunlich, wie häufig Patienten mit Koronarsklerose über Fälle derselben Krankheit bei anderen Familienmitgliedern berichten. Wir kennen eine Familie, in der ein Bruder mit 46 Jahren an einer Koronarsklerose starb, ein anderer mit 45 Jahren eine Linksinsuffizienz mit Galopprhythmus und deutlichen, auf eine Koronarsklerose zurückzuführenden Veränderungen im EKG bekam, ein dritter Bruder mit 50 Jahren eine Koronarthrombose hatte, während beim vierten Bruder mit 42 Jahren eine Hypertonie gefunden wurde. Bei Zwillingen konnte ungefähr zur selben Zeit die Entwicklung eines Herzblockes infolge einer Koronarsklerose beobachtet werden, so daß man eine Erkrankung derselben Arterien annehmen muß.

Es ist wichtig, darauf hinzuweisen, daß es eine Koronarsklerose ohne Zeichen einer Atherosklerose der Aorta oder der peripheren Arterien gibt.

Häufigkeit

Anatomische Untersuchungen an sonst gesunden Individuen während der Kriegszeit (Soldaten) haben ergeben, daß in 40 Prozent der Achtzehn- bis Zwanzigjährigen bei der Obduktion eine Koronarsklerose vorlag. Bei der Obduktion von 65 jungen Soldaten während des ersten Weltkrieges wurde in 44,6 Prozent eine Atherosklerose der Aorta und der Koronararterien gefunden. In einer anderen Serie von 75 weiteren Fällen fand derselbe Autor in 57,3 Prozent atherosklerotische Veränderungen. Der absteigende Ast der linken Koronararterie war am häufigsten erkrankt. Bei durchschnittlich 22,2 Jahre alten, in Korea gefallenen US-Soldaten betrug die Häufigkeit der Koronarsklerose 77,3 Prozent.

Unter tausend aufeinanderfolgenden Autopsien fand Allan in 371 Fällen Koronarveränderungen; der jüngste Patient war dreizehn Jahre alt. In mehr als 50 Prozent dieser Fälle bestand als Folge der Koronarerkrankung eine Myokardfibrose. Nach einer anderen Bearbeitung von 928 Fällen von Koronarsklerose wurde der Schluß gezogen, daß diese Erkrankung für 25 Prozent aller Todesfälle an Herzkrankheiten (die angeborenen Herzfehler ausgenommen) oder für 4 Prozent aller Todesfälle von mehr als sechs Monate alten Individuen verantwortlich zu machen ist. Während die Myokarditis und die diphtherische Herzschädigung bei jugendlichen Patienten die häufigsten Herzmuskelerkrankungen darstellen, ist bei älteren Individuen die Koronarsklerose mit der auf ihrer Grundlage entstehenden Myokardfibrose bei weitem die häufigste Herzerkrankung.

Nach Ryle und Russell ist die Mortalität an Koronarsklerose bei Ärzten am höchsten, und bei Gärtnern und Arbeitern in der Landwirtschaft und in der chemischen Industrie am niedrigsten. Andere wieder fanden, daß die Erkrankung bei den Ärzten nicht häufiger vorkomme wie in der Durchschnittsbevölkerung.

Diesbezügliche Einzelheiten sollen im Kapitel über die Angina pectoris erörtert werden.

Symptome

Manchmal wird man auf das Leiden durch die Symptome einer Angina pectoris aufmerksam. Diese treten auf, wenn der atherosklerotische Prozeß zu einer Stenose der betreffenden Koronararterie geführt hat; der völlige Verschluß einer erkrankten Arterie löst das Syndrom eines Myokardinfarktes aus. Sehr häufig fehlen jedoch Schmerzen, auch wenn ein großer Koronarast vollkommen blockiert ist. Wenn auch zuverlässige Statistiken nicht verfügbar sind, steht doch fest, daß Schmerzen anamnestisch nur in einer Minderzahl von vollentwickelten Koronarsklerosen angegeben werden.

Bei vielen Patienten ist das Leiden symptomlos. Manche konsultieren den Arzt wegen unbestimmter Beschwerden, wie Müdigkeit oder Appetitverlust. Andere haben gastrointestinale Symptome, wie ständigen Meteorismus, Aufstoßen, Wechsel von Diarrhöen und Verstopfung. Da diese Symptome oft bei Patienten mit vollkompensiertem Kreislauf stark ausgeprägt sind, darf man eine gleichzeitig bestehende Sklerose der Mesenterialgefäße annehmen, insofern man Reflexwirkungen und Kolonspasmen ausschließen kann.

Bei vielen Patienten, welche den Arzt wegen Beschwerden aufsuchen, die auf eine Hypertonie oder auf einen Diabetes hinweisen, können zufällig Zeichen einer Koronarsklerose entdeckt werden.

In den meisten Fällen bleibt das Leiden unerkannt und fällt auch dem Patienten nicht auf, bis Komplikationen, wie eine Koronarthrombose oder eine Herzinsuffizienz, einsetzen.

Klinische Befunde

Es gibt nur sehr wenige Befunde, welche man als für eine Koronarsklerose pathognomonisch bezeichnen kann. Der verläßlichste ist die Feststellung der Sklerose einer Koronararterie auf einem Röntgenfilm. Dieser Befund erleichtert jedoch die Diagnosestellung nur wenig, da ein sklerotisches Koronargefäß nicht verengt zu sein braucht, während anderseits eine Arterie mit einem obstruierenden atherosklerotischen Prozeß nicht unbedingt röntgenologisch sichtbare Kalkeinlagerungen aufweisen muß.

Tatsächlich kann man die Diagnose einer Koronarsklerose, die eine der häufigsten Herzerkrankungen ist, nur vermutungsweise stellen. Klagt ein Kranker über anginöse Schmerzen, so sind wir auf Grund bekannter Tatsachen berechtigt, eine Koronarsklerose anzunehmen. Bestehen bei einem Kranken von mehr als 40 Jahren Zeichen einer Herzinsuffizienz oder einer Herzdilatation mit Veränderungen im Elektrokardiogramm, welche eine Myokardschädigung anzeigen, und ist keine andere Ursache vorhanden (Myokarditis, unkomplizierte Hypertonie, Avitaminosen oder eine Infektion), so wird man an eine Koronarsklerose denken. Diese Annahme wird durch die Feststellung einer Atherosklerose anderer Arteriengebiete, wie zum Beispiel im Fundus retinae, gestützt.

Die diagnostischen Schwierigkeiten werden durch eine Arbeit über mehr als 86 Fälle veranschaulicht, welche nach Krankheiten, wie Karzinomen, Magengeschwüren und Leberzirrhosen, zur Obduktion kamen und eine deutliche Koronarsklerose zeigten. In dieser Gruppe waren die Alter von 33 bis 81 Jahren vertreten. 78 Prozent davon waren Männer. Nur 24 Prozent hatten anginöse Schmerzen. Bei 40 Prozent der Patienten bestanden weder subjektive noch objektive Zeichen eines Herzleidens.

Wenn der beschwerdefreie Patient bei der klinischen Untersuchung keine Zeichen eines Herzleidens zeigte, ist man demgemäß bei der Obduktion oft von der Schwere der Veränderungen an den Koronararterien und im Myokard überrascht. Ärzte, welche ältere Personen vor Operationen bezüglich ihres Herzens zu untersuchen haben, übernehmen eine große Verantwortung und sollten sich immer der Grenzen unseres derzeitigen diesbezüglichen Wissens bewußt sein. Es ist sicherer, festzustellen, daß die Untersuchung keine Zeichen einer Koronarsklerose ergeben habe, als, daß eine Koronarsklerose nicht vorliege.

Oft ist das erste Zeichen einer Atherosklerose ein rauhes systolisches Geräusch über der Herzspitze oder über der Aorta. Anfangs ist dieses Geräusch oft nur nach Anstrengung hörbar, später ist es aber dauernd vorhanden. Höchstwahrscheinlich hängt dieses Geräusch mit sklerotischen Veränderungen an den Aortenklappen zusammen, so daß es nicht als ein direktes Zeichen einer Koronarsklerose zu werten ist. Trotzdem ist es als Zeichen eines atherosklerotischen Prozesses von Bedeutung und wichtig, wenn es bei relativ jungen Menschen zu finden ist. Unter 86 aufeinanderfolgenden Autopsien, bei welchen eine Koronarsklerose zu finden war, hatten 51 Prozent (44 Fälle) eine Sklerose der Mitraloder Aortenklappen. In 17 Prozent waren beide Klappen befallen.

Die bleibenden physikalischen Befunde sind jenen bei anderen Myokardschäden ähnlich und sollen in einem späteren Abschnitt behandelt werden (S. 223).

Das Elektrokardiogramm hat große diagnostische Bedeutung und liefert viele richtige Diagnosen. Trotzdem schließt aber ein normales Elektrokardiogramm sogar eine höhergradige Koronarsklerose nicht aus. Ist die Lichtung eines Gefäßes nicht wesentlich verengt und daher eine Ischämie des betreffenden Herzmuskelteiles nicht vorhanden, so kann das Elektrokardiogramm normal bleiben. Dasselbe gilt, wenn die Veränderungen geringgradig sind oder in für das Elektrokardiogramm stummen Zonen liegen.

Man muß auch daran denken, daß selbst schwere Elektrokardiogrammveränderungen bei der Entwicklung einer bindegewebigen Narbe und bei zunehmender Abheilung rasch verschwinden können.

Gegenwärtig wird die Diagnose einer Koronarsklerose viel häufiger gestellt als in früheren Jahren. Ob dies auf eine tatsächliche Zunahme ihrer Häufigkeit zurückzuführen ist, ist nicht völlig entschieden. Während die Pathologen über eine Zunahme berichten, so steht doch fest, daß sie die Koronararterien jetzt sorgfältiger untersuchen als früher. Für die scheinbare Häufigkeitszunahme sind hauptsächlich die Verfeinerung der Untersuchungsmethoden verantwortlich sowie die Tatsache, daß jetzt der Ausdruck Koronarsklerose allgemein angewendet wird, wenn man früher die Diagnose einer „Wassersucht", „Herzinsuffizienz", „Angina pectoris" usw. stellte.

Therapie

Für die Koronarsklerose gibt es keine spezifische Behandlung. Die Vermeidung größerer Mengen tierischen Fettes in der Nahrung kann vorbeugenden Wert haben. Deshalb sollen Eidotter, Fettcremen und Butter nur in begrenzten Mengen verwendet werden. Pflanzliche Fette führen nicht direkt zur Hypercholesterinämie und zu Cholesterinablagerungen in den Arterien; sie sind aber zu verbieten, weil sie wie alle Fette schädlich wirken.

Die rechtzeitige Jodbehandlung hat bei den auf Seite 216 erwähnten Therapieversuchen unterstützende Bedeutung.

5. Myopathien

Es gibt eine kleine Gruppe von Fällen, bei welchen die klinische und pathologische einschließlich der histologischen Untersuchung die Diagnose nicht zu ergeben und die Natur einer Myokardschädigung nicht aufzudecken vermögen. Das Herz war vor dem Tod vergrößert und es bestanden Zeichen einer Herzinsuffizienz, die Koronararterien sind aber weit und offen; es bestand auch keine Hypertonie und das Myokard erscheint histologisch normal. Für diese Fälle wurde der Ausdruck „Myopathie" geprägt. Kliniker gebrauchen hie und da den Ausdruck „Myokardose", um das Syndrom der verminderten Reservekraft des Herzens und sogar einer Herzinsuffizienz bei Fehlen eines Klappen-, Gefäß- oder Nierenleidens zu umschreiben. Wir haben diesen Namen vermieden, da er von Pathologen oft unrichtig bei Myokardfibrose und bei Koronarerkrankungen verwendet wird.

Zweifellos gehören viele Kranke, welche in diese Kategorie eingereiht wurden, in Wirklichkeit zur Gruppe der Herzkranken infolge von Ernährungsstörungen (Thiamindefizit). Während bei schweren derartigen Schädigungen mikroskopische Veränderungen nachweisbar sind, gibt es höchstwahrscheinlich Perioden, in welchen die derzeit noch ziemlich groben histologischen Untersuchungsmethoden Veränderungen der Herzmuskelfasern nicht aufzudecken vermögen.

Die Unzuverlässigkeit anatomischer und histologischer Untersuchungsmethoden bei Herzkrankheiten beeindruckt den Untersucher sehr. Ein normales mikroskopisches Bild besagt noch nicht, daß der Herzmuskel normal und wirkungsvoll arbeitete. Es wurde wiederholt ausgeführt, daß es oft unmöglich ist, eine Herzschwäche und einen Herztod anatomisch zu erklären. Der Pathologe vermag oft nicht zu sagen, warum ein Patient, welcher jahrelang ausgezeichnet auf Digitalis ansprach, plötzlich auf diese Behandlung nicht mehr reagierte. Stellt man an den Pathologen die Frage, ob der Herzmuskel genügend kräftig war, um einen Klappenfehler zu kompensieren, so untersucht er die Leber, die Lungen oder die Nieren, aber nicht das Herz selbst.

Diese Erfahrung führte zur Entwicklung chemischer Untersuchungsmethoden des Herzmuskels, in der Hoffnung, daß man damit wichtige Veränderungen finden könnte, welche die histologische Untersuchung nicht aufzudecken vermochte. Man erwartete solche Veränderungen, da Kreatin, Kalium und Phosphor bei der Muskelkontraktion eine bestimmte Rolle spielen. Der Anteil an Phosphatiden, an Kalzium, an Kreatin und an Kalium wurde in den Herzen von Patienten mit einem abnormen oder schwachen Myokard verändert gefunden.

Derartige abnorme Befunde können eine Herzinsuffizienz auslösen, doch ist die Beurteilung dieser Ergebnisse und ihre Auswertung für die Klinik noch nicht möglich.

6. Beteiligung des Myokards bei anderen Krankheiten

Tumoren. Häufig kommt es zum Einwuchern von Tumoren benachbarter Organe in den Herzmuskel, in seltenen Fällen ist das Herz selbst Sitz eines Primärtumors; die letztgenannten Tumoren werden kurz im Zusammenhang mit den Neubildungen des Perikards behandelt (S. 267).

Sarkoidose. Bei der Sarkoidose (Schaumannsche Krankheit) ist der Tod an Herzinsuffizienz nicht ungewöhnlich. Wenn auch eine genaue Beschreibung dieser Krankheit den Rahmen dieses Buches überschreiten würde, so soll doch die Aufmerksamkeit auf einige klinische Merkmale gerichtet werden, welche alle zur Krankheit gehören, aber selten in ihrer Gesamtheit bei einem einzelnen Fall vertreten sind. Die oberflächlichen Lymphknoten sind oft vergrößert und die Haut kann verschiedene Veränderungen zeigen (Lupus pernio von Besnier). Die Lungeninfiltrationen und die Vergrößerung der mediastinalen Lymphknoten können wie bei einer Tuberkulose aussehen. An den distalen Teilen der Extremitäten kommen herdförmige Knochendestruktionen vor. Oft geht eine Iridozyklitis mit einer Vergrößerung der Parotis und mit Fieber einher. Die Erythrozyten sind hypochrom, die Blutsenkungsgeschwindigkeit ist erhöht, im weißen Blutbild besteht gelegentlich eine Eosinophilie oder eine Monozytose. Wenn oberflächliche Lymphknoten befallen sind, so ergibt die Biopsie der festen, grauen, nicht verkästen Knoten, welche im Durchmesser einen Zentimeter erreichen können, tuberkelähnliche Granulome, welche aus Epitheloid- und Riesenzellen vom Fremdkörpertyp bestehen.

Die Ätiologie dieser Krankheit ist unbekannt, man vermutet eine nichtspezifische Allergie, wofür es aber keine Beweise gibt. Viele Argumente sprechen für eine tuberkulöse Grundlage. Wenn auch sowohl die weiße wie die schwarze Rasse erkranken, so betrifft die überwiegende Mehrzahl der amerikanischen Fälle doch Neger. Der Verlauf ist schleichend und durch eine langsame Progredienz charakterisiert, welche durch längere Remissionen oder Erholungspausen unterbrochen sein kann. Häufig kommt es zur Ausbildung eines Schenkelblockes oder eines Atrioventrikularblockes. Der Tod tritt gewöhnlich infolge einer Herzinsuffizienz ein, obwohl klinische Erscheinungen von seiten dieses Organs gewöhnlich im Hintergrund stehen, solange die Krankheit noch nicht weit fortgeschritten ist.

Sichelzellenanämie. Eine andere Krankheit, welche mit einer Herzhypertrophie und mit einer chronischen Herzinsuffizienz einhergeht, ist die Sichelzellenanämie. Hat ein Patient wiederkehrende Attacken von Gelenksschmerzen und ein systolisches Geräusch an der Herzspitze sowie eine Vergrößerung des rechten Herzens, was alles häufig vorkommt, so wird oft die Fehldiagnose eines rheumatischen Herzleidens gestellt. Dabei sind nicht selten anginöse Schmerzen hinter dem Brustbein vorhanden. Gelegentlich kommt es zu Nasenbluten. Der linke Vorhof ist manchmal vergrößert, selten jedoch wesentlich. Das P-R Intervall kann verlängert sein, die ST-Strecke ist oft gesenkt. Diese chronische, hereditäre und familiäre Anämie findet man fast ausschließlich bei Negern. Abgesehen vom Sichelzellenbild, einem bei Negern ziemlich häufigen Defekt der Erythrozyten, besteht eine Anämie, welche bis zu einer Million Erythrozyten betragen kann. Sehr charakteristisch sind die wie ausgestanzten Geschwüre in der Umgebung der Knöchel, welche wie syphilitische Geschwüre aussehen. Die Aktivität der Krankheit äußert sich oft in anfallsartigen Bauchschmerzen, Übelkeit, Erbrechen und mäßiger Gelbsucht, welche Zustände einem akuten Abdomen völlig gleichen können. Manchmal sind die Knochenveränderungen, welche in einer eigentümlichen radiären Streifung bestehen, sehr eindrucksvoll. In anderen Fällen beherrschen das klinische Bild verschiedene neurologische Erscheinungen, welche infolge einer Thrombosierung mehrerer das Zentralnervensystem versorgender Gefäße auftreten. Die Kombination von Anämie, Thrombose und Gelbsucht kann zusammen mit den früher erwähnten Herzbefunden an eine subakute bakterielle Endokarditis denken lassen, obwohl die Verwechslung mit einer rheumatischen Karditis häufiger erfolgt. Die Herzveränderungen sind teilweise auf die Thrombosierung kleiner Gefäße im Lungenkreislauf und teilweise auf einen ähnlichen Prozeß an den Koronararterien zurückzuführen; auch die Anämie spielt eine Rolle. Bezüglich der Differentialdiagnose gegenüber dem fieberhaften Rheumatismus, welche sehr schwierig sein kann, ist daran zu denken, daß bei der Sichelzellenerkrankung die Blutsenkungsgeschwindigkeit und der linke Vorhof normal sind, sowie, daß die Salizylate dabei unwirksam sind. Bei diesen Kranken sind die Schmerzen auch mehr über den Knochen als über den Gelenken lokalisiert. Hie und da kommt es beim selben Individuum gleichzeitig zu einer rheumatischen Herzerkrankung und zu einer Sichelzellenerkrankung (Plachta und Speer).

Von Gierckesche Krankheit. Eine weitere Krankheit, welche häufig durch eine Herzvergrößerung und Symptome von Herzinsuffizienz bei Kindern charakterisiert ist, ist die von Gierckesche oder Glykogenspeicherungskrankheit. Bei der häufigen „hepatischen" Form ist die Leber stark vergrößert, der Nüchternblutzuckerspiegel ist niedrig, die Insulinempfindlichkeit ist erhöht und der Blutzuckeranstieg nach einer Adrenalininjektion ist geringer als normal; oft besteht eine Ketonurie ohne Glykosurie. Bei der kardialen Form kann die Vergrößerung von Leber und Nieren gering sein und die Nüchternhypoglykämie und Ketonurie fehlen gewöhnlich. Beide Formen können mit einem Zurückbleiben der geistigen Entwicklung und epileptiformen Krämpfen einhergehen. Die Prognose der kardialen Form ist sehr ungünstig, die Behandlung der Herzinsuffizienz durch die üblichen Mittel ist unbefriedigend.

Es gibt noch zahlreiche andere Krankheiten mit einer Rückwirkung auf das Herz, doch sind dabei die Herzveränderungen im allgemeinen viel mehr interessante Zufallsbefunde als wesentliche Merkmale des Prozesses.

7. Symptome und klinische Befunde der Myokarderkrankungen

Viele Symptome und klinische Befunde, welche für Myokarderkrankungen spezifisch sind, wurden bereits in früheren Kapiteln erwähnt, manche klinische Charakteristika der Herzbeteiligung bei der Tonsillitis, bei der Diphtherie, beim Thiamindefizit und bei der Koronarsklerose wurden schon besprochen. In diesem Kapitel sollen die allen Myokardaffektionen gemeinsamen Hauptsymptome und klinischen Befunde behandelt werden.

Dyspnoe. Tritt eine Herzinsuffizienz ein, so kommt es bei allen Myokardschäden zu Dyspnoe, besonders zu ihrer nächtlichen Form, da bei allen Myokardschäden einschließlich der Koronarsklerosen vorwiegend der linke Ventrikel betroffen ist. Zu dieser Gruppe gehört die große Zahl von Kranken, deren Nächte infolge einer Cheyne-Stokesschen Atmung schlaflos sind; oft werden sie wegen „Asthma" mit Adrenalin und „Asthmamitteln" behandelt, so daß bis zur Erkennung des tatsächlichen Herzleidens oft viel Zeit vergeht.

Puls. Wenn das Myokard stark geschädigt ist, kann der periphere Puls ziemlich klein sein. Man möchte erwarten, daß die Verminderung der Kontraktionskraft des linken Ventrikels bei einer schweren Myokardschädigung das Schlagvolumen verringern würde. Selbstverständlich ist ein kleiner Puls ein prognostisch sehr ungünstiges Zeichen, da es nur bei schwerer Myokardinsuffizienz anzutreffen ist.

Palpation. Die Ergebnisse der Palpation der Herzgegend sind dürftig. Hauptsächlich ist der linke Ventrikel betroffen, dessen Pulsationen man nicht fühlt. Viele Patienten stehen in höherem Alter, so daß das Herz von emphysematöser Lunge überlagert ist. Schließlich pulsiert ein myokardgeschädigtes Herz auch schwächer als ein Herz mit gesundem Muskel. In manchen Fällen findet man jedoch einen hebenden Spitzenstoß, der uns eine starke Hypertrophie des linken Ventrikels anzeigt. Bei anderen Kranken mit einer Lungenstauung ist der Klappenschluß über der Pulmonalis zu fühlen. Wenn ein Galopprhythmus besteht, so kann man ihn oft bei der Palpation der Thoraxwand zwischen dem unteren Sternalende und der Herzspitzengegend finden (siehe weiter unten).

Perkussion. Wie früher ausgeführt, ergibt die Perkussion oft trotz einer beträchtlichen Myokardschädigung ein normal großes Herz. Später findet man perkutorisch (wie das Röntgen bestätigt) eine aortische Konfiguration. Schließlich tritt mit dem Einsetzen einer Rückstauung im kleinen Kreislauf eine Mitralisation auf. Untersucht man den Patienten in diesem Stadium im ersten schrägen Durchmesser mit Hilfe von Barium zwecks Darstellung des Ösophagus, dann kann man sogar eine Dilatation des linken Vorhofes finden. Ist das Herz bei einem Myokardschaden sehr groß (cor bovinum), ohne daß eine relative Mitral- oder Trikuspidalinsuffizienz vorliegt, so ist an das Bestehen einer Hypertonie zu denken, auch wenn der Blutdruck zur Zeit der Messung normal ist.

Die Herzgröße und -form gleicht in den späten Stadien mit der Dilatation nach rechts und links sowie mit der Mitralisation völlig dem Bild einer kombinierten Mitral- und Aortenstenose sowie Mitralfehlern oder den gelegentlich bei Perikardergüssen zu beobachtenden Bildern. Das Fehlen von Pulsationen des Herzrandes bei der Röntgendurchleuchtung muß in Fällen von schwerer Myokardschädigung besonders an die letztgenannte Möglichkeit denken lassen.

Auskultation. Nicht selten ergibt die Auskultation normale Befunde. Trotz sehr schwerer Myokardschädigung kann man normale, reine und laute Herztöne finden. Dies ist der Hauptgrund, warum der Untersucher in jenen Fällen irregeführt wird, bei welchen die Perkussion kein befriedigendes Ergebnis gebracht hat.

Oft hält man weiche und leise Herztöne für Zeichen eines Myokardschadens. Tatsächlich können die Herztöne mit dem Fortschreiten der Krankheit leiser und mit der Besserung der Myokardschädigung lauter werden. Im allgemeinen bestand jedoch vorher keine Gelegenheit, den Kranken vergleichsweise zu untersuchen, sodaß man die Feststellung leiser Herztöne nicht unbedingt mit einer Myokardschädigung in Zusammenhang bringen darf. Leise Herztöne kommen auch bei einer leichten Überlagerung des Herzens durch die Lunge in der Präkordialgegend oder infolge von Fettleibigkeit vor. Auch bei Kranken mit einem stark gekrümmten Thorax und mit einer tiefen Herzlage sind die Herztöne leise.

Häufig kommen eine abnorme Akzentuierung der Herztöne sowie eine Aufsplitterung oder Verdoppelung des ersten oder zweiten Tones vor, man darf diese Befunde aber nur mit großer Vorsicht als Ausdruck einer Myokarderkrankung werten; man kann sie sowohl bei jungen, gesunden Personen (S. 46) als auch bei Herzneurosen und Hyperthyreosen finden.

Systolische Spitzen- oder Aortengeräusche sind oft nicht zu hören. Sie sollen, wenn vorhanden, immer mit Vorsicht gewertet werden und sind von physiologischen Geräuschen zu trennen. Jedes systolische Geräusch erfordert sorgfältige Untersuchung, insbesondere, wenn es erst frisch aufgetreten ist.

Wenn der linke Ventrikel aus irgendeinem Grund beträchtlich dilatiert, kann eine relative Mitralinsuffizienz auftreten. Sieht man den Patienten bei voller Entwicklung der Veränderungen, so ist die Entscheidung oft schwierig, ob er eine relative oder eine organische Mitralinsuffizienz auf rheumatischer Basis hat.

Nicht selten verursacht eine starke Dilatation des rechten Ventrikels eine relative Trikuspidalinsuffizienz.

Elektrokardiogramm. Das Elektrokardiogramm hat für die Diagnose der Myokarderkrankungen größte Bedeutung. Eine Verknotung, Aufsplitterung oder Verbreitung der QRS-Komplexe, das Auftreten abnormer Q-Zacken in Ableitung III, abnormer ST-Strecken und T-Zacken in den Ableitungen I und II und in den Brustwandableitungen sind von großer Bedeutung.

Es muß noch einmal betont werden, daß ein normales Elektrokardiogramm das Vorhandensein einer ausgesprochenen Myokardschädigung nicht ausschließt; überdies muß man die Kurven wiederholt schreiben, da die Veränderungen oft nur vorübergehend sind. Man muß daher bei Krankheiten, welche erfahrungsgemäß sehr häufig zu einer Myokardbeteiligung führen, wie zum Beispiel beim fieberhaften Rheumatismus, sehr oft ein Elektrokardiogramm schreiben, bei chronischen Krankheiten kann jedoch das Intervall zwischen den einzelnen elektrokardiographischen Untersuchungen ungefähr sechs Monate betragen, vorausgesetzt, daß die Symptome und anderen klinischen Befunde sich nicht ändern. Dies gilt für Kranke mit Hypertonie oder mit Myokardschädigungen bei Koronarsklerose.

Die praktische Erfahrung zeigt leider, daß die ungenügende Kenntnis der normalen Varianten des Elektrokardiogramms sehr häufig zur ungerechtfertigten Diagnose eines Myokardschadens führt. Bei der allein auf Grundlage eines Elektrokardiogramms erfolgenden Beurteilung ist daher große Vorsicht am Platze.

Galopprhythmus

Ein Galopprhythmus ist ein außerordentlich wichtiges auskultatorisches Zeichen bei Myokarderkrankungen. Es ist jedoch nicht eindeutig und soll daher nur im Zusammenhang mit anderen klinischen Befunden bewertet werden.

Die erste und manchmal schwierige Frage ist die Unterscheidung zwischen einer Spaltung (Verdoppelung) der Herztöne und einem Galopprhythmus. Diese Unterscheidung gründet sich gewöhnlich auf die Tatsache, daß der dritte Ton beim Galopprhythmus von den anderen Tönen durch ein „deutliches" Intervall getrennt ist, während das Intervall zwischen den zwei Teilen eines gespaltenen Tones außerordentlich kurz ist. In manchen Fällen muß man jedoch die graphische Registrierung der Herztöne heranziehen, um diese beiden Zustände auseinanderzuhalten. So erscheint in Fällen ohne Verlängerung der atrioventrikulären Überleitungszeit der durch die Vorhofkontraktion hervorgerufene Ton (präsystolischer Galopprhythmus) unmittelbar vor dem ersten Herzton. Die Unterscheidung zwischen einen Galopprhythmus und dem physiologischen dritten Herzton ist sogar noch schwieriger.

Wenn man weniger wichtige Details und unbedeutendere Unterscheidungsmerkmale außer acht läßt, kann man vier Formen des Galopprhythmus auseinanderhalten.

1. Protodiastolischer Galopprhythmus.
2. Präsystolischer Galopprhythmus.
3. Summationsgalopprhythmus.
4. Systolischer Galopprhythmus.

1. Protodiastolischer Galopprhythmus. Er entsteht auf ähnliche Weise wie der physiologische Herzton und macht auf den Untersucher einen ähnlichen Eindruck. Der dritte Herzton ist bei Kindern und bei gesunden jungen Erwachsenen sehr häufig (S. 46), er verschwindet jedoch beim Erwachsenen wahrscheinlich infolge der Elastizitätsverminderung des Thorax und des Herzens. Bei der Entwicklung einer Myokardschädigung kann das Einströmen des Blutes in den „atonischen" linken Ventrikel am Beginn der Diastole auch bei Erwachsenen zu einem Wiederauftreten des dritten Herztones führen. Dies bezeichnet man als protodiastolischen Galopprhythmus. Der neue Ton ist mit Schwingungen der Kammerwand oder der Klappen während der Kammerfüllung zu erklären; der Ton entsteht besonders dann, wenn diese Füllung infolge einer Stauung unter erhöhtem Druck erfolgt. Nach anderen Forschern entsteht der protodiastolische Galopprhythmus während der diastolischen Füllung durch den Anprall des linken Ventrikels an die umgebenden Organe.

Die Unterscheidung von einem normalen dritten Herzton ist durch die Auskultation allein und manchmal sogar auch mit Hilfe der graphischen Registrierung unmöglich. Liegt ein organischer Herzschaden vor, so kann man den neuen Ton auf einen Galopprhythmus zurückführen. Manche nehmen an, daß die Unterscheidung folgendermaßen zu treffen sei: der dritte Herzton ist nicht palpabel; er schließt enger an den zweiten Ton an als der neue Ton beim Galopp, und der dritte Ton ist auch bei normaler Frequenz zu hören, während der Galopprhythmus nur bei erhöhter Frequenz zu beobachten ist. Es gibt jedoch bei jüngeren Altersgruppen Fälle, bei welchen die Differenzierung unmöglich ist. Ist der Kranke mehr als 30 Jahre alt, so kann man gewöhnlich einen Galopprhythmus als sicher annehmen, da ein physiologischer dritter Herzton in diesem Alter selten ist.

2. **Präsystolischer Galopprhythmus.** Bei dieser Form geht der neue Herzton den zwei normalen Herztönen mit einem Intervall voraus, welches gewöhnlich länger ist als jenes bei einem gespaltenen ersten Ton.

Es wurde jedoch nachgewiesen, daß dieses Intervall gelegentlich nicht so groß ist, daß eine Unterscheidung dadurch ohne Zuhilfenahme graphischer Methoden möglich würde. Die Herztonschreibung ergibt, daß der neue Ton eindeutig präsystolisch ist, während er bei der bloßen Spaltung des ersten Herztones systolisch ist.

Die Entstehungsweise dieser Form des Galopprhythmus ist strittig. Während viele noch annehmen, daß die Ursache in einer hörbaren Kontraktion des Vorhofs liege, sprechen gewichtige Argumente für die Annahme, daß die Entstehungsweise jener beim protodiastolischen Galopp ähnlich sei. Bei Betrachtung in diesem Licht würde also die Ursache wieder in der Füllung des Ventrikels zu finden sein, welche mit der Vorhofsystole zusammenhängt. Auf diese Weise hätten beide Formen des Galopprhythmus denselben Ursprung. Wenn das P-R-Intervall verlängert ist, setzt die Vorhofkontraktion früher in der Diastole ein; dann kommt es gewöhnlich zu einem Galopprhythmus, da eine Summation eintritt, wie im folgenden Punkt besprochen werden soll.

3. **Summationsgalopprhythmus.** Er ist die häufigste Form und ist bei Beschleunigung der Herzfrequenz (gewöhnlich über 100 Schläge in der Minute) oder bei einer Verlängerung des P-R-Intervalls zu hören. Dabei entsteht der Galopprhythmus durch das Zusammenfallen der Schwingungen infolge der frühzeitigen Füllung der Ventrikel mit den durch die Vorhofsystole hervorgerufenen Schwingungen. Wenn daher ein Faktor allein zur Erzeugung des Galopprhythmus nicht ausreicht, verursacht die Kombination einen deutlichen neuen Ton. Nach dieser Erklärung ist es verständlich, daß auch der physiologische dritte Herzton bei einer Beschleunigung der Herzfrequenz infolge dieses Summationsfaktors lauter oder überhaupt erst hörbar wird.

Dieser Summationsmechanismus macht auch die Befunde jener Forscher verständlich, welche folgerten, daß der protodiastolische Galopprhythmus mit der Vorhofkontraktion „zusammenhänge". Bei den von ihnen untersuchten Patienten bestand ein Summationsgalopp.

Die Wichtigkeit der Frequenz für das Auftreten eines Galopprhythmus ist leicht zu demonstrieren. Oft verschwindet ein Galopprhythmus, wenn eine rasche

Frequenz durch Behandlung langsamer wird oder durch einen Karotisdruck vorübergehend zurückgeht.

4. **Systolischer Galopprhythmus.** Diese Form wurde schon vor langer Zeit von Potain beschrieben. Man unterscheidet zwei Unterformen. Die Entstehungsweise der einen, welche am besten über der Herzspitze zu hören ist, ist unbekannt. Die andere und häufigere Unterform ist an der Herzbasis zu hören und durch Änderungen des Tonus der Aorta und der Pulmonalarterie infolge des Blutanpralls in der Systole erklärbar. Man fand sie beim Typhus, bei der Tuberkulose und bei nervösen Individuen. Sie ist scheinbar kein wichtiges Zeichen eines Herzleidens, wird aber häufig mit einem diastolischen Galopprhythmus verwechselt. Selten können auch perikardiale oder pleuroperikardiale Adhäsionen zu einer ähnlichen Erscheinung führen.

Häufigkeit. Unter 1353 aufeinanderfolgenden Herzkranken fand sich bei 62 ein Galopprhythmus, bei 50 davon schwankte die Herzfrequenz zwischen 90 und 120. Unter 60 anderen Fällen von Galopprhythmus fand sich die protodiastolische Form vierzehnmal, die präsystolische Form zweiundzwanzigmal und der Summationsgalopp vierundzwanzigmal.

Klinisches Bild. Der neue Ton beim Galopprhythmus ist tief und dumpf. Er ist am besten über der Spitze, über dem unteren Sternum und an einem Punkt zwischen diesen beiden Stellen zu hören. Oft ist er nur vorhanden, wenn der Kranke steht, oder nach leichter Anstrengung infolge einer Frequenzerhöhung. In anderen Fällen ist er im Liegen besser zu hören. Besonders von seiten der französischen Schule wurde oft festgestellt, daß ein Galopprhythmus über dem unteren Sternum seinen Ursprung im rechten und ein Galopp über der Herzspitze seinen Ursprung im linken Ventrikel habe. Während sich einige Autoren an diese Unterscheidung halten, hört man nach unserer Erfahrung in Fällen von Koronarsklerose oder Hypertonie ohne Leber- oder Venenstauung, also bei einer Schädigung des linken Ventrikels, den Galopprhythmus sehr häufig nur über dem unteren Sternum.

Häufig ist der Galopprhythmus palpabel. Die rasche Aufeinanderfolge der Herztöne löst drei Schläge aus, was einen eigentümlichen und charakteristischen Eindruck macht; ältere Forscher nannten ihn Tremor cordis. Die Tatsache der Tastbarkeit des neuen Tones spricht sehr zugunsten jener, welche alle Formen des Galopprhythmus mit der Dehnung der Kammerwand in der Diastole oder mit ihrem Anprall an die umgebenden Organe erklären.

Mit dem Eintreten eines Vorhofflimmerns und dem Aufhören wirkungsvoller Vorhofkontraktionen verschwindet der Galopprhythmus häufig. Die Behauptung, daß ein Galopprhythmus beim Vorhofflimmern nicht vorkomme, ist jedoch sicher nicht richtig. Jene Form des Galopprhythmus, welche durch das Einströmen des Blutes in die Kammern am Anfang der Diastole entsteht, kann trotz dem Vorhofflimmern bestehen bleiben. Nur die präsystolische und die Summationsform hören auf. Wir konnten in einigen Fällen einen Galopprhythmus trotz dem Bestehen von Vorhofflimmern nachweisen.

Differentialdiagnose. Manchmal ist eine Mitralstenose schwer auszuschließen. Das diastolische Spitzengeräusch bei der Mitralstenose ist kurz, dumpf und liegt in der Mitte der Diastole; oft gleicht es völlig einem dritten Herzton. Man darf nicht vergessen, daß die normalen Herztöne in Wirklichkeit Geräusche und nicht Töne sind. Wenn das präsystolische Geräusch und andere für die Mitralstenose charakteristische Befunde fehlen, kann daraus ein schwieriges diagnostisches Problem entstehen.

Bei Fällen von ständigem Bigeminus infolge von Extrasystolen hört man gelegentlich den ersten Ton der Extrasystole allein, während der zweite Ton fehlt.

Dies geschieht besonders dann, wenn die Extrasystolen sehr früh nach dem Normalschlag einfallen und die Kammerfüllung dadurch ungenügend wird; die Systole ist dann so schwach, daß die Semilunarklappen nicht einmal geöffnet werden und der zweite Ton dadurch ausfällt. In diesen Fällen hört man drei laute Töne, wodurch eine Verwechslung mit einem Galopprhythmus möglich ist.

Klinische Bedeutung. Sehr oft kündigt ein Galopprhythmus lange vor dem Auftreten anderer Zeichen den Beginn einer Myokardschwäche an. Bei Fällen von Myokardschädigung und Hypertonie mit Erhöhung der Herzfrequenz ist er besonders häufig. Er ist jedoch bei Kranken mit einem normalen Druck und einer normalen oder sehr langsamen Frequenz nicht selten. Unter gewissen Bedingungen hat er keine große Bedeutung. So kann die Sinustachykardie und die Verlängerung des P-R-Intervalls beim fieberhaften Rheumatismus zu einem Summationsgalopprhythmus führen, welcher nicht unbedingt für eine Myokardschwäche spricht. In vielen Fällen ist ein Galopprhythmus jedoch der „Ruf des Herzens nach Hilfe", welcher zur Digitalisverordnung mahnt. Bei Kranken mit einer frischen Koronarthrombose ist er ein ominöses Zeichen, seine Bedeutung geht aus der Erfahrung klar hervor, daß zum Beispiel unter 62 von Bramwell beobachteten Fällen nur fünfzehn länger als achtzehn Monate am Leben blieben.

Einen Galopprhythmus findet man gewöhnlich bei Kranken mit einem intraventrikulären Block (Schenkelblock, Verzweigungsblock). Dieser Befund ist jedoch scheinbar ein Zufall, da sowohl der Galopprhythmus wie der intraventrikuläre Block auf eine Myokardschädigung zurückzuführen sind.

Ärzte, deren Aufmerksamkeit während ihrer Studentenzeit und während der klinischen Ausbildung nicht besonders auf diese Erscheinung gelenkt wurde, finden einen Galopprhythmus nur selten. Dieser Befund ist wichtiger als die Aufdeckung eines Geräusches. Deshalb sollten sich die mit der Ausbildung der Medizinstudenten Beauftragten vergewissern, daß jeder Student mit dem Galopprhythmus vertraut ist.

Pulsus alternans

Der Pulsus alternans ist ein anderes wertvolles Zeichen einer Myokarderkrankung und einer Myokardschwäche. Unter diesem Ausdruck versteht man den regelmäßigen Wechsel von großen und kleinen Pulsen bei rhythmischer Herztätigkeit. Diese Erscheinung fehlt demgemäß beim Vorhofflimmern. Sehr häufig fehlt sie auch beim regulären Sinusrhythmus, setzt aber nach Extrasystolen sofort für eine lange oder kurze Serie von Schlägen ein.

Häufigkeit. Unter den Radialpulskurven von 300 Herz- und Herzkreislaufkranken fand man in 71 Fällen einen Pulsus alternans. Die Erscheinung trat in 55 Fällen zeitweilig, nur nach Extrasystolen auf.

Diagnose. In deutlichen Fällen ist der Pulsus alternans sofort durch die gewöhnliche Palpation der Arteria radialis zu finden. Jeder zweite Puls ist kleiner. In einigen Fällen konnten wir an einer peripheren Arterie nur halb soviel Pulse zählen als auskultatorisch Herzschläge nachweisbar waren. So kann ein Patient mit 96 rhythmischen Schlägen in der Minute eine Pulsfrequenz von nur 48 aufweisen. Wenn der Pulsus alternans durch die einfache Palpation nicht sofort klar ist, kann man ihn oft durch eine leichte Kompression der Arteria brachialis mit der einen Hand und durch die gleichzeitige Palpation des Radialpulses am selben Arm mit der anderen Hand deutlicher machen.

Abb. 24 zeigt einen Pulsus alternans auf einer Pulskurve (Sphygmogramm).

Die verläßlichste Methode zur Erkennung eines leichten Pulsus alternans ist jedoch die Sphygmomanometrie, da die stärkeren Schläge auch höhere Druckwerte ergeben. So kann man zum Beispiel finden, daß zwischen einem Druck von 150 und 160 mm Hg oder zwischen 140 und 160 nur abwechselnd Schläge unterhalb der Manometermanschette palpatorisch oder auskultatorisch nachweisbar sind. Auch die Höhe des diastolischen Blutdruckes ist einem Wechsel unterworfen.

Die Erscheinung wird oft übersehen, da sich der Untersucher bei der Bestimmung des Blutdruckes gewöhnlich nicht die Mühe nimmt, zu ermitteln, ob ein jeder oder nur jeder zweite Schlag unmittelbar unterhalb der oberen Grenze des systolischen Blutdruckwertes die Peripherie erreicht. Sucht man jedoch beim Messen des Blutdruckes regelmäßig nach dieser Erscheinung, so wird die Häufigkeit des Pulsus alternans überraschend groß, besonders bei dekompensierten Hypertonien. Sie ist bei einem normalen Blutdruck nicht ungewöhnlich und dann vom prognostischen Standpunkt aus etwas ungünstiger. Ein Pulsus alternans wurde in 33 Prozent der dekompensierten Kranken gefunden.

Gelegentlich wechselt auch die Lautstärke des zweiten Aortentones oder eines systolischen Geräusches mit den alternierenden Schlägen. In seltenen Fäl-

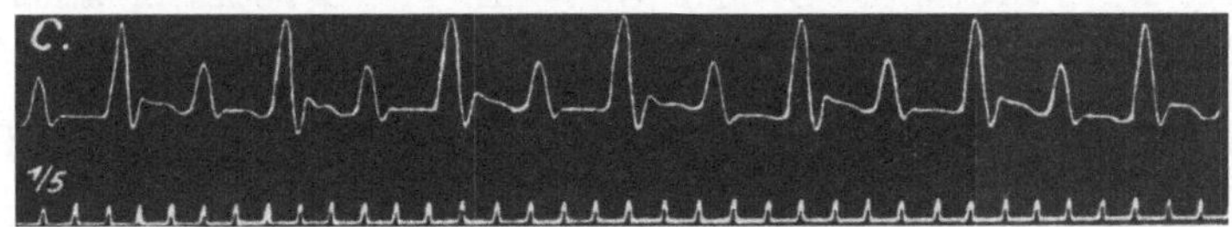

Abb. 24. Pulsus alternans.

len kann man die alternierende Herzaktion unter dem Röntgenschirm in Form von abwechselnd starken und schwachen Kontraktionen beobachten. Diese Wechsel wurden durch den Röntgen-Kymographen aufgezeichnet.

Der Wechsel der Zacken im Elektrokardiogramm ist gewöhnlich vom Pulswechsel unabhängig und auf eine abnorme (wechselnde) Ausbreitung der Erregungswelle über dem Herzen zurückzuführen (elektrischer Alternans).

Um einen Pulsus alternans von einem Pulsus bigeminus abzugrenzen, ist die Feststellung wichtig, daß die kleinere Pulswelle bei Extrasystolen gewöhnlich frühzeitig einfällt, während sie beim Pulsus alternans leicht verzögert auftritt

Entstehungsweise. Seit der ursprünglichen Beschreibung von Traube und Gaskell wurden zur Erklärung dieser interessanten Erscheinung viele Versuche unternommen, da sie am Versuchstier bei Vergiftung des Herzens mit einer großen Zahl von Substanzen leicht hervorzurufen ist.

Allgemein wird als Ursache ein Unterschied in der Reizbarkeit der Herzmuskelfasern angenommen. Die Ansicht von de Boer ist derzeit weit verbreitet. Wenn V das ganze Myokard bedeutet und V_1 und V_2 einen kleineren und einen größeren Teil etwas geschädigter Herzmuskelfasern, so kann man annehmen, daß sich das Herz beim Pulsus alternans nach der Formel: $V-V_1 : V-V_2 : V-V_1$ usw. kontrahiert. Mit anderen Worten nimmt bei einer Systole ein kleiner Teil des Myokards an der Kontraktion nicht teil und bei der nächsten Systole ein größerer Teil.

Die Meinung, daß der Pulsus alternans hauptsächlich auf einen Wechsel in der Herzfüllung zurückzuführen sei, ist nicht völlig auszuschließen; man kann einen Alternans jedoch oft an einem leeren Herzen oder an einem Muskelteil beobachten, woraus hervorgeht, daß der wesentliche Faktor wahrscheinlich im Muskel liegt.

Bedeutung. In der großen Mehrzahl der Fälle hat die Erscheinung eine ernste Bedeutung, da sie das Vorliegen eines Myokardschadens anzeigt. Oft geht sie bei einer Digitalisierung wieder zurück. Kranke mit einem Pulsus alternans erleben nach seiner Feststellung selten mehr als einige Jahre. Einer von uns konnte bei einem Patienten einen deutlichen Pulsus alternans sieben Jahre lang beobachten, das heißt, zwei Jahre nach Abschluß der Arbeiten an diesem Buch. Als er den Patienten das letztemal sah, war er noch in gutem Zustand.

Während einer Attacke von paroxysmaler Tachykardie mit sehr hoher Kammerfrequenz kann man einen Pulsus alternans bei sonst gesunden Personen finden. Unter diesen Umständen ist das Phänomen ohne Bedeutung und verschwindet mit dem Aufhören der Tachykardie.

Schrifttum

Aalsmeer, W. C. "Cardiovascular symptoms of Beriberi, Documents Neerland et Indonesia morbis tropicis." **3**, 2, 1951.
— und Wenckebach, K. F. Herz und Kreislauf bei der Beriberi-Krankheit. Wien. Arch. inn. Med., **16**, 193, 1928.
Adlersberg, D., Parets, A. D. and Boas, E. P. "Genetics of atherosclerosis: studies of families with xanthoma and unselected patients with coronary artery disease under the age of fifty years." J. A. M. A., **141**, 246, 1949.
von Albertini, A. Pathologie und Therapie der entzündlichen nicht spezifischen Arterienerkrankungen, Helv. med. acta, **11**, 233, 1944.
— und Grumbach, A. Die experimentelle Streptokokkeninfektion des Kaninchens in ihren Beziehungen zur Herdinfektion. Ergebn. d. allg. Path. u. path. Anat., **33**, 314, 1937.
Allan, G. A. "Diseases of Coronary Arteries." Brit. M. J., **II**, 232, 1928.
Altschul, R. "Inhibition of experimental cholesterol arteriosclerosis by ultraviolet irradiation." New. Engl. J. Med., **249**, 96, 1953.
Alwens, und Moog. Das Verhalten des Herzens bei der akuten Nephritis. Deutsches Arch. f. klin. Med., **133**, 364, 1920.
Antopol, W., Heilbrunn, J. and Tuchman, L. "Enlargement of the heart due to abnormal glycogen storage." Am. J. Med. Scienc., **188**, 354, 1934.
Aschoff, L. "Observations Concerning the Relationship between Cholesterol Metabolism and Vascular Disease." Brit. M. J., **II**, 1131, 1932.
— Über Arteriosklerose, Z. ges. Neur. Psych., **167**, 214, 1939.
Barr, D. P., Russ, E. M. and Eder, H. A. "Protein-lipid relationships in human plasma." Am. J. Med., **11**, 480, 1951.
Becker, B. J. P., Chatgidakis, C. B. and van Lingen, B. "Cardiovascular collagenosis with partial endocardial thrombosis." Circul. 7, 345, 1953.
Bedford, E., and Konstam, G. L. S. "Heart failure of unknown etiology in Africans." Brit. Heart NJ., **8**, 236, 1946.
Beecher, C. H., and Amidon, E. L. "Electrocardiographic Findings in Forty-four Cases of Trichinosis." Am. Heart J., **16**, 219, 1938.
Benchimol, A. B., and Schlesinger, P. "Beriberi heart disease." Am. Heart J., **46**, 245, 1953.
Bickel, G. "Hypovitaminose B_1 et cardiopathies." Arch. mal. d. coeur, **32**, 657, 1939.
Black-Schaffer, B. "Pathology of Anaphylaxis due to Sulfonamide Drugs." Arch. Path., **39**, 301, 1945.
de Boer, S. Das Alternansproblem. Arch. f. d. ges. Physiol., **192**, 183, 1921.
van Bogaert, A. "Béri-béri alcoolique." Arch. d. mal. du coeur, **31**, 1195, 1938.
Boikan, W. S. "Myocarditis Perniciosa." Virchows Arch. f. path. Anat., **282**, 46, 1931.
von Bonsdorff, B. "Neurogenic Heart Lesions. Heart Disease of Unusual or Unknown Origin." Acta med. Scandinav., **100**, 352, 1939.
Bramwell, C. "Gallop Rhythm." Quart. J. Med., **4**, 149, 1935,
Brown, C. E., and McNamara, D. H. "Acute Interstitial Myocarditis following Administration of Arsphenamines." Arch. Derm. & Syph., **42**, 312, 1940.

Calhoun, J. A., Cullen, G. E., Clarke, G., and Harrison, T. R. "Studies in Congestive Heart Failure. VI. The Effect of Overwork and Other Factors on the Potassium Content of the Cardiac Muscle." J. Clin. Investigation, 9, 393, 1931.

Cameron, J. D. S., and Hill, I. G. W. "Heart Block in Toxic Goitre: Report of Two Cases." Edinburgh M. J., 39, 37, 1932.

Clark, E. and Kaplan, B. I. "Endocardial, arterial and other mesenchymal alterations associated with serum disease in man, Arch. Path., 24, 458, 1937.

Clawson, B. J. "Incidence of Types of Heart Disease among 30,265 Autopsies, with Special Reference to Age and Sex." Am. Heart J., 22, 607, 1941.

Cowan, D. W. "The Creatine Content of the Myocardium of Normal and Abnormal Human Hearts." Am. Heart J., 9, 378, 1934.

Davies, J. N. P. "Endocardial fibrosis in Africans." East Afric. Med. J., 25, 10, 1948.

Davis, A. C., and Smith, H. L. "Complete Heart Block in Hyperthyroidism following Acute Infections: A Report of Six Cases with Necropsy Findings in One Case." Am. Heart J., 9, 81, 1933.

Degen, J. A. Jr. "Visceral pathology in measles." Am. J. Med. scienc., 194, 104, 1937.

de Wind, L. T. and Jones, R. J. "Cardiovascular observations in dystrophia myotonica, J. A. M. A., 144, 299, 1950.

di Sant'Agnese, P. A., Andersen, D. H. and Mason, H. H. "Glycogen storage disease of the heart." Pediatrics, 6, 607, 1950.

Dock, W. "Marked Cardiac Hypertrophy and Mural Thrombosis in the Ventricles in Beriberi Heart." Tr. A. Am. Physicians, 55, 61, 1940.

— "Presbycardia, or aging of the myocardium." N. Y. State Med. J., 45, 983, 1945.

Duchosal, P. "Nouvelles recherches graphiques sur le bruit de galop." Arch. d. ma. du coeur, 28, 345, 1935.

Duff, G. L., and McMillan, G. C. "The effect of alloxan diabetes on experimental cholesterol atherosclerosis in the rabbit." J. exp. Med., 89, 611, 1949.

— — "Pathology of Atherosclerosis." Am. J. Med., 11, 92, 1951.

Edholm, O. G., Howarth, S., and McMichael, J. "Heart failure and bone blood flow in osteitis deformans, Clin. scienc., 5, 249, 1945.

Ellis, L. B., and Faulkner, J. M. "The Heart in Anemia." New England J. Med., 220, 943, 1939.

English, J. P., Willius, F. A., and Berkson, J. "Tobacco and Coronary Disease." J. A. M. A., 115, 1327, 1940.

Enos, W. F., Holmes, R. H., and Beyer, J. "Coronary disease among United States soldiers killed in action in Korea, J. A. M. A., 152, 1090, 1953.

Evans, W. "Familial cardiomegaly." Brit. heart J., 11, 68, 1949.

Fawcett, R. M. "Myocardium after sulfonamide therapy." Arch. Path., 45, 25, 1948.

Fiedler, A. Über akute interstitielle Myokarditis. Festschr. d. Stadtkrankenhauses Dresden-Friedrichstadt, 1899.

Fisch, C. "The heart in dystrophia myotonica." Am. Heart J., 41, 525, 1951.

French, A. J., and Dock, W. "Fatal coronary arteriosclerosis in young soldiers, J. A. M. A., 124, 1233, 1944.

— and Weller, C. V. "Interstitial Myocarditis following the Clinical and Experimental Use of Sulfonamide Drugs." Am. J. Path., 18, 109, 1942.

Gallavardin, L., et Gravier, L. "Myocardite interstitielle subaiguë d'origine tuberculeuse." Arch. d. mal. du coeur, 21, 472, 1928.

Gaskell, W. H. "On the Rhythm of the Heart of the Frog, and on the Nature of the Action of the Vagus Nerve." Phil. Tr., London, 173, 993, 1883.

Gertler, M. M. and Oppenheimer, B. S. "The interrelationships of serum lipids in man and woman past sixtyfive." Circul. 7, 533, 1953.

Gloyne, S. R., and Shiskin, C. "Mitral Stenosis and Pulmonary Tuberculosis." Tubercle, 18, 394, 1937.

Gofman, J. W., and others. "Blood lipids and human atherosclerosis." Circul. 2, 161, 1950.

— "Blood lipids and human atherosclerosis". Circul., 5, 119, 1952.

Goldbloom, A. A. "Clinical studies in blood lipid metabolism." American Practitioner, 3, 799, 1952.
— and Boyd, L. J. "Clinical studies in blood lipids metabolism." Bull. N. Y. Med. Coll., 15, 103, 1952.
Goldfinger, D., Schreiber, W., and Wosika, P. H. "Permanent heart block following german measles." Am. J. Med., 2, 320, 1947.
Gore, I., and Saphirx, O. "Myocarditis associated with acute and subacute glomerulonephritis. "Am. Heart J., 36, 390, 1948.
Gouley, B. A., McMillan, T. M. and Bellet, S. "Idiopathic myocardial degeneration associated with pregnancy and especially the puerperium." Am J. Med. scienc. 194, 185, 1937.
Gravier, L. "L'alternance du coeur." Paris, J. B. Baillière & Fils, 1914.
Gray, I. R. "Endocardial fibrosis." Brit. Heart J., 13, 387, 1951.
Grotel, D. M., et al. "Etiologic Factors in Atherosclerosis of 134 Cases." Klin. Meditsina, Moscow, 18, 34, 1940. Abstr. in J. A. M. A., 114, 2345, 1940.
Guillain, G., and Mollaret, P. "Maladie de Friedreich avec alterations electrocardiographiques progressives et solitaires." Soc. med. hop. Paris, 50, 1577, 1934.
Hahn, P. F. "Abolishment of alimentary lipemia following injection of heparin." Science, 98, 19, 1943.
Hellerstein, H. K., and Santiago-Stevenson, D. "Atrophy of the heart." Circul. 1, 93, 1950.
Herrmann, G., Decherd, G., and Oliver, T. "Creatine Changes in Heart Muscle under Various Clinical Conditions." Am. Heart J., 12, 689, 1936.
Hirsch, S. "L'Atherome aortique des enfants." Cardiologia, 5, 122, 1941.
Hoel, J., and Berg, A. H. "Persistent diphtheritic heart disorders. "Acta med. scand., 145, 393, 1953.
Hotz, H. W., und Huber, W. Elektrokardiographische Veränderung im Verlaufe akuter Tonsillenerkrankungen. Cardiologia, 4, 40, 1940.
Hoyne, A. L., and Welford, N. T. "Diphtheritic Myocarditis." J. Pediat., 5, 642, 1934.
Hueper, W. C. "The Etiology and the Causative Mechanism of Arteriosclerosis and Atheromatosis." Medicine, 20, 397, 1941.
— "Arteriosclerosis." Arch. Path., 38, 162, 1944.
Iff, W. Über angeborene Verkalkung, besonders der Arterien. Virchows Arch. f. path. Anat., 281, 377, 1931.
Johnson, J. B., and Jason, R. S. "Sarcoidosis of the Heart." Am. Heart J., 27, 246, 1944.
Johnston, C. "Racial Differences in the Incidence of Coronary Sclerosis." Am. Heart J., 12, 162, 1936.
Johnston, F. D. "Extra Sounds occurring in Cardiac Systole." Am. Heart J., 15, 221, 1938.
Jokl, E., and Greenstein, J. "Fatal Coronary Sclerosis in a Boy of Ten Years." Lancet, II, 659, 1944.
Jores, L. Arterien, in Hencke-Lubarsch. Handbuch, 2, 608, 1924.
Joslin, E. P. "Arteriosclerosis in Diabetes." Am. Int. Med., 4, 54, 1930.
Josserand, E., et Gallavardin, L. "De l'asystolie progressive des jeunes sujets par myocarditis subaigue primitive." Arch. gener. de med., 78, 513, 1901.
Joyner, C. R. "Essential hyperlipemia." Ann. int. Med., 38, 759, 1953.
Kapeller, R., und Kutschera-Aichbergen, H. Über den Kalziumgehalt des Herzmuskels. Biochem. Ztschr., 193, 400, 1928.
Keefer, C. S. "The Beriberi Heart." Arch. Int. Med., 45, 1, 1930.
Keye, J. D. Jr. "Death in potassium deficiency." Circul., 5, 766, 1952.
Keys, A., Atherosclerosis; "A problem in newer Public Health." Jr. Mt. Siani Hosp., 20, 118, 1953.
Kissane, R. W., and Fidler, R. S. "Congenital Medial Sclerosis of the Coronary Artery." Am. Heart J., 7, 133, 1931.
Krayer, O. Die akute Kreislaufwirkung des Neosalvarsans; über die Ursache der Kreislaufwirkung. Arch. f. exper. Path. u. Pharmakol., 153, 50, 1930.

Kulka, W. E. "Sarcoidosis of the heart." Circul., 1, 772, 1950.

Kutschera-Aichbergen, H. Der Herzmuskel bei Herzschwäche. Verhandl. d. deutsch. Gesellsch. f. inn. Med., Kong., 40, 415, 1928.

Lahey, W. J. "Physiologic observations on a case of Beriberi heart disease, with a note on the acute effect of thiamine." Am. J. Med., 14, 248, 1953.

Laubry, C., et Pezzi, C. "Les syndromes cardiaques. Les rhythmes de galop." Paris, G. Doin & Cie., 1926.

Leete, H. M. "The Heart in Diphtheria." Lancet, I, 136, 1938.

Lenk, R. Röntgendiagnose der Koronarsklerose in vivo. Fortschr. a. d. Geb. d. Röntgenstrahlen, 35, 1265, 1927.

Levine, S. A., and Hindle, J. A. "Coronary artery disease among physicians." New Engl. J. Med., 233, 657, 1945.

Liebig, H. Die Beeinflussung der experimentellen Atherosklerose durch Jodbehandlung. Ztschr. exp. Med., 159, 265, 1931.

Lindberg, K. Zur Frage von den sogenannten isolierten chronischen Myokarditiden. Acta. med. Scandinav., 95, 281, 1938.

Lindsay, S. "The heart in primary systemic amyloidosis." Am Heart J., 32, 419, 1946.

Liverud, K. "Tuberculoma-simulating cardiac aneurysm or localized pericardial effusion." Acta radiol., 32, 73, 1949.

Longcope, W. T., and Freimann, D. G. "A study of sarcoidosis." Medicine, 31, 1, 1952.

Ludden, T. E., and Edwards, J. E. "Carditis in poliomyelitis." Am. J. Path., 25, 357, 1949.

Mallory, G. K., and Keefer, C. S. "Tissue Reactions in Fatal Cases of Streptococcus Hemolyticus Infection." Arch. Path., 32, 334, 1941.

Manca, C. "Miocardite da parotite epidemica." Arch. italiano di Anatom. e issologpatolog., 3, 707, 1932.

Marcuse, P. M. "Nonspecific myocarditis." Arch Path., 43, 602, 1947.

Margolies, M. P. "Sickle cell anemia." Medicine, 30, 357, 1951.

McGill, H. C., and Holman, R. L. "The influence of alloxan diabetes on cholesterol atheromatosis in the rabbit." Proc. Soc. exp. Biol. & Med., 72, 72, 1949.

Mines, G. R. "On Pulsus Alternans." Proc. Cambridge Philosph. Soc., 17, 34, 1913.

Mönckeberg, J. G. Über die Atherosklerose der Kombattanten (nach Obduktionsbefunden). Zentralbl. f. Herzkrankh., 7, 7, 1915.

— Anatomische Veränderungen im Kreislaufsystem bei Kriegsteilnehmern. Zentralbl. f. Herzkrankh., 7, 336, 1915.

Moschcowitz, E. "Hyperplastic arteriosclerosis versus atherosclerosis." J. A. M. A., 143, 861, 1950.

Müller, L. "Angina Pectoris in Hereditary Xanthomatosis." Arch. Int. Med., 64, 675, 1939.

Myers, V. C., and Mangun, G. H. "Some Chemical Observations on the Human Heart in Health and Disease." J. Lab. & Clin. Med., 26, 199, 1940.

Neustadt, D. H. "Transient electrocardiographic changes simulating an acute myocarditis in serum sickness." Ann. int Med., 39, 126. 1953,

O'Leary, P. A., and Waisman, M. "Dermatomyositis." Arch. Derm. Syph. 41, 1001, 1940.

Page, I. H., and Bernhard, W. G. "Cholesterol—Induced Atherosclerosis." Arch. Pathol., 19, 530, 1935.

Pearce, J. M. "Susceptibility of the Heart of the Rabbit to Specific Infection in Viral Diseases." Arch. Path., 34, 319, 1942.

Pearce, R. M. "Experimental myocarditis; a study of the histological changes following intravenous injections of adrenalin." J. exp. Med., 8, 400, 1906.

Pearl, R. "Tobacco Smoking and Longevity." Science, 87, 216, 1938.

Perrin, A., Froment, R., and Lenégre, J. "Insuffisance cardiaque des jeunes sujets par sklérose myocardique dense et diffuse d'origine tuberculeuse, incertaine on inconnue." Cardiol., 22, 333, 1953.

Pezzi, C. "Recherches graphiques sur le bruit de galop." Compt. rend. Soc. de biol., **76**, 705, 1914.

Pic, A., and Morenas, L. "La tuberculose cardio-vasculaire." Paris Doin et Cie, 1930.

Poindexter, C. A., and Bruger, M. "Cholesterol Content of the Blood in Heart Disease." Arch. Int. Med., **61**, 714, 1938.

Potain. "Les bruits de galop." Semaine med., **20**, 175, 1900.

Proger, S. "Obesity and heart disease." Med. Clinics, North Amerc., Sept. 1951, page 1351.

Putschar, W. Über angeborene Glykogenspeicherkrankheit des Herzens. 'Thesaurismosis glykogenica' (v. Gierke). Beitr. z. path. Anat. u. z. allg. Path., **90**, 222, 1932.

Raab, W. Alimentäre Faktoren in der Entstehung von Arteriosklerose und Hypertonie. Med. Klin., **28**, 487, 521, 1932.

— Arteriosklerose und innere Sekretion. Klin. Wchnschr., 18, 611, 1939.

— and Supplee, G. C. "Cardiotoxic Adreno-sympathetic Activity in Vitamin B Deficiencies." Exper. Med. & Surg., **2**, 152, 1944.

Rabinowitch, I. M. "Prevention of Premature Arteriosclerosis in Diabetes Mellitus." Canad. M. A. J., **51**, 300, 1944.

Riesman, D., and Davidson, H. S. "Beriberi following Drastic Voluntary Dietary Restriction." J. A. M. A., **102**, 2000, 1934.

Roelsen, E. "Electrocardiographic Studies in Scarlet Fever." Acta med. Scandinav., **106**, 26, 1941.

Rubin, I. L., and Buchberg, A. S. "The heart in progressive muscular dystrophy." Am. Heart J., **43**, 161, 1952.

Russell, D. S. "Myocarditis in Friedreich's ataxia." J. Path. & Bact., **58**, 739, 1946.

Ryle, J. A., and Russell, W. T. "The natural history of coronary disease." Brit. Heart J., **11**, 370, 1949.

Saphir, O. "Isolated myocarditis." Am. Heart J., **24**, 167, 1942.

— "Myocarditis." Arch. Path., **32**, 1000, 1941; **33**, 88, 1942.

— "Visceral Lesions in Poliomyelitis." Am. J. Path., **21**, 99, 1945.

— Wile, S. A., and Reingold, I. M. "Myocarditis in Children." Am. J. Dis. Child., **67**, 294, 1944.

Scherf, D. "Myocarditis following Acute Tonsillitis." Bull. New York M. College, Flower & Fifth Ave. Hosps., **3**, 252, 1940.

— "The Short P—R Interval and its Occurrence in Hypertension." Bull. New York M. College, Flower & Fifth Ave. Hosps., **4**, 116. 1941,

— und Zdansky, E. Röntgenkymographische Schreibung von echtem Herzalternans beim Menschen. Fortschr. a. d. Geb. d. Röntgenstrahlen, **40**, 60, 1929.

Schmidt, E. C. H. "Virus myocarditis." Am. J. Pathol., **24**, 97, 1948.

Sherber, D. A., and Levites, M. M. "Hypercholesteremia." J. A. M. A., **152**, 682, 1953.

Sikl, H. Eosinophile Myokarditis als idiosynkrasisch-allergische Erkrankung. Frankfurt. Ztschr. f. Path., **49**, 283, 1936.

Smith, H. L., and Willius, F. A. "Adipositiy of the Heart." Arch. Int. Med., **52**, 911, 1933.

Smith, J. J., and Furth, J. "Fibrosis of the Endocardium and the Myocardium with Mural Thrombosis." Arch. Int. Med., **71**, 602, 1943.

Sornberger, C. F., and Smedal, M. I. "The mechanism and incidence of cardiovascular changes in Paget's disease." Circul., **6**, 711, 1952.

Steiner, A., and Domanski, B. "Serum Cholesterol Level in Coronary Arteriosclerosis." Arch. Int. Med., **71**, 397, 1943.

Steiner, P. E. "Necropsies on Okinawans." Arch. Pathol., **42**, 359, 1946.

Swank, R. L. "Avian Thiamin Deficiency: a Correlation of the Pathology and Clinical Behaviour." J. Exper. Med., **71**, 683, 1940.

Swildens, J. H. J. Eine oscillometrische Untersuchung beim pulsus alternans. Dissert., Amsterdam, 1929.

Thannhauser, S. J. "The significance of cholesterol in the pathogenesis of vascular lesions." New Engl. J. Med., **246**, 695, 1952.

Thompson, W. P., and Levine, S. A. "Systolic Gallop Rhythm: a Clinical Study." New England J. Med., **213**, 1021, 1935.

Toreson, W. E. "Diffuse isolated myocarditis associated with dietary deficiency." Arch. int. Med., **73**, 375, 1944.

Tung, C. L., and Mu, J. W. "The Immediate Effects of the Intravenous Administration of Neoarsphenamine on the Electrocardiogram in Cases of Syphilitic Aortitis." Am. Heart J., **19**, 529, 1940.

Volhard, F. Über den Pulsus alternans und pseudoalternans. München. med. Wchnschr., **52**, 590, 1905.

Watson, R. F., Rothbard, S., and Swift, H. F. "The Relationship of Postscarlatinal Arthritis and Carditis to Rheumatic Fever." Journ. Am. Med. Ass., **128**, 1145, 1945.

Weicker, B. und Retzlaff, L. Myokarderkrankungen infolge Tonsilleninfektion. Deutsches Arch. f. klin. Med., **184**, 316, 1939.

Weiss, S. "Occidental Beriberi with Cardiovascular Manifestations: Its Relation to Thiamine Deficiency." J. A. M. A., **115**, 832, 1940.

— and Wilkins, R. W. "The Nature of the Cardiovascular Disturbances in Nutritional Deficiency States (Beriberi)." Ann. Int. Med., **11**, 104, 1937.

— — "Myocardial abscess with perforation of the heart." Am. J. Med. scienc., **194**, 199, 1937.

Weltmann, O. Zur klinischen Bedeutung des Cholesterinnachweises im Blutserum. Wien. klin. Wchnschr., **26**, 874, 1913.

Wenckebach, K. F. Die unregelmäßige Herztätigkeit und ihre klinische Bedeutung. Leipzig, Engelmann, 1914.

Wenckebach, K. F. Das Beriberi-Herz. Berlin, J. Springer, 1934.

Wendkos, M. H., and Noll, J., Jr. "Myocarditis caused by Epidemic Parotitis." Am. Heart J., **27**, 414, 1944.

White, P. D. "Alternation of the Pulse: a Common Clinical Condition." Am. J. M. Sc., **150**, 82, 1915.

— "The Clinical Significance of Gallop Rhythm." Arch, Int. Med., **41**, 1, 1928.

Whitehill, M. R., Longcope, W. T., and Williams, R. "The Occurrence and Significance of Myocardial Failure in Acute Hemorrhagic Nephritis." Bull. Johns Hopkins Hosp., **64**, 83, 1939.

Williams, H., and others. "Fourteen cases of idiopathic myocarditis in infants and children, Arch. Dis. Childhood, **28**, 271, 1953.

Wilens, S. L. "Bearing of general nutritional state on atherosclerosis." Arch. int. Med. **79**, 129. 1947,

Willius, F. A., and Brown, G. E. "Coronary Sclerosis: an Analysis of Eighty-six Necropsies." Am. J. M. Sc., **168**, 165, 1924.

Windle, J. D. "Observations on Pulsus Alternans." Heart, **2**, 95, 1910.

Wolferth, C. C., and Margolies, A. "Gallop Rhythm and the Physiologic Third Heart Sound. I. Characteristics of the Sounds, Classification, Comparative Incidence of the Various Types and Differential Diagnosis." Am. Heart J., **8**, 441, 1933.

— — "Systolic Gallop Rhythm: Studies on its Characteristics and Mechanism." Am. Heart J., **19**, 129, 1940.

Wolkoff, K. Über die Atherosklerose der Coronararterien des Herzens. Beitr. z. path. Anat. u. z. allg. Path., **82**, 555, 1929.

Woolford, R. M. "Postpartum myocardosis." Ohio State Med. J., **48**, 924, 1952.

Wuest, J. H., Tr. Dry, T. J., and Edwards, J. E. "The degree of coronary atherosclerosis in bilaterally copherectomized women." Circul. **7**, 801, 1953.

Wuhrmann, F. Die akute Myokarditis. Basel, S. Karger, 1939.

— Myokarditis, Myokardose, Myokardie. Schweiz. med. Wchschr. **80**, 715, 1950.

Zdansky, E. Röntgenologie des Herzens und der großen Gefäße. Springer, Wien, 2. Auflage, 1949.

Vierzehntes Kapitel

Krankheiten des Perikards

Isolierte Krankheiten des Perikards sind ungewöhnlich, aber eine sekundäre Beteiligung als Folge der Ausdehnung eines Prozesses von einem benachbarten Organ her, einer über die Blutbahn verbreiteten Infektion oder einer Beteiligung bei Allgemeinkrankheiten, kommt häufig vor. Oft gehen die lokalen Erscheinungen am Perikard in den allgemeinen Symptomen des Grundleidens unter, manchmal beherrschen sie jedoch das klinische Bild.

1. Anatomie und Physiologie

Das Perikard ist in seiner Form einem asymmetrischen Kegel ähnlich, dessen Spitze gegen den Aortenbogen gerichtet ist und dessen Basis das Zwerchfell darstellt. Die Vorderfläche des Perikards sieht wie ein rechtwinkeliges Dreieck aus, da die rechte Begrenzung fast senkrecht abfällt und die Berührungslinie mit dem Zwerchfell mehr oder weniger horizontal verläuft. Die Pleura bedeckt den größten Teil der sternokostalen Fläche des Perikards mit Ausnahme eines kleinen unbedeckten Anteiles links vom unteren Sternum. Im Bereich dieses „Sicherheitsdreieckes" kann die Punktion des Herzbeutels ohne Verletzung der Pleura durchgeführt werden. Die Arteria mammaria interna verläuft 2,5 cm vom linken Sternalrand entfernt. Man vermeidet ihre Verletzung, wenn man die Punktion am unbedeckten Teil mindestens 3 bis 4 cm nach links vom linken Sternalrand ausführt.

Das Perikard besteht aus einer inneren serösen und aus einer mittleren fibrösen Schicht sowie aus dem Bindegewebe, welches das Perikard mit den anliegenden Organen verbindet. Das Epikard ist ungefähr 5 bis 10 Mikren dick.

Da das Herz den Herzbeutel nicht völlig ausfüllt, besteht ein potentieller Zwischenraum. Normalerweise enthält der Herzbeutel ungefähr 25 ccm einer viskösen Flüssigkeit, deren physikalisch-chemische Eigenschaften der Flüssigkeit in anderen serösen Höhlen ähnlich sind. Wenn sich ein Perikarderguß ausbildet, so entfaltet sich die parietale Membran und es können sich ungefähr 150 bis 250 ccm Flüssigkeit, das heißt, die durchschnittliche Kapazität des normalen Herzbeutels des Erwachsenen, in den verschiedenen Perikardbuchten ansammeln, ohne daß dadurch ein besonderer Druck ausgeübt würde. Ein Erguß ist durch die physikalische Untersuchung erst dann nachzuweisen, wenn die Flüssigkeitsmenge mindestens dieses Ausmaß erreicht hat. Nach anderen Autoren wird die Diagnose oft übersehen, wenn weniger als 500 ccm Flüssigkeit vorhanden sind.

Übermäßige Herzbewegungen werden durch das Perikard sowie durch die Einordnung des Herzens in die benachbarten Organe und in den Brustkorb verhütet. Änderungen dieser Beziehungen können zu einer Änderung der Herzkonfiguration führen; steht das Zwerchfell tief, so übt es eine Zugwirkung auf das Perikard aus und das Herz wird „tropfenförmig"; liegt infolge einer Schwangerschaft oder Fettsucht ein Zwerchfellhochstand vor, dann stellt sich das Herz quer ein. Die Bedeutung der Aufhängefunktion des Perikards wird klarer, wenn das Herz durch Adhäsionen des Perikards mit der Umgebung geknickt oder gedreht wird und dadurch klinische Erscheinungen auftreten.

Das Perikard hat scheinbar auch eine Funktion als Schutzorgan. Die relative Festigkeit der fibrösen Schicht gilt als wichtiger Faktor bei der Verhütung einer exzessiven Dilatation des Herzens bei plötzlichen Ereignissen. Das Perikard ist nicht elastisch. Überdies kann das Perikard einen gewissen Schutz gegen eine Infektion des Herzens bieten, da erfahrungsgemäß manchmal entzündliche Prozesse die Außenfläche des Perikards ergreifen, ohne in die Perikardhöhle vorzudringen. Ein Pyoperikard tritt besonders häufig bei Pneumonien des linken Unterlappens auf, was man mit der relativen Zartheit der Membran über dem linken Ventrikel erklärt.

Der seröse Überzug des Perikards ist besonders dafür geeignet, die Reibungen während der Herzkontraktionen zu verringern. Wird das Perikard durch einen chirurgischen Eingriff entfernt, so kommt es zu einer Umbildung und Übernahme dieser Funktion durch die Pleura.

Obwohl die Krankheiten des Herzbeutels oft unter den schmerzhaften Krankheiten geführt werden und bestimmte Nervenendigungen in der Membran nachweisbar sind, lehrt die klinische Erfahrung, daß die meisten Formen der Perikarditis schmerzlos verlaufen; auch experimentelle Studien zeigen, daß die Membran ziemlich unempfindlich ist. Ganz allgemein spricht das Auftreten von Schmerzen bei einer Perikarderkrankung für die Beteiligung benachbarter Organe. So sind Schmerzen in der Präkordialgegend, welche durch die Inspiration und durch Pressen stärker werden, oft auf eine begleitende vordere Mediastinitis zurückzuführen. Sowohl heftige wie dumpfe Schmerzen in derselben Gegend findet man häufig bei einer akuten Myokarditis, welche eine akute Perikarditis regelmäßig begleitet. Breitet sich eine Pleuroperikarditis gegen das durch den Nervus phrenicus innervierte Gebiet des Zwerchfells aus, so werden Schmerzen im Hals angegeben. Greift der entzündliche Prozeß auf die Gewebe des hinteren Mediastinums über, so sind oft Rückenschmerzen vorhanden. Das Perikard ist auch gegenüber nichtschmerzhaften Reizen, wie Berührung, Reiben, mäßiger Hitze und Kälte, Schwingungen usw., relativ unempfindlich.

2. Fibrinöse Perikarditis

Allgemeine Bemerkungen

Einleitung. Die Perikarditis ist die häufigste Erkrankung des Perikards. Sie lag in 3,7 Prozent von 36743 von den Autoren gesammelten Obduktionsbefunden vor. Möglicherweise wird dadurch ihre Häufigkeit unterschätzt, da viele Pathologen die dazugehörige histologische Untersuchung nicht durchgeführt haben.

Man kann die Entzündungen des Perikards nach verschiedenen Gesichtspunkten einteilen, zum Beispiel nach ihrer Ätiologie oder nach der Pathologie. Eine Behandlung des Themas in dieser Form würde jedoch zahlreiche Wiederholungen zur Folge haben. So können Streptokokken eine fibrinöse, seröse, hämorrhagische oder eitrige Perikarditis hervorrufen. Ein Pyoperikard kann seine Ursache in einer Infektion mit Streptokokken, Staphylokokken, Pneumokokken usw. haben. Aus diesen Gründen und im Interesse der Kürze der Darstellung schien es ratsam, bestimmte allgemeine Formen der Perikarditis zur Besprechung auszuwählen und diese Bemerkungen im Zusammenhang mit einigen wichtigen klinischen Details kurz zu erweitern.

Die akute fibrinöse Perikarditis, die Pericarditis sicca oder trockene Perikarditis kann man als die mildeste Form der Entzündung des Perikards ansehen. Für Fälle mit einer Ansammlung einer gewissen Menge von Serum ist der Ausdruck serofibrinöse Perikarditis geeignet.

Ätiologie. Eine Aufzählung sämtlicher Ursachen ist sinnlos, da ein jedes Agens, welches das Perikard zu reizen imstande ist, als Ursache in Frage kommt. Überdies können die meisten auslösenden Faktoren bei größerer Reizintensität andere Formen der Perikarditis erzeugen.

In der überwiegenden Mehrzahl der Fälle ist ein Infekt die Ursache, am häufigsten durch Kokken, wie zum Beispiel Pneumo-, Meningo-, Staphylo- und Gonokokken. Beispiele für bazilläre Infektionen sind die Tuberkulose, die Lepra und seltener die Typhus-Coligruppe. Auch höhere Formen, wie Aktinomyzes und sogar tierische Parasiten (Amöben, Trichinellen und Filarien) können die Perikardhöhle besiedeln.

Bei der subakuten bakteriellen Endokarditis ist die fibrinöse Perikarditis relativ selten; tatsächlich wurde das Vorhandensein eines perikardialen Reibens als differentialdiagnostisches Zeichen zur Unterscheidung der rheumatischen Karditis von der subakuten bakteriellen Endokarditis herangezogen. Es ist jedoch zu betonen, daß beide genannten Krankheiten nicht selten zusammen auftreten.

Bei vielen exanthematischen Krankheiten führt eine Sekundärinfektion zur Perikarditis. Bei verschiedenen anderen Krankheiten, zum Beispiel bei der bazillären Ruhr und bei der asiatischen Cholera, ist scheinbar eher die Trockenheit der Serosa als eine eigentliche Infektion für ein perikardiales Reiben verantwortlich zu machen. Es handelt sich dabei nicht um eine echte Perikarditis. Aus unbekannten Gründen ist die Syphilis des·Herzbeutels außerordentlich selten.

An anderen Stellen dieses Buches werden verschiedene weitere spezielle Formen der fibrinösen Perikarditis beschrieben. So findet sich eine Besprechung der traumatischen Perikarditis auf S. 387, der Infarktperikarditis auf S. 318, der Perikarditis über Herzaneurysmen auf S. 330, der Perikarditis bei der Periarteritis nodosa auf S. 574. Die Perikarditis beim Lupus erythematosus wurde auf S. 136 erwähnt. Manche dieser Sonderformen sowie die hie und da bei der Schaumannschen Krankheit anzutreffende Perikarditis entgehen gewöhnlich der klinischen Entdeckung.

Auch durch chemische Agentien kann es zu einer Perikarditis kommen. In diese Gruppe gehören die urämische Perikarditis und vielleicht die Perikarditis nach Koronarverschluß mit Myokardinfarkt. Die intraperikardiale Injektion vieler Medikamente verursacht eine entzündliche Reizung, wonach sich manchmal eine tödliche schrumpfende Perikarditis entwickeln kann.

Eine Perikarditis kann durch physikalische Reize hervorgerufen werden. Die Einbringung kleiner Teilchen von Talk, Knochen, Kiesel und dergleichen in den Herzbeutel führt zu einer fibrinösen Entzündung und zur Ausbildung von Adhäsionen. Manchmal bringt man solche Stoffe absichtlich zur Erzeugung einer Entzündung in den Herzbeutel, in der Hoffnung, daß die neugebildeten Blutgefäße das Myokard zusätzlich mit Blut versorgen. Gelegentlich kommen auch Fremdkörper im Herzbeutel als Ursache in Frage. Auch in den Herzbeutel vordringende unbehandelte Neoplasmen können eine Perikarditis erzeugen.

Eine fibrinöse Perikarditis kann im Anschluß an eine Röntgentherapie im Bereiche des Thorax und nach eine Radiumimplantation wegen eines Karzinoms der Speiseröhre auftreten. Die „akute mediastino-kardiale Reaktion" besteht in Schmerzen in der Präkordialgegend, welche durch eine Bewegung des Brustkorbes stärker werden, in Fieber sowie in nicht typischen physikalischen, aber elektrokardiographischen Zeichen einer Perikarditis. Sie kann nach Röntgenbestrahlungen wegen Hyperthyreosen oder wegen einer Hodgkinschen Krankheit vorkommen.

Die terminale Perikarditis ist nur bei der Obduktion nachweisbar. Sie ist scheinbar auf eine terminale Sekundärinfektion zurückzuführen. Sie ist weder ein klinischer noch ein pathologischer Krankheitsbegriff. Sie ist häufig und macht ungefähr 10 Prozent aller Perikarderkrankungen aus. Bei ungefähr 50 Prozent der Patienten bestehen gleichzeitig Herz- und Gefäßleiden, welche aber mit der Perikarditis nicht zusammenhängen, den größten Anteil haben daran die hypertonischen Herz- und Gefäßkrankheiten. Auch der Diabetes mellitus, die chronische Nephritis und Neoplasmen können mit einer terminalen Perikarditis einhergehen. Viele andere Kranke haben eine intrathorakale Infektion.

Pathologie. Bei der fibrinösen Perikarditis verliert die Serosa ihren Glanz, wird rauh und fühlt sich sandig an. Wenn die Fibrinmenge zunimmt, bildet das koagulierte Exsudat kleine Büschelformen, welche zu verschiedenen Namen Anlaß gegeben haben: Brot- und Butterherz, Cor villosum, Cor hirsutum und dgl. Herrscht die Bildung von flüssigem Exsudat vor, so kann dieses Fibrinflocken enthalten, während die Serosa makroskopisch weniger auffällige Veränderungen zeigt. Auf die Heilung folgt die Aufsaugung des Exsudats mit Hinterlassung von milchweißen Flecken oder mit Ausbildung von Adhäsionen zwischen Epi- und Perikard.

Die Pathologie hängt vom Grundleiden ab. In annähernd der Hälfte der Fälle ist eine intrathorakale Infektion (Pneumonie, Empyem, Lungenabzeß, Tuberkulose) zu finden. Der Großteil der übrigen Fälle hat ein Herz- oder Gefäßleiden (fieberhafter Rheumatismus, Koronarthrombose mit Myokardinfarkt, Nephritis oder Nephrosklerose mit Urämie). Bei einem kleinen Prozentsatz ist ein extrathorakaler Infekt oder eine der konsumierenden Krankheiten nachweisbar, welche, wie erwähnt, als Ursache der terminalen Perikarditis in Frage kommen.

Symptome. Wie oben angedeutet, ist das klinische Bild je nach dem Grundleiden verschieden. Tritt die Perikarditis als Komplikation einer anderen Infektionskrankheit auf, dann macht sie oft nur so wenig Symptome, daß man kaum an die neue Komplikation denkt. Manchmal werden die allgemeinen Symptome schwer und das Fieber ist etwas höher oder es kommt bei einem vorher geistig klaren Individuum zu Delirien. Gewöhnlich ist jedoch der Beginn für die frühzeitige Erkennung zu heimtückisch. Bei manchen Patienten kann die Perikarditis ganz plötzlich mit Schüttelfrost, Fieber und lokalen Schmerzen einsetzen.

Die reine fibrinöse Perikarditis ist oft eine schmerzlose Erkrankung und bei der urämischen Perikarditis oder bei den mit vielen chronischen Krankheiten einhergehenden Formen werden Beschwerden nicht empfunden. Werden jedoch benachbarte Organe ergriffen, was bei den gewöhnlichen Infektionskrankheiten das Übliche ist, dann können Schmerzen auftreten. So geben zwei Drittel der Fälle, welche eine klinisch nachweisbare rheumatische, fibrinöse Perikarditis haben sowie viele Perikarditiden im Verlauf eines Lungeninfektes, Schmerzen hinter dem Brustbein, über dem Herzen oder in der linken Brustwarze an. Dieser Schmerz kann sehr heftig sein.

Die lokalen Beschwerden werden oft als Druck oder Spannung beschrieben und manchmal nur wenig beachtet, wenn der Kranke seine Aufmerksamkeit allein auf das mehr ausgeprägte Grundleiden richtet. Während die unbestimmten Empfindungen in der Präkordialgegend zum Angstgefühl beitragen, sind sie anscheinend zu undeutlich, als daß die Kranken darüber berichten würden. Bei manchen Kranken ist der Schmerz stechend, bohrend, lanzinierend oder krampfartig, bei anderen dumpf und schwer. Ist er intensiv, so kann er durch Änderungen der Lage, durch lokalen Druck, durch Atmen und Husten stärker werden.

Abgesehen von diesen häufigen Verschiedenheiten können die Beschwerden hauptsächlich auf das Abdomen hinweisen; das dann zu beobachtende Syndrom kann jenem bei Ruptur eines Abdominalorganes ähnlich sein. Kinder mit einer akuten fibrinösen Perikarditis wurden so irrtümlich wegen angeblicher akuter Appendizitis operiert. Die Rückenschmerzen können mit einer Myositis verwechselt werden; die Schmerzen im Hals oder im Zwerchfell können ebenfalls irreführen.

Werden die Beschwerden durch die Atmung stärker, so kann die oberflächliche Atmung mit der ungenügenden Ventilation zu Zyanose und Dyspnoe führen. Eine Hauthyperästhesie macht die Herzperkussion oft unmöglich.

Klinische Befunde. Wenn sich der Kranke in geeigneter Stellung befindet und wenn er den Druck der Hand erträgt, kann man ein feines oder grobes Reiben palpieren. Dieses Reiben kann biphasisch sein und dem Spitzenstoß folgen.

Das wichtigste diagnostische Zeichen ist ein Reibegeräusch bei der Auskultation, welches aber in über 75 Prozent der Fälle fehlt oder der Entdeckung entgeht. Man findet alle Abstufungen von einem feinen Wischen bis zu einem groben Kratzen. Das Reiben kann über dem ganzen Herzen hörbar sein, oft findet man es aber nur über einem begrenzten Gebiet, zum Beispiel über der absoluten Herzdämpfung; es tritt manchmal nur bei einer bestimmten Stellung des Patienten oder in einer Atemphase allein auf.

Da das Reiben durch die Herzbewegungen hervorgerufen wird, kann es sich auf die Systole oder auf die Diastole beschränken, gewöhnlich ist es aber in beiden Phasen zu hören. Das Reiben ist in seiner typischen Form dreiteilig oder hat vier Phasen (Lokomotivgeräusch). In diesen Fällen ist das Reiben sowohl während des Einfließens des Blutes in der Diastole und während der Vorhofsystolen als auch während der Kammersystolen hörbar.

Die Unterscheidung gegenüber endokardialen Geräuschen ist für den erfahrenen Arzt gewöhnlich leicht, für den Anfänger jedoch schwierig. Das Reibegeräusch ist eher zirkumskript, hat meist kein Punctum maximum, ist vorübergehend, wechselt seine Stelle, ist nicht immer nachweisbar, stimmt oft nicht genau mit der Systole oder Diastole überein, hört sich oberflächlich an, zeigt einen gleichmäßig monotonen Charakter ohne Crescendo- oder Decrescendophase, ändert sich mit den Atemphasen und in verschiedenen Stellungen und wird durch lokalen Druck oder durch Überstreckung des Kopfes verstärkt. Das pleuroperikardiale Reiben ist in der Gegend der absoluten Herzdämpfung selten und verschwindet oft in einer bestimmten Atemphase.

Das bei Patienten mit einer beträchtlichen Herzvergrößerung über der Spitzenregion hörbare Reibegeräusch wurde auf S. 47 erwähnt. Es ist oft auch bei den großen Herzen der Hypertoniker und bei Kindern mit einem alten rheumatischen Herzfehler zu finden, wenn das Herz bis an die linke Brustwand reicht. Das auf den Konus der Pulmonalarterie begrenzte Reibegeräusch bei Patienten mit Hyperthyreosen ist auf S. 393 besprochen. In all diesen Fällen ist das Reiben nicht auf eine Perikarditis zurückzuführen.

Die Haut kann in der Präkordialgegend ödematös sein.

Das Röntgen bringt für die Diagnostizierung der fibrinösen Perikarditis keine Hilfe.

Elektrokardiogramm. Die Kenntnis der elektrokardiographischen Veränderungen ist wichtig, wenn man eine Verwechslung mit einer Koronarthrombose vermeiden will. Die Hauptveränderung betrifft die ST-Strecke, welche eine Verlagerung nach aufwärts erfährt oder in allen Ableitungen einen hohen Abgang zeigt. Die R-Zacken können normal bleiben. Die ST-Strecke kann einen bogigen Verlauf zeigen, dessen Konkavität nach aufwärts gerichtet ist. Diese Veränderungen bleiben gewöhnlich ungefähr eine Woche lang bestehen. Zu dieser Zeit findet man die ST-Strecke wieder in der Basislinie und die T-Zacken sind doppelgipfelig, verschwinden oder werden negativ. Schließlich wird das Elektrokardiogramm wieder normal, vorausgesetzt, daß kein anderes Herzleiden vorliegt.

Das Elektrokardiogramm in Abb. 25 stammt von einem sechzehnjährigen Knaben mit einem aktiven fieberhaften Rheumatismus und mit einer akuten rheumatischen Perikarditis. Neben einer Sinustachykardie sieht man die starke Verlagerung der ST-Strecken nach aufwärts. Diese Veränderung ist gewöhnlich, aber nicht immer, in Ableitung II am deutlichsten. Sie wird durch die entzündliche Infiltration der oberflächlichen Schichten des Myokards verursacht, was schon von Virchow in Fällen von Perikarditis festgestellt worden war. Versuche zeigen, daß diese Veränderungen auch auftreten, wenn an bestimmten Stellen nur eine kleine Epikardzone mit dem darunterliegenden Myokard geschädigt ist. Die ältere Ansicht, nach welcher diese Veränderungen Folgezustände einer ausgedehnten Schädigung der Herzoberfläche wären, ist unrichtig.

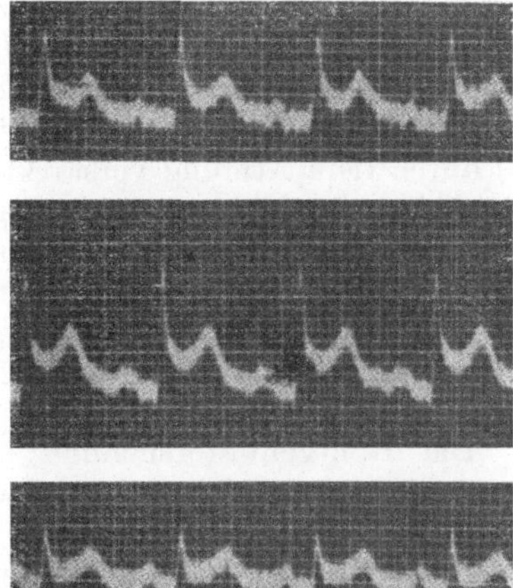

Abb. 25. Der typische „hohe Abgang" bei einem Fall von Perikarditis.

Abb. 26 zeigt zwei Elektrokardiogramme einer 35jährigen Frau mit akuter rheumatischer Perikarditis. In Abb. 26a ist der „hohe Abgang" der ST-Strecke in den Ableitungen I und II sichtbar. Abb. 26 b zeigt das charakteristische nächste Stadium mit den tief negativen T-Zacken nach einer normalen ST-Strecke.

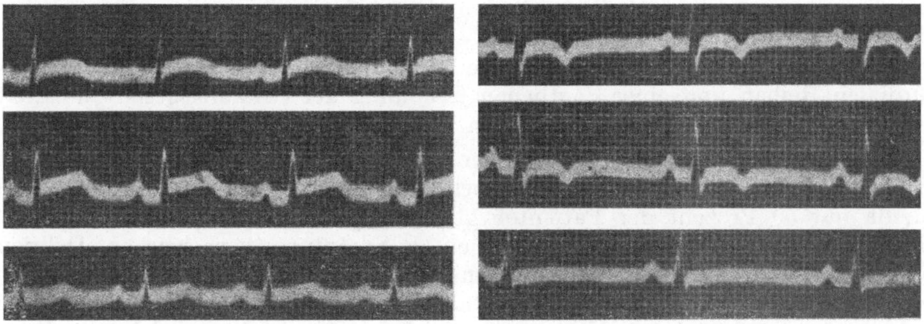

a b

Abb. 26. Elektrokardiogramm eines Patienten mit aktiver rheumatischer Perikarditis. Abb. 26a zeigt den hohen Abgang beim Krankheitsbeginn; Abb. 26b zeigt die typische Veränderung der T-Zacken in späteren Stadien.

Prognose. Die fibrinöse Perikarditis an sich ist keine Todesursache. Die Entwicklung dieser Komplikation im Verlauf einer anderen Krankheit verschlechtert aber die Prognose häufig.

Behandlung. Die Behandlung hängt von der Natur des Grundleidens ab.

Spezielle Formen der fibrinösen Perikarditis

Idiopathische Perikarditis. Diese Form, welche man auch akute, primäre, nichtspezifische, benigne oder unbestimmte Perikarditis genannt hat, gewann in den letzten Jahren großes Interesse. Es handelt sich dabei um ein schon seit vielen Jahren bekanntes klinisches Bild.

Diese Perikarditisform kommt in jedem Alter vor, bevorzugt aber meist Erwachsene. Sie tritt häufig nach Infektionen der oberen Luftwege oder nach Pneumonien auf. Sehr oft sind Schmerzen hinter dem Brustbein vorhanden; dieser Schmerz kann ganz plötzlich da sein und wieder vergehen; er wird manchmal durch tiefe Atmung verstärkt. Hie und da ist er so schwer, daß es zu einem Schock kommt. Er kann tagelang anhalten und wird nicht nur unterhalb des Sternums, sondern auch praekordial und zwischen den Schulterblättern empfunden. Das Umdrehen im Bett verursacht manchmal heftige Schmerzen. Dabei besteht eine leichte Atemnot und Husten; wochenlang kann leichtes Fieber vorhanden sein. Die Blutsenkungsgeschwindigkeit ist leicht erhöht und es besteht eine geringgradige Leukozytose.

Die Röntgenuntersuchung ergibt eine mäßige Vergrößerung des Herzschattens, welche entweder auf einen Perikarderguß oder auf eine Myokardschädigung zurückzuführen ist.

Die Prognose ist ausgezeichnet. Die Unterscheidung gegenüber einem akuten Koronarverschluß ist schwierig.

Für die Behandlung wurden Aureomyzin und Terramyzin empfohlen. Die Krankheitsdauer ist infolge der häufigen Rückfälle lang (akute Rückfall-Perikarditis).

Als Erreger hat man ein Virus angenommen, doch konnte dafür bisher kein Beweis erbracht werden.

Rheumatische fibrinöse Perikarditis. Die klinisch rheumatische Perikarditis kann in jedem Alter auftreten, ist jedoch vor dem 5. und nach dem 30. Lebensjahr ungewöhnlich. Die meisten Kranken sind acht bis zwanzig Jahre alt. Die Perikarderkrankungen sind, allgemein gesprochen, bei Männern häufiger als bei Frauen, bei der rheumatischen Perikarditis konnten jedoch wesentliche Häufigkeitsunterschiede nicht festgestellt werden.

Manchmal findet man eine „banale” Perikarditis, wobei außer einem perikardialen Reiben und einer deutlichen Erhöhung der Senkungsgeschwindigkeit kein anderes Zeichen eines fieberhaften Rheumatismus nachweisbar ist.

Die Symptome wurden weiter oben beschrieben, einige Punkte verdienen jedoch eine kurze Erörterung. Häufig besteht Dyspnoe, die schwierig zu deuten ist, da nur 50 Prozent der Patienten gleichzeitig ein Herzleiden haben. Herzklopfen und Verdauungsstörungen können als Symptome vorherrschen. Delirien sind beim fieberhaften Rheumatismus ungewöhnlich, kommen aber in 12 Prozent der rheumatischen fibrinösen Perikarditiden vor. Bradykardien sind am Anfang nicht selten, werden aber bald von einer Tachykardie abgelöst, welche zur Temperatur oft in keinem Verhältnis steht. Dasselbe gilt für die sehr rasche Atmung. Die Leukozytenzahl und die Senkungsgeschwindigkeit erfahren gewöhnlich keine weitere Veränderung, da die Perikarditis nur ein Nebenbefund des Grundleidens ist. Serienelektrokardiogramme zeigen oft zusätzlich zu den weiter oben erwähnten Merkmalen eine Verlängerung der Überleitungszeit oder einen Ausfall von Schlägen; diese Befunde sprechen für die Myokardbeteiligung und sind kein Beweis für eine Perikarditis.

Die Prognose der akuten rheumatischen fibrinösen Perikarditis ist bei Kindern ernst. Nicht wenige Patienten sterben zu dieser Zeit und viele, welche genesen, bleiben mehr oder weniger herzleidend; fast 25 Prozent von jenen, welche die akute Phase überstehen, sterben innerhalb von fünf Jahren. Das Vorhandensein eines Ergusses, das Vorliegen oder Fehlen einer Polyarthritis scheint den Ausgang nicht zu beeinflussen.

Ein Eisbeutel oder kalte Umschläge auf die Herzgegend sind im allgemeinen angenehm, da sie die Schmerzen lindern und die Empfindung des Herzklopfens dämpfen. Analgetika, wie Phenacetin, sind zu versuchen. Kodein ist sehr nützlich, da es den begleitenden, quälenden Husten unterdrückt. Salizylate sind gewöhnlich wirkungsvoll; sie sind oft erforderlich, um die Allgemeinlage erträglicher zu machen, manchmal tragen sie zur lokalen Erleichterung bei. Der Wert einer jeglichen therapeutischen Maßnahme ist schwierig zu beurteilen, da der Verlauf der Krankheit außerordentlich wechselvoll ist. Große Salizyldosen beeinflussen den Verlauf der Krankheit anscheinend besonders bei Kindern günstig.

Urämische Perikarditis. Diese ursprünglich von Bright beschriebene Perikarditisform kann bei jeder mit einer Azotämie einhergehenden Nierenkrankheit auftreten. Das Durchschnittsalter der betroffenen Patienten beträgt 35 bis 37 Jahre, nach dem 30. Jahr kann die urämische Perikarditis als die häufigste Perikarditisform angesehen werden. Männer erkranken häufiger als Frauen. Das Verhältnis beträgt 77:46. Wenn auch alle chronischen Nierenleiden als Ursachen in Frage kommen, sind doch gewöhnlich die chronische Glomerulonephritis, die Nephrosklerose, die pyelonephritische Schrumpfniere und die Zystennieren dafür verantwortlich.

Bei der urämischen Perikarditis ist ein Hydroperikard nicht selten, jedoch wird es klinisch nicht oft nachgewiesen. In einer kleinen Zahl von Fällen bilden sich große Ergüsse (über 1000 ccm) und rufen Lokalerscheinungen hervor. Anderseits kann die urämische Perikarditis mit einer teilweisen oder völligen Obliteration der Perikardhöhle infolge von Adhäsionen einhergehen.

Die genaue Entstehungsweise der urämischen Perikarditis ist unbekannt. Die kulturelle Untersuchung der Perikardflüssigkeit ergibt in fast 50 Prozent der Fälle Mikroorganismen, welche aber von Fall zu Fall verschiedener Natur sind; ihr Vorhandensein ist auf eine terminale Infektion zurückzuführen. Die intraperikardiale Injektion verschiedener Harnbestandteile, die doppelseitige Ureterenligatur sowie die doppelseitige Nephrektomie führen nicht zur Perikarditis. Man nimmt an, daß eine Insuffizienz der Leber bei der Entgiftung gewisser intestinaler Fäulnisprodukte, wie zum Beispiel der Phenole, eine Rolle spielt; andere weisen auf den ziemlich obligaten Zusammenhang der Perikardveränderungen mit nekrotischen Herden im Myokard hin.

Die urämische Perikarditis macht gewöhnlich keine Beschwerden, die Diagnose wird daher oft nicht gestellt, wenn man nicht an diese Komplikation denkt und sorgfältig nach dem Reibegeräusch sucht. Die Entdeckung hat prognostische Bedeutung, da die Kranken gewöhnlich innerhalb von drei Wochen nach dem Auftreten des perikardialen Reibens sterben; nur wenige Patienten sollen nach Berichten noch zwei oder drei Monate lang gelebt haben.

Man kann das Reibegeräusch in annähernd 10 Prozent der Fälle erwarten. Anfangs ist es nur vorübergehend vorhanden und schwach; später wird es lauter und dauerhafter, kann aber mit dem Auftreten eines Ergusses wieder verschwinden. Es wurde behauptet, daß das Reiben bei der urämischen Perikarditis häufiger dorsal als vorne zu finden sei; bei fast 75 Prozent der Patienten mit einem dorsalen perikardialen Reiben, welches am besten in der linken Paravertebralregion zu hören war, lag eine Urämie vor. Als Grund für diese ungewöhnliche Lokalisation der Hörbarkeit vermutete man die beträchtliche Dilatation des linken Ventrikels.

Manchmal kommt es nach der Manifestierung der Perikarditis zu einem Blutdruckabfall. Die Ursache der Perikarditis wird durch die Azotämie, die Hypertonie, die anhaltende Azidose und die Blutungsneigung in Haut und Schleimhäute zusammen mit den abnormen Harnbefunden klar.

Die Behandlung ist unbefriedigend und rein symptomatisch.

Tuberkulöse Perikarditis. Der Tuberkelbazillus ist imstande, alle Perikarditis-formen hervorzurufen. Hier soll hauptsächlich auf einige Punkte von allgemeinem Interesse und auf einige Merkmale der fibrinösen Form Bezug genommen werden.

Die tuberkulöse Perikarditis ist nicht selten. In einem allgemeinen Kranken-haus kann man sie unter 100 Obduktionen einmal erwarten und bei annähernd 4 Prozent aller an einer Lungentuberkulose verstorbenen Patienten finden. Obwohl die Krankheit in allen Altern vorkommt, ist sie vor dem dritten Lebensjahr selten. Annähernd ein Drittel der Patienten ist weniger als 15 Jahre alt; ungefähr ein Viertel der Fälle findet man bei den Zwanzig- bis Dreißigjährigen; über ein Drittel trifft man nach dem 50. Jahr an. Nach einer Schätzung sind 80 Prozent der Perikarditisfälle nach dem 50. Lebensjahr tuberkulöser Natur. Wenn diese Zahl auch etwas hoch erscheint und die Perikarditis nach Myokardinfarkt scheinbar ausschließt, so unterstreicht sie doch die Feststellung, daß die tuberkulöse Peri-karditis bei älteren Leuten nicht selten ist. Die Zahl der Männer übertrifft jene der Frauen in allen Untersuchungsserien, und zwar befällt die Krankheit Männer in 85 Prozent der Fälle. Sie ist bei Negern häufiger und tritt bei dieser Rasse in früheren Jahren auf.

Die Perikarderkrankung ist im Verlauf der Miliartuberkulose außerordentlich häufig, das Perikard ist dabei öfter beteiligt als die anderen serösen Häute. Der sich rasch entwickelnde entzündliche Prozeß betrifft hauptsächlich das Epikard, entlang der Koronarfurchen kann man isolierte Tuberkel finden.

In vielen anderen Fällen erreicht die Infektion das Perikard retrograd von einer mediastinalen tuberkulösen Lymphadenitis aus. Manchmal kann man den Infektionsweg über eine verbindende tuberkulöse Lymphangitis genau verfolgen. Manche glauben, daß die subepikardialen Lymphknoten an der Vorderfläche der Aorta und jene in der Höhe der Vorhöfe sowie die peritrachealen und peribronchi-alen Knoten ursprünglich erkrankt seien, so daß ein Vergleich mit dem retroute-rinen „Schlammfang" bei der Tuberkulose der Beckenorgane gerechtfertigt wäre. Das Vorkommen einer primären Tuberkulose des Perikards ist außerordentlich zweifelhaft.

Häufiger als die miliare fibrinöse ist die exsudative Form; dieser Ausdruck umschließt die seröse, die sero-fibrinöse, die hämorrhagische und die eitrige tuberkulöse Perikarditis. Die Häufigkeit der einzelnen Formen nimmt nach der Reihenfolge ihrer Nennung ab. Oft besteht makroskopisch nur eine leichte Entzündung und der Hauptbefund besteht in dem beträchtlichen Hydroperikard. In anderen Fällen liegt das Fibrin in Schichten übereinander; bei avirulenten Infektionen ist das organisierte Fibrin manchmal in einen glatten weißen Überzug umgewandelt, der einer Tortenglasur ähnlich ist.

Eine andere Form wird infolge der großen Masse von granulomatösem Gewebe „knötchenförmig" genannt; sind zahlreiche Knötchen vorhanden, so kann das makroskopische Bild jenem bei einer Neubildung gleichen.

Eine ziemlich häufige Sonderform wird „käsig" genannt, da käsige Massen von einer oberflächlichen, höckerigen Schicht von Fibrin und unspezifischem Granulationsgewebe überdeckt sind. Zwischen dem Gebiet der spezifischen und jenem der unspezifischen Entzündung liegt oft ein hämorrhagischer Erguß.

Die häufigste Form ist die „adhäsive" mit teilweiser oder völliger Verwach-sung des Perikards mit dem Epikard. Überdies kann auch die Außenfläche des

Perikards mit den Nachbarorganen verlöten. Manchmal wird das Gewebe sklerotisch und fest. Weißes Bindegewebe komprimiert das Herz und schnürt es ein. Diese Form heißt schrumpfende Perikarditis.

Das klinische Bild ist so vielgestaltig, daß nur allgemeine Angaben möglich sind. Bei Kindern kann der Beginn abrupt und schwierig zu deuten sein. Bei Erwachsenen ist der Anfang häufig schleichend, die wenigen Herzsymptome sind unbestimmt und bestehen in Übelkeit, Erbrechen, Durchfällen, Herzklopfen, Kopfschmerzen und dergleichen. Nykturie, Aufstoßen und Völlegefühl im Epigastrium werden mit einiger Regelmäßigkeit beobachtet. Fieber ist ein wichtiges Symptom, wenn der Kranke seiner überhaupt gewahr wird. Oft ist Husten vorhanden, er wird aber gewöhnlich nicht beachtet, bis Auswurf kommt. Eine relativ kleine Zahl von Kranken bekommt infolge der gleichzeitig vorhandenen Lungentuberkulose eine plötzliche Hämoptyse oder Sputum mit Beimengung von Blutstreifen. Bei einigen Kranken können Nachtschweiß, Gewichtsverlust, dumpfe, schlecht lokalisierbare Brustschmerzen und Beschwerden über dem Herzen den Verdacht auf das Bestehen einer Lungentuberkulose nahelegen.

Viele Patienten suchen erst ärztlichen Rat auf, wenn die Schmerzen in der Brust stark werden; dies geschieht bei Anstrengung oder bei tiefer Atmung, manchmal kommt es dabei zur Expektoration eines Blutstreifen enthaltenden Sputums. Auch Arbeitsdyspnoe ist oft ein Grund für die Spitalsaufnahme. Schließlich sind die Beschwerden ununterbrochen vorhanden und es besteht sogar in Ruhe ein Erstickungsgefühl. Die Knöchel können anschwellen, das Abdomen wird größer und die Leber wird tastbar, so daß die Diagnose einer Herzinsuffizienz leicht erscheint. Dieser Eindruck wird durch das blasse, leicht ödematöse Gesicht noch verstärkt. Eine geringgradige Tachykardie, Extrasystolen oder Vorhofflimmern können vorhanden sein. Die Herztöne sind oft schwach, gedämpft und leise, es besteht eine Art Pendelrhythmus. Das perikardiale Reiben ist gewöhnlich nicht zu hören, wenn es nicht durch eine Punktion frisch erzeugt wurde.

Die Lungenuntersuchung ergibt oft keinen abnormen Befund. Dies erscheint ziemlich überraschend, da der Kranke oft nach einer Erleichterung der starken, stechenden Schmerzen in der Gegend des Manubriums, der Supraklavikularregion, des Halses oder der Schulter sucht; die physikalische Untersuchung ergibt für das Auftreten dieser Schmerzen keine Erklärung.

Bestehen an anderen Organen keine verdächtigen Merkmale einer Tuberkulose, dann kann die Diagnostizierung einer tuberkulösen Perikarditis große Schwierigkeiten machen. Das Syndrom macht das Vorliegen eines Herzleidens wahrscheinlich, eine tuberkulöse Perikarditis wird aber erst spät in Erwägung gezogen. Dies gilt besonders für jene Fälle, bei welchen Dyspnoe und Schwäche stärker werden, das Fieber unregelmäßig oder intermittierend bleibt und Zeichen einer Beteiligung der Pleura festzustellen sind. Viele der eben erwähnten Symptome beziehen sich natürlich auf den die Perikarditis begleitenden Erguß und fehlen, wenn es nicht zur Ausbildung eines großen Ergusses kommt.

Bei älteren Leuten werden vier klinische Formen der tuberkulösen Perikarditis beschrieben. 1. Bei der asthenischen Form verliert der ältere Kranke rapid an Gewicht und Kraft, die Abendtemperaturen steigen an und die Knöchel können anschwellen. Synkope tritt als Spätsymptom auf und ist oft ein Vorbote des Todes. 2. Bei der urämischen Form lassen Albuminurie, Hypertonie und Herzvergrößerung eine chronische Nephritis vermuten; ist zufällig ein perikardiales Reiben vorhanden, so wird es als Ausdruck der urämischen Perikarditis betrachtet. Die Obduktion ergibt dann ein trockenes, etwas adhärentes, tuberkulös verändertes Perikard mit einer Arteriosklerose der Nieren. 3. Bei der pleuropulmonalen

Form herrschen Dyspnoe und Zyanose vor, während die klinische Herzuntersuchung keinen abnormen Befund ergibt. Der pathologische Lungenbefund erklärt das Bild anscheinend allein. 4. Bei der kardialen Form lassen die fortschreitende Dyspnoe, die basalen Rasselgeräusche, die Lebervergrößerung und die zunehmenden Ödeme eine Herzinsuffizienz vermuten; Unregelmäßigkeiten der Herztätigkeit können die Verwirrung noch vermehren. Der Zustand wird zunehmend schlechter, der Verlauf kann durch die Entwicklung eines Lungenödems oder durch eine Thrombophlebitis mit Lungeninfarkt beschleunigt werden. Die Lungenuntersuchung vermag für Dyspnoe und Zyanose keine Erklärung zu geben, so daß oft die Fehldiagnose einer Myokardschädigung gestellt wird, bis ein perikardiales Reiben nachweisbar wird.

Die durchschnittliche Lebensdauer hat früher bei den akuten Formen der tuberkulösen Perikarditis mit den Symptomen und Befunden eines Ergusses ungefähr neun Wochen betragen. Es gibt eine subakute Form mit Vorherrschen von Herzsymptomen, welche sich etwas langsamer entwickelt, so daß der Tod auf etwa zwei Jahre hinausgeschoben werden kann. Bei der schrumpfenden Perikarditis tuberkulöser Ätiologie können zwischen dem Symptomenbeginn und dem Todeseintritt mehrere Jahre vergehen.

Die Behandlung hat in den letzten Jahren durch die Anwendung von Streptomycin und die Isonikotinsäurehydrazide große Fortschritte gemacht, und die Mortalität konnte durch diese Präparate herabgesetzt werden. Man soll jeden 3. Tag 2 g Streptomycin und gleichzeitig täglich 300 mg eines Isonikotinsäurehydrazids geben.

Ein operativer Eingriff ist bei der schrumpfenden Form berechtigt, vorausgesetzt, daß kein Zeichen einer aktiven Tuberkulose besteht. Liegt eine aktive Infektion vor, so kann eine Operation den Eintritt des Todes beschleunigen. Seit der Einführung der neuen Behandlungsmethoden wurde aber eine Operation im aktiven Stadium empfohlen.

Die Behandlung der tuberkulösen Perikarditis ist keine andere wie die einer jeden anderswo im Körper lokalisierten Tuberkulose.

3. Exsudative Perikarditis

Die Mannigfaltigkeit der ätiologischen Faktoren, welche zur Erzeugung einer Perikarditis imstande sind, wurde im vorigen Abschnitt erwähnt; dieselben Faktoren können auch eine exsudative Perikarditis hervorrufen. Nicht-entzündliche Perikardergüsse werden auf S. 256 besprochen.

Häufigkeit. Perikardergüsse sind nicht selten (2.7 Prozent der Obduktionen). Bis zum 20. Lebensjahr sind beide Geschlechter gleich empfänglich, nachher nimmt die Häufigkeit bei Frauen ab. Die weit überwiegende Mehrzahl der Perikardergüsse tritt vor dem fünfzehnten Lebensjahr auf (95 Prozent), eine große Zahl (60 Prozent) sollen sich noch vor dem fünften Lebensjahr entwickeln.

Symptome. Die Allgemeinsymptome können je nach dem Grundleiden stark variieren. Die Lokalsymptome sind einem geringeren Wechsel unterworfen. Die Schnelligkeit, mit der sich ein Erguß ausbildet, bestimmt das Symptomenbild zum Teil und hängt ihrerseits bis zu einem gewissen Grad von der Ätiologie ab. Ein sich rasch entwickelnder Erguß kann, auch wenn die Flüssigkeitsmenge weniger als einige hundert Kubikzentimeter beträgt, sehr heftige Symptome auslösen, während ein langsam zunehmender Erguß trotz einer großen Flüssigkeitsmenge praktisch symptomlos verlaufen kann. Man kann in der Perikardhöhle mehr als 2000 ccm Flüssigkeit finden.

Fieber ist gewöhnlich, aber nicht immer vorhanden. Der Temperaturverlauf hängt von der Form und von der Intensität der Entzündung ab und läßt die Aufstellung bestimmter Regeln nicht zu. Die Temperaturkurve ist bei serösen Exsudaten, eitrigen Exsudaten, tuberkulösen Veränderungen u. dgl. verschieden, es gibt zu viele Ausnahmen, welche allgemeine Feststellungen nicht gestatten. Es konnte beobachtet werden, daß die Temperatur über dem Herzen höher ist als anderswo am Körper.

Andere Symptome sind jenen bei der fibrinösen trockenen Perikarditis ähnlich. So können Schmerzen auftreten und gelegentlich sehr heftig sein. Die akute Leberstauung kann Schmerzen im rechten Hypochondrium auslösen. Große Ergüsse können Lungenatelektasen und Dyspnoe erzeugen.

Da die Brustwand bei der Entwicklung des Perikardergusses nicht auszuweichen vermag, sind viele lokale Symptome durch die raumbeengende Wirkung des Exsudates zu erklären.

Die Inspektion ergibt oft, daß der Kranke von selbst eine halb liegende Stellung einnimmt; häufig ist er ängstlich, sichtlich gequält, blaß oder zyanotisch. Bei großen Ergüssen sitzt der Kranke oft mit erhobenem und auf die Kissen gestütztem linkem Arm an der Bettkante, wie wenn er sich dadurch zusätzlich Luft verschaffen wollte; das zyanotische Gesicht, die hervorstehenden Augen, die kalte, von Schweiß bedeckte Stirn, die bebenden Nasenflügel, die extreme Dyspnoe und der kaum palpable Puls machen das Bild unvergeßlich.

Kranke mit großen Perikardergüssen nehmen manchmal ganz merkwürdige Stellungen ein. So zieht mancher Patient die Knie an die Brust oder nimmt die Stellung eines mohammedanischen Priesters ein.

Klinische Befunde. Häufig kommt es zu einer Kompression der oberen Hohlvene oder des rechten Vorhofs, da die dünnwandigen Venen und Vorhöfe dem hohen intraperikardialen Druck sehr leicht nachgeben. Die Halsvenen können gestaut sein und kollabieren im aufrechten Stand oder in der Inspiration nicht. Bei Kranken mit einer Kompression der oberen Hohlvene kann man Ödeme des Gesichtes, des Halses und der oberen Extremitäten finden. Infolge des erschwerten Blutabflusses aus den Venen des Gehirns kommen zerebrale Symptome (Schwäche, Synkope) vor.

Das Abdomen kann sich im ganzen vorwölben oder die Vorwölbung bezieht sich, wenn eine Lebervergrößerung verantwortlich ist, nur auf den Oberbauch. Die Leber wird groß und hart. Dies ist deshalb um so leichter möglich, da die weiten, klappenlosen Lebervenen infolge ihrer Einmündung in die untere Hohlvene oberhalb des Zwerchfelles gewöhnlich einer direkten Kompression durch Perikardergüsse ausgesetzt sind. Überdies kann die Leber auch dadurch stark vergrößert erscheinen, da es durch die Ergußbildung im Perikard zu einer Rotation der Leberkuppe nach vorne kommt. Gerade diese Kranken mit großen Ergüssen und Venenkompression sehen blaß aus, im Gegensatz zur etwas zyanotischen Färbung bei der Kompression der oberen Hohlvene; durch den Perikarderguß wird der Blutrückstrom zum Herzen geringer, das Schlagvolumen kleiner, der Puls wird klein und frequent und der Blutdruck sinkt ab.

Die Palpation ergibt oft einen kleinen, leicht unterdrückbaren, weichen Puls. Die Herzfrequenz ist gewöhnlich erhöht. Eine unregelmäßige Herztätigkeit ist oft auf das gleichzeitige Vorliegen einer Myokardschädigung zurückzuführen. Die oberflächlichen Myokardschichten sind stets entzündlich infiltriert. Der Spitzenstoß ist häufig schwach oder überhaupt nicht tastbar. Herzpulsationen können jedoch sogar bei großen Ergüssen fühlbar sein, wenn sie sich hauptsächlich nach dorsal zu entwickeln. Trotz reichlicher Ansammlung von Exsudat kann perikardiales Reiben tastbar sein. Die Herzdämpfung reicht über das

Gebiet des Spitzenstoßes hinaus. Der obere Rand der ersten Rippe kann gefühlt werden; man spricht vom ersten Rippenzeichen nach Ewart. Die Lungenbefunde wechseln; bei großen Ergüssen, welche zu einer Kompression oder Verdrängung der Lungen führen, kann der Stimmfremitus in der linken Paravertebralgegend verschwinden.

Die Perkussion erzielt wichtigere Ergebnisse. Relativ frühzeitig fällt die Zone der absoluten Dämpfung mit jener der relativen Dämpfung mehr oder weniger zusammen, der Übergang von der absoluten Dämpfung zum normalen Lungenklopfschall kann sehr deutlich sein. Überdies nehmen die Herzmaße rasch an Größe zu. Diese Vergrößerung erfolgt nach rechts und nach links. Die Herzdämpfung ist intensiver als sonst gewöhnlich über einem vergrößerten Herzen. Es besteht eine absolute Dämpfung, die sehr charakteristisch ist und oft auch bei geringer Flüssigkeitsmenge die Diagnose ermöglicht, wenn andere Methoden dafür nicht ausreichen. Auenbrugger beschrieb den Perkussionsschall 1761 als absolut gedämpft, wie wenn man einen Oberschenkel perkutieren würde (Schenkelschall). Früher legte man großen Wert auf den Nachweis einer Abstumpfung des Herzleberwinkels. Dieses Zeichen hat jedoch seine Bedeutung verloren, seitdem man mit Hilfe der Röntgenuntersuchung zeigen konnte, daß der Herzleberwinkel bei allen Ergußformen spitz sein kann.

Die Herzform ändert sich, wenn ein Erguß vorhanden ist. Bildet sich ein Erguß bei einem Herzen, dessen Konfiguration infolge eines alten Klappenfehlers abnorm ist, so kann die Herzsilhouette ihre Konfiguration beibehalten. So wird ein Mitralherz mitral konfiguriert bleiben; ein Aortenherz behält seine aortische Form. Mäßige Perikardergüsse führen oft zu einer Verbreiterung der Herzdämpfung nach rechts, so daß eine Dreieckform entsteht. Die symmetrische Ausdehnung des Herzschattens weit in das rechte und linke Lungenfeld hinein mit dem schmalen Gefäßband (Abb. 28) verursacht eine Form, die man mit einer Hottentottenmütze und mit einer Wasserflasche verglichen hat. Der rechte und linke Herzrand knapp unterhalb des Gefäßbandes kann einige Zentimeter lang fast horizontal verlaufen.

Sehr häufig ist eine Dämpfung im fünften Interkostalraum rechts parasternal, das sogenannte Rotchsche Zeichen. Es liegt auch eine Verbreiterung nach links vor, welche aber beim gleichzeitigen Bestehen eines linksseitigen Pleuraergusses perkutorisch manchmal schwierig nachzuweisen ist. Bei manchen Patienten kann man den Perikarderguß vermuten, wenn man den Spitzenstoß innerhalb der Herzdämpfung findet; für gewöhnlich ist der Spitzenstoß der am weitesten lateral und kaudal gelegene Punkt der Herzdämpfung.

Die Perkussion am Rücken vermag weitere Befunde zu ergeben. Häufig besteht an der linken unteren Rückenseite eine Dämpfung; man nannte sie den „dorsalen Bezirk der Perikarddämpfung". Dieses Zeichen ist bei Kindern häufig nachweisbar und kann von einem schmalen Streifen von Bronchialatmen und Ägophonie am linken unteren Schulterblattwinkel begleitet sein.

In typischen Fällen sind die Herztöne schwach und dumpf; trotz dem Vorhandensein eines großen Ergusses kann ein Reibegeräusch hörbar sein, wenn sich die Flüssigkeit rückwärts ansammelt und das Herz gegen die Brustwand preßt oder, wenn das Herz durch vordere Adhäsionen mit der Brustwand verlötet ist. Dies ist auch die Erklärung, warum man kräftige Herzpulsationen fühlen kann, warum Töne und Geräusche laut sein können und das klassische „stumme" Herz manchmal fehlt. Unter diesen Umständen ist die Verwechslung zwischen einer Perikard- und einer Myokarderkrankung leicht möglich. In manchen Fällen verschwindet der Puls bei der Inspiration (Pulsus paradoxus) (S. 263). Bei einigen Fällen gibt es noch eine große Zahl weiterer klinischer Befunde;

sie verdanken ihren Ursprung dem auf verschiedene Nachbarorgane ausgeübten Druck. Da man sie nur bei relativ wenigen Kranken antrifft, ist eine eingehende Beschreibung nicht nötig, einige Befunde sollen jedoch erwähnt werden, da sie das klinische Bild beherrschen können. Komprimiert der Erguß den Ösophagus, so kann Dysphagie das hervorstechende Symptom sein oder es kann ein quälender Husten oder Singultus den Kranken belästigen. Eine Beteiligung des Nervus recurrens kann zu Veränderungen der Stimme führen und ein Druck auf den Sympathikus verschiedene Augensymptome auslösen.

Diagnose. Die obige Aufzählung der physikalischen Befunde soll nicht den Eindruck erwecken, daß die Diagnose eines Perikardergusses immer leicht ist. In ungefähr 20 Prozent der Fälle ist vom Beginn an ein perikardiales Reiben zu hören, sodaß man die Entwicklung aus einer fibrinösen Perikarditis verfolgen

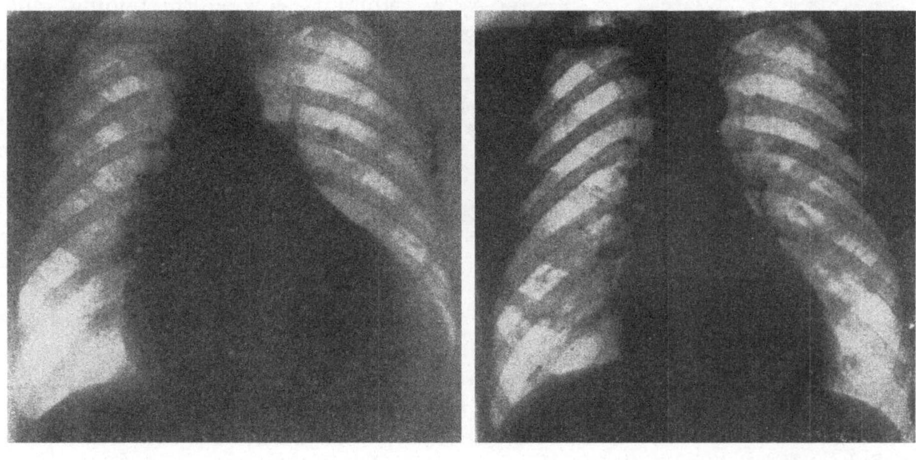

a   b

Abb. 27. Exsudative Perikarditis vor (a) und nach der Resorption des Exsudats (b)

kann. Oft wird das Vorliegen eines bestimmten Symptomenkomplexes, wie zum Beispiel einer tuberkulösen Polyserositis oder einer tuberkulösen Peritonitis den Untersucher zu besonderer Aufmerksamkeit dem Herzen gegenüber veranlassen. Unter solchen Umständen sind die Schwierigkeiten gering. Anderseits entwickelt sich der Erguß bei manchen Fällen schleichend im Verlauf von Monaten und Jahren, subjektive Klagen fehlen oder sind lange Zeit unbedeutend. In diesen Fällen kann die Diagnose nicht gestellt werden.

Nicht selten verlangt der Kranke Erleichterung eines von der vergrößerten Leber ausgelösten Druckes im Oberbauch. Der erhöhte Druck in der oberen Hohlvene verursacht unangenehme Empfindungen im Hals und leichte Dyspnoe. Man kann die richtige Diagnose vermuten, wenn man einen Kranken unbewußt sitzende Stellung mit leichter Neigung nach links oder nach vorne mit auf die Kissen gestütztem linken Arm einnehmen sieht. Bei der Untersuchung des Herzens ist der Arzt oft über die enorme Vergrößerung der Maße verblüfft. Häufig führt gerade das Mißverhältnis zwischen der enormen Herzgröße und den relativ geringen Beschwerden des Patienten zur richtigen Diagnose.

Röntgenuntersuchung und Elektrokardiogramm. Im Röntgen sieht man die früher erwähnte Vergrößerung des Herzschattens. Mit Hilfe einer einfachen Röntgenaufnahme wird man eine Herzvergrößerung infolge eines Klappenfehlers oder einer Myokardschädigung kaum ausschließen können. So gleicht zum Beispiel die Form des Herzschattens in Abb. 27 a, welche von einem 53jährigen Mann mit einer tuberkulösen Perikarditis stammt, jener, welche man gewöhnlich bei einem kombinierten rheumatischen Mitral- und Aortenfehler oder bei einem Patienten mit einer Hypertonie oder einer Koronarsklerose mit Linksinsuffizienz und Lungenstauung findet. Das Bild auf Abb. 27 b wurde zwei Wochen später nach Verschwinden des Ergusses aufgenommen. Auch die Lungenstauung ist zurückgegangen.

Die mehr charakteristische Wasserflaschenform bei einem sehr großen Erguß ist in Abb. 28 zu sehen, sie wurde nach einer Punktion mit Entfernung von ungefähr 400 ccm Exsudat und Injektion von etwas Luft in den Herzbeutel erhalten. Dadurch kommt es zur Entstehung eines horizontalen Flüssigkeitsspiegels und zur Sichtbarkeit des linken oberen Teiles der Perikardhöhle.

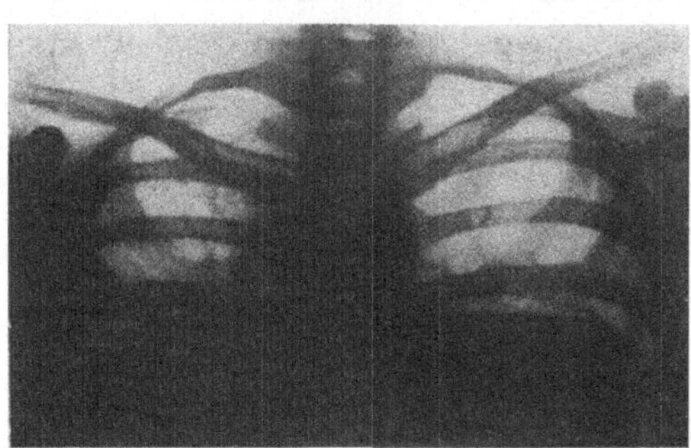

Abb. 28. Pneumohydroperikard.

Bei der Durchleuchtung ist das völlige Fehlen von Pulsationen an den Herzrändern für die Diagnose oft entscheidend. Sicherlich ist auch in seltenen Fällen von schwerster Myokardschädigung eine Pulsation der Herzränder nicht erkennbar, in solchen Fällen zeigen die Kranken jedoch sehr deutliche Symptome einer schweren Dekompensation. Die „ruhigen" Herzgrenzen sind von auffällig hellen Lungenfeldern umgeben, da die Stauung vor dem rechten Herzen gelegen ist, sodaß die Lungen nicht gestaut sind. Dies gilt nicht, wenn zusätzlich eine Insuffizienz des linken Ventrikels vorliegt, da dann eine Lungenstauung auftreten kann.

Die diagnostische Situation kann durch die manchmal vorkommende Abkapselung von Ergüssen kompliziert werden. Wenn das zurückbleibende abgesackte Exsudat mit einer geringgradigen Entzündung einhergeht und der Druck niedrig ist, so kann sich ein chronisches entzündliches Perikarddivertikel ausbilden. Diese Abkapselung kommt mit Vorliebe am rechten Herzrand vor, wodurch im Gegensatz zu den Klappenfehlern gerne der rechte Rand der Herzsilhouette verzogen wird. Man kann in diesem Gebiet eigentümliche pflaumengroße oder noch größere runde Schatten sehen; sind mehrere vorhanden, so können sie unregelmäßig sechseckig aussehen.

Die Durchleuchtung ist wichtiger als Aufnahmen, da diese begrenzten Ergüsse ihre Form während verschiedener Atemphasen oft verändern; überdies ermöglicht diese Methode die Beobachtung einer lokalen Pulsation im Bereich der Vorwölbung. Die klinische Stummheit vieler dieser abgekapselten Ergüsse ist der Grund für ihre späte Entdeckung.

Das Elektrokardiogramm zeigt oft, aber nicht immer, eine Niedervoltage. Die P- und T-Zacken können völlig verschwinden.

Die Laboratoriumsbefunde zeigen sehr wechselnde Werte, insbesondere die Senkungsgeschwindigkeit, das weiße Blutbild und ähnliche Methoden. Ob sie verändert sind oder nicht und in welchem Ausmaß, hängt von zahlreichen Faktoren ab, welche bei der Besprechung der Ätiologie der Perikardergüsse angegeben sind.

Punktion. Die Diagnose eines Perikardergusses kann durch eine Probepunktion gesichert werden; eine solche ist jedoch beim Vorliegen eines abgesackten Ergusses nicht angezeigt.

Bezüglich der günstigsten Punktionsstellen bestehen Meinungsverschiedenheiten. So wie bei der Pleurapunktion ist es auch hier unklug, sich an feste Regeln zu klammern. Die besonderen Umstände eines bestimmten Falles beeinflussen die Entscheidung wesentlich. Die parasternale Punktion soll vermieden werden, da die Gefahr einer Verletzung der Arteria mammaria interna besteht. Im allgemeinen ist jede Punktion rechts vom Sternum gefährlich, da man den dünnwandigen Vorhof anstechen kann. Günstig ist die Punktion im fünften oder sechsten linken Interkostalraum 6 bis 7 cm lateral vom Sternalrand. Bei großen Ergüssen kann man die Punktionsstelle außerhalb oder unterhalb dieser Punkte wählen. Ebenso wird oft die Punktion vom Rücken aus (besonders empfehlenswert für dorsal gelegene Ergüsse und gleichzeitige Pleurarergüsse) und von unten her (zwischen dem Schwertfortsatz und dem linken Rippenbogen) vorgeschlagen. Die letztgenannte wird häufig die Marfansche Methode genannt.

Ratsam ist die Vornahme einer Lokalanästhesie (Novokain). Weiter ist es zu empfehlen, die Nadel von der Spritze abzunehmen und allein einzustechen. So ist der Widerstand der Haut und der Muskulatur leichter zu spüren und das Eindringen der Nadel in die freie Flüssigkeit leichter zu erkennen. Das Anstechen des Herzmuskels ist zu vermeiden, obwohl die dabei möglichen Gefahren von vielen überschätzt werden. Die Richtung der Nadel ist nach der Punktionsstelle zu bestimmen. Beim Einstich an der empfohlenen Stelle links lateral soll die Nadel nach einwärts, rückwärts und aufwärts gerichtet werden.

Die Art der entfernten Flüssigkeit kann einige diagnostische Anhaltspunkte über die Natur des Prozesses geben, obwohl dieser Hinweis nicht immer zuverlässig ist. So ist die Flüssigkeit bei Infektionen mit pathogenen Kokken selten serös; bei der Tuberkulose und bei Neoplasmen trifft man oft blutige Ergüsse an. Manchmal findet man die auslösenden Mikroorganismen, doch ist daran zu denken, daß die ursprünglich vorhandenen Organismen von sekundär eingewanderten Keimen überwuchert werden können. Abgesehen von der Sicherung der Diagnose eines Ergusses hat die Punktion Bedeutung für die Ausschaltung der Möglichkeit einer eitrigen Perikarditis und für die Entlastung des intraperikardialen Druckes.

Behandlung. Die Behandlung dieser Patienten hängt zu einem großen Teil von der Ätiologie ab. Handelt es sich um eine akute rheumatische Perikarditis mit Erguß, so ist eine Salizylbehandlung mit großen Dosen einzuleiten.

Für verschiedene Formen der tuberkulösen exsudativen Perikarditis wurde die Tuberkulintherapie vorgeschlagen, doch sind die Erfolge fraglich. Bei einer tuberkulösen Perikarditis, welche zu einer Ergußbildung und zu einem Druckanstieg im Herzbeutel geführt hat, ist die Anlegung eines Pneumoperikards die Therapie der Wahl. Man injiziert ungefähr halb so viel Luft als man Flüssigkeit entfernt hat; dieses Verfahren ist immer dann ratsam, wenn man große Flüssigkeitsmengen aus dem Herzbeutel entfernt hat, unabhängig von der Ursache des Ergusses. Das Ergebnis der intraperikardialen Injektion von Stoffen, wie Lipoidol, ist zweifelhaft, weshalb dieses Verfahren zur Behandlung der tuberkulösen exsudativen Perikarditis nicht empfohlen werden kann.

Für die Behandlung der exsudativen Pneumokokkenperikarditis ist die Anwendung von Sulfonamiden gerechtfertigt, da diese Verbindungen leicht in die Perikardhöhle ausgeschieden werden können. Früher hat man die orale Anwendung dieser Medikamente mit der intraperikardialen Injektion spezifischer Sera kombiniert. Bevor man mit dieser Kombination eine wesentliche

Erfahrung gewonnen hatte, erlangte die Anwendung des Penicillins hervorragende Bedeutung. Diese Behandlungsmethode ist bei allen Perikarditisformen indiziert, welche durch die verschiedenen pathogenen Kokken hervorgerufen werden. Es besteht jedoch die Gefahr, daß ein von diesen Organismen erzeugter nichteitriger Erguß binnen kurzer Zeit eitrig werden kann. Die Überlegenheit eines chirurgischen Eingriffes über konservative Maßnahmen macht es daher bei der letztgenannten Form notwendig, den Zustand des Kranken immer dann besonders sorgfältig zu beobachten, wenn sich aus der Ätiologie der Perikardentzündung die eventuelle Entstehung einer eitrigen Perikarditis vermuten läßt. Ganz allgemein verlangt die Situation eine sehr genaue Untersuchung der in der Perikardflüssigkeit gefundenen Mikroorganismen, besonders, wenn diese als Erreger eitriger Entzündungen bekannt sind.

Abgesehen von diesen ätiotropen Maßnahmen kann man durch symptomatische Behandlung manche Erleichterung bringen. Ist eine Schmerzlinderung notwendig, so können die im Abschnitt über die fibrinöse Perikarditis gegebenen Anregungen versucht werden. Digitalis und verwandte Präparate sind bei Perikardergüssen selten indiziert und können bei Fehlen einer Herzdekompensation ungünstig wirken.

Das therapeutische Programm muß sich auch nach der Schnelligkeit richten, mit welcher sich der Erguß entwickelt sowie nach seiner Ursache. Bildet sich das Exsudat rasch, führt es zu einer starken Zunahme des intraperikardialen Druckes und zu einer schweren Einflußstauung, so ist die frühzeitige Punktion und Entfernung der Flüssigkeit notwendig. Bei großen chronischen Ergüssen, bei welchen der entzündliche oder infektiöse Prozeß im Hintergrund steht, ist ein mehr konservativer Behandlungsplan angezeigt. Hie und da hat man Erfolg mit einem Quecksilberdiuretikum in Verbindung mit Ammoniumchlorid. Manchmal kann man mit einem Theophyllin-„Stoß" die Resorption der Flüssigkeit in Gang bringen (S. 624). Häufig bleiben diese Maßnahmen jedoch ohne Erfolg, so daß man die Zuflucht zur Punktion nehmen muß.

Es ist zu betonen, daß die rasche Ablassung einer großen Menge von Perikardflüssigkeit mit Gefahr verbunden ist. War das Herz lange Zeit dem Flüssigkeitsdruck ausgesetzt und ist das Myokard durch die begleitende Myokarditis und durch die Kompression geschädigt, so können das plötzliche Nachlassen des Druckes und die durch den momentan erhöhten Blutzustrom akut vergrößerten Anforderungen an das Herz zu einer Synkope, zu einer akuten Herzdilatation und zu den Erscheinungen einer schweren Insuffizienz führen, welche manchmal einen tödlichen Verlauf nehmen. Das ausgedehnte Perikard kann nicht, wie das normale, eine exzessive Herzdilatation verhüten. Deshalb empfehlen wir für die Entfernung großer Ergüsse eine 20-ccm-Spritze und das langsame Ablassen der Flüssigkeit. Jedesmal nach Absetzen der Spritze zwecks Entleerung reinjizieren wir durch die Nadel zwecks Verhütung eines akuten Druckabfalles 10 ccm Luft. Bei der rheumatischen Perikarditis ist es oft günstig, die Punktion bei Fehlen bestimmter Indikationen hinauszuschieben, da sich häufig auch sehr große Ergüsse binnen drei bis vier Wochen resorbieren.

Die bei vielen Formen von Perikardergüssen durch die Punktion gebrachte Erleichterung ist nur vorübergehend, die Flüssigkeit bildet sich rasch wieder. Überdies resorbiert sich der Erguß oft nur sehr langsam und das klinische Bild kann sich allmählich von dem eines Ergusses zu jenem von Perikardadhäsionen verändern. Sehr oft hat das Myokard bleibenden Schaden erlitten, so daß sich schließlich eine Herzschwäche entwickelt. Es wurden verschiedene operative Maßnahmen, wie zum Beispiel die Dränage der Perikardflüssigkeit in die Pleurahöhle, vorgeschlagen, aber sie haben keine weitere Verbreitung gefunden.

Die Situation kann, besonders bei Kranken mit einer Tuberkulose, durch die Entwicklung einer Polyserositis noch weiter kompliziert werden. Manchmal weisen diese Kranken sichere Zeichen einer fortschreitenden Tuberkulose mit Ergüssen in die Perikard-, Pleura- und Peritonealhöhle auf, welche Kombination man die Concatosche Krankheit im strengen Sinn nennt. Anderseits kann der Perikarderguß ganz klein sein oder fehlen, während ein frühzeitig auftretender Aszites (Ascites praecox), eine Lebervergrößerung oder wiederkehrende Pleuraergüsse das klinische Bild charakterisieren. Diese Fälle nennt man oft perikarditische Pseudozirrhose oder Picksche Krankheit; sie werden in dem Kapitel über die Perikardadhäsionen besprochen (S. 260).

4. Eitrige Perikarditis (Pyoperikard)

Obwohl die Symptome und klinischen Befunde der eitrigen Perikarditis von den Druckwirkungen abhängen können und so jenem der nichteitrigen Perikardergüsse gleichen, erscheint es ratsam, das Pyoperikard gesondert zu besprechen, um zu betonen, daß die toxischen und infektiösen Erscheinungen das Bild beherrschen können, während die Druckwirkungen oft stark im Hintergrund stehen.

Ätiologie. Ganz allgemein kann man die akute eitrige Perikarditis als eine heftigere Reaktion des Perikards auf dieselben ätiologischen Faktoren ansehen, welche die vorher erwähnten Perikarditisformen erzeugen. Die Reizintensität ist scheinbar wichtiger als die Natur des pathogenen Agens. Es ist jedoch zuzugeben, daß die rheumatische Perikarditis selten eitrig ist, während die Pneumokokkenperikarditis in einer großen Zahl von Fällen zur Vereiterung neigt.

Die eitrige Perikarditis war bei der großen Grippepandemie von 1917 bis 1918 außerordentlich häufig. In einer Krankenserie hatten 14.5 Prozent der an einer Pneumonie verstorbenen Patienten ein Pyoperikard. Der bakteriologische Nachweis der Entstehung eines Pyoperikards durch den Influenzabazillus gelingt selten, während eine durch Streptokokken hervorgerufene komplizierende eitrige Perikarditis bei der „Grippe"pneumonie sehr häufig ist. In den meisten Pyoperikardanfällen liegt ein intrathorakaler Infektionsherd vor, gewöhnlich eine Pneumonie mit oder (selten) ohne Empyem. In 77 von 123 Fällen von eitriger Perikarditis war eine intrathorakale Infektion vorhanden, wobei Pneumokokken in 45, Staphylokokken in 17 und Streptokokken in drei Fällen die Ursache darstellten. In diesen Fällen muß die Perikarditis nicht von Anfang an eitrig sein.

Die als Komplikation der Sepsis auftretende Perikarditis ist meist eitrig. Dies gilt fast ebenso für die Perikarditis nach Peritonsillarabzeß. Eine besondere Quelle des Pyoperikards ist die Sepsis bei Osteomyelitis. Von 71 Fällen von akuter Osteomyelitis kamen 51 zur Obduktion, 33 davon hatten eine eitrige Perikarditis. Die Lungen waren in 22 Fällen beteiligt, in zehn lag ein Empyem oder eine Pleuritis vor; 18 hatten Nierenabzesse. Die Puerperalsepsis liefert eine große Zahl von Pyoperikardfällen.

Die meisten pathogenen Kokken sind zur Erzeugung einer eitrigen Perikarditis fähig. Abgesehen von der eitrigen Perikarditis als einer schweren Komplikation im Verlauf einer Pneumo-, Staphylo- oder Streptokokkensepsis können verschiedene spezifische Krankheiten mit einem Pyoperikard einhergehen. Die seltene Gonokokkenperikarditis ist oft eitrig und wird fast immer von einer Endokarditis derselben Ursache begleitet. Etwas häufiger ist die Meningokokkenperikarditis, welche in einer trockenen und eitrigen Form auftritt. Die Bazillen neigen weniger zur Erzeugung eitriger Perikarderkrankungen. So ist die Perikarditis beim Typhus sehr selten und andere Organismen derselben Gruppe (Koli,

Paratyphus, Salmonella) kommen ätiologisch ebenfalls selten vor. Die Aktinomykose kann eine typische Perikarditis hervorrufen, welche oft eitrigen Charakter hat. Von den höheren Organismen können die Amöben in die Perikardhöhle eindringen. In diesen Fällen besteht gewöhnlich ein Fistelgang, der die Verbindung zu einem Leberabzeß darstellt; die Untersuchung der schokoladefarbenen Perikardflüssigkeit ergibt meist eine Mischinfektion.

Häufigkeit. Die eitrige Perikarditis ist überhaupt keine häufige Erkrankung, auch in großen Krankenhäusern sieht man oft ein ganzes Jahr lang keinen einzigen Fall. Die in der Literatur erwähnte Häufigkeit der eitrigen Perikarditis hängt vom Ursprung des Materials ab. Wenn festgestellt wird, daß die eitrige Perikarditis doppelt so häufig vorkomme, wie alle anderen Perikarditisformen mit Exsudat zusammen genommen, so sagt dies nur, daß in dem für die Statistik verwendeten Material die chirurgischen Fälle vorherrschen.

Die überwiegende Mehrzahl der Fälle wird bei älteren Kindern und jungen Erwachsenen beobachtet. Die Krankheit ist vor dem fünften Lebensjahr selten und nach dem 25. Lebensjahr ebenso ungewöhnlich.

Pathologie. Das pathologische Bild der eitrigen Perikarditis hängt in einem gewissen Ausmaß vom Stadium des Prozesses ab. Nach einem anfänglichen serofibrinösen Stadium folgt die Ausbildung eines fibrinös-eitrigen Exsudates. Die Oberfläche der Membran wird käsig und weich; dann bildet sich in wechselnden Mengen reiner, geruchloser Eiter oder man findet ein hämorrhagisches und eitriges Exsudat. Die innere Oberfläche des Perikards gleicht oft einer eiternden granulierenden Wunde mit einer pyogenen Membran. Die Herzbewegungen verhindern für gewöhnlich die Ausbildung vieler Adhäsionen, obwohl sich nach einer eitrigen Entzündung eine schrumpfende Perikarditis entwickeln kann. Manchmal kommt es zu einer beträchtlichen Organisation des Exsudates, die massiven Ablagerungen können einen Durchmesser von einigen Zentimetern erreichen. Viel häufiger wird das Perikard jedoch schlaff und es kommt zur Ansammlung sehr großer Flüssigkeitsmengen.

Symptome. Die Symptome wechseln infolge der Verschiedenheit der ätiologischen Faktoren. Im allgemeinen handelt es sich um das Bild einer akuten Krankheit mit wechselnden Temperaturen, Schüttelfrösten, profusen Schweißausbrüchen, toxischen Zeichen und einem ängstlichen Gesichtsausdruck. Die Erkrankung des Perikards kann übersehen werden, da das Grundleiden zur Erklärung der Symptome oft ausreichend und deshalb die Suche nach einer zweiten Krankheit nicht notwendig erscheint. Überdies braucht die Entwicklung einer eitrigen Perikarditis die Allgemeinsymptome nicht sehr zu verändern. Tatsächlich ist bekannt, daß die eitrige Perikarditis oft verborgen bleibt.

Klinische Befunde. Die Inspektion ergibt keinen wesentlichen Befund. Die meisten Patienten weisen Zeichen auf, die man gewöhnlich bei einer Erhöhung der Temperatur findet, doch kann die Temperatur in seltenen Fällen normal sein. Die Atemfrequenz und die Dyspnoe können unverhältnismäßig hoch, bzw. schwer sein. Ist die Flüssigkeitsmenge im Herzbeutel groß, so nimmt der Kranke oft eine halb liegende Stellung ein. Bei Kindern sieht man hie und da eine Vorwölbung in der Herzgegend. Häufig ist eine schwierig zu erklärende Zyanose vorhanden.

Die Palpation, Perkussion und Auskultation ergeben dieselben Befunde wie die nichteitrigen Perikardergüsse. Die Haut ist in der Herzgegend oft ödematös.

Unter den Symptomen und klinischen Befunden gibt es alle Abstufungen. Das klinische Bild wird bei einem Kranken, bei welchem ein Pleuraempyem auf das Perikard übergreift, anders sein als bei einem anderen Kranken, dessen eitrige Perikarditis im Verlauf einer Sepsis mit Bakteriämie entsteht, oder wenn eine Osteomyelitis zu einem kleinen Abzeß im Myokard führt, der hernach in den Herzbeutel durchbricht. Ist der Erguß groß, so kann eine Herztamponade die Folge sein. In diesem Fall kommt es zu einer Stauung der Halsvenen, der Puls wird klein, rasch und unregelmäßig und es entwickeln sich weitere Zeichen einer Herzkompression. Bei kleinen Ergüssen ist die Herzdämpfung nicht verbreitert, obwohl man ein leichtes Ödem der Brustwand oder des oberen Thorax finden kann.

Am häufigsten wird die Krankheit erkannt, wenn man bei einem Prozeß, der zu einer eitrigen Perikarditis führen kann, ständig an die Möglichkeit ihres Bestehens denkt. Da sich das Fieber, die Leukozytenzahl und die Blutsenkungsgeschwindigkeit beim Auftreten einer eitrigen Perikarditis nicht weiter zu verändern brauchen, hat die wiederholte sorgfältige Untersuchung der Präkordialgegend größere diagnostische Bedeutung. Fehlt dem Untersuchenden die für die Feststellung der absoluten Dämpfung in der Herzgegend notwendige Erfahrung, so können wiederholte Röntgenaufnahmen zur Erkennung der Krankheit führen.

Viele maßgebende Autoren halten die diagnostische Perikardpunktion für unberechtigt; ein großer Teil der gegen diesen Eingriff gerichteten Einwände stammt aus einer Zeitperiode, in der man solche Punktionen mehr aus therapeutischen als aus diagnostischen Gründen durchführte. Die Perikardpunktion ist nicht völlig gefahrlos, obwohl die dabei möglichen Gefahren durch ihre Gegner häufig überschätzt werden; das Eindringen einer Nadel durch eine infizierte Pleurahöhle in einen sterilen Herzbeutel kann unangenehme Folgen haben. Auch ist eine Infektion der Pleura bei der Punktion eines Herzbeutelempyems denkbar; selten kommt es durch eine infizierte Nadel zur Entwicklung eines Myokardabzesses oder zu einer Herzverletzung. Trotz diesen Tatsachen führen wir gewöhnlich die Perikardpunktion durch, wenn irgendeine diagnostische Unklarheit besteht. Diese Maßnahme ist oft notwendig, um den Hausarzt und die Familie des Kranken von der Dringlichkeit einer sofortigen Operation zu überzeugen. In diesem Zusammenhang muß erwähnt werden, daß man bei der Punktion manchmal keinen Eiter erhält, obwohl er tatsächlich vorhanden ist; überdies muß man, wenn man Eiter vorfindet, eher an ein Empyem der Pleura als an ein solches des Perikards denken. Anderseits ist die Pleura über der Punktionsstelle meist mit dem Perikard verwachsen, so daß die Erzeugung eines Pleuraempyems scheinbar mehr theoretische als eine tatsächliche Gefahr ist. Die Gefahr des Übersehens einer eitrigen Perikarditis ist so groß, daß es ratsam erscheint, ein solches aus Sicherheitsgründen eher irrtümlich zu diagnostizieren als es zu übersehen.

Verlauf. Der Krankheitsverlauf ist sehr verschieden. Geht der Ablauf außerordentlich rasch vor sich, so kann es innerhalb weniger Tage zu einer Herztamponade kommen; andererseits kann sich ein Pyoperikard im Zusammenhang mit einem Fremdkörper im Herzbeutel oder nach einer Schrapnellverletzung der Lunge oft erst spät entwickeln. Die Fortleitung einer Infektion durch das Perikard erfolgt manchmal langsam.

Prognose. Unter konservativer Behandlung enden fast alle Fälle tödlich. Seitdem die Perikardiotomie weitere Verbreitung gefunden hat, konnte dieser Prozentsatz auf ungefähr 42 Prozent herabgedrückt werden. Die gegenwärtige Mortalität der eitrigen Perikarditis bei einer Infektion durch Pneumokokken (37 Prozent), Streptokokken (31 bis 50 Prozent) und Staphylokokken (25 bis 54 Prozent) wird durch die Einführung der Sulfonamide und des Penicillins noch beträchtlich vermindert werden können. Diese Medikamente dringen ohne weiteres in ausreichenden Konzentrationen in die Perikardhöhle ein. Beim Pyoperikard infolge einer Osteomyelitis bleibt die Mortalität auch jetzt noch hoch.

Behandlung. Bei der Durchführung der Perikardpunktion sollen mehrere Spritzen verfügbar sein, damit man im Falle des Vorhandenseins von Eiter eine möglichst große Flüssigkeitsmenge entfernen kann. Man soll ungefähr halb soviel Luft in den Herzbeutel reinjizieren, da das Pneumoperikard die Erkennung eines abgesackten Exsudates mit Hilfe der Röntgenuntersuchung wesentlich erleichtert und einen nachfolgenden operativen Eingriff zu beeinflussen vermag.

In den meisten Fällen ist die Perikardiotomie sogar bei der modernen Anwendung der Antibiotika angezeigt. Eine mehrstündige Pause vor der Operation zwecks entsprechender Vorbereitung des Patienten und Durchführung der notwendigen Anordnungen ist zulässig. Ein zögerndes Verhalten ist jedoch nächst der Nichterkennung der Krankheit der wichtigste Faktor für einen letalen Ausgang. Die Operation bleibt wirkungslos, wenn ein Pleuraempyem oder ein abgesacktes Herzbeutelempyem übersehen wird. Ein plötzlicher reflektorischer Herzstillstand beim Spalten des Perikards ist ein seltenes und sehr schweres Ereignis.

Die Anwendung der Antibiotika bietet keine besonderen Probleme. Das Penicillin ist auch lokal zu verwenden.

5. Gangräneszierende Perikarditis

Ätiologie. Das Eindringen von Fäulnisbakterien in den Herzbeutel durch eine perforierende Wunde oder nach der Perforation eines Bronchuskarzinoms kann zu einer Nekrose des Perikards führen. Ein häufiger Folgezustand ist ein Pyopneumoperikard.

Wir konnten eine gangräneszierende Perikarditis nach der Perforation eines Traktionsdivertikels des Ösophagus oder nach der Perforation einer tuberkulösen Lungenkaverne in das Perikard beobachten. Die größte Zahl von Fällen verursachen jedoch die penetrierenden Thoraxwunden.

Pathologie. Manchmal ist das Perikard glatt und glänzend, viel häufiger bildet es jedoch eine starre Schale, welche ihre Form nach der Entfernung des Herzens beibehält. Das Epikard sieht wie ein Fliesenbelag in weichem Zement aus. Oft kann man eine Fistel nachweisen, welche in einen Bronchus mündet, wodurch der faulige Inhalt des Herzbeutels entleert werden kann.

Symptome und klinische Befunde. Die klinischen Merkmale sind in dem Kapitel „Pneumoperikard" beschrieben.

6. Nicht-entzündliche Perikardergüsse

Hydroperikard (Hydrops pericardii)

Herzinsuffizienz mit Stauung. Die bei der Obduktion von Fällen mit Herzinsuffizienz und Stauung zu findende mäßige Vermehrung der Perikardflüssigkeit ist gewöhnlich ohne klinische Bedeutung. Bei manchen dieser Fälle gibt es jedoch gelegentlich aus unbekannten Gründen große Ergüsse, welche zu einer beträchtlichen Vergrößerung des Herzschattens führen. Diese Transsudate reagieren meist gut auf eine diuretische Therapie.

Beriberi; Skorbut. Unter 64 Beriberifällen fand Wenckebach in 62 einen Perikarderguß, in 14 einen Hydrothorax und in 9 einen Aszites. Für die Flüssigkeitstranssudation bei dieser Krankheit macht man eine Stase und Druckerhöhung im venösen Kreislauf sowie die niedrigen Plasmaeiweißkörper verantwortlich. Auch eine Myokardschädigung liegt vor.

Dieser Erguß ist die Erklärung für die auffälligen Änderungen der Herzgröße der betroffenen Patienten. Ein Hydroperikard konnte beim Beriberiherzen des Abendlandes scheinbar nicht beobachtet werden.

Andere Vitaminmangelzustände scheinen nicht zu Perikardveränderungen zu führen. Die 1918 bei Kriegsgefangenen gefundene „epidemische Perikarditis" war in Wirklichkeit ein Hämoperikard als Folge des Skorbuts und keine Entzündung.

Myxödem. Eine andere Form von Hydroperikard, welche für den Internisten von Interesse ist, ist auf ein Myxödem zurückzuführen. Diese Form wird auf Seite 396 beschrieben. Es handelt sich dabei um ein Hydroperikard, bei welchem der Perikarderguß in einer sonst klaren Flüssigkeit große Mengen von Cholesterin enthält. Es wurde behauptet, daß diese Kranken trotz dem Fehlen anderer Zeichen eines Myxödems auf die Anwendung von Schilddrüsenextrakt günstig reagierten. Diese Kranken haben manchmal einen normalen Grundumsatz; hie und da bestehen andere Myxödemzeichen.

Auch bei der tuberkulösen exsudativen Perikarditis kann man Ergüsse mit einem hohen Cholesteringehalt finden, doch ist die Flüssigkeit in diesen Fällen trüb und oft schokoladefarben.

In seltenen Fällen konnten wir bei sonst völlig kompensierten Patienten ohne nachweisbare Ursache große Transsudate im Herzbeutel beobachten.

Hämoperikard

Besondere Ursachen eines Hämoperikards werden an verschiedenen Stellen dieses Buches erwähnt. Sie sollen hier kurz zusammengefaßt werden. Das normale Herz kann durch eine Quetschverletzung des Thorax oder durch Sturz aus großer Höhe rupturieren; dies beobachtet man häufig bei tödlichen Flugzeugabstürzen. Die Ruptur eines kranken Herzens ist im Verlauf einer Koronarthrombose mit Myokardinfarkt nach Ausbildung eines Herzaneurysmas kein seltenes Ereignis. In den letzten Jahren wurde mit zunehmender Häufigkeit die Perforation eines Vorhofs infolge der Ausbreitung eines Bronchuskarzinoms beobachtet.

Nach Sternalpunktionen konnten tödliche Herztamponaden beobachtet werden.

Eine Ruptur der normalen Aorta kommt bei Flugzeugunfällen vor und wird manchmal bei den Unfällen am Lenkrad gesehen, wenn ein Autofahrer mit Wucht gegen dieses geschleudert wird. Bei einem 23jährigen Mann, der während eines Fußballspiels einen schweren Stoß gegen die Brust erhielt, entwickelte sich ein Hämoperikard. Ungefähr $2\frac{1}{2}$ Liter Blut wurden entfernt. Der Patient genas.

Bei Aneurysmen rupturiert die kranke Aorta oft, besonders, wenn der intraperikardiale Teil der Brustaorta betroffen ist. Eine ebenso häufige Ursache ist ein mit einer Medianekrose einhergehendes Aneurysma dissecans. Eine normale Koronararterie kann durch eine Stichverletzung perforieren, ähnliche Zwischenfälle ereigneten sich bei Punktionen. In der überwiegenden Mehrzahl der Fälle rupturiert eine atherosklerotische Koronararterie eher in das Myokard als in den Herzbeutel. Aneurysmen der Koronararterien sind selten; sie kommen sowohl in Form von kongenitalen miliaren Aneurysmen wie bei der Periarteritis nodosa vor. Eine Verletzung und Ruptur der Pulmonalarterie mit Blutung in den Herzbeutel ist relativ selten; ein Hämoperikard kann jedoch nach einer Stichverletzung der Pulmonalarterie auftreten.

Ein Hämoperikard kann die Folge einer Kapillarblutung beim Skorbut, bei der Nephritis, bei der akuten Leukämie und bei vielen anderen Krankheiten der blutbildenden Organe sein.

Unter dem Ausdruck hämorrhagische Perikarditis versteht man eine heftigere Reaktion des Perikards auf einen entzündlichen Reiz. Gewöhnlich handelt es sich um eine schwerere Reaktion, als sie die serofibrinöse Perikarditis darstellt. Die Ätiologie ist gleichfalls verschiedener Natur.

Tumoren des Perikards (S. 267) sind selten, doch verursachen sie manchmal ein Hämoperikard.

Die Symptome und klinischen Befunde des Hämoperikards hängen von der Ätiologie, von der Blutungsintensität und von der Menge des in die Perikardhöhle ergossenen Blutes sowie von der Möglichkeit einer Vermeidung einer Herztamponade ab. Nichtinfiziertes Blut wird mit beachtlicher Schnelligkeit aus der Perikardhöhle resorbiert, während sich infiziertes Blut rasch in eine eitrige Flüssigkeit umwandelt.

Chyloperikard

Ein echtes Chyloperikard ist außerordentlich selten, doch findet man im Herzbeutel häufig pseudochylöse Flüssigkeiten. Wir konnten ein Chyloperikard in Verbindung mit einem doppelseitigen Chylothorax sehen. Ein Chyloperikard wurde im Zusammenhang mit Verletzungen des Ductus thoracicus beobachtet. Auch den Ductus einscheidende Granulome und Neubildungen können dafür verantwortlich sein. Experimentell kann man ein Chyloperikard bei verschiedenen Tieren durch Unterbindung der oberen Hohlvene erzeugen, was jedoch beim Menschen nach einem thrombotischen Verschluß dieses Gefäßes scheinbar nicht vorkommt.

Noch seltener ist das Choloperikard, das Auftreten von Galle im Herzbeutel.

7. Pneumoperikard

Ätiologie. Ein unkompliziertes Pneumoperikard ist praktisch unbekannt, da der Eintritt von Luft in den Herzbeutel fast stets mit dem Auftreten von Blut oder einer anderen Flüssigkeit verbunden ist; Mischformen von Pyo-Hämo-Pneumo-Perikard kommen häufiger als reine Formen vor.

Der bedeutendste einzelne ätiologische Faktor ist das Trauma. Neben der Verletzung im gewöhnlichen Sinn (Kontusion des Thorax mit und ohne Frakturen, Penetration der Brustwand durch Fremdkörper, Wunden) kann durch einen perforierten Ösophagus (Knochensplitter, Fischbein) Luft eintreten. Andere Möglichkeiten werden durch die Penetration einer tuberkulösen Lungenkaverne, die Entzündung eines tuberkulösen Lymphknotens oder ein Bronchuskarzinom dargestellt. Ebenso häufig jedoch, wenn auch oft unerwartet, ist das Pneumoperikard im Anschluß an den Versuch einer Pleurapunktion oder der Anlegung eines Pneumothorax. Ein Pneumoperikard kann nach einer Tracheotomie oder bei einem Pneumomediastinum auftreten.

Klinisches Bild. Die Erscheinungen sind verschieden, wie nach der Vielfalt der ätiologischen Faktoren zu erwarten ist. Ein für die Art der Symptome wichtiger Faktor ist die Schnelligkeit, mit der die Luft eindringt; eine Spannungspneumotamponade kann Symptome auslösen, während eine größere, aber offene Wunde nicht zu einem Anstieg des intraperikardialen Druckes führen muß.

Die Inspektion ergibt gewöhnlich nur wenig, wenn nicht das Trauma selbst oder ein anderer Faktor Schocksymptome erzeugt. Größere Luftansammlungen können zu Dyspnoe, Tachykardie und heftigen Schmerzen in der Präkordialgegend

führen, kleine Mengen verursachen oft nicht einmal eine Stauung der Jugularvenen. Die Palpation ergibt ebenfalls häufig nichts Besonderes. Meist wird über
ein Verschwinden des Spitzenstoßes berichtet. Perkutorisch kann man an der
Stelle der Herzdämpfung einen tympanitischen oder metallischen Klopfschall
finden. Die metallische Komponente des Klopfschalles ist wichtig, da sie ein
Mediastinalemphysem als die Symptomatologie auslösende Ursache ausschließt.
Diese Tympanie ist oft schwierig festzustellen, wenn sie sich etwas mit der Resonanz der umgebenden normalen Lunge vermischt. Manchmal ergibt die Perkussion
ein charakteristisches Geräusch des gesprungenen Topfes (bruit du pot fêlé).

Die Auskultation ist für die Diagnose von Bedeutung. Synchron mit dem
Herzen ist ein plätscherndes, klingendes, metallisches Geräusch zu hören.
Diese ununterbrochene Succussio Hippocratis findet man in ungefähr der Hälfte
der Fälle. Die genauen Kennzeichen dieser Geräusche hängen von der Menge der
vorhandenen Luft und Flüssigkeit, von der Größe der Fistelöffnung, von der
Spannung des Perikards und so weiter ab.

Das Mühl- oder Wasserradgeräusch, bruit de roue hydraulique, ist fast
pathognomonisch. Dieses Geräusch ist schwer zu beschreiben, es wird meist mit
dem in einem Butterfaß verglichen. Es kann bei der Inspiration lauter sein als bei
der Exspiration, sich scheinbar ohne Grund von Zeit zu Zeit in seiner Intensität
ändern und in einer Entfernung von der Brustwand hörbar sein. Stokes beschrieb
die Erscheinung als ein „stark knisterndes und gurgelndes Geräusch mit deutlich
metallischem Charakter". Oft besteht synchron mit den Herztönen ein laut
klingender Ton, den man auch in einiger Distanz vom Patienten hören kann.
Sowohl die Herztöne als auch das Reibegeräusch haben, wenn vorhanden, einen
metallischen Charakter.

Der helle, luftgefüllte Raum um den Herzschatten und die ihn begrenzenden
bandförmigen Perikardschatten machen das Röntgenbild unverkennbar (Abb. 28).
Die obere Grenze der Perikardflüssigkeit ist durch die darüberstehende Luftblase
eindeutig dargestellt. Die Dicke des Perikards ist leicht zu beurteilen. Ist eine
produktive Tuberkulose die Ursache, so ist das Perikard als dichtes, gekrümmt
verlaufendes Band auf jeder Seite knapp oberhalb des Perikardergusses zu sehen.

Differentialdiagnose. Die Hauptschwierigkeit liegt in der Notwendigkeit der
Ausschließung eines Pneumomediastinums. Neben den oben erwähnten Unter-
scheidungszeichen ist das metallische Klingen wichtig, welches beim Pneumomediastinum meistens fehlt. Bei diesem ist oft, aber nicht immer, ein Hautemphysem
vorhanden. Weiters spricht dafür ein mit den Herzbewegungen synchron auftretendes Knisterrasseln.

Bei Patienten mit einem Pneumothorax kann die mediastinale Pleura einen
Bogen bilden und so einem Pneumoperikard ähnlich sehen. Gewöhnlich fehlen
dabei die außerordentlich aktiven Herzbewegungen, welche bei der Durchleuch-
tung für das Pneumoperikard so typisch sind. Wenn die Lunge sich bei einem
Pneumothorax hernienartig vorwölbt, so erfolgt die Hinundherbewegung des
Bandes nur einseitig.

Prognose. Annähernd ein Drittel der Kranken genesen. Alle Pneumoperikard-
formen, welche sekundär infiziert wurden, hatten vor der Sulfonamid- und Peni-
cillinära eine schlechte Prognose.

Behandlung. Einfache Luftansammlungen werden schnell resorbiert, trotzdem
ist der Kranke sorgfältig zu beobachten. Führt die Luftansammlung zu einer
Tamponade, so ist eine Punktion auszuführen; dies gilt für alle Formen von
Spannungspneumotamponade. Kommt es zur Neuansammlung von Luft und
von Flüssigkeit, so ist gewöhnlich ein chirurgischer Eingriff notwendig.

17*

8. Perikardadhäsionen

Im Gefolge einer akuten oder chronischen Perikarditis können das Epikard und das Perikard miteinander oder das Perikard mit benachbarten Organen verwachsen. Da dies bei jeder Form einer Entzündung des Perikards geschehen kann, bei welcher die Heilung mit einer Fibrose einhergeht, kommen praktisch alle Perikarditisformen ursächlich in Frage.

Nomenklatur

Auf Grund der Tatsache, daß es sich dabei weniger um eine aktive Entzündung als um einen Restzustand nach einer Entzündung handelt, kamen die Ausdrücke Concretio cordis und Accretio cordis allgemein in Verwendung. Der Ausdruck adhäsive Perikarditis sollte nicht mehr angewendet werden, da man es in den meisten Fällen nicht mit einem aktiven entzündlichen Prozeß zu tun hat. Bei der Concretio cordis verwachsen das Epikard und das Perikard miteinander. Dabei gibt es alle Abstufungen von einem einzelnen fibrösen Strang zwischen Epi- und Perikard bis zur völligen Obliteration des Herzbeutels. Dagegen bezeichnet der Ausdruck Accretio cordis die Verwachsung des Perikards mit den umgebenden Organen und wird mehr oder weniger abwechselnd für die Mediastinoperikarditis gebraucht. In den letzten Jahren wurde einer Sonderform der Concretio cordis größte Beachtung geschenkt, bei der die Perikardnarbe zu einer Kompression des Herzens führt. Bei gewissen fortschreitenden Fällen meist tuberkulöser Ätiologie ist der Ausdruck schrumpfende Perikarditis gerechtfertigt, bei anderen wieder ist der entzündliche Prozeß schon lange erloschen und das Syndrom ist auf die chronische Kompression des Herzens durch die Perikardnarbe zurückzuführen.

Häufigkeit, Ätiologie

Perikardiale Adhäsionen sind bei ungefähr 5 Prozent aller Obduktionen zu finden. Etwa 48 Prozent der Kranken, welche an einer Perikarditis gestorben sind, haben Adhäsionen.

Wie bereits früher erwähnt, ist die Ätiologie außerordentlich verschieden. Praktisch sind etwa ein Drittel der Fälle rheumatischer Natur, doch erlangen die Narben der rheumatischen Perikarditis selten klinische Bedeutung. Viele dieser Patienten haben kein Zeichen eines gleichzeitigen Klappenfehlers. Ein weiteres Drittel der Fälle mit perikardialen Adhäsionen muß man als tuberkulös ansehen. Es wurde wiederholt behauptet, daß alle Fälle von chronischer Herzkompression durch Perikardverwachsungen auf eine Tuberkulose zurückzuführen seien. Derartige Fälle, welche nach einem durch Streptokokken verursachten Pyoperikard auftreten, beweisen jedoch, daß diese Behauptung korrigiert werden muß. Trotzdem ist es aber nicht schwierig, die Bedeutung der Tuberkulose für die Entstehung der Concretio cordis besonders zu betonen; auch bei der Entstehung der Mediastinoperikarditis ist ihre Rolle so wichtig, daß sie kaum einer Erörterung bedarf. Beim restlichen Drittel der Kranken sind die Perikardverwachsungen nach einer großen Zahl verschiedener Infektions- oder Herz- und Gefäßkrankheiten aufgetreten. In seltenen Fällen gibt es auch eine Perikarditis nach Brusttrauma. Wenn man sich nur mit jenen Fällen von Perikardverwachsungen befaßt, welche das in den nächsten Seiten geschilderte Syndrom hervorrufen, so kann man die Feststellung machen, daß es sich bei den meisten, wenn nicht bei allen Fällen um solche tuberkulöser Ätiologie handelt.

Pathologie

Wie oben erwähnt, kann die Narbenbildung in einem Strang, in einer platten-förmigen Verwachsung oder in einer völligen Obliteration des Herzbeutels bestehen. Man neigt immer mehr dazu, die pathologischen Veränderungen bei der schrump-fenden Form von jenen bei der nichtschrumpfenden Form zu unterscheiden. So wird betont, daß das Perikard bei der schrumpfenden Form dicker, fester und zäher sei, da das Bindegewebe völlig hyalinisiert sei. Die eng aneinander-liegenden, sehr dicken einzelnen Kollagenfasern sind geschwollen, strukturlos und glasig durchscheinend ohne inneren Aufbau. Meist verlaufen die Fasern parallel, sie können jedoch auch ein System von dichtverwobenen Knäueln bilden. Abgesehen von einigen schmalen Kernen außerhalb der hyalinen Fasern, enthält die Narbe fast keine Zellen. Das Gewebe ist auffallend arm an Kapillaren, obwohl es einige große Blutgefäße enthalten kann.

Während in vielen Fällen dieses Bild vorliegt, sind in anderen Fällen Zonen von käsigen Massen, Überreste nach alten Blutungen, Zwischenräume, welche früher mit Ansammlungen von Cholesterinkristallen ausgefüllt waren, und Kalk-einlagerungen verschiedener Grade und Ausdehnung vorhanden. Manchmal ist der alte spaltförmige Raum zwischen den beiden Blättern des Herzbeutels infolge einer geringgradigen Eiteransammlung noch erhalten. Gewöhnlich findet man in Ausstrichen keine Mikroorganismen, kann sie aber kulturell nachweisen. Manch-mal findet man Tuberkel.

Pathologische Physiologie

Perikardiale Adhäsionen oder, in diesem Zusammenhang, die Obliteration des Herzbeutels, müssen nicht notwendigerweise Beschwerden hervorrufen. Im Gegenteil können Verwachsungen an der Stelle eines alten Myokardinfarktes die Narbe stützen und eine wichtige Quelle für eine zusätzliche Blutzufuhr abgeben. Ebenso braucht die völlige Verwachsung eines dünnen, biegsamen Perikards mit dem Epikard die Herzbewegungen nicht mehr zu behindern, wie ein dünner Gummihandschuh die Bewegungen der Hand einschränkt. Anderseits kann eine dicke, das Herz umklammernde Perikardschwiele die Erschlaffung des Herzens in der Diastole und die Entleerung der großen Venen behindern. Ebenso kann eine Verwachsung des Perikards mit der Umgebung, zum Beispiel mit der vor-deren Brustwand, das Herz knicken oder rotieren und dadurch Beschwerden hervorrufen oder klinisch nachweisbare Befunde erzeugen. Auch die Systole kann durch die Adhäsionen behindert sein. Demgemäß ist kein Symptom oder kli-nisches Zeichen im Erscheinungsbild der Perikardverwachsungen obligat. Der Gesamteindruck muß den Verdacht erwecken. In der folgenden Besprechung soll nicht der Versuch gemacht werden, die Concretio und Accretio cordis klinisch zu unterscheiden, da beide meist miteinander vorhanden sind. Als Einleitung soll jedoch eine kurze Skizzierung der klassischen schrumpfenden Form dienen.

Die das Herz umklammernde Narbe behindert seine diastolische Erschlaf-fung und hemmt das Einströmen des Blutes aus der oberen und unteren Hohl-vene wesentlich. Demgemäß ist das klinische Bild jenes einer Venenstauung, welche die Verzweigungen der oberen und unteren Hohlvene betrifft. Die ge-stauten Halsvenen können sich nicht entleeren und bleiben auch während des Inspiriums gespannt. Auch die Lebervenen sind nicht imstande, ihren Inhalt zu entleeren, sodaß die Leber größer wird und frühzeitig Aszites auftritt. Da die Herzmuskelfasern beträchtlich atrophieren und die diastolische Erschlaffung stark eingeschränkt ist, wird das Herz eher klein, obwohl die Dicke der Schwiele seinen Durchmesser auf Röntgenfilmen ungefähr normal erscheinen lassen kann.

Bei den meisten Kranken ist von früher her kein Klappenfehler vorhanden, sodaß Geräusche nicht zu hören sind. Die Herztöne sind oft leise, sodaß die Herzgegend „still wie eine Kirche" ist. Bei der Obduktion findet man häufig eine Hypertrophie des rechten Ventrikels; Katheterisierungen ergaben das Bestehen einer pulmonalen Hypertonie, welche nach erfolgreicher Kardiolyse wieder zurückgeht.

Symptome und klinische Befunde

Dyspnoe ist ein häufiges Symptom, welches nur nach Anstrengung auftritt. Oft klagt der Kranke über zunehmende Schwäche. Die Lebervergrößerung geht so schleichend vor sich, daß Schmerzen ungewöhnlich sind, jedoch entwickelt sich bei den meisten Patienten früher oder später ein Völlegefühl oder ein Druck im Oberbauch. Die meisten der an einer Perikardschrumpfung leidenden Kranken suchen Erleichterung ihrer nichtkardialen Beschwerden; obwohl die Situation sehr an ein Herzleiden erinnert, ist auffallend wenig zu finden, was diesen Eindruck bestätigen könnte. Neben der grundlegenden diagnostischen Trias, der Stauung der Halsvenen, der Zunahme des Bauchumfanges und einem kleinen, eher stummen Herzen, gibt es noch eine große Anzahl von Befunden, von welchen einige weiter unten erwähnt werden sollen.

Inspektion. Diese kann ein Ödem des leicht kongestionierten oder zyanotischen Gesichts zeigen. Sowohl das Ödem als auch die Zyanose hören oft ganz plötzlich am Hals auf (Stokesscher Kragen). Das Gesichtsödem ist am Morgen am deutlichsten und geht während des Tages, wenn der Patient auf ist, zurück, da das Einfließen des Blutes aus dem Kopf in das Herz dadurch erleichtert ist. Die Halsvenen sind ausgeweitet und stehen unter hohem Druck, wie eine Bestimmung des Venendruckes ergibt. Andere Venen müssen keine deutliche Erweiterung zeigen, obwohl mit Hilfe der Infrarotphotographie aufgenommene Bilder auch überall im Körper erweiterte Hautvenen sehen lassen.

Früher legte man großen Wert auf die Feststellung abnormer Bewegungen in der Herzgegend und in anderen Gegenden. Eine Schwäche oder ein Fehlen des Spitzenstoßes sah man als wichtiges Zeichen an; heute weiß man, daß der Spitzenstoß bei gesunden Individuen häufig fehlt und trotz ausgedehnten Perikardverwachsungen bestehen bleiben kann. Bei entsprechend lokalisierten Adhäsionen kann sich an der Spitze eine systolische Einziehung finden; bei anderen Patienten kann man in derselben Gegend auch eine systolische Ausbuchtung feststellen. Beide Zeichen kommen jedoch auch ohne Adhäsionen vor. Zu den Thoraxbewegungen, welche große Beachtung fanden, gehört das Broadbentsche Zeichen, eine durch Adhäsionen hervorgerufene systolische Einziehung in der linken Axillarlinie in der Gegend der elften und zwölften Rippe; man nimmt an, daß es für hintere mediastinoperikardiale Adhäsionen spreche, doch fehlt es in den meisten Fällen. Überdies kommt es auch bei anderen Krankheiten vor. Günstig gelegene Adhäsionen können in anderen Gegenden zu Einziehungen führen, meist im Bereiche der vorderen Brustwand.

Der Oberbauch tritt gewöhnlich infolge der massiven Lebervergrößerung hervor. Manchmal ist der Kontrast zwischen dem großen birnförmigen Bauch und den schlanken Extremitäten auffallend. Bei anderen Patienten herrschen Ödeme der unteren Extremitäten vor, wenn dies auch weniger häufig ist wie der Aszites.

Sehr eindrucksvoll ist bei manchen Patienten mit Fixierung des unteren Sternums die Umkehrung der Thoraxbewegungen während der Atmung, wenn man den Patienten im Profil betrachtet. Manchmal ist die Stellung des unteren Sternums bei der Exspiration jener bei der Inspiration ganz ähnlich.

Palpation. Diese Untersuchungsmethode bringt meist nicht viel Hilfe. Selten führt eine Narbenkompression des Conus pulmonalis zu einer supravalvulären Pulmonalstenose, wobei dann ein systolisches Schwirren palpabel ist; manchmal sind infolge eines Narbenzuges herzsynchrone Bewegungen der Trachea nach unten (Pulsus laryngeus descendens, Oliver-Cardarellisches Zeichen) vorhanden.

Pulsus paradoxus. Meistens ist der Puls regelmäßig; selten kommt bei perikardialen Adhäsionen als Komplikation Vorhofflimmern vor.

Es besteht eine periodische inspiratorische Verkleinerung des regelmäßigen Pulses, welcher Pulsus paradoxus genannt wird. Dieser Befund ist mit Hilfe der

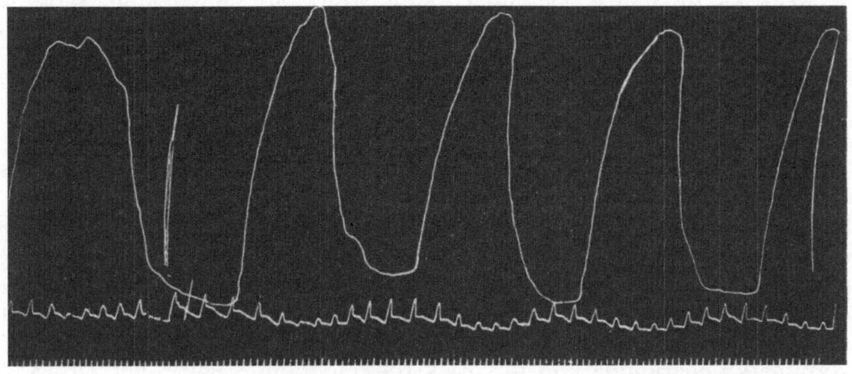

Abb. 29. Pulsus paradoxus bei einem Patienten mit Perikardadhäsionen.

auskultatorischen Blutdruckmessung leicht nachzuweisen, da der systolische Druckwert in den einzelnen Atemphasen verschieden ist. Man findet einen Pulsus paradoxus bei einer großen Zahl von Krankheiten und sogar bei gesunden Leuten. Übt man auf die Schlüsselbeine einen starken Druck nach rückwärts aus, so kann der Puls an der Radialarterie infolge der Kompression der Arteria subclavia zwischen Schlüsselbein und Thorax verschwinden. Dies nennt man den Pulsus paradoxus extrathorakalen Ursprungs. Der sogenannte dynamische Pulsus paradoxus, bei welchem der Puls im Inspirium kleiner und am Beginn des Exspiriums infolge der Retention großer Blutmengen in den Lungen während des Inspiriums sehr groß wird, ist eine physiologische Erscheinung. Beim Pulsus paradoxus der Perikardverwachsungen ist der Puls bei der tiefen Inspiration am kleinsten und in der Pause am Ende der Exspiration am größten.

Abb. 29 zeigt die Pulskurve eines Patienten mit Perikardverwachsungen. Der Puls wird in der Inspiration kleiner, die größten Pulswellen sind am Ende der Exspiration sichtbar.

Venendruck, Blutdruck. Der Venendruck ist auf ein Vielfaches des normalen Wertes erhöht. Er ist ständig hoch. Der arterielle Blutdruck ist eher niedriger als normal, der Puls ist klein. Infolge des Bestrebens der Erhaltung eines normalen Minutenvolumens besteht meist eine leichte, aber immerhin deutliche Tachykardie.

Perkussion. Sie kann ein normal großes und normal geformtes Herz ergeben; obwohl man bei der Obduktion eine leichte Vergrößerung finden kann, erscheint das Herz oft auffällig klein.

Auskultation. Häufig hört man normale, reine Töne. In manchen Fällen sind die Herztöne dumpf und gespalten. Über dem linken zweiten Interkostalraum ist oft eine Verdoppelung des zweiten Herztones zu hören und wir würden dies als den bei Perikardverwachsungen häufigsten auskultatorischen Befund bezeichnen. Hie und da ist der erste Herzton an der Spitze gespalten.

Andere Befunde. Die Palpation des Abdomens ergibt die enorme Vergrößerung der Leber. Häufig entwickelt sich eine Stauungszirrhose der Leber. Nach einer Punktion kann man auch die Milz tasten. Trotz der venösen Stauung ist ein Caput Medusae auffällig selten. Kommt es an der Oberfläche der Leber zur Ablagerung großer Fibrinmengen, dann kann man gelegentlich ein Reibegeräusch feststellen.

Oft bestehen Beinödeme; diese können nach einer Bauchpunktion zurückgehen, doch verschwinden sie selten völlig, wenn sie einmal aufgetreten sind. Trommelschlegelfinger sind ein interessanter und nicht allzu seltener Befund.

Röntgenuntersuchung und Elektrokardiogramm

Das Röntgen ergibt bei der einfachen Obliteration des Herzbeutels oft normale Befunde. Es können Zeichen von Verwachsungen der Pleura oder des Perikards sowie von Kalkeinlagerungen in Form von strahlendichten Streifen vorhanden sein. Bei der Durchleuchtung sind häufig eine verminderte Beweglichkeit der Herzränder und das Fehlen der Verlagerung des Herzens nach lateral bei Änderung der Körperstellung zu sehen. Die Herzgrenzen sind oft unscharf. Einige Autoren haben eine plateauartige Verbreiterung des diastolischen Anteiles des Kammerkymogramms und des Elektrokymogramms sowie der Druckkurve im rechten Ventrikel beschrieben. Diese Befunde sind jedoch nicht charakteristisch, da man sie auch bei Bradykardien findet.

Das Elektrokardiogramm zeigt oft eine Verknotung und Aufsplitterung der QRS-Komplexe sowie eine Niedervoltage.

Differentialdiagnose

Alle oben genannten Symptome und klinischen Befunde können sich bei Vorliegen anderer Begleitumstände ändern. So kommt häufig ein linksseitiger Pleuraerguß vor und eine Polyserositis ist nicht selten. Ein rechtsseitiger Pleuraerguß fehlt infolge von Pleuraverwachsungen. Überdies kann sich bei der Accretio cordis die Herzgröße und -form durch das Vorhandensein von Klappenfehlern ändern. In der Regel steht jedoch das Fehlen einer jeglichen Rechtsverbreiterung des Herzens in scharfem Gegensatz zur massiven Leber und zur starken Venenstauung. Wenn sich die Pulmonalarterie infolge der Druckerhöhung im kleinen Kreislauf erweitert, so nimmt das Herz eine mitrale Konfiguration an; dafür sind die Verwachsungen und die Behinderung der Respiration verantwortlich. Auch eine leichte Rotation des Herzens kann zu einem Verschwinden der Herztaille führen. Diese Befunde können neben dem kleinen Puls, der Unreinheit des ersten und der Verdoppelung des zweiten Tones zur irrigen Diagnose einer „stummen Mitralstenose" führen. Dieser Fehler ist verständlich, da eine Verdoppelung des ersten Tones oft an der Spitze zu hören ist, während eine Verdoppelung des zweiten Tones am besten im zweiten linken Interkostalraum gehört werden kann. Manchmal geht der protodiastolische akzessorische Herzton mit einem palpablen Schlag einher. Wenn dies auch kein besonderes Kennzeichen der Perikardverwachsungen ist, kann es bei ihrem Vorhandensein doch ungewöhnlich deutlich sein.

Verlauf

Man kann die Kranken in Angehörige der stummen, der stationären und der langsam progredienten Form einteilen. Die erste Form kann während des ganzen Lebens symptomlos verlaufen. Die anderen können jahrelang leidlich im Gleichgewicht bleiben, besonders, wenn sich Kollateralen ausbilden und die Einengung der oberen oder unteren Hohlvene relativ geringgradig ist. Bei der dritten Gruppe führt die chronische passive Leberstauung früher oder später zur Stauungszirrhose.

Behandlung

Seitdem kräftig wirksame Quecksilberdiuretika und das Ammoniumchlorid in die Behandlung eingeführt wurden, kann man damit oft jahrelang einen sehr erträglichen Zustand erhalten. Wenn man die Injektionen in passenden Intervallen aufeinanderfolgen läßt, kann man Aszitespunktionen fast völlig vermeiden; früher verursachte der als Ergebnis rasch aufeinanderfolgender Bauchpunktionen eintretende Eiweißverlust bald eine Hypoproteinämie und eine ausgesprochene Kachexie. Eine Behandlung des Herzens selbst ist meist nicht notwendig, da dieses Organ primär nicht betroffen ist; tatsächlich liegt überhaupt kein Dekompensationszustand vor, da das Leiden extrakardialer Natur ist.

Bis in die letzte Zeit war die Kardiolyse, die Resektion der dritten, vierten und fünften Rippe in der Herzgegend für chirurgische Fälle die Methode der Wahl. Trotz den an der Zweckmäßigkeit des Verfahrens gehegten Zweifeln tritt nach der Befreiung des Herzens von den Perikardnarben, welche es abknicken oder rotieren, oft eine beachtliche Besserung ein. Bei der schrumpfenden Form hilft die Operation scheinbar überhaupt nicht. Aus diesem Grund soll eine vorsichtige Dekortikation des Herzens nur in sorgfältig ausgewählten Fällen versucht werden. Die Erfolge sind manchmal wunderbar und die Gesundheit ist wiederhergestellt. Leider ist die Mortalität hoch (ungefähr 20 Prozent). Dies gilt besonders für Kranke mit einer aktiven Tuberkulose, da das Grundleiden durch die Operation oft verschlimmert wird; dies ist jedoch durch die neuen Therapeutika (Streptomyzin, Isonikotinsäurehydrazide) anders geworden, sodaß man die Durchführung der Perikardiektomie sogar im aktiven Stadium der tuberkulösen Perikarditis empfohlen hat. Besitzt der Chirurg auf diesem technisch schwierigen Gebiet der Chirurgie nicht besondere Erfahrung, so ist auch die direkte Operationsmortalität ziemlich hoch. Natürlich ist die chirurgische Intervention zum Scheitern verurteilt, wenn die großen Venen von Adhäsionen umklammert werden, da man dann die schrumpfenden Stränge infolge der Gefahr einer Venenverletzung nicht durchtrennen kann.

9. Perikardverkalkung

Dieser Zustand ist klinisch unwichtig, da er weder Beschwerden noch eine Herzinsuffizienz verursacht, welche gleichzeitig bestehen kann. Nichtsdestoweniger besitzt sein Vorkommen eine gewisse Bedeutung, da die Verkalkung als sicherer Beweis für das Vorliegen von Adhäsionen gelten kann.

Die früher als sehr ungewöhnlich angesehene Perikardverkalkung ist tatsächlich nicht besonders selten, man kann sie in ungefähr 10 Prozent aller Obduktionen wegen Perikarditis erwarten. Man findet sie in allen Altern und bei beiden Geschlechtern. Berichte über einschlägige Fälle betreffen die Alter zwischen dem 6. und 90. Lebensjahr. Männer erkranken häufiger als Frauen. Von 125 durch einen von uns gesammelten Fällen waren 84 zwischen 30 und 70 Jahre alt.

Die Perikardverkalkungen sind von verkalkten Klappen und Herzwandthromben sowie von Kalkeinlagerungen im Myokard abzugrenzen.

Symptome und klinische Befunde. Selten erhält man Angaben über eine früher durchgemachte Perikarditis. Die bemerkenswerteste Tatsache bei den Perikardverkalkungen ist die Ausdehnung bei Ablagerungen und ihre völlige Symptomlosigkeit. Sind Beschwerden oder klinische Befunde vorhanden, so haben sie keine pathognomonische Bedeutung.

Perikardverkalkungen werden nach unserer Erfahrung am häufigsten zufällig entdeckt; gewöhnlich findet man sie durch Zufall anläßlich einer Röntgenuntersuchung des Magen-Darm-Traktes.

Die Kalkablagerungen haben auf Röntgenbildern verschiedene Formen. In typischen Fällen sieht man bei der Untersuchung des Thorax in mehreren Ebenen einen halbmond- oder sichelförmigen Schatten. Häufig sind die Kalkablagerungen diffus angeordnet und verleihen dem Herzschatten nur eine größere Strahlendichte. Oft projizieren sie sich in den Abdominalschatten und entgehen der Entdeckung auch bei sorgfältiger Suche. Man findet die Ablagerungen am häufigsten entlang der Koronarsulkus.

Behandlung. Eine Behandlung ist nicht notwendig. Das Vorhandensein von Kalkablagerungen kann jedoch Anlaß zur Beiziehung eines Chirurgen zwecks Erleichterung der Umklammerung des Herzens geben. Es ist außerordentlich gefährlich und ziemlich unnotwendig, die Kalkplaques über den dünnwandigen Vorhöfen zu entfernen. Überdies setzen sich die Plaques über den Kammern manchmal bis in den Muskel hinein fort, sodaß ein Versuch ihrer Ablösung zu einer Verletzung des Myokards und zur Herzperforation führen kann. Dieselbe Lage ergibt sich für Plaques an der unteren Hohlvene. Eine Verletzung dieses Gefäßes beim Versuch, eine umschnürende Platte zu entfernen, ist nach unserer Erfahrung eine wichtige Ursache für die unnotwendige Erhöhung der Mortalität bei der Perikardiektomie.

10. Mißbildungen des Perikards

Im Zusammenhang mit einer Ectopia cordis und bei Monstern zu beobachtende Mißbildungen des Perikards haben kein klinisches Interesse. Es gibt jedoch, angefangen vom völligen Fehlen des Perikards bis zu kleinen lateralen Durchlöcherungen in der Gegend des linken Lungenstiels, eine Reihe von Perikarddefekten, welche mit dem Leben vereinbar sind.

In den meisten Fällen macht der Defekt keine Symptome und hat keinen Einfluß auf die Lebensdauer. Intra vitam kann man derartige Defekte im Verlauf der Operation einer Zwerchfellhernie entdecken. Die diagnostischen Kriterien bestehen in einer stark erhöhten Herzmotilität, in einer Herzhypertrophie ohne erklärbaren Grund und in einer Verlagerung des Herzens nach links.

Unter 46 durch einen von uns gesammelten Fällen starben 20 Prozent an einer Pneumonie und 27 Prozent zeigten bei der Obduktion eine frische Pleuroperikarditis. Vielleicht macht das Fehlen des Perikards das Herz für die Ausbreitung einer von den Nachbarorganen ausgehenden Infektion empfänglicher.

Eine Behandlung ist nicht notwendig.

Divertikel. Echte Perikarddivertikel sind selten. Sie entstehen durch eine Ausstülpung der Serosa infolge eines kleinen Defektes in der fibrösen Schicht. Falsche Divertikel gehen gewöhnlich mit lokalisierten Perikardergüssen einher. Die Diagnose hängt von der Entdeckung eines runden oder polygonalen Schattens ab, welcher dieselbe Intensität wie der Herzschatten hat, mehr oder weniger pulsiert und dem Herzschatten rechts vorne breitbasig aufsitzt. Dieser unveränderliche röntgenologische Schatten macht keine Symptome oder die Erscheinungen bleiben, wenn vorhanden, stationär. Die negative Anamnese und die stille Entwicklung unterscheiden die Veränderung von einer mediastinalen Pleuritis und von abgesackten Ergüssen im rechten Interlobärspalt. Das Fehlen von Symptomen erleichtert die Ausschließung eines Aneurysmas, und die negativen Befunde an den benachbarten Organen machen die Ausbreitung eines Bronchuskarzinoms oder einer anderen Lungenkrankheit unwahrscheinlich.

11. Geschwülste des Herzens und des Perikards

Da Geschwülste des Herzens und des Herzbeutels oft ähnliche Symptome und klinische Befunde erzeugen, sollen sie an dieser Stelle miteinander besprochen werden. Primäre Tumoren sind außerordentlich selten, eine sekundäre Besiedelung ist jedoch relativ häufig. Gewöhnlich entgehen beide Formen auch bei sorgfältiger Suche der Entdeckung.

Pathologie. Der häufigste „Tumor" des Herzens ist das Myxom. Es gibt verschiedene Anzeichen, welche vermuten lassen, daß viele dieser „Tumoren" in Wirklichkeit organisierte Vorhofthromben sind. Nach anderen Autoren handelt es sich um eine echte Neubildung. Die Diagnose kann, wie Mahain gezeigt hat, mit Sicherheit gestellt werden, wenn periphere emboli histologisch als Myxomteile erkannt werden. Eine Beseitigung ist auf chirurgischem Wege möglich.

Ein großer Tumor im linken Vorhof wird subjektive Symptome und objektive Zeichen einer Stauung im kleinen Kreislauf verursachen. Die übliche klinische Diagnose lautet tatsächlich auf eine Mitralstenose, besonders dann, wenn sich das Myxom (oder Fibromyxom) an einem Klappensegel entwickelt. Der Tumor kann auch als Kugelthrombus fungieren.

Lipome des Herzens sind selten, es gibt aber intrathorakale Lipome, welche sich im vorderen Mediastinum entwickeln, gegen den Hals zu wachsen und daher oft mit einem Herztumor verwechselt werden. Die eigentliche Natur der Rhabdomyome des Herzens ist unklar. Nicht selten wuchern Bronchuskarzinome in das Herz ein und können sogar das Syndrom eines Koronarverschlusses auslösen. Lymburner betont, daß primäre Herztumoren in 0.05 Prozent aller Autopsien festgestellt werden können. Viel häufiger sind metastatische Tumoren bei Bronchus-, Magen-, Prostata-, Mamma- und Ösophaguskarzinomen. Eine dritte Gruppe bilden jene Bronchus- oder Ösophaguskarzinome, welche kontinuierlich in das Herz einwuchern.

Die häufigste Neubildung des Perikards ist das Sarkom, ein Mischzelltumor mit Überwiegen von Rund- und Spindelzellen. Der nächsthäufige Tumor des Perikards ist das „Endotheliom".

Symptome. In einem relativ großen Prozentsatz von Fällen sprechen die Symptome nicht für einen Tumor, obwohl die klinischen Befunde auf das Herz hinweisen. Die Befunde hängen von der Größe und Lokalisation des Tumors ab, welcher zu einer Druckerhöhung im Mediastinum führen kann. Bei einer Untergruppe dieser Form bestehen terminale Symptome einer Behinderung der Herztätigkeit mit akuter Dekompensation, Aszites, rapider Größenzunahme des Herzens, serös-blutigen Perikardextravasaten und unregelmäßiger Herztätigkeit. Viele solche Kranke charakterisiert eine unbeeinflußbare Herzinsuffizienz mit Stauung, sodaß häufig die Fehldiagnose einer chronischen Myokarderkrankung gestellt wird. Die Stauungsinsuffizienz betrifft den großen oder den kleinen Kreislauf. Bei Tumoren des rechten Herzens tritt nicht selten plötzlich und unerwartet der Tod ein, welcher durch eine Mehrzahl von Mechanismen zu erklären ist, von welchen ein jeder in einem speziellen Fall eine Rolle spielen kann. Metastatische Herztumoren können gelegentlich, wenn die Herzbefunde undeutlich sind und die Absiedelungen in der Leber und in anderen Organen mit unregelmäßigen Temperatursteigerungen einhergehen, unter dem Bild einer subakuten bakteriellen Endokarditis verlaufen.

Die frühere Betonung des häufigen Vorkommens eines Herzblockes bei Herztumoren hängt mit dem ziemlich häufigen Auftreten eines Blockes bei Rhabdomyomen zusammen. In einer anderen Untergruppe zeigt der Kranke lokale Symptome, wie zum Beispiel eine Pseudothrombose der oberen Hohlvene oder eine Kompression eines großen Gefäßes. Man kann an einen metastatischen Herztumor denken, wenn Dyspnoe und Ödeme zu den bereits bekannten Lungenmetastasen in keinem Verhältnis stehen. Andere Patienten weisen Zeichen von unerklärlichen Herzfunktionsstörungen auf. Schließlich können sich Herztumoren und besonders Neubildungen des Perikards durch wiederkehrende hämorrhagische Ergüsse im Herzbeutel oder in der Pleura äußern. Dieses Symptom ist jedoch nicht so häufig, wie viele Autoren angenommen haben. Die Entdeckung einer blutigen Perikardflüssigkeit, deren Auftreten durch einen anderen Prozeß nicht ohne weiteres zu erklären ist, hat eine gewisse diagnostische Bedeutung. Tumorzellen sind in der Flüssigkeit meist nicht nachweisbar.

Schrifttum

Ada, A. E. W., Jones, O. R., and Sheeran, A. D. "Cholesterol pericarditis." J. thorac. surgery, **20**, 28, 1950.

Andrews, G. W. S., Pickering, G. W., and Sellozs, T. H.' 'The aetiology of constrictive pericarditis with special reference to tuberculous pericarditis." Quart. J. Med., **17**, 291, 1948.

Barnard, H. L. "The Functions of the Pericardium." Proc. Physiol. Soc., London, 1898, p. XLIII.

Barnes, A. R., and Burchell, H. B. "Acute pericarditis simulating acute coronary occlusion; report of 14 cases." Am. Heart J. **23**, 247, 1942.

Beck, C. S. "The Effect of Surgical Solution of Chlorinated Soda (Dakins Solution) in the Pericardial Cavity." Arch. Surg., **18**, 1659, 1929.

Bisel, H. F., Wroblewski, F., and LaDue, J. S. "Incidence and clinical manifestations of cardiac metastases." J. A. M. A., **153**, 712, 1953.

Bisgard, J. D. "Pyopericarditis; an Analysis of Cases treated by Pericardiotomy." Am. J. Surg., **17**, 1, 1932.

Blechmann, G. "Les épanchements du pericarde; étude clinique et thérapeutique; la ponction épigastrique de Marfan." Paris, Baillière, 1913.

Blemenfeld, H., and Thomas, S. F. "Chronic Massive Pericardial Effusion following Roentgen Therapy for Carcinoma of the Breast: with a Case Report." Radiology, **44**, 335, 1945.

Blum, J. E. "Zur Frage der Herzpolypen." Cardiologia, **20**, 193, 1952.

Boyd, L. J., y Scherf, D. "El electrocardiograma en las injurias epicardicas, endocardicas (y miocardicas subjacentes) localizadas." Rev. Argent. de cardiol., **7**, 1, 1940.

Brauer, L. Über chronische adhäsive Mediastinoperikarditis und deren Behandlung. München. med. Wchnschr., **49**, 1072, 1902.

Breitung. Zit. Jaccoud. Semaine méd., **13**, 21, 1893.

Broadbent, J. F. H. "Adherent Pericardium." London, Baillière, Tindall and Cox, 1895.

Camp, P. D., and White, P. D. "Pericardial Effusion: a Clinical Study." Am. J. M. Sc., **184**, 782, 1932.

Capps, J. A., and Coleman, G. H. "An Experimental and Clinical Study of Pain in the Pleura, Pericardium and Peritoneum." New York, MacMillan Co., 1932.

Carter, M. G., and Korones, S. B. "Amebic pericarditis." New. Engl. J. Med. **242**, 390, 1950.

Chauffard. "Les péricardites urémiques." Rev. gén. de clin. et de thérap., **36**, 757, 1922.

Christ, A. Die Bedeutung der Perikarditis im Greisenalter. Frankfurt, Ztschr. f. Path., **29**, 47, 1923.

Churchill, E. D. "Decortication of the Heart (Delorme) for Adhesive Pericarditis." Arch. Surg., **19**, 1457, 1929.

Cowan, J., Harrington, A. W., and Riddell, J. R. "On Pneumopericardium." Quart. J. Med., **7**, 165, 1914.

Craddock, W. L. "Cysts of the pericardium." Am. Heart J., **40**, 619, 1950.

Cushing, E. H. "Diverticulum of the Pericardium." Arch. Int. Med.,**59**, 56, 1937.

Daniel, G., and Puder, S. "Perikarditis et Pleuritis cholesterinea." Virchows Arch. f. path. Anat., **284**, 853, 1932.

Elias, H., und Feller, A. Stauungstypen bei Kreislaufstörungen. Mit besonderer Berücksichtigung der exsudativen Perikarditis. Wien, J. Springer, 1926.

Ellman, P. "Tuberculous pericarditis with effusion." Brit. Heart J., **7**, 147, 1945.

Evans, E. "Acute nonspecific benign pericarditis." J. A. M. A., **143**, 954, 1950.

Falk, A., Ebert, R. V. "Tuberculous pericarditis treated with streptomycin, J. A. M. A., **145**, 310, 1951.

Gerke, A. A. Die Ätiologie der Perikarditis. Virchows Arch. f. path. Anat., **278**, 1, 1930.

Geselschap, J. H. "Over de behandeling van sereuze pleuritis en pericarditis met luchtinblazing." Nederl. Tijdschr. v. Geneesk., **45**, 1, Pt. 1812, 1910.

Gillick, F. G., and Reynolds, W. F. "Electrokymographic observations in constrictive pericarditis." Radiology, **55**, 77, 1950.

Glenn, E. S. "Traumatic Constrictive Pericarditis." J. Missouri M. A., **37**, 7, 1940.

Goyette, E. M., Overholt, E. L., and Rapaport, E. "The treatment of tuberculous pericarditis." Circulation, **9**, 17, 1954.

Graham, E. A, Singer, J. J., and Ballon, H. C. "Surgical Diseases of the Chest." Philadelphia, Lea & Febiger, 1935.

Harvey, A. M., and Whitehill, M. R. "Tuberculous Pericarditis." Medicine, **16**, 45, 1937.

Hessmann, A., und Israelski, M. Panzerherz. Röntgenpraxis, **4**, 112, 1932.

Hodges, R. M. "Idiopathic Pericarditis, Case 4." Boston Med. & Surg. J., **51**, 140, 1855.

Holman, E. and Willet, F. "Treatment of active tuberculous pericarditis by pericardiectomy, J. A. M. A., **146**, 1, 1951.

James, W. B. "Pneumopericardium." Tr. A. Am. Physicians, **19**, 351, 1904.

Katz, L. N., and Gauchat, H. W. "Observations on Pulsus Paradoxus (with Special Reference to Pericardial Effusions). II. Experimental." Arch. Int. Med., **33**, 371, 1924.

Kendall, D., and Symonds, B. "Epileptiform attacks due to myxoma of the right auricle." Brit. Heart J., **14**, 139. 1952,

Kienböck, R., und Weiß, K. Über das entzündliche Herzbeuteldivertikel. Fortschr. a. d. Geb. d. Röntgenstrahlen, **50**, 442, 1934.

Klason, T. "Pericarditis calculosa und Herzverkalkungen." Acta Radiol., **1**, 162, 1921.

Lymburger, R. M. "Tumours of the heart." Canad. M. Assoc. J., **30**, 368, 1934.

Mahain, I. Les Tumeurs et les Polypes du Coeur. Paris, Masson, 1945.

Merrill, A. J. "Cholesterol Pericarditis." Am. Heart J., **16**, 505, 1938.

Miller, H., Uricchio, J. F., and Philipps, R. W. "Acute pericarditis associated with infectious mononucleosis." New Engl. J. Med., **249**, 136, 1953.

Moullin, C. M. "A Case of Haemo-pericardium." Clin. Soc. Tr., **30**, 217, 1897.

Perlstein, I. "Sarcoma of the Heart." Am. J. M. Sc., **156**, 214, 1918.

Pick, F. Über chronische, unter dem Bilde der Leberzirrhose verlaufende Perikarditis (perikarditische Pseudoleberzirrhose), nebst Bemerkungen über die Zuckergußleber (Curschmann). Ztschr. f. klin. Med., **29**, 385, 1896.

Poynton, F. J. "A Contribution to the Subject of Rheumatism based upon a Study of 52 Cases in Children under Five Years of Age, and an Analysis of 100 Fatal Cases of Fatal Suppurative Pericarditis in Childhood." Quart. J. Med., 1, 225, 1907—8.

Prichard, R. W. "Tumours of the heart." Arch. Pathol., 51, 98, 1951.

Pyrah, L. N., and Pain, A. B. "Acute Pericarditis: a Review of 215 Autopsies." J. Path. & Bact., 37, 233, 1933.

Rose, E., and Wolferth, C. C. "An Acute Mediastinocardiac Reaction following Irradiation in Hyperthyroidism." J. A. M. A., 116, 2648, 1941.

Rotch, T. M. "Absence of Resonance in the Fifth Right Intercostal Space; Diagnostic of Pericardial Effusion." Boston Med. a. Surg. Journ., 99, 389 and 421, 1878.

Scannell, J. G., and others. "Significance of pulmonary hypertension in constrictive pericarditis." Surgery, 32, 184, 1952.

Scherer, J. H., and Howe, J. S. "Fatal Cardiac Tamponade following Sternal Puncture." J. Lab. & Clin. Med., 30, 450, 1945.

Schmieden, V. "The technique of cardiolysis." Surg. Gyn. & Obstetr., 43, 89, 1926.

Schott, A. Experimentelle und klinische Untersuchungen zur Frage der respiratorischen Blutdruckschwankungen (Pulsus Paradoxus). Ztschr. f. d. ges. exper. Med., 84, 305, 1932.

Shapiro, J. B., and Weiss, W. "Tuberculous pericarditis with effusion." Am. J. Med. scienc., 225, 229, 1953.

Smalley, R. E., and Ruddock, J. C. "Acute pericarditis." Ann. int. Med., 25, 799, 1946.

Smith, H. L., and Willius, F. A. "Pericarditis. V. Terminal Pericarditis." Arch. Int. Med., 50, 415, 1932.

Smith, L. B., and Mc Hugh, W. P. "Intrapericardial Use of Penicillin." Bull. U. S. Army M. Dept., No. 89, 106, 1945.

Southworth, H., and Stevenson, C. S. "Congenital Defects of the Pericardium." Arch. Int. Med., 61, 223, 1938.

Spangenberg, J. J., and Rossi Belgrano, C. "Pericarditis brightica; algunas consideraciones sobre frecuencia y patogenia." Prensa méd. argent., 22, 1139, 1935.

Stokes, W. "The Diseases of the Heart and the Aorta." Dublin, Hodges & Smith, 1854.

Stone, W. J. "Pericarditis as a Complication in Pneumonia; based on Three Hundred Necropsies." J. A. M. A., 73, 254, 1919.

Tengwall, E. Die schwielige Perikarditis und ihre operative Behandlung. Acta chir. Scandinav., 81, 118, 1938.

Truesdale, P. E. "Low Pericardiotomy for Acute Suppurative Pericarditis; Report of Two Cases and Twenty-four New Cases from the Literature." New England J. Med., 208, 671, 1933.

van der Mandele, L. J. Studien zum Problem des pulsus paradoxus mit besonderer Berücksichtigung seiner klinischen Bedeutung. Wien, Springer, 1925.

Volhard und Schmieden. Über Erkennung und Behandlung der Umklammerung des Herzens durch schwielige Perikarditis. Klin. Wchnschr., 2, 5, 1923.

Wenckebach, K. F. "Remarks on some Points in the Pathology and Treatment of Adherent Pericardium." Brit. M. J., i, 63, 1907.

— Beobachtungen bei exsudativer und adhäsiver Perikarditis. Ztschr. f. klin. Med., 71, 402, 1910.

— Über pathologische Atmungs- und Thoraxformen. Wien. Arch. f. inn. Med., 1, 1, 1920.

— Das Beriberi-Herz; Morphologie, Klinik, Pathogenese. Berlin, J. Springer, 1934.

White, P. D. "Chronic Constrictive Pericarditis." Lancet, II, 539, 1935.

Yater, W. M. "Tumors of the Heart and Pericardium." Arch. Int. Med., 48, 627, 1931.

Zdansky, E. Röntgenologie des Herzens und der großen Gefäße. Wien, Springer, 2. Auflage, 1949.

Fünfzehntes Kapitel

Kongenitale Herz- und Gefäßdefekte

1. Allgemeine Bemerkungen

Unser Wissen über die kongenitalen Herzfehler wurde in den letzten wenigen Jahren ganz wesentlich erweitert. Mit der weitverbreiteten Anwendung der Angiokardiographie und der Herzkatheterisierung sowie mit Hilfe der Beobachtung einer großen Zahl von Patienten im Verlauf von Herzoperationen machten die Ärzte die Entdeckung, daß die klinische Erkennung der kongenitalen Herzfehler in den meisten Fällen möglich ist. Das Problem ist jenem bei der Koronarthrombose und beim Myokardinfarkt vor mehr als 30 Jahren ähnlich. Mit der Erkennung der elektrokardiographischen Zeichen eines solchen Ereignisses konnte die Diagnose mit einfachen klinischen Methoden häufiger gestellt werden und heute sichert die Klinische Untersuchung allein die Diagnose in den meisten Fällen. So sind jetzt die Herzkatheterisierung und die Angiokardiographie nur in einer Minderzahl von Fällen notwendig; meist kann die Diagnose mit Hilfe der physikalischen Untersuchung und der Auswertung der Röntgenbefunde sowie der Elektrokardiographie gestellt werden.

Herzkatheterisierung und Angiokardiographie. Forssman und andere Autoren führten diese Methode nach ihrer Entdeckung an ihren Patienten durch, es erhob sich aber ein heftiger Widerstand gegen ihre Anwendung, sodaß sie bald wieder verlassen wurde. Es muß erwähnt werden, daß Forssman selbst mit Hilfe eines Katheters Uroselektan in das Herz einbrachte und O. Klein das Schlagvolumen nach dem Fickschen Prinzip mit Hilfe einer Katheterisierung des rechten Herzens maß. Seit der Arbeit Cournands und seiner Mitarbeiter wurde die Methode auf breiter Basis übernommen und durchgeführt.

Die Katheterisierung gibt uns die Möglichkeit, den Blutdruck sowohl im rechten Vorhof und Ventrikel als auch in der Pulmonalarterie zu messen. Wir sind dadurch imstande, die Sauerstoffsättigung des Blutes in diesen Herzabschnitten und damit auch in den Hohlvenen zu analysieren und können, wenn es zur Konstrastdarstellung notwendig ist, Jodverbindungen direkt in das Herz einführen. In seltenen Fällen von Septumdefekten kann sich der Katheter in der arteriellen Seite des Herzens finden, wobei er durch seine bloße Lage die Erkennung einer derartigen abnormen Kommunikation ermöglicht. Man kann auch die Blutströmung abschätzen. Wenn man einen Katheter in eine Lungenarteriole vorschiebt, kann man den Druck in den Lungen- „Kapillaren" messen und damit jenen im linken Vorhof berechnen.

Selbstverständlich spricht eine höhere Sauerstoffsättigung im rechten Vorhof gegenüber dem Wert in der oberen oder unteren Hohlvene für einen Vorhofseptumdefekt, während eine höhere Sauerstoffsättigung im rechten Ventrikel gegenüber dem Wert in anderen Gebieten auf das Bestehen eines Kammerseptumdefektes hinweist. Für die Erkennung eines Fallotschen Syndroms oder eines offenen Ductus arteriosus ist die Katheterisierung selten notwendig. Die mit der Methode verbundenen Gefahren dürfen nicht unterschätzt werden. Eine Verletzung der Venen oder des Endokards kann zur Thrombusbildung und zu einer tödlichen Lungenembolie führen. Auch Luftembolien hat man beobachtet. Der mechanische Reiz des Katheters im Ventrikel kann nicht nur Arrhythmien, sondern in seltenen Fällen auch Kammerflimmern und den Tod verursachen. Die Mortalität beträgt ungefähr 4 °/₀₀.

Zur Erkennung einer Koarktation der Aorta wird die translumbale Aortographie durchgeführt oder man führt einen Katheter in die Ulnar- oder Brachialarterie ein und schiebt ihn bis in die Aorta vor. Dabei wurden Schädigungen der Aortenwand oder der Aortenklappen beschrieben, weshalb diese Methode nur selten angewendet werden soll.

Die Angiokardiographie endet in ungefähr 2 Prozent der Fälle tödlich und soll daher nur zur Klärung des Bildes vor einem Herzeingriff durchgeführt werden. Insbesondere ist eine zweite Injektion wegen einer drohenden Überempfindlichkeitsreaktion gefährlich; die Methode erwies sich hauptsächlich bei stark zyanotischen Kindern als riskant. Gewöhnlich legt man eine Vene frei und injiziert den Farbstoff in einer Menge von ungefähr 70 ccm innerhalb von 1 bis 2 Sekunden. Bei Kranken mit Allergiesymptomen muß man besonders vorsichtig vorgehen.

Einzelheiten über die Brauchbarkeit dieser Methoden werden in den entsprechenden Abschnitten besprochen.

Normalerweise schwankt der Druck im rechten Vorhof zwischen —4 bis +4 mm Hg. Der durchschnittliche Druck in der rechten Kammer beträgt 18 bis 25/0 und in der Pulmonalarterie 25/8 mm Hg.

Kreislaufzeit. Die Bestimmung der Kreislaufzeit ist für die Diagnose mancher kongenitaler Abnormitäten behilflich, insbesondere jener mit einem Kurzschluß zwischen rechtem und linkem Herzen, bei welchen die injizierte Substanz die peripheren Arterien früher erreicht als normal. Man bestimmt die Arm-Zungen- und die Arm-Lungen-Zeit und darf einen Kurzschluß nennenswerten Ausmaßes annehmen, wenn beide Zeitwerte um höchstens 2 Sekunden differieren. Eine Arm-Zungen-Zeit von weniger als 10 Sekunden spricht für eine arteriovenöse Anastomose.

Trommelschlegelfinger oder -zehen können familiär bedingt sein. Oft sind sie dann nicht symmetrisch. Sie sind einseitig oder sogar nur auf einen Finger beschränkt, wenn sie ihre Ursache in lokalen Kreislaufstörungen haben. Bei der hypertrophischen Osteo-Arthropathie sind zusätzlich zu den Phalangen auch mehr proximal gelegene Knochen beteiligt. Es entwickelt sich eine Hyperplasie und Hypertrophie der Weichgewebe, der Knochen wird porotisch und die Kranken bekommen Schmerzen. Bereits Bamberger nahm eine vermehrte periphere Blutströmung als auslösende Ursache an, doch ist über die Entstehungsweise bisher nur wenig bekannt.

Pulmonale Plethora und -Ischaemie. Neben der Einteilung der kongenitalen Herzfehler in eine zyanotische und nichtzyanotische Gruppe trifft man auch eine solche in Fehler mit einer pulmonalen Plethora (offener Ductus arteriosus, Transposition der großen Gefäße, Vorhof- und Kammerseptumdefekte), sowie in Fehler mit einer Lungenischaemie (Pulmonalstenose, Fallotsche Tetralogie, Trikuspidalatresie).

Zyanose. Die Schwere der Zyanose hängt nicht nur vom Ausmaß des Kurzschlusses zwischen venöser und arterieller Seite, sondern auch von sekundären pulmonalen Gefäßveränderungen und von der Polyzythaemie ab.

Vorsicht ist geboten vor Verwechslungen von kongenitalen Herzfehlern mit kongenitalen und erworbenen Formen von Methaemoglobinaemie; die letztgenannte Form hat man bei Kindern beobachtet, welche mit einer Kost ernährt wurden, bei welcher Quellwasser mit einem hohen Nitritgehalt verwendet wurde. Schwere Zyanosen sieht man bei der Transposition der großen Gefäße: bei Kindern mit großen Herzen und schwerer Zyanose muß man in erster Linie an diese Abnormität denken. Hierbei führt die Aorta sauerstoffarmes Blut und die Pulmonalarterie bringt sauerstoffgesättigtes Blut in die Lungen zurück. Die Erhaltung des Lebens ist nur auf Grund des gleichzeitigen Bestehens von Septumdefekten oder eines offenen Ductus arteriosus möglich. Schwere Zyanosen kommen auch bei der Trikuspidalatresie vor, wenn das gesamte Blut vom rechten in den linken Vorhof kurz geschlossen wird. Außerdem sieht man sie bei Pulmonalatresien mit reitender Aorta und Septumdefekt, sowie gelegentlich auch bei arteriovenösen Anastomosen.

Leichte Zyanosen gibt es bei Pulmonalstenosen, bei der Fallotschen Tetralogie, bei manchen Vorhofseptumdefekten und beim Truncus aortae communis. Beim Eisenmengerschen Syndrom tritt die Zyanose erst spät, in der Pubertät, auf. Bei Vorhofseptumdefekten werden kleinere und größere Kinder manchmal nur beim Schreien und Husten zyanotisch, wenn es infolge der Drucksteigerung im rechten Vorhof zu einer Umkehrung der Kurzschlußrichtung von rechts nach links kommt.

Es ist erstaunlich, welches Ausmaß von Sauerstoffarmut Kinder mit kongenitalen Herzfehlern ertragen. Eine Sauerstoffsättigung von 30 Prozent kommt nicht selten vor und ist mit Wohlbefinden vereinbar. Man hat sogar Sättigungswerte von 20 Prozent beobachtet.

Kauernde Haltung. Taussig berichtete, daß manche Kinder mit kongenitalen Herzfehlern, z. B. jene mit einer Fallotschen Tetralogie, eine kauernde Haltung einnehmen. Der Grund hierfür ist unbekannt. Man hat an eine dabei erfolgende Kompression des Abdomens gedacht, wodurch dem Herzen eine größere Blutmenge zugeführt wird.

Andere Abnormitäten. Oft findet man bei Kranken mit kongenitalen Herzleiden noch andere Abnormitäten. Eine der interessantesten Veränderungen betrifft die Arachnodaktylie oder die Spinnenfinger. Bei den dieses Syndrom aufweisenden Patienten handelt es sich häufig um schwache und magere Individuen mit unterentwickelter Muskulatur und hyperflexiblen Gelenken. Sie haben einen hohen Gaumen oder eine Gaumenspalte, eine Hühner- oder Trichterbrust, vorspringende Brauenbogen, große Ohrmuscheln, tief liegende Augen oder eine Subluxation der Linsen; die Metakarpal-, Metatarsal- und Phalangealknochen sind abnorm lang und die Fingerenden sind zugespitzt; die Patienten sehen älter aus als sie sind und machen oft einen betrübten und melancholischen Eindruck. Selten sind alle diese Zeichen in einem bestimmten Fall gemeinsam vorhanden, und es gibt auch viele abortive Fälle. Häufig sind Fußdeformitäten und Kyphoskoliosen.

Das Syndrom kommt in manchen Familien gehäuft vor und konnte in einer Familie bei 4 Geschwistern beobachtet werden. Man hat es eine Dystrophia mesodermalis congenita genannt und auf eine Mißbildung des gesamten Bindegewebes bezogen.

In einem Drittel bis der Hälfte dieser Patienten findet man kongenitale Abnormitäten des Herzens oder der Aorta. Das Herz zeigt gewöhnlich Septumdefekte, während man an der Aorta kongenitale aneurysmatische Dilatationen oder dissezierende Aneurysmen sieht.

Nach einer Schätzung weisen 25 Prozent der Fälle von Mongolismus kongenitale Herzfehler auf. Sehr interessant ist das Kartagenersche Syndrom, bei welchem eine chronische Sinusitis, Bronchiektasen und ein Situs inversus totalis bestehen.

Ätiologie. Die Ätiologie der kongenitalen Herzfehler ist nur wenig bekannt. Früher hat man häufig die Lues, eine Blutsverwandtschaft der Eltern, Alkoholismus, zu großes Alter der Mutter (Erschöpfungsprodukt) oder rasch aufeinanderfolgende Konzeptionen angeschuldigt.

Eine sehr wichtige Entdeckung der letzten Zeit bringt neues Licht in das Problem. Es konnte nachgewiesen werden, daß der kongenitale Katarakt, die kongenitale Taubheit, Hasenscharten, die Mikrocephalie, Gaumenspalten und kongenitale Herzdefekte in einem hohen Prozentsatz von Kindern auftreten, deren Mütter in den ersten 3 Monaten ihrer Schwangerschaft die Rubeolen (German measles) hatten. Die Infektion zu diesem frühen Zeitpunkt ist eine Voraussetzung, da das Herz bei einem Embryo von 7 Wochen bereits seine endgültige Form hat und die Septen bereits entwickelt sind. Interessant ist die Beobachtung, daß die oben genannten Abnormitäten auch bei Kindern von solchen Müttern festgestellt werden konnten, welche die Rubeolen bereits vor der Konzeption durchgemacht hatten und daß diese kongenitalen Abnormitäten nach anderen Beobachtungen auch auftraten, wenn die Mütter die Erkrankung erst im 8. oder sogar im 9. Schwangerschaftsmonat durchgemacht hatten. Nach anderen Infektionskrankheiten, wie z. B. nach der infektiösen Mononukleose, nach Mumps und Grippe konnte ein ähnliches Syndrom beobachtet werden. Die Rubeolen oder ähnliche Infektionskrankheiten sind in höchstens 5 Prozent der kongenitalen Herzfehler die auslösende Ursache.

Es ist zu betonen, daß die Rubeolen oft so mild verlaufen, daß sie sowohl vom Kranken wie vom Arzt übersehen werden. Da man kongenitale Herzfehler häufig allein auf Grund des Vorhandenseins eines systolischen Geräusches diagnostiziert hat, sind die Angaben über die Häufigkeit solcher Anomalien verschieden; nach manchen Autoren beträgt sie 90 Prozent, nach anderen nur 27 Prozent. Es ist anzunehmen, daß das Virus durch die Plazenta in den Foetus eindringt.

Sehr interessant sind in diesem Zusammenhang die Versuche von Gilman, Gilbert und Spence. Sie injizierten weiblichen Ratten, um Änderungen der Plasmaproteine hervorzurufen, Trypanblau, welches Eiweißbindungsvermögen hat. In 19.2 Prozent des Wurfes waren hierauf grobe kongenitale Abnormitäten vorhanden.

Wegen der großen Häufung von Augen-, Ohren- und Herzabnormitäten im Anschluß an in den Frühmonaten der Schwangerschaft aufgetretene Rubeolen hat man bei solchen Frauen die Unterbrechung der Schwangerschaft in Erwägung gezogen; von Wessell stammt eine sehr gute Bearbeitung dieses Problems. Während manche Autoren für die Unterbrechung und für eine Änderung der Gesetze eintreten, welche die Unterbrechung gestatten sollen, sind andere wieder von dieser Notwendigkeit nicht sehr überzeugt.

Auch die Vermeidung länger dauernder Röntgendurchleuchtungen und zu vieler Röntgenaufnahmen ist in den ersten Schwangerschaftsmonaten zu empfehlen.

Sekundäre Erscheinungen. Bei Patienten mit kongenitalen Herzfehlern mit und ohne Zyanose ist die geistige Entwicklung häufig verlangsamt. Auch das Wachstum ist gehemmt. Infolge der Polyzythaemie kommt es zu Nasenbluten und Haemoptysen sowie anderen Komplikationen, wie z. B. Thrombosen. In den Arterien des kleinen Kreislaufes entwickelt sich eine beträchtliche Atherosklerose. Nicht selten entstehen Hirnabzesse, besonders, wenn das Blut, ohne in der Lunge gefiltert zu werden, in das Gehirn gelangt. Manchmal treten multiple derartige Abszesse auf, häufig handelt es sich jedoch um einzelne Herde; sie verlangen chirurgische und antibiotische Behandlung.

Weitere Bemerkungen. Die meisten kongenitalen Herzdefekte sind Folgen von Mißbildungen. Eine wichtige Rolle spielt in manchen Fällen eine fötale Endokarditis mit sekundären Veränderungen, von welchen viele im rechten Herzen gelegen sind.

Einzelne Fehler sind infolge des Auftretens einer Abnormität bei einem sich entwickelnden Organ, bei welchem die Ausbildung eines Teiles oft sehr von der richtigen Entfaltung eines anderen abhängt, weniger häufig als kombinierte Fehler.

In der embryonalen Entwicklung macht das Herz schrittweise verschiedene Stadien mit, welche jenen beim Fisch-, Amphibien- und Vogelherzen völlig gleichen. Die Phylogenese wiederholt sich in der Ontogenese. Da die Entwicklung in einem jeden Stadium stehenbleiben kann, so kann das Herz (oder große Gefäße) beim Menschen gelegentlich den Herzen niedriger Tiere ähnlich sein.

Die kongenitalen Herzfehler sind nicht besonders selten, man findet sie in mehr als 1 Prozent aller Fälle von organischen Herzleiden. Viele Fehler, wie der persistierende rechte Aortenbogen, die Koarktation der Aorta oder kleine Kammerseptumdefekte, werden oft erst spät und zufällig entdeckt, da sich der Patient völlig wohlfühlen kann.

Infolge der frühzeitigen Entstehung verschiedener Veränderungen und der langsamen Entwicklung anderer sowie infolge der Wirksamkeit kompensatorischer Mechanismen haben diese Kranken oft überraschend wenig Beschwerden. Dies ist trotz der Tatsache der Fall, daß die Untersuchung des arteriellen Blutes einen Zustand ergibt, welcher bei plötzlicher Entwicklung mit der Erhaltung des Lebens kaum vereinbar wäre.

Eine der bekanntesten und häufigsten Komplikationen einer Herzmißbildung ist die subakute bakterielle Endokarditis. Eine solche konnte in 16.5 bis 19.6 Prozent der Fälle festgestellt werden. Bei der nichtzyanotischen Gruppe und besonders bei Kammerseptumdefekten, beim offenen Ductus arteriosus und bei verschiedenen symptomlosen Fehlern, wie zum Beispiel bei der zweizipfeligen Aortenklappe, ist sie scheinbar häufiger.

Der Hauptgrund für die Infektion mit dem Streptococcus viridans ist die besondere Beanspruchung an bestimmten, abnormen Stellen des Endokards oder Endothels. Die häufige Erkrankung des rechten Herzens ist vielleicht die Folge der außerordentlich großen arteriellen Blutmenge, welche durch den arterio-venösen Kurzschluß in das rechte Herz gelangt.

Eine sogenannte kongenitale Herzhypertrophie, über welche früher sehr viel geschrieben wurde, wird derzeit kaum mehr diagnostiziert. Die meisten Fälle erklärt man jetzt mit einer früher durchgemachten Myokarditis, mit einer Hypertonie, mit der von Gierckeschen Krankheit und mit Avitaminosen.

Das Elektrokardiogramm hat bei Kranken mit kongenitalen Herzfehlern für die Diagnose selten entscheidende Bedeutung. Bei vielen Defekten mit vermehrter Belastung des rechten Herzens findet man Zeichen einer Rechtshypertrophie. Bei der Trikuspidalatresie ist eine Linksablenkung der Herzachse die Regel. Bei Vorhofseptumdefekten ist eine Verbreiterung, Aufsplitterung und Knotung der QRS-Komplexe sehr häufig. Bei kongenitalen Herzfehlern ist der QRS-Komplex überhaupt durchschnittlich breiter. Manchmal sind die P-Zacken höher als normal; dies kommt hauptsächlich bei der Pulmonalstenose mit und ohne Septumdefekt vor.

Eine erschöpfende Beschreibung des klinischen Bildes eines jeden bedeutenderen Defektes und seiner zahlreichen Varianten geht über den Rahmen dieses Buches hinaus. Die häufigeren Fehler sollen jedoch kurz erörtert werden. Heute kann man die Diagnose klinisch in einem beachtlichen Prozentsatz von Fällen stellen, ohne sich auf die bloße Feststellung beschränken zu müssen, daß ein „kongenitales Herzleiden" vorliege.

Wenn ein kongenitaler Herzfehler keine Geräusche verursacht, so kann die Unterscheidung gegenüber einem Cor pulmonale bei einem Lungenleiden manchmal schwierig sein.

18*

2. Vorhofseptumdefekte

Embryologie. Das primitive Herz ist ein einfacher, mit Endokard ausgekleideter Schlauch; in ihm bilden sich Falten, welche die verschiedenen Abschnitte voneinander abgrenzen. Demgemäß ist der primitive Vorhof als einfaches Organ angelegt. Frühzeitig im embryonalen Leben entwickelt sich aus dem oberen hinteren Anteil eine sichelförmige Falte, welche nach abwärts gegen die Vorhofkammergrenze zieht. Am unteren Rand dieser Falte bleibt vorübergehend, wenn sich das Septum nicht genügend weit ausdehnt, eine Öffnung bestehen (das Foramen primum). Inzwischen bildet sich im primitiven Vorhofseptum in der Nähe seiner Ursprungsstelle eine Lücke (das Foramen ovale primum). In der Nähe des ursprünglichen Septums entwickelt sich mehr oder weniger ringförmig eine zweite Falte. Diese umschließt eine ovale Öffnung (Foramen ovale secundum, Foramen ovale). Gewöhnlich verschmelzen das erste und das zweite Septum miteinander, und das Foramen ovale secundum schließt sich bald nach der Geburt.

Pathologie. Verbindungen zwischen den Vorhöfen kommen in Form von einfachen Schlitzen in der Gegend des Foramen ovale vor (offenes Foramen ovale). Dieser Befund ist sehr häufig, er ist in ungefähr 30 Prozent aller Obduktionen zu erheben („Sondenöffnung"). Die Öffnung kann einen Durchmesser von 6 bis 8 mm aufweisen. Unter gewöhnlichen Bedingungen hat sie keine große Bedeutung, sie kann aber gewisse Störungen erklären, welche man bei schweren Mitralstenosen oder Hypertoniefällen feststellen kann, wenn der Druck im rechten Vorhof zeitweise ansteigt. Das Foramen ovale öffnet sich von rechts nach links. Normalerweise ist es infolge des höheren Druckes im linken Vorhof durch eine Falte verschlossen. Es kann sich infolge einer Druckzunahme im rechten Vorhof öffnen.

Verbindungen zwischen den Vorhöfen können auch infolge des Ausbleibens der normalen Entwicklung oder infolge einer abnormen Rückbildung des Septum primum entstehen. In diesen Fällen zeigen die Mitral- und Trikuspidalklappen oft Abnormitäten. Vorhofseptumdefekte werden auch durch bestehenbleibende Defekte in beiden Septen verursacht, welche normalerweise nur eine Zeitlang offen bleiben, oder schließlich durch das Ausbleiben der Entwicklung bestimmter Septumteile. Bei dieser Form des Septumdefektes kann die Kommunikation zwischen den beiden Vorhöfen weit sein.

Fehlt das Vorhofseptum völlig, so spricht man von einem Cor triloculare biventriculare, einem dreikammerigen Herzen mit einem Vorhof und zwei Ventrikeln.

Häufigkeit. Es handelt sich um einen der häufigsten kongenitalen Herzfehler, welcher etwa 7 bis 25 Prozent der Mißbildungen des Herzens ausmacht. Früher hat man ihn häufiger übersehen, und seine Symptome sowie klinischen Befunde wurden als Ausdruck eines Mitralfehlers angesehen.

Pathologische Physiologie. Die Menge des zwischen links und rechts kurzgeschlossenen Blutes schwankt nach Berichten zwischen 1.4 und 16.6 Liter in der Minute. Trotz dieser Vermehrung der Blutmenge im kleinen Kreislauf muß der Druck dort nicht unbedingt ansteigen. Ist der Defekt noch größer, so kommt es auch zu einem umgekehrten Kurzschluß von rechts nach links, wodurch die Sauerstoffsättigung des Blutes in der Aorta abnimmt. Der rechte Ventrikel ist dadurch einer starken Belastung ausgesetzt. Der Druck in den Pulmonalarterien steigt infolge von sekundären Gefäßveränderungen in der Lunge an.

Symptome. Die Störung kann jahrelang ohne Symptome bestehenbleiben. Dekompensationszeichen treten gewöhnlich bei Patienten jenseits des 30. Lebensjahres auf. Es gibt jedoch Patienten, welche viel länger beschwerdefrei bleiben. Ein derartiger Fall betrifft eine 64jährige Putzfrau, welche nach einem Leben voll schwerer Arbeit an einer solchen Mißbildung starb. Frauen sind viel häufiger betroffen als Männer.

Die Symptome sind gewöhnlich jene einer Rechtsinsuffizienz, das heißt, es kommt zu Ödembildung und Leberschwellung. Schon lange vorher treten eine mäßige Dyspnoe, Herzklopfen und präkordiale Schmerzen auf.

Klinische Befunde. Eine Zyanose fehlt lange Zeit. Sie tritt nur auf, wenn der Druck im rechten Vorhof ansteigt und zur Kurzschließung einer größeren Menge venösen Blutes in das arterielle System führt. Zyanose kommt manchmal auch früh als vorübergehende Erscheinung vor, zum Beispiel bei einer Bronchopneumonie, bei Hustenanfällen oder bei körperlicher Anstrengung mit Druckzunahme im rechten Vorhof. Nur im Endstadium ist die Zyanose ständig vorhanden und stark.

Die Untersuchung ergibt einen kleinen peripheren Puls und ein systolisches oder manchmal ein diastolisches Schwirren über der Pulmonalarterie. Das Herz ist perkutorisch mitral konfiguriert und es bestehen Zeichen einer Dilatation nach rechts und in geringerem Ausmaß nach links. Über der Pulmonalregion ist ein rauhes systolisches und manchmal ein diastolisches Geräusch zu hören. Der zweite Pulmonalton ist verstärkt.

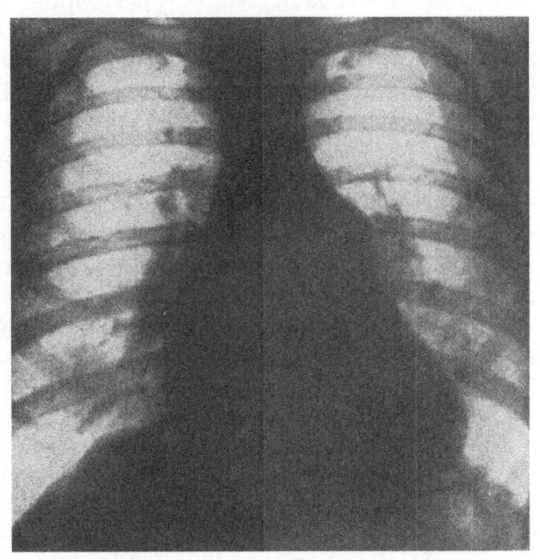

Abb. 30. Das charakteristische Röntgenbild eines Patienten mit einem Vorhofseptumdefekt.

Das systolische Geräusch ist durch Wirbelbildungen infolge der Dilatation der Pulmonalarterie (Mechanismus der relativen Stenose) zu erklären. Das diastolische Geräusch über derselben Arterie konnte in 10 von 53 Fällen beobachtet werden; auch dafür nimmt man als auslösende Ursache Wirbelbildungen des Blutes infolge des abnorm dilatierten Pulmonalkonus oder Wirbel im erweiterten rechten Vorhof an. Oft besteht eine relative Pulmonalinsuffizienz (Graham Steellsches Geräusch). Anderseits hört man gelegentlich überhaupt keine Geräusche. Außerdem ist für diesen Defekt charakteristisch, daß Geräusche je nach der Körperstellung kommen und gehen.

Röntgenuntersuchung. Der Röntgenbefund ermöglicht die Diagnosestellung meistens. Die Prominenz des Pulmonalbogens ist typisch. Im rechten Lungenfeld ist der absteigende Hauptast der rechten Pulmonalarterie deutlich zu sehen. Auch seine Aufteilung in verschiedene Äste kann man beobachten. Die Lungen sind nicht gestaut, wie es bei einem Mitralfehler in diesem Stadium üblich ist. Der linke Vorhof und der Aortenknopf erscheinen klein, während das Herz vergrößert ist. Die Pulsationen der Pulmonalarterienäste sind verstärkt und es kommt ein echtes „Hilustanzen" vor.

Abb. 30 stammt von einer 61jährigen Frau. Sie klagte über Atemnot bei Anstrengungen, welche schon sechzehn Jahre bestand. Die Anamnese war bezüglich eines fieberhaften Rheumatismus negativ.

Das Bild zeigt die Prominenz des Pulmonalkonus und den großen rechten Hilus; der rechte Hauptast der Pulmonalarterie ist sichtbar. Das Herz ist nach rechts und links vergrößert. Bei der Röntgendurchleuchtung war das Hilustanzen sehr stark ausgeprägt. Die Lungenfelder waren hell. Der linke Vorhof war nicht vergrößert. Für einen Mitralfehler bestand kein Anhaltspunkt.

Die Schatten der Pulmonalarterien werden oft mit den Tumormassen eines Bronchuskarzinoms oder mit den Lymphknotenpaketen einer Hodgkinschen Erkrankung verwechselt. Es wurden dabei sogar Operationen ausgeführt.

Elektrokardiographie. Neben einer Rechtsablenkung der Herzachse und den Zeichen einer starken Rechtshypertrophie zeigt das Elektrokardiogramm intraventrikuläre Leitungsstörungen mit Aufsplitterung und Verknotung der QRS-Komplexe; in einem gewissen Prozentsatz von Fällen liegt das Bild der seltenen Form eines Rechtsschenkelblocks vor. Die P-Zacken sind oft groß.

In vielen Fällen bestehen gleichzeitig andere kongenitale Abnormitäten, welche die Diagnose noch schwieriger machen können.

Katheterisierung. Diese Methode ermöglicht die Diagnosestellung sofort, wenn der Katheter den Septumdefekt passiert und in den linken Vorhof und Ventrikel gelangt. Die Sauerstoffsättigung des Blutes im rechten Vorhof ist größer als in den Hohlvenen. Eine Differenz von mindestens 2 Volumprozent ist ausschlaggebend. Sie fehlt bei umgekehrter Kurzschlußrichtung von rechts nach links, wozu es kommt, wenn der Blutdruck im rechten Vorhof infolge eines Emphysems oder sekundärer pulmonaler Gefäßveränderungen ansteigt.

Die **Angiokardiographie** zeigt einen großen rechten Vorhof, welcher infolge des ständigen Zuflusses kurzgeschlossenen Blutes aus dem linken Vorhof abnorm lang verschattet bleibt. Wenn ein Emphysem, pulmonale Gefäßveränderungen oder eine Pulmonalstenose zu einem Kurzschluß von rechts nach links führen, dann ergibt die Angiokardiographie eine sofortige Füllung des linken Vorhofs.

Differentialdiagnose. Die Unterscheidung gegenüber einem abnormen venösen Rückfluß, einem Kammerseptumdefekt und einem offenen Ductus arteriosus ist in den meisten Fällen möglich, in manchen jedoch sehr schwierig. Bei der Pulmonalstenose sind die Lungen blutarm. Die essentielle pulmonale Hypertonie wird häufig mit einem Vorhofseptumdefekt verwechselt. Diese Verwechslung erfolgt hie und da auch mit einer mäßiggradigen isolierten Pulmonalstenose.

Lutembachersches Syndrom. Eine rheumatische Mitralstenose ist eine häufige Komplikation. Die Kombination eines Vorhofseptumdefektes mit einer Mitralstenose ist als „Lutembachersches Syndrom" bekannt. Unter 60 Fällen von Vorhofseptumdefekten lag zwölfmal gleichzeitig eine Mitralstenose vor. Manche Beobachter finden die Kombination jedoch viel seltener und wir stimmen mit ihnen überein. Auch ohne das gleichzeitige Bestehen einer Mitralstenose hört man infolge des Durchrauschens einer großen Blutmenge in den linken Vorhof ein diastolisches Spitzengeräusch.

Die Diagnose des Lutembacherschen Syndroms ist leicht, wenn die typischen diastolischen Spitzengeräusche der Mitralstenose vorhanden sind. Sie kann beim Fehlen der Geräusche unmöglich sein, da die Symptome und klinischen Befunde dieselben sind wie bei einem unkomplizierten Vorhofseptumdefekt. Der linke Vorhof wird meist nicht größer, vermutlich infolge der Tatsache, daß die Kommunikation zwischen den Vorhöfen eine starke Stauung im linken Vorhof verhütet, da es bei einem Druckanstieg zu einem baldigen Überfließen von Blut in den rechten Vorhof kommt.

Es ist erstaunlich, daß die Veränderungen im Herzen, und damit auch in der Dynamik, unabhängig davon gleich sind, ob der Septumdefekt durch eine Mitralstenose kompliziert ist oder nicht. Aus diesem Grunde hat man darauf hingewiesen, daß die Blutströmung vom linken in den rechten Vorhof bei Vorhofseptumdefekten ihre Ursache in der Tatsache haben könne, daß der linke Vorhof über dem rechten und der Septumdefekt in der Horizontalebene liege. So wäre der arteriovenöse Kurzschluß einfach auf eine Strömung nach den Gesetzen der Schwerkraft zurückzuführen.

Prognose. Die meisten Kranken sterben vor dem 50. Jahr. Gelegentlich können die Patienten jedoch sogar dann ein hohes Alter erreichen, wenn eine Mitralstenose vorhanden ist, wie der oft zitierte Fall einer 74jährigen Frau zeigt; sie hatte während ihres langen Lebens elf Schwangerschaften und drei Fehlgeburten mitgemacht (Firket, zitiert durch Abbott). Schwangerschaften werden überhaupt gut vertragen.

Komplikationen. Bei Vorhofseptumdefekten und beim offenen Foramen ovale gibt es paradoxe Embolien. Die Vorhofseptumdefekte sind die einzigen kongenitalen Herzfehler, bei welchen Vorhofflimmern häufig ist. Anderseits ist die subakute bakterielle Endokarditis selten.

Chirurgische Behandlung. In den letzten Jahren wurden verschiedene chirurgische Behandlungsmethoden dieses Defektes angegeben, und viele Patienten konnten tatsächlich erfolgreich operiert werden. Die Operationsindikation ist gegeben, wenn Anzeichen einer Überlastung des rechten Herzens bestehen. Man verwendet für den Eingriff ein Plättchen aus plastischem Material oder vernäht den Defekt durch eine einfache Naht (Gross, Hufnagel).

Abnorme Lungenvenendrainagen

Mit der weiteren Verbreitung der Herzkatheterisierung wurde diese Abnormität besser bekannt. Sie ist scheinbar nicht selten.

Ein oder mehrere Lungenvenenhauptstämme münden nicht in den linken Vorhof, sondern in die Vena azygos, in die obere oder untere Hohlvene, in eine Vena anonyma und sogar in die Koronarsinusvene, und liefern damit ihr Blut in den rechten Vorhof. Erfolgt diese Drainage nur zum Teil, so erleiden die Patienten dadurch nur einen geringen Schaden. Münden aber alle Lungenvenen abnorm in den rechten Vorhof, so muß, um das Leben überhaupt zu ermöglichen, gleichzeitig ein Vorhofseptumdefekt vorliegen; diese Patienten überleben die Kindheit nicht. Patienten mit der letztgenannten Form sind schwer zyanotisch, während die Zyanose bei Patienten, bei welchen weniger als die Hälfte des Lungenvenenblutes in den rechten Vorhof entleert wird, fehlt; es sind Fälle bekannt, in welchen die Kranken 86 Jahre alt wurden.

Bei der physikalischen Untersuchung sind keine charakteristischen Befunde zu erheben. Über der Herzbasis hört man ein systolisches und selten auch ein diastolisches Geräusch. Ähnlich wie bei Vorhofseptumdefekten ist der rechte Ventrikel hypertroph und die Pulmonalarterie erweitert. Es handelt sich um denselben abnormen Mechanismus. Die Differentialdiagnose ist mit klinischen Mitteln unmöglich, doch ist die Röntgenuntersuchung dabei behilflich. Oft sieht man in der Lunge Streifen und Bänder, welche dem Herzschatten parallel laufen. Das obere Mediastinum ist verbreitert. Snellen und Mitarbeiter beschrieben am linken oberen Herzrand eine Verschattung, welche die Form einer „8" hat. Die Tomographie ermöglicht die Verfolgung des Verlaufes dieser abnormen Venen und läßt ihre oben erwähnten Einmündungsstellen erkennen.

Der Herzkatheter gerät häufig in diese abnormen Venen, und das dort entnommene Blut erweist sich als arterialisiert.

Es liegen bereits erfolgreiche Versuche einer chirurgischen Behandlung vor, welche in einer Transplantation dieser abnormen Venen in den linken Vorhof besteht.

3. Kammerseptumdefekt

Pathologie. Dieser häufige kongenitale Defekt kann allein oder in Kombination mit anderen Fehlern auftreten.

Das unkomplizierte kleine offene Kammerseptum nennt man oft nach einem der ersten Autoren, die es beschrieben, „maladie de Roger". In der Mehrzahl der Fälle (90 Prozent) liegt der Defekt im Septum membranaceum (schwache Stelle). Er liegt daher links unmittelbar unterhalb der Aortenklappen und rechts hinter dem Septumzipfel der Trikuspidalklappe. Es kommen aber auch an anderen Stellen des Kammerseptums Defekte vor. Der Defekt tritt auf, wenn sich das Bulbusseptum nicht entsprechend nach abwärts entwickelt und so das Foramen interventriculare im Kammerseptum nicht verschließt.

Oft ist die Öffnung sehr eng und ermöglicht nur den Durchtritt einer dünnen Sonde. In anderen Fällen ist sie genügend weit, daß man den Daumen einlegen kann. Bildet sich das Kammerseptum überhaupt nicht, so ist ein Cor triloculare biatriatum die Folge. Fehlen das Vorhof- und das Kammerseptum, so besteht ein Cor biloculare. Diese Kinder sind selten länger als vier Jahre am Leben. Die erworbenen Septumdefekte werden auf S. 327 besprochen.

Symptome. Viele Patienten sind jahrelang voll arbeitsfähig und beschwerdefrei. Dies gilt besonders für jene mit einer kleinen Öffnung. Es bestehen keine charakteristischen Symptome, doch treten in den späten Stadien Dyspnoe und Herzklopfen auf. Der Fehler wird oft übersehen.

Klinische Befunde. Lange Zeit besteht keine Zyanose, da das Blut aus dem linken Ventrikel (mit seinem höheren Druck) in den rechten Ventrikel überfließt. In späteren Jahren können Komplikationen, wie zum Beispiel ein Lungenemphysem, zu einer Druckerhöhung im rechten Ventrikel führen, sodaß eine Zyanose auftritt, anfangs nur bei Anstrengungen und schließlich für ständig.

Die physikalische Untersuchung ergibt ein langgezogenes systolisches Schwirren im dritten oder vierten Interkostalraum links vom Sternum. Dieses besteht aber nur in einem Drittel der Fälle. Das Herz ist häufig normal groß; später kommt es zu einer allgemeinen Dilatation. Es gibt keine charakteristische Konfiguration. Der Pulmonalbogen kann prominent sein und die Hilusschatten sind verstärkt; auch Hiluspulsationen („Hilustanzen") können auftreten. Die Kleinheit des Aortenknopfes ist dadurch zu erklären, daß ein großer Teil des Schlagvolumens des linken Ventrikels in den rechten Ventrikel übertritt. Das halbe Schlagvolumen des linken Ventrikels kann dabei in den rechten Ventrikel zurückbefördert werden.

Auskultatorisch findet man ein lautes, langgezogenes und sehr rauhes systolisches Geräusch mit einem ziemlich typischen Punctum maximum im dritten, vierten oder fünften Interkostalraum links vom Sternum; oft wird es zum Rücken fortgeleitet. Dieses Geräusch kann wie bei anderen Stenosenmechanismen lauter sein, wenn der Defekt klein ist. Das Geräusch ist meist gleichbleibend intensiv, das heißt, es hat weder einen Kreszendo- noch einen Dekreszendocharakter; liegt der Patient auf der linken Seite, so wird es oft lauter. Häufig wird es weit fortgeleitet. Der zweite Pulmonalton kann akzentuiert sein, während der zweite Aortenton oft leiser als gewöhnlich ist. Hie und da tritt eine relative Pulmonalinsuffizienz auf.

Das Elektrokardiogramm ist häufig normal, es zeigt niemals charakteristische Veränderungen, doch ist ein atrioventrikulärer Block nicht selten.

Trotz dem Fehler können die Patienten ein hohes Alter erreichen.

Katheterisierung und Angiokardiographie. Die Katheterisierung ergibt einen hohen Sauerstoffsättigungswert in der rechten Kammer (oberer Teil); er ist höher als jener im rechten Vorhof. Wenn später der Widerstand in den Lungengefäßen zunimmt und damit der Druck im kleinen Kreislauf ansteigt, dann kommt es zu einem Kurzschluß von der rechten zur linken Kammer und die Katheterisierung wird wertlos; dies gilt auch für sehr kleine Defekte. Der Katheter kann bis in die Aorta gelangen. Bei kleinen Defekten ist auch die Angiokardiographie ohne Wert. Bei großen Defekten kann man die ständige Füllung der rechten Kammer (vom rechten Vorhof und von der linken Kammer aus) sehen.

Differentialdiagnose. Die Abgrenzung von anderen kongenitalen Herzfehlern ist meistens möglich. Mit Hilfe der Röntgenaufnahme und -durchleuchtung kann man ähnliche Befunde wie bei Vorhofseptumdefekten erheben (Prominenz des Pulmonalisbogens, Vergrößerung der Hilusgefäße und Hilustanzen). Die Erweiterung der Pulmonalarterie und ihrer Äste ist bei Vorhofseptumdefekten gewöhnlich deutlicher. Das systolische Geräusch ist bei Kammerseptumdefekten am besten an einer etwas tieferen Stelle zu hören, es ist mehr langgezogen und rauher. Der Fehler ist leicht mit einer geringgradigen Pulmonalstenose zu verwechseln.

Komplikationen. Gelegentlich ist ein Herzblock vorhanden, welcher dann meist komplett, machmal aber partiell ist. Man würde sein Vorkommen häufiger erwarten, da das Hissche Bündel unmittelbar hinter der schwachen Stelle liegt. Vielleicht kann man seine Inkonstanz damit erklären, daß sich das Bündel vor der Ausbildung des Kammerseptums entwickelt. Massen von Bindegewebe unterbrechen oft das Reizleitungssystem. Da man gewöhnlich entzündlich-zellige Infiltrationen mit außergewöhnlich viel Bindegewebe findet, diagnostiziert man hie und da eine fötale Myokarditis. Eine Unterscheidung zwischen den auf Mißbildungen beruhenden Veränderungen und jenen, welche ihre Ursache in einer abgeheilten fötalen Myokarditis haben, ist schwierig.

Ein kongenitaler Herzblock zwingt nicht unbedingt zur Untätigkeit und kann auch ohne Septumdefekt auftreten. Manchmal entwickelt er sich infolge einer postnatalen Verdickung des Defektrandes langsam.

Eine schwere Komplikation ist die subakute bakterielle Endokarditis, welche sich in mehr als einem Drittel der Fälle entwickelt. Die Auflagerungen sitzen gewöhnlich rund um den Septumdefekt und im rechten Ventrikel, dort, wo das durch die Öffnung gepreßte Blut an die Wand prallt. Deshalb sind Lungenembolien häufig.

Eisenmengersches Syndrom

Bei der Eisenmengerschen Trias bzw. dem Eisenmengerschen Komplex besteht ein beträchtlicher hochgelegener Kammerseptumdefekt, sodaß die Aorta über beiden Kammern „reitet". Gleichzeitig ist die rechte Kammer stark hypertroph und es fehlt eine Pulmonalstenose. In der letzten Zeit wurde darauf hingewiesen, daß die Unterscheidung eines großen Kammerseptumdefektes vom Eisenmengerschen Syndrom mit klinischen Mitteln und sogar morphologisch unmöglich sein kann. Die subjektiven und objektiven Zeichen sind jene eines großen Kammerseptumdefektes.

Bei diesen Kranken tritt die Zyanose erst spät auf, da das Blut anfangs von der linken Kammer in die rechte kurzgeschlossen wird. Sekundäre Veränderungen in den Lungengefäßen führen jedoch zu einer so starken Druckerhöhung im kleinen Kreislauf, daß sich die Stromrichtung umkehrt und nun von rechts nach links verläuft. Manchmal kann sich die Druckhöhe im kleinen Kreislauf jener im großen Kreislauf nähern. In solchen Fällen ist der rechte Ventrikel oft beträchtlich erweitert und im Elektrokardiogramm sind die Zeichen einer Rechtshypertrophie vorhanden.

Die Röntgenbefunde sind dieselben wie beim Kammerseptumdefekt.

Die Katheterisierung ergibt eine Druckzunahme in der rechten Kammer und in der Pulmonalarterie, sowie die bereits im vorhergehenden Abschnitt erwähnten anderen Befunde. Die Röntgenuntersuchung und die Katheterisierung ermöglichen die Ausschließung einer Pulmonalstenose und damit auch einer Fallotschen Tetralogie.

Die Angiokardiographie ergibt keine Zeichen einer Pulmonalstenose und läßt die gleichzeitige Füllung von Aorta und Pulmonalarterie erkennen.

Dieser Defekt ist für einen chirurgischen Eingriff nicht geeignet.

Fallotsche Tetralogie

Häufigkeit, Pathologie. Dieses Syndrom, welches schon lange vor Fallot beschrieben wurde, findet man in 75 Prozent der Erwachsenen mit kongenitalen Herzfehlern, wenn Trommelschlegelfinger und eine starke Zyanose vorhanden sind. Es besteht tatsächlich aus nur 2 Defekten: zunächst aus einer Pulmonalstenose, welche am häufigsten das Infundibulum und nur in einer kleinen Minderzahl von Fällen die Klappenregion betrifft; und 2. aus einem sehr großen Kammerseptumdefekt, welcher wie in den vorhergehenden Abschnitten besprochen wurde, das Bild einer reitenden Aorta hervorruft. Je nach den verschiedenen Graden der Pulmonalstenose, sowie je nach den Schweregraden der Kammerseptumdefekte gibt es zahllose Variationen; umsomehr, als es bei den Pulmonalstenosen, angefangen von so leichten Fällen, daß eine Trennung gegenüber der Eisenmengerschen Trias unmöglich ist, bis zur völligen Atresie alle Übergänge gibt.

Manchmal besteht gleichzeitig ein offener Ductus arteriosus, welcher die Diagnose noch schwieriger gestaltet. Zwischen den Bronchial- und Pulmonalarterien bestehen starke Anastomosen. Das Lungengewebe wird in Fällen von Pulmonalatresie oft nur mit Hilfe der Bronchialarterien ernährt.

Symptome und Befunde. Da die Pulmonalstenose zu einem Druckanstieg in der rechten Kammer führt, tritt sehr frühzeitig eine Zyanose auf. Nach Taussig soll für die Kranken eine kauernde Stellung charakteristisch sein. Es besteht eine starke Polyzythaemie. Gelegentlich treten Hirnabszesse und Anfälle von Bewußtlosigkeit auf.

Das Herz ist schuhförmig (Coeur en sabot) und der rechte Ventrikel bildet einen großen Teil des linken Herzrandes. Die Lungen sind blutleer, die Hili klein. Die infolge des Fehlens des Pulmonalkonus und der kleinen Pulmonalarterie bestehende Konkavität im Bereich der Herztaille ist auffällig. Über der Herzbasis kann man ein systolisches Geräusch finden. Oft fehlt es aber, da das Pulmonalostium verschlossen ist und die reitende Aorta mit dem großen Kammerseptumdefekt keine Geräusche verursacht. Der Aortenbogen liegt häufig rechts, was sehr zu beachten ist, wenn man einen chirurgischen Eingriff plant. Die Bronchialarterien sind stark.

Laboratoriumsbefunde. Das Elektrokardiogramm zeigt in allen Standardableitungen hohe P-Zacken. Häufig sind eine Rechtsablenkung der Herzachse und Zeichen einer Rechtshypertrophie vorhanden.

Angiokardiographisch füllen sich die Pulmonalarterie und die Aorta mit dem Kontrastmittel gleichzeitig. Das Bild am linken oberen Herzrand ist bei der kompletten Pulmonalatresie gegenüber der mäßiggradigen Stenose verschieden. In seltenen Fällen kann man den Grad der Stenose ermitteln.

Bei der **Herzkatheterisierung** kann man die Katheterspitze in der Aorta finden. Der Druck im rechten Ventrikel kann Werte von 100/5 mm Hg erreichen. Der Druck in der Pulmonalarterie erweist sich bei jenen Patienten, bei welchen der Katheter sie überhaupt erreicht, als sehr niedrig. In manchen Fällen kann man weder mit der Angiokardiographie noch mit der Herzkatheterisierung die Lokalisation und den Grad der Pulmonalstenose ermitteln. Die Sauerstoffsättigung des Blutes in der rechten Kammer ist höher als im rechten Vorhof.

Differentialdiagnose. Sie ist bei über 3jährigen Patienten leichter, da die meisten Träger anderer schwerer zyanotischer kongenitaler Abnormitäten zu dieser Zeit bereits nicht mehr am Leben sind. Die Abgrenzung vom Eisenmengerschen Syndrom ist schwierig; bei jenen Fällen von Fallotscher Tetralogie, welche nur eine sehr leichte Pulmonalstenose aufweisen, sind sehr ähnliche Befunde zu erheben. Man muß dabei auch an einen persistierenden Truncus arteriosus und an eine komplette Transposition der Gefäße denken.

Prognose, chirurgische Behandlung. Die meisten Patienten erliegen dem Fehler sehr frühzeitig, wenn auch ein Fall bekannt ist, welcher 59 Jahre alt wurde. Der Wert einer chirurgischen Behandlung für die Lebensdauer kann derzeit noch nicht abgeschätzt werden. Es besteht jedoch kein Zweifel darüber, daß Patienten mit beträchtlicher Zyanose, Dyspnoe und Krämpfen durch einen chirurgischen Eingriff eine wesentliche Besserung erfahren. Diese Krampfanfälle haben scheinbar ihre Ursache in einem plötzlich auftretenden Kurzschluß von der rechten zur linken Kammer; man behandelt sie mit Sauerstoffzufuhr und Demerol.

Es gibt 3 Arten von operativen Eingriffen. Zunächst die neue klassische Blalock-Taussig Operation, bei welcher eine arteriovenöse Anastomose geschaffen wird; und zwar wird die pulmonale Ischaemie durch Anlegung einer Anastomose zwischen einer Arteria subclavia oder der Arteria anonyma und der Pulmonalarterie gebessert. Man führt diese Operation durch, wenn erwiesen ist, daß ein wesentlicher Lungenkreislauf direkt von der rechten Kammer aus fehlt. Eine Bedingung für die Anlegung der Anastomose ist das Vorhandensein einer Pulmonalarterie und geeigneter Arterien des Körperkreislaufes. Die Arterien müssen auch das nötige Druckgefälle aufweisen. Diese Operation hatte ursprünglich eine Mortalität von ungefähr 18 Prozent, sie sank aber bald auf ungefähr 3 Prozent ab; trotz der großen momentanen Besserung für die den Eingriff überstehenden Kranken muß man sich jedoch darüber im klaren sein, daß man damit einen breiten künstlichen Ductus arteriosus schafft, welcher den Kreislauf und das Herz belastet. Eine zweite Operationsmethode besteht in der von Pott und Mitarbeitern eingeführten Seit zu Seit—Anastomosierung der Aorta mit der Pulmonalarterie. Die dritte Methode stammt von Brock; man versucht dabei, die Stenosierung der Pulmonalarterie von der rechten Kammer aus zu beheben. Dieser Eingriff wird im Abschnitt über die Pulmonalstenose besprochen; es ist die Methode, welche den anderen vorgezogen werden soll, wenn die Möglichkeit dazu gegeben ist.

Die chirurgische Behandlung wird am besten zwischen dem 2. und 15. Lebensjahr durchgeführt.

Trikuspidalatresie

Bei diesem Fehler handelt es sich um eine Stenose oder Atresie des Trikuspidalostiums, welche meist das Infundibulum betrifft. Das Blut gelangt über einen Vorhofseptumdefekt in das linke Herz und mit Hilfe der Bronchialarterien, eines Kammerseptumdefektes oder eines offenen Ductus arteriosus in die Lungen. Die rechte Kammer ist sehr klein, oft nur rudimentär. Gleichzeitig kann auch eine Pulmonalatresie vorhanden sein.

Patienten, welche diesen Fehler aufweisen, zeigen von Geburt an eine progressive Zyanose. Manchmal kommt es zu einer eigentümlichen ungeklärten paroxysmalen Dyspnoe. Das Herz ist vergrößert und links vom Sternum hört man über der Herzbasis ein uncharakteristisches systolisches Geräusch. Der Spitzenstoß ist infolge des vergrößerten linken Ventrikels oft hebend. Die Herzform kann jener beim Fallotschen Syndrom ähnlich sein; ein Pulmonalkonus fehlt und die Lungen sind blutarm.

Die P-Zacken sind im Elektrokardiogramm hoch und es besteht eine ziemlich charakteristische Linksablenkung der Herzachse. Dieser Befund muß bei einem zyanotischen Patienten mit einem kongenitalen Herzfehler den Verdacht auf das Vorliegen einer Trikuspidalatresie erwecken. Diese Ablenkung der Herzachse fehlt selten.

Die Herzkatheterisierung ergibt im rechten Vorhof einen hohen Druck, der Sauerstoffgehalt ist infolge des Bestehens eines Vorhofseptumdefektes im Vorhof größer als in den Hohlvenen. Die Kurzschlußrichtung verläuft im allgemeinen natürlich von rechts nach links. Die Angiokardiographie ergibt kleinkalibrige Pulmonalarterien, welche sich erst nach der Aorta mit dem Farbstoff füllen. Infolge des Vorhofseptumdefektes kann der Katheter in den linken Vorhof und Ventrikel gelangen.

Der Erfolg der Blalock-Taussigschen Operation hängt von der Größe des Vorhofseptumdefektes ab.

Epsteinsche Krankheit

Diese kongenitale Abnormität betrifft Veränderungen der Trikuspidalklappen. Während Teile des vorderen Segels oft normal angeordnet sind, sind die übrigen Klappenteile nach abwärts gegen die rechte Kammer zu verlagert. Die Segel sind gewöhnlich miteinander verschmolzen und bilden eine zusammenhängende Membran, welche sich wie ein Korb nach abwärts in die rechte Kammer ausbreitet. Segelteile sind mit dem Septum oder mit der freien Kammerwand verwachsen. Auf diese Weise wird der rechte Vorhof um einen bestimmten Kammerteil größer und die eigentliche rechte Kammer ist klein. Der proximal von den Klappen gelegene Kammerteil ist sehr dünn. Gewöhnlich ist gleichzeitig ein Vorhofseptumdefekt vorhanden. Oft entspringen die Klappensegel nicht vom Annulus fibrosus, sondern tiefer.

Die Kranken sind zyanotisch, gelegentlich bereits nach der Geburt, das Herz ist vergrößert und es bestehen Trommelschlegelfinger. Die Zyanose kann aber auch erst spät auftreten und der Blutkreislauf muß bei geringen Deformitäten keine Änderungen zeigen. Die Lungenzeichnung ist oft vermindert. Häufig bestehen Arrhythmien. Die Patienten können 20 Jahre alt werden.

Die Angiokardiographie zeigt einen sehr großen rechten Vorhof, welcher sich nur langsam entleert.

Bezüglich der Differentialdiagnose muß man an eine Pulmonalstenose mit einem Rechts-links-Kurzschluß zwischen den Vorhöfen (Vorhofseptumdefekt, Foramen ovale), an eine Trikuspidalatresie und an eine Fallotsche Tetralogie denken.

4. Pulmonalstenose

Pathologie, Häufigkeit. Oft beträgt die Lichtung zwischen den geöffneten Klappen nur einige Millimeter. Manchmal findet man einen kuppelförmigen Trichter, welcher in die Pulmonalarterie hineinragt. Die reine Pulmonalstenose betrifft gewöhnlich die Klappenregion. Hie und da fehlt der rechte oder linke Hauptstamm der Pulmonalarterie, wobei dann die entsprechende Lungenhälfte weniger vaskularisiert ist. So wie die kongenitale Aortenstenose (S. 286), kann auch die Pulmonalstenose das Infundibulum (Konus), das Orifizium selbst oder den supravalvulären Teil der Arterie betreffen. Der Grad der Stenose ist sehr verschieden.

Die unkomplizierte Stenose der Pulmonalarterie ist nicht sehr selten, sie beeinflußt scheinbar die Lebensdauer nicht sehr, da solche Kranke 60 und mehr Jahre alt werden können. In Kombination mit einem Kammerseptumdefekt ist der Fehler eine der häufigsten kongenitalen Anomalien. Eine Erweiterung des Gebietes unmittelbar unterhalb der Stenose ist ebenso häufig wie die Dilatation der Pulmonalarterie jenseits einer inkompletten Stenose. Bei Kranken mit einer Stenose des Konus kann oberhalb der Stenose eine Art neuer (dritter) Ventrikel entstehen. Bei Fällen von ausgesprochener Stenose des Pulmonalostiums ist der linke Ventrikel oft kleiner als normal.

Symptome. Die Kranken klagen über Dyspnoe, Schwäche, anginöse Schmerzen und Anfälle von Synkope. Die Beschwerden treten jedoch oft erst spät im Laufe des Lebens auf, da die Einschränkung des Lungenkreislaufes weder zu einer Verminderung der Sauerstoffsättigung des Blutes noch zu einer Zyanose führt.

Klinische Befunde. Wenn nicht eine komplette Atresie besteht, so ist über dem Pulmonalostium meistens ein lautes systolisches Geräusch zu hören. Dieses wird oft von einem Schwirren begleitet. Der zweite Pulmonalton kann fehlen oder leise sein, in manchen Fällen aber ist er laut, besonders bei jenen mit einer supravalvulären Stenose.

Gelegentlich hört man auch ein diastolisches Geräusch, da die Pulmonalklappen infolge einer Mißbildung oder einer relativen Insuffizienz schlußunfähig sind. Es ist auffällig, daß dieses Geräusch bei einer Stenose des Ostiums selbst nicht häufiger zu hören ist, denn es ist anzunehmen, daß bei den meisten Stenosen der völlige Klappenschluß in der Diastole unmöglich ist. Das systolische Geräusch kann im Stethogramm Rautenform aufweisen. Oft hört man es am Rücken. Aus einem ähnlichen Grund fehlt jedoch auch oft bei einer höhergradigen Aortenstenose rheumatischen oder atherosklerotischen Ursprungs das diastolische Geräusch der gleichzeitig bestehenden Aorteninsuffizienz. Der zweite Pulmonalton ist leise oder er fehlt und er ist nicht verdoppelt.

Die Röntgenuntersuchung ergibt bei Patienten mit einer inkompletten Pulmonalstenose eine Erweiterung der Pulmonalarterie. Die Erklärung ist eine ähnliche wie für die Aortenerweiterung oberhalb einer Aortenstenose. Die Lungen sind blutarm; bei einer nur geringgradigen Stenose sind sie normal.

Elektrokardiographisch sind hohe P-Zacken und die Zeichen einer Rechtshypertrophie nachweisbar.

Die **Katheterisierung** ergibt einen typischen Befund. Der Blutdruck ist in der rechten Kammer hoch und fällt in der Pulmonalarterie plötzlich ab. Die Sauerstoffsättigung ist überall gleich.

Die **Angiokardiographie** zeigt die Dilatation des rechten Vorhofs und Ventrikels. Bei einem gleichzeitig bestehenden offenen Foramen ovale füllt sich der linke Vorhof frühzeitig. Manchmal ist die Stenose sichtbar, doch ist das Bild oft irreführend.

Nicht selten führt der Hochdruck im rechten Vorhof zu einer Öffnung des Foramen ovale und es kommt infolge des Kurzschlusses einer großen Blutmenge vom rechten in den linken Vorhof zu einer beträchtlichen Zyanose. Die Kombination einer Pulmonalstenose mit einem offenen Foramen ovale ist als Fallotsche Trilogie bekannt. Die Patienten können mehr als 70 Jahre alt werden.

Differentialdiagnose. In reinen Fällen ist die Unterscheidung von einem Kammerseptumdefekt gewöhnlich leicht, weil das Punctum maximum des systolischen Geräusches bei der Pulmonalstenose höher gelegen ist (im zweiten Interkostalraum). Manchmal liegt es aber tiefer, sodaß eine Verwechslung möglich wird. Auch das laute systolische Geräusch über der Pulmonalregion bei Vorhofseptumdefekten, welche mit einer Prominenz des Pulmonalbogens kombiniert sind, kann Fehldiagnosen verursachen. Unter diesen Umständen kann das häufige Fehlen des zweiten Pulmonaltones bei der Pulmonalstenose behilflich sein.

Chirurgische Behandlung. Leichte Stenosen sind nicht chirurgisch behandlungsbedürftig. Bei schwereren Stenosen des Infundibulum versucht man eine Resektion und Dilatation nach Brock. Man führt den Eingriff am besten zwischen dem 5. und 12. Lebensjahr durch. Nach dem 20. Lebensjahr ist er gefährlicher. Die Mortalität beträgt ungefähr 10 Prozent.

5. Kongenitale Aortenstenose

Die gelegentliche Entdeckung einer den Konus, die Klappengegend oder den supravalvulären Teil der Aorta betreffenden Atresie oder Stenose wurde im Abschnitt über die Aortenstenose erwähnt. Diese Fehler sind oft mit anderen kongenitalen Defekten kombiniert, wie zum Beispiel mit einer Atresie der Mitralklappen, mit offenen Septen oder mit einem offenen Ductus arteriosus. Sie werden nicht selten durch eine abnorme Entwicklung des Bulbus cordis verursacht.

Diese seltenen Fehler bedürfen hier keiner besonderen Beschreibung. Man muß an sie denken, wenn man bei Jugendlichen über dem 2. rechten Interkostalraum ein rauhes systolisches Aortengeräusch hört, welches bis zur Herzspitze fortgeleitet werden kann. Der 2. Aortenton ist häufig normal.

6. Offener Ductus arteriosus

Der beim fötalen Blutkreislauf eine wichtige Rolle spielende Ductus arteriosus (oft nach Botallus benannt, der aber nicht sein erster Beschreiber war) schließt sich gewöhnlich innerhalb weniger Wochen nach der Geburt. Nur in manchen Fällen bleibt er über den dritten postfötalen Lebensmonat hinaus offen. Es ist nur dann erlaubt, von einem „persistierenden Ductus arteriosus" zu sprechen, wenn diese Verbindung zwischen Aorta und Pulmonalarterie länger bestehen bleibt. Der Fehler ist bei Frauen 2 bis 3mal so häufig wie bei Männern. Ein verzögerter spontaner Verschluß kommt vor.

Häufigkeit. Tatsächlich ist der Fehler nicht so selten, wie oft behauptet wird. Unter 88 Fällen von kongenitalen Herzfehlern bei Schulkindern war er in zwanzig, das heißt, in 23 Prozent zu finden. Schätzungsweise haben derzeit in den Vereinigten Staaten 20 000 Erwachsene einen persistierenden Ductus arteriosus. Bei Erstgeborenen soll er häufiger sein.

Pathologie. Der Gang kann so kurz sein, daß er praktisch nur eine Fistel zwischen der Pulmonalarterie und der Aorta darstellt. In anderen Fällen ist der Verbindungsgang ziemlich lang. Manchmal ist er nur für eine Borste durchgängig, ein anderes Mal ist er so weit, daß man einen Daumen einlegen kann; in diesem Fall besteht die Möglichkeit einer paradoxen Embolie. Der Durchmesser des Ganges ist am Aortenende größer als am Pulmonalende.

Mechanismus. Infolge des hohen Druckes in der Aorta wird arterielles Blut in die Pulmonalarterie gepreßt und muß daher ein zweites Mal die Lungen passieren. Wenn das Blut auch für gewöhnlich von der Aorta in die Pulmonalarterie fließt, so kann die Strömungsrichtung doch auch umgekehrt sein. Dies kommt nicht nur in Terminalstadien vor, sondern auch, wenn die Kinder schreien oder saugen, wobei es zu einem Druckanstieg im kleinen Kreislauf kommt; eine ähnliche Lage kann entstehen, wenn der Fehler mit anderen Defekten kombiniert ist. Die Menge des durch den Ductus abfließenden Blutes kann 4 bis 19 Liter in der Minute betragen. Der linke Ventrikel treibt oft 2 bis 4mal so viel Blut aus als der rechte. Trotz der enormen Zunahme der Blutströmung in der Lunge kann der Druck in den Lungengefäßen normal sein. Wenn sich im kleinen Kreislauf eine Erhöhung des peripheren Widerstandes einstellt, kommt es zu einer Umkehrung der Strömungsrichtung im Ductus, wobei eine Zyanose der unteren Körperabschnitte auftritt.

Symptome und klinische Befunde. Diese hängen hauptsächlich von der Weite des Verbindungsganges ab. Ist die Öffnung klein, so können Patienten mit einem offenen Ductus arteriosus ein normales Leben ohne jede Einschränkung führen. Ist die Kommunikation jedoch weit, so treten frühzeitig Beschwerden auf und die Diagnose ist leichter.

Die Erkennung ist nicht immer einfach, sie kann — besonders bei Fällen in früher Kindheit — große Schwierigkeiten bereiten. Eine Zyanose und Polyzythaemie muß den Verdacht auf das Bestehen von Komplikationen erwecken.

Ist die Kommunikation weit, so können bis zu 75 Prozent des Schlagvolumens des linken Ventrikels durch sie abfließen. Dies hat wie bei der Aorteninsuffizienz einen Pulsus celer, Kapillarpulsationen und einen niedrigen diastolischen Blutdruck zur Folge.

Über der Pulmonalarterie ist ein systolisches, selten ein diastolisches Schwirren palpabel. Wenn nicht eine weite Kommunikation zu einer Dilatation des rechten und linken Ventrikels führt, kann das Herz normal groß sein. Die Pulmonalarterie ist stark erweitert; wenn sie am linken Herzrand vorragt, so verursacht sie eine Mitralisation. Dies war in der älteren Literatur als die Gerhardtsche „Banddämpfung" bekannt.

Bei einer engen Verbindung ist oft über dem zweiten Interkostalraum links vom Sternum ein systolisches Geräusch zu hören. Dies ist auch bei weiten Kommunikationen von Kindern bis zum vierten oder fünften Lebensjahr der einzige auskultatorische Befund. Später besteht in typischen Fällen infolge der Tatsache, daß sowohl in der Systole wie in der Diastole Blut von der Aorta in die Pulmonalarterie gepreßt wird, ein ununterbrochenes systolisches und diastolisches Geräusch mit Verstärkung in der Systole (Maschinengeräusch). Das Geräusch ist nur in der Systole vorhanden, wenn der Druck im großen und kleinen Kreislauf gleich hoch ist. Selten ist das Geräusch bereits im ersten Jahr typisch. Die Stellung der Diagnose ist meist vor dem 6. Lebensjahr möglich. Ist der Ductus nur klein, dann ist auch nur ein systolisches Geräusch vorhanden; ist er aber groß, dann ist das diastolische Geräusch laut und es sind die peripheren Zeichen einer Aorteninsuffizienz nachweisbar. Der zweite Pulmonalton ist akzentuiert und die Lungengefäße können Zeichen eines erhöhten Druckes aufweisen. In manchen Fällen sind Geräusche nicht zu hören.

Wie bei der Aorteninsuffizienz können manchmal anginöse Schmerzen auftreten.

Hie und da ist da Röntgenbild jenem bei einem Vorhofseptumdefekt oder bei einer inkompletten Pulmonalstenose ähnlich.

Das Elektrokardiogramm ist oft normal, da der rechte und der linke Ventrikel vermehrte Arbeit zu leisten haben; die bei beiden Kammern mehr oder weniger stark auftretende Hypertrophie verhindert die Entstehung einer Achsenablenkung.

Katheterisierung; Angiokardiographie. Die Sauerstoffsättigung des Blutes ist in der Pulmonalarterie größer als im rechten Ventrikel. Die Angiokardiographie läßt manchmal infolge des aus der Aorta übertretenden Blutes in der Pulmonalarterie einen kleinen Füllungsdefekt erkennen. Man kann das Kontrastmittel im kleinen Kreislauf außerordentlich lang nachweisen. Den Ductus selbst kann man im 2. schrägen Durchmesser sehen. Manchmal findet man an der Aorta in der Gegend des Abganges des Ductus eine divertikelartige Dilatation.

Komplikationen. Ungefähr ein Drittel der Kranken stirbt an einer subakuten bakteriellen Endokarditis. Die Veränderungen sitzen meistens in der Umgebung des Ductus und an der Stelle der Pulmonalarterienwand, an welcher das Blut von der Aorta her auftrifft.

Bei einem anderen großen Teil entwickelt sich eine Herzinsuffizienz mit Stauung. Nichtsdestoweniger können die Patienten ein Alter von 60 Jahren erreichen, ohne sich ihres Leidens bewußt zu werden. Wenn die klinischen Befunde deutlich ausgeprägt sind, ist die Lebenserwartung kürzer. Gelegentlich kommen Aneurysmen der Pulmonalarterie vor.

Die Kombination eines offenen Ductus arteriosus mit anderen Fehlern ist häufig. Für manche Fälle von Pulmonalstenose zum Beispiel ist ein offener Ductus arteriosus eine notwendige „Komplikation", um das Leben zu verlängern oder überhaupt zu erhalten. Bei Patienten, welche die Kindheit überleben, ist jedoch ein unkomplizierter Ductus arteriosus die Regel.

Differentialdiagnostisch ist an Vorhof- und Kammerseptumdefekte sowie an das Venensummen bei Anämien und bei Aneurysmen der Sinus valsalvae zu denken. Auch ein Septumdefekt zwischen Aorta und Pulmonalarterie kann ein ähnliches Syndrom verursachen.

Chirurgische Behandlung. In den letzten Jahren gewann die Diagnostizierung eines offenen Ductus arteriosus an Bedeutung, da, wie Groß und Hubbard zeigen konnten, der Ductus durch Unterbindung erfolgreich verschlossen werden kann (1939).

Die Entscheidung bezüglich der Operation eines Patienten mit einem offenen Ductus arteriosus ist mit vielen Schwierigkeiten verbunden. Man muß zunächst das Bestehen anderer kongenitaler Fehler ausschließen. Außerdem verursachen Komplikationen während oder unmittelbar nach der Operation eine Mortalität von ungefähr 5 Prozent, wenn man alle operierten Fälle einrechnet. In erfahrenen Händen beträgt sie ungefähr 0.5 Prozent. Manche Patienten starben jedoch an akuten postoperativen Infektionen, welche man derzeit durch Penicillinanwendung verhüten kann. Hie und da ist der Verbindungsgang sehr kurz, es handelt sich praktisch um eine arteriovenöse Fistel zwischen der Aorta und der Pulmonalarterie. In diesen Fällen, welche ungefähr 17 Prozent der Gesamtzahl ausmachen, ist die Unterbindung unmöglich. Man operiert am besten zwischen dem 6. und 12. Lebensjahr.

Den Operationsgefahren muß man jedoch die stets vorhandene Möglichkeit der Entwicklung einer subakuten bakteriellen Endarteritis und einer Dekompensation entgegenhalten. Es muß deshalb ein jeder Fall nach seinen Eigenheiten beurteilt werden. Es ist jedoch klar, daß bei Fällen mit subakuter bakterieller

Endarteritis, mit drohender Dekompensation oder mit deutlicher Vergrößerung der rechten und linken Kammer die operative Behandlung notwendig ist. Wiederholt wurde bei Fällen, welche bereits durch eine subakute bakterielle Endarteritis kompliziert waren, über völlige Heilung nach der Operation berichtet. Die Operation sollte bei Kindern unter sechs Jahren nicht durchgeführt werden, da in diesem Alter noch ein verzögerter spontaner Verschluß möglich ist. Je überzeugender die Beweise sind, daß in einem speziellen Fall eine weite Kommunikation mit Abzweigung einer großen Blutmenge besteht (niedriger diastolischer Blutdruck, Herzvergrößerung), desto sicherer ist die deutliche Einschränkung der Lebenserwartung und desto klarer ist die Operationsindikation. Ist ein 35jähriger Patient mit diesem Fehler in gutem Zustand, so ist ein chirurgischer Eingriff selten notwendig.

Das Weiterbestehen der Geräusche eines offenen Ductus arteriosus sogar nach seiner erfolgreichen Unterbindung ist ein interessantes Problem. Tatsächlich führt die Unterbindung nicht zur Obliteration des ganzen Ganges und verhindert Wirbelbildungen nicht. Es ist jedoch wahrscheinlich, daß bei Patienten, bei welchen ein diastolisches Geräusch weiterbesteht, der Gang nicht erfolgreich verschlossen wurde. Der Eingriff der Wahl besteht daher in der völligen Durchtrennung des Ganges mit Vernähung seiner Stümpfe.

7. Koarktation (Isthmusstenose) der Aorta

Häufigkeit. Diese interessante Anomalie, eine Verengung oder ein kompletter Verschluß der Aorta nach dem Abgang der großen Arterien, ist nicht so selten, wie viele glauben. Sie soll unter 1000 bis 1500 Obduktionen einmal vorkommen.

Der Fehler ist bei Männern 4—5mal so häufig wie bei Frauen. Obwohl er oft übersehen wird, ist die Diagnose leicht, wenn man nach bestimmten Zeichen sucht. Man hat den Fehler auch bei Brüdern beobachtet.

Pathologie. Es sind zwei Varietäten bekannt. Bei der infantilen Form betrifft die Stenose den „Isthmus" der Aorta zwischen dem Abgang der linken Arteria subclavia und dem Ductus arteriosus. Manchmal ist dieser Teil der Aorta in einen fibrösen Strang umgewandelt. Der Ductus arteriosus ist gewöhnlich offen und es besteht kein Kollateralkreislauf. Oft bestehen gleichzeitig andere Mißbildungen. Der Fehler ist schwer, die betroffenen Kinder sterben innerhalb eines Jahres.

Die andere Form (bei den Erwachsenen) besteht in einer Verengung der Aorta an, vor oder unmittelbar nach dem Ansatz des Ductus arteriosus, welcher meistens verschlossen ist. Der Grad der Stenose ist sehr verschieden, leichtere Grade sind mit einem langen Leben vereinbar. Eine Einengung der Aorta um ein oder zwei Millimeter ist in dieser Gegend physiologisch. Ein oft zitierter Patient starb im 92. Lebensjahr. Nicht selten besteht ein völliger Verschluß. Der Fehler kommt hie und da sogar an der Brust- oder Bauchaorta bis zum Abgang der Arteriae iliacae vor. Die Aortenklappen sind in 25 bis 40 Prozent der Fälle zweizipfelig. In 10 Prozent besteht eine Hypoplasie der Aorta. Ist der Ductus arteriosus offen und bringt er venöses Blut in die Aorta, so ist die Sauerstoffsättigung des Blutes im Kopf und in den oberen Extremitäten normal, während sie in den unteren Extremitäten geringer ist.

Diese Form kommt beim Fötus oder im frühen extrauterinen Leben niemals vor. Seit der Zeit von S k o d a wurde die Entstehung dieses Fehlers mit dem physiologischen Schluß des Ductus arteriosus insofern in Verbindung gebracht, als man die Stenose auf eine Ausdehnung des obliterierenden Prozesses vom Ductus auf die Aorta zurückführte. Gewisse Tatsachen sprechen gegen diese

Annahme. So fand man den Ductus in einigen Fällen von Koarktation der Aorta offen. Vielleicht ist eine abnorme Verbindung der primitiven Kiemengangsarterien dafür verantwortlich.

Symptome. Patienten mit einer Koarktation haben nur wenig Beschwerden, welche auf den Fehler an sich zurückzuführen sind. Es wurde über das Vorkommen von intermittierendem Hinken infolge einer verminderten Blutzufuhr zu den unteren Extremitäten berichtet. Gelegentlich kommen anginöse Schmerzen vor.

Klinische Befunde. Die langsame Entstehung der Stenose ermöglicht die Erweiterung wichtiger Anastomosen, wodurch genügend Blut in Körperteile gelangen kann, welche sonst von der Brust- und Bauchaorta versorgt werden. Die Anastomosen bedienen sich der oberen Interkostalarterien, welche von der Subklavia, den Skapular-, Interskapular,- Interkostal-, inneren Mammar- und den tiefen epigastrischen Arterien abgehen. Die meisten Kollateralgefäße liegen im Inneren des Thorax oder sind von Muskeln bedeckt. Die wichtigsten Gefäße für den Kollateralkreislauf sind die Arteriae subclaviae. Die ersten zwei Interkostalarterien sind daran nicht beteiligt. Ein sehr charakteristisches Zeichen besteht in einer starken Pulsation der rechten Arteria subclavia. Beobachtet man eine solche bei einem Hypertoniker, dann muß man sehr an das eventuelle Vorliegen einer Koarktation denken.

Eines der hervorstechenden Zeichen sind abnorme Pulsationen an ungewöhnlichen Stellen des Rückens. Manchmal ist über diesen Gefäßen Schwirren tastbar, oft hört man an verschiedenen außergewöhnlichen Stellen, wie zum Beispiel am Rücken, systolische Geräusche.

Das Herz kann nach Größe und Form normal sein, während der Aortenknopf fehlt. Manchmal ist die aufsteigende Aorta abnorm dilatiert und fast aneurysmatisch. Man kann systolische Aortengeräusche hören, wenn die Lichtung der Aorta nicht völlig obliteriert ist. Systolische Geräusche hört man auch an seltenen Stellen entlang des linken oder rechten Herzrandes. Auch diastolische Aortengeräusche kann man finden, wenn eine beträchtliche Dilatation der aufsteigenden Aorta zu einer relativen Aorteninsuffizienz führt. Gelegentlich ist dafür ein offener Ductus arteriosus verantwortlich. Der rechte Radialpuls ist oft kräftiger als der linke.

Das Elektrokardiogramm zeigt oft eine Linksablenkung der Herzachse und Zeichen einer Überlastung des linken Ventrikels.

Der Blutdruck kann an den oberen Extremitäten hoch sein; systolische Blutdruckwerte, welche 200 mm Hg überschreiten, sind nicht selten. Auch der diastolische Druck ist leicht erhöht. Jedoch findet man auch normale Druckwerte. Bei Kindern ist der Blutdruck oft normal, er steigt aber im Wachstumsalter des Patienten rasch an. Nach Anstrengungen ist er besonders hoch. An den unteren Extremitäten ist der Blutdruck oft niedrig, manchmal findet man an den Arterien keine Pulsation. Überdies tritt der Puls an den Beinarterien später auf. In anderen Fällen sind die Druckwerte an den oberen und unteren Extremitäten gleich hoch. Alles hängt von der funktionellen Kapazität der Anastomosen ab.

Infolge der Schlängelung der Gefäße hört man über Teilen des Rückens systolische Geräusche. Beugt sich der Patient vor, so werden am Rücken oft pulsierende Gefäße sichtbar.

Das Ballistokardiogramm zeigt oft eine verminderte Länge oder ein Fehlen der K-Welle, was durch den Aufprall des in die Aorta geworfenen Blutes zu erklären ist. Diesen Befund kann man jedoch auch bei einer Thrombose der Abdominalaorta (Leriche-Syndrom) erheben. Anderseits hat man bei der Koarktation tiefe K-Wellen gefunden.

Der Mechanismus der Hypertonie ist noch nicht geklärt. Tierexperimente lassen vermuten, daß sie nicht auf mechanische Faktoren, sondern auf eine Störung der Blutzufuhr zu den Nieren zurückzuführen ist, wodurch pressorische Substanzen frei werden. Wenn dies der Fall wäre, so müßte man auch an den unteren Extremitäten einen erhöhten Druck erwarten. In der Tat bestehen bei diesen Fällen Zeichen einer allgemeinen Gefäßverengung.

Findet man bei jungen Individuen einen hohen Blutdruck, welcher nicht ohne weiteres auf Grund einer positiven Familienanamnese hinsichtlich einer Hypertonie erklärt werden kann, so muß man immer an eine Koarktation der Aorta denken. Die Diagnose wird meistens durch einen sehr charakteristischen Röntgenbefund gesichert. Infolge der Erweiterung und der starken Pulsationen der Interkostalarterien treten an den Rippen Druckusuren auf; diese sind leicht nachzuweisen. An den ersten beiden Rippen fehlen sie immer, an den letzten drei nicht selten. Sie sind bei ungefähr 75 Prozent der Patienten mit einer Koarktation vorhanden. Die Rippenkerben sind hauptsächlich auf die Schlängelung der Arterien zurückzuführen. Man findet sie nicht an den unteren Kanten der Rippen, sondern an der Grenze zwischen dem Rippenkörper und der Rippenfurche, in welcher die Gefäße verlaufen. Derartige, jedoch nur einseitige, Veränderungen konnten auch bei anderen Abnormitäten (Fallotsche Tetralogie) festgestellt werden.

Die erweiterte linke Arteria subclavia kann einen Doppelschatten am linken oberen Herzrand hervorrufen. Infolge einer Erweiterung der Aorta hinter der Stenose kann der Eindruck eines 2. Aortenknopfes entstehen.

Der Fehler ist oft mit anderen Anomalien kombiniert, z. B. mit einem abnormen Abgang der linken Arteria subclavia.

Infolge der verminderten Blutzufuhr kann die Entwicklung der unteren Körperhälfte gegenüber der oberen etwas zurückbleiben; der Körper ist deshalb schlecht proportioniert. Die Diskrepanz kann auch in der Hautfarbe und in der Temperatur der beiden Hälften deutlich zum Ausdruck kommen.

Katheterisierung und Angiokardiographie. Die Katheterisierung ergibt normale Befunde. Die intravenöse Angiokardiographie hat nur geringen Wert, da das Kontrastmittel zu stark verdünnt wird, bis es in die Aorta gelangt. Deshalb hat man eine retrograde Aortographie mit lokaler Einverleibung des Kontrastmittels versucht. Man kann die Stenose auf diese Weise im zweiten schrägen Durchmesser erkennen.

Prognose. Nach Berichten werden $25^0/_0$ der Patienten alt, $25^0/_0$ bekommen eine subakute bakterielle Endokarditis und bei weiteren $25^0/_0$ kommt es zu einer Aortenruptur. Andere sterben an Hirnblutungen oder an einer Dekompensation. Nach Schätzungen sterben $61^0/_0$ der Patienten vor dem 40. Lebensjahr.

Komplikationen. Viele Patienten sterben an einer Insuffizienz des linken Ventrikels. In 40 von 200 Fällen führte eine Spontanruptur des Herzens oder der Aorta oberhalb der Stenose zum Tode. Die Aorta kann direkt in den Herzbeutel rupturieren oder es kann sich ein Aneurysma dissecans ausbilden. Auch eine mykotische Aortitis und Hirnblutungen sind häufig. Aneurysmen des Circulus arteriosus Willisi sind nicht selten. Die Patienten sollen keine schwere körperliche Arbeit verrichten. Patienten mit einer Koarktation erreichen trotz den oben erwähnten bemerkenswerten Ausnahmen selten ein hohes Alter (75 Jahre).

Chirurgische Behandlung. Zuerst hat Craford 1944 den stenotischen Teil exstirpiert und eine End-zu-End-Anastomose angelegt. Die Mortalität dieses Eingriffes beträgt derzeit etwas weniger als 5 Prozent. Ist der Blutdruck normal, so operiert man nicht. Man operiert auch selten bei über 30jährigen Kranken.

Wenn das stenotische Gebiet ausgedehnt und eine Vereinigung der beiden Enden nach der Exstirpation der Stenose schwierig oder unmöglich ist, dann transplantiert man ein Stück einer homologen Aorta. In der Kindheit operiert man nicht, da sich das Lumen des operierten Aortengebietes beim Wachstum nicht miterweitert. Nach erfolgreicher Operation sinkt der Blutdruck allmählich auf normale Werte ab.

8. Abnormitäten des Aortenbogens und seiner großen Arterien

In diesem Gebiet gibt es eine große Zahl verschiedener Variationen von Abnormitäten, welche aber in diesem Buch keiner Beschreibung bedürfen. Manche von ihnen ziehen jedoch schwere Folgen nach sich, wenn sie die Trachea und den Ösophagus komprimieren; deshalb sollen sie in diesem Zusammenhang kurz erörtert werden.

Während der Entwicklung der Aorta und der Pulmonalarterie mit ihren Ästen entstehen gewisse Arterienbögen (Kiemenbogenarterien) und verschwinden wieder. Auf jeder Seite gibt es sechs derartige Arterien, doch sind sie nicht alle zur selben Zeit vorhanden. Der Aortenbogen entwickelt sich normalerweise aus der linken vierten Kiemenbogenarterie, während die rechte obliteriert. Bleiben die rechte und die linke vierte Kiemenbogenarterie bestehen, dann ist der Aortenbogen doppelt. Gewöhnlich verschwindet jedoch ein größerer oder kleinerer Teil des linken Bogens und ein „persistierender rechter Aortenbogen" ist die Folge.

Dieser Zustand ist nicht selten; da er aber in der Mehrzahl der Fälle keine Beschwerden verursacht, geschieht die Entdeckung im allgemeinen zufällig gelegentlich einer Röntgenuntersuchung. Oft bestehen gleichzeitig andere Abnormitäten, wie zum Beispiel eine Koarktation der Aorta.

Es gibt viele Varianten, welche hauptsächlich von der Abgangsstelle der linken Arteria subclavia abhängen sowie davon, wieviel vom linken Aortenbogen bestehen bleibt. Der persistierende rechte Aortenbogen reitet auf dem rechten Hauptbronchus und zieht dann nach vorne und nach links, meistens hinter der Trachea und dem Ösophagus.

Im typischen Röntgenbild fehlt der Aortenknopf an seiner gewohnten Stelle, er liegt an der rechten Seite oder ist doppelseitig ausgebildet, wobei die Aorta descendens am rechten oberen Herzrand liegt. Füllt man den Ösophagus mit Barium, so ist die Konvexität der Aortenimpression im Ösophagus beim p-a-Strahlengang nicht wie normal nach rechts, sondern nach links gerichtet. Im ersten schrägen Durchmesser werden der Ösophagus und die Trachea durch die Aorta nach vorne gedrängt; diese schwenkt hinter ihnen von der rechten auf die linke Seite. Die Aorta kann an dieser Stelle erweitert sein und ein Divertikel bilden. Eine Kompression des Ösophagus kann zu einer Dysphagie führen (Dysphagia lusoria). Eine Kompression der Trachea und des Ösophagus kann den Tod verursachen. In manchen Fällen geht der Ductus arteriosus an der rechten Seite von der Aorta ab und zieht hinter dem Ösophagus und der Trachea an der linken Seite zur Pulmonalarterie.

Eine Dysphagie kommt auch vor, wenn die rechte Arteria subclavia distal von der linken Subklavia aus der Aorta entspringt und zwischen Ösophagus und Wirbelsäule nach rechts zieht.

9. Transposition der großen Arterien

Wenn die Entwicklung des Bulbusteiles der Ventrikel gestört ist, besonders, wenn es in diesem Gebiet zu einer abnormalen Drehung kommt, so ist eine Transposition der Pulmonalarterie und der Aorta die Folge. Diese ist gewöhnlich mit anderen Abnormitäten kombiniert, besonders mit Kammerseptumdefekten.

Es gibt verschiedene Unterformen.

Diese Fehler sind interessant, da sie durch eine Entwicklungsstörung allein nicht zu erklären sind. In der Ontogenese wird kein Stadium erreicht, in dem ähnliche Bedingungen vorherrschen. Nach der phylogenetischen Theorie von Spitzer ist der Fehler die Folge einer Entwicklungshemmung in einer frühen Phase, wobei sich das Herz selbst dieser Störung anpaßt.

Typ I. Die reitende Aorta geht über einem höhergradigen Kammerseptumdefekt von der rechten und linken Kammer ab. Diese Form wurde bereits im Zusammenhang mit den Eisenmengerschen und Fallotschen Syndromen besprochen. Da nach Spitzer die Drehung des primitiven Herzschlauches eine der Vorbedingungen für die Entwicklung des Kammerseptums darstellt, führt eine abnorme Drehung zu einem Septumdefekt.

Typ II. Die einfache Transposition ist eine Anomalie, bei welcher die Pulmonalarterie und die Aorta aus dem rechten Ventrikel entspringen; gleichzeitig ist ein Septumdefekt vorhanden.

Typ III. Bei der kompletten oder gekreuzten Transposition entspringt die Aorta aus dem rechten und die Pulmonalarterie aus dem linken Ventrikel. Die Patienten müssen, um am Leben bleiben zu können, gleichzeitig einen großen Vorhof- oder Kammerseptumdefekt oder einen offenen Ductus arteriosus haben.

Typ IV. Von einer gemischten Transposition spricht man, wenn der rechte Ventrikel zusätzlich zu den Veränderungen des Typs III nur das Aortenostium enthält, während das Trikuspidalostium im linken Ventrikel liegt.

Bei der korrigierten Transposition entspringen die Aorta und die Pulmonalarterie aus ihrem entsprechenden Ventrikel, doch ist ihre Lage zueinander vertauscht. Die Aorta liegt ventral von der Pulmonalarterie (siehe nächsten Abschnitt).

In der Regel sind eine schwere Zyanose und Trommelschlegelfinger vorhanden. Geräusche können fehlen. Meist sind Thoraxdeformitäten und eine Kyphose vorhanden.

10. Dextrokardie

Das Herz kann infolge einer Verlagerung bei Lungenkrankheiten, Ergüssen, Zwerchfellhernien oder linksseitigem Zwerchfellhochstand in der rechten Thoraxhälfte liegen (Rechtslage des Herzens).

Wenn es sich dabei um eine kongenitale Anomalie handelt, so kann man zwei Hauptgruppen unterscheiden.

1. Die Dextrokardie mit völliger Umkehrung der Lage der Eingeweide (Situs inversus totalis). Bei diesen Patienten sind die Organe richtig gelagert, mit Ausnahme ihrer gegenüber der normalen Lage, dem Situs solitus, spiegelbildlichen Anordnung. Andere kongenitale Anomalien sind selten. Sie kommen dabei nicht häufiger vor als bei anderen Individuen. Im Elektrokardiogramm ist für diese Anomalie die Umkehrung aller Hauptzacken in Ableitung I charakteristisch. Es handelt sich bei diesem Fehler um einen Zufallsbefund ohne praktische Bedeutung.

2. Die isolierte Dextrokardie mit normaler oder teilweise abnormer Lagerung der Bauchorgane. Meistens sind noch andere kongenitale Abnormitäten und Variationen vorhanden. Bei manchen Varianten ist die Anordnung der Herzhöhlen normal, doch ist die Herzachse von links oben nach rechts unten gerichtet (Dextroversion des Herzens). Manchmal ist die Lage der Vorhöfe und großen Gefäße scheinbar normal, während die Kammern vertauscht sind. Besteht gleichzeitig eine komplette Transposition der Aorta und der Pulmonalarterie, so wird der Fehler dadurch in idealer Weise korrigiert (korrigierte Transposition, wie im vorhergehenden Abschnitt erwähnt).

Bei all diesen Varianten kann das Elektrokardiogramm normal sein oder atypische Veränderungen zeigen.

11. Arteriovenöse Anastomosen

a) Großer Kreislauf

Pathologie. Verbindungen zwischen den peripheren Arterien und Venen sind ähnlich wie die abnorme Kommunikation beim persistierenden Ductus arteriosus bekannt, seitdem William Hunter deren erworbene Form beschrieben hatte. Man hat der Fehlbildung eine Anzahl anderer Namen gegeben, der gebräuchlichste war arteriovenöses Aneurysma; in manchen Fällen gab ihr Auftreten Anlaß zur Verwendung beschreibender Namen, wie Aneurysma cirsoideum, cavernosum, racemosum und dergleichen.

Man teilt die Kommunikationen in zwei Gruppen ein, in die kongenitale und in die erworbene.

Die kongenitale Form findet man am Hals oder an den Extremitäten. Meistens besteht infolge des Vorhandenseins eines kleinen kommunizierenden Gefäßes eine laterale Anastomose, manchmal liegt aber eine End-zu-End-Anastomose zwischen den Arterien und einem Venenplexus vor. Oft bestehen mehrere Anastomosen.

Die erworbenen arteriovenösen Anastomosen findet man überall im Körper, wo ein Trauma zu einer Verbindung zwischen einer Arterie und einer Vene führt.

Klinische Befunde. Es handelt sich dabei darum, daß Blut unter arteriellem Druck direkt in das Venensystem gepreßt wird. Dies führt zu Gefäßveränderungen, sodaß die Arterie unterhalb der Anastomose den Bau einer Vene und die Vene den Bau einer Arterie annehmen kann. Liegt die Anastomose an einer Extremität, so kann man eine hochgradige Stauung und Dilatation der Venen finden, manchmal können in der Haut auch Geschwüre auftreten. Gelegentlich sind die Venen so stark erweitert, daß unter der Annahme von „varikösen Venen" eine Operation ausgeführt wird, welche dann einen schlechten Ausgang hat. Der Umfang der betroffenen Extremität kann größer sein. Die Knochen sind infolge der vermehrten Vaskularisierung stärker, sodaß ein lokaler Gigantismus entsteht. Da der Widerstand für die Blutströmung durch die Anastomose geringer ist als jener durch das Kapillarbett, können große Blutmengen in dieses Gebiet fließen, wobei es oft zu einer Dilatation aller benachbarten Gefäße kommt; als Folge davon tritt eine lokale Erhöhung der Hauttemperatur auf, was bei vermehrter Vaskularisierung häufig festzustellen ist.

Oft sind ein charakteristisches Geräusch und ein Schwirren vorhanden; diese Befunde sind über der Anastomose am deutlichsten und werden nach distal und proximal entsprechend dem Verlauf der betroffenen Vene fortgeleitet. Eine

Kompression der Anastomosengegend sowie proximal davon an der Arterie führt zum Verschwinden von Geräusch und Schwirren. Liegt eine intrakranielle Anastomose vor, so können sowohl der Untersuchende wie der Patient das Geräusch hören.

Das Auftreten variköser Venen an abnormer Stelle bei jungen Menschen muß beim Untersucher den Verdacht auf das Vorliegen einer arteriovenösen Anastomose erwecken. Die Arteriographie ist bei der Diagnosestellung behilflich.

Bei der erworbenen Form sind die Arterie und die Vene meistens von einem Fremdkörper, zum Beispiel von einem Geschoß, von einem Messer, von einem Glassplitter usw. durchbohrt. Die ursprüngliche Blutung wird gewöhnlich leicht beherrscht; der sich in der Vene auswirkende arterielle Druck kann jedoch ein beträchtliches Ödem verursachen, eine Gangrän zwingt oft zu frühzeitiger Amputation der Extremität. Manche Patienten sterben sofort infolge einer Hirn- oder Herzanoxämie. Häufig verhindern der begleitende Schock und die akute Hypotonie das sofortige Auftreten des Geräusches und des Schwirrens. Diese Befunde werden erst bei der Besserung des Allgemeinzustandes des Kranken deutlich. Geräusch und Schwirren sind ununterbrochen in allen Herzphasen zu hören, wobei oft eine Verstärkung in der Systole vorkommt.

Die anderen peripheren Zeichen sind dieselben wie bei einer Aorteninsuffizienz und beim offenen Ductus arteriosus. Es besteht ein Wasserhammerpuls und ein niedriger diastolischer Blutdruck. Der systolische Blutdruck kann, vermutlich infolge des größeren Schlagvolumens, erhöht sein. Das Herz ist infolge der vermehrten Belastung vergrößert; ungefähr ein Fünftel bis zur Hälfte des Schlagvolumens kann in die Venen abfließen. Die linke Kammer dilatiert aus unbekannten Gründen; während manche dies auf eine Verminderung der Koronardurchblutung zurückführen, bezweifeln andere diese Erklärung. Es ist auch nicht völlig klar, warum die Herzdilatation bei der kongenitalen Form der Anastomosen meistens fehlt. Möglicherweise spielt dabei die frühzeitige Anpassung des Kreislaufs an den Fehler eine Rolle. Bei der erworbenen Form kann wie beim offenen Ductus arteriosus eine Dekompensation eintreten.

Bei der Röntgendurchleuchtung kann man oft feststellen, daß die Herzgröße bei der erworbenen Form bei Kompression der Anastomose und Unterbindung des Kurzschlusses zurückgeht. Während der Kompression wird die Herzfrequenz um 20 bis 30 Schläge in der Minute langsamer und der Blutdruck sinkt um 20 bis 30 mm Hg ab (Branhamsches Zeichen).

Chirurgische Behandlung. Sieht man den Kranken unmittelbar nach der Entstehung der Anastomose, so kann man an die Naht und Wiederherstellung der Gefäße denken. Ist eine gewisse Zeit verstrichen, so ist der Aufschub der Operation gerechtfertigt, da kleine Anastomosen spontan verheilen können und das Zuwarten auch die Ausbildung eines Kollateralkreislaufes ermöglicht, sodaß bei der Notwendigkeit der Unterbindung des Hauptgefäßes die Wahrscheinlichkeit des Auftretens einer Gangrän geringer wird. Hat sich jedoch eine Herzdilatation entwickelt, so ist ein spontaner Verschluß sehr unwahrscheinlich und die Operation notwendig.

Die chirurgische Behandlung bietet für die Wiederherstellung normaler Verhältnisse gute Aussichten. In manchen Fällen kam es an der Anastomosenstelle zur Entwicklung einer subakuten bakteriellen Endarteritis, welche durch den operativen Eingriff geheilt werden konnte.

Die vorhergehende Erörterung gilt hauptsächlich für die gewöhnlichen arteriovenösen Anastomosen an den Extremitäten. Naturgemäß ist die Situation etwas anders, wenn die Anastomose große Gefäße innerhalb des Thorax miteinander verbindet oder, wenn nach einer Fraktur des Os sphenoidale die Arteria carotis interna und der Sinus cavernosus miteinander kommunizieren.

Diese Probleme gehören zur Domäne der Chirurgie und sollen an dieser Stelle keine weitere Besprechung finden.

Selbstverständlich wird das klinische Bild durch den Charakter der Gewebe modifiziert, welche durch die betroffenen Gefäße versorgt oder dräniert werden. So bestehen zum Beispiel bei den arteriovenösen Aneurysmen, welche die Arteria carotis interna und den Sinus cavernosus miteinander verbinden, stechende und schneidende retroorbitale Schmerzen, ein pulsierender Exophthalmus, ein hörbares Geräusch und bestimmte Sehstörungen. Bei anderen Fehlern, welche die Karotiden oder die Wirbelarterien betreffen, konnten wir die allmähliche Entwicklung neurologischer und psychiatrischer Syndrome beobachten. Ob man einen chirurgischen Eingriff unternimmt oder nicht, hängt von den individuellen Umständen ab, da zum Beispiel nach der Ligatur einer Karotis bei Menschen mittleren Alters eine kontralaterale Hemiplegie auftreten kann. Wenn man das Gefäß eine Stunde lang komprimieren kann, ohne daß es zu Kopfschmerzen oder Schwäche und Kribbeln in den Extremitäten der Gegenseite kommt, so kann man eine Einengung des erkrankten Gefäßes durch einen Fascia-lata-Streifen erwägen.

b) Arteriovenöse Anastomosen der Lunge

Es handelt sich dabei um einen Zustand, welcher mit der familiären, hereditären, haemorrhagischen Teleangiektasie (Rendu-Osler-Weber) verwandt ist. Auch ihn findet man bei verschiedenen Mitgliedern derselben Familie, doch fehlen die Veränderungen an der Haut und an den Schleimhäuten häufig. Die Veränderungen sind manchmal bilateral vorhanden. Sie bestehen im einzelnen aus einer kurzen, dilatierten afferenten Arterie und aus mehreren dilatierten efferenten Venen mit vielen dazwischengeschalteten gedehnten Gefäßen. An dem Gefäßkonvolut kommt es zu sekundären Degenerationsvorgängen und es entwickeln sich zwischen den Venen und Arterien immer wieder neue Verbindungen. An dieser Abnormität leiden vorwiegend Männer; gewöhnlich kann man die Diagnose vor dem 30. Lebensjahr stellen.

Symptome. Die Hauptsymptome bestehen in Dyspnoe und Haemoptysen. Selten kommen retrosternale Schmerzen und epileptiforme Anfälle vor. Es bestehen Schwindel und Schwächezustände; Bewußtlosigkeitsanfälle, Kopfschmerzen und Nasenbluten sind nicht selten. Manche Symptome sind auf die Anoxie, andere wieder auf die Polyzythaemie zurückzuführen.

Befunde. Der führende Befund bei der physikalischen Untersuchung ist ein Geräusch, welches sich oft kontinuierlich von der Systole bis zur Diastole erstreckt, in der Systole aber deutlicher ist; bei tiefer Inspiration wird es lauter und ist oft am Rücken zu hören.

Auf Röntgenaufnahmen sieht man den abnormen Schatten, welcher am häufigsten in einem Unterlappen zu finden ist. Beim Müllerschen Versuch wird er häufig größer, während des Valsalvaschen Versuches kleiner. Das Herz ist normal groß.

Die Tomographie läßt die dilatierten efferenten Venen als wurmähnliche Schatten erkennen; eine Angiokardiographie ist selten nötig. Es besteht eine beträchtliche Polyzythaemie mit bis zu 11 Millionen Erythrozyten in cmm. Oft sind Trommelschlegelfinger vorhanden. Gelegentlich tritt eine pulmonale Osteoarthropathie auf. Der Sauerstoffsättigungskoeffizient sinkt manchmal bis auf 60 Prozent ab.

Differentialdiagnose. Hie und da kann es schwierig sein, die Anomalie von einer Polycythaemia vera abzugrenzen. Die Milz ist jedoch nicht vergrößert und es besteht auch keine Leukozytose.

Therapie. Die Krankheit ist durch eine Lobektomie heilbar.

Endokard-Fibroelastose

Diese Anomalie findet man bei Neugeborenen und kleinen Kindern. Die Kinder werden ganz plötzlich dyspnoisch, und es kommt zu Ohnmachtsanfällen, Kollapsen, Schreikrämpfen und Tachykardien. Sie sterben plötzlich, oft innerhalb von 24 Stunden. Terminal besteht eine Zyanose und der Blutdruck ist sehr niedrig. Bei der physikalischen Untersuchung sind keine charakteristischen Befunde zu erheben; das Elektrokardiogramm zeigt oft abnorme T-Zacken sowie eine Verplumpung und Knotung der QRS-Komplexe; die Veränderungen sind jedoch nicht typisch. Es konnten auch Fälle von komplettem Herzblock beobachtet werden. Die meisten Kinder sterben vor Vollendung ihres 2. Lebensjahres.

Die Obduktion ergibt eine beträchtliche Endokardfibrose, welche man dafür verantwortlich macht, daß sich das Herz in der Diastole ähnlich wie bei den Perikardverwachsungen nicht genügend ausdehnen kann.

Man hat viele Faktoren als mögliche Ursachen angenommen, wie z. B. entzündliche Prozesse, eine fötale Endokarditis oder eine chronische Anoxie. Die Tatsache, daß man das Leiden bei Zwillingen nachweisen konnte und daß es zusammen mit anderen kongenitalen Abnormitäten vorkommt, spricht mehr zugunsten der Theorie, daß es sich um eine Mißbildung handelt.

Schrifttum

Abbott, M. E. "Congenital Heart Disease in Osler's Modern Medicine." 3rd Edition' 4, 612, 1927.

Abrams, H. L., and Alway, R. H. "Tricuspid atresia." Pediat., 7, 660, 1951.

Achard, A. "Arachnodactylie." Bull. et mém. Soc. méd. des hop. de Paris. 19, 834, 1902.

Adams, R., and Churchill, E. D. "Situs inversus, sinusitis, bronchiectasis." J. thoracic surg. 7, 206, 1937.

Aitken, J. K. "Congenital Heart-block." Lancet, II, 1375, 1932.

Allanby, K. D. "Circulation times in congenital heart diseases." British Heart J., 11, 165, 1949.

Arkin, A. Totale Persistenz des rechten Aortenbogens im Röntgenbild. Wien. Arch. f. inn. Med., 12, 385, 1926.

— "Double Aortic Arch with Total Persistence of the Right and Isthmus Stenosis of the Left Arch: a New Clinical and X-ray Picture." Am. Heart J., 11, 444, 1936.

Aschenbrenner, R. Operative Behandlung schwerer Herz- und Kreislaufdekompenpensation. Beitrag zur Klinik der Spätfolgen arteriovenöser Aneurysmen. Klin. Wchnschr., 13, 689, 1934.

Astley, R., and Parsons, C. "Complete transposition of the great vessels." British Heart J., 14, 13, 1952.

Baer, R. W., Taussig, H. B., and Oppenheimer, E. H. "Congenital Aneurysmal Dilatation of the Aorta associated with Arachnodactyly." Bull. Johns Hopkins Hosp., 72, 309, 1943.

Bahnson, H. T., Cooley, R. N., and Sloan, R. D. "Coarctation of the aorta of unusual sites, Am. Heart J., 38, 905, 1949.

Bard, L., et Curtillet, J. "Contribution á l'étude de la physiologie pathologique de la maladie bleue, forme tardive de cette affection." Rev. de med., 9, 993, 1889.

Bedford, D. E., Papp, C., and Parkinson, J. "Atrial Septal Defect." Brit. Heart J., **3**, 37, 1941.
Bedford, D. E., and Parkinson, J. "Right-sided Aortic Arch (situs inversus arcus aortae)." Brit. J. Radiol., **9**, 776, 1936.
Berthrong, M. and Sapiston, D. C. Jr.; Cerebral lesions in congenital heart disease, Bull. Johns Hopkins Hosp. **89**, 384, 1951.
Bing, R. J. "Vandam, L. D., and Gray, F. D. Jr. "Physiological studies in congenital heart disease." Bull. Johns Hopkins Hosp., **80**, 323, 1947.
Blalock, A., and Taussig. H. B. "Surgical Treatment of Malformations of the Heart." J. A. M. A. **128**, 189, 1945.
Blumberg, R. W., and Lyon, R. A. " Endocardial sclerosis." Am. J. Dis. Children, **84**, 291, 1952.
Blumenthal, S., and Davis, D. B. "Coarctation of the aorta in childhood." Am. J. Dis. Children, **62**, 1224, 1941.
Boldero, H. E. A., and Bedford, D. E. "Infective Endocarditis in Congenital Heart Disease involving the Pulmonary Artery." Lancet, **II**, 747, 1924.
Bonnet, L. M. "Sur la lésion dite sténose congénitale de l'aorte dans la région de l'isthme." Rev. de méd., **23**, 108, 255, 335, 418, 481, 1903.
Bourne, G., "Changes in Renal Function and Persistence of the Murmur after Ligature of the Patent Ductus Arteriosus." Brit. Heart J., **3**, 228, 1941.
Bramwell, C. "Coarctation of the aorta. II Clinical features." British Heart J., **9**, 100, 1947.
Broager, B., and Hertz, H. "Cerebral complications in congenital heart disease." Acta med. scand, Suppl., **266**, 293, 1952.
Brock, R. C., and Campbell, M. "Valvulotomy for pulmonary valvular stenosis." British Heart J., **12**, 377, 1950.
Brodén, B., Jönsson, G., and Karnell, J. "Thoracic aortography in the diagnosis of patent ductus arteriosus botalli." Acta radiol., **34**, 65, 1950.
Brody, H. "Drainage of the pulmonary veins into the right side of the heart." Arch. Pathology, **33**, 221, 1942.
Brofman, B. L., and Feil, H. "The diagnosis of congenital subaortic stenosis." Circulation, **6**, 817, 1952.
Brown, J. W. "Congenital heart disease." London, Staples Press, 2nd edit. 1950.
— "Congenital heart disease." Practitioner, **166**, 436, 1951.
Campbell, M., and Deuchar, D. "Results of the Blalock-Taussig operation in 200 cases of morbus caeruleus." British Med. J. **1**, 349, 1953.
— and Hills, T. H. "Angiocardiography in cyanotic congenital heart disease." British Heart J., **12**, 65, 1950.
— and Suzman, S. "Coarctation of the aorta." British Heart J. **9**, 185, 1947.
Carter, E. P., and Howland, J. "A Note upon the Occurrence of Congenital Atrioventricular Dissociation: Report of a Case Congenital Complete Heart Block." Bull. Johns Hopkins Hosp., **31**, 351, 1920.
Castellanos, A., and Pereiras, R., VII congr. Assoc. Med. Pan Americ., Havanna, 1938.
— and — "Retrograde or counter-current aortography." Am. J. Röntg. 63, 559, 1950.
Castellanos, A., Pereiras, R. and Garcia, A. "La angiocardiographia radiopaca." Arch. soc. estud Habana, Arch. soz. estud. clin. Habana 1937.
—, — and — "La angiocardiographia en el mino." La Habana, 1938.
Collet, R. W., and Edwards, J. E. "Persistent truncus arteriosus: a classification according to anatomic types." Surg. Clin. N. Am., Aug. 1949, p. 1245.
Cossio, P., y Berconsky, I. "Communicacion interauricular y sinfisis pericárdiaca." Rev. argent de cardiol., **3**, 360, 1936.
Costa, A. "Studio sulla morfogenesi e la fisiopatologia dei difetti congeniti del setto interatriale del cuore." Cuore e circolaz., **15**, 263, 1931.
Craford, J., and Nylin, G. "Congenital Coarctation of the Aorta and its Surgical Treatment." J. Thoracic Surg. **14**, 347, 1945.
Deterling, R. A. Jr. "Direct and retrograde aortography." Surgery, **31**, 88, 1952.

Dexter, L. et al. "Studies of the pulmonary circulation in man at rest." J. Clin. Invest., **29, 602**, 1950.

Dotter, C. T., and Steinberg, I. "Angiocardiographic study of the pulmonary artery." J. A. M. A., **139, 566**, 1949.

— and — "Clinical angiocardiography." Ann. int. Med., **30, 1104**, 1949.

Drawe, C. E., Hafkesbring, E. M., and Ashman, R. "Children's Electrocardiograms. The Changes in Childrens Electrocardiograms produced by Rheumatic and Congenital Heart Disease." Am. J. Dis. Child., **53, 1470**, 1937.

Dreßler, W., und Rösler, H. Vorhofseptumdefekt kombiniert mit Mitralstenose und aurikulärem Leberpuls. Ztschr. f. klin. Med., **112, 421**, 1930.

Eakin, W. W., and Abbott, M. E. "Stenosis of the Pulmonary Conus at the Lower Bulbar Orifice (Conus a Separate Chamber) and Closed Interventricular Septum, with Two Illustrative Cases." Am. J. M. Sc., **186, 860**, 1933.

Edmonds, H. W., and Seelye, W. B. "Endocardial sclerosis." Pediat., **7, 651**, 1951.

Eisenmenger, V. Die angeborenen Defekte der Kammerscheidewand des Herzens. Ztschr. f. klin. Med., **32**, Supplhft., 1, 1897.

Ellis, R. W. B. "Arachnodactyly and Ectopia Lentis in a Father and Daughter." Arch. Dis. Childhood, **15, 267**, 1940.

Engle, M. A., Payne, T. B. P., Bruins, C., and Taussig, H. B. "Ebstein's anomaly of the tricuspid valve." Circulation, **1, 1246**, 1950.

— and Taussig, H. B. "Valvular pulmonic stenosis with intact ventricular septum and patent foramen ovale." Circulation, **2, 481**, 1950.

Eppinger, E. C., Burwell, C. S., and Gross, R. E. "The effects of the patent ductus arteriosus on the circulation." J. Clin. Invest., **20, 127**, 1941.

— and — "The Mechanical Effects of Patent Ductus Arteriosus on the Heart and Their Relation to the X-ray Signs." J. A. M. A., **115, 1262**, 1940.

Exalto, J., Dicke, W. K., and Aalsmeer, W. C. "Congenital stricture of trachea and oesophagus by double aortic arch." Arch. Chirurg. Neerl., **2, 170**, 1950.

Fallot, A. "Contribution á l'anatomie pathologique de la maladie bleue (cyanose cardiaque). Marseille méd., **25**, 77, 138, 207, 270, 341, 403, 1888.

Futcher, P. H., and Southworth, H. "Arachnodactyly and its Medical Complications." Arch. Int. Med., **61, 693**, 1938.

Gardner, F., and Oram, S. "Persistent left superior Vena Cava draining the pulmonary veins." British heart J., **15, 305**, 1953.

Gasul, B. M., Fell, E. H., Mavrelis, W., and Casas, R. "Diagnosis of tricuspid atresia or stenosis in infants." Pediat., **6, 862**, 1950.

Gates, E. M., Rogers, H. M., and Edwards, J. E. "The syndrome of cerebral abscess and congenital cardiac disease." Proc. Staff Mtg. Mayo Clin., **22, 401**, 1947.

Giampalmo, A. "The arteriovenous angiomatosis of the lung with hypoxaemia." Acta Med. Scand. Suppl., 248, 1950.

Gibson, S., Potts, W. J., and Langewisch, W. H. "Aortic-pulmonary communication due to localized congenital defect of the aortic septum." Pediat., **6, 357**, 1950.

Gilchrist, A. R. "Patent ductus arteriosus and its surgical treatment." British Heart J., **7, 1**, 1945.

Gillman, J., Gilbert, L., Gillman, T., and Spence I. "A preliminary report on hydrocephalus, spina bifida and other Congenital anomalies in the rat, produced by trypan blue." South Afric. J. M. Sc. **13, 41**, 1948.

Goldbloom, A. A. "The Anomalous Right Subclavian Artery and its Possible Clinical Significance." Surg., Gynec., & Obst., **34, 378**, 1922.

Goodwin, J. F., et al. "A critical analysis of the clinical value of angiocardiography in congenital heart disease. "Brit. J. Radiol." **26, 161**, 1953.

Goyette, E. M., and Palmer, P. W. "Cardiovascular lesions in arachnodactyly." Circulation, **7, 373**, 1953.

Gregg, N. M. "Congenital Cataract following German Measles in Mother." Trans. Ophthalm. Soc. Australia, **3, 35**, 1941.

Grob, M., and Rossi, E. "Die Diagnostik der angeborenen Angiokardiopathien." Helvet. Paediat. Acta, **4, 189**, 1949.

Gross, R. E. "Experiences with Surgical Treatment in Ten Cases of Patent Ductus. Arteriosus." J. A. M. A., **115,** 1257, 1940.
— "Surgical treatment for coarctation of the aorta." J. A. M. A., **139,** 285, 1949.
— "Coarctation of the aorta." Circulation, **1,** 41, 1950 and **7,** 757, 1953.
— "Surgical closure of interauricular septal defects." J. A. M. A., **151,** 795, 1953.
— and Hubbard, J. P. "Surgical Ligation of a Patent Ductus Arteriosus: Report of First Successful Case." J. A. M. A., **112,** 729, 1930.
— and Hufnagel, C. A. "Coarctation of the Aorta." New England J. Med, **233,** 287, 1945.

Hamilton, W. F., and Abott, M. E. "Coarctation of the Aorta of the Adult Type." Am. Heart J., **3,** 381, 1928.

Hamman, L., and Rienhoff, W. F., Jr. "Subacute Streptococcus Viridans Septicemia cured by Excision of an Arteriovenous Aneurysm of the External Iliac Artery and Vein." Bull. Johns Hopkins Hosp., **57,** 219, 1935.

Handelsman, J. C., Bing, R. J., Campbell, J. A., and Griswold, H. E. "Physiological studies in congenital heart disease." Bull. Johns Hopkins Hosp., **82,** 615, 1948.

Harris, J. S., and Farber, S. "Transposition of the Great Cardiac Vessels, with Special Reference to the Phylogenetic Theory of Spitzer." Arch. Path. **28,** 427, 1939.

Harrison, W. F. "Congenital Heart Disease; Extreme Congenital Pulmonary Stenosis (Tetralogy of Fallot); Collateral Pulmonary Circulation; Massive Rightsided Vegetative Endocarditis." Am. Heart J., **5,** 213, 1929.

Hedinger, C., Hitzig, W. H., and Marmier, C. Über arteriovenöse Lungenaneurysmen und ihre Beziehungen zur Oslerschen Krankheit. Schweiz. med. Wchnschr., **81,** 367, 1951.

Hertz, T. Ein Fall von angeborener Pulmonalstenose ohne andere Dysplasien und Aplasien, mit positivem Denekeschen Zeichen. Ztschr. f. Kreislaufforsch., **24,** 446, 1932.

Holinger, P. H., and Johnston, K. C. "Tracheal and bronchial obstruction due to congenital cardiovascular anomalies." Ann. Otol. Rhin. Laryng., **57,** 808, 1948.

Hufnagel, C. A., and Gillespie, J. F. "Closure of interauricular septal defects." Georgetown Univ. Med. Center Bull., **4,** 137, 1951.

Jensen, G. Beitrag zu dem klinisch-radiologischen Bild der Transposition großer Gefäße und zu der Theorie Spitzers von ihrer Entstehung. Frankfurt. Zeitschr. f. Path., **43,** 545, 1932.

Kartagener, M. "Zur Pathogenese der Bronchiektasien; Bronchiektasien bei situs viscerum inversus." Beitr. z. Klin. d. Tuberk., **83,** 489, 1933.
— and Horlacher, A. "Bronchiektasien bei situs viscerum inversus." Schweiz. med. Wchnschr., **65,** 782, 1935.

Keys, A., and Shapiro, M. J. "Patency of the ductus arteriosus in adults." Am. Heart J., **25,** 158, 1943.

Kjaergaard, H. "Patent ductus botalli in three sisters. "Acta Med. Scand., **125,** 339, 1946.

Klemola, E. Über familiäres Auftreten von Isthmusstenose der Aorta. Acta Med. Scand., **98,** 355, 1939.

Kugel, M. A., and Stoloff, E. G. "Dilatation and Hypertrophy of the Heart in Infants and in Young Children with Myocardial Degeneration and Fibrosis (socalled Congenital Idiopathic Hypertrophy)." Am. J. Dis. Child., **45,** 828, 1933.

Laplace, L. B. "Observations on the Effect of an Arteriovenous Fistula on the Human Circulation." Am. J. M. Sc., **189,** 497, 1935.

Laubry, C. and Heim de Balsac, R. "Valeur des érosions costales dans le diagnostic des sténoses isthmiques." Arch. mal. coeur, **30,** 963, 1937.
— et Pezzi, C. "Traité des maladies congénitales du coeur." Paris, J. B. Baillière & Fils, 1921.

Leech, C. B. "Congenital Heart Disease." J. Pediat., **7,** 802, 1935.

Lev, M., and Saphir, O. "A Theory of Transposition of the Arterial Trunks based on the Phylogenetic and Ontogenetic Development of the Heart." Arch. Path., **39**, 172, 1945.

Lewis, T., and Drury, A. N. "Observations relating to Arteriovenous Aneurysm. I. Circulatory Manifestations in Clinical Cases with Particular Reference to the Arterial Phenomena of Aortic Regurgitation." Heart, **10**, 301, 1923.

Lichtman, S. S. "Isolated Congenital Dextrocardia." Arch. Int. Med., **48**, 683, 866, 1931.

Lippincott, S. "Congenital Atresia of the Aortic Valve without Septal Defect." Am. Heart J., **17**, 502, 1939.

Lutembacher, R. "De la sténose mitrale avec communication interauriculaire." Arch. d. mal. du coeur, **9**, 237, 1916.

Macmahon, B., McKeown, T., and Record, R. G. "The incidence and life expectancy of children with congenital heart disease." British Heart J., **15**, 121, 1953.

Maraist, F. et al. "Physiological studies in congenital heart disease." Bull. Johns Hopkins Hosp., **88**, 1, 1951.

Mautner, H., und Löwry, M. Transposition der Aorta oder Persistenz einer rechtskammerigen Aorta. Virchows Arch. f. path. Anat., **229**, 337, 1920.

McCord, M. C., and Bavendam, F. A. "Unusual causes of rib notching." Am. J. Röntgen., **67**, 405, 1952.

Mendlowitz, M. "Clubbing and hypertrophic osteoarthropathy." Medicine, **21**, 269, 1942.

Moenckeberg, J. G. Die Mißbildungen des Herzens, Lubarsch-Henke. Handb. d. speziellen pathol. Anat. u. Hist., **2**, 1. 1924,

Moyer, J. H., and Ackerman, A. J. "Hereditary hemorrhagic telangiectases associated with pulmonary arterio-venous fistula in two members of a family." Ann. int. Med., **29**, 775, 1948.

Muir, D. C., and Brown, J. W. "Patent Interventricular Septum (maladie de Roger)." Arch. Dis. Childhood, **9**, 27, 1934.

Müller, H. Jr. Zur Klinik und pathologischen Anatomie des unkomplizierten offenen septum ventriculorum. D. Arch. klin. Med., **133**, 316, 1920.

Müller, W. H. "The surgical treatment of transposition of the pulmonary veins." Ann. of surgery, **134**, 683, 1951.

Müller, H. Die unkomplizierte angeborene Pulmonalstenose. Schweiz. med. Wochnschr., **55**, 619, 1925.

Patten, B. M. "Closure of foramen ovale." Am. J. Anatomy, **48**, 19, 1931.

Piper, R. K., and Irving-Jones, E. "Arachnodactylia and its Association with Congenital Heart Disease." Am. J. Dis. Child., **31**, 832, 1926.

Plachta, A. and Speer F. "v. Eisenmengers complex in association with congenital tricuspid endocarditis (fetal), J. of Pediat." **42**, 325, 1953.

Potts, W. J., Smith, S. and Gibson, S. "Anastomosis of the aorta to a pulmonary artery, J. A. M. A., **132**, 627, 1946.

Raab, W. Untersuchungen über einen Fall von kongenitalem Herzvitium. I. Klinisch-röntgenologische Diagnostik und Symptomatologie. Wien. Arch. f. inn. Med., **7**, 367, 1923.

Rados, A. "Marfan's syndrome." Arch. Ophthalmology, **27**, 477, 1942.

Railsback, O. C., and Dock, W. "Erosion of the Ribs due to Stenosis of the Isthmus (Coarctation) of the Aorta." Radiology, **12**, 58, 1929.

Reifenstein, G. H., Levine, S. A., and Gross, R. E. "Coarctation of the aorta." Am. Heart J., **33**, 146, 1947.

Reynaud, A. "Observation d'une obliteration presque complete de l'aorte." J. hebd. de med., **1**, 161, 1828.

Rienhoff, W. F., Jr. "Congenital Arteriovenous Fistula." Bull. Johns Hopkins Hosp., **35**, 271, 1924.

Robbins, L. L., and Wyman, S. M. "Coarctation of the thoracic aorta." New England J. Med., **248**, 747, 1953.

Roberts, J. T. "A Case of Congenital Aortic Atresia with Hypoplasia of Ascending Aorta, Normal Origin of Coronary Arteries, Left Ventricular Hypoplasia and Mitral Stenosis." Am. Heart J., **12**, 448, 1936.

Rösler, H. Beiträge zur Lehre von den angeborenen Herzfehlern; Untersuchungen zur Ätiologiefrage. Wien. Arch. f. inn. Med., **15**, 495, 1928.

— Beiträge zur Lehre von den angeborenen Herzfehlern; Untersuchungen an zwei Fällen von Isthmusstenose der Aorta. Wien. Arch. f. inn. Med., **15**, 521, 1928.

— Beiträge zur Lehre von den angeborenen Herzfehlern; über die angeborene isolierte Rechtslage des Herzens. Wien. Arch. f. inn. Med., **19**, 505, 1930.

— "Interatrial Septal Defect." Arch. Int. Med., **54**, 339, 1934.

Ross, M. "Mental Retardation associated with Congenital Heart Disease." J. Pediat., **14**, 21, 1939.

Rytand, D. A. "The Renal Factor in Arterial Hypertension with Coarctation of the Aorta." J. Clin. Investigation, **17**, 391. 1938,

Salvesen, H. A., and Marstrander, F. "Arterio-venous fistula of the lung." Acta Med. Scand., **139**, 167, 1951.

Sancetta, S. M., and Zimmermann, H. A. "Congenital heart disease with septal defects in which paradoxical brain abscess causes death." Circulation, **1**, 593, 1950.

Saphir, O., and Lev, M. "The Tetralogy of Eisenmenger." Am. Heart J., **21**, 31, 1941.

Schott, A. "Observations on a case of interatrial septal defect with mitral stenosis (Lutembachers syndrome), Cardiol., **13**, 95, 1948.

Schwartz, S. P., and Greene, D. "Coarctation of the Aorta in Children: the Syndrome of Constriction of the Isthmus of the Aorta, with Involvement of the Origin of the Left Subclavian Artery." Am. Heart J., **23**, 99, 1942.

Segall, H. N. "A Case of Tetralogy of Fallot: Clinicopathological Observations; Quantitative Studies of Circulation Rate and the Right-to-Left Shunt." Am. Heart J., **8**, 628, 1933.

Sellors, T. H. "Surgery of pulmonary stenosis." Lancet, **1**, 988, 1948.

Selzer, A. "Defect of the ventricular septum." Arch. int. Med., **84**, 798, 1949.

— "Defects of the cardiac septums." J. A. M. A., **154**, 129, 1954.

— and Laqueur, G. L. "The Eisenmengercomplex and its relation to the uncomplicated defects of the ventricular septum." Arch. int. Med., **87**, 218, 1951.

Shapiro, M. S., and Keys, A. "The prognosis of untreated patent ductus arteriosus." Am. J. Med. Scienc., **206**, 174, 1943.

Sisson, J. H., Murphy, G. E., and Newman, E. "Multiple Congenital Arteriovenous Aneurysms in the Pulmonary Circulation. ' Bull. Johns Hopkins Hosp., **76**, 93, 1945.

Smith, J. C. "Anomalous pulmonary veins." Am. heart J., **41**, 561, 1951.

Snellen, H. A., and Albers, F. H. "The clinical diagnosis of anomalous pulmonary venous drainage." Circulation, **6**, 801, 1952.

Soulié, P. "Cardiopathies congénitales." L'expansion scientifique francaise, 1952.

—, Joly, F., Carlotti, J., and Sicot, J. R. "Contribution á l'etude des shunts dans les communications interauriculaires." Arch. Malad. coeur, **43**, 97, 1950.

Spitzer, A. Über den Bauplan des normalen und mißbildeten Herzens. Virchows Arch. f. path. Anat., **243**, 81, 1923.

Sprague, H. B., Ernlund, C. H., and Albright, F. "Clinical Aspects of Persistent Right Aortic Root." New England J. Med., **209**, 679, 1933.

Steele, J. M. "Evidence for General Distribution of Peripheral Resistance in Coarctation of the Aorta; Report of Three Cases." J. Clin. Investigation., **20**, 473, 1941.

Steinberg, I., Dotter, C. T., and Lukas, D. S. "Congenital absence of a main branch of the pulmonary artery." J. A. M. A., **152**, 1216, 1953.

Swan, C., et al. "Congenital Defects in Infants following Infections Diseases during Pregnancy." M. J. Australia, **2**, 201, 1943.

Swan, H. "Surgical closure of interauricular septal defects." J. A. M. A., **151**, 792, 1953.

Taussig, H. "Congenital malformations of the heart." New York Commonwealth fund, 1947.

Taylor, R. R., and Pollock, B. E. "Coarctation of the aorta in three members of a family." Am. Heart J., **45**, 470, 1953.

Tobin, J. R. Jr., Bay, E. B., and Humphreys, E. M. "Marfan's syndrome in the adult." Arch. int. Med., **80**, 475, 1947.

Veal, J. R., and McCord, W. M., "Congenital Abnormal Arteriovenous Anastomoses of the Extremities." Arch. Surg., **33**, 848, 1936.

Walker, R., and Klink, G. H., Jr. "Congenital Aortic and Mitral Atresia." Am. Heart J., **24**, 752, 1942.

Walton, K., and Spencer, A. G. "Ebsteins anomaly of the tricuspid valve." J. Pathol. and Bacteriol., **60**, 387, 1948.

Weinberg, T., and Himelfarb. A, J. "Endocardial fibroelastosis." Bull. J. Hopkins Hosp., **72**, 299, 1943.

Weiss, E., "Congenital Ventricular Septal Defect in a Man aged Seventy-nine." Arch. Int. Med., **39**, 705, 1927.

Wesselhoeft, C. 'Rubella (German measles)". New England, J. Med., **236**, 943, 1947.

Weve, H. Über Arachnodaktylie. Arch. f. Augenh., **104**, 1, 1931.

Wilkens, G. D. Ein Fall von multiplen Pulmonalisaneurysmen. Beitr. z. Klin. d. Tuberk., **38**, 1. 1917,

Wood, P. "Congenital heart disease." British med. J., **2**, 639, 1950.

Yater, W. M., Finnegan, J., and Giffin, H. M. "Pulmonary arteriovenous fistula (varix), J. A. M. A., **141**, 581, 1949.

—, Lyon, J. A., and McNabb, P. E. "Congenital Heart-block." J. A. M. A., **100**, 1831, 1933.

—, and Shapiro, M. J. "Congenital displacement of the tricuspid valve (Ebstein's disease)." Ann. int. Med., **11**, 1043, 1938.

von Zalka, E. Histologische Untersuchungen des Myokards bei kongenitalen Herzveränderungen. Frankfurt. Ztschr. f. Path., **30**, 144, 1924.

Zdansky, E. Röntgendiagnostik des Herzens und der großen Gefäße. Wien, Springer, 2. Auflage, 1949.

— "Cor triventriculare biatriatum mit Pulmonalstenose im Röntgenbild." Wien. Klin. Wchnschr., **63**, 144, 1951.

Ziegler, R. F. "The importance of patent ductus arteriosus in infants." Am. Heart J., **43**, 553, 1952.

Sechzehntes Kapitel

Anginöse Schmerzen und ihre Differentialdiagnose

1. Nomenklatur

Einer Besprechung der „Angina pectoris" müssen einige Bemerkungen über die Nomenklatur vorausgehen, da diese ziemlich verworren ist und einer Vereinheitlichung bedarf. Die Nomenklatur von Krankheiten ist mit unserer Kenntnis ihrer Ursache oder Entstehungsweise eng verbunden. In der Vergangenheit wurde mit Erklärungsversuchen der Angina pectoris viel Verwirrung gestiftet und Huchard zählte 80 Theorien auf, welche ihre Ursache verständlich machen sollten Nur wenige andere Gebiete haben jedoch in der Medizin in den letzten Jahren gleich große Fortschritte erfahren. Wir haben den Eindruck, daß die Entwicklung der Nomenklatur mit diesem Fortschritt nicht ganz Schritt gehalten hat.

Seit der klassischen Arbeit von Heberden wurde und wird auch jetzt noch der Ausdruck „Angina pectoris" vielfach gebraucht, um eine Krankheitseinheit zu bezeichnen. Heberdens Beschreibung bestimmter Empfindungen war so glänzend, daß lange Zeit nur wenig als Ergänzung hinzukam und jedermann an dieselbe Krankheit dachte, wenn der Ausdruck „Angina pectoris" gebraucht wurde. Der der Angina pectoris zugrunde liegende Mechanismus ist wahrscheinlich immer derselbe, das heißt, eine Ischämie des Herzmuskels, was von vielen Klinikern seit Parry vermutet wurde. Auch Potain verglich die Angina pectoris mit dem intermittierenden Hinken. Der wissenschaftliche Fortschritt der letzten zwanzig Jahre hat jedoch gezeigt, daß die Ischämie des Herzmuskels auf verschiedene Weise entstehen kann und daß diese mannigfaltigen Bedingungen eine verschiedene Prognose ergeben sowie eine unterschiedliche Behandlung erfordern. Es erscheint daher ratsam, den Ausdruck „Angina pectoris" nur zur Bezeichnung eines Symptoms zu verwenden. Der die Angina pectoris auslösende ätiologische Mechanismus sollte immer hinzugefügt werden.

Das klassische „anginöse Syndrom", die „Arbeitsangina", für welche der Ausdruck „Angina pectoris" derzeit vielfach angewendet wird, ist immer auf eine gut nachweisbare Schädigung bekannter Ätiologie zurückzuführen, das heißt, auf eine arteriosklerotische oder syphilitische Stenose der Koronararterien oder ihrer Orifizien. Daher erscheint uns die Bezeichnung „arteriosklerotische oder syphilitische Koronarstenose mit Angina pectoris" mehr geeignet als der unbestimmte Name „Angina pectoris." Der Ausdruck „Angina pectoris" als Bezeichnung für eine Krankheitseinheit muß nicht aus historischen Gründen beibehalten werden, da Heberdens klinische Beschreibung auch Anfälle einschließt, welche man gegenwärtig zweifellos auf einen Koronarverschluß beziehen würde. Bei der Schilderung der Schmerzen stellt er fest: „... und ich habe einen gesehen, bei dem er einmal einige Tage dauerte ..." und... „wenn er in der Nacht kommt, dauert er eine oder zwei Stunden."

In den letzten Jahren fand der Ausdruck „Koronarinsuffizienz" weite Verbreitung. Er wird von manchen verwendet, um einen Zustand zu bezeichnen, welcher ungefähr zwischen der Arbeitsangina und dem Koronarverschluß steht. Die Ischämie des Myokards dauert länger als bei der Arbeitsangina, weshalb leichte anatomische Veränderungen auftreten können. Andere verstehen unter Koronarinsuffizienz einen chronischen Zustand verminderter Blutzufuhr zum Herzmuskel. Wir halten den Ausdruck für nicht glücklich gewählt. Zunächst ist der Name unrichtig, da nicht die Koronararterien, sondern die Koronardurchblutung insuffizient ist. Es ist wohl richtig, daß man den Ausdruck Aorteninsuffizienz in einem ähnlichen Sinn verwendet und eine Insuffizienz der Aortenklappen meint; diese Gewohnheit kann man jedoch entschuldigen, wenn jedermann unter diesem Ausdruck dasselbe versteht. Dies gilt aber scheinbar bei der Koronarinsuffizienz oder beim „Koronarversagen" nicht, da man diese Ausdrücke verwendet, wenn der Herzmuskel infolge einer Kohlenoxydvergiftung, einer Anämie, einer Lungenembolie oder einer paroxysmalen Tachykardie eine ungenügende Sauerstoffmenge erhält. Wir halten es für schwierig, sich bei all diesen Zuständen unter „Koronarinsuffizienz" dasselbe vorzustellen. Bei vielen Fällen von sogenannter „Koronarinsuffizienz" handelt es sich in Wirklichkeit um kleine Myokardinfarkte infolge des Verschlusses kleiner Gefäße; in anderen Fällen liegen Infarkte auf Grund der Kombination einer bloßen Koronarstenose mit Überanstrengungen oder einer Tachykardie vor.

Wir halten die Verwendung des Ausdruckes „Koronarinsuffizienz" nur dann für zulässig, wenn man ihn zur Definition eines physiologischen Zustandes gebraucht und wenn man ihn z. B. als „Koronarinsuffizienz infolge akuter Blutung" näher charakterisiert. Es handelt sich nicht um einen Ausdruck, welcher eine bestimmte Krankheit bezeichnet.

In den folgenden Abschnitten wird der Ausdruck Angina pectoris oder anginöser Schmerz zur Definierung eines Schmerzes verwendet, welcher durch eine Ischämie des Herzmuskels hervorgerufen wird. Es sollen die verschiedenen Bedingungen erwähnt werden, unter welchen diese Schmerzform auftreten kann. Im Bestreben, auf diesem Gebiet der Kardiologie eine Nomenklatur zu verwenden, welche auf der Ätiologie basiert, wie es von der American Heart Association für andere Krankheiten des Herzens und der Gefäße so erfolgreich gefordert wird, soll die „Angina pectoris" als ein Symptom besprochen werden, welches bei einer Vielzahl von Zuständen vorkommt; der Name wird nicht zur Beschreibung einer Krankheitseinheit verwendet werden. Der Ausdruck „Koronarinsuffizienz" wird hier überhaupt nicht gebraucht.

2. Bemerkungen zur Anatomie und Physiologie des Koronarkreislaufes

Anatomie der Koronararterien

Die rechte Koronararterie geht vom rechten Sinus Valsalvae ab, verläuft in der Vorhofkammerfurche an die Hinterseite des Herzens und bildet den hinteren absteigenden Ast in der hinteren Kammerfurche. Sie versorgt zwei Drittel der Vorderwand des rechten Ventrikels mit Blut, nicht aber das Gebiet in der Nähe der vorderen Kammerfurche. Außerdem versorgt sie den rechten Herzrand und den hinteren Anteil des dem Zwerchfell aufliegenden Teiles des linken Ventrikels. Sie ist auch für die Blutzufuhr zum rechten Vorhof und zum hinteren Drittel des Kammerseptums verantwortlich. Wichtige Äste werden zum Sinus- und Aschoff-Tawaraknoten, zum Hisschen Bündel und zu den Kammerschenkeln abgezweigt.

Die linke Koronararterie ist gewöhnlich weiter als die rechte. Sie entspringt im linken Sinus Valsalvae und teilt sich in zwei Hauptäste. Der eine Ast, der Ramus circumflexus sinister, versorgt den linken Rand des linken Ventrikels und den Hauptteil des linken Vorhofs. Der Ramus descendens der linken Koronararterie verläuft in der vorderen Kammerfurche und versorgt sowohl die Vorderwand des linken Ventrikels als auch die angrenzenden Teile des rechten Ventrikels. Er ernährt auch die vorderen zwei Drittel des Kammerseptums. Bei ungefähr

40 Prozent der Menschen reicht ein Ast der linken Koronararterie bis zum Sinusknoten.

Während diese Art der Blutversorgung für nahezu 90 Prozent der normalen Individuen gilt, kommen bei 10 Prozent Ausnahmen und Varianten vor. Sie betreffen am häufigsten den Ramus circumflexus des linken Koronarhauptstammes. Dieses Gefäß versorgt gelegentlich größere Teile der basalen und hinteren Anteile der linken Kammerwand.

Die Verdickung der Intima der Koronararterien ist ein Ausdruck des Alterns. Bereits in der Kindheit ist die Intima so dick wie die Media, und in vorgeschrittenem Alter übertrifft der Durchmesser der Intima jenen der Media um ein mehrfaches.

Häufig kann man Abnormitäten der Koronararterien beobachten, wie zum Beispiel eine einzige Koronararterie für das ganze Herz, mehr als zwei Koronarostien, den Abgang einer Koronararterie von der Pulmonalarterie.

Hie und da entspringt die linke, seltener die rechte Koronararterie aus der Pulmonalarterie. Wenn ausreichende Anastomosen zwischen den beiden Koronararterien bestehen, macht sich dies oft bis zum 60. Lebensjahr relativ wenig bemerkbar, doch tritt oft schon in der Kindheit plötzlich der Tod ein. Die Kinder sind blaß und schwitzen, sie sind zyanotisch oder dyspnoisch. Das Herz ist vergrößert und oft ist ein Galopprhythmus vorhanden. Im Elektrokardiogramm sind die T-Zacken in Ableitung I, manchmal auch in Ableitung II tief negativ. Die T-Zacken sind auch in den Brustwandableitungen negativ, doch ist dieser Befund bei Kindern auch normalerweise zu erheben.

Variationen des Kalibers und des Verlaufes sieht man am häufigsten am Ramus circumflexus der linken Koronararterie.

Mit einer einzelnen Koronararterie kann man gewöhnlich normal leben, doch ergibt sich beim Auftreten eines Koronarverschlusses dabei eine gefährliche Situation.

Grant konnte im Falle eines 14 Monate alten Kindes das Fehlen der Koronarostien nachweisen; die Obduktion ergab dabei blutgefüllte Hohlräume, welche mit dem Lumen der Ventrikel und mit jenem der Koronargefäße kommunizierten.

Gelegentlich kommen kongenitale oder mykotische Aneurysmen der Koronararterien vor, welche häufig multipel vorhanden sind.

Jede Herzmuskelfaser ist mit einer oder mit mehreren Kapillaren in Verbindung. Hypertrophiert das Herz, so nimmt die Anzahl der Kapillaren nicht zu, womit die Grundlage für eine ungenügende Blutversorgung gegeben ist.

Abgesehen von den zahlreichen Venen, welche sich zur Koronarsinusvene vereinigen, münden andere Venen, wie die Venae parvae und die Venen an der vorderen Herzwand, direkt in die Herzhöhlen, besonders in den rechten Vorhof.

Ein völliger Verschluß des Sinus coronarius übt scheinbar keinen ungünstigen Einfluß auf die Herztätigkeit aus.

Anastomosen

Es gibt zahlreiche Anastomosen zwischen den Ästen der beiden Koronararterien. Normalerweise sind sie jedoch zu klein, um eine ausreichende Funktion zu gewährleisten, wenn eines der miteinander kommunizierenden Gefäße plötzlich verschlossen wird. Man nennt die Koronararterien daher „funktionelle Endarterien". Die Anastomosen sollen mit zunehmendem Alter weiter werden; dies wird jedoch von anderen Autoren geleugnet; die Anastomosen werden bei langsam zunehmender Stenosierung eines Astes sowie bei Anoxaemien, bei Anämien und durch die Verwendung von Nitriten weiter; die Lichtung der normalen physiologischen Anastomosen mißt nicht mehr als 40 Mikren, weshalb sie funktionell insuffizient sind.

Venae Thebesiae. Das Bestehen der Venae Thebesiae wurde oft geleugnet, doch haben sorgfältige Studien in der letzten Zeit ihr Vorhandensein bestätigt und eine genaue Kenntnis ihrer Anatomie gebracht. Diese Gefäße verbinden die Herzhöhlen mit den Koronarvenen. Die Koronararterien kommunizieren mit den Venae Thebesiae ausschließlich über die Kapillaren. Die Venae Thebesiae sind im rechten Ventrikel besonders zahlreich. Dieser Umstand trägt zusammen mit den etwas reichlicheren Anastomosen zwischen den Koronararterien im rechten Ventrikel zur Verhütung einer Schädigung dieses Ventrikels bei Koronarerkrankungen bei. Sogar bei einem völligen Verschluß einer Koronararterie im rechten Ventrikel kommt es nicht so leicht zur Entstehung eines Infarktes wie im linken Ventrikel.

Arterio-luminale und arterio-sinusoide Gefäße. Zwischen den Koronararterien und den Ventrikeln bestehen wichtige Kommunikationen, welche durch die arterio-luminalen und arterio-sinusoiden Gefäße dargestellt werden. Die ersteren wurden bereits von Vieussens erwähnt. Sie gehen von den Arteriolen ab und haben einen Durchmesser bis zu einem Millimeter. Sie sind nicht zahlreich, bilden aber einen Kurzschluß zwischen den Arterien und den Ventrikeln. Auch die arterio-sinusoiden Gefäße beginnen bei den Arteriolen, münden aber in weite Räume von unregelmäßiger Form. Sie sind sehr zahlreich und haben einen kapillarähnlichen Bau. Über die Funktion dieser Verbindungen unter normalen und abnormen Bedingungen ist nicht viel Sicheres bekannt.

Extrakardiale Arterien. Die Koronararterien kommunizieren auch mit extrakardialen Arterien. Am zahlreichsten sind die Anastomosen zwischen den Koronararterien und den Vasa vasorum der Aorta und der Pulmonalarterie. Der unterste Teil der Aorta ascendens wird von Vasa vasorum ernährt, welche von den Koronararterien, besonders von der rechten Koronararterie abgehen. Diese extrakardialen Gefäße können beachtlich groß werden, sie spielen zweifellos für die Blutversorgung des Herzens eine große Rolle, wenn die Hauptäste der Koronararterien langsam verschlossen werden. Außerdem kommunizieren die Koronararterien mit Ästen der Perikard-, Zwerchfell-, Lungen- und Ösophagusarterien.

Bei der Aortitis sind manchmal beide Koronarostien völlig verschlossen, ohne daß die Herzfunktion beeinträchtigt ist und ohne daß sich ein Myokardinfarkt entwickeln würde. Dies spricht für die funktionelle Leistungsfähigkeit der kardialen und extrakardialen Anastomosen.

Herznerven

Überall im Myokard findet man adrenergische sympathische Fasern. Es gibt jedoch weder einen anatomischen noch einen experimentellen Beweis dafür, daß beim Säugetierventrikel mit Ausnahme der Vasokonstriktoren der Koronararterien hemmende Vaguseffekte vorkommen. Bei vielen niederen Tieren sind in der Kammermuskulatur Vagusnervenendigungen vorhanden, welche aber im Verlauf der Entwicklung scheinbar verschwunden sind. Diese Tatsache ist teleologisch zu erklären. Vagusfasern findet man in den Vorhöfen aller Tiere.

Koronardurchblutung

Blutdruck. Auf Grund von Versuchen mit entnervten Herz-Lungen-Präparaten glaubte man lange Zeit, daß die Koronardurchblutung ausschließlich vom mittleren Aortendruck abhänge. Untersuchungen an Herzen mit intakten Nerven und bei besserer Technik zeigten jedoch, daß dies nicht der Fall ist. Die alleinige Abhängigkeit der Koronardurchblutung vom Aortendruck war a priori etwas unverständlich, da bekannt war, daß die Koronardurchblutung bei Anstrengung um ein Vielfaches zunimmt, während sich der Blutdruck nur leicht verändert.

Das Herz verhält sich bezüglich seiner arteriellen Blutversorgung so wie andere Organe des Körpers. Es holt sich die benötigte Blutmenge aus der Aorta innerhalb gewisser Grenzen völlig unabhängig vom Blutdruck. Es wird nicht passiv durchströmt. Unter normalen Bedingungen zweigen die Koronararterien ungefähr 5 bis 10 Prozent des Schlagvolumens ab, wobei diese Menge bei körperlicher Anstrengung wesentlich zunimmt. Die Erweiterung der Koronararterien wird hauptsächlich reflektorisch und teilweise durch den Einfluß lokaler Stoffwechselprodukte vollzogen.

Autonome Nerven. Das entnervte Herz zeigt immer eine maximale Koronardurchblutung. Deshalb muß man einen ständigen Nerveneinfluß zwecks Kontrolle der Weite der Koronargefäße des Herzens in situ und zwecks Ermöglichung von Änderungen bei plötzlichen Anforderungen annehmen. Derzeit besteht die fast einmütige Überzeugung, daß die Vasokonstriktoren für die Koronararterien im parasympathischen System verlaufen und daß das sympathische System die adrenergischen Vasodilatatoren für die Koronararterien beistellt. Während manche Forscher aus ihren Versuchen schließen, daß für die Änderung der Koronardurchblutung hauptsächlich eine Zu- oder Abnahme des Vagustonus verantwortlich sei, halten andere die vom achten Zervikal- und ersten bis sechsten Dorsalsegment abgehenden und über das Ganglion stellatum verlaufenden gefäßerweiternsympathischen Nerven für die Hauptfaktoren.

Abgesehen vom Aortendruck und dem Tonus der autonomen Nerven (manchmal auch der Adrenalinsekretion im Adrenalsystem) wird die Koronarzirkulation 1. durch Reflexe von verschiedenen Körperteilen und 2. durch die Kontraktion des Myokards in jeder Phase des Herzzyklus beeinflußt.

Reflexe. Reflektorische Änderungen der Koronardurchblutung spielen in der Koronarpathologie eine sehr große Rolle, doch gibt es auf diesem Gebiet nur wenige experimentelle Arbeiten. Der Grund dafür liegt, wie früher ausgeführt (S. 99), in der Schwierigkeit des Nachweises der Auswirkung autonomer Reflexe bei experimentellen Arbeiten. Eine Anästhesierung ist unvermeidlich, sie verändert aber den Tonus der autonomen Nerven. Die verschiedenen Reflexe hängen in hohem Grade vom Zustand der Rezeptoren, der Nervenzentren und der Erfolgsorgane ab.

Es sind jedoch genügend Tatsachen bekannt, welche die große Rolle ermessen lassen, welche diese Reflexe unter bestimmten Umständen spielen.

Die klinische Beobachtung zeigt häufig, daß ein Angina-pectoris-Anfall öfter oder ausschließlich nach einer schweren Mahlzeit auftritt. Dies ist leicht zu erklären und soll in einem der folgenden Abschnitte erörtert werden (S 350). Gelegentlich tritt der Schmerz jedoch schon beim ersten Nahrungsbissen auf, wenn der Kranke zu schlucken beginnt, völlig unabhängig von der Menge und Art der Nahrung. Dieses Ereignis kann man mit der Verminderung der Koronardurchblutung nach mechanischer Dehnung des unteren Ösophagus und des Magens erklären (S. 350). Dieser vago-vagale Reflex erlischt nach Durchtrennung der Vagi oder nach Atropinanwendung.

Es gibt eine große Zahl zuverlässiger Beobachtungen bezüglich der Verschlechterung oder auch des Auftretens objektiver Herzerscheinungen bei Gallenblasenleiden sowie ihres Verschwindens nach Entfernung des erkrankten Organs. Die pulmo-koronaren Reflexe wurden im Kapitel über die Lungenembolie besprochen.

Eine mechanische oder chemische Reizung der Nasenschleimhaut führt zur Verminderung der Koronardurchblutung. Diese Wirkung ist auf eine reflektorische Hemmung der sympathischen Vasodilatatoren zurückzuführen.

Es gibt Ärzte, welche die Möglichkeit des Auftretens einer Verengung der Koronararterien durch nervöse oder humorale Einflüsse ablehnen. Die im Anschluß an eine akute Blutung erfolgende Koronarverengung sowie die beträchtliche Verengung nach einer intravenösen Injektion von Pitressin zeigen jedoch, daß dieser Standpunkt nicht gerechtfertigt ist.

Wirkung der Systole. Die Veränderungen der Koronardurchblutung während der einzelnen Phasen der Herztätigkeit sind ein sehr strittiges Thema. Zeitweise nahm man an, daß die Koronardurchblutung während der Systole völlig sistiere, während andere Autoren aus ihren Beobachtungen den Schluß zogen, daß die Koronardurchblutung durch die Herzsystole verstärkt werde. Nach den Arbeiten von Wiggers und seinen Mitarbeitern hängt die Durchblutung der Koronararterien in den Herzphasen von zwei Faktoren ab: 1. von der Druckhöhe in der Aorta; 2. von der intramuralen Spannung. Die während der isometrischen Periode erhöhte intramurale Spannung führt zu einer Verminderung der Koronardurchblutung, doch steigt die Durchblutung mit der Zunahme des systolischen Aortendruckes in der Austreibungsperiode wieder an. Sie sinkt in der Systole, wenn der Blutdruck niedrig ist, neuerlich ab. Es besteht ein Druckgefälle von den äußeren Myokardschichten zu den subendokardialen Schichten. Diese inneren Schichten sind während der Systole dem hohen intraventrikulären Druck ausgesetzt, weshalb die Arterien in ihnen komprimiert werden. Durch die Beschleunigung der Herzfrequenz kommt es zu einer Herabsetzung der Koronardurchblutung.

Anpassung an die Arbeitsleistung. Unter normalen Bedingungen paßt sich die Koronardurchblutung der Herztätigkeit an. Während dem Herzen bei einer Arbeitsart eine bestimmte Menge arteriellen Blutes genügt, kann diese Menge bei anderen Arbeitsarten ungenügend sein. Nicht die absolute Größe der Koronardurchblutung, sondern das Verhältnis zwischen Zufuhr und Bedarf ist entscheidend.

Das Herz kann auf zweierlei Weise erhöhte Arbeit leisten. 1. Es kann das Minutenvolumen zunehmen, hauptsächlich durch Vergrößerung des Schlagvolumens, während die Frequenz nur wenig höher wird; der Blutrückfluß zum Herzen ist vermehrt, so daß die diastolische Füllung und damit die systolische Blutförderung größer wird. 2. Dasselbe Ziel, eine Erhöhung des Minutenvolumens, kann auch ohne wesentliche Veränderungen des Schlagvolumens durch eine höhere Herzfrequenz erreicht werden.

Das Herz braucht wie jede andere Maschine einen Brennstoff (Sauerstoff). Vom ökonomischen Standpunkt aus lautet die wichtigste Frage, ob sich das Verhältnis zwischen geleisteter Arbeit und Brennstoffverbrauch in entsprechenden Grenzen hält. Untersuchungen bezüglich des Sauerstoffverbrauches und der Blutzufuhr zum Herzen während erhöhter Arbeitsleistung zeigen, daß der Herzmuskel viel weniger zusätzliches Blut (Sauerstoff) benötigt, wenn er die zusätzliche Arbeit durch Vergrößerung des Schlagvolumens bei niedriger Frequenz, als durch Erhöhung der Frequenz bei kleinem Schlagvolumen leistet. Tatsächlich paßt sich das Herz von Athleten während des Trainings an eine langsame Frequenz und eine Vergrößerung des Schlagvolumens und damit an eine mehr ökonomische Form der Herztätigkeit an. Diese Tatsachen erklären die klinische Beobachtung, daß sogar leichte Erhöhungen der Herzfrequenz bei bestimmten Fällen von Koronarleiden einen ungünstigen Einfluß ausüben. Wir könnten bei vielen Koronarkranken ausgezeichnete therapeutische Erfolge erzielen, wenn wir ein Mittel in der Hand hätten, welches die Herzfrequenz herabsetzt und das Herz befähigt, seine Leistung nur durch eine stärkere Füllung zu erhöhen.

Adrenalin. Die Bedeutung der Erhaltung einer größeren Blutzufuhr bei erhöhten Anforderungen wird durch die Beobachtung der Adrenalin- und Atropinwirkung auf das Herz erläutert. Adrenalin erweitert die Koronararterien und erhöht die Blutzufuhr zum Myokard um ungefähr 50 Prozent. Die Frequenzerhöhung, die Motilitätssteigerung des Muskels und der gesteigerte Stoffwechsel nach Adrenalinanwendung erhöhen jedoch den Sauerstoffbedarf so stark, daß sich eine Ischämie des Myokards einstellen kann und sogar junge, gesunde Individuen mit einem normalen Koronarkreislauf nach Injektion von nur 1 ccm einer einpromilligen Lösung anginöse Schmerzen bekommen können. Vermutet man bei einem Patienten das Bestehen eines Koronarleidens, so ist die Anwendung von Adrenalin in jeder Menge kontraindiziert.

Atropin. Auch Atropin wirkt durch Hemmung der vasokonstriktorischen Vaguswirkung auf die Koronararterien erweiternd. Es wurde nachgewiesen, daß Atropin die Koronardurchblutung mehr verstärkt als Amylnitrit. Atropin beschleunigt jedoch auch meistens die Herztätigkeit. Dadurch wird der Sauerstoffbedarf größer. Deshalb können Patienten, bei welchen eine Koronarsklerose die Erweiterung bestimmter Äste ausschließt oder Patienten mit einer syphilitischen Stenose der Koronarostien, bei welchen eine Erhöhung der Koronardurchblutung gleichfalls unmöglich ist, nach Anwendung therapeutischer Atropindosen schwere Anfälle von Angina pectoris und sehr deutliche, wenn auch vorübergehende Veränderungen im Elektrokardiogramm aufweisen.

Es ist wichtig, festzustellen, daß ein organisches Leiden oder eine reflektorische Verengung der Koronararterien nicht die alleinigen Ursachen einer Ischämie und anginöser Schmerzen sind. Auch das Ausbleiben einer notwendigen Erweiterung der Arterien bei erhöhtem Blutbedarf kann dafür verantwortlich sein.

Herzschmerzen

Sowohl der Herzmuskel als auch das Epikard sind scheinbar für schmerzhafte Reize chemischer oder mechanischer Natur unempfindlich. In der Adventitia der Koronararterien und -venen bestehen sensible Fasern, welche über die Herznerven zum Ganglion stellatum ziehen, und zwar links häufiger als rechts; nach Verlassen des sympathischen Grenzstranges treten sie mit den Rami communicantes albi des ersten bis fünften Dorsalsegments in das Rückenmark ein. Auch die oberen Brustganglien erhalten direkte sensible Fasern vom Herzen. Für den Verlauf von Schmerzfasern im Vagus gibt es keinen Beweis. Der Herzschmerz wird am Herzen selbst empfunden.

Eine Ischämie des Herzmuskels selbst verursacht scheinbar keine Schmerzen. Ein Schmerz kann jedoch durch eine Ischämie der sensiblen Nervenfasern entstehen, welche in der Adventitia der Koronargefäße verlaufen; die Ischämie führt wie beim intermittierenden Hinken zu einer lokalen Anhäufung von Stoffwechselprodukten.

Die Empfindlichkeit verschiedener Menschen für Schmerzen, insbesondere für viszerale Schmerzen, ist sehr verschieden.

Versuche, bei welchen die Empfindlichkeit der Nervenfasern in der Adventitia der Koronargefäße hoch befunden wurde, sind kein genügender Beweis dafür, daß eine Ischämie bei Koronarerkrankungen die tatsächliche und alleinige Schmerzursache ist. Der Schmerz kam nach Unterbindung oder nach mechanischer Reizung einer Koronarvene ebenso rasch wie nach einer ähnlichen Manipulation an einer Koronararterie. Außerdem spricht das plötzliche Auftreten von Schmerzen bei allen Versuchen gegen ihre Entstehung durch die Ischämie. Die Ischämie kann erst nach einer gewissen Zeit, nicht aber sofort Schmerzen verursachen. Die Versuche beweisen nur das Bestehen von Schmerzfasern in der Adventitia der Koronargefäße.

Anatomische Veränderungen bei Ischämie

Eine länger als wenige Minuten dauernde Ischämie des Herzmuskels führt zur Nekrose von Myokardfasern, besonders in den subendokardialen Schichten in der Umgebung der Papillarmuskeln und Trabekel. In dieser Gegend treten Nekrosen bei allen Zuständen auf, welche mit einer verminderten Sauerstoffzufuhr zum Herzen einhergehen. Diese Nekrosen wurden früher als ein bei Lungenembolien anzutreffender Befund erwähnt. Sie kommen bei der Kohlenmonoxydvergiftung, im Schock, bei schweren Anämien vor, besonders, wenn das Versuchstier gezwungen wird, nach einem akuten Blutverlust schwere Arbeit zu leisten.

Ähnliche Nekrosen wurden im Myokard von Patienten gefunden, welche in einem Status epilepticus starben und normale Koronararterien hatten. Vermutlich sind sie nicht auf Koronarspasmen zurückzuführen, sondern auf die Unmöglichkeit, während der Anfälle zu atmen, wobei es dann zur Anoxie kommt. Diese Nekrosen findet man auch nach Anfällen von Angina pectoris verschiedener Ursache, sogar bei anatomisch normalen Koronararterien (Aortenstenose) und natürlich in Fällen von Koronarstenose.

Elektrokardiographische Veränderungen bei Ischämie

Die durch eine mäßige Anoxie des Herzmuskels hervorgerufenen elektrokardiographischen Veränderungen bestehen in einer Senkung der ST-Strecken und der T-Zacken in den Ableitungen I und II und in den Brustwandableitungen. Dieselben Veränderungen treten im Elektrokardiogramm auf, wenn das Gebiet in der Umgebung der Papillarmuskeln, welches bei der Anoxie des Myokards zuerst betroffen wird, eine mechanische Schädigung erleidet. Besteht in umschriebenen Gebieten des Myokards eine stärkere Anoxie, so sind die Veränderungen im Elektrokardiogramm je nach dem Ort und der Ausdehnung des ischämischen Bezirkes verschieden.

Die verschiedenen Ursachen der Angina pectoris

Ein Mißverhältnis zwischen der Blutzufuhr zum Herzen und seinem Blutbedarf kommt vor:

1. Bei organischen Krankheiten der Koronararterien. Die schwerste Ischämie tritt beim Koronarverschluß auf, leichtere Grade bei den Koronarkrankheiten infolge einer Koronarstenose.

2. Bei funktionellen Störungen der Koronararterien (Spasmen oder Nichteintreten der erforderlichen Erweiterung im Notfall). Diese Störungen kommen bei Hochdruckkrisen, bei Aortenklappenfehlern, bei Lungenembolien und bei akuten Blutungen vor.

3. Bei Änderungen der Herztätigkeit (vermehrte Herzarbeit am Beginn starker Anstrengungen, paroxysmale Tachykardien).

4. Bei Änderungen der Blutbeschaffenheit (Anämien, Kohlenmonoxydvergiftung).

In den folgenden Abschnitten sollen diese Zustände, welche meistens eines gemein haben — eine schwerere oder leichtere Ischämie des Herzmuskels — im einzelnen besprochen werden. Bei all diesen Zuständen können Schmerzen auftreten oder fehlen.

3. Koronarverschluß und Myokardinfarkt

Historische Bemerkungen

Die Kenntnis der großen Häufigkeit des Koronarverschlusses ist relativ alt. Über die Pathologie dieses Zustandsbildes wurde eine Anzahl ausgezeichneter Monographien verfaßt, seine Komplikationen, wie zum Beispiel das Herzaneurysma, die Myomalazie und ähnliche, wurden erschöpfend bearbeitet. Manche Berichte gaben auch die Möglichkeit einer klinischen Diagnostizierung des Infarktes an. Die meisten dieser Arbeiten blieben ohne merklichen Einfluß auf das Denken der Kliniker und manchmal sogar der eigentlichen Autoren jener Arbeiten. Sie diagnostizierten weiterhin Anfälle von schwerer Angina pectoris oder einen Status anginosus bei Kranken, welche unzweifelhaft einen Koronarverschluß hatten. Herrick forschte und publizierte jedoch, enttäuscht durch das Ausbleiben eines Widerhalles auf seine ersten Arbeiten, über diesen Gegenstand weiter. Die Medizin verdankt ihm die Tatsache, daß die Koronarthrombose in den letzten fünfundzwanzig Jahren eine Herzkrankheit geworden ist, welche man mit großer Sicherheit diagnostizieren kann.

Pathologie

Atherosklerose und Thrombose. In der überwiegenden Mehrzahl der Fälle ist ein Koronarverschluß auf eine Atherosklerose der Koronararterien zurückzuführen. Andere später erwähnte ursächliche Faktoren stellen ziemlich seltene Ausnahmen dar.

In manchen Fällen führt der atherosklerotische Prozeß mit der Ausbildung von Atheromen, einer Fibrose und Kalksalzablagerungen zu einer fortschreitenden Stenosierung und schließlich zu einem fibrotischen Verschluß der Gefäße. In einer Untersuchungsreihe bestand in einem Drittel der Fälle bei autoptisch verifizierten Infarkten kein Koronarverschluß. Es konnten nur Koronarsklerosen mit einer Verengung des Lumens nachgewiesen werden. In solchen Fällen kann eine zusätzliche Belastung infolge einer Überanstrengung, einer paroxysmalen Tachykardie oder einer vermehrten Adrenalinausschüttung (Raab) den Infarkt auslösen.

Bei einer großen Anzahl von Fällen behindert der atherosklerotische Prozeß in der Intima die Ernährung des Endothels, an dieser Stelle kommt es zu einer Thrombosierung der Arterie. Manchmal bricht ein atheromatöser Abszeß in das Lumen der Koronararterie ein, wodurch sich ebenfalls eine Thrombose entwickelt.

Bei der überwiegenden Mehrzahl der Fälle ist der Verschluß jedoch auf die Ruptur von Riesenkapillaren in der Wand atherosklerotischer Koronararterien zurückzuführen. Diese Riesenkapillaren gehen zum Teil direkt vom Lumen der Arterie und zum Teil von ihrer Adventitia ab. Sie sind zahlreich und infolge ihrer enormen Weite und dünnen Wände leicht verletzlich. Wenn ihre Wand einreißt und damit eine Blutung auftritt, so kann sich die darüberliegende Intima in das Lumen vorwölben und so die Arterie verschließen oder die Ruptur kann zu einer Schädigung des endothelialen Überzuges führen, worauf sich eine Thrombose einstellt; auch eine retrograde Thrombosierung von der rupturierten Kapillare aus, welche sich bis in die Koronararterie hinein ausdehnt, von der die Kapillare abgeht, kommt vor. Diese Vorgänge sind ohne Zweifel für die überwiegende Mehrzahl der Verschlüsse bei der Koronarthrombose maßgebend. Nelson konnte diese Entstehungsweise in 11 von 17 Fällen nachweisen, während sie nach Horn und Mitarbeitern in 62.5% der untersuchten Herzen vorlag.

Embolie. Hie und da ist ein Koronarverschluß auf eine Embolie zurückzuführen. Solche Fälle kommen meistens bei der akuten oder subakuten bakteriellen Endokarditis vor, wenn sich kleine Thromben von den Auflagerungen an den Aorten- oder (seltener) an den Mitralklappen ablösen. Diese Fälle sind häufiger als man nach Berichten vermuten möchte, da nur ein kleiner Prozentsatz davon publiziert wird. Wir hatten Gelegenheit, solche Embolien zweimal bei jungen Frauen unter zwanzig Jahren zu beobachten, die an einer subakuten bakteriellen Endokarditis litten. Manchmal sind die Embolien auf abgelöste Wandthromben oder auf Fragmente atherosklerotischer Plaques zurückzuführen.

Nach komplizierten Frakturen sind Fettembolien der Koronararterien ziemlich häufig und verursachen eine Anzahl von Herzerscheinungen, welche gewöhnlich mißdeutet werden. Sogar paradoxe Embolien in die Koronararterien sind bekannt.

Syphilis. Der syphilitische Koronarverschluß betrifft nur die Ostien der Koronararterien und stellt tatsächlich mehr eine Ausdehnung der Aortitis als eine eigene Erkrankung der Koronargefäße dar. Der Prozeß entwickelt sich langsam und erzeugt ein wechselndes klinisches Syndrom, welches später zu beschreiben sein wird. Fälle von Myokardinfarkt infolge einer syphilitischen Stenosierung der Ostien wurden veröffentlicht.

Andere Krankheiten. Eine Koronarbeteiligung bei der Periarteritis nodosa und bei der Thrombangitis obliterans ist eine Seltenheit. Jedoch können sowohl diese Krankheiten, wie ein Aneurysma dissecans, zum akuten Verschluß einer Koronararterie und damit zu einem Myokardinfarkt führen.

Die Koronararterien können von primären oder sekundären Neoplasmen besiedelt und verschlossen werden. Beispiele solcher Metastasierungen wurden von praktisch jedem Organ beschrieben.

Auch nach stumpfen Brusttraumen, nach Elektroschocks und nach Barbitursäurevergiftungen konnten Myokardinfarkte beobachtet werden.

Der atherosklerotische Prozeß befällt alle drei Äste des Koronarbaumes (Ramus descendens dexter et sinister, Ramus circumflexus der linken Koronararterie) gleich häufig. Dies muß betont werden, da der Ramus descendens der linken Koronararterie viele Jahre lang als Prädilektionssitz galt.

Für jeden Ast gibt es bestimmte Prädilektionsstellen für den Verschluß, beim Ramus descendens der linken Koronararterie findet sich diese zum Beispiel einen Zentimeter nach seinem Abgang.

Es ist interessant, daß in pathologisch-anatomisch untersuchten Fällen gewöhnlich mindestens zwei Koronararterienäste verschlossen sind. In vielen Fällen entwickelte sich bei einem Patienten, der einen alten Verschluß eines dasselbe Gebiet versorgenden Gefäßes hatte, eine neue Thrombose. Manchmal kommt es in allen drei großen Ästen zum Verschluß.

Trotz dem Verschluß eines Hauptgefäßes muß es nicht unbedingt zu einer Nekrose des Myokards (Myokardinfarkt) kommen. Dies gilt insbesondere dann, wenn die Stenosierung einer Koronararterie langsam fortschreitet und genügend Zeit zur Ausbildung eines Kollateralkreislaufes läßt. In diesen Fällen ist es oft möglich, den ganzen Koronararterienbaum durch Injektion eines Kontrastmittels von einer einzigen Arterie aus zu füllen. Die Weite der anastomosierenden Gefäße kann sich in derartigen Fällen verfünffachen. Der allmähliche Verschluß der Koronararterien ermöglicht auch bei Hunden die Ausbildung eines Kollateralkreislaufes. Dieser genügt zur Verhütung einer Myokardschädigung, wenn die betreffende Arterie völlig verschlossen ist.

In anderen Fällen kann sich auch bei nicht völligem Verschluß ein Infarkt einstellen. Die Wirksamkeit der Kollateralgefäße kann den Infarkt auf ein Gebiet begrenzen, welches viel kleiner ist als der vom verschlossenen Gefäß versorgte Bezirk. Der Infarkt kann in einiger Entfernung von der Stelle des Verschlusses liegen. In einem Fall entwickelte sich ein Myokardinfarkt bei Durchgängigkeit aller Koronararterien. Es bestand eine starke Fibrose der Media, welche scheinbar eine Funktionsstörung zur Folge hatte. Die Lichtung der Koronararterien war normal weit.

Heilung. Ein Myokardinfarkt heilt allmählich ab. An seinen Grenzen kommt es zu einer reaktiven Entzündung. Bindegewebe ersetzt die nekrotischen Herzmuskelfasern und es bildet sich allmählich eine Narbe. Dieser Prozeß geht langsam vor sich und benötigt einige Monate. Die Nekrose ist nach vier bis sechs Tagen voll entwickelt, in der zweiten Woche tritt in zunehmendem Maße fibröses Gewebe auf, die Bildung von Kollagen dauert jedoch manchmal bis zu drei Monaten. Die Schnelligkeit der Narbenbildung hängt von der Größe des Infarktes, seiner Lage, dem Zustand des Koronargefäßbaumes und anderen Faktoren ab. Nach 3 Monaten wird die Narbe oft fester. Kleine Infarkte heilen nach 5 Wochen, größere nach 2 bis 4 Monaten.

Komplikationen, welche das Leben des Kranken gefährden können, sollen in den folgenden Seiten erörtert werden.

Häufigkeit, Geschlecht, Alter

Häufigkeit. Die Häufigkeit der Koronarthrombose bei der Durchschnittsbevölkerung ist schwierig zu ermitteln. In den Vereinigten Staaten sollen jährlich 200.000 Personen an dieser Krankheit sterben. In vielen Fällen wird die Diagnose nicht gestellt; bei vielen Attacken wird ein Arzt nicht beigezogen. Unter einer Serie von tausend aufeinanderfolgenden Obduktionen aller Alter und Geschlechter konnte in 4.9 Prozent ein Myokardinfarkt nachgewiesen werden. Die Häufigkeit der Krankheit scheint aus unbekannten Gründen anzusteigen. In den letzten Jahren wurde für die Vereinigten Staaten über eine 7fache Zunahme der Zahl der Erkrankungen berichtet. Die familiäre Häufung ist deutlich (40 Prozent). Dies ist zum Teil auf das gehäufte Vorkommen einer Hypertonie in derselben Familie zurückzuführen (S. 423). Koronarthrombosen sollen in der ärmeren Bevölkerung seltener vorkommen. Die Häufigkeit der Anfälle war während der Sommermonate größer.

Alter. Da die Atherosklerose der Koronararterien sogar bei Neugeborenen vorkommt, gibt es auch Koronarverschlüsse mit Myokardinfarkten in jedem Alter. Bei einem dreizehnjährigen Mädchen führte ein Koronarverschluß mit Infarkt zur Ausbildung eines Herzaneurysmas und zur Herzruptur. Auch bei jungen Männern von achtzehn bis zweiundzwanzig Jahren konnten Koronarthrombosen beobachtet werden. Wir erlebten einen Myokardinfarkt bei einem einundzwanzigjährigen Mädchen. Dieses Ereignis ist bei weniger als zwanzigjährigen Diabetikern nicht besonders ungewöhnlich. Auch bei Neugeborenen mit einer Sklerose der Media der Koronararterien hat man schon Koronarthrombosen beobachtet.

Geschlecht. Koronararterienverschlüsse sind bei Männern viel häufiger als bei Frauen, das Verhältnis beträgt für jüngere Individuen ungefähr 3:1. Im hohen Alter ist die Häufigkeit der Koronarthrombose bei Frauen größer, dieselbe Situation besteht auch bei der Hypertonie und beim Diabetes.

Tabak. Bisher gibt es keinen Beweis dafür, daß mäßiges Rauchen zu einer Koronarsklerose und -thrombose führt. Bei starken Rauchern ist die Häufigkeit der Erkrankung jedoch scheinbar größer.

Diabetes. In einem früheren Kapitel wurde festgestellt, daß die Koronarsklerose eine typische Begleiterscheinung des Diabetes ist; dasselbe gilt für die Koronarthrombose. Beim Diabetes tritt die Koronarthrombose nicht nur häufiger, sondern auch meist in einem früheren Alter auf. Unter 274 Fällen einer Serie wurde in 10.2 Prozent ein Diabetes nachgewiesen. Bei einer anderen Serie von 300 Fällen lag ein Diabetes in 17.4 Prozent vor. Sogar bei Diabetikern, welche ihre Krankheit erst 5 Jahre lang haben, kommt die Koronarthrombose nicht selten vor; viele Diabetiker entgehen ihr jedoch. Es herrscht die Ansicht vor, daß die Koronarsklerose nicht eine Komplikation des Diabetes ist, sondern, daß beide Erkrankungen eine ähnliche Grundlage haben und daß die Koronarsklerose eine zusätzliche Erscheinung ist. Das Insulin selbst hat auf das Auftreten einer Koronarsklerose bei Diabetikern keinen Einfluß.

Hypertonie. Bei der Hypertonie kommt die Koronarsklerose und Koronarthrombose viel häufiger vor als in der Durchschnittsbevölkerung. Statistiken, welche sich mit der Häufigkeit der Hypertonie bei Patienten mit Koronarthrombose befassen, geben ein verschiedenes Bild, Schätzungen lassen aber vermuten, daß eine Hypertonie in mehr als 50 Prozent der Fälle vorhanden ist.

Der Beruf scheint keinerlei Rolle zu spielen. Oft sagt man, daß dicke, stämmige und überarbeitete Männer bevorzugt würden, doch sind Ausnahmen von dieser Regel nicht selten. Viele leugnen sogar eine größere Häufigkeit der Erkrankung bei Fettleibigen.

Auslösende Momente

In der Mehrzahl der Fälle tritt die Koronarthrombose scheinbar ohne Ursache auf. Die Anfälle kommen bei Ruhe, oft in der Nacht oder während der gewohnten täglichen Arbeit. Das Vorkommen einer Thrombosierung nach einem Brusttrauma wurde eingehend erörtert und erscheint gesichert. Koronarthrombosen wurden auch nach starker körperlicher Anstrengung beobachtet. Übermäßige Anstrengungen können beim Vorliegen einer Koronarsklerose tödlich endende Anfälle auslösen. 50 Prozent der Anfälle mit tödlichem Ausgang ereigneten sich bei Soldaten der US-Armee während körperlicher Belastung. Bei derartigen Fällen fehlt eine Thrombosierung häufig, der Infarkt entsteht infolge des Zusammentreffens von Koronarstenose und starker Anstrengung. 59 Prozent der Herzen dieser Soldaten zeigten bei der Autopsie alte Narben. Anderseits hat man darauf hingewiesen, daß Koronarthrombosen bei körperlich aktiven Menschen weniger häufig seien. Die wesentliche Rolle, welche die Ruptur der Riesenkapillaren in der atherosklerotischen Intima für die Entstehung eines Koronarverschlusses spielt, läßt Traumen und plötzliche Anstrengungen als Ursachen möglich erscheinen. Diese Frage besitzt außerordentliche Bedeutung in der Gerichtsmedizin (S. 389). Gelegentlich tritt eine Koronarthrombose während eines Operationsschockes auf. Außerdem wurde über Fälle nach Kohlenoxydgasvergiftung berichtet.

Symptome

Koronarverschluß und Myokardinfarkt verlaufen hie und da symptomlos und werden zufällig entdeckt. In vielen Fällen bestehen jedoch genügend Symptome, um die Diagnose zu ermöglichen.

Schmerzen. Sie sind ein hervorstechendes Symptom, die Zahlen über ihre Häufigkeit bei der Koronarthrombose sind jedoch verschieden. Während man früher glaubte, daß Schmerzen regelmäßig vorhanden seien, zeigen neuere Beobachtungen, daß sie bei ungefähr 30 bis 40 Prozent der akuten Koronarverschlüsse fehlen. Langsam zunehmende Verschlüsse durch fibröses Gewebe verlaufen häufiger schmerzlos als akute Thrombosen.

Der Schmerz kan so heftig sein, daß man ihn als überaus qualvoll bezeichnen kann. Fast immer beginnt der Schmerz plötzlich und in seiner ganzen Intensität. Er ist bohrend, würgend oder brennend, er nimmt weder zu noch ab. Wenn auch eine zeitweilige Besserung und Rückkehr zu seiner ursprünglichen Intensität vorkommt, so ist der Schmerz doch meist kontinuierlich. Er kann so grausam sein, daß wiederholte Morphiuminjektionen ihn nicht zu erleichtern vermögen. Gewöhnlich wird er hinter dem oberen oder mittleren Abschnitt des Brustbeins empfunden und kann eine typische Ausstrahlung in den linken oder rechten Arm, in den Hals oder gegen das Kinn und in den Rücken zwischen die Schulterblätter zeigen. Gelegentlich strahlt er in das Abdomen aus; diese Tatsache, zusammen mit anderen Erscheinungen von seiten des Bauches, kann den Patienten zur Überzeugung bringen, daß er an einer „Magenstörung" leide. Manchmal fehlt der Schmerz hinter dem Brustbein, er wird nur am linken Ellbogen, an der Ulnarseite des linken (oder rechten) Armes oder in der linken (oder rechten) Schulter empfunden. Er dauert selten kürzer als dreißig Minuten; meist bleibt er viele Stunden und sogar einige Tage bestehen (Status anginosus). Nach seinem Aufhören kann an seiner Stelle für einige Tage eine Empfindlichkeit bestehen bleiben.

Bei manchen Menschen fehlt dieser akute Schmerz und es kommt im Anschluß an den Koronarverschluß zum Auftreten einer Arbeitsangina. In anderen Fällen ist der Schmerz intermittierend. Der Beginn der Infarzierung kann dem Einsetzen akuter Symptome vorausgehen.

Die außerordentliche Schwere der Schmerzen kann zu einer plötzlichen Synkope führen. Das Zusammentreffen des hochgradigen Angstgefühls mit den schweren Schmerzen ruft oft große Unruhe hervor. Der Kranke ist unfähig, still zu sitzen; er geht herum, öffnet und schließt seine Kleider, wechselt seine Lage oder nestelt an seinem Gewand. Völlige Ruhe ist bei einem Anfall mit heftigen Schmerzen eine Ausnahme.

Zwischen den beiden Extremen — sehr heftige Schmerzen und völlige Schmerzlosigkeit — gibt es alle Übergänge. Oft ist der Schmerz leicht zu ertragen und der Patient kann seine Arbeit fortsetzen. Wir konnten Chirurgen beobachten, welche trotz dem Schmerz eine Operation zu Ende führten. Manchmal besteht nur ein „Druck" oder eine Empfindlichkeit, das Bestehen von Schmerzen wird nachdrücklich verneint.

Die Schwere der Schmerzen erlaubt keinen Schluß auf die Größe des verschlossenen Gefäßes, die Ausdehnung des Infarktes oder die Prognose. Tatsächlich kann auch bei den geringsten Beschwerden und sogar ohne jede Störung ein größerer Koronararterienast verschlossen sein. Wie bei anderen inneren Krankheiten, zeigen die Schmerzen auch hier große individuelle Unterschiede in der Heftigkeit.

Ähnliche Schmerzen von gleicher Dauer, desselben Charakters und mit derselben Ausstrahlung kommen bei anderen Zustanden vor und sollen später besprochen werden. Nichtsdestoweniger sollte jeder Schmerz der beschriebenen Art, wenn er auch nur gering ist, den Verdacht auf einen Koronarverschluß nahelegen, jedoch sollte ein solcher Schmerz anderseits niemals der einzige Befund sein, auf welchen sich die Diagnose stützt. Es ist ein schwerer Fehler, wenn der Arzt nicht an einen Koronarverschluß denkt, nur, weil der dauernde Druck hinter dem Brustbein oder im Epigastrium nicht heftig war und lediglich eine leichte Störung des Allgemeinbefindens bestand. Es ist jedoch auch ein Fehler, die Diagnose nur deshalb zu stellen, weil in der linken Brustseite starke Schmerzen bestanden, welche eine Zeitlang anhielten.

Dyspnoe. Dyspnoe fehlt in den meisten Fällen. In früheren Berichten wurde jedoch ihr gelegentliches Vorkommen beschrieben und sogar Lungenödeme wurden beobachtet. Manchmal ist die Dyspnoe stark und die Angabe über brennende Schmerzen hinter dem Brustbein ist erst nach wiederholter Befragung zu erhalten. Entwickelt sich bei einem Patienten ohne Hypertrophie und Dilatation des linken Ventrikels plötzlich ein Lungenödem, so sollte man an einen Koronarverschluß denken.

Manchmal wird durch Angst oder Schmerzen eine Tachypnoe verursacht, welche das Hyperventilationssyndrom auszulösen vermag (S. 24).

Tritt eine Herzinsuffizienz hinzu, so kann es zur Dyspnoe infolge von Lungenstauung oder Asthma cardiale und zu Cheyne-Stokesscher Atmung kommen. Singultus ist nicht selten und stellt bei längerer Dauer eine ernste Komplikation dar.

Erbrechen, Aufstoßen und sogar Durchfälle sind häufige Symptome. Das Erbrechen kann mit einer Nausea einhergehen. Bei Kranken, welche nicht erbrechen können, kann man oft häufiges Würgen beobachten. Das Erbrechen ist nicht durch Morphium allein verursacht; es kommt auch bei Patienten vor, welche dieses Medikament zur Erleichterung der Schmerzen oder der Dyspnoe nicht erhalten haben. Es ist durch die Wirkung viszeraler Reflexe zu erklären, welche vom Herzmuskel selbst ausgehen. In kurzer Zeit kann sich ein starker Meteorismus entwickeln; dies kommt besonders häufig vor, wenn der Blutdruck stark absinkt und eine venöse Stauung auftritt.

Klinische Befunde

Die physikalische Herzuntersuchung hat oft ein negatives Ergebnis.

Perkussion. In vielen Fällen ist das Herz nach Größe und Form normal. Dies gilt auch für große und multiple Infarkte und ist im Hinblick auf die Ausdehnung und Schwere des vorhandenen Myokardschadens etwas erstaunlich. Die absolute Bettruhe, das Vermeiden schwerer Mahlzeiten und der Blutdruckabfall erleichtern die Arbeit des Herzens, so daß es trotz der fast tödlichen Schädigung seinen Anforderungen noch nachzukommen vermag. Unter diesen Umständen würde die Zerstörung eines umschriebenen Myokardbezirkes eher eine nur umschriebene Dilatation (Aneurysma) des Herzens verursachen. Das Herz ist meist bei jenen Patienten vergrößert, bei welchen der Koronarverschluß als Komplikation einer Hypertonie auftritt.

Auskultation. Sie ergibt gelegentlich laute und reine Herztöne. In der Mehrzahl der Fälle sind die Herztöne jedoch dumpf, leise und unrein. Der erste Herzton kann verschwinden. Diese Erscheinung ist besonders dann wichtig, wenn sie sich während der Beobachtung oder in den Stunden oder Tagen nach dem Schmerzbeginn einstellt. Mit zunehmender Erholung und Narbenbildung gewinnen die Töne ihre Lautheit wieder und werden deutlich. Diese Reihenfolge ist eine sehr wertvolle Hilfe bei der Beurteilung der Besserung des Herzzustandes. Manchmal vergehen Monate, bis die Herztöne wieder ihren ursprünglichen Charakter erlangen. In anderen Fällen sind die Herztöne trotz der Entwicklung großer Infarkte laut. Stets wurde mit Betonung auf die Tatsache hingewiesen, daß man beim Vorliegen eines Emphysems, einer Fettsucht oder eines stark gewölbten Thorax leise Herztöne nicht für pathologisch halten darf. Leise Herztöne sind nur dann von Bedeutung, wenn man ihre Entwicklung aus normalen Tönen beobachten konnte.

Bei vielen Kranken, besonders bei jenen, welche eine Tachykardie bekommen, sind beide Töne gleich laut, weshalb der Eindruck einer Embryokardie besteht.

Es entwickelt sich ein präsystolischer und — noch häufiger — ein protodiastolischer und ein Summationsgalopprhythmus. Es können systolische Geräusche auftreten, doch verschwinden sie häufiger infolge der Herzschwäche, wenn sie vorher vorhanden waren.

Perikarditis. Eine Entzündung des Perikards tritt auf, wenn die subepikardialen Myokardschichten geschädigt sind (Pericarditis epistenocardica). Während sich eine Perikarditis auch tatsächlich bei einer ziemlich großen Zahl von Fällen entwickelt, so wird sie klinisch doch nur in weniger als 20 Prozent erkannt. Obwohl sie meistens auf das infarzierte Gebiet beschränkt ist, breitet sie sich manchmal über das ganze Herz aus. Zuerst ist nicht mehr als ein weiches systolisches Reiben zu hören, meistens an der Spitze, weshalb es oft mit einem systolischen Geräusch verwechselt wird; später tritt dann das typische dreiteilige Reibegeräusch auf. Manchmal ist dieses nur wenige Stunden hörbar; in anderen Fällen ist es einige Tage lang leicht festzustellen. Oft fehlt es, da die Kontraktionen des Myokards, besonders im infarzierten Bezirk, schwach sind. Das Reibegeräusch kann bereits sechs Stunden nach dem Auftreten klinischer Zeichen einer Koronarthromobose nachweisbar sein oder es kann einige Tage später erscheinen. Bei der zweiten Gruppe könnte man eine fortschreitende Koronarthrombose und eine Beteiligung mehrerer Äste annehmen, so daß sich der Infarkt bis zu den äußeren Schichten des Myokards erstreckt, welche früher der Infarzierung entgangen sind.

In seltenen Fällen wird die Perikarditis von einem Perikarderguß begleitet. Dies ist klinisch perkutorisch durch das zeitweilige Auftreten einer absoluten Dämpfung in der Präkordialgegend zu erkennen; eine Dämpfung derselben Intensität gibt es bei einer bloßen Herzdilatation nicht.

Im allgemeinen stellt die Perikarditis eine wünschenswerte Komplikation dar, da die lokale Entzündung den Heilungsprozeß beschleunigt. Die lokalen Adhäsionen, welche sich anschließend entwickeln, verstärken die sich bildende Narbe und verhüten eine Herzruptur. In vielen Fällen erscheint das Myokard bei der Obduktion im Bereich der Perikardverwachsungen so dünn wie Papier und durchscheinend. In einem Fall wurde in einem partiellen Aneurysma ein Loch von über 1 cm Durchmesser festgestellt, welches von einer Perikardadhäsion überdeckt war. Die histologische Untersuchung ergab in diesem Abschnitt überhaupt keine Herzmuskelfasern. In diesem Fall wurde die Perforation des Ventrikels durch die Perikardadhäsion verdeckt und das Leben dadurch für einige Zeit verlängert.

Fieber. Eine Temperaturerhöhung hat große diagnostische Bedeutung. Sie ist eines der konstanteren Zeichen einer Koronarthrombose. Meistens tritt sie nach einer Latenz von fünfzehn bis zwanzig Stunden auf, manchmal aber nicht vor zwei bis drei Tagen. Die Höhe der Temperatur ist verschieden. Beim einen Patienten kann sie gering sein (37.2° C), beim anderen kann sie 41° C erreichen. Beim Fehlen von Komplikationen fällt sie nach einer Dauer von vier bis sieben Tagen lytisch ab. In manchen Fällen besteht nur für wenige Stunden eine leichte Erhöhung, doch konnten wir Fieber von vielwöchiger Dauer ohne nachweisbare Ursache beobachten.

Die Entstehung einer Herzinsuffizienz mit Stauung, eines Lungenödems oder Lungeninfarktes verursacht eine plötzliche Zunahme oder ein Wiederauftreten des Fiebers. Eine zusätzliche „Appositionsthrombose" oder ein spätes Erscheinen der Perikarditis haben dieselbe Wirkung.

Da die Kranken während der ersten wenigen Stunden oder Tage gelegentlich ein Schocksyndrom zeigen, findet man das Fieber nur bei rektaler Temperaturmessung.

Die bei unkomplizierten Fällen vorhandene Temperaturerhöhung hängt weniger von der sich in der Umgebung des nekrotischen Myokardbezirkes ausbildenden reaktiven Entzündung oder von der Perikarditis, sondern von der Resorption abnormer Eiweißprodukte aus dem nekrotischen, infarzierten Gewebe ab. Fieber kommt auch bei Fehlen einer Perikarditis vor und tritt oft für eine reaktive Entzündung zu früh auf. Demgemäß ist die Temperaturerhöhung mit dem Fieber gleichbedeutend, welches sich irgendwo im Körper im Zusammenhang mit nekrotisierenden Prozessen einstellt. Ihr relativ frühes Auftreten kann man mit der Tatsache erklären, daß durch die Herzkontraktionen ständig abnorme Substanzen aus dem nekrotischen Myokard in den Kreislauf gepreßt werden.

Hie und da fehlt jegliche Temperaturerhöhung. Bei einer Serie von Fällen war nur in 66 Prozent eine Erhöhung der Temperatur aufgetreten. Nach unserer Erfahrung ist die Häufigkeit der Temperaturerhöhung größer.

Blutdruck. Der Blutdruckabfall stellt eines der wichtigsten Zeichen eines Myokardinfarktes dar. Während des Schmerzanfalles und in den ersten Stunden nach dem Anfallsbeginn ist der Blutdruck oft hoch; gelegentlich fanden wir ihn sogar beträchtlich höher als vor dem Anfall. Er beginnt jedoch bald mehr oder weniger rasch abzusinken, was ein sehr wichtiges Zeichen für einen Myokardinfarkt ist.

Die Schnelligkeit und das Ausmaß des Abfalles sind verschieden und haben eine große prognostische Bedeutung. In manchen Fällen setzt der Absturz plötzlich ein und ist auf den begleitenden Schock zurückzuführen. Oft kann der Abfall jedoch auch bei Fehlen eines Schocks bis zu 100 mm Hg betragen, zum Beispiel kann der systolische Blutdruck von 220 auf 100 mm Hg absinken. In anderen Fällen zieht sich die langsame Abnahme über einige Tage hin und muß 20 bis 30 mm Hg nicht überschreiten. Der Blutdruck kann aber auch unverändert bleiben. Wenn Werte von 80 oder 70 mm Hg erreicht werden, wird die Situation kritisch, da die Blutzufuhr zu den lebenswichtigen Zentren leiden kann. Bei Individuen mit sklerotischen Arterien kann sogar ein mäßiger Blutdruckabfall die Blutzufuhr zu den lebenswichtigen Organen, wie zum Beispiel zum Gehirn oder zu den Nieren, beträchtlich einschränken. Dann können Bewußtlosigkeit, Inkontinenz von Harn und Stuhl, Gesichts- oder Beinlähmungen oder eine Anurie auftreten — ohne Schockzeichen — und wieder vergehen, wenn der Blutdruck später ansteigt. Ein Blutdruckabfall kann für sich tödlich sein.

Auch der diastolische Blutdruck fällt ab, wenn auch weniger als der systolische. Daher kann sich der Pulsdruck deutlich vermindern.

Der erniedrigte Blutdruck kann innerhalb weniger Stunden, Tage, Wochen, Monate oder sogar Jahre ansteigen und seine frühere Höhe wieder erreichen. Oft bleibt er jedoch deutlich niedriger, obgleich sich der Patient wohlfühlt, keine Dekompensationszeichen aufweist und wie früher seiner Beschäftigung nachgeht. Insbesondere diese Beobachtung macht es schwierig, den Blutdruckabfall durch die Myokardschädigung allein zu erklären. Der Abfall ist meist nicht auf einen Schock zurückzuführen, da man ihn in der Mehrzahl der Fälle ohne starke Schmerzen oder Schock findet. Experimentell tritt ein Blutdruckabfall sofort nach der Unterbindung des Ramus descendens anterior der linken Koronararterie ein, doch wird die sich einstellende lokale Myokardschädigung bald durch eine Zunahme der diastolischen Herzgröße ausgeglichen, wodurch der Blutdruck wieder seinen normalen Wert erreicht. Gelegentlich kommt es sogar zu einer gewissen Überkompensation und zu einem Blutdruckanstieg. Es gibt einen eindrucksvollen experimentellen Beweis für einen reflektorischen Blutdruckabfall nach einer Myokardschädigung, wobei der Vagus die afferente Bahn darstellt (Bezold-Jarisch).

Das deutliche Absinken des Blutdruckes kann mit einer wünschenswerten Mattigkeit und Schläfrigkeit einhergehen, was die Ruhigstellung des Kranken erleichtert. Ein anderer Vorteil der Erniedrigung des Blutdruckes, ein nicht zu tiefes Absinken vorausgesetzt, ist die Verminderung der Belastung für das schwergeschädigte Myokard. Zweifellos würden viele Patienten einen schweren Herzinfarkt nicht überstehen, wenn nicht die Herabsetzung des Blutdruckes einsetzen würde.

Harn. Nicht selten ergibt die Harnuntersuchung eine leichte Albuminurie und Glykosurie. Unter 100 selbst untersuchten Fällen hatten 10 Prozent eine Glykosurie. Die Harnzuckermenge kann 1 Prozent erreichen, oft ist auch Azeton nachweisbar. Die Glykosurie geht mit einer Hyperglykämie einher, der Nüchternblutzuckerwert kann 300 mg Prozent übersteigen. Früher erklärte man dies mit dem Schock, mit der Schädigung der Nierenepithelien oder mit einer gleichzeitig bestehenden Sklerose der Pankreasarterien, später sah man die Ursache in der Tätigkeit blutdruckregelnder Reflexe. Diese verlaufen über den Karotissinus und erhöhen die Adrenalinausschüttung, deren Wirkung auf die Erhöhung des Blutzuckerspiegels allgemein bekannt ist. Wie bei anderen „stress"-Situationen konnte man auch hierbei in den letzten Jahren eine erhöhte Aktivität der Nebennierenrinde nachweisen. Der Beweis dafür ist das Verschwinden der Eosinophilen aus dem strömenden Blut; eine vermehrte Sekretion pressorischer Amine spricht für eine erhöhte Tätigkeit des Nebennierenmarkes. Die 17-Ketosteroide sind im Harn vermehrt. Es besteht auch eine deutliche Kreatinurie. Außerdem können auch das Fieber, die Anoxie, die Hyperkapnie und Medikamente (Morphium und Koffein), welche diesen Kranken gegeben werden, den Blutzuckerspiegel erhöhen. Hyperglykämie und Glykosurie treten auch ohne Schock und Schmerzen auf.

Die Glykosurie und Hyperglykämie sind vorübergehend und verschwinden gewöhnlich innerhalb von 48 Stunden. Bei vielen Patienten fehlen alle Zeichen eines gestörten Kohlehydratstoffwechsels, wenn man nach einigen Tagen Kontrolluntersuchungen einschließlich einer Zuckerbelastung durchführt.

Kommt es bei einem Diabetiker zu einem Koronarverschluß, dann ist eine außerordentlich sorgfältige Beobachtung notwendig, da ein früher „leichter" Diabetiker innerhalb kurzer Zeit komatös werden kann.

Beim drohenden Koma treten gelegentlich starke Schmerzen im Oberbauch auf, weshalb die Differentialdiagnose zwischen einem unkomplizierten diabetischen Koma und einem Koma bei Koronarverschluß schwierig werden kann.

Reststickstoff. Ungefähr ein Drittel der Kranken mit Koronarthrombose weist eine Reststickstofferhöhung im Blut auf. Dies kann bei schockierten Kranken auf die Anurie zurückzuführen sein. In anderen Fällen ist die auslösende Ursache die mit einer Sklerose der Nierengefäße und mit dem Blutdruckabfall einhergehende Einschränkung der Nierenfunktion. Eine ähnliche Erhöhung des Reststickstoffs im Blut kann bei einer Herzinsuffizienz mit Stauung eintreten. Sie geht bei der Erholung des Kranken wieder zurück.

Leukozytose. Sie ist in den meisten Fällen von Koronarthrombose vorhanden. Man kann sie kurz nach dem Einsetzen der Symptome nachweisen, sie kann bis zu 30000 Zellen im Kubikmillimeter erreichen; dabei besteht eine relative und absolute Vermehrung der polymorphkernigen Zellen. Sie tritt lange vor oder während des Fiebers auf und dauert oft nur ein oder zwei Tage an. Wenn andere Gefäßverschlüsse in den peripheren Arterien oder in den Lungen eintreten, kommt es zu einem zweiten Anstieg. Wenn die Leukozytenzahl 25000 überschreitet, soll die Mortalität 100prozentig sein. Wie bei einer typischen „stress"-

Reaktion verschwinden die Eosinophilen aus dem peripheren Blut. Sie erscheinen in den folgenden 5 bis 7 Tagen wieder.

Blutkörperchen-Senkungsgeschwindigkeit; Koagulationsprobe. Die Beschleunigung der Senkungsgeschwindigkeit bekam seit dem Bekanntwerden ihres häufigen Vorkommens bei diesen Fällen für die Erkennung und Behandlung des Myokardinfarktes große Bedeutung. Die Erhöhung kann nicht vor dem vierten oder sechsten Tag nach dem Verschluß nachgewiesen werden, dann kann man Werte von über 100 mm nach der ersten Stunde (Westergren-Methode) finden. Die Bedeutung dieses Befundes liegt in der Tatsache, daß diese abnormen Werte wochenlang nach der Infarzierung bestehen bleiben können, das heißt, sie können noch zu einer Zeit vorhanden sein, da andere klinische Zeichen, wie Fieber, Blutdruckveränderungen und Leukozytose, schon lange wieder geschwunden sind.

Die Senkungsbeschleunigung der roten Blutkörperchen ist unzweifelhaft eine außerordentlich vieldeutige Erscheinung, welche man nicht für sich allein bewerten darf. In vielen Fällen, bei welchen der Verdacht auf einen Myokardinfarkt besteht, stützt dieser Befund jedoch die Diagnose, ohne daß man einen ausreichenden Grund dafür angeben könnte.

Die Ursache der erhöhten Senkungsgeschwindigkeit scheint in der Resorption von Eiweißspaltprodukten aus dem nekrotischen Herzmuskel zu liegen. Tatsächlich ist die Senkungsgeschwindigkeit annähernd so lange erhöht, als der Heilungsprozeß im nekrotischen Myokardgebiet noch nicht abgeschlossen ist. Daher sind Bestimmungen der Senkungsgeschwindigkeit zwecks Beurteilung des Heilungsfortschrittes sehr wichtig.

Gelegentlich erhält man sogar sechs bis acht Wochen nach der Infarzierung nach abnorme Werte. Diese Patienten müssen, wenn nicht eine andere Ursache dafür zu finden ist (latenter Infekt, Anämie), die Bettruhe längere Zeit einhalten. Bei der Mehrzahl der Fälle findet man innerhalb von zwei oder drei Wochen wieder normale Werte. In seltenen Fällen bleibt die Senkungsgeschwindigkeit viele Monate lang ohne ersichtlichen Grund hoch. In solchen Fällen ist Vorsicht am Platz, man wird den Kranken das Aufsein und Gehen erst erlauben, wenn die klinischen Befunde entsprechend günstig sind.

In den letzten Jahren wurde die Bestimmung des Weltmannschen Serumkoagulationsbandes als wertvolle Ergänzungsmethode der Senkungsreaktion beim Myokardinfarkt erkannt.

Röntgenuntersuchung. Sie hat nur begrenzten Wert, da es notwendig ist, diese Kranken viele Wochen lang im Bett zu halten. Man hat einen linksseitigen Zwerchfellhochstand beschrieben, dieser tritt in den Anfangsstadien auf und kann auf die linksseitige Pleuritis zurückzuführen sein, welche im Anschluß an die Pericarditis epistenocardica vorkommt. Bei der Durchleuchtung und Kymographie wurden abnorme Exkursionen und das Fehlen von Pulsationen am linken Herzrand beschrieben, doch haben diese Befunde nur begrenzte Bedeutung und können für die Diagnose nicht herangezogen werden. Auch normalerweise können infolge der Vielfältigkeit der Herzbewegungen bei jeder Systole (durch die Achsenverkürzung sowie durch die Erweiterung bestimmter Teile im queren Durchmesser und durch die Rotation) Pulsationen an bestimmten Stellen des linken Herzrandes fehlen.

Elektrokardiogramm. Dem Elektrokardiogramm kommt für die objektive Sicherung der Diagnose eines Koronarverschlusses Hauptbedeutung zu.

Experimentelle Beobachtungen zeigen, daß die Veränderungen im Elektrokardiogramm innerhalb weniger Minuten nach Unterbindung einer Koronararterie auftreten können. Die klinischen Zeichen bestehen manchmal wochen- oder monatelang, das Elektrokardiogramm kann während des ganzen weiteren Lebens des Patienten abnorm bleiben.

In vielen Fällen sind die Veränderungen charakteristisch und erlauben die Lokalisierung des Infarktes. Die Q_1T_1-Kurve zeigt einen Infarkt des Spitzengebietes der Vorderwand des linken Ventrikels nach einem Verschluß des Ramus descendens der linken Koronararterie; die Q_3T_3-Kurve zeigt einen Infarkt des

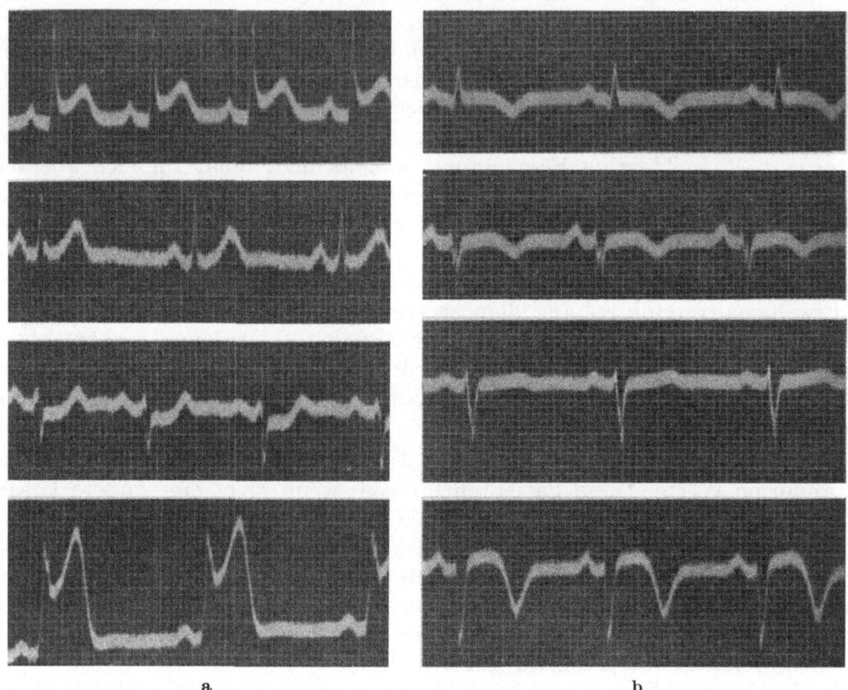

Abb. 31. Elektrokardiogramme mit dem Kurvenverlauf eines Vorderwandinfarktes.

rückwärtigen basalen Anteiles des linken Ventrikels nach einem Verschluß des Ramus descendens posterior der rechten Koronararterie.

In Abb. 31 a sieht man die typische Kurve eines frischen Infarktes der Vorderwand des linken Ventrikels in der Spitzengegend. Die Kurve stammt von einem 47jährigen Mann. Er hatte vier Stunden lang vor der Aufnahme des Elektrokardiogramms über heftige Schmerzen hinter dem Brustbein geklagt. Die Kurven zeigen den typischen Q_1T_1-Verlauf. Es besteht ein „hoher Abgang" der ST-Strecke vom absteigenden Schenkel der R-Zacke in Ableitung I und eine „Senkung" in Ableitung III. Ein sehr deutlicher hoher Abgang ist in der Brustwandableitung (CR_4) zu sehen.

Abb. 31 b zeigt das Elektrokardiogramm einer 40jährigen Frau mit einer Hypertonie, welche sechzehn Tage vor der Aufnahme des Elektrokardiogramms einen Myokardinfarkt bekommen hatte. Es zeigt die weitere Entwicklung eines Vorderwandinfarktes in typischen Fällen. In Ableitung I besteht eine kleine Q-Zacke, die T-Zacke ist tief negativ. Die ST-Strecke verläuft in der Basislinie. In der Brustwandableitung (CR_4) besteht keine R-Zacke, die T-Zacke ist in dieser Ableitung tief negativ.

In den Abb. 32 a und b ist das typische Kurvenbild eines Hinterwandinfarktes am Beginn und in seinem späteren Verlauf wiedergegeben. Die Kurven stammen von einer 59jährigen Frau. Das Elektrokardiogramm in Abb. 32 a wurde 20 Stunden nach dem Beginn der Schmerzen infolge des Myokardinfarktes und

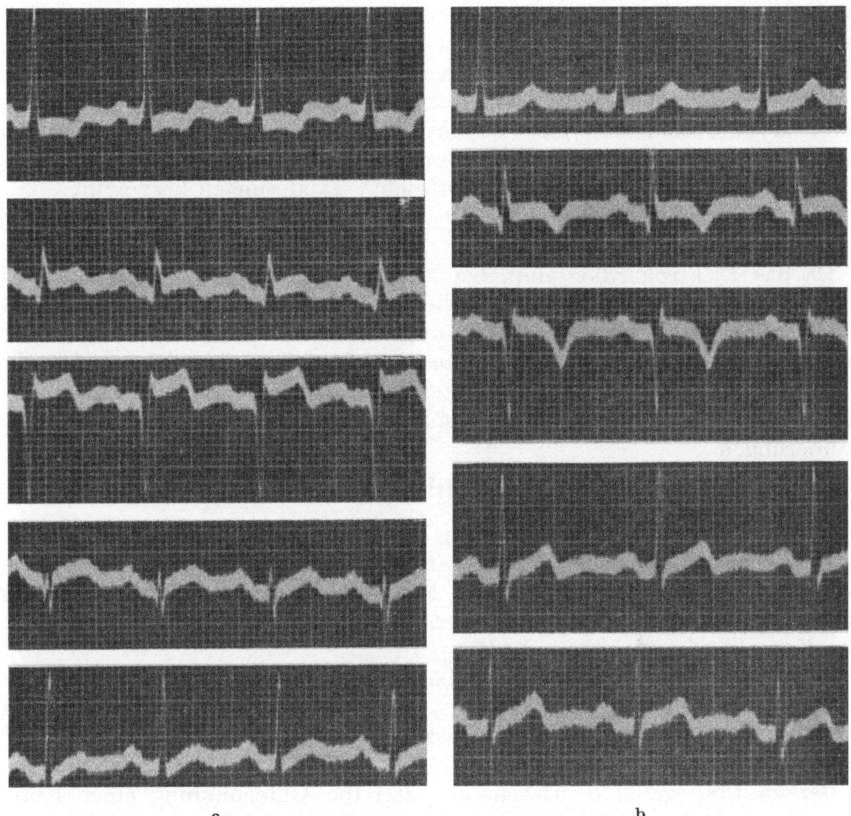

a   b

Abb. 32. Elektrokardiographische Kurve eines Hinterwandinfarktes.

jenes in Abb. 32 b 22 Tage später geschrieben. Die Kurven zeigen den für einen Infarkt der Hinterwand (Basis) des linken Ventrikels typischen Q_3T_3-Verlauf.

In Abb. 32 a besteht in Ableitung I eine Senkung der ST-Strecke und eine negative T-Zacke. In Ableitung III liegt eine tiefe Q-Zacke und ein „hoher Abgang" vor. Die Brustwandableitungen (CR_2 und CR_4) zeigen lediglich eine leichte Senkung der ST-Strecken, welche für diesen Infarkt in den ersten 24 Stunden typisch ist. Abb. 32 b zeigt die typische Entwicklung mit einer Normalisierung der Ableitung I und mit den tiefen, abnormen Q-Zacken und negativen T-Zacken in den Ableitungen II und III. Die Brustwandableitungen sind normal. Bei den typischen Brustwandableitungen eines Hinterwandinfarktes besteht nur eine zeitweilige Senkung der ST-Strecken wie in Abb. 32 a. Andere Kurven zeigen einen Infarkt der Seitenwand oder des Gebietes oberhalb der Spitze des linken Ventrikels an.

Häufig treten andere Elektrokardiogrammveränderungen auf, welche aber nicht charakteristisch sind. Gelegentlich fehlen Veränderungen tagelang, manch-

21*

mal sind sie auch bei vielen Untersuchungen nicht nachweisbar. Sind die ersten Befunde normal, so sind wiederholte Elektrokardiogrammaufnahmen, besonders Brustwandableitungen, erforderlich. Bis zum Rückgang der Veränderungen können Tage oder Wochen vergehen; manchmal bleibt das Elektrokardiogramm trotz völliger klinischer Wiederherstellung viele Jahre abnorm.

Aus dem Grad der Veränderungen darf man nicht auf die Größe des Infarktes schließen, wie häufig angenommen wird. Man kann zeigen, daß geringe Schädigungen der oberflächlichen Myokardschichten in bestimmten Gebieten, wo Infarkte mit Vorliebe immer wieder vorkommen (Spitze oder Basis des linken Ventrikels), zu deutlichen Veränderungen führen, während eine Schädigung tieferer Myokardschichten oder in Bezirken, welche mit dem Zwerchfell oder mit den vor der Wirbelsäule liegenden langen Rückenmuskeln nicht in Verbindung stehen, nur leichte oder uncharakteristische Veränderungen hervorruft.

Das Ausmaß dieser Veränderungen gibt daher keinen Anhaltspunkt über die Größe des infarzierten Gebietes.

Da das Elektrokardiogramm bei kleinen, bestimmt lokalisierten Infarkten wesentlich verändert sein kann und bei großen, anders lokalisierten Infarkten oft keine oder nur geringe Veränderungen zeigt, ist aus dem Elektrokardiogramm auch ein Schluß auf die Prognose oder auf die Behandlung nicht erlaubt.

In Fällen, welche einen Schenkelblock, Zeichen früherer Infarkte oder sogar nur eine beträchtliche Hypertrophie zeigen, vermißt man häufig typische Veränderungen.

Komplikationen

In der sich unmittelbar an eine Koronarthrombose anschließenden Zeitperiode können bestimmte Komplikationen auftreten, von welchen manche sogar lebensbedrohlich sein können. Manche kann man teilweise oder ganz verhüten und andere verlangen dringend nach einer Behandlung. Die Kenntnis dieser Komplikationen ist unerläßlich.

Herzarrhythmien. Sie sind nach einem Koronarverschluß nicht selten und stellen oft sehr ernste Komplikationen dar. Manche Autoren beobachteten sie in 48 Prozent der Fälle. Störungen der Reizbildung und Reizleitung sind ihre Ursache.

Bereits 1881 gab Cohnheim an, daß die Unterbindung einer Koronararterie innerhalb von 30 bis 40 Sekunden zu arrhythmischer Herztätigkeit führen und einen Zustand auslösen könne, welcher jetzt als Kammerflimmern bekannt ist. Von diesem Forscher wurde auf die Bedeutung dieser Beobachtungen für die Erklärung plötzlicher Todesfälle bei Koronarerkrankungen hingewiesen.

Später wurden diese Arrhythmien neuerlich mit Hilfe der Elektrokardiographie an Hunden und Affen mit demselben Ergebnis studiert. Innerhalb weniger Minuten nach Unterbindung eines Hauptastes des Koronarbaumes können Extrasystolen auftreten. Manchmal vergehen allerdings Stunden oder (selten) auch Tage bis zu ihrem Erscheinen. Die Extrasystolen sind am häufigsten ventrikulären Ursprungs, gelegentlich gehen sie aber von den Vorhöfen aus. Sie kommen besonders nach einem Verschluß der rechten Koronararterie vor, sind vielförmig und zeigen so ihren Ursprung aus verschiedenen Zentren; es treten Anfälle von paroxysmaler Kammertachykardie auf und plötzlich setzt Kammerflimmern ein. Ein anderes Mal tritt das Kammerflimmern schlagartig ohne vorhergehende Extrasystolen auf. In einer Serie von 50 Versuchen an Hunden kam es bei fünfzehn Tieren zu Kammerflimmern. Bei einer anderen Versuchsreihe an Affen kam in zehn von 32 Fällen Kammerflimmern vor, wenn der rechte oder linke Ramus descendens unterbunden wurde. Die ersten 40 Minuten sind am gefährlichsten, da das tödliche Flimmern am häufigsten zu dieser Zeit einsetzt. Im Verlauf von Koronarthrombosen konnte man beim Menschen wiederholt elektrokardiographisch Kammerflimmern registrieren, wodurch der Beweis erbracht werden konnte, daß dieses die Todesursache sein kann.

Es besteht guter Grund zur Annahme, daß der plötzliche Tod bei Koronarleiden auch beim Menschen auf das Kammerflimmern zurückzuführen ist. Ventrikuläre Extrasystolen und paroxysmale ventrikuläre Tachykardien sind bei Patienten mit Myokardinfarkten nicht selten.

Wenn Kammerflimmern auch nicht unbedingt nach einzelnen Extrasystolen auftreten muß und wenn sich das experimentelle Kammerflimmern auch ohne vorhergehende Extrasystolen einstellen kann, so zeigt das Vorhandensein von Extrasystolen immerhin, daß der Patient in Gefahr ist. Diese Arrhythmien stellen immer einen schwerwiegenden Befund dar und verlangen sofortige Behandlung.

Unter 92 Patienten mit frischem Myokardinfarkt hatten zwanzig Extrasystolen, acht von ihnen starben. Alle vier Patienten mit multiformen Extrasystolen starben. Von siebzehn Patienten, welche nach einem Myokardinfarkt gehäufte Kammerextrasystolen bekamen, starben vierzehn. Andere Autoren glauben jedoch nicht, daß das Auftreten von Extrasystolen die Prognose wesentlich verändere. Es ist wichtig, sich zu vergegenwärtigen, daß die Reihenfolge: Extrasystolen, paroxysmale Tachykardie und Kammerflimmern innerhalb weniger Minuten ablaufen und meistens vom Arzt nicht beobachtet werden kann. Das plötzliche Einsetzen von Kammerflimmern während eines Anfalles von Angina pectoris wurde wiederholt festgestellt. Wir stimmen mit jenen vollkommen überein, welche das Auftreten von Extrasystolen nach einem Myokardinfarkt für eine ernste Komplikation halten.

Während der Asphyxie des ganzen Herzens treten Extrasystolen wahrscheinlich deshalb nicht auf, weil die Reizbarkeit des ganzen Myokards herabgesetzt ist.

In Versuchen an Hunden hat sich die prophylaktische Behandlung mit Chinidin als relativ wirkungslos erwiesen. Beim Menschen erfordert jedoch das Auftreten von Extrasystolen und, in noch höherem Maß, einer paroxysmalen Tachykardie die sofortige Chinidinanwendung. Es wurde behauptet, daß die Zahl der plötzlichen Todesfälle durch die allgemeine Übung wesentlich herabgedrückt werden kann, in einem großen Krankenhaus allen Patienten täglich Chinidin zu geben, bei welchen Kammerflimmern zu befürchten ist. Abgesehen von der Gefahr des Kammerflimmerns ist der an diesen Herzen durch die paroxysmale Tachykardie mit der raschen Frequenz an sich verursachte Schaden so groß, daß die sofortige Chinidinanwendung notwendig ist. Auch wenn große Dosen benötigt werden, ist die Gefahr von seiten der Chinidinanwendung geringer als jene von seiten eines Weiterbestehens der Tachykardie. Manchmal kommen Vorhofflimmern und -flattern vor. Beim erstgenannten Zustand ist die sofortige Digitalisierung zwecks Verlangsamung der Frequenz angezeigt. Die letztere Störung wird mit Chinidin behandelt.

Die Behandlung dieser Arrhythmien wird auf S. 514 im einzelnen besprochen.

Wenn die rechte Koronararterie knapp nach ihrem Abgang verschlossen ist, so kann es zu Störungen der Reizbildung im Sinusknoten kommen, wie zum Beispiel zu einer Sinusbradykardie oder Sinusarrhythmie. Früher wurde festgestellt, daß der Sinusknoten sein Blut meistens aus der rechten Koronararterie erhält. Diese Bradykardien sind günstig, da sie die Herzfrequenz verlangsamen. Wir konnten sofort nach Aufhören dieser Bradykardie die Entwicklung einer Herzinsuffizienz mit Stauung und/oder eines Galopprhythmus beobachten.

Da in den meisten Fällen auch der A-V-Knoten und das Hissche Bündel aus einem Ast der rechten Koronararterie versorgt werden, so ist bei einem Verschluß dieser Arterie und beim Auftreten eines Hinterwandinfarktes die Entstehung eines Herzblockes nicht selten.

Abb. 33 zeigt das Elektrokardiogramm einer 69jährigen Frau mit dem klinischen Bild eines Myokardinfarktes. Es handelt sich um die typische Kurve eines frischen Hinterwandinfarktes (Q_3T_3-Kurve) mit komplettem atrioventrikulärem Block. Vorhöfe und Kammern schlagen regelmäßig, aber voneinander unabhängig.

Es kommen alle Formen eines partiellen atrioventrikulären Blockes sowie ein kompletter Herzblock vor und es können Stokes-Adamssche Anfälle auftreten (S. 459). Manchmal vergeht der Herzblock binnen wenigen Stunden oder Tagen. Unter diesen Umständen, wenn die Herzfrequenz zunimmt und der Sinusrhythmus wiederkehrt, kann der Zustand des Patienten schlechter werden.

Schock. Eine sehr ernste Komplikation einer Koronarthrombose mit Infarkt ist das Auftreten einer peripheren Kreislaufschwäche, eines Schocks. Seine Entstehungsweise ist ungeklärt. In manchen Fällen ist sicher das mit der Infarzierung zusammenhängende Absinken der Förderleistung des Herzens dafür verantwortlich; in anderen Fällen liegt die Ursache im Auftreten von Arrhythmien mit zu raschen oder zu langsamen Frequenzen, in wieder anderen Fällen spielen Reflexe von der Art des Jarisch-Bezold Reflexes eine Rolle. Sogar im heftigen Schmerz sah man einen wesentlichen Faktor. So kann man also zentrale (kardiale) und periphere Faktoren annehmen.

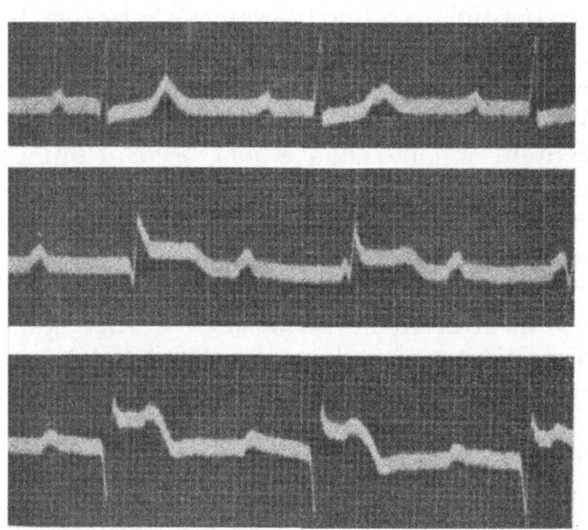

Abb. 33. Hinterwandinfarkt und kompletter atrioventrikulärer Block.

Die Angaben über die Häufigkeit seines Auftretens sind verschieden. Manche sind der Meinung, daß ein Schock in 10% aller Myokardinfarkte vorkomme, während andere ihn für etwas seltener halten. Diese Verschiedenheit der Anschauungen ist auf die etwas willkürliche Methode der Diagnostizierung eines „leichten" Schocks zurückzuführen. Manche Beobachter sind der Ansicht, daß alle jene Patienten einen Schock aufweisen, deren systolischer Blutdruck 90 mm Hg oder weniger beträgt, während andere einen Schock nur diagnostizieren, wenn der Pulsdruck 20 mm Hg oder weniger ausmacht. Es ist eine gute praktische Regel, den Patienten ständig so sorgfältig wie ein diabetisches Koma zu überwachen, sobald der systolische Blutdruck gegen 100 und der Pulsdruck gegen 20 mm Hg absinkt. Es gibt jedoch Kranke, welche bereits bei höheren Blutdruckwerten einen Schock aufweisen, und andere, welche wochenlang einen systolischen Blutdruck von 90 und einen Pulsdruck von 20 mm Hg haben, ohne im Schock zu sein. Insbesondere bei der letztgenannten Patientengruppe kann eine früh einsetzende zu energische Behandlung mehr Schaden als Nutzen bringen.

Die Diagnose des Schocks soll auch unter Berücksichtigung der anderen klinischen Zeichen gestellt werden, wie z. B. der Sinustachykardie, der aschgrauen Verfärbung, des kalten Schweißes, der allgemeinen Schwäche und der Anurie.

Die Mortalität des Myokardinfarktes wird durch das Auftreten dieser Komplikation wesentlich höher. Ist ein schwerer Schock vorhanden, so scheint sie auf 80 bis 90% anzusteigen. Ein vorübergehendes Absinken des Blut- und Pulsdruckes ist nicht selten, wird aber oft in kurzer Zeit durch die regulatorischen Mechanismen kompensiert, wobei man sogar Überkompensationen mit einem Blutdruckanstieg beobachten kann (Orias). Die Gefahr der Entstehung einer intravaskulären Thrombose (im Herz, Gehirn und Darm) ist groß. Es kommt zur Entwicklung des Bildes der „lower nephron nephrosis".

Eine frühzeitige Erkennung des Zustandes ist wichtig, da Statistiken zeigen, daß eine erst 3 Stunden nach dem Beginn des Schocks einsetzende Behandlung von bereits sehr zweifelhaftem Wert ist.

Perforation der Kammerwand und Tamponade. Dieses Ereignis wurde ursprünglich von Harvey beschrieben. Die Perforation der Kammerwand im infarzierten Bezirk kann in den ersten zwei Wochen vor sich gehen. In einer Serie trat die Ruptur frühestens vierzehn Stunden nach dem Beginn der Symptome und spätestens am 16. Tag ein. Unter 7000 Obduktionen wurde 40mal (in 0,57 Prozent) eine Spontanruptur des Herzens beobachtet. In einer anderen Serie von 25000 Obduktionen wurde eine Herzruptur nur 72mal gefunden. Diese tragische Komplikation kommt in 2 bis 4% der Myokardinfarkte vor. Oft besteht kein ausgeprägtes Loch, sondern das Blut sickert langsam durch das infarzierte Gebiet durch, blättert die einzelnen Myokardschichten auf und sucht sich so seinen Weg vom Endokard zum Epikard über gewunden verlaufende Bahnen. Im Bereich einer alten Narbe kommt es sehr selten zu einer Ruptur. Viele solche Fälle werden von ärztlichen Leichenbeschauern gefunden, da der der Herzruptur vorangehende Koronarverschluß oft unerkannt bleibt und der Kranke plötzlich stirbt. Die Ruptur erfolgt meistens an der Vorderwand des linken Ventrikels oberhalb der Herzspitze. Die entscheidenden Faktoren sind das Ausmaß der Nekrose und die Höhe des Blutdruckes. Rupturen sind scheinbar bei Hypertonikern häufiger.

Eine Ruptur der Kammerwand ist unmittelbar tödlich. Seltene Ausnahmen werden durch den auf S. 318 erwähnten Fall dargestellt, wo ein adhärentes Perikard die durch die Perforation entstandene Lücke deckte. Auch das Durchsickern des Blutes mit der folgenden Herzbeuteltamponade überleben die Kranken nur selten. Die Tamponade behandelt man konservativ; die Aspiration wurde als lebensrettend empfohlen.

Perforation des Kammerseptums. Diese Komplikation verursacht ein typisches klinisches Syndrom mit dem plötzlichen Auftreten eines Schwirrens und eines lauten systolischen Geräusches über dem vierten und fünften Interkostalraum links vom Sternum. Es kommt zu einer starken Herzdilatation und in kurzer Zeit zu einer Herzinsuffizienz mit Stauung.

Der Kranke kann diese Komplikation jahrelang überleben. Ein Fall mit einer Perforation des Kammerseptums nach einer Koronarthrombose konnte durch vier Jahre und zehn Monate verfolgt werden, einer von uns hatte einen ähnlichen Patienten dreieinhalb Jahre in Beobachtung.

Ruptur eines Papillarmuskels. Die Ruptur eines Papillarmuskels der linken Kammer verursacht ein lautes, keuchendes Hin- und Hergeräusch. Das Geräusch ist oft sehr hell. Manchmal bestehen aber keine Geräusche. Die klinische Diagnose ist häufig schwierig. Die Kranken überleben ein solches Ereignis nur selten länger als einige Stunden.

Abszeßbildung. Sie ist im infarzierten Gebiet eine seltene Komplikation. Sie kommt auch bei der Sepsis, bei Pneumonien und Pyelitiden vor.

Dyspnoe. Sie stellt eine häufige und ernste Komplikation dar. Oft kommt sie anfallsweise, bei der Koronarthrombose kann an Stelle eines Angina-pectoris-Anfalles ein Lungenödem auftreten. Nach einem Infarkt können sich zu jeder Zeit eine paroxysmale Dyspnoe und ein Lungenödem einstellen, eine besondere Neigung hiezu besteht in den ersten zwei Wochen. Liegt eine Lungenstauung vor, so besteht ständige Dyspnoe und Orthopnoe.

Sehr häufig findet man über den Lungen, hauptsächlich basal, feuchte und trockene Rasselgeräusche. Die Dyspnoe ist durch Morphium rasch zu beeinflussen, man muß es in solchen Fällen zwecks Erleichterung Tag und Nacht geben. Feuchte Rasselgeräusche über beiden Lungenbasen sind außerordentlich häufig und erfordern ständige Überwachung. Die Ratsamkeit einer Digitalisbehandlung beim Hinzutreten einer Lungenstauung und Rechtsherzinsuffizienz soll später besprochen werden.

Pleuraerguß. Ein linksseitiger Pleuraerguß ist nicht ungewöhnlich. Er ist auf eine Pleurareizung im Anschluß an eine Perikarditis zurückzuführen. Ein linksseitiger Pleuraerguß unklarer Ätiologie sollte bei einem Menschen von über 40 Jahren immer den Verdacht auf einen Myokardinfarkt erwecken. Sehr häufig wird der Infarkt übersehen und der Kranke wird einfach wegen des Pleuraergusses behandelt.

Lungenembolie. Sie ist eine sehr häufige Komplikation, zu deren Verhütung alles unternommen werden muß. Die Kreislaufschwäche ist eine der häufigsten Ursachen der Venenthrombose, und alle Statistiken, welche sich mit der Häufigkeit der tödlichen Lungenembolie befassen, betonen, daß von chirurgischen Fällen abgesehen, die meisten derartigen Fälle die Herz- und Kreislaufkranken betreffen. Bei Patienten mit Myokardinfarkt ist die Kombination des deutlichen Blutdruckabfalls mit der strengen, langen Bettruhe eine typische und regelmäßige Ursache für die Entstehung einer Venenthrombose an den unteren Extremitäten und im Becken; sie ist gewöhnlich der Ausgangspunkt der Lungenembolie. Solche Embolien können bereits zehn bis fünfzehn Stunden nach dem Einsetzen der Symptome auftreten.

Die Besprechung der Auswirkungen der Lungenembolie auf Herz und Kreislauf in einem früheren Kapitel sollte klarmachen, daß diese zusätzliche neue Last für das schwergeschädigte Herz schwere Probleme bringt und oft frühzeitig den Tod verursacht.

Die Diagnose wird oft übersehen und die Symptome oder klinischen Befunde werden auf einen neuen Myokardinfarkt zurückgeführt. Die Differentialdiagnose zwischen den beiden Zuständen soll neben den prophylaktischen Maßnahmen weiter unten erörtert werden.

Thrombo-embolische Prozesse kommen bei Kranken mit Myokardinfarkten nach Statistiken in 10 bis 37% vor. Thromben im rechten Vorhof sind häufiger als solche im linken Vorhof. Sie werden gewöhnlich nicht durch eine Blutstagnation, sondern durch eine Schädigung der Vorhofwand verursacht.

Periphere Embolien. Sie werden durch Wandthromben aus dem linken Ventrikel ausgelöst. Da bei Herzinfarkten meist die inneren Myokardschichten betroffen sind, führt die dabei vorhandene Endothelschädigung zur Entwicklung von Thromben. Diese Thromben findet man in fast 50 Prozent der tödlich endenden Myokardinfarkte, sie wurden bereits 24 Stunden nach Beginn des Koronarverschlusses nachgewiesen. Bei der Heilung kommt es zu einer langsam fortschreitenden Fibrose und es bleibt nur eine leichte Verdickung des Endokards zurück. Gelegentlich finden sich auch Kalkablagerungen, welche man röntgenologisch sehen kann. In manchen Fällen löst sich anderseits der Thrombus auf, er zerbröckelt und es treten multiple periphere Embolien auf. Trotz der großen

Häufigkeit der Wandthrombosen sind periphere Embolien glücklicherweise nicht sehr häufig.

Embolien der Hirnarterien verursachen Hemiplegien und andere Lähmungsformen. Die Milz, die Nieren oder das Mesenterium sind ebenfalls häufig der Sitz von Embolien. Manchmal bricht der Thrombus in viele Stücke auseinander, welche in den Eingeweiden und in den Extremitäten steckenbleiben. Der Verschluß einer Beinarterie kann eine Embolektomie oder eine Amputation notwendig machen.

Wandthromben kommen auch im rechten Ventrikel vor, besonders, wenn die rechte Seite des Kammerseptums betroffen ist. Diese Thromben können Ausgangspunkte von Lungenembolien sein.

Der plötzliche starke Blutdruckabfall bei Patienten mit schwerer Atherosklerose der Hirn- und peripheren Gefäße kann zur Bildung von arteriellen Thromben führen und embolieähnliche Syndrome verursachen. Die Differentialdiagnose ist oft unmöglich.

Verläuft der Myokardinfarkt symptomlos, so kann eines der oben erwähnten embolischen Syndrome das erste Zeichen einer Herzschädigung sein. Embolien kommen scheinbar am häufigsten vor, wenn das Herz durch den Infarkt nicht schwer geschädigt ist und sich noch kräftig kontrahiert. Periphere Embolien kann man bereits 24 Stunden nach dem Verschluß oder viele Wochen später beobachten.

Der Wert der Behandlung mit Heparin oder Dicumarol zwecks Verhütung dieser Komplikation ist erwiesen.

Gelbsucht und Hämoptysen. Sie sind nicht selten frühe Komplikationen. Häufig ist eine Lungenembolie die Ursache.

Hämoptysen treten manchmal während der ersten 24 Stunden auf. Möglicherweise tragen die Thrombose einer Lungenvene oder ein reflektorischer Gefäßspasmus im kleinen Kreislauf zur Entstehung dieser Komplikationen bei.

Neurologische Symptome. Verwirrtheitszustände und anfallsweise auftretende Bewußtlosigkeit kommen ebenso vor, wie epileptiforme Krämpfe, sogar dann, wenn ein Herzblock oder eine Tachykardie nicht vorhanden ist. Gelegentlich kommt es zu einer vorübergehenden Lähmung einer Extremität oder von Gesichtsmuskeln.

Herzaneurysma. Jahrhundertelang nannte man die beträchtliche Dilatation einer Herzkammer ein „Aneurysma". So wurde diese Bezeichnung sogar noch in der letzten Zeit für die starke Dilatation des linken Vorhofs bei der Mitralstenose angewendet. Jetzt wird jedoch der Ausdruck Herzaneurysma oder partielles Herzaneurysma für die umschriebene Vorwölbung eines Teiles der Wand einer Herzkammer vorbehalten. Meistens ist die Wand wesentlich verändert. Ein Herzaneurysma kann auf ein Trauma (S. 388), auf ein syphilitisches Gumma, auf einen großen Tuberkel, auf Entwicklungsabnormitäten (Martin), auf eine schwere herdförmige Myokarditis (sogar beim fieberhaften Rheumatismus) oder auf einen mykotischen Abszeß zurückzuführen sein, in der Regel tritt es jedoch als Folge eines Koronarverschlusses auf. Es wurden auch multiple Aneurysmen beschrieben.

Angaben über seine Häufigkeit sind verschieden. Nach vorliegenden Berichten kommt es in 9 Prozent, 14 Prozent und sogar in 38 Prozent der Myokardinfarkte vor. Nach unserer Erfahrung ist die letztgenannte Zahl der wahren Sachlage am nächsten. Die Entstehung eines Aneurysmas ist bei großen Infarzierungen scheinbar die Regel.

Bei einer massiven Nekrose kann sich frühzeitig ein Aneurysma entwickeln, besonders, wenn der Blutdruck hoch bleibt und der Kranke zu aktiv ist. Bei einem Patienten konnte es röntgenologisch ungefähr am sechsten Tag nach den Anfangssymptomen des Infarktes beobachtet werden.

Manchmal sieht man am kleinen Aneurysmasack einen eher allmählichen als plötzlichen Übergang zum normalen Myokard. Dann ist die Ausbuchtung nicht stark. In anderen Fällen ist der Übergang bei einem großen Aneurysma abrupt, der Durchmesser des Sackes kann bis zu 16 cm betragen. Oft ist das Aneurysma teilweise oder völlig von einem Thrombus ausgefüllt. Glücklicherweise bilden sich regelmäßig über dem Aneurysma perikardiale Adhäsionen, welche die dünne Myokardwand verstärken helfen.

Dies ist wohl der Grund, warum die Ruptur sogar großer Aneurysmen von langer Dauer relativ selten ist. Die meisten dieser Aneurysmen treten nach dem Verschluß des Ramus descendens der linken Koronararterie auf und liegen etwas oberhalb der Spitzenregion des linken Ventrikels; sie kommen jedoch nach dem Verschluß des Ramus descendens der rechten Koronararterie auch am hinteren basalen Abschnitt und an anderen Teilen, wie zum Beispiel am Kammerseptum, vor.

Das Aneurysma selbst verursacht keine Erscheinungen. Der Patient gibt meistens anamnestisch einen Koronarverschluß an. Manchmal blieb dieser Verschluß symptomlos. Es ist offensichtlich, daß Aneurysmen bei jenen Patienten auftreten, welche zur Zeit der größten Schwäche des infarzierten Myokardabschnittes, das heißt, in den ersten zwei Wochen nach dem Infarkt, nicht im Bett gehalten werden.

In der großen Mehrzahl der Fälle ist die klinische Diagnose der Kammeraneurysmen mit Hilfe aller verfügbaren Methoden unmöglich. Dies gilt besonders für jene Aneurysmen, welche sich nicht stark vorwölben. In vielen Fällen ist die klinische Diagnose jedoch leicht.

Infolge einer Kompression des Ösophagus durch ein Aneurysma des linken Ventrikels konnte eine Dysphagie beobachtet werden.

Das führende Symptom ist eine meist etwas oberhalb der Herzspitze am linken Herzrand oder etwas innerhalb davon lokalisierte abnorme Pulsation. Manchmal ist diese Pulsation an der Brustwand sehr heftig und kaum zu unterdrücken. In einem Fall war die Pulsation am sechsten Tag nach dem Auftreten der Symptome und klinischen Befunde des Myokardinfarktes in einem Durchmesser von vier oder fünf Zentimetern zu beobachten. Oft bleibt diese Pulsation während des ganzen Lebens bestehen, doch kann ihre Intensität bei der Entwicklung von Thromben oder bei einer Schrumpfung von Narbengewebe geringer werden oder die Pulsation kann ganz aufhören. Oft hat man den Eindruck, daß sich die ganze Halbseite vorwölbt.

Die Lokalisation dieser Pulsation unterscheidet sie meistens von anderen Herzpulsationen. Sie liegt für eine Spitzenpulsation zu hoch, für einen pulsierenden Conus pulmonalis zu tief und für eine Pulsation des rechten Ventrikels (präkordiale Pulsation) zu weit lateral.

Die Perkussion ergibt gewöhnlich eine Herzvergrößerung. Der Puls ist oft klein, der systolische Blutdruck kann 90 mm Hg betragen oder er ist sehr oft normal.

Die Auskultation ergibt häufig uncharakteristische Befunde, wie zum Beispiel dumpfe Herztöne, einen Galopprhythmus oder sogar reine und laute Töne. Nicht selten hört man ein systolisches Geräusch, welches über der pulsierenden Stelle am lautesten ist; in manchen Fällen ist an derselben Stelle ein helles diastolisches Geräusch zu hören. Es hat denselben Charakter wie das Geräusch einer Aorteninsuffizienz. Bei zwei durch einen von uns beobachteten Patienten wurde klinisch die Diagnose einer Aorteninsuffizienz gestellt, während die Obduktion ein Herzaneurysma ergab. Es ist eine interessante Feststellung, daß einer der ersten Fälle eines klinisch festgestellten Herzaneurysmas ein diastolisches Geräusch hatte. In diesem Fall hatte das Geräusch einen musikalischen Charakter. Nach unserer Erfahrung sind die über Herzaneurysmen hörbaren Hin- und Hergeräusche weich und hell. Man muß die Geräusche von extrakardialen Geräuschen und vom perikardialen Reiben trennen. Dies ist durch die Qualität des Geräusches möglich, welche es jenem der Aorteninsuffizienz ähnlich erscheinen läßt. In der Systole ist der weiche Aneurysmasack mit Blut gefüllt und gedehnt. Das Geräusch kann durch den Rückfluß dieses Blutes in den linken Ventrikel während der Diastole erklärt werden.

Die Röntgenuntersuchung, besonders die Durchleuchtung, ist von großer diagnostischer Bedeutung. Häufig läßt die Vorwölbung eines großen Aneurysmasackes die Diagnose augenblicklich stellen. Manchmal sieht man den Sack nur dann, wenn man den Kranken leicht dreht. Oft wird das Aneurysma durch den Abdominalschatten überdeckt; in solchen Fällen wurde die Untersuchung nach Anwendung von Natriumbikarbonat empfohlen, da dieses eine starke Gasaufblähung des Magens verursacht, so daß der größere Teil des linken Herzrandes sichtbar wird. Abgesehen vom abnormen Kontur des linken Herzrandes erkennt man Aneurysmen manchmal bei der Durchleuchtung auf Grund abnormer Pulsationen, wie zum Beispiel einer deutlichen paradoxen expansiven Pulsation in der Systole. Oft ist eine Untersuchung im ersten schrägen Durchmesser hilfreich. Man muß sehr vorsichtig sein, um nicht ein Fettbürzel am unteren Herzrand mit einem Herzaneurysma zu verwechseln (S. 44).

Abb. 34 zeigt ein typisches Aneurysma am linken Herzrand. Das Elektrokardiogramm dieses Patienten ergab eine Kurve wie bei einem Vorderwandinfarkt.

Aneurysmen des dorsalen basalen Abschnittes des linken Ventrikels kann man gelegentlich auf einer postero-anterioren Brustaufnahme sichtbar machen.

Oft weist eine stärkere Rundung des linken Kammerbogens (deutliche aortische Konfiguration) bei einem Patienten, der weder jetzt noch früher eine Hypertonie hatte, auf ein Herzaneurysma hin. Man muß auch daran denken, wenn man an abnormer Stelle am linken Herzrand Kalkablagerungen findet.

Trotz sorgfältiger Röntgenuntersuchung ist die Diagnose selbst großer Aneurysmen oft unmöglich.

Das Elektrokardiogramm ist selten charakteristisch. Es zeigt Veränderungen im Sinne einer Myokardschädigung, oft bestehen Zeichen eines Vorderwand-, seltener eines Hinterwandinfarktes. Bei manchen unserer Fälle konnten ein Schenkelblock oder verschiedene andere, bei Koronarerkrankungen übliche Veränderungen gefunden werden.

Bei vielen unserer Patienten bestand jedoch eine ungewöhnlich tiefe Q-Zacke in Ableitung I. Oft ist die ST-Strecke etwas höher gerückt, so daß man besonders in den Brustwandableitungen an einen frischen Vorderwandinfarkt denken könnte. Diese Merkmale bleiben jedoch ohne weitere Veränderung viele Jahre bestehen. Nach unserer Erfahrung ist beim Vorliegen einer andauernden Hebung der ST-Strecken bei Patienten, welche einmal einen Myokardinfarkt gehabt hatten, der Verdacht auf ein Herzaneurysma gerechtfertigt. Obwohl man diese elektrokardiographischen Veränderungen nur bei einer Minderzahl von Herzaneurysmen findet, sind sie jedoch keineswegs selten.

In Abb. 35 ist diese, für ein Herzaneurysma typische, elektrokardiographische Kurve wiedergegeben. Sie stammt von einem 56jährigen Mann mit einem großen Herzaneurysma. Sie zeigt die abnorm tiefe Q-Zacke mit leichter Hebung der ST-Strecke in Ableitung I.

Trotz sehr großem Herzaneurysma kann man zehn Jahre und länger am Leben bleiben. Einer unserer Patienten ist nach mehr als zehn Jahren seit Entdeckung seines Herzaneurysmas noch aktiv und beschwerdefrei. Diese Patienten können also ein normales Leben führen und symptomfrei sein. Nichtsdestoweniger ist es klar, daß körperliche Anstrengungen drastisch eingeschränkt werden müssen.

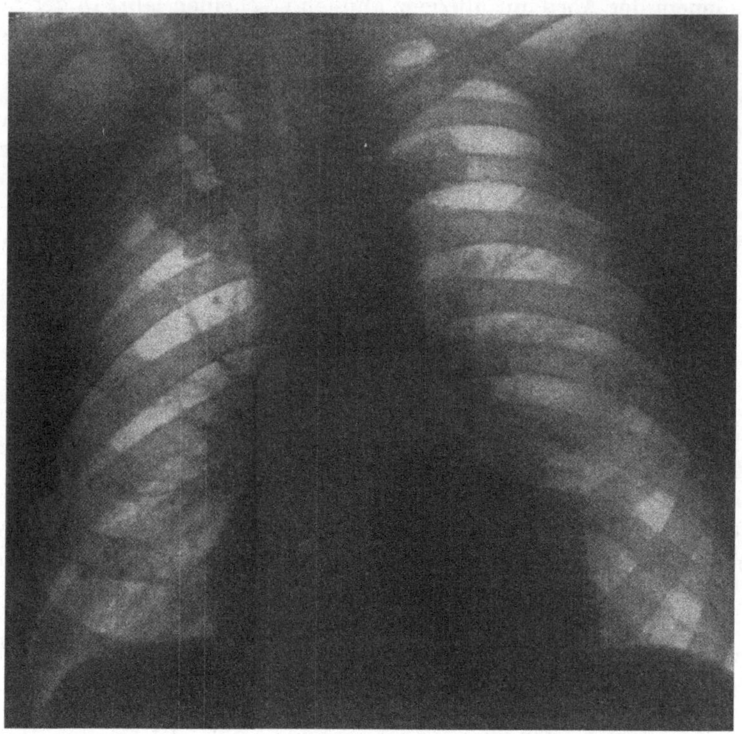

Abb. 34. Herzaneurysma.

Bei vielen Fällen der Literatur und bei drei eigenen Beobachtungen kam es bei Patienten mit Herzaneurysmen kurz vor dem plötzlichen Tod zum Auftreten von paroxysmalen ventrikulären Tachykardien, so daß man annehmen könnte, daß der Tod als Folge von Kammerflimmern eingetreten ist.

Schulter-Handsyndrom und Dupuytrensche Kontraktur. Diese Komplikationen sind nach Myokardinfarkten nicht selten. Sie wurden in siebzehn von 133 Fällen von Myokardinfarkt festgestellt. Sie kommen am häufigsten links, das heißt, an der Ausstrahlungsseite des Schmerzes vor.

Nicht selten wird ein Patient durch das Auftreten von Schulterschmerzen beunruhigt, da er befürchtet, daß es sich um die Wiederkehr der Angina-pectoris-Schmerzen handle. Die Unterscheidung ist leicht, da dieser Schmerz von körperlicher Anstrengung unabhängig ist und nur bei Bewegung des Armes auftritt. Frühzeitig kann es zum Auftreten einer Hyperaemie und eines Ödems der Hand kommen, welche Zustände bis zu 6 Monaten anhalten können. Diese Hyperämie führt wie jene nach Traumen zu einer Osteoporose. Abduktion und Außenrotation des Oberarmes sind eingeschränkt, die periartikulären Gewebe sind druckempfindlich. Der Patient ist infolge dieser Belästigung unfähig, den Arm voll zu gebrauchen. Diese Störung kann sich bereits vier bis fünf Wochen nach dem Anfall einstellen; in anderen Fällen vergehen Monate und sogar Jahre bis zu ihrem Auftreten. Natürlich ist die genannte Störung für einen Koronarverschluß oder für einen frischen Infarkt nicht charakteristisch. Sie kommt bei der Koronarsklerose ohne Angina pectoris und ohne Infarktzeichen häufig vor.

Für diese Veränderungen wurden viele Erklärungsversuche gemacht. Man hat viszero-viszerale Reflexe sowie reflektorische Gefäßspasmen im periartikulären Gewebe mit nachfolgenden Ernährungsstörungen angeschuldigt. Derzeit nimmt man an, daß vom Herzen ausgehende, afferente Reize die zentralen Neuronen bombardieren, welche aus einem über mehrere Segmente ausgedehnten Netzwerk miteinander zusammenhängender Neuronen in der zentralen grauen Substanz bestehen (internuncial pool). Von hier aus wirken die Reize auf die autonomen Bahnen ein.

Die Bewegungsbeschränkung und die Schmerzen können sechs Monate anhalten und jederzeit wiederkehren.

Zusammen mit oder unabhängig von diesen Schulteraffektionen kann man auch Veränderungen an der linken (selten an der rechten) Hand feststellen. Die Haut ist glatt und die Hand sowie die Finger werden steif; der Patient ist unfähig, die Hand zu beugen oder die Faust zu schließen. Es tritt eine leichte Rotfärbung auf und die Finger sind kalt. Die Ulnarseite ist mehr betroffen

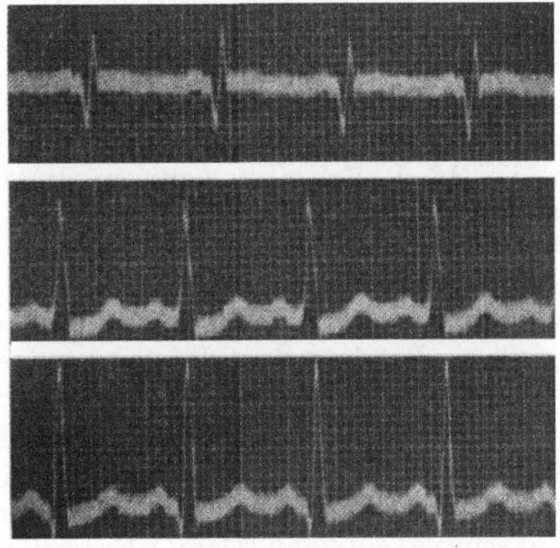

Abb. 35. Tiefe Q-Zacken in Ableitung I bei Herzaneurysma.

als die übrige Hand. In der Folge tritt eine Hautatrophie ein. Diese Veränderungen konnten in 39 (21.8 Prozent) von 178 aufeinanderfolgenden Fällen von Myokardinfarkt festgestellt werden. Sie können sich bereits drei Wochen nach der Infarzierung entwickeln. Allmählich ergibt sich das Bild einer Dupuytrenschen Kontraktur. Die Veränderung ist oft symmetrisch und von der Lage der Schmerzausstrahlung unabhängig.

Manche Autoren haben darauf hingewiesen, daß dieses Syndrom besonders bei ängstlichen Menschen auftritt, welche Schmerzen schlecht ertragen. Der Prozeß schreitet im allgemeinen rascher fort, wenn der Arm nicht gebraucht wird.

Die Dupuytrensche Kontraktur ist scheinbar keine Krankheitseinheit, sondern tritt offenkundig bei jeder Reizung des sympathischen Nervensystems auf. Sie kommt bei verschiedenen inneren Erkrankungen vor. Auch hier hat man an die Möglichkeit einer reflektorischen Vasokonstriktion gedacht. Zwischen diesen Zuständen und der Sudeck'schen Atrophie sowie der Kausalgie gibt es keine scharfen Grenzen.

Wenn man in Frühstadien des Syndroms eine Stellatumblockade mit Novokain durchführt, so kommt es oft zu einer raschen Heilung oder der Prozeß schreitet nicht mehr fort. Auch das Cortison hat sich als nützlich erwiesen. Man gibt davon täglich bis zum Einsetzen einer Besserung 75 mg und vermindert diese Dosis dann auf 50 und 25 mg.

Differentialdiagnose

In den vorhergehenden Abschnitten wurde die Tatsache erwähnt, daß ein Koronarverschluß mit einem Myokardinfarkt Ursache einer Reihe von Symptomen und klinischen Befunden sein kann, welche in der weit überwiegenden Mehrzahl der Fälle die Diagnose ohne weiteres ermöglichen.

Gelegentlich übersieht man den Zustand jedoch infolge einer abnormen Schmerzausstrahlung oder infolge der Tatsache, daß ähnliche Schmerzen wie beim Koronarverschluß auch bei anderen Krankheiten vorkommen. Außerdem lösen die Komplikationen bestimmte Symptome aus, wodurch das klinische Bild noch mehr verwischt wird. Weiter wird jetzt, da die Ärzte mehr an die Koronarkrankheiten denken, die Diagnose eines Verschlusses mit Infarkt manchmal auch ohne entsprechende Grundlagen gestellt.

In diesem Zusammenhang soll betont werden, daß man die Diagnose niemals allein auf Grund der Schmerzen stellen soll. Sogar wenn der Schmerz „typisch" ist, stundenlang anhält, außerordentlich heftig ist und in den linken Arm sowie in die Hand ausstrahlt, kann ein anderer Prozeß vorliegen. Die Diagnose sollte immer durch eines der oben erwähnten Zeichen gesichert werden, wie zum Beispiel durch eine Temperaturerhöhung, durch einen Blutdruckfall, durch eine erhöhte Blutsenkungsgeschwindigkeit usw. Anderseits sollte bei jedem Patienten, welcher über Druck oder Spannung hinter dem Brustbein klagt, unabhängig vom Grad der Beschwerden, der Verdacht auf das Vorliegen eines Myokardinfarktes erweckt werden, wenn die Beschwerden länger als einige Minuten andauern.

Herzneurose. Schmerzen in der Herzgegend sind bei Herzneurosen (neurozirkulatorische Asthenie, S. 486) häufig. Im Gegensatz zur Koronarthrombose dauert der Schmerz hier oft nur kurz und ist stechend, obwohl er auch lang dauern und schwer sein kann. Dann ist er jedoch gewöhnlich an der Herzspitze und nicht hinter dem Brustbein lokalisiert. Der Patient zeigt mit der Fingerspitze auf die schmerzhafte Stelle und nicht mit der ganzen Hand, wie bei anginösen Schmerzen jeder Ätiologie. Hie und da ist eine umschriebene Stelle an der Herzspitze druckempfindlich. Die häufige Wiederkehr dieses Schmerzes, seine Beziehung zu bestimmten gefühlsbetonten Störungen, das Fehlen organischer Befunde und das Vorhandensein der Zeichen einer Herzneurose ermöglichen die Diagnosestellung gewöhnlich. Nicht selten entwickelt sich eine derartige Herzneurose, wenn ein Freund oder Verwandter plötzlich und unerwartet nach einem Koronaranfall „in meinen Armen starb".

Von gesunden Personen werden oft Empfindungen unangenehmer Art in der Herzgegend angegeben, welche den Zusammenhang mit Aufregungen, Angst und dergleichen erkennen lassen. Während sie im allgemeinen bei Gesunden selten Bedeutung erlangen und nicht mit eigentlichen Herzleiden einhergehen, können sie bei furchtsamen und leicht ängstlichen Menschen ein schweres Problem werden.

Es erscheint wichtig, zu betonen, daß man einen Patienten sehr sorgfältig untersuchen und beobachten muß, bevor man ihn zum Neurotiker stempelt. Die Informationen, welche manche Patienten aus pseudowissenschaftlichen Publikationen in Zeitungen und Magazinen erhalten, machen es gelegentlich schwierig, eine unbeeinflußte Anamnese zu erhalten.

Krankheiten des Thorax. Die Osteoarthritis der oberen Brustwirbel verursacht Beschwerden, welche häufig mit den Schmerzen bei Koronarerkrankungen verwechselt werden. Der Schmerz kann sekunden- oder stundenlang andauern; er zeigt die typische Ausstrahlung zum linken oder rechten Arm oder wird retrosternal empfunden und kann sehr unangenehm sein. Meist kann man keine objektiven Befunde erheben; die Beweglichkeit der oberen Brustwirbel ist manchmal eingeschränkt. Die Dornfortsätze der ersten Brustwirbel sind hie und da klopfempfindlich, manchmal ist eine Hauthyperästhesie nachweisbar. Der Röntgenbefund einer hypertrophischen Spondylitis ist diagnostisch nicht entscheidend, da man derartige Befunde sehr oft auch bei Erwachsenen ohne Beschwerden finden kann. Anderseits gibt es ausgedehnte hypertrophische Osteoarthritiden mit negativen Röntgenbefunden. Änderungen der Körperlage, Pressen beim Stuhlgang, Husten und Niesen können den Schmerz verstärken. Oft tritt er besonders zur Nachtzeit auf.

Ähnliche Schmerzattacken mit derselben Ausstrahlung kommen bei der Myositis und Myofibrositis der langen Rückenmuskeln in den oberen Brustsegmenten vor. Häufig sind Druckpunkte nachzuweisen. Armschwingen löst den Schmerz aus. Daher tritt er auch beim Gehen auf und wird so leicht mit einer Angina pectoris verwechselt. Er kommt besonders häufig bei Kranken mit Deformitäten des Brustkorbs vor. Es konnten Fälle beobachtet werden, welche scheinbar auf Nitroglyzerin ansprachen.

Das Auftreten von in den linken oder in den rechten Arm ausstrahlenden Schmerzen bei diesen Veränderungen findet seine Erklärung in der wichtigen Arbeit von Lewis und Kellgren, welche zeigen konnten, daß die Injektion einer hypertonischen Salzlösung in die Interspinalbänder und angrenzenden Muskeln in den entsprechenden Segmenten dieselbe Schmerzform mit ähnlichen Erscheinungen auslöst, wie man sie bei Erkrankungen innerer Organe findet. Wenn man bei Patienten mit Angina pectoris solche Injektionen in die oberen Brustsegmente durchführt, so entstehen dadurch Schmerzen, welche von jenen einer Angina pectoris bei Myokardinfarkt nicht zu unterscheiden sind. Sogar im oberen Thorax kann ein Gefühl der Zusammenschnürung bestehen; der Schmerz hinter dem Brustbein fehlt jedoch bei diesen Versuchen.

Die Differentialdiagnose ist besonders in den Anfangsstadien oft sehr schwer, es ergeben sich schwierige Probleme, wenn der Schmerz so stark ist, daß die Atmung dadurch erschwert wird. Die Situation wird klarer, wenn die Symptome eine Zeitlang bestanden haben und die Herzbefunde negativ bleiben. In diesem Fall sind, wie bei den Herzneurosen, eine sorgfältige Untersuchung und Beobachtung während einer bestimmten Zeit notwendig, bevor man eine sichere Diagnose stellen kann.

Es ist wichtig, festzustellen, daß der Schmerz bei manchen Fällen von Spondylarthritis bei Anstrengungen infolge der abnormen Belastung der betroffenen Gewebe zunimmt oder erst auftritt. In solchen Fällen bringt eine Novokaininjektion in die Interspinalbänder und angrenzenden Gewebe sofortige Erleichterung. Eine Röntgenbestrahlung der Wirbelsäule ist in chronischen Fällen wirksam und sehr wohltuend.

Vom Thorax ausgehende Schmerzen. Bei Patienten mit Interkostalneuralgien, Herpes zoster, Neuralgien des Armplexus oder einer Myositis in den entsprechenden Segmenten kann die Anamnese ähnlich lauten wie bei einem Koronarverschluß, doch ermöglicht eine sorgfältige Untersuchung die Unterscheidung meistens. In den ersten Stunden vor dem Auftreten der Herpesbläschen kann die Diagnose jedoch schwierig sein, da man auch bei Fällen von Koronarverschluß negative Herzbefunde erheben kann.

Lungenembolie. Wie früher ausgeführt, ist dieses Ereignis gelegentlich die Ursache eines Syndroms, welches jenem bei einem Myokardinfarkt sehr ähnlich sein kann. Bei beiden Zuständen kann man denselben langanhaltenden Schmerz, dieselbe Ausstrahlung und Lokalisation finden. Bei manchen Patienten beobachtet man Blutdruckabfall, Leukozytose, Fieber, Senkungsbeschleunigung, Hämoptysen, Perikarditis und sogar ähnliche Veränderungen im Elektrokardiogramm. Die Differentialdiagnose ist oft sehr schwierig oder unmöglich. Der Versuch einer Abgrenzung wird durch die Tatsache noch schwieriger, daß viele Patienten mit Myokardinfarkt infolge der strengen Bettruhe und der Kreislaufstörung eine periphere Venenthrombose bekommen. Der sogenannte „zweite Anfall", welcher einige Tage oder Wochen nach einem Koronarverschluß auftritt, ist in vielen Fällen auf eine Lungenembolie zurückzuführen, obwohl die Symptome mit jenen während des Myokardinfarktes fast identisch sind. Bei allen derartigen Anfällen, welche bei bettlägerigen Patienten auftreten, muß man an eine Lungenembolie denken. Die Unterscheidung wird leichter, wenn das Elektrokardiogramm den typischen Kurvenverlauf eines Myokardinfarktes (Abb. 31 und 32) oder einer Lungenembolie (Abb. 12) zeigt. Bei beiden Zuständen findet man jedoch oft nur undeutliche Veränderungen.

Pneumonie. Hat der Kranke keine besonderen anginösen Schmerzen, sondern sind Dyspnoe, Fieber und Rasselgeräusche über umschriebenen Lungenbezirken nachweisbar, so wird manchmal die Diagnose Pneumonie gestellt. Früher kam dies häufig vor, jetzt wird dieser Fehler aber selten begangen. Ähnlich diagnostizierte man oft eine linksseitige Pleuritis und übersah den Myokardinfarkt als ihre Ursache.

Spontanpneumothorax. Dieses Ereignis sowie ein spontanes Mediastinalemphysem können langandauernde, schwere retrosternale Schmerzen mit Ausstrahlung in die Schultern hervorrufen, die Differentialdiagnose ist aber leicht.

Magen-Darm-Krankheiten. Viele Störungen im Bereiche des Gastrointestinaltraktes können die Symptome eines Koronarverschlusses zeigen. Ösophagusspasmen können außerordentlich heftige Schmerzen hervorrufen, welche oft hinter das untere Sternum lokalisiert werden. Sie können zum Kinn oder in die Arme ausstrahlen und stundenlang anhalten; manche Patienten erfahren durch Nitroglyzerin eine gewisse Besserung. In anderen Fällen wird nur ein dumpfer Schmerz empfunden. Bei Kolonspasmen findet man sehr häufig starke Schmerzen, welche in die linke Brust oder Schulter ausstrahlen oder nur dort empfunden werden. Der Schmerz kann schwer sein und lang anhalten. Eine Dehnung der linken Kolonflexur kann präkordiale und in den linken Arm ausstrahlende Schmerzen hervorrufen. Peptische Geschwüre, Cholelithiasis und Cholezystitis verursachen gelegentlich Schmerzen, welche ausschließlich in den Thorax lokalisiert werden; wird ein solcher Schmerz hauptsächlich in der linken Seite empfunden, so kann sich das diagnostische Problem eines eventuellen Koronarleidens ergeben. Gallenkoliken kommen bei Kranken mit Koronarsklerosen häufiger vor als in der Durchschnittsbevölkerung.

Von größerer Bedeutung ist anderseits die Tatsache, daß bei Kranken mit Myokardinfarkten verschiedene gastro-intestinale Symptome vorkommen. Ist der anginöse Schmerz nur leicht oder fehlt er sogar, so sind Irrtümer möglich.

Es ist allgemein bekannt, daß ein Herzinfarkt unter dem Bild eines akuten Abdomens verlaufen kann. Dies ist in früheren klinischen Beobachtungen dieses Zustandes deutlich zu erkennen, wenn das Bestehen eines „status gastralgicus" festgestellt wurde. Der Schmerz kann beim Koronarverschluß oft ausschließlich abdominell empfunden werden. Wenn er so unerträglich ist, daß der Kranke unfähig ist, sich zu bewegen, wenn die Bauchmuskeln gespannt sind und Schock sowie Erbrechen vorhanden sind, dann ist die Diagnose eines perforierten peptischen Geschwüres oder einer Pankreasnekrose verständlich. Die physikalische Herzuntersuchung ergibt oft auch bei einem ausgedehnten Myokardinfarkt nichts Abnormes; andere Untersuchungsmethoden, wie zum Beispiel Elektrokardiographie oder Röntgen (zwecks Nachweises einer Luftsichel unterhalb des Zwerchfells) sind oft nicht verfügbar.

Manchmal muß eine Laparotomie durchgeführt werden. Es kommt vor, daß Ärzte eine Operation ablehnen, da der Patient schon seit langer Zeit über Herzbeschwerden geklagt hätte und pathologische Herzbefunde vorlägen; demgemäß erschiene die Diagnose eines Koronarverschlusses mit abdominellen Symptomen naheliegend. Bei der Obduktion wurde dann eine Peritonitis bei perforiertem peptischem Geschwür nachgewiesen. Wir konnten einzelne Fälle beobachten, welche gleichzeitig einen Koronarverschluß und ein perforiertes Geschwür hatten, und einen Fall mit einem Koronarverschluß und einer akuten hämorrhagischen Pankreatitis.

Für die Differentialdiagnose kann manchmal die Erinnerung behilflich sein, daß der Herzinfarkt mit abdominellen Schmerzen nicht die eigentliche brettharte Spannung zeigt, wie sie bei einem perforierten Geschwür nachweisbar ist; anderseits zeigt allerdings eine gedeckte Perforation eine derartige Spannung manchmal ebenfalls nicht.

Wenn der Schmerz nur im rechten Oberbauch empfunden wird, kann man eine Cholelithiasis vermuten; wenn Fieber, Leukozytose, Lebervergrößerung und Gelbsucht auftreten, wird häufig eine Cholezystitis diagnostiziert.

Die Verwechslung mit einer akuten Gastritis oder Gastroenteritis ist weniger häufig als vor fünfzehn Jahren. Wenn Schmerzen fehlen oder nur leicht sind und in das Epigastrium lokalisiert werden, während Übelkeit, Erbrechen und Durchfälle (infolge viszeraler Reflexe) im Vordergrund stehen, so lautete eine häufige Diagnose „akute Verdauungsstörung". Der in der Literatur so oft beschriebene plötzliche Tod infolge Überessens oder infolge einer „akuten Magendilatation" war meistens auf einen Koronarverschluß zurückzuführen.

Hernien des Hiatus oesophageus. Es sind drei Formen dieser Störung bekannt. Zunächst der kongenital kurze Ösophagus, welchen man früher als häufig angesehen hat, jetzt aber nur selten annimmt — wenn es ihn überhaupt gibt. Zweitens die paraoesophageale Hernie, welche eine echte Hernie ist. Hierbei rollt der vordere Teil des Fundus an der Vorderseite und seitlich des Ösophagus in den Thorax (rollende Hernie). Die Sphinkterfunktion des Ösophagus ist erhalten. Drittens die gleitende oder ösophago-gastrische Hernie, welche die häufigste Form darstellt. Hierbei kommt es, vielleicht infolge eines Zwerchfelldefektes, zu einem Reflux von Speisen und Säure aus dem Magen und es tritt eine Ösophagitis mit Blutungen aus der entzündeten Schleimhaut auf. Eine Bindegewebsschrumpfung und Narbenbildung lassen den Ösophagus kürzer werden, wodurch ein Teil des Magens in den Thorax zu liegen kommt. Diese Abnormität verursacht ein Syndrom, welches leicht mit Koronarerkrankungen und mit einem Koronarverschluß verwechselt werden kann. Obwohl schon seit langer Zeit bekannt, wurde das häufige Vorkommen und die Symptomatologie der Hiatushernien vor der Beschreibung des „epiphrenischen Syndroms" durch Bergmann nicht allgemein gewürdigt.

Symptome können in jedem Alter auftreten, doch sind die meisten Patienten über 40 Jahre alt; Frauen sind häufiger betroffen. Oft sind es gedrungen gebaute Frauen, die mehrmals geboren haben. Häufig sind Völlegefühl während oder kurz nach dem Essen, Aufstoßen, Singultus, Übelkeit und Erbrechen vorhanden. Alle diese Beschwerden findet man jedoch auch bei Koronarkrankheiten und Myokardinfarkten. Es gibt alle Übergänge zwischen völliger Beschwerdefreiheit und außerordentlich quälenden, ja lähmenden Schmerzen, welche nicht selten retrosternal empfunden werden und in das Kinn oder in beide Arme ausstrahlen. Die Schmerzen treten häufig nachts auf.

Nuzum fand Hiatushernien in 12.27 Prozent von 957 untersuchten Personen und in 25 Prozent von Kranken mit echter Angina pectoris. Beide Zustände kommen häufig gleichzeitig vor.

Ungefähr ein Drittel der Patienten klagt über Schmerzen hinter dem Brustbein. Dieser Schmerz kann in die linke Schulter und sogar in den Arm ausstrahlen. Nach Aufstoßen tritt oft sofortige Erleichterung ein. Es können beträchtliches Angstgefühl und Unbehagen vorhanden sein. Manchmal tritt der Schmerz bei Anstrengung auf und wird durch Nitrite geringer. Der Kranke fühlt sich nach einer großen Mahlzeit oft besonders unangenehm, häufig wird er in der Nacht gequält, wenn er im Bett liegt; Aufstehen bringt sofortige Besserung. Diese anamnestische Angabe ist ziemlich charakteristisch.

Die Diagnose wird durch die Röntgenuntersuchung bestätigt, welche in der Trendelenburgschen Stellung vorgenommen werden soll. Oft tritt die Hernie beim Rückwärtskippen nicht auf, sondern ist nur beim Vorbeugen des Patienten nachzuweisen. Die Röntgenuntersuchung kann aber auch negativ ausfallen.

Es kommt zu Veränderungen im Elektrokardiogramm, sie wurden so wie der Schmerz durch reflektorische Änderungen der Koronardurchblutung erklärt, welche durch mechanische Reizung der Vagusfasern im Hiatus oesophagus ausgelöst werden. Da jedoch der untere Ösophagus seine sensible Innervation aus dem vierten bis sechsten Brustsegment erhält, kann der Schmerz tatsächlich vom Ösophagus selbst ausgehen. Das rasche Ansprechen auf Nitroglyzerin und die Veränderungen im Elektrokardiogramm sprechen scheinbar zugunsten der ersten Erklärung.

Selten ist eine chirurgische Behandlung notwendig. Die Anwendung von Alkalien und die Einnahme häufiger kleiner Mahlzeiten bringt oft Erleichterung. Eine Phrenicus-Quetschung kann Erleichterung bringen.

Häufig entwickelt sich in der Höhe des Hiatus oesophageus ein peptisches Geschwür und die Kranken bieten nur das Bild einer schweren Anämie.

Innere Blutungen. Kranke mit einer akuten und profusen Blutung aus einem peptischen Geschwür, infolge einer Leberzirrhose usw. können ein Syndrom mit langdauernden, plötzlich auftretenden, starken anginösen Schmerzen und Ausstrahlung in den linken Arm, Schock und Kollaps zeigen. In solchen Fällen sind im Elektrokardiogramm meistens sehr deutliche Veränderungen nachweisbar; die Unterscheidung gegenüber Koronarkrankheiten kann deshalb schwierig sein. Fehler kommen besonders häufig vor, wenn eine Hämatemesis nicht vorhanden ist und wenn sich das Auftreten von Teerstühlen um zwei oder drei Tage verzögert. Auch eine wesentliche Anämie muß nicht nachweisbar sein, da die Symptome und die elektrokardiographischen Veränderungen viel mehr durch die Raschheit des Blutverlustes als durch seine Größe verursacht werden.

Im Anschluß an einen Blutverlust kommt es zu einer allgemeinen Gefäßverengung, welche sowohl die Arterien wie die Venen betrifft; der Gefäßdurchmesser paßt sich an die verminderte Blutmenge an, scheinbar auf Grund der Wirkung der Karotissinusreflexe, wenn der arterielle Blutdruck die Tendenz zum Absinken zeigt, und durch von den Venen ausgehende Reflexe. Die Gefäßverengung nach einem Abfall des venösen Blutdruckes ist allgemein (McDowell-Reflex).

Lange Zeit war man der Meinung, daß diese Homeostase zum Schutz der lebenswichtigen Organe, wie zum Beispiel des Herzens, vor einer Verminderung der Blutzufuhr notwendig sei. Der häufig nachweisbare Befund von elektrokardiographischen Veränderungen nach einem akuten Blutverlust zeigt jedoch, daß die Koronararterien an der allgemeinen Gefäßverengung teilnehmen. Die anginösen Schmerzen vergehen innerhalb weniger Stunden, die Veränderungen im Elektrokardiogramm binnen weniger Tage, sogar, wenn sich das rote Blutbild nicht gebessert hat.

In Abb. 36 sind drei Elektrokardiogramme in den Extremitätenableitungen
wiedergegeben. Sie stammen von einem 32jährigen Mann, der wegen einer akuten
Hämatemesis bei Ulcus duodeni eingewiesen wurde. Abb. 36a zeigt das Elektrokardiogramm sofort nach der Einweisung,
das heißt, ungefähr sechs Stunden nach
der Blutung. Es zeigt nur eine Sinustachykardie. Das zweite Elektrokardiogramm,
ungefähr zwanzig Stunden nach der Blutung geschrieben, zeigt abnorme T-Zacken
in allen Ableitungen. Die dritte Kurve
ist fünf Tage älter als die erste, sie ist
normal.

Diese Veränderungen konnten in sechzehn von achtzehn aufeinanderfolgenden
Fällen von akuter Blutung festgestellt
werden. Sie treten scheinbar nicht vor
sechs bis sieben und spätestens achtzehn
bis zwanzig Stunden nach der Blutung auf.
Sie vergehen innerhalb von neun Tagen.

Wenn man das Myokard bei einem
Tier nach einem akuten Blutverlust
untersucht, findet man Nekrosen in den
subendokardialen Schichten, welche für
eine verminderte Blut- (Sauerstoff-) Zufuhr zum Herzen typisch sind.

Bei Patienten mit Koronarsklerose
konnte im Anschluß an eine akute innere
Blutung das Auftreten einer Koronarthrombose beobachtet werden.

Akute Perikarditis. Es wurde früher
erwähnt, daß diese Erkrankung manchmal mit schweren, stundenlang anhaltenden präkordialen Schmerzen einhergeht.
Da das Epikard und ein großer Teil des
Perikards für Schmerzreize unempfindlich
sind, wurde von manchen Autoren angenommen, daß für den Schmerz eine Reizung
der sensiblen Fasern an der Herzbasis
verantwortlich zu machen sei, wo das
Epikard in das Perikard umschlägt. Die
wahrscheinlichere Ursache ist eine Mediastinitis. Hat ein Patient mit einer Perikarditis diesen Schmerz, so kann die Entscheidung schwierig sein, ob eine tuberkulöse, rheumatische, Pneumokokken- oder
eine epistenokardische Perikarditis nach
einem Myokardinfarkt vorliegt. Das
Elektrokardiogramm leistet für die Unterscheidnug oft gute Dienste, doch ist dies nicht immer der Fall.

Häufig treten in einem Anfall von paroxysmaler Tachykardie, während einer
Blutdruckkrise und bei Frauen mit ovariellen Funktionsstörungen, wie später

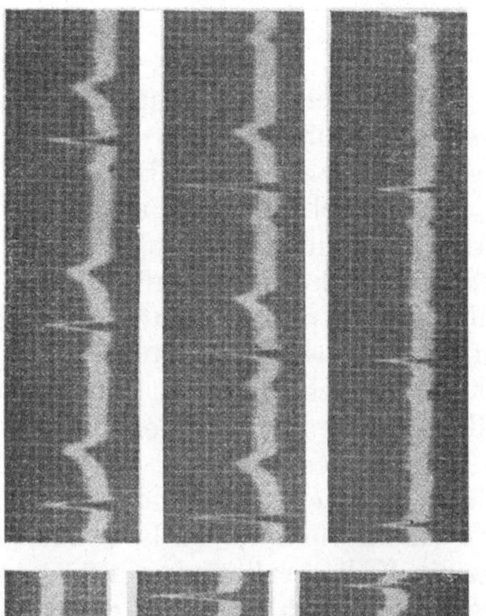
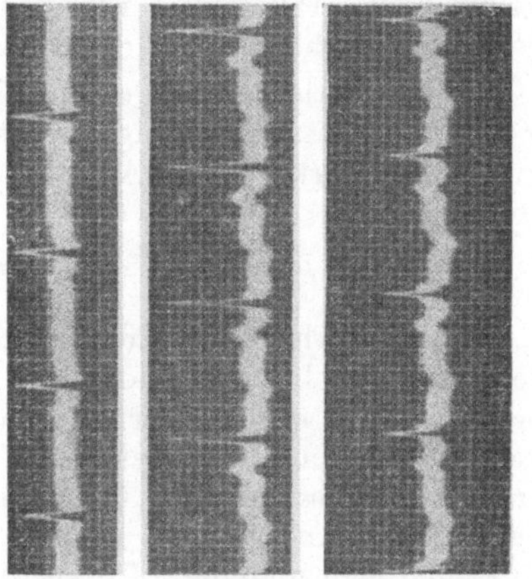
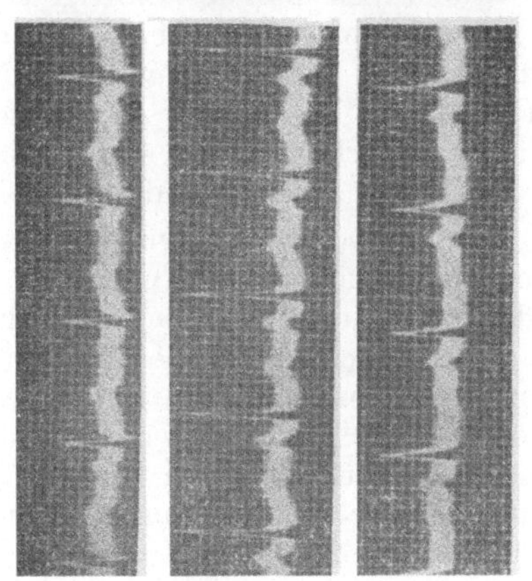

Abb. 36. Eine Serie von Elektrokardiogrammen eines Patienten mit massiver innerer Blutung.

zu besprechen sein wird (S. 364 und S. 397), starke Schmerzen auf. Auch diese
Zustände können mit dem Schmerz des Myokardinfarktes verwechselt werden.

Prodromalsymptome

Ein großer Prozentsatz der Kranken hat vor dem Auftreten eines Koronarverschlusses und Myokardinfarktes keine Beschwerden. Der erste Anfall trifft
diese Menschen wie ein Blitz aus heiterem Himmel.

Bei manchen Menschen bestand bereits jahrelang eine Arbeitsangina. Diese
Patienten können ganz plötzlich und ohne Prodromalsymptome den auf einen
Myokardinfarkt zurückzuführenden, langdauernden Schmerz bekommen. Andere
fühlen jedoch den drohenden Koronarverschluß; bei dieser Gruppe beginnen die
Anfälle in Ruhe, dauern länger, sind schwerer und Nitroglyzerin bringt zunehmend
weniger Erleichterung. In einem solchen Fall ist es klug, den Patienten ruhig zu
stellen und die notwendigen Vorbereitungen für den eventuellen Notfall zu treffen
(Anwendung von gefäßerweiternden Mitteln). Kranke mit Prodromalsymptomen
sind nicht selten. Das klassische Bild eines Myokardinfarktes braucht sich jedoch
nicht einzustellen, da ein langsamer und schmerzloser fibröser Verschluß eintreten
oder ein Kollateralkreislauf wirksam werden kann, der einen eigentlichen Infarkt
sogar bei Verschluß des Koronargefäßes zu verhüten imstande ist.

Manche Patienten mit einem Myokardinfarkt erzählen, daß sie einige Tage
vor dem starken Anfall einige kleinere Anfälle gehabt hätten, welche nur einige
Minuten andauerten; diese Anfälle seien so leicht gewesen, daß sie nicht beachtet
wurden.

Prognose

Wenn die Thrombosierung eines Koronargefäßes einmal erfolgt ist, kann in
jedem Augenblick plötzlich der Tod eintreten. Plötzliche Todesfälle sind auch bei
Koronarsklerose und bei der Koronarbeteiligung im Verlauf einer Aortitis häufig.
In einer Serie von 198 plötzlichen Todesfällen war in 104 bei der Obduktion ein
Koronarleiden nachweisbar; in zweiter Linie kamen Klappenfehler und verschiede-
ne Arten von Aneurysmen vor.

Früher hielt man die sofortige Mortalität für viel höher (53 Prozent) als heute
(16.2 Prozent, bzw. 33 Prozent). Manche Autoren berichten über eine sofortige Mortalität von nur 10 Prozent, welche mit unserer eigenen Erfahrung übereinstimmen
würde. Statistiken dieser Art hängen unvermeidlich vom Material ab. Viele
Patienten, welche plötzlich sterben, bevor ein Arzt gerufen wird oder sogar, bevor
sie eine Klage äußern, sind in diesen Statistiken nicht enthalten.

Die Todesursachen sind Kammerflimmern, Blutdruckabfall, Schock, Hirnembolien, Herzinsuffizienz mit Stauung und Herzruptur. Das Leben ist besonders
in den ersten drei Wochen gefährdet.

Die Prognose ist, wie bereits früher ausgeführt, schlechter, wenn Extrasystolen
oder eine paroxysmale Tachykardie auftreten, wenn der systolische Blutdruck
unter 80 mm Hg abfällt, wenn schwere Dyspnoe und Lungenstauung oder frühzeitig ein Schock einsetzen. Die Mortalität im ersten Anfall ist scheinbar größer,
wenn vorher eine Hypertonie bestand. Die Prognose des zweiten oder dritten
Myokardinfarktes ist schlechter als jene des ersten.

Anderseits erholen sich Kranke oft so gut, daß sie jahrelang ein normales
Leben ohne Beschwerden führen können. Die durchschnittliche Lebensdauer
betrug bei einer Serie von 101 Fällen 41 Monate. Ein Viertel dieser Patienten
starb innerhalb eines Jahres, die Hälfte innerhalb von zwei Jahren und drei

Viertel innerhalb von fünf Jahren. Der Zustand der anderen Koronararterien ist für den schließlichen Ausgang entscheidend.

Nach einer Beobachtung hatte ein Patient seine erste Koronarthrombose mit 40 und die zweite mit 75 Jahren. Ein dritter Anfall kam in seinem 78. Jahr. Der Patient starb mit 80 Jahren, fast 40 Jahre nach seinem ersten Anfall.

Früher oder später bekommen viele Kranke eine Linksinsuffizienz und Lungenstauung. Eine große Zahl von Patienten, welche vor dem Anfall keine Arbeitsangina hatten, hat nach dem Anfall sogar im Bett Schmerzen, die Kranken klagen über anginöse Schmerzen besonders bei Anstrengung, wenn sie auf sind und herumgehen.

Es erscheint ratsam, neuerlich zu betonen, daß Patienten mit Koronarleiden, auch wenn ihr Zustand sehr günstig zu sein scheint, jederzeit unangenehme Komplikationen bekommen oder plötzlich sterben können; doch gibt es anderseits auch Fälle, in welchen die Patienten bewußtlos waren, einen unglaublich niederen Blutdruck und fast unhörbare Herztöne hatten, sich aber erholten und mehrere Jahre normal lebten.

Auch wenn der Patient nur einen sehr leichten Anfall hatte und sein Zustand günstig erscheint, soll man daher niemals eine gute Prognose stellen, anderseits soll sie aber auch niemals völlig hoffnungslos sein. Es gibt wenige Herzkrankheiten, bei welchen Unerwartetes häufiger vorkommt. Man erlebt oft nach beiden Richtungen Überraschungen.

Behandlung

Schmerzen. Der eine frische Koronarthrombose begleitende heftige anginöse Schmerz erfordert die Anwendung von Morphiumersatzpräparaten, Morphium (oder Pantopon). Ersatzpräparate sind vorzuziehen, da sie weniger Nebenwirkungen machen und auch die Atmung weniger stark beeinträchtigen. Die erste Dosis soll 0.015 bis 0.02 g betragen, wobei es günstig ist, zur ersten Morphiuminjektion etwas Atropin zu geben (0.5 mg). In den meisten Fällen wird es notwendig sein, 30 Minuten nach der ersten eine zweite oder dritte Injektion zu geben, hie und da zeigen sogar diese keine Wirkung. Wir haben wiederholt Patienten gesehen, welche sich ruhelos hin und her warfen und heftig über den qualvollen Schmerz klagten, nachdem sie innerhalb von drei Stunden mehr als 0.06 g Morphium erhalten hatten. In diesen Fällen bringt Luminal eine geringe Erleichterung; es wurde eine Infiltration der Haut in dem Gebiet empfohlen, in welches der Schmerz ausstrahlt, diese Maßnahme bringt jedoch nach unserer Erfahrung keine Besserung. Eine paravertebrale Anästhesie (S. 361) hilft sofort, wird aber bei diesen Patienten selten durchgeführt, da man immer auf ein Nachlassen des Schmerzes innerhalb der nächsten Stunde wartet. Die Qual kann jedoch mit unverminderter Heftigkeit 24 Stunden oder noch länger anhalten und den Kranken völlig erschöpfen.

Allgemeine Maßnahmen. Für den Kranken ist nicht nur körperliche, sondern auch geistige Ruhe wichtig. Man soll ihn auf seinen Zustand hinweisen und gleichzeitig beruhigen. Man sagt ihm am besten, es handle sich um einen „Gefäßspasmus" im Herzen und vermeidet das Wort „Thrombose". Am Anfang ist er so genau zu untersuchen und fortlaufend immer wieder zu kontrollieren wie ein diabetisches Koma. Ein einfacher „leichter Fall" kann jederzeit eine völlig unerwartete Wendung nehmen. Später ist er mindestens einmal täglich zu kontrollieren

Antikoagulantien. Die Anwendung, die Dosierung, die Indikationen und Kontraindikationen der Antikoagulantien wurden in einem früheren Kapitel besprochen (S. 91). In diesem Zusammenhang ist lediglich eine Erörterung ihrer Anwendung bei Kranken mit Myokardinfarkten nötig.

Beim Myokardinfarkt droht Gefahr von seiten von Herzwandthromben, welche hauptsächlich Embolien im großen Kreislauf hervorrufen, sowie von seiten von peripheren Venenthrombosen, welche während der Zeit der Bettruhe entstehen und zu Lungenembolien führen. Wegen der großen Häufigkeit dieser Komplikationen empfahl das Komitee der Amerikanischen Herzgesellschaft unter dem Vorsitz von I. S. Wright, alle Fälle von Koronarthrombosen mit Infarkten mit Antikoagulantien zu behandeln, wenn diese Behandlung nicht kontraindiziert ist. Diese Empfehlung beruht auf den bei über 1000 Fällen gewonnenen Erfahrungen. Es konnte nachgewiesen werden, daß thrombo-embolische Komplikationen nur in 11 Prozent der behandelten Fälle, aber in 26 Prozent der unbehandelten Kontrollfälle auftraten. In der Kontrollgruppe starben 23.4 Prozent innerhalb von 6 Wochen, während in der Gruppe der behandelten Fälle nur 16 Prozent starben. Diese Unterschiede sind sogar dann eindrucksvoll, wenn man bedenkt, daß der eine oder andere Kranke an den Folgen der antithrombotischen Behandlung stirbt, und daß der Prozentsatz von Herzrupturen sowie von Blutungen in die Perikardhöhle bei den unbehandelten Fällen 2 Prozent und bei den behandelten Fällen 4 Prozent beträgt.

In der letzten Zeit hat man den Vorschlag gemacht, nur die Schwerkranken mit Antikoagulantien zu behandeln und die Behandlung in leichten Fällen zu unterlassen. Dies scheint derzeit in den Vereinigten Staaten die Einstellung der Mehrzahl der Kardiologen zu sein. Nach unserer Meinung ist diese Einstellung aber nicht richtig. Ein klinisch leichter Fall kann ganz plötzlich zu einem schweren werden; niemals kann man bei leichten Fällen das Auftreten thrombo-embolischer Komplikationen ausschließen. Tatsächlich werden sich jene nur ungern auf die Behandlung lediglich schwerkranker Patienten beschränken, welche erlebt haben, wie leichte Fälle mitten in einer ruhigen Erholungsphase ganz plötzlich eine Hirnembolie bekommen, welche eine dauernde Hemiplegie zur Folge hat, oder eine periphere Embolie, welche zur Amputation eines Beines zwingt.

Man muß sich jedoch immer vor Augen halten, daß man die Gefahr thrombo-embolischer Komplikationen mit Hilfe der Antikoagulantien nicht zu beseitigen, sondern lediglich einzuschränken vermag, sowie, daß mit der Behandlung selbst neue Gefahren verbunden sind, und zwar Blutungen, eine Herzruptur und eine Hämoperikard.

Einer der Nachteile der Behandlung mit Dicumarol oder ähnlichen Verbindungen besteht darin, daß man nach den Untersuchungen des Wright'schen Komitees keine volle Schutzwirkung erreicht, wenn man die Prothrombinzeit nicht auf Werten zwischen 25 und 39 Sekunden hält. Dies ist anfangs schwierig, anderseits treten bei Prothrombinzeiten von mehr als 30 Sekunden oft Blutungen auf.

Man wendet diese Behandlung bei Patienten mit Blutkrankheiten, blutenden Geschwüren, Hypoprothrombinaemien (Vitamin K-Mangelzustände, Leberschäden), bei Nierenschäden und bei der Niereninsuffizienz, beim Vitamin C-Mangel, am Ende der Schwangerschaft, bei offenen und granulierenden Wunden, bei der subakuten bakteriellen Endokarditis, sowie bei postoperativen Drainagen von Eingeweideorganen nicht an.

Die meisten Ärzte geben am Anfang kein Heparin, und so bleibt der Patient während der ersten Tage oft ungeschützt. Will man dem Kranken aber jeden möglichen Schutz gewähren, so sollte die Heparin-Behandlung gleich am Anfang beginnen. Sollten weitere Beobachtungen ergeben, daß zwölfstündliche Injektionen von je 1 ccm Depot-Heparin zu 200 mg die Kranken sogar während jener Stunden vor der nächsten Injektion vor einer Thrombusbildung schützen, in welchen die Gerinnungszeit zur Norm zurückkehrt, dann wäre eine relativ sichere Methode verfügbar. Dies stellt derzeit die von uns bevorzugte Methode dar.

Oft wird die Forderung aufgestellt, die antithrombotische Behandlung länger als 21 oder 30 Tage lang fortzusetzen. Nach unserer Meinung soll sie aber so lange angewendet werden, bis der Kranke auf ist und herumgehen kann. Um Erscheinungen von seiten des Umschlagphänomens zu vermeiden, vermindert man die Dosen allmählich im Verlauf von einigen Tagen und bricht die Behandlung nicht abrupt ab.

Nichols verwendete die Antikoagulantien bei Patienten, welche sich von einem Myokardinfarkt erholt hatten, jahrelang prophylaktisch; man hat eine solche prophylaktische Behandlung auch für Patienten mit Warnsymptomen empfohlen, d. h., wenn man das Einsetzen einer Koronarthrombose fürchten muß. Unsere Erfahrungen stimmen aber mit jenen anderer Autoren überein, daß eine derartige Behandlung besser nicht eingeleitet werden soll. Da die Ruptur von Riesenkapillaren im atherosklerotischen Gebiet einer Koronararterie eine so häufige Ursache einer Koronarthrombose darstellt, ist diese Behandlung als schädlich zu bezeichnen; bei 4 Patienten mit Warnsymptomen sahen wir tatsächlich bald im Anschluß an diese Therapie einen Koronarverschluß auftreten. Nichols selbst ist in seinen Schlußfolgerungen sehr vorsichtig. In einigen Publikationen, in welchen diese Behandlungsweise als eine vorteilhafte Prophylaxe empfohlen wird, zeigen die beigegebenen Elektrokardiogramme, daß die Patienten während der Behandlung Infarkte hatten, welche den Autoren entgangen waren.

Dehydration. Dieser Zustand mit allen seinen Gefahren ist infolge des Erbrechens und der heftigen Schweißausbrüche häufig. Der behandelnde Arzt muß die Aufnahme großer Flüssigkeitsmengen wegen der Gefahr eines Lungenödems versagen. Doch sind häufig subkutane Infusionen nötig.

Gefäßerweiternde Mittel. Es ist nützlich, frühzeitig gefäßerweiternde Mittel anzuwenden, da das Schicksal der Kranken wesentlich von der Funktion des Kollateralkreislaufes abhängt. Neben dem bereits erwähnten Atropin werden Papaverinum hydrochloricum und Aminophyllin (Euphyllin) empfohlen. Keines dieser beiden Mittel soll man jedoch Kranken mit einer frischen Koronarthrombose intravenös geben. Papaverin ist in therapeutischen Dosen für ein gesundes und sogar für ein leicht geschädigtes Myokard harmlos, doch ist die Wirkung ganz anders, wenn man einem Patienten mit einem geschädigten Herzen große Dosen intravenös gibt. Es bestehen nur wenige experimentelle Arbeiten über die Wirkung des Papaverins auf das geschädigte Herz. Unsere klinische Erfahrung mit intravenösen Papaverininjektionen bei Patienten mit einem frischen Koronarverschluß ist nicht ausreichend. Gegen intramuskuläre Injektionen von 0.04 bis 0.06 g ist nichts einzuwenden. Auch Aminophyllin soll man Patienten, deren Blutdruck die Tendenz zum Absinken zeigt, nicht intravenös geben. Da intramuskuläre Injektionen meist schmerzhaft sind, soll man zweimal täglich ein Suppositorium zu 0.5 g Aminophyllin geben.

Obgleich wir das Aminophyllin für eines der stärksten derzeit verfügbaren gefäßerweiternden Mittel halten, müssen wir in diesem Zusammenhang darauf hinweisen, daß auf Grund experimenteller Arbeiten die Purinkörper (Koffein, Theobromin), besonders jedoch das Theophyllin, die Blutgerinnung fördern. Es konnte eine Verkürzung der Gerinnungszeit um 50 Prozent nachgewiesen werden. Jüngst wurde festgestellt, daß diese Körper in einer Dosierung, welche jener beim Menschen entspricht, eine Hyperthrombinämie verursachen. Unsere Resultate wurden anfangs nicht bestätigt. Jüngst konnte im Seeger'schen Laboratorium nachgewiesen werden, daß die Ac-Globuline, welche die Umwandlung von Prothrombin in Thrombin außerordentlich fördern, bei Hunden durch Anwendung von Aminophyllin um mehr als 100 Prozent zunehmen. Die dafür nötige Dosis ist wohl hoch, sie beträgt 0.1 g je kg Körpergewicht; Seeger berichtet auch, daß bei gleichzeitiger Verwendung von Aminophyllin höhere Dosen von Dicumarol nötig seien. In einigen Fällen von Koronarsklerose mit Angina pectoris konnten wir im Anschluß an eine intravenöse Injektion von Aminophyllin das Auftreten einer Koronarthrombose beobachten. Ein derartiger Zwischenfall kam jedoch in einem so kleinen Prozentsatz der auf diese Weise behandelten Fälle vor, daß wir ihn als ein zufälliges Zusammentreffen ansehen möchten.

Der im Anschluß an einen Koronarverschluß die benachbarten Gefäße verengende reflektorische Koronararterienspasmus läßt die Anwendung gefäßerweiternder Mittel doppelt notwendig erscheinen.

Chinidin. Ein anderes Hilfsmittel ist die Anwendung von Chinidin. Wir geben allen Patienten mit einem frischen Koronarverschluß zwecks Verhütung gefährlicher extrasystolischer Rhythmusstörungen vierstündlich 0.15 g Chinidin. Treten trotz dieser Behandlung Extrasystolen auf, so kann man die Dosis erhöhen. Wird eine Koronarthrombose durch eine paroxysmale Kammertachykardie kompliziert, so können Dosen bis zu 1.5 g Chinidinsulfat täglich notwendig werden. Die Gefahr der Entstehung einer Tachykardie ist bei einem frischen Myokardinfarkt größer als der mögliche Schaden durch große Chinidindosen.

Schock. Sind Anzeichen eines Schocks vorhanden, so ist der Patient in ein Krankenhaus einzuweisen. Man lagert ihn horizontal, gibt Sauerstoff und untersucht ihn sorgfältig nach Erscheinungen einer etwa gleichzeitig bestehenden Herzinsuffizienz, welche einer besonderen Behandlung bedarf. Man verordnet Demerol. Selbstverständlich kann bei einem bereits bestehenden oder drohenden Lungenödem die intravenöse Verabreichung von Blut oder Plasma schädlich sein.

Es wurde über Erfolge mit der intravenösen oder intraarteriellen Infusion von Blutplasma oder Plasmaersatzstoffen berichtet. In jenen Fällen, in welchen der Schock auf eine infolge des Herzschadens bestehende Verminderung der Förderleistung des Herzens zurückzuführen ist, kann man davon einen direkten Erfolg nicht erwarten, oft wird man damit den Zustand nur verschlechtern. Es ist empfehlenswert, nicht mehr als 300 ccm Plasma oder Blut zu geben, doch ist uns bekannt, daß manche Autoren sogar 1.000 ccm verabreichten. Auch die Infusionsgeschwindigkeit wird nicht einheitlich gewählt; während manche Autoren empfehlen, in der Minute nicht mehr als 2 ccm einfließen zu lassen, gehen andere bis auf 100 ccm in der Minute. Für die intraarterielle Infusion verwendet man die Radialarterie, nachdem man sie freigelegt hat.

Das beste Plasmaersatzmittel ist das von schwedischen Autoren empfohlene Dextran. Es handelt sich dabei um ein durch Enzymtätigkeit gewonnenes Polysacharid von einer ähnlichen Molekülgröße wie jener der Plasmaproteine. Es ist nur wenig pyrogen, hat einen geringen Antigencharakter und wird sehr langsam ausgeschieden und nicht umgebaut. Es zirkuliert daher tagelang im Körper.

Jahrelang hat man pressorische Amine verwendet, besonders das Neo-Synephrin, welches den Vorteil hat, weniger Arrhythmien auszulösen als das Adrenalin. Man gibt es in der Menge von 10 bis 15 mg subcutan oder intramuskulär und wiederholt die Injektion so oft als nötig, d. h., so lange der Blutdruck absinkt. In den letzten Jahren hat man die Wirkung des Nor-Adrenalins eingehend studiert. Es wird von den meisten Autoren empfohlen, da seine Wirkung auf die peripheren Gefäße — in kleinen Dosen — überwiegt, während seine Herzwirkung minimal ist, da es weiters den Sauerstoffverbrauch des Herzens viel weniger erhöht als das Adrenalin, und da es schließlich weniger häufig gefährliche Kammerarrhythmien hervorruft als das Adrenalin, wenn auch eine diesbezügliche Wirkung nicht völlig fehlt, wie oft behauptet wird. Das Nor-Adrenalin hat bei manchen Tieren einen erweiternden Einfluß auf die Koronararterien, beim Menschen ist seine Wirkung jedoch nicht bekannt. Sein Nachteil besteht darin, daß man es als Infusion anwenden muß, wobei man eine Ampulle zu 4 mg auf 1.000 ccm physiologischer Kochsalz- oder 5 Prozent Dextroselösung verdünnt. Man läßt zunächst 10 Tropfen in der Minute einfließen und ändert die Dosis dann nach der Blutdruckhöhe und nach dem eventuellen Auftreten von Arrhythmien.

In den letzten Jahren hat man das Isopropylarterenol (Isuprel) in der Dosierung von 10 mg verwendet. Für eine rasch erwünschte Wirkung gibt es davon Linguetten.

Wenn bezüglich der Behandlung des Schocks mit diesen Maßnahmen auch viel Arbeit geleistet wurde, so gibt es bisher für den sicheren Nutzen dieser Therapie doch keinen schlüssigen Beweis.

Sauerstoff. Anhaltende Schmerzen, ein drohender Schock, Arrhythmien und sogar ein beträchtlicher Blutdruckabfall stellen Indikationen für eine Sauerstoffanwendung dar. Mit einem Nasenkatheter und einer Strömungsgeschwindigkeit von 5 bis 6 Litern in der Minute beträgt die erreichte Konzentration nur 30 Prozent. Mit Hilfe eines Sauerstoffzeltes und einer Strömungsgeschwindigkeit von 12 bis 13 Litern beträgt die Konzentration 45 bis 50 Prozent. Sie erreicht mit einer Maske, welche man 5 bis 6 Stunden beläßt und dann immer wieder für kurze Zeit entfernt, 70 Prozent. Man muß den durch die Sauerstoffanwendung geängstigten Patienten beruhigen und versichert ihm, daß dadurch die Belastung des Herzens geringer würde.

Nitroglyzerin. Bei zeitweiliger Wiederkehr von anginösen Schmerzanfällen gibt man Nitroglyzerin.

Block. Für Kranke mit Herzblock, zeitweisem Herzstillstand und Stokes-Adamsschen Anfällen genügt meistens die Anwendung von Aminophyllin in Zäpfchenform. Gelegentlich muß man bei dieser Gruppe von Kranken auch dreimal täglich 30 mg Ephedrin zwecks Verhütung neuer Stokes-Adamsscher Anfälle geben.

Bettruhe. Während der akuten Schmerzen kann der Patient die absolute Bettruhe oft nicht einhalten, da er sich durch die Angst und Unruhe zur Bewegung gezwungen fühlt. Läßt der Schmerz nach und handelt es sich um Patienten, welche von Anfang an wenig Schmerzen haben, so ist strenge Bettruhe anzuordnen. Man muß den Kranken dazu anhalten, ruhig am Rücken zu liegen und das Umdrehen von einer Seite auf die andere zu vermeiden. Jede plötzliche Bewegung kann die Herztätigkeit vermehren; es ist die Hauptsache, dem Herzen jede mögliche Belastung zu ersparen. Auch während der strengen Bettruhe soll der Patient aber angewiesen werden, seine Zehen zu bewegen (die Venenthrombose beginnt oft in der Fußsohle) und die Knie von Zeit zu Zeit langsam zu beugen; verbietet der Zustand aktive Bewegungen, so soll die Pflegeperson passive Übungen durch Beugen der unteren Extremitäten in den Hüft- und Kniegelenken ausführen. Diese Maßnahme ist während des Tages häufig zu wiederholen und soll sofort nach Verordnung der Bettruhe eingeleitet werden, um die Gefahr einer Thrombose an den unteren Extremitäten und an den Beckenvenen zu vermindern. Eine leichte Höherstellung des unteren Bettendes ist nützlich und die Anlegung einer elastischen Binde an den Unterschenkeln ist oft wertvoll.

Alle diese Maßnahmen verlangen sorgfältige Überlegung, wenn man die häufige und ernste Komplikation einer Lungenembolie vermeiden will. Neuerdings hat man die „Behandlung im Lehnstuhl" empfohlen, d. h., man erlaubt dem Patienten, sich in den ersten Tagen nach dem Anfall in einen Lehnstuhl zu setzen. Wenn diese Maßnahme bei kleinen Infarkten auch nicht unbedingt schädlich sein muß, so ist sie bei großen Infarkten doch sicherlich gefährlich. Es gibt aber keine irgendwie verläßliche Methode zur Bestimmung der Ausdehnung eines Infarktes und man muß daran denken, daß unter 115 aufeinanderfolgenden Autopsien von Verstorbenen einer psychiatrischen Anstalt in 16 Fällen als Todesursache eine Herzruptur im Anschluß an einen Infarkt festgestellt werden konnte. Hierbei handelt es sich eben um Patienten, welche nach einem Infarkt keine Bettruhe einhalten.

Nach anderen Untersuchungen wurde an Stelle einer Leibschüssel die Benützung eines Zimmerklosetts empfohlen. Der Energieaufwand soll dabei geringer sein als im Bett. Daraus hat man den Schluß gezogen, daß bei Verwendung des Zimmerklosetts der Energieaufwand geringer sei. Patienten, welche die Schüssel benützten, wurden jedoch angewiesen, den Valsalva'schen Versuch anzuwenden; dieses Verfahren sollte man aber keinem Patienten mit einem frischen oder alten Infarkt gestatten.

Bei Patienten mit Prostatahypertrophie kann die Bettruhe eine Harnretention verursachen.

Auch geistige Ruhe ist einzuhalten. Telephonanrufe, Besuche und andere störende Einflüsse sind zu verbieten.

Kranke mit einem deutlichen Blutdruckabfall, leisen Herztönen, Lungenstauung, Galopprhythmus oder Tachykardie müssen die absolute Bettruhe mindestens für drei Wochen einhalten. Sind die klinischen Befunde genügend günstig, so ist strenge Bettruhe nur für zehn Tage notwendig.

Nach dieser Periode kann man dem Patienten die Erlaubnis geben, sich langsam von einer Seite auf die andere zu drehen. Wir gestatten den Kranken jedoch auch in leichten Fällen nicht, sich vor dem Ablauf der fünften Woche im Bett aufzusetzen, bei schwereren Fällen ist die Zeit der ständigen Bettruhe zu verlängern, bis die klinischen Befunde entsprechend günstig sind. Manchmal zwingen ein niedriger Blutdruck, dumpfe, kaum hörbare Herztöne, Tachykardien und die Neigung zu Herzinsuffizienz mit Stauung dazu, die Bettruhe wesentlich zu verlängern. Wir konnten wiederholt Kranke beobachten, deren Zustand nach einer Zeit von sechs bis acht Monaten das Verlassen des Bettes nicht gestattete. Bei einem unserer Kranken war eine Bettruhe von elf Monaten notwendig, bis die Besserung des Zustandes als ausreichend angesehen werden konnte, dieser Patient ist jetzt noch trotz Entwicklung eines Herzaneurysmas aktiv, er ist zehneinhalb Jahre beschwerdefrei geblieben.

Es muß noch einmal betont werden, daß der klinische Eindruck beim Treffen der Entscheidung hinsichtlich der Dauer der notwendigen Bettruhe wichtiger ist als die Laboratoriumsbefunde oder das Elektrokardiogramm. Wenn das Bindegewebe in der nekrotischen Zone auch binnen wenigen Tagen auftritt, so erfordert die feste Heilung doch mindestens acht Wochen. Das Elektrokardiogramm kann sogar vier bis fünf Monate nach dem Anfall noch eine zunehmende Besserung zeigen.

Ist die Zeit der Bettruhe vorüber, so kann man dem Patienten die Erlaubnis geben, sich im Bett zuerst nur einige Minuten und allmählich längere Zeit aufzusetzen; nach einer Woche darf er die Beine heraushängen lassen. Ungefähr zwei Wochen nach dem ersten Aufsetzen im Bett darf sich der Kranke neben dem Bett auf einen bequemen Stuhl setzen. Nach einer weiteren Woche kann der Patient in seinem Raum oder Zimmer frei herumgehen. Mit dieser allmählichen Wiederherstellung für eine normale Tätigkeit erhält man bei ständiger Beobachtung sehr gute Ergebnisse.

Die Erlaubnis zum Wiederaufnehmen seiner gewohnten Beschäftigung hängt für den Patienten später vom Fortschritt seiner Erholung und von der Art des Berufes ab. Ein Patient mit einer sitzenden Beschäftigung kann seine Arbeit natürlich früher aufnehmen als ein anderer mit einer schweren körperlichen Arbeit; dieser muß sich eine andere Beschäftigung suchen.

Da der Schmerz innerhalb weniger Stunden oder Tage nach dem Beginn des Anfalles aufhört und auch die nachfolgende Empfindlichkeit nur vorübergehend vorhanden ist, ist es oft schwierig, manche Patienten von der Notwendigkeit der Bettruhe zu überzeugen. In diesem Fall ist es ratsam, dem Kranken zu sagen, daß eine Wunde im Herzen ebenso heilen müsse, wie ein gebrochenes Bein, und daß dies eben Zeit erfordere. Luminal kann bei den Kranken zu große Unruhe verhüten.

Ernährung. Zur selben Zeit ist die Nahrungsaufnahme einzuschränken. Das am ersten Tag auftretende Erbrechen macht es dem Kranken oft unmöglich, irgendeine Nahrung zu behalten. Später gibt man Tee, Fruchtsäfte, Suppen und Milch. Am dritten oder vierten Tag kann man feste Nahrung geben, wenn dies der Zustand des Kranken erlaubt. Die Kranken sind jedoch auch für die Zukunft vor der Einnahme schwerer Mahlzeiten zu warnen. Die Methode der Wahl sind häufige kleine Mahlzeiten. Für den bettlägerigen Patienten genügen meistens 1500 Kalorien, und man muß dafür Sorge tragen, daß die Nahrung leicht verdaulich ist und dem Kranken zusagt.

Stuhlgang. Es ist für den Patienten ungefährlich, drei Tage ohne Stuhlgang zu bleiben. Am Abend des dritten Tages kann man, wenn nötig, ein leichtes Abführmittel, wie zum Beispiel Bitterwasser oder ein Mineralöl, geben. Für Schwerkranke ist dies viel besser als ein Einlauf. Der Kranke ist anzuhalten, beim Stuhlgang niemals zu pressen. Gegen den Meteorismus gibt man ein Darmrohr und Wärme auf den Leib. Jegliche Anstrengung ist zu vermeiden.

Geschlechtsverkehr; Rauchen. Das erstere ist für eine verschieden lange Zeit, mindestens aber für vier Monate, zu verbieten. Die genaue Zeitdauer hängt vom Zustand des Kranken ab.

Das Rauchen ist verboten, mäßige Mengen von Alkohol sind jedoch erlaubt.

Insulin. Bei Diabetikern mit Koronarsklerose und anginösen Schmerzen, besonders aber bei solchen mit einem frischen Myokardinfarkt, ist die Anwendung von Insulin solange als möglich zu vermeiden. Sogar ein Blutzuckerwert von 200 mg-Prozent muß noch keine Indikation für eine Insulinbehandlung sein. Eine durch Diät allein nicht zu beherrschende Azidose oder die Vorbereitung eines Patienten für eine Operation kann die Insulinanwendung notwendig machen.

Wenn auch selbst große Insulindosen das Herz nicht direkt beeinflussen und manche Diabetiker mit Koronarsklerose Insulin jahrelang ohne Schaden nehmen, gibt es doch eindeutige Beobachtungen, welche zeigen, daß sogar kleine Insulindosen den Zustand des Herzens oder der Gefäße bei manchen Individuen verschlechtern und selbst anginöse Anfälle auslösen können. Dies kann man mit der nach dem Blutdruckabfall vermehrten Adrenalinsekretion erklären, welche eine Tachykardie und Hypermotilität des Herzens verursacht. Ist Insulin notwendig, so muß man Hypoglykämien sorgfältig vermeiden und gleichzeitig gefäßerweiternde Mittel geben.

Digitalis. Eine sehr wichtige und oft erörterte Frage betrifft die Zulässigkeit der Verordnung von Digitalis für Patienten, welche sich von einer frischen Koronarthrombose erholen. Es wurde eingewendet, daß Digitalis schädlich sei, weil es die Koronararterien verenge (S. 608); außerdem erhöht es die Kontraktionskraft und ruft so die Gefahr einer Herzruptur oder einer Embolie von Herzwandthromben aus hervor. In der ersten frischen Phase des Myokardinfarktes sind Rasselgeräusche über den Lungenbasen oder eine mäßige Lebervergrößerung sehr häufig. Dies allein ist keine Indikation für eine Digitalisbehandlung. Sogar wenn die Rasselgeräusche zunehmen und Atemnot mit Husten auftritt, ist es in der großen Mehrzahl der Fälle möglich, mit Hilfe von kleinen Dosen von Morphium oder Pantopon (0.01 bis 0.015 g) subjektive Erleichterung zu bringen, die Entstehung eines Lungenödems zu verhüten und die Rasselgeräusche zu vermindern. Innerhalb kurzer Zeit, manchmal jedoch erst nach acht bis zehn Tagen, verschwinden die Rasselgeräusche unter der angeführten Behandlung ohne Zuhilfenahme von Digitalis.

Wenn eine Herzinsuffizienz trotz Bettruhe und Anwendung von Morphium fortschreitet, dann muß man Digitalis geben, da keine andere Behandlung die Situation zu beherrschen imstande ist. Dies wird häufiger notwendig sein, wenn der Blutdruck vor dem Verschluß hoch war und im Anfall nicht wesentlich absinkt. Bei Patienten mit einem hypertrophischen und dilatierten linken Ventrikel gibt Digitalis bessere Resultate als bei einer Insuffizienz mit Stauung, wenn der linke Ventrikel mit Ausnahme eines umschriebenen Nekrosebezirkes infolge des Myokardinfarktes normal ist.

Da die Erfahrung zeigt, daß diese Patienten nur auf große Digitalisdosen reagieren, und da größere Dosen galenischer Zubereitungen eine Anzahl unvorhergesehener Wirkungen auslösen, ziehen wir für die ersten Tage und bis die Verschlechterung der Stauung zum Stillstand gekommen ist, Strophanthininjektionen oder die Anwendung reiner und starker Glykoside, wie zum Beispiel des Digitaline Nativelle, bei weitem vor.

Die Angst vor der Verengung der Koronararterien oder vor der Entstehung anderer oben erwähnter Komplikationen durch die Anwendung von Digitalis oder Strophanthin ist nicht berechtigt (S. 608).

Luftreisen. Wir erlauben Patienten, welche einen Myokardinfarkt mit mittelschwerem Verlauf durchgemacht und sich wieder völlig erholt haben, das Fliegen 4 Monate nach dem Anfall. Selbstverständlich darf eine solche Erlaubnis Kranken, welche zu dieser Zeit eine Herzinsuffizienz mit Stauung, eine Tachykardie oder eine Hypotonie aufweisen, nicht gegeben werden.

In Höhen von über 2.300 m soll man Patienten mit Koronarsklerosen Sauerstoff geben. Es ist dies die Höhe, in welcher Flugzeuge mit Druckkabinen gewöhnlich fliegen. Es wurde über Fälle von Koronarthrombose bei Piloten während des Fluges berichtet.

4. Koronarstenose und Arbeitsangina

Die von Heberden so klassisch beschriebene Arbeitsangina ist auf eine atherosklerotische Stenose der Koronararterienäste oder auf eine Stenose der Ostien nach einer syphilitischen Aortitis zurückzuführen. Wenn eine Arbeitsangina ganz plötzlich einsetzt, soll man einen symptomlosen Verschluß einer Koronararterie in Erwägung ziehen. Bei Patienten, welche Arbeitsangina hatten, konnte man bei der Obduktion oft 2, zumindest aber 1 verschlossenes Koronargefäß finden.

Häufigkeit

Die Angina pectoris infolge einer Koronarstenose kommt, wie vorher ausgeführt, nur in einem kleinen Prozentsatz der Patienten mit einer solchen Stenose vor. Sie soll bei nervösen, ängstlichen Individuen und bei Juden häufiger, bei Negern aber sehr selten sein. Nervöse und seelische Einflüsse spielen für die Entstehung des Schmerzes, nicht aber für die Häufigkeit des zugrunde liegenden pathologischen Geschehens eine Rolle.

Symptome

Die Anamnese ist für diesen Zustand von größter Bedeutung. Es gibt sehr hochgradige Stenosen der Koronarostien oder -arterien ohne abnorme Befunde. Daher ist die Kenntnis der typischen subjektiven Klagen notwendig und es ist eine genaue Anamnese aufzunehmen. Die in den Krankengeschichten so oft enthaltene Feststellung, „der Patient hat anginöse Schmerzen" oder „Schmerzen in der Präkordialgegend", genügt nicht.

Der Schmerz steht in deutlicher Beziehung zu Anstrengungen. Er tritt zuerst nur bei starken Belastungen auf, zum Beispiel beim Überspringen mehrerer Stiegenstufen, beim Versuch, einer Bahn nachzulaufen, beim Aufwärtsgehen u. dgl. Früher oder später löst jedoch sogar das Gehen auf ebenem Boden diese Beschwerden aus. Meistens ist der Schmerz in einer sehr charakteristischen Art hinter dem Brustbein lokalisiert. Er kann in die linke oder rechte Brustseite, in die linke oder rechte Halsseite, in die Schulter oder in den Arm ausstrahlen. Wenn er schwer ist, kann er bis zum Kinn oder bis auf die Ulnarseite der linken oder rechten Hand reichen. In seltenen Fällen breitet er sich nach abwärts aus und strahlt dann häufiger zum rechten als zum linken Oberbauch aus. Manchmal fehlt der retrosternale Schmerz, an seiner Stelle besteht dann nur ein Schmerz im linken Ellbogen, in der Hand oder auch im Kinn. Sehr selten kann die Ausstrahlung bis in das linke Bein vom Knie nach abwärts reichen.

Der Schmerz wird meistens als „schraubstockartig zusammenpressend" oder als Empfindung wie beim Erwürgen oder Erdrücken beschrieben.

Nicht selten wird das Vorhandensein von Schmerzen geleugnet; es kann ein Druckgefühl oder Brennen bestehen oder der Kranke leugnet sogar diese Empfindungen und klagt nur über eine Schwäche eines oder beider Arme. Wie bei der Koronarthrombose können trotz einer Koronarstenose Schmerzempfindungen fehlen, die Schmerzintensität erlaubt auch keinen Schluß auf das Ausmaß der pathologischen Veränderungen oder auf die Prognose.

Der Schmerz kann den Patienten zwingen, beim Gehen stehen zu bleiben oder mit der Arbeit einzuhalten. Geschieht dies, so vergeht der typische Schmerz innerhalb weniger Minuten. Geht der Patient dann wieder weiter, dann kann der Schmerz wiederkehren, gelegentlich tritt er jedoch auch bei längerem Gehen nicht mehr auf; selten vergeht er sogar dann, wenn der Patient nicht im Gehen einhält, was schon Heberden beobachtet hat.

Dies ist auf dieselbe Weise zu erklären wie der Schmerz, welcher bei jungen gesunden Leuten am Beginn anstrengender Belastungen (Bergsteigen, Rudern) auftritt. Die Koronardurchblutung paßt sich nicht sofort an die durch die Belastung erhöhten Anforderungen an, sodaß es in den ersten Minuten einer körperlichen Tätigkeit zu einer relativen Anoxämie des Myokards kommt. In den folgenden Minuten erhält das Myokard durch entsprechende Erweiterung der Koronararterien eine größere Blutmenge; der Schmerz vergeht und der Patient bekommt „wieder Luft". Dieser Vorgang erklärt auch die gewohnte Erscheinung, daß das Gehen am Morgen sofort Schmerzen auslöst, während viel längeres Gehen später im Verlauf des Tages nicht zu unangenehmen Empfindungen führt.

Es ist für diese Patienten auch typisch, daß sie keine Schmerzen bekommen, wenn sie in ihrem Raum oder Haus herumgehen; wenn sie jedoch im Freien ein Stück weit gehen, so treten die Schmerzen auf.

Arbeitsschmerzen kommen häufiger und mit größerer Regelmäßigkeit, bei manchen Patienten sogar ausschließlich, wenn sie nach dem Essen oder in kaltem windigem Wetter ausgehen. Nach einer schweren Mahlzeit erhöht sich die Herzleistung um fast 50 Prozent, und diese höhere Leistung dauert eine bis drei Stunden an. Macht der Patient nach dem Essen einen ausgiebigen Marsch, so wird die Herzarbeit noch weiter vermehrt und der Blutbedarf kann so stark werden, daß beim Bestehen einer Koronarstenose eine Ischämie des Herzmuskels auftritt. Die Arbeitstoleranz von Patienten mit einer Angina pectoris ist nach einer Mahlzeit um durchschnittlich 25 Prozent herabgesetzt. Gehen gegen den Wind vermehrt die Belastung; die Herzleistung ist auch größer, wenn auf die Haut eines Versuchstieres kalte Luft geblasen wird. Kälte führt zu einer vermehrten Adrenalinausschüttung.

In manchen Fällen treten am Beginn einer Mahlzeit und sogar beim Schlucken anginöse Schmerzen auf. In diesem Fall sind zweifellos vom unteren Ösophagus und vom Magen ausgehende Reflexe verantwortlich zu machen (S. 101 und S. 308). Eine ähnliche Entstehungsweise können Schmerzanfälle haben, welche während der Ruhe kommen und nach Aufstoßen von Luft oder Abgang von Winden vergehen. Auch eine experimentelle Aufblähung des Abdomens durch Luft löst eine reflektorische Koronarverengung aus.

Anginöse Schmerzen treten auch bei Aufregungen auf. Dabei kann die Adrenalinausschüttung den Blutdruck und die Herzfrequenz erhöhen und so den Schmerz auslösen.

So werden bei der Koronarstenose durch jegliche seelische oder körperliche Belastung, durch alles, was die Herzarbeit und damit den Sauerstoffbedarf des Herzens erhöht, Schmerzen verursacht. Der Schmerz geht oft mit großer Angst und Beklemmung einher („Todesangst"). Die Entstehungsweise dieses Angstgefühls ist unbekannt.

Viele Patienten klagen auch über Atemnot, doch ergibt die weitere Nachfrage, daß sie sich wegen des Schmerzes und der damit verbundenen starken Beklemmung vor dem Atmen fürchten.

Klinische Befunde

Die physikalische Untersuchung ergibt keine Zeichen, welche für eine Angina pectoris infolge von Koronarstenose charakteristisch wären. Die physikalischen Befunde sind oft normal. Dies wurde bei der Besprechung der Koronarsklerose betont und es soll hinsichtlich der luetischen Stenose der Koronarostien und der Aortitis neuerlich darauf hingewiesen werden. Viele Überblicke lassen erkennen, daß ungefähr 20 Prozent der Patienten mit Arbeitsangina normale physikalische Befunde einschließlich Röntgen und Elektrokardiogramm aufweisen. Man muß sich deshalb hauptsächlich auf die Anamnese verlassen.

Viele Patienten haben jedoch abnorme Befunde. Es können ein erhöhter systolischer und diastolischer Blutdruck, eine Erweiterung der Aorta, ein abnorm akzentuierter zweiter Aortenton und ein durch eine atherosklerotische Verdickung der Mitral- oder Aortenklappen hervorgerufenes rauhes systolisches Geräusch an der Spitze oder an der Aorta vorhanden sein. Das Elektrokardiogramm zeigt oft Veränderungen der T-Zacke, breite und geknotete QRS-Komplexe oder tiefe Q-Zacken in Abteilung III. Wenn diese Befunde in einem zweifelhaften Fall auch behilflich sind, da sie eine Myokarderkrankung anzeigen, beweisen sie doch nicht überzeugend das Bestehen einer Koronararterienstenose als Ursache der anginösen Schmerzen.

Der Wunsch nach Erhaltung der Kompensation und Informationen aus Zeitungen oder von Freunden, welche an einer Angina pectoris leiden, können die Anamnese beeinflussen, auf welche der Arzt seine Diagnose stützt. Dies macht zusammen mit der Tatsache, daß ein Arbeitsschmerz gelegentlich auch bei anderen Zustän-

den als bei Koronarstenose vorkommen kann (S.338), das Bestreben
nach Sicherung der Diagnose durch
objektive Befunde verständlich.

Belastungsprobe. Eine solche ist
dadurch möglich, daß man ein
Elektrokardiogramm nach Arbeit
schreibt.

In Ruhe haben diese Patienten
oft trotz beträchtlicher Koronarstenose ein normales Elektrokardiogramm, da die Blutzufuhr dabei
noch ausreichend sein kann. Aus
demselben Grunde haben sie auch
in Ruhe keine Beschwerden oder
abnormen Befunde. Bei Anstrengung
steigt jedoch der Sauerstoffbedarf des
Herzmuskels, infolge der bestehenden Stenose ist aber eine größere
Blutzufuhr zu bestimmten Gebieten
unmöglich. Deshalb können nach
Anstrengung sowohl Schmerzen wie
elektrokardiographische Veränderungen auftreten.

Veränderungen im Elektrokardiogramm nach Anstrengung waren
bei Patienten mit Angina pectoris bereits bekannt. Diese Untersuchungsmethode wurde jedoch nicht als
Prüfstein für die Diagnostik angegeben, „da die klinischen Beobachtungen vom diagnostischen Standpunkt aus von größerer Bedeutung
seien als die Erscheinungen im
Elektrokardiogramm". Da die physikalischen Befunde bei der Koronarstenose aber oft negativ und — wenn
vorhanden — keineswegs typisch
sind, wurde die Beobachtung des
Elektrokardiogramms nach Belastung zwecks Erkennung einer
Koronarstenose empfohlen.

Die bei der Koronarstenose nach
Belastung auftretenden Veränderungen bestehen in einer abnormen
Senkung der ST-Strecken und im
Verschwinden oder Negativwerden
der T-Zacken in den Ableitungen I
und II und in den Brustwandableitungen. Man muß sehr vorsichtig
sein, um nicht die normalen Elektro-

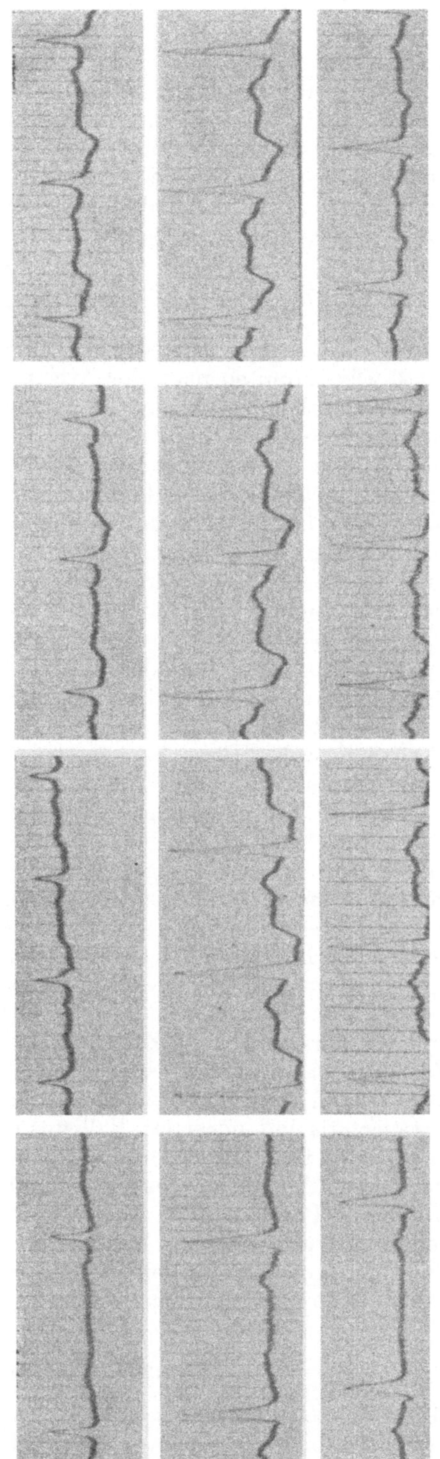

Abb. 37. Abb. 37a zeigt das Elektrokardiogramm eines Patienten mit einer Koronarerkrankung vor Belastung, Abb. 37b, c und d nach Belastung.

kardiogrammveränderungen nach körperlicher Anstrengung mit jenen bei einer Koronarstenose zu verwechseln. Man sieht die beschriebenen Veränderungen bei gesunden Leuten nach leichter oder sogar nach schwerer Belastung nicht. Nach außergewöhnlicher Belastung (Marathonläufer) wurden als seltenes Vorkommnis im normalen Herzen ähnliche Veränderungen berichtet. Auch Patienten ohne Koronarstenose (Myokard- und andere Herzkrankheiten) zeigen die beschriebenen Veränderungen nicht. Sie sind für die Koronarstenose charakteristisch.

Die Kurvenserie in Abbildung 37 stammt von einem 56jährigen Mann mit Koronarsklerose und Arbeitsangina. Die physikalische Untersuchung hatte ein normales Ergebnis. Die erste Kurve (Abb. 37a) wurde in Ruhe geschrieben und zeigt nur niedrige T-Zacken in den drei Extremitätenableitungen. Die zweite Kurve, sofort nach Auf- und Abgehen über zwei Stiegen aufgenommen, zeigt eine Senkung der ST-Strecken und der T-Zacken (Abb. 37b). In Abb. 37c und Abb. 37d, fünf und zehn Minuten nach der Arbeit aufgenommen, sind die Veränderungen noch sehr deutlich, trotzdem die Schmerzen bereits zwei Minuten nach der Belastung aufgehört hatten.

Wenn man die Kranken auffordert, beim Belastungsversuch nicht mehr zu leisten, als sie während ihrer täglichen Beschäftigung wiederholt tun, so ist diese Prüfung nicht riskant. In manchen Fällen ist die Belastungsprobe vor dem Essen normal, nachher aber positiv. Die Probe zeigt bei 80 Prozent der Patienten mit Koronarstenose abnorme Veränderungen. Diese sind vom Vorhandensein von Schmerzen unabhängig und hängen allein von der Größe der Koronardurchblutung ab. Manchmal fehlen sie, wenn man unmittelbar vor der Prüfung Nitroglyzerin oder Theophyllin gibt. Die Veränderungen im Elektrokardiogramm bleiben hie und da bis 50 Minuten nach der Belastung bestehen und sind daher kaum eine Folge der Anoxämie allein.

Anoxämieprobe. Diese Proben, bei welchen die Anoxämie durch Atmung aus einem Beutel oder durch Einatmung eines Gemisches mit einem verminderten Sauerstoffgehalt hervorgerufen wird, haben den Nachteil, daß man dafür zusätzliche Apparate benötigt. Sie sind auch deshalb weniger brauchbar, weil man mit ihnen gelegentlich auch bei gesunden Personen, bei Anämien und bei anderen Zuständen abnorme Veränderungen finden kann; sie sind für die Koronarstenose nicht spezifisch.

Ballistokardiogramm. Das Ballistokardiogramm kann sogar bei Kranken, welche ein durchaus normales Elektrokardiogramm haben und auch normale klinische Befunde aufweisen, ausgeprägte Veränderungen ergeben. Frühzeitig tritt eine M-Form auf, die I-Zacke wird kleiner oder die J-Zacke wird M-förmig, die Zacken sind im ganzen abnorm niedrig und es erscheinen abnorme respiratorische Veränderungen. Es können jedoch auch Patienten mit einer typischen Angina pectoris ein normales Ballistokardiogramm haben. Wahrscheinlich ist es nur bei jenen Kranken abnorm, welche kleine Nekrosen und fibröse Veränderungen aufweisen. Ein abnormes Ballistokardiogramm ist nur bei Kranken von unter 50 Jahren von Bedeutung, da es bei älteren Personen bereits durch extrakardiale Veränderungen abnorm wird. Die Ergebnisse müssen vorsichtig bewertet werden. So muß man immer daran denken, daß man ein abnormes Ballistokardiogramm nur bei 80 Prozent der Patienten mit abgeheilten Myokardinfarkten findet.

Differentialdiagnose

Die Unterscheidung zwischen einer Angina pectoris bei Koronarstenose und dem Schmerz beim Koronarverschluß ist gewöhnlich leicht. Bei der Koronarstenose tritt der Schmerz typischerweise im Anschluß an die oben erwähnten auslösenden Faktoren auf, während der Schmerz bei der Koronarthrombose ohne ersichtliche Ursache kommt. Bei der Koronarstenose lernt der Patient bald die Beziehung zwischen bestimmten Tätigkeiten und dem Schmerz kennen und sucht anfallfördernde Anlässe zu vermeiden. Beim Koronarverschluß dauert der Schmerz meistens stundenlang, sicher länger als einige Minuten. Bei der Arbeitsangina infolge einer Koronarstenose vergeht der Schmerz sofort, wenn der Patient stehenbleibt oder wenn der Grund für die Aufregung vorüber ist. Man darf ohne weiteres die Feststellung machen, daß eine einfache, unkomplizierte Koronarstenose nicht mehr anzunehmen ist, wenn der Schmerz länger als fünf Minuten dauert. Der Schmerz bei der Koronarstenose wird durch Nitrite regelmäßig gelindert, welche beim Koronarverschluß nicht helfen.

Die bei der Koronarstenose durch Nitroglyzerin gebrachte Erleichterung tritt so regelmäßig ein, daß man diese Tatsache sehr vorteilhaft als therapeutischen Test benützen kann. Immer, wenn die Anamnese atypisch oder unzuverlässig ist, ist es ratsam, während des Schmerzes eine Tablette Nitroglyzerin zu geben. Tritt dadurch innerhalb einer Minute eine Erleichterung ein, so liegt höchstwahrscheinlich ein anginöser Schmerz vor. Man muß sich vergewissern, daß die Linderung innerhalb einer Minute erfolgt, da die Patienten oft angeben, daß das Nitroglyzerin geholfen habe; doch wird bei der weiteren Nachfrage klar, daß bis zum Verschwinden des Schmerzes fünf oder sechs Minuten erforderlich waren. Die Wirkung des Nitroglyzerins tritt sogar bei beträchtlicher luetischer Verengung der Koronarostien, wobei eine Verstärkung des Blutstromes in den Koronararterien durch das Medikament unmöglich ist, prompt ein und ist auffällig. Offenbar scheint in diesen Fällen die verstärkte Kapillarisierung und die Erweiterung der peripheren Abschnitte des Koronarbaumes zu helfen. Die für diese Probe verwendete Tablette muß frisch sein.

Abgesehen von den oben erwähnten Charakteristiken helfen auch einige negative Kennzeichen, einen Koronarverschluß auszuschließen. So fehlen bei der einfachen Koronarstenose Fieber, Leukozytose, Blutdruckabfall usw.

Wenn Patienten angeben, daß ihre Anfälle an Häufigkeit zunehmen, daß sie öfter auch bei Ruhe vorkommen, länger dauern und daß die Nitrite weniger wirkungsvoll seien, droht die Gefahr eines Koronarverschlusses. Wie früher ausgeführt, tritt bei manchen Fällen von Koronarthrombose einige Tage vor dem Anfall ein fünf bis fünfzehn Minuten dauernder Schmerz bereits in Ruhe auf.

Bei Spondylarthritis, bei Herzneurosen und Hiatushernien wurde gelegentlich berichtet, daß der Schmerz bei Anstrengungen, nach dem Essen oder bei Aufregungen komme, eine sorgfältige Befragung ergibt jedoch, daß zwischen dem behaupteten auslösenden Faktor und dem Schmerz kein direkter und unmittelbarer Zusammenhang besteht; überdies ist bei Neurosen der Schmerz zu kurz- (Stechen) oder zu langdauernd, um die Diagnose einer Koronarstenose zu erlauben. Bei der Spondylarthritis wird der Schmerz oft durch eine bestimmte Körperhaltung ausgelöst und bei Hiatushernien bringt Aufstoßen Erleichterung; die letztgenannte Erscheinung tritt oft auch bei der echten Angina infolge einer Koronarstenose auf.

Wir hatten vor nicht langer Zeit Gelegenheit, einen Patienten zu beobachten, der nur dann über Schmerzen klagte, wenn er auf der linken Seite lag. Die physikalische Untersuchung war negativ, doch waren die T-Zacken in Ableitung I niedrig. Dem Patienten wurde Bettruhe verordnet, er starb fünf Tage später plötzlich, als er sich über Auftrag seiner Pflegerin auf die linke Seite drehte.

Es ist besonders wichtig, eine sehr sorgfältige Anamnese zu erhalten, wenn die Untersuchung keine abnormen Befunde ergibt. Manchmal, besonders am Beginn, wenn bisher nur einmal oder zweimal eine abnorme Empfindung aufgetreten war, ist die Differentialdiagnose schwierig oder unmöglich. Manche dieser Patienten haben nur eine harmlose Spondylarthritis oder Fibrositis, während andere bald eine Koronarthrombose bekommen und manche einige Stunden nach der Untersuchung, welche keinen abnormen Befund ergeben hatte, plötzlich sterben können. Man muß daher sehr vorsichtig sein, bevor man die so ominöse Diagnose einer Koronarerkrankung stellt oder bevor man den Patienten mit der Angabe entläßt, daß er an einem harmlosen Zustand leide.

Ein kurzer, stechender Schmerz, der nur eine Sekunde oder noch weniger lang anhält, ist meist nicht anginöser Natur, während man einen längerdauernden Schmerz hinter dem Sternum immer als auf ein Koronarleiden verdächtig beurteilen sollte.

Ein kleiner Prozentsatz von Patienten mit Koronarstenose hat seine Anginaanfälle monate- und jahrelang in Ruhe, besonders bei Nacht (Ruheangina). Diese Form geht mit einem deutlichen Blutdruckanstieg während des Anfalles einher. Die Hypertonie ist oft auf einen aufregenden Traum zurückzuführen, doch besteht meist keine sichere Ursache. Diese Form von anginösen Schmerzen wird später im Kapitel über die Blutdruckkrisen ausführlicher besprochen werden (S. 364).

Auch wenn die Schmerzanamnese atypisch ist, wird ein positives Ergebnis der Belastungsprobe oder das Vorliegen abnormer Befunde, wie einer Aortitis, einer Hypertonie oder einer Herzvergrößerung, den Arzt in seiner Vermutung eines Koronarleidens sehr bestärken.

Klinischer Verlauf und Prognose

Es ist außerordentlich schwierig, den Verlauf des Leidens vorauszusagen und seine Dauer anzugeben. Ein Patient mit einer mäßigen Arbeitsangina infolge einer Koronarsklerose braucht jahrelang keine weiteren Veränderungen aufzuweisen. Einer von uns konnte einen Patienten mit einer Arbeitsangina beobachten, bei welchem die Anfälle über einen Zeitraum von achtzehn Jahren unverändert blieben. Der Prozeß kann jederzeit zur Ruhe kommen. Die luetische Stenose der Koronarostien hat wegen der für dieses Leiden typischen Progression eine schlechtere Prognose.

Bei diesen Patienten kann wie bei allen anderen Koronarleiden jederzeit plötzlich der Tod eintreten. Während Patienten mit vielen Anfällen bei der geringsten Provokation in größerer Gefahr schweben als jene, welche nur beim Stiegensteigen nach einer ausgiebigen Mahlzeit Beschwerden bekommen, gibt es doch in beiden Gruppen solche Todesfälle.

Anfälle von Angina pectoris können wieder verschwinden. Dies geschieht, wenn eine verengte Koronararterie durch eine akute Thrombose verschlossen wird oder, wenn es zu einem langsamen fibrotischen Verschluß ohne die stürmischen Zeichen eines Myokardinfarktes kommt. Wenn die anderen Hauptkoronargefäße offen sind und die Blutzufuhr zum Herzen in Ruhe und bei Belastung ausreichend ist, kann sich der Patient jahrelang wohlfühlen. Anginöse Schmerzen verschwinden mit dem Einsetzen von Vorhofflimmern oder einer Herzinsuffizienz mit Stauung. Nach unserer Erfahrung kommt dies besonders bei den Patienten mit einer Arbeitsangina im Gefolge einer syphilitischen Koronarstenose vor, wenn die Leber größer wird oder Ödeme auftreten; wenn man diese Komplikationen durch Digitalis erfolgreich behandelt, kehrt die Angina wieder, auch wenn in der körperlichen Tätigkeit während der Zwischenzeit keine Änderung eintritt. Diese Erscheinung ist nicht genügend geklärt, obwohl sie den Klinikern schon lange Zeit bekannt, ist.

Die Schmerzintensität bei Anstrengungen hat keine prognostische Bedeutung; das Elektrokardiogramm kann auch bei einem Anfall ohne starke Schmerzen eine deutliche Anoxie des Herzmuskels zeigen oder der Schmerz kann sehr stark sein und das Elektrokardiogramm zeigt nur unbedeutende Veränderungen.

Natürlich soll man den Patienten bezüglich der Prognose stets ermutigen; bei der Besprechung der Lage mit Angehörigen sollte es der Arzt jedoch nicht versäumen, auf die Möglichkeit von Zwischenfällen hinzuweisen, welche zu jeder Zeit eintreten könnten.

Therapie

Allgemeine Maßnahmen. Bei der Behandlung der Angina pectoris infolge einer Koronarstenose ist es außerordentlich wichtig, den Patienten zu beruhigen. Der Ausdruck Angina pectoris soll in seiner Gegenwart nicht gebraucht werden. Heutzutage kennt jeder Patient die unheilvolle Bedeutung dieser Diagnose. Wenn man den Schmerz mit einem „Gefäßspasmus" oder mit einer Funktionsstörung der Herzarterien erklärt, welche eine normale Blutzufuhr zum Herzen verhindert, nimmt der Patient dies mit viel weniger Angst auf als die Diagnose einer Angina pectoris.

Der Patient soll so gut als möglich alle Faktoren vermeiden, welche einen Anfall im allgemeinen begünstigen. Er muß große Anstrengungen vermeiden, die beim Stiegensteigen und Bergsteigen unerläßlich sind. Oft verursacht das Gehen auf ebenem Boden keine Schmerzen, während das Gehen auf einem sehr sanften Hang diese sofort auslöst. Beherrschung ist notwendig, um übermäßige Aufregungen zu verhüten; weiters sollte der Patient häufige, aber kleine Mahlzeiten einnehmen. Schutz gegen Kälte ist wichtig und es ist klug, das Gehen gegen den Wind zu vermeiden. Wenn diese Regeln durch eine einfache Änderung der Lebensweise und ohne andere Behandlung befolgt werden, so hat man gelegentlich beim Freihalten des Patienten von Anfällen Erfolg.

Behandlung der Koronarerkrankung. Leider kann man nur sehr wenig zur Beeinflussung des der Arbeitsangina zugrunde liegenden Leidens unternehmen: nämlich der syphilitischen Aortitis oder der Atherosklerose. Bei der Aortitis, welche zu einer Koronarstenose und Arbeitsangina geführt hat, kann die spezifische Behandlung nur wenig helfen. Dieses Leiden ist jedoch in den letzten Jahren seltener geworden und soll in einem späteren Kapitel behandelt werden.

Bei der Atherosklerose sind alle bisher empfohlenen Maßnahmen von zweifelhaftem Wert. Bei der experimentellen Atherosklerose erwies sich das Cholin scheinbar als nützlich, doch konnte dies nicht bestätigt werden; dasselbe gilt für das Methionin und Inositol. Für die Verwendung dieser Verbindungen besteht bisher keine reelle Grundlage. Wenn auch im Experiment an Kücken die Östrogene das Ausmaß der Atherosklerose vermindern, so gibt es doch keine Berechtigung zur therapeutischen Verwendung dieser Substanzen beim Menschen.

Es konnte nachgewiesen werden, daß das Heparin die Lipämie des Plasmas beseitigt, woraus man den Schluß zog, die Koronarsklerose mit ein oder zweimal wöchentlich erfolgenden Injektionen von 50 bis 100 mg Heparin zu behandeln. Es wurde diesbezüglich über großartige Ergebnisse berichtet, welche aber nicht bestätigt werden konnten.

Gewöhnlich muß man zu einer Gewichtsabnahme raten. Nach ausgiebigen Gewichtsverlusten konnte eine wesentliche Abnahme der Sf 12-20 Lipoide im Serum beobachtet werden (Walker). Eine fett- und cholesterinarme Diät ist zu empfehlen. Rahmsuppen, Drüsenorgane, Fischrogen, Kuchen, gebratene Speisen, Cremen und Butter sind nicht gestattet. Käse ist nur erlaubt, wenn er aus Magermilch hergestellt ist. Wöchentlich dürfen höchstens 2 Eier verwendet werden. Nüsse und dgl. sind verboten. Pro Tag sollten nicht mehr als 25 g Fett und 75 mg Cholesterin gestattet werden. Wenn das Schilddrüsenhormon auch den Cholesteringehalt des Blutes vermindert, kann man es unseren Kranken doch aus verständlichen Gründen nur selten geben.

Bettruhe. Es besteht kein Grund für ständige Bettruhe. Oft sieht man Patienten, welche die Anleitung erhalten haben, wegen ihrer Arbeitsangina vier Wochen lang das Bett zu hüten. Wenn sie dann aufstehen, sind die alten Beschwerden wieder da. Die Arbeitsfähigkeit wird durch Bettruhe nicht größer. Wenn Patienten unter großer Spannung leben, so wird deren Behebung behilflich sein.

Nitroglyzerin. Das beste Mittel im Anfall ist Nitroglyzerin. Es ist viel besser als Amylnitrit, welches seit der Empfehlung durch Sir Lauder Brunton sehr oft verschrieben wurde. Amylnitrit verursacht nicht nur einen unangenehmen Geruch im Raum, auch die von ihm ausgelöste starke Beschleunigung der Herzfrequenz und der deutliche Blutdruckabfall sind ungünstig. Die Tachykardie kann den Sauerstoffbedarf des Herzens erhöhen, ohne daß die Möglichkeit einer ausreichenden Zufuhr besteht, so daß als Folge die Schmerzen und die elektrokardiographischen Veränderungen stärker werden.

Man beginnt mit der kleinsten verfügbaren Dosis von Nitroglyzerin, meistens 0.0003 g, in Form der leicht löslichen hypodermischen Tabletten. Der Apotheker muß dem Patienten ein frisches Präparat geben, welches in einem Glasgefäß verwahrt werden soll; wenn es der Luft ausgesetzt ist, zersetzt es sich leicht und verliert an Kraft.

Wenn bei der Einnahme starke unvorhergesehene Beschwerden auftreten, wie Wallungen, Schwindel, Kopfschmerzen u. dgl., so kann der Patient eine halbe Tablette oder, noch besser, eine entsprechende Menge einer 1prozentigen (einen Tropfen) oder $1^0/_{00}$igen Lösung (zehn Tropfen) von Nitroglyzerin in Alkohol nehmen. Auf diese Weise wird die Dosierung leichter den Anforderungen des Patienten angepaßt. In seltenen Fällen werden im Anschluß an die Einnahme einer Tablette Nitroglyzerin durch einen plötzlichen Blutdrucksturz Schweißausbruch, Synkope und andere Symptome hervorgerufen. Es ist daher ratsam, daß der Patient seine erste Tablette daheim im Bett nimmt, um mit ihrer Wirkung vertraut zu werden.

Manche Patienten haben Angst, Nitroglyzerin zu nehmen. Diese Angst gründet sich zum Teil auf eine falsche Auffassung, welche vom Namen des Medikaments herrührt, und zum Teil darauf, daß seine Wirkung so gut ist und die Kranken fürchten, daß seine Wirkung nachlassen und im Notfall nicht mehr eintreten würde. Es ist wichtig, festzustellen, daß die unvorhergesehenen Reaktionen nicht mehr auftreten, wenn das Mittel häufiger genommen wird, während die therapeutische Wirkung gleichbleibt. Überdies besteht für den Durchschnittsfall keine Gefahr einer verminderten Wirksamkeit, wenn das Mittel oft genommen wird. Es sollte immer in Reichweite des Patienten sein und im Bedarfsfall genommen werden. Sogar wenn der Patient im Zweifel ist, ob ein bestimmter Schmerz auf sein Herzleiden zurückzuführen ist oder eine andere Ursache hat, soll er eine Tablette nehmen. Nicht selten weisen Ärzte ihre Patienten an, Tabletten zu nehmen, „nur wenn der Schmerz schwer ist", was sicher nicht richtig ist. Es ist besser, zehn Tabletten zuviel zu nehmen als eine zuwenig.

Nitroglyzerintabletten brauchen nicht unter die Zunge gelegt zu werden; um eine genügende Wirkung zu erreichen, genügt es, sie im Mund zu halten.

Von großer Bedeutung ist die prophylaktische Verwendung des Nitroglyzerins, welche von Murrell und später von anderen empfohlen wurde. Wenn unvermeidliches Stiegensteigen und Gehen auf einer ansteigenden Straße regelmäßig Schmerzen auslöst, so soll der Patient durch Einnehmen einer Tablette Nitroglyzerin ungefähr eine Minute vor dem zu erwartenden Schmerz einen Anfall vermeiden. Aus ähnlichen Gründen soll Nitroglyzerin prophylaktisch vor Geschäftssitzungen, Konferenzen, Geschlechtsverkehr usw. genommen werden, um den durch die Aufregung verursachten Schmerz zu verhüten. Dieser Rat vermag die meisten Patienten zur Mitwirkung zu erziehen und kann sie trotz Fortsetzung ihrer Tätigkeit von Beschwerden freihalten. Im Hinblick auf diese prophylaktische Nitroglyzerinbehandlung soll in Erinnerung gerufen werden, daß die prophylaktische Wirkung selten länger als zehn Minuten anhält.

Eine ständige Nitroglyzerinbehandlung in kleinen Dosen (0.0003 bis 0.0006 g) mehrmals täglich, unabhängig vom Vorhandensein von Schmerzen, kann für Patienten mit vielen in Ruhe auftretenden Angina-pectoris-Anfällen behilflich sein.

Andere gefäßerweiternde Mittel. Der therapeutische Wert anderer Medikamente bei der Angina pectoris infolge einer Koronarstenose ist ein noch nicht gelöstes Problem. Auf Grund der Erfahrung und von Tierexperimenten wurden verschiedene Medikamente angegeben, um den Koronargefäßbaum so stark als möglich zu erweitern und dadurch die Ausbildung eines Kollateralkreislaufes zu fördern.

Es gibt nur wenige Serien sorgfältig kontrollierter Untersuchungen bei ambulatorischen Patienten, welche an einer Arbeitsangina litten. Diese Patienten erhielten verschiedene für diesen Zustand empfohlene Medikamente sowie ein indifferentes Mittel. Bei den mit den verschiedenen Medikamenten Behandelten wurde derselbe Prozentsatz von Besserungen festgestellt, wie bei den mit dem indifferenten Mittel Behandelten. Dieses Ergebnis ist die Ursache für den großen Pessimismus, welcher hinsichtlich der Beeinflussungsmöglichkeit des Krankheitsverlaufs oder des Zustandes des Patienten mit Hilfe von gefäßerweiternden Mitteln vorherrscht; viele Ärzte verschreiben ihren Patienten mit Arbeitsangina nur Nitroglyzerin.

Wir persönlich sind davon überzeugt, daß die Behandlung mit koronarerweiternden Mitteln nützlich ist, und sahen oft Patienten eine bestimmte Verschreibung verlangen, da sie sich besser fühlten, solange sie das Medikament nahmen. Ebenso richtig ist, daß bestimmte Patienten auf keine Behandlungsart ansprechen, da der Prozeß an den Koronararterien zu weit fortgeschritten ist. Nichtsdestoweniger soll man die Mittel bei jedem Patienten wegen ihrer eventuellen wohltätigen Wirkung versuchen.

Es wird oft festgestellt, daß gefäßerweiternde Mittel in Fällen mit schwerer Koronarsklerose nicht helfen könnten, weil die Arterien zu schwer verändert seien. Die folgende Beobachtung ist ein Argument gegen diese Annahme. Bei der Obduktion konnten wir wiederholt die Abgangsstellen beider Koronararterien durch einen syphilitischen Prozeß fast völlig verschlossen finden; obwohl die Koronararterien selbst keine größere Blutmenge liefern konnten, brachte Nitroglyzerin trotzdem während der anginösen Anfälle der Patienten große Erleichterung. Die auf Seite 307 erwähnte Dilatation der extrakardialen und intrakardialen Anastomosen des Koronarsystems ist imstande, diese Besserung herbeizuführen. Man darf daher annehmen, daß gefäßerweiternde Mittel auch bei extremer Koronarverengung helfen können.

Unter den mit Nitroglyzerin verwandten Verbindungen ist das Erythroltetranitrat für die langdauernde und regelmäßige Anwendung die beste. Sein Hauptnachteil sind Kopfschmerzen, welche oft bei dreimal täglicher Verordnung von sogar kleinen Dosen (0.005 g) vorkommen. Man soll daher als Einzeldosis nicht mehr als 0.003 g geben. Der Vorteil des Erythroltetranitrats besteht in seiner länger anhaltenden Wirkung, welche vielleicht auf eine langsamere Resorption zurückzuführen ist.

Vom Penta-Erythroltetranitrat (Peritrat) sowie vom Dioxelenphosphat (Paverilphosphat) haben wir keine bessere Wirkung gesehen.

Kopfschmerzen treten auch nach Einnahme von dreimal täglich 0.06 g Mannitolhexanitrat auf.

Viele Jahre lang hat man Purinkörper, wie zum Beispiel das Theobrominum natriosalicylicum (Diuretin), das reine Theobromin, das Theobromincalciumsalicylat (Theocalcin) und besonders das Theophyllin als koronarerweiternde Mittel verwendet. Trotz vielen widersprechenden Angaben werden Theophyllinpräparate sehr häufig verschrieben. Dabei ist eine stimulierende Wirkung auf die Herzkontraktion mit einer deutlichen Koronarerweiterung verbunden. Das reine Theophyllin reizt oft den Magen und verursacht Übelkeit (S. 624). In Kombination mit Äthylendiamin, welches als Lösungsmittel wirkt, wird das Theophyllin besser vertragen; dieses neue Mittel heißt Aminophyllin (Euphyllin, Metaphyllin), es wird dreimal täglich in Tabletten zu 0.2 g gegeben. Die dünndarmlöslichen Tabletten werden viel besser vertragen, doch ist ihre Resorption oft viel langsamer. Unsere Erfahrung mit der letztgenannten Tablettenform ist mehr befriedigend als jene mit einfachen Tabletten. Eine bessere Methode der Anwendung von Aminophyllin ist infolge ihrer stärkeren Wirkung jene durch Suppositorien. Wir geben 0.5 bis 0.6 g des Medikamentes in jedem Zäpfchen und empfehlen den Patienten, täglich ein oder zwei Zäpfchen einzuführen. Manchmal ist die Einverleibung von 0.5 g Theophyllin-Äthylendiamin (Aminophyllin) in 30 cm Wasser als Klysma besser, da die Resorption rascher und vollständiger vor sich geht. Selten sieht man eine Unverträglichkeit des Medikamentes. Eine solche äußert sich in Erregungszuständen, Reizbarkeit, Kopfschmerzen oder lokaler Reizung der Mastdarmschleimhaut. Diese Zustände sind jedoch eine Ausnahme, da das Mittel in der Regel gut vertragen wird.

Die stärkste Gefäßerweiterung erreicht man mit der intravenösen Anwendung von 0.25 g Theophyllin. Die Injektion von Theophyllin-Äthylendiamin muß zur Vermeidung einer starken Gefäßerweiterung mit Schwindel und Blutdruckabfall sehr langsam durchgeführt werden. Die Injektionsdauer soll mindestens fünf Minuten betragen, die Injektion kann noch einmal täglich mit derselben Dosierung wiederholt werden.

Wenn wir die Anwendung einer intravenösen Injektion erwägen, ziehen wir das lösliche Theophyllinnatriumazetat vor. Dieses Salz wird viel besser vertragen und verursacht keine unvorhergesehenen Reaktionen. Meistens gibt man als erste Dosis 5 ccm einer fünfprozentigen Lösung. Diese Menge kann man täglich um 1 ccm bis zur vollen Dosis von 10 ccm (0.5 g Theophyllinnatriumazetat) je Injektion steigern. In einer sehr kleinen Zahl von Fällen stehen der Verwendung größerer Dosen eine Empfindung erhöhter Reizbarkeit und Erregtheit im Wege, was den Arzt veranlassen muß, nicht mehr als 5 bis 6 ccm täglich zu geben. Eine Serie besteht aus einer Gesamtzahl von zwölf bis fünfzehn Injektionen. Mit diesen Injektionen erreicht man mehr als mit jeder anderen therapeutischen Maßnahme; leider hält die Besserung oft nur für die Zeit der Anwendung des Medikamentes an. Seine koronarerweiternde Wirkung ist aber sehr deutlich.

Es ist möglich geworden, den therapeutischen Wert des Theophyllins objektiv nachzuweisen; die nach Belastung regelmäßig auftretenden elektrokardiographischen Veränderungen bleiben aus, wenn dieselbe Belastung kurz nach einer intravenösen Injektion des Medikamentes durchgeführt wird.

Häufig wurde die Anwendung von Papaverinum hydrochloricum, 0.05 g oral oder 0.02 bis 0.04 g intravenös empfohlen. Es besteht kein Zweifel, daß Papaverin ein kräftiges koronarerweiterndes Mittel ist, welches man häufiger verwenden sollte. Leider steht dem oft sein Preis entgegen. Nach unserer Erfahrung haben Theophyllininjektionen eine bessere und länger anhaltende Wirkung.

Atropin wurde als wirksames Medikament für die Angina pectoris infolge einer Koronarsklerose häufig erwähnt und früher oft verschrieben. Da der Vagus die Koronararterien verengt und die tonische Innervation eine maximale Koronardurchblutung nur nach Atropinisierung ermöglicht, sollte man einen Erfolg erwarten. Anderseits erhöht die zulässige Atropinmenge die Herzfrequenz nicht wesentlich (S. 310).

Da man von allen diesen Mitteln große und wirkungsvolle Mengen nicht über eine lange Zeitperiode geben kann, erscheint es am besten, in einer Weise vorzugehen, welche eine Kombination mehrerer Agenzien mit teilweise verschiedenem Angriffspunkt ermöglicht. Obwohl diese Kombination die Polypragmasie vergangener Zeiten in Erinnerung ruft, erhält man mit ihr Erfolge, welche man durch die Anwendung der einzelnen Bestandteile nicht annähernd erreichen kann. Wir können nicht verstehen, warum die Anwendung dieser Drogen in einer in der Apotheke hergestellten Mischung schaden, während die gleichzeitige Einnahme derselben Ingredienzien aus verschiedenen Gefäßen nützen sollte.

Die Verschreibung enthält:

	Gramm
Erythroltetranitrat	0.003
Papaverinum hydrochloricum	0.05
Luminal	0.01
Atropinum sulfuricum	0.0002
Chinidinum sulfuricum	0.1
Azetphenetidin	0.1
Theobrominum purum	0.15—0.2

Die relativ kleine Dosis von Erythroltetranitrat verursacht keine Kopfschmerzen; Luminal ist ein zentrales Sedativum, und Azetphenetidin, von Huchard empfohlen, ist ein Analgetikum. In der vorgeschriebenen Dosis bewirkt Atropin nur eine Dämpfung des Vagustonus. Chinidin ist ein kräftiges gefäßerweiterndes Mittel und dämpft die Erregbarkeit von Nerven und Muskeln.

Diese Mischung gibt man in Kapseln und läßt eine solche Kapsel dreimal täglich, nach jeder Mahlzeit eine, nehmen. Nur selten findet man eine Überempfindlichkeit gegenüber Luminal, Chinidin oder Theobromin, weshalb man diese Drogen dann aus der Mischung weglassen muß. Man gibt die Kapseln drei bis vier Wochen lang, und bei vielen Fällen erlebt man eine eindeutige Besserung hinsichtlich der Schwere, Häufigkeit und Dauer der Anfälle. Natürlich gibt es auch refraktäre Fälle, da bei entsprechender Schwere der Veränderung jede Therapie wirkungslos ist. Gelegentlich kehren die Beschwerden nach Absetzen der Kapseln wieder; dann ist gegen eine andere Anwendungsart nichts einzuwenden.

Das Vorkommen einer spontanen Besserung bei Patienten mit Koronarstenose zwingt zur Vorsicht in der Beurteilung aller therapeutischen Maßnahmen. Mit den eben erwähnten Kapseln, mit Aminophyllinzäpfchen und mit intravenösen Theophyllininjektionen haben wir ein starkes therapeutisches Rüstzeug zur Besserung des Zustandes des Kranken in der Hand und besitzen eine echte Grundlage zur Hoffnung und Ermutigung, wenn wir auch den Verlauf des Leidens nicht ändern oder die zweifelhafte Prognose nicht beeinflussen können.

Mit der jüngst empfohlenen Tropfinfusion einer Lösung von Nikotinsäure haben wir keine persönliche Erfahrung. Die insulinfreien Pankreasextrakte (Padutin, Depropanex) waren in einer großen Zahl von mit diesen Präparaten behandelten Fällen wirkungslos.

Khellin. Khellinpräparate, welche aus der Ammi visnaga, einer wildwachsenden Pflanze des östlichen Mittelmeergebietes hergestellt werden, haben vielversprechende Ergebnisse gezeigt. Das Khellin ist in Ägypten zur Behandlung von Nierensteinen und des Bronchialasthmas weit verbreitet, und seine koronarerweiternde Wirkung, welche jene des Papaverins und Aminophyllins übertrifft, wurde von Anrep und Mitarbeitern nachgewiesen. Bei jenen Patienten, welche das Medikament vertragen, erhält man gute Wirkungen, und wir stimmen jenen nicht bei, welche behaupten, das Khellin sei von zweifelhaftem Wert. Bei mehreren von unseren Patienten kehrten die Beschwerden einige Tage nach dem Absetzen der Droge wieder. Die Dosierung ist bei den verschiedenen Handelspräparaten nicht gleich. Man gibt am besten zunächst einmal täglich die kleinste Dosis eines handelsüblichen Präparates und steigert die Zahl der Tabletten allmählich bis zur Grenze der Verträglichkeit. Leider treten bei ungefähr 60 Prozent der damit behandelten Kranken Nebenwirkungen auf, wie z. B. außerordentlich starke Übelkeit, Erbrechen, Durchfälle, Reizbarkeit oder Teilnahmslosigkeit, Schwäche, Verwirrtheitszustände, Depressionen und Fieber.

Propylthiourazil, radioaktives Jod. Die chirurgische Thyreoidektomie ist jetzt zugunsten der chemischen Blockierung der Synthese des Schilddrüsenhormons mit Hilfe der obengenannten oder ähnlicher Verbindungen verlassen. Diese hauptsächlich von Raab und Blumgart propagierte Behandlung bringt eine langsame Besserung, da das ganze bereits gebildete Thyroxin zunächst verbraucht werden muß, was viele Wochen lang dauern kann. Patienten mit Angina pectoris sollen am günstigsten auf Grundumsatzwerten von —15 bis —25 Prozent gehalten werden. Die klinische Beobachtung ergibt jedoch bessere Hinweise. Man gibt 25 bis 150 millicurie, auf 3 Dosen verteilt. Bezüglich der eventuellen Gefahr einer Verstärkung der Atherosklerose durch den myxödematösen Zustand wurde von Blumgart der Einwand erhoben, daß man bei einer wohl sehr kleinen Zahl von Personen, welche Jahre nach einer chirurgischen Thyreoidektomie anatomisch untersucht werden konnten, keine Zeichen einer fortgeschrittenen Koronarsklerose nachweisen konnte.

Hypertonische Dextrose. Die intravenöse Injektion hypertonischer Dextroselösungen als therapeutische Maßnahme für Patienten mit Angina pectoris infolge einer Koronarstenose wurde als ungünstig erkannt, da die Injektion einer hypertonischen Lösung die Herzarbeit durch Vermehrung der zirkulierenden Blutmenge ohne entsprechende Erweiterung der Koronararterien erhöht.

Tabak. Das Rauchen ist einzustellen. Obwohl es nicht bewiesen ist, daß das Rauchen allein zur Koronarsklerose führt, ist es ebenso unbestreitbar, daß sich die Angina pectoris der Koronarstenose durch starkes Rauchen verschlechtern kann. Es ist eine häufige Beobachtung, daß starkes Rauchen bei gesunden Jugendlichen präkordiale Schmerzen verursacht und daß diese bei Einstellung des Rauchens allmählich verschwinden. Die ,,Tabak-Angina'' ist jedoch selten. Bei Patienten mit und ohne organisches Herzleiden konnten nach Rauchen einer Zigarette vorübergehende Veränderungen im Elektrokardiogramm festgestellt werden. Der Zustand von Patienten mit Angina pectoris bessert sich oft, wenn sie das Rauchen einstellen. Ob die schädliche Wirkung des Rauchens auf eine Gefäßverengung zurückzuführen ist oder durch eine Erhöhung der Herzfrequenz und des Blutdruckes verursacht wird, ist nicht entschieden.

Bei jungen Menschen scheint die Angina pectoris häufiger unter den starken Rauchern als unter Nichtrauchern vorzukommen. Bei älteren Leuten konnten keine Häufigkeitsunterschiede zwischen den beiden Gruppen festgestellt werden.

Alkohol. Ein mäßiger Alkoholkonsum ist erlaubt; tatsächlich kann man ihn wegen seiner gefäßerweiternden Wirkung als nützlich ansehen und von Heberden wurde er empfohlen. Bier und Champagner sowie andere kohlensäurehältige Getränke sind zu vermeiden.

Erholung. Ein mehrwöchiger Aufenthalt an einem Erholungsort hat den Vorteil der Ruhe und Entspannung, aber den Nachteil, daß der Patient von seinen Mitpatienten zuviel über die Symptome und Komplikationen seiner Krankheit erfährt. Die Gedanken konzentrieren sich oft zu sehr auf das Herz. Selbstverständlich ist es angenehm, den Winter in einem südlichen Klima zu verbringen; wenn dies auch zum Wohlbefinden des Patienten beiträgt, muß man ihn doch informieren, daß sein Leiden dadurch nicht geheilt werden kann.

Nebennierenbestrahlung. Ausgehend von der Theorie, daß Anfälle von Angina pectoris bei Fällen von Koronarstenose nach körperlicher Anstrengung, bei kaltem Wetter und nach Aufregungen auftreten, das heißt, bei Einflüssen, bei welchen nach Cannon große Mengen von Adrenalin vom Nebennierenmark ausgeschüttet werden, wurde die Röntgenbestrahlung der Nebennieren empfohlen. Man gibt an sechs aufeinanderfolgenden Tagen je eine Bestrahlung, und zwar drei links und drei rechts abwechselnd, je Sitzung 200 Röntgeneinheiten. Die Feldgröße beträgt 15mal 15 cm; 200 kv, 20 ma, 50 cm Röhren-Hautdistanz, 1.5 mm Cu plus 1.0 mm Al-Filter (Raab).

Bei mehr als zwanzig selbst beobachteten Fällen sind die Ergebnisse ausreichend und schienen deutlich über die individuellen Schwankungen im Verlauf des Leidens und psychischer Effekte hinauszugehen, welche jeder therapeutischen Maßnahme anhaften.

Chirurgie. Wenn die Anfälle intern nicht zu beherrschen sind und so häufig wiederkehren, daß das Leben für den Patienten unerträglich wird, können zwecks Erleichterung chirurgische Maßnahmen versucht werden. Manche Patienten leiden solche Qual, daß sie bereit sind, sich jedem chirurgischen Eingriff zu unterziehen, welcher Linderung verspricht.

Die Kandidaten für jeden chirurgischen Eingriff müssen sorgfältig ausgewählt werden, man muß sich stets vor Augen halten, daß zu jeder Zeit eine spontane Besserung eintreten kann, unabhängig von der Heftigkeit der subjektiven Empfindungen oder objektiven Befunde.

Man kann die chirurgischen Maßnahmen in drei Gruppen einteilen:

1. Operationen, welche auf die Unterbrechung der Schmerzfasern auf ihrem Wege zu den Zentren abzielen. Es handelt sich um eine rein symptomatische Maßnahme ohne Einfluß auf den pathologischen Prozeß.

2. Gelegentlich wird eine Thyreoidektomie durchgeführt, welche aber die Koronardurchblutung nicht mit Sicherheit direkt beeinflußt.

3. Operative Maßnahmen zwecks Erhöhung der Blutzufuhr zum Herzen durch Schaffung von Anastomosen.

Seit François Francks Nachweis, daß sensible Fasern vom Herzen über den Sympathikus verlaufen, wurden Eingriffe am Hals- und Brustsympathikus vorgeschlagen. Viele der ursprünglichen Eingriffe erwiesen sich als nutzlos oder waren mit den anatomischen Tatsachen nicht vereinbar. Die Mortalität betrug über 10 Prozent. Die Exstirpation des Ganglion stellatum brachte in einer beachtlichen Zahl von Fällen Erleichterung, obwohl sensible Nervenfasern vom

Herzen auch direkt zu den oberen Brustganglien verlaufen. Lundgren konnte in 64 Prozent der Fälle nach Ganglionektomien auf der Operationsseite eine Besserung beobachten. Das dabei auftretende Horner'sche Syndrom belästigt nur wenig. An Stelle des Schmerzes werden bei den Kranken andere Warnzeichen aktiv, wie z. B. Sensationen im Unterkiefer, hinter dem Brustbein oder ein Erstickungsgefühl. Die Durchschneidung der fünf oberen Dorsalwurzeln war ein zu ausgedehnter Eingriff. Daher zieht man jetzt die paravertebrale Anästhesie mit einer Mischung von Novocain und Alkohol vor. Bei Durchführung durch einen diesbezüglich erfahrenen Arzt ist die Gefahr von Komplikationen gering und der Prozentsatz von Besserungen ist groß. In über 50 Prozent kommt es jedoch zu neuritischen Beschwerden, welche sehr lästig sein können. Die Erleichterung der anginösen Schmerzen kann einen Monat anhalten oder dauernd sein. In 8 Prozent der Fälle erhält man keine Besserung. Interkostalneuralgien treten in 10 Prozent auf. Auch Pleuraergüsse, Radiculitiden und sogar Querschnittsmyelitiden konnte man beobachten.

Die totale Thyreodektomie wird seit der Einführung der Thioharnstoffkörper und des radioaktiven Jods nicht mehr durchgeführt.

Die Meinungen über den Wert von Operationen zwecks Erhöhung der Blutzufuhr zum Herzen durch Schaffung von Anastomosen mit dem extrakardialen Gefäßsystem sind geteilt. Eine eindeutige Indikation für eine derartige Operation wäre die fortschreitende Verengung der Koronarostien durch eine Syphilis. Diesen Umstand kann man klinisch diagnostizieren, und da alle anderen therapeutischen Maßnahmen nutzlos bleiben, kann man die Operation rechtfertigen, wenn einmal die Diagnose feststeht.

Unter den mitgeteilten Operationen gibt es einige, welche gut bekannt wurden. Die Verbindung von Teilen des linken Musculus pectoralis mit dem Herzen, die Verbindung des Netzes mit dem entblößten Herzen (Cardio-Omentopexie) oder die Erzeugung von Perikardverwachsungen (Cardio-Perikardiopexie) stellen die empfohlenen Hauptmethoden dar. Die Möglichkeit einer Besserung der Blutzufuhr zum Herzen mit Hilfe der Erzeugung von Perikardverwachsungen wurde auf Grund klinischer und anatomischer Beobachtungen in der Literatur wiederholt erörtert. Die Ligatur der Koronarsinusvenen hat sich nach Berichten als nützlich erwiesen. Derzeit besitzt keine von diesen Operationen eine besondere Popularität. Man hat sogar Venenstücke zwischen dem arteriellen System und der Koronarsinusvene eingepflanzt. Diese Form einer künstlichen arteriovenösen Anastomosierung ist mit einer hohen Mortalität belastet.

5. Angina pectoris bei Aorten- und Mitralfehlern

Anginöse und präkordiale Schmerzen sind bei rheumatischen Mitralfehlern und bei rheumatischen oder syphilitischen Aortenklappenfehlern nicht selten. Solche Fälle werden häufig falsch beurteilt, da die Ausstrahlung des Schmerzes oder Druckes, sein inkonstantes Auftreten, die Dauer und das Vorkommen bei Ruhe atypisch sind.

Mitralstenose. Das Vorkommen dieser Schmerzform bei Mitralklappenfehlern, besonders beim Überwiegen der Stenose, ist schon lange Zeit bekannt, zu seiner Erklärung wurden verschiedene Theorien vorgebracht (S. 175). Arbeitsschmerzen sind bei diesem Fehler selten, da die Dyspnoe starke Anstrengungen verhindert und die erschwerte Atmung zusammen mit dem Herzklopfen das klinische Bild beherrschen. Treten anginöse Schmerzen in Ruhe auf, so zeigt das während des Schmerzes aufgenommene Elektrokardiogramm Zeichen einer Ischämie des

Myokards. Man muß daher eine ungenügende Blutzufuhr zum Herzen annehmen. Dies kann durch einen höheren Druck im rechten Ventrikel hervorgerufen werden, wodurch der Widerstand im peripheren Koronargefäßbaum verstärkt wird. Das Auftreten anginöser Schmerzen beim Cor pulmonale (siehe später) macht es wahrscheinlich, daß manche Formen dieser Schmerzen durch einen erhöhten Druck in der Pulmonalarterie entstehen.

Aortenstenose. Bei der Aortenstenose ist scheinbar im linken Ventrikel in gewissem Grad ein ähnlicher Mechanismus wirksam. Dieser Klappenfehler geht viel häufiger mit anginösen Schmerzen einher wie die Mitralfehler, da die Patienten imstande sind, sogar bei ziemlich hochgradiger Aortenstenose ohne Dyspnoe körperliche Arbeit zu leisten. Bei diesem Fehler tritt der Schmerz häufig während völliger Ruhe auf. Das Elektrokardiogramm zeigt bei diesen Fällen im Schmerzanfall immer wieder dieselben Veränderungen wie bei der Koronarstenose. Für die Entstehung des Schmerzes wurde zum Teil auch eine auf die Koronarostien ausgeübte Saugwirkung verantwortlich gemacht. Wahrscheinlicher ist jedoch, daß die bei diesem Fehler vorhandene ungewöhnliche Hypertrophie des linken Ventrikels und der erhöhte intraventrikuläre systolische Druck zu einer Störung der Blutzufuhr führen (S. 154).

Manchmal tritt der Schmerz bei der Aortenstenose so häufig auf, daß der Patient unfähig ist, mehr als einige Schritte zu machen, ohne Schmerzen zu bekommen oder daß er dadurch nachts aus dem Schlafe geweckt wird. Da eine Dyspnoe nicht besteht, sind die Schmerzen die einzigen Beschwerden, welche aber so heftig sind, daß der Patient den Mut verliert und Selbstmordgefahr besteht.

Aorteninsuffizienz. Bei der syphilitischen Aorteninsuffizienz sind die anginösen Schmerzen oft auf eine im Verlauf der Aortitis auftretende Stenosierung der Koronarostien zurückzuführen.

Die Kombination einer Aorteninsuffizienz mit einer Angina pectoris ist schon fast ein Jahrhundert bekannt. In manchen Fällen von Aorteninsuffizienz auf rheumatischer oder syphilitischer Basis sind die anginösen Schmerzen außergewöhnlich schwer, obwohl die Koronararterien normal sind; dies ist sowohl bei Kindern und jungen Erwachsenen als auch bei älteren Patienten nicht selten. Anginöse Schmerzen sollen in 8 Prozent aller Fälle von Aorteninsuffizienz vorkommen. Man hat den Schmerz auf den niedrigen diastolischen Blutdruck zurückgeführt, was verständlich erschien, wenn man der Meinung ist, daß die Koronardurchblutung ausschließlich von der Blutdruckhöhe abhänge; die Tatsache des hauptsächlich nächtlichen Auftretens der Anfälle hat man mit dem zu dieser Zeit besonders niedrigen Blutdruck erklärt. Andererseits haben Fälle von Aorteninsuffizienz mit sehr niedrigem diastolischem Blutdruck nicht mehr Anfälle als jene mit etwas höheren Druckwerten. Außerdem ist es leicht, nachzuweisen, daß die Blutdruckwerte im Anfall alles eher als niedrig sind. Nach unserer Meinung gehören Patienten mit einer Aorteninsuffizienz und Angina pectoris ohne syphilitische Stenose der Koronarostien zu einer im nächsten Abschnitt zu besprechenden Gruppe, das heißt, sie sind eigentlich Patienten mit Blutdruckkrisen. In dieselbe Gruppe kann man manche Patienten mit Aortenstenose und anginösen Schmerzen einreihen.

Behandlung. Nitroglyzerin erleichtert die anginösen Schmerzen bei allen diesen Patienten mit Mitral- und Aortenstenosen immer sofort. Unsere Maßnahmen zur Verhütung der Wiederkehr der Anfälle sind aber sehr begrenzt. Von der intravenösen Theophyllinverordnung haben wir günstige Wirkungen gesehen. Dies allein vermag eine ruhige Nacht ohne anginöse Schmerzen zu verschaffen, besonders wenn man die Injektion abends gibt. Die Erleichterung ist jedoch nur vorübergehend, es kommt häufig zu Rückfällen, wenn man die Injektionen absetzt. In manchen Fällen helfen Aminophyllin-Suppositorien in einer Dosis von 0.6 g, wenn man sie abends gibt. Die orale Aminophyllinverordnung ist wirkungslos.

Diese Patienten sind oft bereit, sich jeder vom Arzt zur Linderung vorgeschlagenen Behandlung zu unterziehen; manchmal ist ein chirurgischer Eingriff indiziert. Einer unserer Patienten erlebte eine sofortige und anhaltende Besserung durch eine totale Thyreoidektomie.

Weitere therapeutische Maßnahmen sollen im folgenden Abschnitt besprochen werden.

6. Angina pectoris bei Blutdruckkrisen

Seit der klassischen Beschreibung von Pal nennt man einen paroxysmalen und vorübergehenden Blutdruckanstieg eine Blutdruckkrise. Solche Krisen kommen bei einer Vielzahl von Zuständen vor. Pal beschrieb sie bei der akuten Nephritis, bei den Schwangerschaftstoxikosen, bei der Urämie und bei der Bleivergiftung. Wir werden die Beschreibung der Blutdruckkrisen auf die bei benignen Tumoren des Adrenalsystems (Phäochromozytome) und bei Herz- und Gefäßstörungen anzutreffenden Formen begrenzen. Beide Formen sind ziemlich gut bekannte und definierte klinische Syndrome, welche oft mit einer Angina pectoris einhergehen.

Blutdruckkrisen bei Phäochromozytomen

Pathologie. Wenn diese Krankheiten auch gelegentlich früher von Pathologen beobachtet wurden, gab es doch bis 1922 keine klinische Beschreibung. Es handelt sich bei dieser Erkrankung um einen meist benignen Tumor, der aus reifen chromaffinen Zellen des Nebennierenmarkes aufgebaut ist; die Neubildung ist abgekapselt und metastasiert selten.

Häufigkeit. Die Tumoren kommen bei beiden Geschlechtern gleich häufig vor und sind bei Jugendlichen am häufigsten. Ein Fall wurde bei einem sechzehnjährigen Patienten beobachtet.

Symptome und klinische Befunde. Diese sind oft, aber nicht immer typisch. Die Patienten klagen über plötzliche Anfälle von Herzklopfen mit Zittern, Schweißausbruch, Schwindel und Schmerzen. Bei fast der Hälfte der Patienten bestehen anginöse Schmerzen; in typischen Fällen strahlen sie in beide Arme aus. Auch starke Kopfschmerzen und Schmerzen im Epigastrium sind häufig. Viele Fälle sind durch eine Nausea charakterisiert. Im Anfall besteht eine beträchtliche Blutdruckerhöhung. Der systolische Blutdruck kann von 90 bis auf 300 mm Hg und der diastolische von 60 bis auf 140 oder mehr ansteigen. Gleichzeitig mit dem paroxysmalen Blutdruckanstieg kommt es zu einer vorübergehenden Bradykardie. Im Anfall beobachtet man häufig sowohl Glykosurie und Albuminurie als auch Fieber. Man kann eine zirkumorale Blässe sowie blasse, kalte und gefleckte Extremitäten finden, während das Gesicht später im Anfall charakteristischerweise gerötet ist.

Die Anfälle können Sekunden oder Stunden anhalten. Sie können zu jeder Zeit auftreten, kommen aber gern zu einer bestimmten Zeit in der Nacht. Zwischen den einzelnen Krisen können Monate oder Stunden vergehen. Manchmal ist es möglich, einen Anfall durch Druck auf einen palpablen Tumor, der häufiger rechts liegt, durch eine bestimmte Lage im Bett, durch Kälte und dergleichen auszulösen. Bei der Obduktion erweist sich der Tumor als enorm adrenalinreich, im Anfall findet man einen hohen Adrenalinspiegel im Blut. Das Syndrom kann den bei einer intravenösen Adrenalinüberdosierung zu erwartenden Symptomen völlig gleichen.

Sieht man den Patienten in einem späten Stadium, dann ist der Blutdruck fixiert und die Unterscheidung von einer malignen Hypertonie erscheint unmöglich. Die Patienten können im Anfall einer Blutdruckkrise unter den Zeichen eines Lungenödems oder im Stadium des fixierten Hochdruckes an einer Urämie sterben.

Therapie. Die Exstirpation des Tumors führt zur Heilung des Patienten. Da im Tumor eine Nekrose oder Blutung auftreten kann, schwindet das Syndrom hie und da spontan.

Einzelheiten werden im Kapitel über die Hypertonie behandelt.

Blutdruckkrisen ohne Phäochromozytome

Es ist schon viele Jahre bekannt, daß der Blutdruck während eines Anfalles von Angina pectoris ansteigt. Dieser Anstieg tritt so regelmäßig ein, daß Pal die Angina pectoris eine angiospastische Krise nannte. In mehr als hundert Fällen wurde der Blutdruck während eines Schmerzanfalles regelmäßig durch einen von uns gemessen, wobei ein Blutdruckanstieg, der sowohl den systolischen als auch den diastolischen Wert betraf, mit Ausnahme bestimmter Spezialfälle (Anfälle infolge von paroxysmaler Tachykardie, Lungenembolie usw.), bei der Ruheangina niemals vermißt wurde.

Häufigkeit. Anfälle von paroxysmaler Hypertonie mit anginösen Schmerzen sind bei Patienten mit Aorteninsuffizienz in jedem Alter einschließlich der Kindheit sehr häufig. Dasselbe Syndrom kommt bei der Aortenstenose, bei der Aortitis, bei mäßiger Hypertonie, bei der Koronarsklerose und bei Frauen mit klimakterischen Symptomen vor.

Symptome und klinische Befunde. Diese Symptome sind jenen bei Patienten mit Phäochromozytomen sehr ähnlich. Die Patienten bekommen plötzlich und unerwartet Herzklopfen mit einem gewissen Druckgefühl, welches sich oft zu einem quälenden retrosternalen Schmerz mit den bei der Angina pectoris angegebenen typischen Ausstrahlungen steigert. Es kommt zu einem profusen Schweißausbruch und die anfängliche Blässe wird von einer starken Gesichtsrötung abgelöst. Der systolische Blutdruck steigt um mehr als 100 Prozent an; Werte von über 300 mm Hg werden im Anfall häufig beobachtet, auch wenn der systolische Blutdruck im Intervall 130 mm Hg nicht überstieg. Auch der diastolische Blutdruck steigt an, aber selten mehr als um 20 bis 40 mm Hg. Manchmal fehlt der anginöse Schmerz, an seiner Stelle sind dann heftige Kopfschmerzen vorhanden.

Ein vierzehnjähriger Knabe hatte eine leichte Aortenklappeninsuffizienz nach einem fieberhaften Rheumatismus. Er bekam viele Wochen lang außergewöhnlich schwere Kopfschmerzen, die Beschwerden kamen jeden Nachmittag um ungefähr fünf Uhr wieder. Die Blutdruckwerte schwankten immer um 110/40, mit Ausnahme der Anfälle, während deren sie bis auf 220/70 anstiegen. Die Episoden hörten ohne Behandlung auf und kehrten nicht wieder. Es bestand keine Dekompensation. Ein ähnlicher schwerer Kopfschmerz mit paroxysmaler Hypertonie und ohne anginöse Schmerzen konnte durch einen von uns bei einem Patienten mit einer Koarktation der Aorta beobachtet werden.

Die Anfälle können einige Minuten oder Stunden anhalten. Sehr häufig kommen sie in der Nacht und dann mit großer Pünktlichkeit zur selben Stunde. Sie können auch täglich wiederkehren. In manchen Fällen ist es wie bei den Phäochromozytomen möglich, einen Anfall auszulösen, wenn der Patient seine

Hände in kaltes Wasser hält, oder durch geistige oder körperliche Arbeit. In den meisten Fällen kommen und gehen die Anfälle ohne ersichtlichen Grund.

Während die Anfälle bei den Phäochromozytomen meistens immer häufiger wiederkehren, schwerer werden und länger dauern, bis die Operation durchgeführt wird, können die Anfälle ohne Phäochromozytome jederzeit aufhören und kehren oft nie mehr wieder. Bei mehreren Patienten mit diesem Syndrom, welche starben, haben wir den Pathologen gebeten, sehr sorgfältig nach Zeichen einer Hypertrophie des chromaffinen Gewebes oder nach dem Vorliegen eines Chromaffinzelltumors zu suchen, derartige Veränderungen konnten jedoch nicht nachgewiesen werden.

Während einer derartigen Krise konnte eine Hyperadrenalinämie und eine Hyperglykämie festgestellt werden, dies ist jedoch nicht charakteristisch, da jede Reizung des sympathischen Systems von einer vermehrten Ausschüttung adrenalinähnlicher Substanzen in die Blutbahn begleitet wird.

Daß diese Anfälle nicht auf eine vermehrte Adrenalinausschüttung allein zurückzuführen sind, geht aus der Beobachtung hervor, daß bei manchen dieser Patienten im Anfall ein lokaler Gefäßpasmus auftritt. Bei zwei unserer Patienten war gleichzeitig mit einer Blutdruckerhöhung und anginösen Schmerzen eine deutliche Blässe des linken Armes festzustellen.

Diese „lokalen Krisen" können an den Meningealgefäßen auftreten und so Kopfschmerzen verursachen, oder an den Zerebralgefäßen, wobei eine vorübergehende Lähmung entsteht (zerebrale Krise); in seltenen Fällen konnte ein lokaler Spasmus an den Retinagefäßen beobachtet werden (retinale Krise), welcher eine Amaurose verursachte.

Diese Krisen bleiben oft unerkannt, da die Untersuchung in der Zwischenzeit negative Befunde ergibt; sogar wenn der untersuchende Arzt bei einem Knaben oder Mädchen eine leichte Aorteninsuffizienz findet, den Patienten aber nicht in einem Anfall sieht, denkt er nicht an die Möglichkeit, daß die Beschwerden ein ganz anderes Syndrom zur Ursache haben. Man kann alle Abstufungen zwischen sehr heftigen Schmerzen und einem mäßigen retrosternalen Druck finden. Häufig werden die Beschwerden nicht beachtet oder für „nervös" gehalten und Bromide verordnet.

Mechanismus. Die Entstehungsweise dieses Schmerzes ist nicht geklärt. Ebenso unklar ist das Problem, warum die Krisen so oft bei einer Aorteninsuffizienz auftreten und warum nur wenige Patienten mit diesem Klappenfehler den Schmerz angeben. Die Mehrzahl der ursprünglich von Pal beobachteten Patienten hatte eine Aorteninsuffizienz, und da einige von ihnen außerdem an tabischen Krisen litten, schien die Anwendung des Ausdruckes „Krise" für einen paroxysmalen Blutdruckanstieg gerechtfertigt.

Die Blutdruckmessung im Anfall zeigt deutlich, daß die anginösen Schmerzen kommen, wenn der Druck eine gewisse Höhe erreicht. Die Hypertonie ist nicht die Folge des Schmerzes. Lewis spricht von einem „vasomotorischen Sturm" im sympathischen Splanchnikussystem; die Ursache der abnormen sympathischen vasokonstriktorischen Impulse, der Grund für ihr Kommen und Gehen ist unbekannt.

Wenn ein Patient mit einer syphilitischen oder atherosklerotischen Koronarstenose eine solche paroxysmale Hypertonie bekommt, so ist das Auftreten von Schmerzen verständlich. Der plötzliche Blutdruckanstieg und die mit ihm meistens einhergehende höhere Herzfrequenz vermehren den Blutbedarf; ist infolge des Koronarleidens eine entsprechende Blutzufuhr nicht möglich, so wird der Schmerz auftreten. Wenn man bei einem solchen Patienten während einer Blutdruckkrise ein Elektrokardiogramm schreibt und dieses mit dem

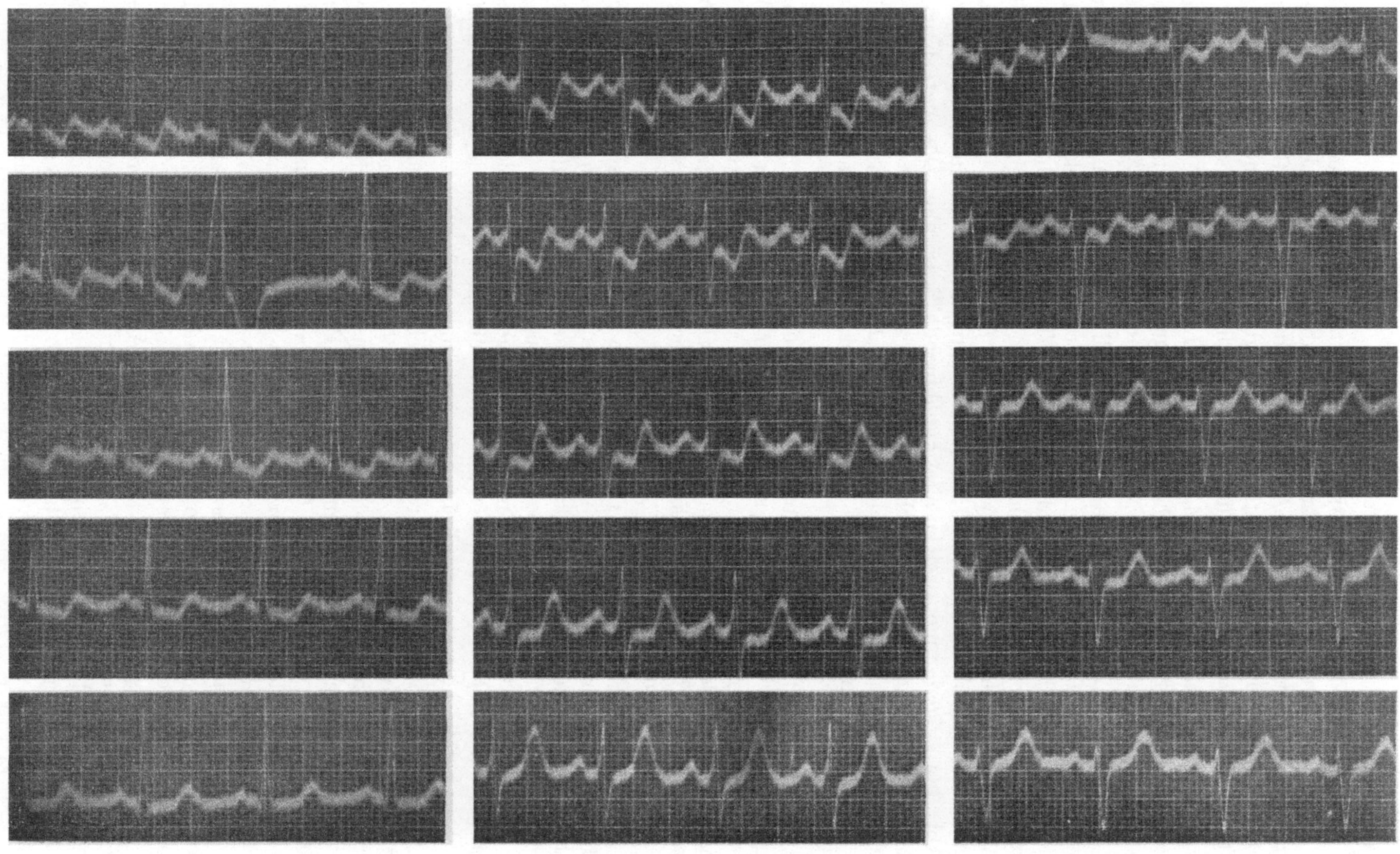

Abb. 38. Eine Serie von Elektrokardiogrammen bei einer Blutdruckkrise mit anginösen Schmerzen,

während anginöser Schmerzen nach körperlicher Anstrengung aufgenommenen Elektrokardiogramm vergleicht, so erweisen sich beide Kurven als identisch; dies konnte in 47 Fällen festgestellt werden.

Abb. 38 stammt von einem 39jährigen Mann mit einer syphilitischen Aortitis; bei der Obduktion wurde eine Verengung des Abganges beider Koronararterien gefunden. Der Patient hatte eine Arbeitsangina und schwere Anfälle von Angina pectoris in Ruhe mit guter Reaktion auf Nitroglyzerin. Während der bei Ruhe auftretenden Anfälle stieg der Blutdruck beachtlich an.

Das Elektrokardiogramm zeigte nur eine Linksablenkung der Herzachse. Nach Anstrengung traten deutliche Veränderungen der T-Zacken auf. Dieselben Veränderungen entwickelten sich während der Angina-pectoris-Anfälle in Ruhe.

Die Kurve in Abb. 38 a wurde in einem Anfall mit starken anginösen Schmerzen aufgenommen. Sie zeigt eine Sinustachykardie, eine einzelne ventrikuläre Extrasystole in Ableitung III und tief negative T-Zacken in allen Ableitungen. Dieselben Veränderungen sind in der fünf Minuten später geschriebenen Abb. 38 b sichtbar. Der Schmerz war inzwischen nach Anwendung von Nitroglyzerin verschwunden. Abb. 38c und 38d, zehn und fünfzehn Minuten nach der Kurve in Abb. 38a aufgenommen, zeigen eine zunehmende Besserung. Die letzte Kurve (Abb. 38d), zwanzig Minuten nach der ersten geschrieben, zeigt die fast völlige Erholung. Es besteht noch eine leichte Senkung der ST-Strecken in Ableitung I.

Diese Kurven beweisen das Bestehen einer deutlichen Anoxie des Herzmuskels während der Anfälle.

Patienten mit einer Aorteninsuffizienz können an schweren Anfällen von Angina pectoris leiden, obwohl sich die Koronararterien bei der Obduktion als normal erweisen. In einem derartigen Fall war das im Anfall aufgenommene Elektrokardiogramm immer stark verändert und ließ Zeichen einer Anoxie des Herzmuskels erkennen, die Koronararterien waren jedoch bei der Obduktion normal.

Der Schmerz hat bei diesen Patienten seine Ursache wahrscheinlich darin, daß sich die Koronararterien ebenso verengen wie die Splanchnikusgefäße, wodurch die Blutzufuhr zum Myokard unzureichend wird. Auch die paroxysmale Hypertonie soll auf dem Weg über Karotissinusreflexe zu einer Verengung des Koronararterienbaumes führen. Eine doppelseitige Entnervung des Karotissinus veränderte jedoch bei zwei Patienten mit Blutdruckkrisen das klinische Bild nicht.

Die Anfälle hören während einer Fieberepisode auf.

Therapie. Amylnitrit und Nitroglyzerin erleichtern die anginösen Schmerzen und den Kopfschmerz, doch ist die Wirkung nur vorübergehend. Innerhalb weniger Minuten kommt der Schmerz wieder. Der Blutdruck kann hoch bleiben. Die Nitroglyzerinmenge, welche manche dieser Patienten während 24 Stunden nehmen, ist nicht immer gleich. Bereits 1905 bemerkte Pal einen Erfolg nur von einem Mittel, dem Natriumthiozyanat. Das auch von diesem Autor empfohlene Papaverin hilft nach unserer Erfahrung selten.

Bei diesen Patienten sind, wenn die Anfälle zu häufig wiederkehren und die Kranken dadurch herunterkommen, dorsale, paravertebrale Alkoholinjektionen sowie die Thyreoidektomie indiziert.

Bei drei Patienten mit einer kombinierten Aorteninsuffizienz und -stenose, welche an Blutdruckkrisen und schwerer Angina pectoris litten, brachte die Anwendung von Thiourazil wesentliche Erleichterung. Es wurden täglich vier Tabletten zu 0,1 gegeben. Innerhalb von vier bis sieben Tagen gaben die Patienten an, daß sie das erste Mal innerhalb von Wochen schlafen könnten; die Beschwerden kehrten bald nach Ersatz des Thiourazils durch ein gleichgroßes, gleichschmeckendes und gleichaussehendes indifferentes Mittel wieder. Die Patienten fühlten sich nach neuerlicher Verordnung des Thiourazils wieder besser.

Bei der akuten und chronischen Nephritis und in der malignen Phase der Hypertonie kommen ähnliche allgemeine und zerebrale Gefäßkrisen vor, welche zu Blutdruckerhöhung, Kopfschmerzen, Erbrechen, tonischen und klonischen Krämpfen, Koma, vorübergehender Lähmung und sogar zeitweiliger Blindheit führen. Die Ursache liegt in lokalen Gefäßspasmen. Für dieses Syndrom wurde der Ausdruck hypertonische Enzephalopathie angewendet.

Sehr selten sind depressorische Krisen, während welcher völlig ohne Prodromalsymptome und ohne ersichtliche Ursache ein beträchtlicher Blutdruckabfall mit Schwäche, allgemeinem Schweißausbruch und Übelkeit vorkommt. Diese Anfälle dauern minuten- oder stundenlang. Ihre Ursache ist unbekannt. Die sorgfältige Beobachtung ergibt keinerlei Zeichen einer Koronarthrombose. Einer unserer Patienten mit Koronarsklerose, welcher zwei derartige Anfälle überlebte, starb während eines dritten Anfalles, welcher mehr als zwei Jahre nach dem zweiten auftrat.

7. Angina pectoris bei schweren Anämien

Schwere chronische Anämien können mit starken Veränderungen der Herzfunktion und auch mit einer Arbeits-Angina-pectoris einhergehen. Die höhere Herzfrequenz, das größere Schlagvolumen, die Beschleunigung der Blutströmung und die bessere Sauerstoffausnützung kompensieren den Hämoglobinmangel bei schwereren Anämien zum großen Teil. Diese Kompensation ist nicht ideal, das Herz leidet früher oder später Schaden.

Das Herz bei chronischen Anämien. Anatomisch entwickelt sich eine fettige Degeneration des Myokards, besonders in der Gegend um die Papillarmuskeln, das heißt, in dem einem Blutmangel gegenüber empfindlichsten Bezirk. Diese Veränderung, zusammen mit der erhöhten Herztätigkeit, ist für die Herzdilatation und Hypertrophie verantwortlich. Patienten mit einer beträchtlichen Herzdilatation infolge einer Anämie sind jetzt selten, doch kommt es immer noch vor, daß Patienten mit einer schweren chronischen Anämie lange Zeit als Herzkranke behandelt werden.

Die Untersuchung dieser Patienten ergibt oft eine große Zahl von Befunden. An den peripheren Arterien findet man einen Pulsus celer. Man kann auch ein Duroziez'sches Geräusch, einen Pistolenschuß-Ton und einen Kapillarpuls finden. Die Palpation der Präkordialgegend ergibt eine Hypermotilität des Herzens. Die Perkussion und die Röntgenuntersuchung zeigen eine Vergrößerung des rechten und linken Ventrikels mit mitraler Konfiguration als Folge einer Dilatation der Pulmonalarterie und des linken Vorhofs. Die Vergrößerung geht dem Grad der Anämie nicht parallel und verschwindet nach erfolgreicher Behandlung. Bei bettlägerigen und kachektischen Patienten fehlt sie trotz chronischer hochgradiger Anämie. Bei der Röntgendurchleuchtung erweisen sich die Herzpulsationen oft als lebhafter.

Auskultatorisch findet man eine Anzahl abnormer Befunde (S. 210). Meistens ist eine Tachykardie vorhanden. Auf den einem präsystolischen Geräusch ähnlich klingenden präsystolischen Vorschlag folgt ein lauter erster Ton wie bei der Mitralstenose. Dieses präsystolische „Geräusch" ist niemals langgezogen; es ist sehr kurz und verdankt seine Entstehung wahrscheinlich der Tätigkeit hyperaktiver Vorhöfe. Es wurde früher erwähnt, daß die Vorhofkontraktion einen Doppelton erzeugt, welchen man leicht mit einem präsystolischen Geräusch verwechseln kann. Systolische Geräusche über allen Ostien sind die Regel, sie sind hauptsächlich auf die erhöhte Blutströmungsgeschwindigkeit zurückzuführen. Über der Herzspitze kann man bei zunehmender Dilatation des linken Ventrikels und Entstehung einer relativen Mitralinsuffizienz ein anderes lautes systolisches Geräusch hören. Ein expansiver Leberpuls und positiver Halsvenenpuls zeigen das Vorliegen einer relativen Trikuspidalinsuffizienz an. In einigen Fällen kann man über der Herzbasis helle diastolische Geräusche feststellen. Manchmal haben sie ihre Ursache in einer relativen Aorteninsuffizienz, in anderen Fällen sind sie auf die erhöhte Blutströmungsgeschwindigkeit in den Venen zurückzuführen. In diesem Fall imponieren die Geräusche als ein kontinuierliches Summen mit Betonung in der Diastole; die Betonung wird durch die rasche Blutströmung in den großen, herznahen Venen während der Diastole hervorgerufen.

Da es bei solchen Patienten zur Ausbildung von Ödemen und einer Lebervergrößerung kommen kann, wurden diese Fälle früher häufig fälschlicherweise als Beispiele von rheumatischen Mitral- und Aortenfehlern gedeutet.

Angina pectoris bei chronischen Anämien. Nicht selten klagen diese Patienten über anginöse Schmerzen bei Anstrengung. Die Beschwerden sind jedoch selten so stark, daß sie von den Patienten spontan erwähnt werden. Meistens ist es notwendig, direkt nach ihnen zu fragen. Von einer Zahl von 1560 Fällen von perniziöser Anämie klagten 2,7 Prozent über eine Arbeitsangina, während in einer anderen Serie von 25 Fällen mit einem Hämoglobinwert unter 50, welche direkt nach einer Arbeitsangina gefragt worden waren, acht dieses Symptom angaben. Die erfolgreiche Behandlung der Anämie bringt den Schmerz in den meisten Fällen bald zum Verschwinden.

In einem großen Prozentsatz von Patienten mit Anämie und Arbeitsangina ist es nicht die Anämie allein, welche den Schmerz verursacht, sondern ihre Kombination mit einer Koronarsklerose. Es ist verständlich, daß eine Koronarsklerose, welche noch nicht so weit fortgeschritten ist, um für sich allein eine Arbeitsangina hervorzurufen, eine solche auslösen kann, wenn eine schwere Anämie hinzukommt. Nichtsdestoweniger sind Fälle bekannt, bei welchen eine Arbeitsangina und eine schwere Anämie zusammen vorhanden waren, die Obduktion jedoch normale Koronararterien ergab.

8. Angina pectoris bei paroxysmalen Tachykardien

Es ist seit langem bekannt, daß bei paroxysmalen Tachykardien Schmerzen in der Herzgegend oder hinter dem Brustbein mit Ausstrahlungen in den linken Arm vorkommen. Erst in neuerer Zeit wurde man aber darauf aufmerksam, daß diese Schmerzen nicht immer nur ein wenig beachtetes Symptom einer paroxysmalen Tachykardie oder eines paroxysmalen Flimmerns mit hoher Ventrikelfrequenz sind. Manchmal steht der Schmerz so im Vordergrund, daß fälschlich eine Koronarthrombose diagnostiziert wird. Dieser Fehler ist verständlich, wenn der Kranke erzählt, daß er stundenlang quälende Schmerzen hinter dem Brustbein mit Ausstrahlung gegen die linke Schulter und in den linken Arm gehabt habe. Der Schmerz hält meistens so lange an wie die Tachykardie. Die durch Nitroglyzerin gebrachte Erleichterung ist nur vorübergehend. Da der Kranke während der paroxysmalen Tachykardie die Beschleunigung der Herzfrequenz oft nicht empfindet, erwähnt er den Schmerz allein.

Kehrt die paroxysmale Tachykardie wieder, so kommt auch der Schmerz wieder. In einem Fall von paroxysmalem Vorhofflimmern, welches immer dann reflektorisch ausgelöst wurde, wenn der Patient einen tiefen Atemzug machte, kam der Schmerz während der Zeit des Flimmerns, das heißt, er bestand nur einige Minuten lang; dieser Patient wurde als Fall von Arbeitsangina behandelt, bis die Natur des Schmerzes erkannt wurde. Chinidin verhütete die Flimmeranfälle, und die anginösen Schmerzen kehrten nicht mehr wieder.

Die Differentialdiagnose wird durch das Fehlen der gewöhnlichen Zeichen eines Koronarverschlusses und Myokardinfarktes im Anschluß an einen lang anhaltenden Schmerzanfall ermöglicht. Es wird dabei kein progressiver Blutdruckabfall und keine Erhöhung der Senkungsgeschwindigkeit usw. eintreten. Es ist jedoch notwendig, zu betonen, daß während mancher Anfälle von paroxysmaler Tachykardie einige Stunden anhaltende leichte Temperaturerhöhungen, Hämoptysen und Erbrechen vorkommen.

Die starke Verminderung des Minutenvolumens im Tachykardieanfall und der deutliche Blutdruckabfall zusammen mit dem beträchtlich erhöhten Blutbedarf des Herzens erklären den Schmerz bei Patienten mit gesunden Herzen. Bei Patienten, welche bereits eine Koronarsklerose haben, das heißt, bei der Mehrzahl der Fälle jenseits des fünfzigsten Jahres sowie bei jenen mit einer syphilitischen Stenose der Koronarostien, sind die Schmerzen während eines Anfalles von paroxysmaler Tachykardie häufiger. Sie können quälend sein. Bei einem Patienten mit einer syphilitischen Aortitis kamen sie kurz nach der Verengung des einen und nach dem Verschluß des anderen Koronarostiums. Dieser Patient hatte jedesmal, wenn das paroxysmale Flimmern mit einer Kammerfrequenz von 190 auftrat, Morphiuminjektionen erhalten.

Unmittelbar nach dem Beginn der paroxysmalen Tachykardie sind im Elektrokardiogramm Zeichen von Anoxie des Myokards sichtbar; noch kurze Zeit nach dem Aufhören der Tachykardie zeigen abnorme T-Zacken den durch die Frequenzerhöhung hervorgerufenen Myokardschaden an. Es wurde früher erwähnt (S. 310), daß bei einem Patienten mit Koronarstenose schon die Beschleunigung der Herzfrequenz durch eine Atropininjektion deutliche Veränderungen im Elektrokardiogramm hervorzurufen vermag.

Die Differentialdiagnose zwischen einer paroxysmalen Tachykardie und einem Koronarverschluß wird besonders schwierig sein, wenn der Patient nur kurz nach dem Aufhören der Tachykardie untersucht wurde. Zu dieser Zeit ist die Feststellung der wahren Ursache des Schmerzes oft unmöglich. Trotz negativem Ausfall aller Befunde kann man einen Koronarverschluß mit Myokardinfarkt nicht völlig ausschließen.

Es ist klar, daß die Prognose und Behandlung dieser Angina-pectoris-Form eine ganz andere ist als die anderer Formen. Durch die Darreichung ausreichender Chinidindosen wird man hiebei eine Heilung erreichen.

9. Angina pectoris bei Hyper- und Hypothyreosen

Bei Hyperthyreosen trifft man den typischen Schmerz der Angina pectoris nicht selten an. Die Schmerzen treten meistens bei Anstrengung oder Aufregung, aber auch in Ruhe und in der Nacht auf. Die Kombination anginöser Schmerzen mit einem Herzleiden und einer Hyperthyreose ist vor dem fünfzigsten Lebensjahr selten. Vermutlich haben diese Patienten eine Koronarsklerose, welche an sich nicht zur Angina pectoris führen würde; ist jedoch gleichzeitig eine Tachykardie und eine Hypermotilität des Herzens im Zusammenhang mit einer Hyperthyreose vorhanden, so treten die anginösen Schmerzen bei Anstrengung oder Aufregung auf.

Die subtotale Thyreoidektomie oder die Behandlung mit Thiourazil hat meistens ausgezeichnete Ergebnisse.

Beim Myxödem kommt eine Koronarsklerose häufig vor. Viele Kranke ohne anginöse Schmerzen bekommen solche kurze Zeit nach Einnahme von Schilddrüsensubstanz, sodaß manchmal eine Behandlung mit Schilddrüsenpräparaten unmöglich wird, da auch bei Anwendung sehr kleiner Dosen die Schmerzen wiederkehren.

10. Angina pectoris bei Lungenembolien

Das Vorkommen von Angina pectoris bei Lungenembolien wurde bereits in früheren Abschnitten erwähnt (S. 81 und S. 328).

Eine Lungenembolie kann viele Symptome und klinische Erscheinungen einer Koronarthrombose hervorrufen. Bei beiden Zuständen kann ein stundenlang anhaltender Schmerz, ein Blutdruckabfall und eine Leukozytose auftreten. Anschließend kommt es zu Fieber, Senkungsbeschleunigung und Veränderungen im Elektrokardiogramm, sodaß die Differentialdiagnose zwischen den beiden Zuständen voller Schwierigkeiten oder sogar unmöglich sein kann. Natürlich denkt man bei bettlägerigen oder frisch operierten Kranken eher an eine Lungenembolie als an eine Koronarthrombose, wenn nicht schon längere Zeit auf ein Koronarleiden verdächtige Herzsymptome im Vordergrund standen. Gewiß kann sowohl eine Koronarthrombose wie eine Lungenembolie bei scheinbar gesunden Individuen ohne Vorboten auftreten. Eine frühere Venenthrombose kann ganz unerkannt geblieben sein. Dies gilt vor allem für die traumatische Thrombose, welche sich erst einige Zeit nach einem leichten, schon längst vergessenen Trauma in einer Vene der unteren Extremitäten symptomlos entwickelt.

Der Schmerz bei der Lungenembolie kann oft nur einige Minuten dauern und auf Nitroglyzerin sofort ansprechen. Er kann mehrmals wiederkehren.

Auch dieser Schmerz kann — wie der Schmerz beim Cor pulmonale — nur im kleinen Kreislauf entstehen.

11. Anginöse Schmerzen im weiblichen Klimakterium

Patientinnen im Klimakterium klagen häufig über Schmerzen über dem Herzen, welche selten in den linken Arm ausstrahlen. Das Symptom wird mit großer Lebhaftigkeit beschrieben und geht mit beträchtlichem Angstgefühl einher, hat aber keine Beziehungen zu Anstrengungen oder anderen nachweisbaren äußeren Faktoren.

Da gleichzeitig objektive Befunde, wie zum Beispiel eine Hypertonie, eine Tachykardie und Veränderungen im Elektrokardiogramm bestehen, kommt eine Verwechslung mit der Angina pectoris bei Koronarsklerose vor. Dieses Thema soll in einem späteren Kapitel erörtert werden (S. 397).

Schrifttum

Albutt, C. "Diseases of the Arteries, including Angina Pectoris." London, McMillan & Co., 1915.

Altschule, M. D. and Rosenfeld, F. M. "Increased catabolism following acute myocardial infarction." Arch. int. Med., **80**, 74, 1947.

Anderson, M. W., Christensen, N. A., and Edwards, J. E. "Hemopericardium complicating myocardial infarction in the absence of cardiac rupture." Arch. int. Med., **90**, 634, 1952.

Anrep, G. V., and Segall, H. N. "The Regulation of the Coronary Circulation." Heart, **13**, 239, 1926.

— and Häusler, H. "Coronary Circulation: the Effect of Changes of the Blood Pressure and of the Output of the Heart." J. Physiol., **65**, 357, 1928.

— Barsoum, G. S., Kenawy, M. R., and Misrahy, G. "Ammi visnaga in the treatment of anginal syndrome." Brit. Heart J., **8**, 171, 1946.

— et al. "Therapeutic uses of khellin." Lancet, **1**, 557, 1947.

— Kenawy, M. R., and Barsoum, G. S. "The coronary vasodilating action of Khellin." Am. Heart J., **37**, 531, 1949.

Artz, C. P., Martin, M., and McCleery, R. S. "Disadvantages of dicumarol with special reference to therapeutic inadequacies." Am. J. Surg., **77**, 47, 1949.

Askey, J. M. "The Syndrome of Painful Disability of the Shoulder and Hand complicating Coronary Occlusion." Am. Heart J., **22**, 1, 1941.

—, and Cherry, C. B. "Rupture of the heart muscle in association with myocardial infarction." Am. Pract. and Dig. Treat, **1**, 469, 1950.

Ask-Upmark, E., and Adner, C. "Coronary infarction and gout." Acta med. scand., **139**, 1, 1950.

Aumann, K. W., and Youmans, W. B. "Differential Sensitization of Adrenergic Neuroeffector Systems by Thyroid Hormone." Am. J. Physiol., **131**, 394, 1940.

Baer, S., Heine, W. I., and Krasnoff, S. O. "The mortality of acute myocardial infarction in private practice." Am. J. Med. Science, **222**, 500, 1951.

Bailey, C. P., and assoc. "Arterialization of the coronary sinus." J. A. M. A., **151**, 441, 1953.

Bainbridge, F. A. "The physiology of Muscular Exercise." 3rd Edition. Longmans, Green & Co., London, 1931.

Barcroft, J., Bock, A. V., and Roughton, F. J. "Observations on the Circulation and Respiration in a Case of Paroxysmal Tachycardia." Heart, **9**, 7, 1921.

Barett, N. R. "Hiatus hernia." Proc. Royal Soc. Med. London, **45**, 279, 1952.

Barnes, A. R., and Willius, F. A. "Cardiac Pain in Paroxysma Tachycardia." Am. Heart J., **2**, 490, 1927.

Bazett, H. C. "Blood Volume and Cardiovascular Adjustments." Am. Heart J., **21**, 423, 1941.

Bean, W. B. "Infarction of the Heart." Am. Heart J., **14**, 684, 1937.

— "Infarction of the Heart. III. Clinical Course and Morphological Findings." Ann. Int. Med., **12**, 71, 1938.

Beck, C. S. "The Development of a New Blood Supply to the Heart by Operation." Ann. Surg., **102**, 801, 1935.

— "Principles underlying the Operative Approach to the Treatment of Myocardial Ischemia." Ann. Surg., **118**, 788, 1943.

— et al. "Operation for coronary artery disease." J. A. M. A., **147**, 1726, 1951.

Bedford, D. E. "Prognosis in Coronary Thrombosis." Lancet, **I**, 223, 1935.

Behrmann, J. H., Hipp, H. R., and Heyer, H. E. "Pain patterns in acute myocardial infarction." Am. J. Med., **9**, 156, 1950.

Benda, C. Über einen Fall von schwerer infantiler Koronararteriensklerose als Todesursache. Virchows Arch. f. path. Anat., **254**, 600, 1925.

Benson, R. L., Hunter, W. C., and Manlove, C. H. "Spontaneous Rupture of the Heart." Am. J. Path., **9**, 295, 1933.

Benton, J. G., Brown, H., and Rusk, H. A. "Energy expended by patients on the bedspan and bedside commode." J. A. M. A., **144**, 1443, 1950.

von Bergmann, G. Das epiphrenale Syndrom, seine Beziehung zur Angina pectoris und zum Kardiospasmus. Deutsche med. Wchnschr., **58**, 605, 1932.

Berman, E. F., and Akman, L. C. "Intra-arterial infusion in the treatment of shock resulting from coronary occlusion." Am. Heart J., **43**, 264, 1952.

Bernal, P. "Crises hypertensives; étude clinique, pathogénique et thérapeutique." Paris, G. Doin & Cie., 1933.

Bland, E. F., White, P. D., and Garland, J. "Congenital anomalies of the coronary arteries." Am. Heart J., **8**, 787, 1933.

Blaustein, A. N., Shnayerson, N., and Wallach, R. "Clinical use of a new anticoagulant, Phenylindanedione." Am. J. Med., 14, 704, 1953.
Bledsoe, A. "Myocardial infarction." J. A. M. A., 153, 50, 1953.
Blumgart, H. L. "Coronary disease." Bull. N. Y. Acad. Med., 27, 693, 1951.
— "The Relation of Effort to Attacks of Acute Myocardial Infarction." Journ. Am. Med. Assoc., 128, 775, 1945.
— and others. "Treatment of incapacitated euthyroid cardiac patients by producing hypothyroidism with radioactive iodone." New Engl. J. Med., 245, 93, 1951.
— and others. "Hypercholesterolemia, myxedema and atherosclerosis." Am. J. Med., 14, 665, 1953.
—, and Altschule, M. D. "Clinical significance of cardiac and respiratory adjustments in chronic anemia." Blood, 3, 329, 1948.
—, Freedberg, A. S., and Kurland, G. S. "Hypothyroidism produced by radioactive iodine (I 131) in the treatment of euthyroid patients with angina pectoris and congestive heart failure." Circulation, 1, 1105, 1950.
—, —, and —. "Hypercholesterolemia, myxedema and atherosclerosis." Am. J. Med., 14, 665, 1953.
—, Levine, S. A., and Berlin, D. D. "Congestive Heart Failure and Angina Pectoris: the Therapeutic Effect of Thyroidectomy on Patients without Clinical or Pathologic Evidence of Thyroid Toxicity." Arch. Int. Med., 51, 866, 1933.
—, Schlesinger, M. J., and Davis, D. "Studies on the Relation of the Clinical Manifestations of Angina Pectoris, Coronary Thrombosis, and Myocardial Infarction to the Pathologic Findings, with Particular Reference to the Significance of Collateral Circulation." Am. Heart J., 19, 1, 1940.
—, —, and Zoll, P. M. "Multiple Fresh Coronary Occlusions in Patients with Antecedent Shock." Arch. Int. Med., 68, 181, 1941.
Boas, E. P. "Arteriosclerosis and diabetes mellitus." J. Mt. Sinai Hosp., 19, 411, 1952.
— "Some Immediate Causes of Cardiac Infarction." Am. Heart J., 23, 1, 1942.
—, Parets, A. D., and Adlersberg, D. "Hereditary disturbance of cholesterol metabolism." Am. Heart J., 35, 611, 1948.
Boland, E. W. "Oxygen in High Concentrations for Relief of Pain in Coronary Thrombosis and Severe Angina Pectoris." J. A. M. A., 114, 1512, 1940.
Borak, J. Zwerchfellveränderungen bei Coronarverschluß. Wien. klin. Wchnschr., 49, 399, 1936.
Boyd, L. J., and Scherf, D. "The Electrocardiogram after Mechanical Injury of the Inner Surface of the Heart." Bull. New York. M. College, Flower & Fifth Ave. Hosps., 3, 1, 1940.
—, —. "El electrocardiograma en las injurias epicardias, endocardicas (y myocardicas subyacentes) localizadas." Rev. argent. de cardiol., 7, 1, 1940.
—, and Werblow, S. C. "Coronary Thrombosis without Pain." Am. J. M. Sc., 194, 814, 1937.
Boyer, N. H. "Aminophylline and related xanthine derivatives." J. A. M. A., 122, 306, 1943.
— "Cardiogenic Shock." New England J. Med., 230, 226, 256, 1944.
Brandt, F., und Katz, G. Über den Nachweis von Adrenalinsekretion beim Menschen; die akuten Gefäßkrisen. Ztschr. f. klin. Med., 123, 40, 1933.
Breyfogle, H. S. "The frequency of coexisting gallbladder and coronary artery disease, J. A. M. A., 114, 1434, 1940.
Brofman, B. L., Hellerstein, H. K., and Caskey, W. H. "Mephentermine — an effective pressor amine." Am. Heart J., 44, 396, 1952.
Brown, H. R. Jr., Hoffman, M. J., and de Lalla, V. Jr. "Ballistocardiographic findings in patients with symptoms of angina pectoris." Circulation, 1, 132, 1950.
Brunn, F. Zur Diagnostik der erworbenen Ruptur der Kammerscheidewand des Herzens. Wien. Arch. inn. Med., 6, 533, 1923.
—, und Mandl, F. Die paravertebrale Injektion zur Bekämpfung visceraler Schmerzen. Wien. klin. Wchnschr., 37, 511, 1924.
Bryant, J. M., and Wood, J. E. Jr. "Tobacco angina." Am Heart J., 34, 20, 1947.

Buechner, F. Die Koronarinsuffizienz. Steinkopff, Dresden, 1939.

Bull, J. P. et al. "Dextran as a plasma substitute." Lancet, 1, 134, 1949.

Burak, M., und Scherf, D. Angina Pectoris und paroxysmale Tachykardie. Wien. Arch. f. inn. Med., 23, 475, 1933.

Burch, G. E., and Winsor, T. "Syphilitic Coronary Stenosis, with Myocardial Infarction." Am. Heart J., 24, 740, 1942.

Burgess, A. M., and Ellis, L. B. "Chest pain in patients with mitral stenosis with particular reference to so-called 'hypercyanotic angina". New Engl. J. Med., 226, 937, 1942.

Cannon, W. B., McIver, M. A., and Bliss, S. W. "Studies on the Conditions of Activity in Endocrine Glands. XIII. A. Sympathetic and Adrenal Mechanism for mobilizing Sugar in Hypoglycemia." Am. J. Physiol., 69, 46, 1924.

Chambers, W. N. "Acute myocardial infarction; a study of 100 consecutive cases." New Engl., J. Med., 235, 347, 1946.

Chandler, H. L., and Mann, G. V. "Heparin treatment of patients with angina pectoris Failure to influence either the clinical course or the serum lipids." New Engl., J. Med., 249, 1045, 1953.

Cook, C. D. et al. "Xanthoma tuberosum, aortic stenosis, coronary sclerosis and angina pectoris: report of a case in a boy thirteen years of age." Am. J. Dis. Child., 73, 326, 1947.

Cossio, P. and Berconsky, I. "Absceso parietal del corazon e infarto del miocardio." Semana Med., 2, 1691, 1933.

— y Fustinoni, O. "Angina de pecho y hernia diafragmática." Rev. argent. de cardiol., 9, 217, 1942.

Coventry, M. B. "Problem of painful shoulder." J. A. M. A., 151, 177, 1953.

Crainicianu, A. Anatomische Studien über die Coronararterien und experimentelle Untersuchungen über ihre Durchgängigkeit. Virchows Arch. f. path. Anat., 238, 1, 1922.

Daniélopolu. "The Pathology and Surgical Treatment of Angina Pectoris." Brit. M. J., II, 553, 1924.

Davis, D., and Ritvo, M. "Osteoarthritis of the cervicodorsal spine (radiculitis) simulating coronary arrtery disease." New Engl. J. Med., 238, 857, 1948.

Davison, S. "Spontaneous rupture of a papillary muscle in the heart." J. Mt. Sinai, Hosp., 14, 941, 1948.

Deitrick, J. E., and others. "Effects of immobilization upon various metabolic physic-physiological functions of normal man." Am. J. Med., 4, 3, 1948.

Delaney, J. H., and Keyes, J. W. "The Weltmann Serocoagulation Band in Myocardial Infarction." Am. Heart J., 24, 607, 1942.

Dewar, H. A. and Grimson, T. A. "Khellin in the treatment of angina of effort." Brit. Heart J., 12, 54, 1950.

Dietrich, S., und Schwiegk, H. Angina pectoris und Anoxie des Herzmuskels. Ztschr. f. klin. Med., 125, 195, 1933.

Dock, W., Mandelbaum, H., and Mandelbaum, R. A. "Ballistocardiography." St. Louis, Mosby, 1953.

Dolger, H. "Vascular complications of diabetes mellitus." Bull. N. Y. Acad. Med., 26, 779, 1950.

Donald, D. E., and Kirklin, J. W. "Experimental procedures designed to increase the blood supply to the myocardium." Staff Meet. Mayo Clin., 27, 351, 1952.

Doscher, N., and Poindexter, C. A. "Myocardial infarction without anticoagulant therapy." Am. J. Med., 8, 623, 1950.

Douglas, A. S. and Brown, A. "Effect of vitamin-K preparations on hypoprothrombinaemia induced by dicoumarol and tromexan." Br. Med. J., 1, 412, 1952.

Dressler, W., and Pfeiffer, R. "Cardiac Aneurysm." Ann. Int. Med., 14, 100, 1940.

Drury, A. N. "The Influence of Vagal Stimulation upon the Force of Contraction, and the Refractory Period of Ventricular Muscle in the Dog's Heart." Heart, 10, 405, 1923.

East, C. F. T., Bain, C. W. C., and Cary, F. L. "Cardiac Infarction without Pain."
Lancet, **II,** 60, 1928.

—, and Oram, S. "The cardiogram of the ventricular aneurysm following cardiac
infarction." Brit. Heart J., **14,** 125, 1925.

Eckerström, S. "Clinical and prognostic aspect of acute coronary occlusion." Act.
med. Scand. Suppl., **250,** 1951.

Edmondson, H. A., and Hoxie, H. J. "Hypertension and Cardiac Rupture." Am.
Heart J., **24,** 719, 1942.

Elkin, D. C., and Campbell, R. E. "Cardiac tamponade: treatment by aspiration
Ann. Surg. **133,** 623, 1951.

Ellestad, M. H., and Reed, J. "Circulating eosinophils in cardiovascular stress."
Ann. int. Med., **36,** 551, 1952.

Elliot, A. H. "Anemia as the Cause of Angina Pectoris in the Presence of Healthy
Coronary Arteries and Aorta: Report of Case." Am. J. M. Sc., **187,** 185, 1934.

English, J. P., Willius, F. A., and Berkson, J. "Tobacco and Coronary Disease."
J. A. M. A., **115,** 1327, 1940.

Eppinger, E. C., and Levine, S. A. "Effect of Total Thyroidectomy on Response
to Adrenalin." Proc. Soc. Exper. Biol., & Med., **31,** 485, 1934.

Essex, H. E., Wegria, R. G. E., Herrick, J. F., and Mann, F. C. "The Effect of
Certain Drugs on the Coronary Blood Flow of the Trained Dog." Am. Heart J.,
19, 554, 1940.

Evans, J. A. "Sympathectomy for reflex sympathetic dystrophy." J. A. M. A., **132,**
620, 1946.

Evans, W., and Hoyle, C. "The Comparative Value of Drugs used in the Continuous
Treatment of Angina Pectoris." Quart. J. Med., **2,** 311, 1933.

Fauteux, M., Treatment of coronary disease with angina by pericoronary neurec-
tomy combined with ligation of the great cardiac vein, Am. Heart J., **31,** 260, 1946.

Fauteux, M., and Palmer, J. H. "Treatment of Angina Pectoris of Atheromatous
Origin by Ligation of the Great Cardiac Vein." Canad. M. A. J., **45,** 295, 1941.

Feyrter, F. Ein eigenartiger Fall von Myomalacia cordis. Frankfurt. Ztschr. f.
Path., **33,** 1, 1925.

Field, J. B., Larsen, E. G., Spero, L., and Link, K. P. "Studies on the Hemorrhagic
Sweet Clover Disease XIV." Journ. Biol. Chem., **156,** 725, 1944.

Fishberg, A. M., Hitzig, W. M., and King, F. H. "Circulatory Dynamics in Myocardial Infarction." Arch. Int. Med., **54,** 997, 1934.

Fitz-Hugh, T., jr., and Wolferth, C. C. "Cardiac Improvement following Gall-
Bladder Surgery." Ann. Surg., **101,** 478, 1935.

Flaum, E., und Rößler, R. Über die Herzwirkung der Purinkörper. Klin. Wchnschr.,
12, 1489, 1933.

Flory, C. M. "Arterial Occlusions produced by Emboli from Eroded Aortic Atheromatous Plaques." Am. J. Path., **21,** 549, 1945.

Foley, W. T. and Wright, I. S., Long term anticoagulant therapy for cardiovascular
diseases, Am. J. Med. scand. **217,** 136, 1949.

Forssman, O., Hausser, G. and Jensen, C. C., The adrenal function on coronary
thrombosis, Acta med. scand., **142,** 441, 1952.

Freedberg, A. S., Blumgart, H. L., Zoll, P. M. and Schlesinger, M. J., Coronary
failure, J. A. M. A., **138,** 107, 1948.

French, A. J. and Dock, W.; Fatal coronary arteriosclerosis in young soldiers,
J. A. M. A., **124,** 1233, 1944.

Frisk, A. R. and Lindgren, I., Methylthiouracil in the treatment of congestive
heart failure, and angina pectoris, Acta Med. scand. **132,** 69, 1948.

Gallavardin, L., Les angines de poitrine, Masson, Paris 1925.

Gans, R. H., Acute myocardial infarction with rupture of the ventricle, Am. Heart J.,
41, 332, 1951.

Garvin, C. F. "Mural Thrombi in the Heart." Am. Heart J., **21,** 713, 1941.

Gilbert, N. C., Le Roy, G. V., and Fenn, G. K. "The Effect of Distension of Abdominal Viscera on the Blood Flow in the Circumflex Branch of the Left Coronary
Artery of the Dog." Am. Heart J., **20,** 519, 1940.

Gilchrist, A. R., Coronary thrombosis and its response to treatment, Br. Med. J., **2**, 351, 1952.

Goldenberg, M., und Rothberger, C. J. Zur Kenntnis der Extrasystolen durch Unterbindung der Koronargefäße. Zeitschr. exp. Med., **83**, 473, 1932.

— Über Angina pectoris bei Koronarstenose. Ztschr. f. klin. Med., **123**, 490, 1933.

— et al., Nor-epinephrine (arterenol, sympathin N) as a pressor drug, J. A. M. A., **140**, 776, 1949.

Goldhammer, S., und Scherf, D. Elektrokardiographische Untersuchungen bei Kranken mit Angina pectoris ('ambulatorischer' Typus). Ztschr. f. klin. Med., **122**, 134, 1932.

Gollwitzer-Meier, K., und Krüger, E. Der Einfluß des Sympathicus auf die Koronargefäße. Arch. f. d. ges. Physiol., **236**, 593, 1935.

Gorham, L. W., and Martin, S. J. "Coronary Occlusion with and without Pain: Analysis of One Hundred Cases in which Autopsy was done with Reference to the Tension Factor in Cardiac Pain." Arch. Int. Med., **62**, 821, 1938.

Grant, R. T., An unusual anomaly of the coronary vessels in the malformed heart of a child, Heart, **13**, 273, 1926.

— and Jones, T. D. "A Case of Obstruction to the Cardiac Coronary Sinus." Heart, **14**, 241, 1928.

— and Viko, L. E. "Observations on the Anatomy of the Thebesian Vessels of the Heart." Heart, **15**, 103, 1929.

Graybiel, A., Starr, R. S., and White, P. D. "Electrocardiographic Changes following the Inhalation of Tobacco Smoke." Am. Heart J., **15**, 89, 1938.

Green, H. D., Gregg, D. D., and Wiggers, C. J. "The Phasic Changes in Coronary Flow Established by Differential Pressure Curves." Am. J. Physiol., **112**, 627, 1935.

— "The Coronary Blood Flow in Aortic Stenosis, in Aortic Insufficiency and in Arterio-venous Fistula." Am. J. Physiol., **115**, 94, 1936.

Gregg, D. E., and Shipley, R. E. "Augmentation of Left Coronary Inflow with Elevation of Left Ventricular Pressure and Observations on the Mechanism for Increased Coronary Inflow with Increased Cardiac Load." Am. J. Physiol., **142**, 44, 1944.

Grollman, A. "Physiological Variations in the Cardiac Output of Man. III. The Effect of the Ingestion of Food on the Cardiac Output, Pulse Rate, Blood Pressure, and Oxygen Consumption of Man." Am. J. Physiol., **89**, 366, 1929.

Gross, L. "The Blood Supply to the Heart in its Anatomical and Clinical Aspects." New York, B. P. Hoeber, 1921.

Gruber, G. B. und Lang, H. F. Ischämische Herzmuskelnekrose bei einem Epileptiker nach Tod im Anfall. Arch. f. Psychiat., **61**, 98, 1919.

Gubner, R., Rodstein, M. and Ungerleider, H. E., Ballistocardiography, Circul. **7**, 268, 1953.

Hadorn, W., und Tillman, A. Über Beziehungen zwischen Epilepsie und Angina pectoris. Klin. Wchnschr., **14**, 1308, 1935.

Hahn, P. F., Abolishment of alimentary lipemia following injection of heparin, Science, **98**, 19, 1943.

Halonen, P. I. and Aho, A., The role of the thebesian drainage in the dynamics of coronary flow in cases with or without coronary sclerosis, Acta path. microbiol. scand. **25**, 567, 1948.

Hamman, L. "Spontaneous Mediastinal Emphysema." Bull. Johns Hopkins Hosp., **64**, 1939.

— "Coronary Embolism." Am. Heart J., **21**, 401, 1941.

Hammer, A. Ein Fall von thrombotischem Verschluß einer der Kranzarterien des Herzens. Wien. med. Wchnschr., **28**, 97, 1878.

Harris, B. R., and Hussey, R. "The Electrocardiographic Changes following Coronary Artery Ligation in Dogs." Am. Heart J., **12**, 724, 1936.

Hart, J. F. and Lisa, J. R., Diabetes mellitus and arteriosclerosis, N. Y. State Med. J., **44**, 2479, 1944.

Hausner, E., und Scherf, D. Über Angina pectoris-Probleme. Ztschr. f. klin. Med., **126**, 166, 1933.

Herrick, J. B. "Clinical Features of Sudden Obstruction of the Coronary Arteries." J. A. M. A., **59**, 2015, 1912.
— "Thrombosis of the Coronary Arteries." J. A. M. A., **72**, 387, 1919.
—, and Nuzum, F. R. "Angina Pectoris: Clinical Experience with Two Hundred Cases." J. A. M. A., **70**, 67, 1918.
Hetényi, G. Angina pectoris während Insulinbehandlung. Wien, Arch. f. inn. Med., **13**, 95, 1926.
Heyer, H. E., Teng, H. C. and Barris, W., The increased frequency of acute myocardial infarction during summer months in a warm climate, Am. Heart J., **45**, 741, 1953.
Hilton, R., and Eichholtz, F. "The İnfluence of Chemical Factors on the Coronary Circulation." J. Physiol., **59**, 413, 1925.
Hochhaus, H. Zur Diagnose des plötzlichen Verschlusses der Kranzarterien des Herzens. Deutsche med. Wchnschr., **37**, 2065, 1911.
Hochrein, M., und Keller, J. Untersuchungen am Koronarsystem. Arch. f. exper. Path. u. Pharmkol., **159**, 300, 1931.
Holzmann, M., Erkennung und Behandlung des drohenden Herzinfarktes, Cardiologia, **13**, 177, 1948.
Horn, H., and Finkelstein, L. E. "Arteriosclerosis of the Coronary Arteries and the Mechanism of Their Occlusion." Am. Heart J., **19**, 655, 1940.
Howard, J. E., and Barker, W. H. "Paroxysmal Hypertension and Other Clinical Manifestations associated with Benign Chromaffin Cell Tumours (Phaeochromocytomata)." Bull. Johns Hopkins Hosp., **61**, 371, 1937.
Hudson, C. L., Moritz, A. R., and Wearn, J. T. "The Extracardiac Anastomoses of the Coronary Arteries." J. Exper. Med., **56**, 919, 1932.
Hultgren, H. N. et al., Clinical and experimental study of use of Khellin in treatment of angina pectoris, J. A. M. A., **148**, 465, 1952.
— and Robertson, H., Clinical and experimental study of use of Khellin in the treatment of angina pectoris, J. A. M. A., **148**, 465, 1952.
Imboden, L. E. and Newton, C. B., Myocardial infarction following electric shock, U. S. Armed Forces Med. J., **3**, 497, 1952.
Ionescu, D., und Enachescu, M. Untersuchungen bei Säugetieren und beim Menschen über die aus dem Brustgrenzstrang des Sympathicus unterhalb des Ganglion stellatum entsprungenen Herznerven, Nervi cardiaci thoracales. Zeitschr. Anat. Entwcklgesch., **85**, 476, 1928.
Jamison, S. C., and Hauser, G. H. "Angina Pectoris in a Youth of Eighteen." J. A. M. A., **85**, 1938, 1925.
Jarisch, A., und Henze, C. Über Blutdrucksenkung durch chemische Erregung depressorischer Nerven. Arch. f. exper. Path. u. Pharmakol., **187**, 706, 1937.
Jarisch, A., und Liljestrand, G. Über das Verhalten des Kreislaufes bei Muskelarbeit nach dem Essen und bei Flüssigkeitszufuhr. Skandinav. Arch. f. Physiol., **51**, 235, 1927.
Jetter, W. W. and White, P. D., Rupture of the heart in patients in mental institutions, Ann. int. Med., **21**, 783, 1944.
Johnson, A. C. "Disabling Changes in the Hands resembling Sclerodactylia following Myocardial Infarction." Ann. Int. Med., **19**, 433, 1943.
Johnson, J. R. and Di Palma, J. R., Intramyocardial pressure and its relation to aortic blood pressure. A. J. Physiol., **125**, 234, 1939.
Jones, C. M. "Hiatus Osophageal Hernia, with Special Reference to a Comparison of its Symptoms with those of Angina Pectoris." New England J. Med., **225**, 963, 1941.
— Hiatus esophageal hernia, New Engl. J. Med., **225**, 963, 1941.
Jones, E. W. "Radiographic Study of the Coronary Arteries in Health and Disease." Quart. J. Med., **24**, 199, 1931.
Jones, F. A., Diagnosis of hiatus hernia, Proc. Roy. Soc. Med. London, **45**, 277, 1952.
Jones, R. J., The Nickerson ballistocardiogram in arteriosclerotic heart disease with or without congestive failure, Circulation, **6**, 389, 1952.

Jordan, R. A. and assoc., Thromboembolism in acute and healed myocardial infarctions. Circul. **6**, 1, 1952.

Josey, A. I. and Murphey, F., Ruptured intervertebral disk simulating myocardial infarction, J. A. M. A., **131**, 581, 1946.

Julian, D. G., Epiphrenic oesophageal diverticulum with cardiac pain, Lancet, **2**, 915, 1953.

Kahlmeter, G., A form of omarthritis accompanied by vasomotor disturbances in corresponding hand and anxiety neurosis, Act. Rheumatol, **2**, 20, 1930.

Kaiser, G. Das klinische Bild der Hiatushernie. Arch. f. Verdauungskr., **60**, 51, 1936.

Karsner, H. T., and Dwyer, J. E., Jr. "Studies in Infarction. IV. Experimental Bland Infarction of the Myocardium, Myocardial Regeneration and Cicatrization." J. M. Research, **34**, 21, 1916.

Katz, L. B. et al., Total serum cholesterol, cholesterol-lipid phosphorus ratio, and Sf 12—20 concentration in hypertension, diabetes and coronary artery disease, Am. J. Med. Sc., **225**, 120, 1953.

Katz, L. N. and Mintz, S. S., An analysis of immediate mortality in 572 cases of recent myocardial infarction, J. Lab. Clin. Med., **32**, 325, 1947.

Kaunitz, P. E., Origin of left coronary artery from pulmonary artery, Am. Heart J., **33**, 182, 1947.

Keefer, C. S., and Resnik, W. H. "Angina Pectoris: a Syndrome caused by Anoxemia of the Myocardium." Arch. Int. Med., **41**, 769, 1928.

Kehl, K. C. "Dupuytren's Contracture as a Sequel to Coronary Artery Disease and Myocardial Infarction." Ann. Int. Med., **19**, 213, 1943.

Kellgren, J. H. "Somatic Simulating Visceral Pain." Clin. Sc., **4**, 303, 1940.

Keys, A., Cholesterol, "giant molecules" and atherosclerosis, J. A. M. A., **147**, 1514, 1951.

Kisch, F. Das Elektrokardiogramm Herzkranker beim inspiratorischen Atemanhalten. Klin. Wchnschr., **13**, 686, 1934.

Kjaergaard, H., Cerebral symptoms in acute myocardial infarction, Act. Med. Scand., **88**, 196, 1936.

Koch, W., und Kong, L. C. Über die Formen des Coronarverschlusses, die Änderung im Coronarkreislauf und die Beziehungen zur Angina pectoris. Beitr. z. path. Anat. u. z. allg. Path., **90**, 21, 1932.

Kretz, J. Über die Bedeutung der Venae minimae Thebesii für die Blutversorgung des Herzmuskels. Virchows Arch. f. path. Anat., **266**, 647, 1928.

Kroetz, C. Herzschädigungen nach Kohlenoxydvergiftungen (zugleich Bemerkungen zur Pathogenese der Koronarthrombose). Deutsche med. Wchnschr., **62**, 1365, 1936.

Krumbhaar, E. B., and Crowell, C. "Spontaneous Rupture of the Heart." Am. J. M. Sc., **170**, 828, 1925.

Kugelmann, B. Zur Frage der Adrenalinausschüttung bei der Insulinhypoglykämie und bei Palschen Gefäßkrisen. Klin. Wchnschr., **12**, 1488, 1933.

Kurland, G. S. and Malach, M., The clinical use of nor-epinephrine in the treatment of shock accompanying myocardial infarction and other conditions, New Eng. J. Med., **247**, 383, 1952.

Labbé, M., Tinel, J., et Doumer. "Crises solaires et hypertension paroxystique en rapport avec une tumeur surrénale." Bull. et mém. d. hôp. de Paris, **3s.**, **46**, 982, 1922.

Lampesis, P. T. and assoc., Ruptured myocardial infarct with survival for three weeks, New Engl. J. Med., **248**, 455, 1953.

Laplace, L. B. "The Relationship of Angina Pectoris to Aortic Valvular Disease." Am. Heart J., **8**, 810, 1933.

Larsen, K. H. "Om Forandringer i Elektrokardiogrammet his Sunde og Syge under experimental Iltmangel." København, Munksgaard, 1938.

Laubry, C., Soulie, P. and Thys, H. m Les anastomoses septales, Arch. mal. coeur, **41**, 1, 1949.

Laubry, C. and Soulié, P., Les maladies des coronaires, 2nd ed. Masson, Paris, 1950.

Lawson, F. E. "Gallbladder dye (Iodophthalein sodium): Effect of intravenous injections on coronary flow, blood pressure and blood coagulation." Arch. int. Med., **76**, 143, 1945.

Lev, M. W., and Hamburger, W. W. "Studies in Thyroid Heart Disease. II. Angina Pectoris and Hyperthyroidism." Am. Heart J., **8**, 109, 1932.

Levine, S. A., and Brown, C. L. "Coronary Thrombosis: Its Various Clinical Features." Medicine, **8**, 245, 1929.

—, and Stevens, W. B. "The Therapeutic Value of Quinidine in Coronary Thrombosis complicated by Ventricular Tachycardia." Am. Heart J., **3**, 253, 1928.

— "The myth of strict bed rest in the treatment of heart disease." Am. Heart J., **42**, 406, 1951

—, and Lown, B. "Armchair', treatment of acute coronary thrombosis." J. A. M. A., **148**, 1365, 1952.

Levy, R. L., and Barach, A. L. "The Therapeutic Use of Oxygen in Coronary Thrombosis." J. A. M. A., **94**, 1363, 1930.

Lewis, T. "Angina Pectoris associated with High Blood Pressure and Its Relief by Amyl Nitrite; with a Note on Nothnagel's Syndrome." Heart, **15**, 305, 1931.

— "The Experimental Production of Paroxysmal Tachycardia and the Effects of Ligation of the Coronary Arteries." Heart, **1**, 98, 1909.

— "Pain in Muscular Ischemia: Its Relation to Anginal Pain." Arch. Int. Med., **49**, 713, 1932.

—, and Kellgren, J. H. "Observations relating to Referred Pain, Visceromotor Reflexes and Other Associated Phenomena." Clin. Sc., **4**, 47, 1939.

Leyden, E. Über die Sklerose der Koronararterien und die davon abhängigen Krankheitszustände. Ztschr. f. klin. Med., **7**, 459, 1884.

Libman, E., and Sacks, B. "A Case illustrating the Leucocytosis of Progressive Myocardial necrosis following Coronary Artery Thrombosis." Am. Heart J., **2**, 321, 1927.

Liebow, I. M., and Hellerstein, H. K. "Cardiac complications of diabetes mellitus." Am. J. Med., **7**, 660, 1949.

Lindgren, I. "Angina pectoris." Acta med. scand. Suppl. 243, 1950.

Lodge-Patch, I. "The ageing of cardiac infarcts, and its influence on cardiac rupture." Brit. Heart J., **13**, 37, 1951.

Loudon, I. S. L. "Anticoagulants in myocardial infarction." Brit. Med. J., **1**, 911, 1953.

Lu, F. C., and Melville, K. I. "Effects of nor-adrenaline on coronary flow and heart contraction as recorded concurrently in the isolated rabbit heart." J. Physiol., **113**, 365, 1951.

Mahaim, I. "Les maladies organiques du faisceau de His-Tawara. Les syndromes coronaires. L'endocardite septale, L'infarctus septale." (Etude clinique et anatomique.) Paris, Masson, 1931.

—, und Rothberger, C. J. Über die Wirkung von Euphyllin beim experimentellen Koronararterienverschluß. Helvet. med. acta, **2**, 678, 1936.

Maldonado-Allende, I. "La influencia del tabaco en la hipertension arterial clinica." Actas y trabajos VI congresso med. Cordoba Argentina, 1941.

Mallory, G. K., White, P. D., and Salcedo-Salgar, J. "The Speed of Healing of Myocardial Infarction." Am. Heart J., **18**, 647, 1939.

Manning, G. W., McEachern, C. G., and Hall, G. E. "Reflex Coronary Artery Spasm following Sudden Occlusion of Other Coronary Branches." Arch. Int. Med., **64**, 661, 1939.

Martin, N. H. "An intramural cardiac aneurysm." J. Pathol. and Bacteriol., **58**, 297, 1946.

Mason, G. A. "Myocardial ischemia and its surgical relief." Lancet, **1**, 359, 1951.

McCormick, H. M., and Young, I. I. "Effect of aminophylline on plasma prothrombin and Ac-globulin in dogs." Proc. Soc. exper. Biol. & Med., **70**, 501, 1949.

Meißner, R. Zur Beschleunigung der Blutgerinnung durch Euphyllin. Biochem. Ztschr., **120**, 197, 1921.

Menten, M. L., and Fetterman, G. H. "Coronary sclerosis in infancy." A. J. Clin. Path. **18**, 805, 1948.

Middleton, W. S., and Oatway, W. H., Jr. "Insulin Shock and the Myocardium." Am. J. M. Sc., **181**, 39, 1931.

Miller, H. "Ventricular fibrillation as the mechanism of sudden death in patients with coronary occlusion." New Engl. J. Med., **221**, 564, 1939.

Miller, W. S., and Woods, W. W. "Fatal Coronary Thrombosis in a Man Aged Twenty-Two." Brit. Heart J., **5**, 101, 1943.

Moia, B. "El sindrome premonitor des infarto de miocardio y el infarto imminente." Rev. Argent. de Card., **11**, 387, 1945.

Morawitz, P., und Hochrein, M. Zur Verhütung des akuten Herztodes. München. med. Wchnschr., **76**, 1075, 1929.

Moritz, A. R., Hudson, C. L., and Orgain, E. S. "Augmentation of the Extracardiac Anastomoses of the Coronary Arteries through Pericardial adhesions." J. Exper. Med., **56**, 927, 1932.

Morris, J. N. "Recent history of coronary disease." Lancet, **1**, 69, 1951.

—, and assoc. "Coronary heart disease and physical activity of work." Lancet, **2**, 1111, 1953.

Murrell, W. "Nitroglycerine as a Remedy for Angina Pectoris." Lancet, **I**, 80, 113, 151, 225, 1879.

Musser, J. H. "Theophylline-ethylenediamine in Heart Disease associated with Pain." J. A. M. A., **91**, 1242, 1928.

Nathanson, M. H., and Miller, H. "The action of norepinephrine, epinephrine and isopropyl norepinephrine on the rhythmic function of the heart." Circulation, **6**, 238, 1952.

Nay, R. M., and Barnes, A. R. "Incidence of embolic or thrombotic processes during the immediate convalescence from acute myocardial infarction." Am. Heart J., **30**, 65, 1945.

Nelson, M. G. "Intimal coronary artery haemorrhage as a factor in the causation of coronary occlusion." J. Pathol. and Bacteriol., **53**, 105, 1941.

Neuburger, K. Über die Herzmuskelveränderungen bei Epileptikern und ihre Beziehungen zur Angina pectoris. Frankfurt. Ztschr. f. Path., **46**, 14, 1933.

Nichol, E. S., and Page, S. W. Jr. "Dicumarol therapy in acute coronary thrombosis." J. Florida Med. Assoc., **32**, 365, 1946.

— and Borg, J. F. "Long-term dicumarol therapy to prevent recurrent coronary artery thrombosis." Circulation, **1**, 1097, 1950.

Nordenfelt, O. "The Electrocardiogram in Chronic Aneurysm of the Heart." Acta med. Scandinav., **102**, 101, 1939.

Nuzum, F. R. "Relationship of esophageal hiatus hernia to angina pectoris." J. A. M. A., **148**, 1174, 1952.

Obrastzow, W. P., und Straschesko, N. D. Zur Kenntnis der Thrombose der Koronararterien des Herzens. Ztschr. f. klin. Med., **71**, 116, 1910.

Orias, O. "The Dynamic Changes in the Ventricles following Ligation of the Ramus Descendens Anterior." Am. J. Physiol., **100**, 629, 1932.

Ortner, N. Klinische Symptomatologie innerer Krankheiten. Berlin und Wien, Urban & Schwarzenberg, 1922.

O'Shaughnessy, L. "Surgical Treatment of Cardiac Ischaemia." Lancet, **I**, 185, 1937.

Overman, R. S., and Wright, I. S. "Prothrombin time determinations on patients with myocardial infarction." J. A. M. A., **147**, 227, 1951.

Pal, J. Gefäßkrisen. Leipzig, S. Hirzel, 1905.

— Klinisches und Therapeutisches über Angina pectoris. Wien. Arch. f. inn. Med., **6**, 153, 1923.

Parker, R. L., and Barker, N. W. "The effect of anticoagulants on the incidence of thrombo-embolic complications in acute myocardial infarction." Proc. Staff meetings Mayo Clin., **23**, 367, 1948.

Parkinson, J., Bedford, D. E., and Thomson, W. A. R. "Cardiac Aneurysm." Quart. J. Med., **7**, 455, 1938.

Parry, C. H. "An Inquiry into the Symptoms and Causes of the Syncope Anginosa, commonly called Angina Pectoris." London, Cadell & Davis, 1799.

Paterson, J. C. "Vascularization and Hemorrhage of the Intima of Arteriosclerotic Coronary Arteries." Arch. Path., **22,** 313, 1936.

— "Capillary Rupture with Intimal Hemorrhage as a Causative Factor in Coronary Thrombosis." Arch. Path., **25,** 474, 1938.

— "Relation of Physical Exertion and Emotion to Precipitation of Coronary Thrombi." J. A. M. A., **112,** 895, 1939.

Pedley, F. G. "Coronary disease and occupation." Can. Med. Ass. J., **46,** 147, 1942.

Perlman, A. "A study of the therapeutic action and toxicity of pentaerythrol tetranitrate." Angiology, **3,** 16, 1952.

Phillips, J. "Coronary thrombosis." Proc. Inter-State post-graduate Assembly, 1928, p. **518.**

Pick, R., and others. "Estrogen-induced regression of coronary atherosclerosis in cholesterol-fed chicks." Circul. **6,** 858, 1952.

Pickering, G. W., and Wayne, E. J. "Observations on Angina Pectoris and Intermittent Claudication in Anemia." Clin. Sc., **1,** 305, 1934.

Porter, W. B., and Vaughan, E. W. "Coronary Embolism: a Complication of Syphilitic Aortitis." Am. J. M. Sc., **200,** 184, 1940.

Powers, H. "Dupuytren's Contracture One Hundred Years after Dupuytren: Its Interpretation." J. Nerv. & Ment. Dis., **80,** 386, 1934.

Pratt, F. H. "The Nutrition of the Heart through the Vessels of Thebesius and the Coronary Veins." Am. J. Physiol., **1,** 86, 1898.

Price, R. K. "First effort angina." Brit. Heart J., **13,** 197, 1951.

Prodger, S. H., and Ayman, D. "Harmful Effects of Nitroglycerin. With Special Reference to Coronary Thrombosis." Am. J. M. Sc., **184,** 480, 1932.

Puddu, V. "La prova del lavoro nella diagnostica elettrocardiografica dell'angina pectoris." Cuore e circolaz., **20,** 411, 1936.

Raab, W. Nebennieren und Angina pectoris. Arch. f. Kreislaufforsch., **1,** 255, 1937.

— "Thiouracil Treatment of Angina Pectoris." J. A. M. A., **128,** 249, 1945.

—, and Soule, A. B., Jr. "Rationale and Results of Röntgen Treatment of the Adrenal Glands in Angina Pectoris." Am. J. Röntgenol., **51.** 364, 1944.

Rabinowitz, M. A., Shookhoff, C., and Douglas, A. H. "The Red Cell Sedimentation Time in Coronary Occlusion." Am. Heart J., **7,** 52, 1931.

Ravich, R. M., and Rosenblatt, P. "Myocardial infarction in the newborn infant." J. Pediatrics, **31,** 266, 1947.

von Redwitz, E. Der Einfluß der Erkrankungen der Koronararterien auf die Herzmuskulatur mit besonderer Berücksichtigung der chronischen Aortitis. Virchows Arch. f. path. Anat., **197,** 433, 1909.

Reeves, T. J., and Harrison, T. R. "Diagnostic and therapeutic value of the reproduction of chest pain." Arch. int. Med., **91,** 8, 1953,

Rein, H. Die Physiologie der Herzgefäße. Ztschr. f. Biol., **92,** 101, 115, 1931.

Remlinger, P. "Sclérose de l'artére coronaire anterieure. Dégénérescence consécutive du ventricule gauche. Anévrysme du coeur diagnostique pendant la vie." Bull. méd., **10,** 483, 1896.

Reveno, W. S. "Thiouracil in angina pectoris." Am. J. Med., **1,** 607, 1946.

Rizer, R. I. "Oxygen in the Treatment of Coronary Occlusion." Minnesota Med., **12,** 506, 1929.

Roberts, J. T., and Loube, S. D. "Congenital single coronary artery in man." Am. Heart J., **34,** 188, 1947.

—, and Wearn, J. T. "Quantitative Changes in the Capillary-Muscle Relationship in Human Hearts during Normal Growth and Hypertrophy." Am. Heart J., **21,** 617, 1941.

Ross, P. H., and Ovy, A. C. "Tobacco smoking and coronary artery disease." Quart. Bull. Northwestern Med. School, **20,** 424, 1946.

Rößler, R. Über experimentelle Herzschädigung durch Koronargefäßverengung und ihre Beeinflussung durch Pharmaka. Arch. f. exper. Path. u. Pharmakol., **153,** 1, 1930.

Rosenbaum, F. F., and Levine, S. A. "Prognostic Value of Various Clinical and Electrocardiographic Features of Acute Myocardial Infarction. I. Immediate Prognosis." Arch. Int. Med., **68**, 913, 1941.

Roth, G. M. "Tobacco and the cardiovascular system." Springfield, Thomas, 1951.

Rothberger, C. J. und Scherf, D. Wirkt der Vagus auf die Kontraktionsstärke der Kammern des Säugetierherzens? Ztschr. f. d. ges. exper. Med., **71**, 274, 1930.

Rothschild, M. A., and Kissin, M. "Induced General Anoxemia causing S—T Deviation in the Electrocardiogramm." Am. Heart J., 8, 745, 1933.

Rukstinat, G. J. "Multiple aneurysms of the right coronary artery." J. A. M. A., **149**, 1129, 1952.

Rytand, D. A. "Anticoagulants in coronary thrombosis with myocardial infarction." Arch. Int. Med., **88**, 207, 1951.

Sampson, J. J., and Singer, I. M. "Plasma and blood infusion following myocardial infarction." Am. Heart J., **38**, 54, 1949.

—, and Zipser, A. "Norepinephrine in shock following myocardial infarction." Circul. 9, 38, 1954.

Saphir, O. "Coronary Embolism." Am. Heart J., 8, 312, 1933.

—, and Gore, I. "Evidence for an inflammatory basis of coronary arteriosclerosis in the young." Arch. Pathol., **49**, 418, 1950.

—, Priest, W. S., Hamburger, W. W., and Katz, L. N. "Coronary Arteriosclerosis, Coronary Thrombosis, and the Resulting Myocardial Changes." Am. Heart J., **10**, 567, 1935.

Scarborough, W. R., and assoc. "A ballistocardiographic and electrocardiographic study of 328 patients with coronary disease." Am. Heart J., **44**, 645, 1952.

Scherf, D. Ein Fall von Angina pectoris. Ztschr. f. klin. Med., **120**, 715, 1932.

— Hyperglykämie und Glykosurie bei Coronarthrombose. Wien. klin. Wchnschr., **46**, 6, 9, 1933.

— Koronarerkrankungen. Ergebn. d. ges. Med., **20**, 237, 1935.

— Über Beziehungen der Sinus caroticus-Reflexe zur Pathologie des Kreislaufs und der Atmung. Wien. klin. Wchnschr., **50**, 874, 1937.

— Totale Thyreoidektomie bei Herzkrankheiten. Med. Klin., **33**, 1126, 1937.

— Lehrbuch der Elektrokardiographie. Wien, Springer, 1937.

— "La conduccion de las corrients de unjuria desde ed corazon; observaciones clinicas y experimentales." Rev. argent. de cardiol., **8**, 87, 1941.

— "Exercise Test in Coronary Stenosis." Bull. New York M. College, Flower & Fifth Ave. Hosps., **5**, 2, 1942.

— "Thiouracil for Angina Pectoris in Aortic Insufficiency and Stenosis." Rev. argent. de Cardiol. **12**, 201, 1945.

—, and Boyd, L. J. "Cardiac Aneurysm." M. Clin. North America, **26**, 919, May, 1942.

—, and Brooks, A. M. "The murmurs of cardiac aneurysm." Am. J. Med. scienc., **218**, 389, 1949.

—, und Erlsbacher, O. Zur Symptomatologie des partiellen Herzaneurysmas. Med. Klin., **30**, 1687, 1934.

—, und Goldhammer, S. Zur Frühdiagnose der Angina pectoris mit Hilfe des Elektrokardiogramms. Ztschr. klin. Med., **124**, 111, 1933.

—, und —. Zur Frühdiagnose der Angina pectoris. Wien. med. Wchnschr., **83**, 836, 1933.

—, and Klotz, S. D. "Electrocardiographic Changes after Acute Loss of Blood." Ann. Int. Med., **20**, 438, 1944.

—, Reinstein, H., and Klotz, S. D. "Electrocardiographic Changes following Hematemesis in Peptic Ulcer." Rev. Gastroenterol., 8, 343, 1941.

—, and Schaffer, A. I. "The electrocardiographic exercise test." Am. Heart. J., **43**, 921, 1952.

—, and Schlachman, M. "The effect of methylxanthines on the prothrombin time and the coagulation time of the blood." Am. J. Med. Scienc., **212**, 83, 1946.

—, und Schnabel, P. Atropin bei Angina pectoris. Klin. Wchnschr., **13**, 1397, 1934.

—, und Weißberg, J. Hypertonic Glucose in Angina Pectoris. Am. Heart J., **18**, 411, 1939.

Schlesinger, M. J. "An Injection plus Dissection Study of Coronary Artery Occlusions and Anastomoses." Am. Heart J., 15, 528, 1938.
— "Significant Variations in the Anatomic Pattern of the Coronary Vessels." Public. Amerc. Soc. Advancm. of Science, 13, 61, 1940.
Schön, R. Experimentelle Untersuchungen über Meteorismus. II. Deutsches Arch. f. klin. Med., 148, 86, 1925.
Schott, A. "The Diagnostic Value of the Electrocardiogram in Cases of Chest and Upper Abdominal Pain, with Special Reference to Serial Tracings taken after an Exercise Test." Guy's Hospital Rep., 89, 347, 1939.
— "Painful disability of the shoulder in coronary disease." Proc. Roy. Soc. Med. London, 40, 733, 1947.
Schrade, W. Angina pectoris und Coronarinfarkt nach stumpfem Brustwandtrauma. Med. Welt, 12, 992, 1938.
Schwartz, S. P. "Paroxysmal Cardiac Pain: the Syndrome in Young Adults with Rheumatic Valvular Heart Disease." Am. Heart J., 2, 497, 1927.
Scott, A. M. "The Significance of the Anginal Syndrome in Acute Spontaneous Pneumonediastinum." Lancet, I, 1327, 1937.
Scott, D. H. "Aneurysm of the coronary arteries." Am. Heart J., 36, 403, 1948.
Seegers, W. H. "Blood coagulation and the practical significance of recent advances in knowledge of prothrombin and Ac-Globulin." Circulation, 1, 2, 1950.
Segal, H. L. "Cigarette Smoking. I. As a Cause of Fatigue; II. Effect on the Electrocardiogram with and without the Use of Filters." Am. J. M. Sc., 196, 851, 1938.
Segall, H. N., and Sharp, A. "Ruptured interventricular septum and ruptured papillary muscle in two cases of acute coronary artery diesease." Am. Heart J., 45, 209, 1953.
Selzer, A. "The hypotensive state following acute myocardial infarction." Am. Heart J., 44, 1, 1952.
Shookhoff, C., and Douglas, A. H. "A Case of Acute Coronary Occlusion with Roentgenographic Evidence of the Early Development of an Aneurysm of the Left Ventricle." Am. Heart J., 7, 95, 1931.
Singer, R. Experimentelle Studien über die Schmerzempfindlichkeit des Herzens und der großen Gefäße, über die Schmerzleitung und ihre Beziehung zur Angina pectoris. Wien. Arch. f. inn. Med., 13, 157, 1926.
— Die erste operative Behandlung der Angina pectoris durch Ramicotomia anterior $C_8 - D_3$. Wien klin. Wchnschr., 40, 989, 1927.
Smetana, H. "Vasa nutritia der Aorta." Virchows Arch. f. path. Anat., 274, 170, 1929.
Smith, F. J., Keyes, J. W., and Denham, R. M. "Myocardial infarction: A study of the acute phase in 920 patients." Am. J. Med. Sc., 221, 508, 1951.
Smith, F. M. "The Ligation of Coronary Arteries with Electrocardiographic Study." Arch. Int. Med., 22, 8, 1918.
Smith, J. R., and Kountz, W. B. "Deformities of the thoracic spine as a cause of anginoid pain." Ann. int. Med., 17, 604, 1942.
Smith, K. S., and Gus, A. "L-noradrenaline in treatment of shock in cardiac infarction." Brit. Med. J., 2, 1341, 1953.
—, and Papp, C. "The prevention of impending cardiac infarction by anticoagulant treatment." Brit. Heart J., 13, 467, 1951.
Söderström, N. "Myocardial infarction and mural thrombosis in the atria of the heart." Act. Med. Scand. Suppl., 217, 1948.
Soloff, L. A. "Anomalous coronary arteries arising from the pulmonary artery." Am. Heart J., 24, 118, 1942.
Soulié, P., and Grogen, J. "Action hypothrombine éminente de la phénylindanedione." Comptes rend. Soc. Biol., 141, 1007, 1949.
Spalteholz, K. W. Die Arterien der Herzwand. Leipzig, S. Hirzel, 1924.
Starling, E. H., and Visscher, M. B. "Regulation of Energy Output of Heart." J. Physiol., 62, 243, 1927.
Starr, I., and Wood, F. C. "Studies with the ballistocardiograph in acute cardiac infarction and chronic angina pectoris." Am. Heart J., 25, 81, 1943.

Stats, D., and Davison, S. "The increased hypoprothrombinemic effect of a small dose of dicumarol in congestive heart failure." Am. J. Med., Science, **218**, 318, 1949.

Sternberg, M. Das chronische partielle Herzaneurysma. Leipzig und Wien, F. Deuticke, 1914.

Stevenson, R. R., and Turner, W. J. "Rupture of a Papillary Muscle in the Heart as a Cause of Sudden Death." Bull. Johns Hopkins Hosp., **57**, 235, 1935.

Stewart, C. F., and Turner, K. B. "A Note on Pericardial Involvement in Coronary Thrombosis." Am. Heart J., **15**, 232, 1938.

Strandell, B. "A Contribution to the Diagnosis of Aneurysm of the Heart." Acta med. Scandinav., **74**, 148, 1930.

Strauch. Aneurysma cordis. Ztschr. f. klin. Med., **41**, 231, 1900.

Stryker, W. A. "Arterial calcification in infancy with special reference to the coronary arteries." Am. J. Pathol., **22**, 1007, 1946.

Sutton, D. C., and Lueth, H. C. "Pain." Arch. Int. Med., **45**, 827, 1930.

Swan, D. M., and McGowan, J. M. "Shoulder-hand syndrome following myocardial infarction." J. A. M. A., **146**, 774, 1951.

Swetlow, G. I., and Schwartz, S. P. "The treatment of cardiac pain by paravertebral alcohol block." J. A. M. A., **86**, 1679, 1926.

Szekely, P. "Electrocardiographic Findings in Anaemia." Brit. Heart J., **2**, 1, 1940.

Tedeschi, C. G., Stevenson, T. D. Jr., and Levenson, H. M. "Abscess formation in myocardial infarction." New Engl. J. Med., **243**, 1024, 1950.

Teufl, R. Diagnose des Coronarinfarktes und Serumkoagulation nach Weltmann. Wien. klin. Wchnschr., **50**, 58, 1937.

Thompson, S. A., and Plachta, A. "Experiences with cardiopericardiopexy in the treatment of coronary disease." J. A. M. A., **152**, 678, 1953.

Thompson, S. A., and Raisbeck, M. J. "Cardio-Pericardiopexy: the Surgical Treatment of Coronary Arterial Disease by the Establishment of Adhesive Pericarditis." Ann. Int. Med., **16**, 495, 1942.

Thompson, W. P. "The prevention of coronary thrombosis." Med. Clin. North Am., July 1952, p. 991.

Thorel, C. Pathologie der Kreislauforgane. Ergebn. d. allg. Path. u. path. Anat., **9**, 559, 1903.

Unger, K. Die Venae cordis minimae und die Foramina venarum minimarum (Thebesii). Ztschr. f. Kreislaufforsch., **27**, 56, 1935.

Vineberg, A. "Treatment of coronary insuffiziency by implantation of the internal mammary artery into the left ventricular myocardium." J. thor. surgery, **23**, 47, 1952.

de Waart, A., Storm, C. J., and Koumans, A. K. J. "Ligation of the Coronary Arteries in Javanese Monkeys. II. Arrhythmias and Conduction Disturbances." Am. Heart J., **12**, 70, 1936.

Wade, E. G., and Jones, A. M. "Cardiac infarction with pain confined to effort." Brit. heart J., **13**, 319, 1951.

Walker, W. J. "Effect of weight reduction and caloric balance on serum lipoprotein and cholesterol levels." Am. J. Med., **14**, 654, 1953.

Wartmann, W. B. "Occlusion of the Coronary Arteries by hemorrhage into Their Walls." Am. Heart J., **15**, 459, 1938.

Wayne, E. J., and Graybiel, A. "Observations on the Effect of Food, Gastric Distension, External Temperature, and Repeated Exercise on Angina of Effort, with a Note on Angina Sine Dolore." Clin. Sc., **I**, 287, 1934.

—, and Laplace, L. B. "Observations on Angina of Effort." Clin. Sc., **1**, 103, 1933.

Wearn, J. T., Mettier, S. R., Klumpp, T. G., and Zschiesche, J. L. "The Nature of the Vascular Communications between the Coronary Arteries and the Chambers of the Heart." Am. Heart J., **9**, 143, 1933.

Wenckebach, K. F. Toter Punkt, 'second wind' und Angina pectoris. Wien. klin. Wchnschr., **41**, 1, 1928.

Weitzman, D. "Penta-erythrol tetranitrate in treatment of angina." Brit. Med. J. **2**, 1409, 1953.

Wessler, S., Zoll, P. M., and Schlesinger, M. J. "The pathogenesis of spontaneous cardiac rupture." Circulation, 6, 334, 1952.

White, J. C., and Bland, E. F. "The surgical relief of severe angina pectoris." Medicine." 27, 1, 1948.

White, M. S. "Coronary thrombosis occuring in a pilot while in flight in a single seat aircraft." J. A. M. A., 115, 447, 1940.

White, P. D., and Camp, P. D. "The Status Anginosus induced by Paroxysmal Auricular Fibrillation and Paroxysmal Tachycardia." Am. Heart J., 7, 581, 1932.

—, and Mudd, S. G. "Angina Pectoris in Young People." Am. Heart J., 3, 1, 1927.

Wiggers, C. J. "Physiology in Health and Disease." 2nd Edition. Philadelphia, Lea & Febiger, 1937.

Willius, F. A., and Griffin, H. Z. "The Anginal Syndrome in Pernicious Anemia." Am. J. M. Sc., 174, 30, 1927.

Winbury, M. M., and Green, D. M. "Studies on the nervous and humoral control of coronary circulation." Am. J. Physiol., 170, 555, 1952.

Wolkoff, K. Über die Atherosklerose der Coronararterien des Herzens. Beitr. z. path. Anat. u. z. allg. Path., 82, 555, 1929.

Wollheim, E. Herzinfarkt und Angina pectoris. Deutsche med. Wchnschr., 57, 617, 1931.

Wood, F. C., and Wolferth, C. C. "Angina pectoris." Arch. Int. Med., 47, 339, 1931.

Woods, R. M., and Barnes, A. R. "Factors influencing Immediate Mortality after Acute Coronary Occlusion." Am. Heart J., 24, 4, 1942.

Woollard, H. H. "The Innervation of the Heart." J. Anat., 60, 345, 1926.

Wright, I. S. "An evaluation of anticoagulant therapy." Am. J. Med., 14, 720, 1953.

—, Marple, C. D., and Beck, D. F. "The use of anticoagulants in the treatment of myocardial infarction." Modern Concepts Cardiovasc. diseases, 18, 55, 1949.

Young, D., and Schwedel, J. B. "Longevity in Ventricular Aneurysm: Report of a Case followed over a Ten Year Period." Ann. Int. Med., 21, 141, 1944.

Zdansky, E. Röntgendiagnostik des Herzens und der großen Gefäße. Wien. J. Springer, 2. Auflage, 1949.

Zoll, P. M., and Norman, L. R. "The effects of vasomotor drugs and of anemia upon interarterial coronary anastomoses." Circul. 6, 832, 1952.

—, Wessler, S. and Blumgart, H. L. "Angina pectoris." Am. J. Med., 11, 331, 1951.

Siebzehntes Kapitel

Herzveränderungen infolge nichtpenetrierender Traumen

Mit der Entwicklung des Automobils, mit der zunehmenden Ausdehnung der Industrie und der gleichzeitigen Verbesserung der Untersuchungsmethoden kommen Herzveränderungen durch stumpfe Traumen öfter vor und werden immer häufiger erkannt. Das kasuistische Material ist außerordentlich groß und reicht über eine lange Zeitperiode zurück, wurde aber erst in der letzten Zeit gesammelt. Viele Jahre vorher wurde dieses Thema experimentell bearbeitet, doch wurden die wichtigsten Ergebnisse vernachlässigt, bis das Interesse durch neue Beiträge wieder auflebte.

Ätiologie

Die zu Herzverletzungen führenden Unfälle sind verschiedener Natur. Beispiele für häufige Vorkommnisse sind ein unglücklicher Sturz auf einen harten Gegenstand oder aus großer Höhe, eine teilweise Verschüttung in einer Sandgrube während einer Ausgrabung, Unfälle am Steuerrad, eine Brustprellung durch einen sich rasch bewegenden Gegenstand (Baseball, Stein). Es ist wichtig, zu wissen, daß ein Herztrauma nicht unbedingt eine Verletzung der vorderen Brustwand voraussetzt, da das Herz auch rupturieren kann, wenn die untere Körperhälfte einem schweren Druck ausgesetzt ist. Werden das Abdomen und die unteren Extremitäten komprimiert, so können große Blutmengen in das Herz gepreßt werden und überfüllen die Kammern; gewöhnlich rupturiert der rechte Vorhof, obwohl ein jeder Herzabschnitt bersten kann. Im Anschluß an eine Fraktur des Brustbeines durch eine Contrecoupwirkung trat ein Infarkt der Hinterwand des linken Ventrikels auf. Bei Versuchen sind Hinterwandverletzungen nach Schlägen gegen die vordere Brustwand häufig. Wenn die elastische Brustwand durch einen Unfall eingedrückt wird, kann das Herz zwischen der vorderen Brustwand und der Wirbelsäule gequetscht werden.

Pathologie

Perikard. Alle drei Schichten des Herzens können Verletzungen erleiden. Die häufigste makroskopische Veränderung ist das Vorhandensein von Petechien und Hämorrhagien im Epikard. Sehr häufig reißt das Perikard ein, auch wenn die komprimierende Kraft am Abdomen oder an den unteren Extremitäten angreift. Die traumatische Perikarditis ist nicht selten, bei nichtpenetrierenden Myokardverletzungen tritt sie als Folge einer subepikardialen Myokardschädigung mit Nekrosen und reaktiver Entzündung auf. So entspricht sie der Perikarditis nach Myokardinfarkt. Nach Herztraumen kommt es zu hämorrhagischen Perikardergüssen und -verwachsungen (S. 257).

Myokard. Die Blutungen im Myokard können über ein weites Gebiet ausgedehnt sein. Es kann zu Nekrosen und Erweichung, und sofort oder nach einigen Tagen zu einer Perforation der Herzwand kommen. Bei Versuchen ist häufig das Konusgebiet des rechten Ventrikels betroffen. Es handelt sich häufig um multiple nekrotische Bezirke in allen Teilen beider Ventrikel. Am häufigsten ist die Ruptur des rechten Vorhofs, doch kann jeder Herzabschnitt oder das Kammerseptum betroffen sein. Im verletzten Gebiet kann man innerhalb von 24 Stunden ein Ödem und die Auflösung der Muskelbündel mit Einwanderung von polymorphkernigen Leukozyten beobachten.

Es ist jedoch wichtig zu betonen, daß man in einem großen Prozentsatz von Versuchen mit tödlichem Ausgang bei der Obduktion keine Veränderungen gefunden hat. Bei Versuchen an 25 Katzen wurden bei fünfzehn Tieren trotz dem tödlichen Ende und trotz deutlichen Veränderungen im Elektrokardiogramm anatomische Veränderungen vermißt. Es kam nicht zu Kammerflimmern. An den Krankenabteilungen kann man dieselben Beobachtungen machen. Ein 26jähriger Mann starb unmittelbar nach einem Schlag auf die Herzgegend beim Boxen. Bei der Obduktion konnte kein abnormer Befund erhoben werden.

Endokard. Oft findet man subendokardiale Petechien. Häufig wurde eine Ruptur der Klappen infolge eines direkten oder indirekten Traumas beschrieben, die Aortenklappen sind öfter betroffen wie die Mitralklappen. Eine Klappenruptur bei leichtem Trauma wird durch eine bereits bestehende Erkrankung der Klappen begünstigt. Dies wird z. B. durch die Ruptur einer Aortenklappe und die nachfolgende traumatische Aorteninsuffizienz bei einer syphilitischen Aortitis beleuchtet, welche nach außergewöhnlicher Anstrengung kein besonders seltenes Ereignis darstellt (S. 141). Das bei diesen traumatischen Aorteninsuffizienzen auftretende diastolische Geräusch hat meist einen musikalischen Charakter.

Symptome und klinische Befunde

Im Anschluß an ein stumpfes Herztrauma kann der Tod sofort oder einige Wochen später eintreten. Oft werden die Patienten ohnmächtig oder haben starke Schmerzen und Herzklopfen; es kann hochgradige Schwäche vorhanden sein. Der Schmerz setzt jedoch oft erst einige Stunden oder Tage nach dem Unfall ein; wenn er spät auftritt, ist er häufig auf eine Perikarditis zurückzuführen. Die häufigste Feststellung, daß die Erscheinungen sofort oder kurz nach dem Unfall auftreten müßten, damit man die Herzverletzung mit dem Trauma in Zusammenhang bringen könne, ist sicher in der Mehrzahl der Fälle, aber nicht immer richtig.

In klinischen Fällen und bei Versuchen können nach einem Unfall ein beträchtlicher Blutdruckabsturz, eine akute Herzdilatation, ein Galopprhythmus und eine Embryokardie (Ticktackrhythmus) auftreten.

Da große Bezirke des Herzmuskels nekrotisch werden können, gleichen die Symptome und klinischen Erscheinungen oft völlig jenen bei einer Koronarthrombose mit Myokardinfarkt. Es sind Fieber, Blutdruckabfall, Leukozytose und eine Senkungsbeschleunigung vorhanden. Oft sind Kollaps, Schock, Blässe und Schweißausbrüche nachweisbar. Die Herztöne können leise sein und es entwickeln sich Herzwandthromben, von welchen Embolien ausgehen können. In anderen Fällen sind die Symptome dürftig. In vielen Fällen tritt, besonders bei Ruhe, völlige Wiederherstellung ein. Es kann zur Ausbildung eines Herzaneurysmas oder einer Herzinsuffizienz mit Stauung kommen. Auch über Septumperforationen wurde berichtet. Noch einige Wochen nach dem Unfall kann plötzlich der Tod eintreten.

Es ist wichtig festzustellen, daß manchmal eine schwere Verletzung und sogar eine Ruptur des Herzens im Anschluß an ein stumpfes Trauma erfolgen kann, ohne daß eine sichtbare äußere Verletzung vorliegen würde.

Arrhythmien. Sehr häufig sind verschiedenartige Arrhythmien. Sie können oft klinisch und experimentell beobachtet werden. Die einfachste und häufigste Form besteht in Extrasystolen, welche von jedem Herzteil ausgehen können. Auch ein sinuaurikulärer Block und ein Atrioventrikularrhythmus kommen vor. Vorhof- und Kammerflimmern, paroxysmale Vorhof- und Kammertachykardien und jede Form von partiellem sowie totalem Herzblock konnten beobachtet werden. Diese Veränderungen sind teilweise auf Blutungen und Nekrosen zurückzuführen, manchmal spielt aber eine mechanische Reizung der Muskelfasern eine Rolle.

Elektrokardiogramm. Elektrokardiographische Veränderungen sind sehr häufig, weshalb man bei jedem Unfall mit eventueller Herzverletzung ein Elektrokardiogramm aufnehmen sollte.

Neben Arrhythmien kann das Elektrokardiogramm Veränderungen infolge einer Perikarditis und einer Myokardschädigung zeigen. Die Veränderungen des QRS-Komplexes und der T-Zacken gleichen jenen bei anderen Myokardschädigungen. Sogar ein hoher Abgang der ST-Strecke wie bei der Koronarthrombose wurde beobachtet. Diesen hat man auf den durch die mechanische Reizung der Koronararterien ausgelösten Koronarspasmus zurückgeführt, doch tritt der hohe Abgang (und die Senkung) von ST mit dem ersten Schlag nach dem Trauma auf, das heißt also, für die Erklärung durch den Koronararterienspasmus viel zu früh; diese Veränderungen gehen innerhalb von zehn Minuten wieder zurück und sind durch eine direkte Zerstörung (Depolarisation) der oberflächlichen Muskelschichten durch das stumpfe Trauma zu erklären. Ähnliche vorübergehende Veränderungen findet man auch nach mechanischer Reizung des isolierten Herzens. Da nach mechanischer Reizung der Koronargefäße ebenso wie nach Reizung anderer Arterien eine lokale Gefäßverengung auftreten kann, ist in manchen Fällen ein lokaler Koronarspasmus nicht unmöglich. Dies ist jedoch unter experimentellen Bedingungen sicherlich nicht die Regel. Die Gelegenheit zur Aufnahme eines Elektrokardiogramms innerhalb von zehn Minuten nach dem Unfall ist selten gegeben; man muß daher annehmen, daß jeder später als zehn Minuten nach dem Trauma aufgezeichnete hohe Abgang durch einen Myokardinfarkt oder durch eine komplizierende Perikarditis verursacht ist.

Koronarthrombose und Trauma

Eine sehr interessante und wichtige Frage betrifft die Möglichkeit des Auftretens einer Koronarthrombose nach einer nichtpenetrierenden Verletzung. In den letzten Jahren wurde in zunehmendem Maße über klinische Fälle berichtet, bei welchen sich nach einem Unfall eine Koronarthrombose entwickelt hatte. Möglicherweise rühren derartige Zustände von der Ruptur einer Riesenkapillare (S. 312) in einer sklerotischen Koronararterie oder von der Ruptur eines atheromatösen Abszesses her. Genaue Angaben zum Beweis dieser Möglichkeit gibt es nicht. Einen Zusammenhang nimmt man gewöhnlich an, wenn klinische Befunde und Symptome eines Koronarverschlusses mit Myokardinfarkt unmittelbar oder kurz nach einem Trauma auftreten, doch entwickeln sich diese Erscheinungen, wie früher erwähnt, oft erst nach Stunden. Da ein Trauma manchmal zu einer ausgedehnten Myokardnekrose führt, ohne daß die Koronararterien betroffen sind, kann die Unterscheidung zwischen einem Myokardinfarkt infolge eines Koronarverschlusses und einer Myokardnekrose nach einer Herzkontusion in manchen Fällen schwierig sein. Wie früher betont, können die meisten Erscheinungen in beiden Fällen gleich sein.

Die Anamnese hat bei der Sicherung des Zusammenhanges zwischen einem Unfall und der Herzschädigung größte Bedeutung. Nach stumpfen Traumen der Präkordialgegend und Kompression des Thorax in sagittaler Richtung ist bei Fällen von Koronarsklerose das Auftreten eines Koronarverschlusses sehr wahrscheinlich, wenn auch nicht über jeden Zweifel erhaben. Das Vorkommen eines Koronarverschlusses nach einem abdominellen Trauma oder nach Heben schwerer Lasten ist zweifelhaft, wenn auch nicht unmöglich.

Sehr schwere Myokardschädigungen beobachtet man häufig nach Röntgentiefenbestrahlungen in der Herzgegend. Wir konnten wiederholt nach Röntgentiefenbestrahlungen wegen eines Lymphogranuloms oder wegen eines malignen Tumors im Mediastinum die Entwicklung einer Herzinsuffizienz mit Tachykardie, Galopprhythmus und Lungenstauung feststellen.

Die Reizung des Perikards infolge einer Röntgenbestrahlung wurde auf S. 238 erwähnt.

Über experimentelle und klinische Beobachtungen von Vorhof- und Kammerflimmern im Zusammenhang mit elektrischen Unfällen besteht eine umfangreiche Literatur.

Therapie

Die Behandlung besteht in Bettruhe und symptomatischen Maßnahmen. Da über viele Fälle von sehr schwerer Myokardschädigung nach relativ leichten Traumen berichtet wurde und da man Zeichen von traumatischer Herzschädigung immer häufiger findet, wenn man danach sucht, so erscheint es ratsam, jeden Patienten mit einem derartigen Unfall sorgfältig elektrokardiographisch und röntgenologisch zu untersuchen. Die Bettruhe soll so lange eingehalten werden, bis man eine Herzbeteiligung mit Sicherheit ausschließen kann.

Während die Zahl der Heilungen bei den von den ersten Autoren berichteten Fällen sehr klein war, wird sie bei sorgfältiger Beobachtung größer. Ursprünglich wurden nur sehr schwere Fälle mit Herzruptur, traumatische Aneurysmen und dergleichen mitgeteilt. Eine völlige Wiederherstellung ist möglich und nicht selten, doch kommen auch chronische Herzleiden mit langer Invalidität vor.

Schrifttum

Barber, H. "Contusion of the Myocardium." Brit. M. J., **II,** 520, 1940.
— "The Effect of Trauma, Direct or Indirect on the Heart." Quart. J. Med., **13,** 137, 1944.
Beck, C. S. "Contusions of the Heart." J. A. M. A., **104,** 109, 1935.
—, and Bright, E. F. "Changes in the Heart and Pericardium brought about by Compression of the Legs and Abdomen." J. Thoracic Surg., **2,** 616, 1933.
Boas, E. P. "Some Immediate Causes of Cardiac Infarction." Am. Heart J., **23,** 1, 1942.
Boyd, L. J., and Scherf, D. "The Electrocardiogram in Experimental Pericardial (Epicardial) Injury." Bull. New York Med. College, **2,** 168, 1939, and Rev. Argent. de Cardiol., **7,** 1, 1940.
Bright, E. F., and Beck, C. S. "Nonpenetrating Wounds of the Heart." Am. Heart J., **10,** 293, 1935.
Burckhardt, H. Über das Versagen des Herzens im Anschluß an Rippenfrakturen durch stumpfe Gewalteinwirkung auf den Thorax. Schweiz. med. Wchnschr., **70,** 480, 1940.
Crynes, S. F., and Hunter, W. C. "Traumatic Rupture of the Pericardium." Arch. Int. Med., **64,** 719, 1939.
Desjardins, A. U. "Action of Roentgen Rays and Radium on the Heart and Lungs." Am. J. Roentgenol., **27,** 153, 1932.
Deutsch, F. Sekundenherztod im Boxkampf durch Commotio cordis. Wien. Arch. f. inn. Med., **20,** 279, 1930.
Drury, A. N., and Smith, F. M. "Observations relating to the Nerve Supply of the Coronary Artery of the Tortoise. I. Direct Observations of the Artery." Heart, **11,** 71, 1924.
Guilfoil, P. H. and Doyle, J. T., Traumatic cardiac septal defect. J. thorac. surg. **25,** 510, 1953.
Hamilton, J. A. "Traumatic Rupture of the Heart without External Injuries." Brit. M. J., **II,** 1101, 1934.
Hedinger, C., Contusio cordis mit Spätruptur der linken Herzkammer Cardiol. **12,** 46, 1947.
Husten. Defekt des Septum ventriculorum auf traumatischer Grundlage. Zbl. f. Herz- und Gefkr., **18,** 474, 1926.
Kahn, M. H., and Kahn, S. "Cardiovascular Lesions following Injury to the Chest." Ann. Int. Med., **2,** 1013, 1929.
Kellert, E. "Traumatic Rupture of the Heart: Report of a Case with Uninjured Chest Wall." J. Lab & Clin. Med., **2,** 726, 1917.
Kissane, R. W., Fidler, R. S., and Koons, R. A. "Electrocardiographic Changes following External Chest Injury to Dogs." Ann. Int. Med., **11,** 907, 1937.
Kohn, H. Angina pectoris und Unfall. Klin. Wchnschr., **8,** 795, 834, 1929.
Külbs. Experimentelle Untersuchungen über Herz und Trauma. Mitt. a. d. Grenzgeb. d. Med. u. Chir., **19,** 678, 1909.
Leinoff, H. D. "Acute Coronary Thrombosis in Industry. I. Direct nonpenetrating Injuries with Report of Cases." Arch. Int. Med., **70,** 33, 1942.
Levy, H., Traumatic coronary thrombosis with myocardial infarction, Arch. int. Med. **84,** 261, 1949.

Mc Gill, R. J., Cardiac contusion, Lancet 1, 997, 1952.

Moritz, A. R., and Atkins, J. P. "Cardiac Contusion: an Experimental and Pathologic Study." Arch. Path., 25, 445, 1938.

O'Farrell, P. T. "Traumatic Aneurysm of the Left Ventricle." Brit. Heart J., 1, 172, 1939.

Saphir, O. "Rupture of the Heart by Indirect Trauma in a Four-Year-Old Boy." Am. J. M. Sc., 173, 353, 1927.

Scherf, D., y Terranova, R. "Estudio electrocardiografico de las desviaciones del segmento S-T en las contusiones toracicas experimentales." Rev. argent. de cardiol., 9, 157, 1942.

Schlomka, G. Commotio cordis und ihre Folgen. (Die Einwirkung stumpfer Brustwandtraumen auf das Herz). Ergebn. d. inn. Med. u. Kinderh., 47, 1, 1934.

— Experimentelle Untersuchungen über den Einfluß stumpfer Brustkorbtraumen auf das Herz; der chronische postkommotionelle Herzschaden. Ztschr. f. d. ges. exper. Med., 93, 751, 1934.

Schrade, W. Angina pectoris und Coronarinfarkt nach stumpfen Brustwandtraumen. Med. Welt, 12, 992, 1938.

Sigler, J. H. "Trauma of the Heart due to Nonpenetrating Chest Injuries." J. A. M. A., 119, 855, 1942.

Smith, L. B., and McKeown, H. J. "Contusion of the Heart." Am. Heart J., 17, 561, 1939.

Spühler, O. Zur Frage der Commotio cordis. Schweiz. med. Wchnschr., 67, 571, 1937.

Stephens, G. A. "Three Thoracic Emergencies." Lancet, ii, 1382, 1922.

Veith, G. Herzverletzung durch stumpfe Gewaltanwendung, Verh. d. Ges. Kreisfschg. 15, 13, 1950.

Warburg, E. "Subacute and Chronic Pericardial and Myocardial Lesions due to Non-Penetrating Traumatic Injuries." New York, Oxford Press, 1938.

— "Myocardial and Pericardial Lesions due to Non-Penetrating Injury.", Brit. Heart J., 2, 271, 1940.

Achtzehntes Kapitel

Das Herz bei endokrinen Störungen

1. Hyperthyreose

Hyperthyreosen vermögen die Herztätigkeit sehr stark zu stören, doch sind die Veränderungen weder immer vorhanden noch entwickeln sie sich, wenn vorhanden, stets mit derselben Schnelligkeit und im selben Ausmaß. Manchmal bieten Patienten alle Merkmale einer Hyperthyreose, aber keine Zeichen einer Herzbeteiligung außer einer eventuellen unbedeutenden Tachykardie. Anderseits kann bei Patienten mit einer scheinbar geringgradigen Hyperthyreose innerhalb einer sehr kurzen Zeit eine Herzdilatation und eine Herzinsuffizienz mit Stauung auftreten.

Häufigkeit

Die Erkrankung ist bei Frauen häufiger als bei Männern. Ihre Häufigkeit wechselt je nach der Gegend beträchtlich. In den Vereinigten Staaten ist sie im Gebiet der Großen Seen am häufigsten, in Europa in den Alpengebieten. Sie kommt in allen Altersstufen vor, wir haben sie bei fünfjährigen Kindern ebenso angetroffen wie bei Männern und Frauen von über 70 Jahren.

Pathologie, Pathophysiologie

Bei der Obduktion zeigen ungefähr 50 Prozent der an einer Hyperthyreose verstorbenen Patienten eine Herzhypertrophie und -dilatation. Diese Veränderungen können sogar bei sehr toxischen Fällen fehlen, sie sind bei älteren kachektischen Patienten mit starkem Gewichtsverlust selten. Es gibt keinen Parallelismus zwischen Herzgröße und Schwere der Hyperthyreose.

Die Entstehungsweise der Herzvergrößerung ist nicht bekannt. Die Herzleistung ist stark erhöht, die Blutströmungsgeschwindigkeit wesentlich größer; die peripheren Kapillaren sind erweitert. In manchen Fällen kann man die Herzvergrößerung mit einer gleichzeitig bestehenden Atherosklerose, mit einer komplizierenden Hypertonie oder mit einem therapieresistenten beziehungsweise vernachlässigten Vorhofflimmern erklären.

Eine Mitursache dieser Veränderungen ist die Motilitätssteigerung, welche Ausdruck einer direkten Thyroxinwirkung auf die Myokardfasern zu sein scheint, kaum aber die Frequenzerhöhung; die vermehrte Arbeitslast des Herzens kann zu einer Ermüdung des Muskels führen. Die histologische Untersuchung ergibt keine charakteristischen oder übereinstimmenden Veränderungen; physikalisch-chemische Vorgänge, welche keine histologisch nachweisbaren Veränderungen verursachen, können dafür verantwortlich sein. Im Gegensatz zu der oft geäußerten Meinung ist es bemerkenswert, daß man eine Herzvergrößerung und -insuffizienz bei Kindern oder sogar Jugendlichen mit reiner Hyperthyreose ohne andere nachweisbare Komplikationen finden kann. Selbstverständlich neigt ein Patient mit einem leichten rheumatischen Klappenfehler, einer Koronarsklerose oder einem syphilitischen Herzleiden früher zur Entwicklung einer Dekompensation, wenn gleichzeitig eine Hyperthyreose besteht. Unter 176 letalen Fällen bestand 27mal eine Herzinsuffizienz mit Stauung; bei der Mehrzahl (67 Prozent) konnten Komplikationen, wie eine Koronarsklerose, ein rheumatisches Herzleiden und eine Syphilis, festgestellt werden.

Symptome

Die Symptome der Schilddrüsenüberfunktion sollen hier nicht besprochen werden. Die Dyspnoe ist zum Teil auf den erhöhten Grundumsatz und selten auf eine Lungenstauung zurückzuführen. Oft liegt die Ursache in einer Seufzeratmung (S. 24). Eine sehr häufige Klage betrifft das Herzklopfen, welches meistens durch die starke Hypermotilität des Herzens hervorgerufen wird. Oft werden Anfälle von paroxysmalem Vorhofflimmern beobachtet. Wie auf S. 371 erwähnt, kommt auch eine Angina pectoris vor; man findet sie jedoch nur bei älteren Patienten, welche abgesehen von der Hyperthyreose außerdem ein Koronarleiden haben.

Klinische Befunde

Die Beschreibung dieser soll sich auf die Erscheinungen von seiten des Herzens und des Gefäßsystems beschränken.

Herzklopfen. Außerordentlich kräftige, lebhafte Pulsationen über der Herzgegend können den ganzen Thorax erschüttern und lassen das Herz viel größer erscheinen, als es tatsächlich ist. Diese Pulsationen sind in der Gegend des Konus des rechten Ventrikels am besten tastbar.

Wenn auch meistens eine Beschleunigung der Pulsfrequenz besteht, sind doch eine normale Sinusfrequenz und sogar eine Bradykardie nicht selten. Oft zeigt der Puls alle charakteristischen Merkmale eines Wasserhammerpulses wie bei der Aorteninsuffizienz. Es handelt sich um einen steil ansteigenden und rasch abfallenden Puls.

Blutdruck. Der Pulsdruck zeigt gelegentlich eine deutliche Erhöhung, da der systolische Druck bis auf 180 mm Hg und mehr ansteigen kann, während der diastolische Druck fast immer bis auf unter 50 mm Hg abfällt. Diese thyreotoxische Hypertonie ist auch bei Frauen zwischen 45 und 65 Jahren häufig, das heißt, in der Zeit nach der Menopause; sie wurde unter verschiedenen Namen beschrieben.

Perkussion und Röntgenuntersuchung. Die Perkussion ergibt in ungefähr der Hälfte der Fälle ein mitral geformtes, nach rechts und links dilatiertes Herz. Die Dilatation ist bei Patienten mit langbestehenden und schwereren Hyperthyreosen sowie bei anderen Komplikationen häufiger. Die Zahlen sind daher je nach dem klinischen Material verschieden. Sie ist in jenen Gegenden am seltensten, in welchen die Diagnose frühzeitig gestellt und in kurzer Zeit die chirurgische Behandlung durchgeführt wird.

Die Durchleuchtung zeigt die beträchtliche Hypermotilität des Herzens und den Pulsus celer der Aorta. Die Pulmonalarterie ist in einem Drittel der Fälle dilatiert. Dies ist wahrscheinlich weder auf konstitutionelle Faktoren noch auf das Bestehenbleiben juveniler Bedingungen, sondern auf eine dynamische Dilatation infolge der Hypermotilität des rechten Ventrikels zurückzuführen. Auch die Aorta kann eine dynamische Dilatation aufweisen. Die Lungenfelder sind bei Hyperthyreosen hell und nicht gestaut, da der rechte Ventrikel von Anfang an erweitert und insuffizient ist.

Auskultation. Die Herztöne sind oft abnormal laut. Ein kurzer präsystolischer Vorschlag kann zur Verwechslung mit einer Mitralstenose führen. Über der Pulmonalarterie und über der Aorta sind systolische Geräusche sehr häufig, sie haben ihre Ursache in der erhöhten Blutströmungsgeschwindigkeit. Oft hört man extrakardiale Venengeräusche wie bei den Anämien. Wenn sie sich bis in die Diastole hinein ausdehnen und der periphere Puls den Corrigantyp aufweist, so kann irrtümlich die Diagnose einer Aorteninsuffizienz gestellt werden. Bei einem durch einen von uns beobachteten Patienten mit einer Hyperthyreose komprimierte ein großer Adenomknoten die linke Arteria subclavia und erzeugte ein doppeltes „Duroziezsches Geräusch" am linken Sternalrand wie bei einer Aorteninsuffizienz. Über dem prominenten Konus der Pulmonalarterie kann man nicht selten perikardiale Reibegeräusche feststellen. Sie haben ihre Ursache in einem Reiben zwischen dem normalen Epikard und dem normalen Perikard und dürfen nicht für echte perikarditische Geräusche gehalten werden. Es wurde das Vorkommen einer relativen Aorteninsuffizienz beschrieben, doch besteht die Möglichkeit, daß in diesen Fällen ein diastolisches Geräusch durch einen der eben erwähnten Mechanismen hervorgerufen wird.

Elektrokardiogramm. Das Elektrokardiogramm ist für die Diagnosestellung nicht behilflich. Oft ist es normal, wenn nicht eine Arrhythmie besteht. Abnorme T-Zacken sind selten. Gelegentlich kann man eine Senkung der ST-Strecken feststellen.

Laboratoriumsbefunde. Die Bestimmung des an das Serumeiweiß gebundenen Jods ermöglicht die Berechnung der Menge des zirkulierenden Schilddrüsenhormons. Auch die Bestimmung des Wertes der radioaktiven Jodtoleranz mit Testdosen von J^{131} ist brauchbar.

Komplikationen

Frühzeitig können eine Lebervergrößerung und Ödeme auftreten. Eine häufige Komplikation ist Vorhofflimmern, dessen Ursache bei Hyperthyreosen noch nicht völlig geklärt ist. Es kommt oft in kurzen, paroxysmalen Attacken, wird aber bald konstant, wenn es nicht durch eine erfolgreiche Behandlung der Hyperthyreose behoben wird. Die Kammerfrequenz ist infolge des starken Sympathikustonus hoch, sie wird charakteristischerweise unter Digitalisbehandlung nicht rasch langsam. Extrasystolen sind nicht sehr häufig, was im Hinblick auf die große Häufigkeit des Flimmerns erstaunlich ist.

Differentialdiagnose

Die Diagnose ist in typischen Fällen sehr einfach, sie kann aber in anderen Fällen schwierig sein. In leichten Fällen können die erhöhte Temperatur sowie subjektive und objektive Erscheinungen am Herzen zur Diagnose eines rheumatischen Herzklappenfehlers oder einer subakuten bakteriellen Endokarditis verleiten. In sehr schweren Fällen legen die Herzvergrößerung und die Rechtsinsuffizienz die Diagnose eines dekompensierten Mitralfehlers nahe. Bei einem solchen ist aber der linke Vorhof gewöhnlich beträchtlich erweitert, während er bei Hyperthyreosen normal oder nur leicht vergrößert ist; die Unterscheidung ist manchmal schwierig. Die Lage wird dadurch noch komplizierter, daß bei Herzfehlern eine Grundumsatzerhöhung von 50 Prozent oder mehr nicht selten ist und auch andere Hyperthyreosezeichen, wie Gewichtsabnahme, Reizbarkeit und Zittern vorkommen. Schließlich kann die Unterscheidung zwischen einer leichten Hyperthyreose und einer Herzneurose schwierig sein (S. 498).

In vielen Fällen stehen die Zeichen einer Herzbeteiligung so sehr im Vordergrund, daß der behandelnde Arzt die Hyperthyreose als ätiologischen Faktor übersieht und den Kranken nur wegen seiner Herzbeschwerden symptomatisch behandelt. Bei sorgfältigerer Untersuchung und bei Einbeziehung der Hyperaktivität des Patienten, seiner „Nervosität", seiner Neigung zum Schwitzen usw. wird man die richtige Diagnose stellen können.

Behandlung

Sobald eine Hyperthyreose erkannt ist, muß eine spezifische Therapie eingeleitet werden. Dies kann man mit den Methoden der „unblutigen Chirurgie" erreichen, welche in den letzten Jahren entdeckt wurden. Man verordnet Propylthiourazil in der Menge von täglich 400 mg, welche auf 4 Einzeldosen aufgeteilt werden, und muß dabei ständig die Leukozytenzahl beobachten. Sobald man eine Besserung feststellen kann, vermindert man die Dosis auf täglich 50 bis 100 mg. Vom Mercaptoimidazol (Tapazol) gibt man anfangs täglich 40 mg und später täglich 5 bis 20 mg. Eine Hautreizung und Agranulozytose machen gelegentlich eine Fortsetzung der Behandlung unmöglich.

Innerhalb von 3 Monaten nach Absetzen der Therapie kommen bei 23 Prozent der behandelten Personen Rückfälle vor. Bei weiteren 21 Prozent treten diese Rückfälle später auf. Eine Dauerwirkung erreicht man nur bei 50 Prozent der Fälle.

Die Behandlung mit radioaktivem Jod weist einen viel höheren Prozentsatz von Dauererfolgen auf. Bei älteren Kranken ist sie die Methode der Wahl.

Zur Behandlung der Hyperthyreose an sich ist ein chirurgischer Eingriff selten notwendig.

Hyperthyreosenzeichen sind im Klimakterium nicht selten, sie komplizieren sein Erscheinungsbild (S. 398).

2. Hypothyreose

So wie die Herzveränderungen trotz beträchtlicher Überfunktion der Schilddrüse überraschend gering sein können, gibt es auch schwere Hypothyreosen mit einem Grundumsatzwert von 30 Prozent unter der Norm mit normalen Kreislaufbefunden. Es ist unbekannt, warum Herzveränderungen beim einen Patienten sehr frühzeitig auftreten und beim anderen fehlen. Die Seltenheit von Herzabnormitäten unter einer großen Zahl von Fällen war der Hauptgrund, warum man früher das Bestehen eines „Myxödemherzens" oft geleugnet hat.

Symptome

Ein komplizierter Myxödemfall mit starker Herzbeteiligung hat keine typischen Herzbeschwerden. Die Mattigkeit und allgemeine Schwäche sind nicht charakteristisch und es ist ungewöhnlich, daß die Patienten wegen Dyspnoe oder Ödemen ärztliche Hilfe in Anspruch nehmen. Eine komplizierende Angina pectoris infolge einer Koronarsklerose veranlaßt den Patienten jedoch oft, einen Arzt aufzusuchen.

Klinische Befunde

Das Herz kann nach rechts und nach links verbreitert sein. Über der Herzgegend findet man perkutorisch oft eine beträchtliche Dämpfung. Bei der Röntgendurchleuchtung erweisen sich die Pulsationen der Herzränder als träge, bei manchen Patienten zeigen die Ränder kaum eine Bewegung. Die Herztöne sind dumpf und leise. Rauhe systolische Geräusche über den Aorten- oder Mitralklappen sind, wenn vorhanden, auf atherosklerotische Veränderungen zurückzuführen. Der Blutdruck ist normal oder mäßig erhöht. Häufig ist ein bilateraler oder rechtsseitiger Hydrothorax.

In typischen und unkomplizierten Fällen zeigt das Elektrokardiogramm eine starke Niedervoltage aller Zacken in allen Ableitungen; die niedrigen P- und T-Zacken können völlig verschwinden und die QRS-Komplexe sind oft nur einige Millimeter hoch.

Differentialdiagnose

Wenige Krankheiten werden so häufig übersehen wie das Myxödem. Irrtümer kommen sogar bei vollentwickelten Formen mit typischen Hautveränderungen, mit pastösem Gesicht, mit der tiefen, rauhen Stimme, der Kälteempfindlichkeit und den verlangsamten motorischen und psychischen Reaktionen vor, bei welchen die Diagnose bereits auf den ersten Blick klar sein sollte. Sehr häufig wird auf Grund der Herzvergrößerung, von Ödemen, einer Lebervergrößerung und elektrokardiographischer Abnormitäten ein echtes Herzleiden diagnostiziert. Sehr oft waren diese Patienten langen Digitaliskuren unterworfen, welche keine Erleichterung brachten. Die Albuminurie und die Gesichtsödeme können zur Diagnose einer Nephritis verleiten. Die begleitende Anämie gibt Anlaß für eine Leber- und Eisentherapie. Oft werden die Kopfschmerzen und die Obstipation symptomatisch behandelt, ohne daß das Grundleiden erkannt wird.

Pathologie

Früher schrieb man die Herzveränderung einer myxödematösen Schwellung der Herzmuskelfasern zu. Die histologische Untersuchung zeigt häufig eine Fibrose oder Degeneration von Herzmuskelfasern, doch sind diese in vielen Fällen auf die gleichzeitig bestehende Koronarsklerose zurückzuführen; auf alle Fälle sind diese Veränderungen nicht pathognomonisch. In den letzten Jahren zeigt eine zunehmende Zahl von Beobachtungen, daß in einem großen Prozentsatz von Fällen ein Perikarderguß vorhanden ist. Nach Thyreoidektomie findet man bei Schafen, Ziegen und Kaninchen Perikardergüsse. Die Diagnose eines Perikardergusses wurde in sieben persönlich beobachteten Fällen durch Punktion bestätigt. Die Dämpfung in der Präkordialgegend, die trägen Herzkontraktionen bei der Durchleuchtung und die Niedervoltage im Elektrokardiogramm sind durch einen Perikarderguß leicht zu erklären. Sicherlich kommen träge Kontraktionen auch bei Myokardschäden vor, selten aber im gleichen Ausmaß, wenn der Herzmuskel nicht ungewöhnlich schwer geschädigt ist. Überdies erklärt ein Perikarderguß die rasche Verkleinerung der Herzdurchmesser nach Verordnung von Schilddrüsensubstanz einfacher. Bei einer Myokarderkrankung kann man selten die Rückkehr eines beträchtlich vergrößerten Herzens zu normaler Größe mit gleicher Schnelligkeit und in ähnlichem Ausmaß feststellen.

Perikardergüsse mit einem sehr hohen Cholesteringehalt in der Perikardflüssigkeit kommen ohne Myxödem und bei normalem Serumcholesterinspiegel vor; ihre Herkunft ist noch nicht geklärt (S. 257).

In welchem Ausmaß bei einem Perikarderguß das Herz selbst vergrößert ist, ist in einem speziellen Fall von Myxödem oft schwer zu entscheiden.

Komplikationen

Die wichtigste und häufigste Komplikation des Myxödems ist die Koronarsklerose. Die ist in chronischen Fällen ein regelmäßig anzutreffender Befund und steht vermutlich mit der Hypercholesterinämie in Zusammenhang. Manche elektrokardiographischen Befunde beim Myxödem, sowohl abnorme T-Zacken und ein verlängertes P-R-Intervall wie die Herzvergrößerung und die Fibrose bei der histologischen Untersuchung sind auf die Koronarsklerose und nicht auf das Myxödem zurückzuführen. Infolge dieser Komplikation bekommen Myxödemkranke oft eine Angina pectoris.

Therapie

Bei der Therapie mit Schilddrüsensubstanz oder Thyroxin ist große Sorgfalt notwendig. Oft sind die verwendeten Dosen außerordentlich hoch, so daß schwerer Schaden angerichtet werden kann. Eine Tablette zu 0.1 g Schilddrüse täglich genügt oft, manchmal muß man kleinere Dosen geben. Der Patient ist ständig zu überwachen, da der Herzzustand mit der Rückkehr des Grundumsatzes zur Norm schlechter werden kann; obwohl das Myxödem gebessert ist, kann die Erhöhung der Herzfrequenz beim Vorliegen der Koronarsklerose schädlich sein. Häufig wird man es vorteilhafter finden, dem Patienten einen niedrigen Grundumsatz zu belassen, als das Myxödem zu beseitigen und damit schwere Anfälle von Angina pectoris auszulösen. Doch hören Angina pectoris-Anfälle gelegentlich während der Anwendung von Schilddrüsentabletten auf.

Während der endokrinen Gleichgewichtsstörung des Klimakteriums kann sich ein Myxödem ebenso wie eine Hyperthyreose entwickeln.

3. Ovarielle Hypofunktion und weibliches Klimakterium

Häufigkeit

Nur wenige Frauen sind während des Klimakteriums völlig frei von Beschwerden. Eine Nachfrage unter 1000 Frauen aller Alter ergab, daß nur 15.8 Prozent ohne störende Erscheinungen durch das „kritische Alter" kamen. In einer anderen Serie von 1000 Fällen wurden in 85 Prozent Symptome festgestellt. Viele leiden an einer großen Zahl von Störungen und nicht wenige werden dabei sogar sehr geschwächt (10.3 Prozent).

Unter den verschiedenen Symptomen sind Beschwerden von seiten des Herzgefäßsystems sehr häufig. Unter 1000 Frauen kamen in 71 Prozent Tachykardie, Herzklopfen und Dyspnoe vor. Ein anderer Beobachter fand dieselben Symptome in 68.8 Prozent seiner Patientinnen. Ungefähr 22 Prozent aller einen Herzarzt aufsuchenden Frauen haben Beschwerden, welche mit Störungen der Tätigkeit der Ovarien in Beziehung stehen. Eine Substitutionstherapie bringt vollkommene Erleichterung.

Symptome

Allgemeinsymptome. Stimmungswechsel, Reizbarkeit und Erschöpfung sind in vielen Fällen die Hauptsymptome; Geistesstörungen, wie die Involutionsmelancholie, können vorkommen. Bei anderen Patientinnen stehen gastrointestinale oder Herzbeschwerden im Vordergrund, wieder andere haben rheumatische Schmerzen, Arthralgien, Schlaflosigkeit und Schwindel.

Wallungen. Die am meisten hervortretende Klage betrifft in ungefähr 60 bis 90 Prozent der Patientinnen „Wallungen". Die Patientinnen fühlen, manchmal nach einer leichten Aura in Form von Übelkeit, eine Hitzewelle zum Gesicht und zu den Armen aufsteigen, unmittelbar danach kommt es zu Schüttelfrost und Ausbruch von kaltem Schweiß. Die Entstehungsweise dieses Zustandes, welchen man bei keiner anderen Krankheit findet, ist noch nicht völlig geklärt.

Dyspnoe. Viele Frauen leiden an den drei klassischen Beschwerden der Herzkranken: Dyspnoe, Herzklopfen und Herzschmerzen. Die Dyspnoe kann sehr ausgeprägt sein. Eine genaue Befragung ergibt bald, daß sie in einer eigenartigen Unfähigkeit „durchzuatmen" und in der auf S. 24 besprochenen Seufzeratmung besteht. Erst nach dem Hinweis durch den Arzt erkennt der Patient seine seufzende Atmung als den Grund für seine Atemnot. Einige aufklärende Worte werden die mit dieser Empfindung verbundene außerordentliche Besorgnis des Patienten sehr erleichtern.

Herzklopfen. Das Herzklopfen dieser Patienten ist unabhängig von Anstrengung und Aufregung und zeigt nicht die charakteristischen Merkmale des Herzklopfens der paroxysmalen Tachykardie, das heißt, das plötzliche Kommen und Gehen. Oft tritt es zusammen mit den Wallungen auf, diese Verbindung ist besonders bei Nacht häufig.

Schmerzen. Schmerzen in der „Herzgegend" sind das dritte wichtige Symptom, welches die Patientin auf ihr Herz aufmerksam und besorgt macht. Der Schmerz tritt in der Präkordialgegend (nicht hinter dem Brustbein) auf und strahlt manchmal in die linke Schulter und in den linken Arm aus. Er wird weder durch Anstrengungen noch durch Aufregungen provoziert und kann stundenlang anhalten. Bei der Mehrzahl dieser Patientinnen ergibt die Untersuchung eine außerordentlich berührungsempfindliche Zone an der Knorpelknochengrenze der vierten (seltener fünften) Rippe links vom Brustbein. Selten findet man an derselben Patientin die vierte und fünfte Rippe druckempfindlich. Eine Infiltration dieser kleinen Stelle mit Novocain brachte in fünf Fällen sofortige Erleichterung. Möglicherweise spielen so wie für andere Arthralgien in der Menopause für diese Beschwerden lokalisierte arthritische Veränderungen eine Rolle. Der Zusammenhang mit der ovariellen Funktionsstörung wird durch das Verschwinden der Schmerzen wenige Wochen nach Anwendung ausreichender Östrogendosen bewiesen.

Andere Symptome

Außerdem klagen die Patientinnen oft über Parästhesien, wie zum Beispiel Kribbeln und Einschlafen der Finger und Zehen sowie über Kopfschmerzen. Häufig tritt Schwindel auf.

Schlaflosigkeit, Depressionen, Weinkrämpfe, Fuß- und Unterschenkelödeme sind nicht selten.

Klinische Befunde

Die Untersuchung ergibt manchmal mit Ausnahme der seufzenden Atmung und der umschriebenen Druckempfindlichkeit über der vierten Rippe nichts Abnormes. Bei anderen Patientinnen kann man dagegen objektive Befunde erheben.

Das Herz zeigt oft auch ohne Hyperthyreose eine deutliche Hypermotilität. Sinustachykardien bis zu 120 kommen vor. Manchmal besteht eine mäßige Hypertonie. Das Elektrokardiogramm zeigt gelegentlich Veränderungen der ST-Strecke und abnorme T-Zacken.

Die Östrogene verschwinden aus dem Harn. Die Menge des gonadotropen Hormons nimmt zu.

Hypertonie. Die Frage einer klimakterischen Hypertonie ist nicht entschieden. Manche Autoren finden den Blutdruck in ungefähr 50 Prozent der Fälle erhöht, während andere jede Blutdruckerhöhung im Klimakterium nur als zufälligen und damit nicht zusammenhängenden Befund werten. Da die meisten betroffenen Frauen in einem Alter stehen, in welchem der Blutdruck an sich oft erhöht ist, ist eine Entscheidung schwierig. Anderseits weisen Patientinnen mit dem beschriebenen Syndrom und einer Hypertonie so oft während der Behandlung mit Östrogen einen Blutdruckabfall zu normalen Werten auf, daß man einen Zusammenhang nicht leugnen kann. Solche Patientinnen sieht man häufiger in der Privatpraxis als im Krankenhaus. In vielen Fällen geht die Hypertonie nach Anwendung von Östrogen innerhalb von wenigen Wochen zurück, während bei anderen Fällen eine längere Behandlung notwendig ist. Sehr oft kommen starke Blutdruckschwankungen vor. In diesen wie in anderen Fällen von Hypertonie wird der Blutdruck fixiert, wenn er einige Zeit hoch ist, sodaß eine Östrogenbehandlung die Hypertonie nicht mehr zum Schwinden bringen kann, sie vermag dann nur mehr einige Symptome zu lindern.

Taylor und Mitarbeiter untersuchten 179 kastrierte Frauen und 21 Frauen mit natürlicher Menopause; sie fanden dabei innerhalb eines Zeitraumes von 3 Jahren Hypertonien nicht häufiger als in der Durchschnittsbevölkerung. Dies weist lediglich auf eine schon lange bekannte Tatsache hin, daß nämlich der Östrogenmangel an sich nicht die Ursache einer Hypertonie ist. Die Gleichgewichtsstörung im endokrinen Drüsensystem (Hypophyse, Nebenniere) kann aber einige Jahre später zur Hypertonie führen.

Frauen, bei welchen fünf bis zehn Jahre vorher eine totale Uterusexstirpation durchgeführt worden war, leiden nicht selten an einem fixierten Hochdruck. Infolge des Fehlens von Symptomen kommen diese Patientinnen zu spät zum

Arzt. Nach unserer Erfahrung sollte man bei Frauen nach einer Uterusexstirpation den Blutdruck mindestens zehn Jahre lang nach der Operation in regelmäßigen kurzen Intervallen kontrollieren und bei entsprechender Indikation eine Östrogenbehandlung einleiten.

Im Klimakterium bekommen Frauen hie und da Knöchelödeme und Schwellungen des Gesichtes oder der Hände so wie vor der Menstruation (S. 66).

Elektrokardiogramm. Die elektrokardiographischen Veränderungen hängen nicht vom Vorliegen einer Hypertonie ab und sind auch von einer bestehenden

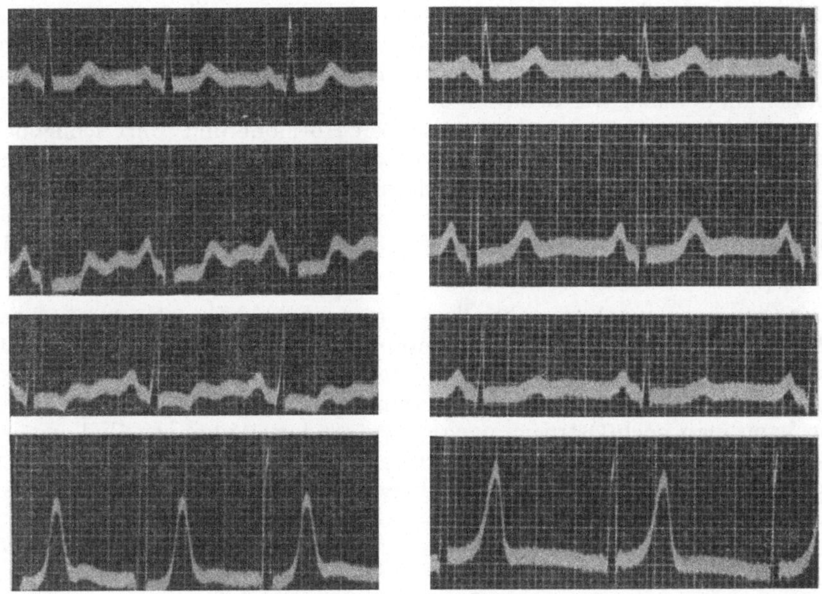

Abb. 39a wurde vor, Abb. 39b nach Östrogenbehandlung einer Frau mit dem klimakterischen Syndrom aufgenommen.

Hyperthyreose unabhängig. Sie gehen sofort nach einer ausreichend dosierten Östrogenbehandlung zurück.

Abb. 39 a zeigt das Elektrokardiogramm einer 45jährigen Frau mit Wallungen, Parästhesien, Herzklopfen und Präkordialschmerzen. Das Herz ließ eine starke Hypermotilität erkennen, der Blutdruck betrug 160/90. Das Elektrokardiogramm zeigt eine Senkung der ST-Strecken in allen Extremitätenableitungen und in der Brustwandableitung (CR_4). Die Herzfrequenz beträgt 94 Schläge in der Minute.

Nach täglicher Anwendung von 0.5 mg Diaethylstilboestrol durch vier Wochen wurde das Elektrokardiogramm in Abb. 39 b erhalten. Es zeigt eine Herzfrequenz von 70 und normale ST-Strecken. Die Frequenzänderung allein erklärt die Besserung des Elektrokardiogramms nicht. Die Symptome schwanden und der Blutdruck betrug 138/85.

Pathogenese

Gefäßwirkung. Es ist bisher unmöglich, die Entstehungsweise dieser Veränderungen zu erklären. Da die weiblichen Sexualhormone scheinbar eine vasodilatorische Wirkung haben, da bei diesen Patienten häufig Parästhesien und eine

Akrozyanose anzutreffen sind und gefäßerweiternde Mittel helfen, können die Veränderungen auf einer vaskulären Basis beruhen.

Elektrolyte. Es ist auch bekannt, daß die Sexualhormone so wie andere Steroide einen großen Einfluß auf den Stoffwechsel der Elektrolyte, besonders auf den Natrium- und Kalziumstoffwechsel haben, sodaß die elektrokardiographischen Veränderungen vielleicht durch Gewebsänderungen auf der Grundlage eines gestörten Gleichgewichtes der Elektrolyte erklärt werden können. Sowohl die Arthralgien wie die anderen Erscheinungen des Klimakteriums können auch durch einen oder durch beide Mechanismen hervorgerufen werden.

Hormone. Im allgemeinen stimmt man darin überein, daß die Herabsetzung oder das Aufhören der normalen Funktion der Ovarien zu einer vermehrten Tätigkeit des Hypophysenvorderlappens führt; die abweichenden Meinungen sind in der Minderzahl. Die Reaktion der Hypophyse besteht in einer vermehrten Sekretion der thyreotropen und adrenotropen Hormone und führt schließlich zu einer abnormen Funktion dieser Drüsen. Sowohl das daraus resultierende klinische Bild als auch die Beschwerden des Patienten hängen vom Gleichgewicht des endokrinen Systems und vom Zustand des autonomen Nervensystems des Patienten ab. In der Menopause bestehen deutliche Zeichen einer Überempfindlichkeit des sympathischen Nervensystems.

Der Östrogenmangel ist nicht allein verantwortlich. Eine Uterusexstirpation macht bei jungen Frauen oft keine Symptome. Manchmal treten Erscheinungen erst nach Jahren auf. Wallungen und andere Symptome können trotz sehr großen Östrogenmengen im Harn vorhanden sein. Bei 70jährigen und noch älteren Frauen kann man noch Östrogen nachweisen. Anderseits können Wallungen und andere Beschwerden trotz normaler Menstruation auftreten. Das Syndrom wird wahrscheinlich durch eine Gleichgewichtsstörung des endokrinen Systems auf einem bisher unbekannten Weg verursacht.

Diagnose

Selbstverständlich diagnostiziert man bei Frauen mit auf das Herz hindeutenden Beschwerden, mit Ödemen, Hypertonie und elektrokardiographischen Veränderungen oft ein organisches Herzleiden. Wir konnten solche Frauen beobachten, nachdem sie auf Grund der Diagnose eines Koronarverschlusses oder einer „Myokarditis" für Wochen hatten das Bett hüten müssen; manchmal war es schwierig, einen Arzt von der Digitalisverordnung abzuhalten, da er der Meinung war, daß es sich bei der Patientin um eine sichere Dekompensation handle.

Es ist notwendig zu betonen, daß die Ausdrücke Klimakterium und Menopause nicht synonym gebraucht werden sollen. Sowohl die charakteristischen Wallungen wie die anderen früher erwähnten Symptome und klinischen Erscheinungen können Jahre vor oder nach dem Aufhören der Menses auftreten. Sie sind bei sechzehn- bis achtzehnjährigen Mädchen mit einer Unterfunktion der Ovarien nicht ungewöhnlich und können bei Frauen mit 70 Jahren das erstemal bemerkbar werden.

Wenn der Arzt die Beschwerden auf die „Wechseljahre" zurückführt, so erklären junge Patientinnen oft betreten, daß sie noch normal menstruierten, während ältere die Diagnose häufig lächerlich finden, da sie schon seit Jahren nicht mehr menstruierten.

Organische Herzkrankheiten und Klimakterium

Es ist eine alte klinische Erfahrung, daß Patientinnen mit einem alten, voll kompensierten rheumatischen Klappenfehler oder einer Hypertonie im Klimakterium oft dekompensiert werden. Im Hinblick auf die bei Frauen mit gesunden Herzen beobachteten Veränderungen im Klimakterium, der Erhöhung des Blutdruckes und der Tachykardie, ist dieses Ereignis verständlich. Alle diese Patientinnen bedürfen während dieser Zeitperiode sorgfältiger Beobachtung und der Anwendung ausreichender Östrogendosen. Unter dieser Bedingung kann die volle Kompensation durch viele Jahre ohne andere Maßnahmen erhalten werden.

Myomherz

Viele Jahre lang fand der Herzzustand bei Patientinnen mit Uterusmyomen, das sogenannte „Myomherz", in der medizinischen Literatur breite Erörterung. Von Zeit zu Zeit wurden Veränderungen beschrieben und wieder abgelehnt. Manche führten diese auf die gleichzeitig bestehende Anämie sowie auf am Kreislauf angreifende toxische oder mechanische Faktoren zurück, während andere Zeichen von Herzschädigung ohne diese Komplikationen fanden. In der letzten Zeit wurde das Bestehen eines Myomherzens als klinischer Krankheitsbegriff mit Recht wieder verlassen. Höchstwahrscheinlich sind die meisten bei diesen Patientinnen nachweisbaren Veränderungen auf die erwähnten Faktoren zurückzuführen, da solche Tumoren oft in der Menopause oder etwas später entstehen oder Symptome hervorrufen.

Behandlung

Die Östrogene bessern die Herzsymptome gewöhnlich innerhalb kurzer Zeit wesentlich und führen zum Schwinden der Reizbarkeit der Kranken. Die Wirkung auf die Tachykardie, auf die Hypermotilität, auf die Hyperthyreosesymptome und die Hypertonie dieser Patientinnen ist gleichfalls ausreichend. Die diesen Kranken gebrachte Hilfe ist groß.

Die Anfangsdosen der Östrogene sind meist groß (2000 bis 10.000 Ratteneinheiten zweimal wöchentlich); sie sollen injiziert werden. Später werden kleinere Erhaltungsdosen und nach dem Bedarf des Patienten eventuell die orale Medikation genügen. Die Behandlung muß lange, oft für Monate, gelegentlich für Jahre, fortgesetzt werden. Bei manchen Patientinnen erreicht man mit kleinen oralen Dosen einen vollen therapeutischen Effekt. Bei anderen, besonders jenen mit einer starken Hypertonie, ist die parenterale Therapie mit sehr großen Dosen notwendig. Eine ungenügende Dosierung ist eine sehr häufige Ursache für das Versagen der Therapie. Wird eine Östrogenbehandlung bei noch menstruierenden Frauen notwendig, so gibt man die Präparate am besten in den ersten zwei Wochen nach der Regel. Zu einer späteren Zeit während des Menstruationszyklus können die Östrogene den Beginn der Menses verzögern; eine Überdosierung kann ihr Auftreten verhindern. Beim Vorliegen von Metrorrhagien oder Myomen gibt man abwechselnd mit den Östrogenen männliches Sexualhormon (25 mg pro dosi). Bei Anwendung mäßiger Mengen ist auch bei langdauernder Behandlung kein Schaden zu fürchten.

Die günstige Wirkung der Östrogenbehandlung hat zur Ablehnung der Annahme einer „klimakterischen Neurose" als Ursache der Beschwerden sehr viel beigetragen. Es besteht kein Zweifel, daß die therapeutischen Wirkungen der Östrogene nicht psychogener Natur sind, obwohl manche Autoren dies sogar noch in letzter Zeit angenommen haben.

Die Anwendung synthetischer Östrogensubstanzen, wie des Diäthylstilboestrol, hat den Vorteil der Billigkeit. Wenn ihre Wirkung auch ausreichend ist, sind doch toxische Nebenwirkungen häufig. Die tägliche Dosis sollte 1 mg nicht überschreiten.

Bevor Östrogene in großen, wirksamen Dosen verfügbar waren, hat man bei diesen Patientinnen eine Röntgenbestrahlung der Hypophyse empfohlen, diese Methode hat in ausgewählten Fällen Bedeutung. Sedativa, wie Luminal und Chloralhydrat, unterstützen die Östrogentherapie in den Frühstadien.

Nach der Anwendung von Östrogensubstanzen wurde eine periphere Gefäßerweiterung beobachtet, was zur Verwendung von Östrogenen bei peripheren Gefäßerkrankungen und bei der Angina pectoris geführt hat. Die vorhandenen Beweise sind zur Sicherung ihres Wertes bei diesen Zuständen ungenügend.

Männliches Klimakterium

Bei den Männern hört die Sexualhormonproduktion nicht so plötzlich auf wie bei den Frauen; das endokrine und autonome Nervensystem haben daher mehr Zeit zur Anpassung an die neue Situation. Viele Autoren leugnen das Bestehen von klimakterischen Symptomen bei Männern. Wir sind von ihrem Vorkommen, sogar mit typischen Wallungen, mit Schüttelfrösten und Schweißausbrüchen überzeugt. Man kann Parästhesien, Reizbarkeit, Schlaflosigkeit und Brustschmerzen vom anginösen Typ beobachten. Bei diesen Patienten konnte man nach der Anwendung von Androgenen eine Besserung feststellen. Meist werden zweimal wöchentlich eine Injektion zu 25 mg, insgesamt zehn bis zwölf Injektionen empfohlen. Hernach wird das Elektrokardiogramm dieser Patienten wieder normal. Das veränderte Elektrokardiogramm weiblicher Patienten mit dem obenerwähnten Syndrom kann sich auch bei Anwendung männlicher Hormone oder von Desoxykortikosteron normalisieren. Heller empfiehlt zur Unterscheidung gegenüber Neurosen einen therapeutischen Test mit Androgenen. Diese bringen im Falle des Vorliegens eines männlichen Klimakteriums rasche Besserung.

4. Andere endokrine Krankheiten

In diesem Abschnitt soll kurz über Herz- und Kreislaufstörungen bei anderen endokrinen Krankheiten berichtet werden. Manche dieser Veränderungen sind theoretisch sehr interessant, klinisch aber weniger wichtig, da andere Erscheinungen der endokrinen Störung im Vordergrund stehen. Einige dieser Krankheiten wurden oder werden in anderen Kapiteln besprochen.

Bei Patienten mit einem eosinophilen Adenom der Hypophyse und einer Akromegalie wurde über eine Herzvergrößerung und -insuffizienz berichtet. Dabei konnten Herzen mit einem Gewicht bis zu 1.140 g beobachtet werden. Histologisch findet man eine Muskelhypertrophie und eine Bindegewebsproliferation. Die Entstehungsweise ist unbekannt; man hat an einen erhöhten Stoffwechsel und an eine allgemeine Vergrößerung der Eingeweide gedacht.

Bei Patienten mit einem basophilen Adenom der Hypophyse (Cushingsches Syndrom) und Nebennierenrindentumoren sind eine Hypertonie und eine Atherosklerose häufig, die Besprechung erfolgt auf S. 417.

Erkrankungen der Hypophyse oder des Hypothalamus führen gelegentlich zu einer orthostatischen Hypotonie.

Das durch die benignen Phäochromozytome der Nebennieren hervorgerufene Syndrom wurde auf S. 364 erörtert und wird im Kapitel über den Hochdruck wieder besprochen. Bei der Addisonschen Krankheit ist das Herz während der Krisen infolge einer Verminderung der zirkulierenden Blutmenge außerordentlich klein. Im Elektrokardiogramm findet man als Folge der Störung des Elektrolytstoffwechsels deutliche Veränderungen.

Die Anwendung zu großer Mengen von Desoxykortikosteron kann eine Herzvergrößerung und Lungenstauung verursachen.

Beim Hyper- und Hypoparathyreoidismus treten im Elektrokardiogramm charakteristische, die Länge der ST-Strecke betreffende Veränderungen auf, welche durch den abnormen Kalziumstoffwechsel hervorgerufen werden.

Bei der Hyperfunktion der Langerhansschen Inseln infolge eines Adenoms oder maligner Tumoren können Anfälle von Hypoglykämie auftreten, welche den Symptomen eines Koronarverschlusses mit anginösen Schmerzen völlig gleichen. Es wurde ausgeführt, daß eine Hyperadrenalinämie als Folge der vermehrten Insulinsekretion dafür verantwortlich sein kann (S. 347). Eine Hypofunktion der Langerhansschen Inseln mit Hyperglykämie führt nicht zu Herzveränderungen.

Schrifttum

Albright, F., Smith, P. H., and Richardson, A. M. "Postmenopausal Osteoporosis." J. A. M. A., **116**, 2465, 1941.

Andrus, E. C. "The Heart in Hyperthyroidism: Clinical and Experimental Study." Am. Heart J., **8**, 66, 1932.

Arndt, H. Zur Therapie extragenitaler Störungen mit Sexualhormonen. Wien. med. Wchschr., **89**, 222, 1939.

Ask-Upmark, E., The medicine of today and the physiology of tomorrow, Acta med. scand. Suppl. **246**, 23, 1950.

Bauer, J., und Helm, F. Über Röntgenbefunde bei Kropfherzen. Deutsches Arch. f. klin. Med., **109**, 73, 1912—13.

Bayler, R. H. "Dynamic Dilatation of the Thoracic Aorta." Am. Heart J., **8**, 585, 1933.

Borak, J. Die Röntgentherapie bei klimakterischen Beschwerden. Strahlentherapie, **33**, 142, 1929.

Council of the Medical Womens's Federation. "An Investigation of the Menopause in One Thousand Women." Lancet, **I**, 106, 1933.

Courville, C., and Mason, V. R. "The Heart in Acromegaly." Arch. Int. Med., **61**, 704, 1938.

Cramer, W. "The Sex Hormones and the Endocrine Balance." Bull. New York Acad. Med., **17**, 3, 1941.

Donald, H. R. "Treatment of the Female Climacteric by Follicular Hormone." Brit. M. J., **II**, 899, 1937.

— "The Female Climacteric and the Menopause." Brit. M. J., **I**, 727, 1938.

Editorial. "Climacteric in Aging Men." J. A. M. A., **118**, 458, 1942.

Ernstene, A. C., and Altschule, M. D. "The Effect of Insulin Hypoglycemia on the Circulation." J. Clin. Investigation, **10**, 521, 1931.

Fetter, F., and Schnabel, T. G. "Heart Disease in Patients with Uterine Myoma." Arch. Int. Med., **55**, 609, 1935.

Freeman, E. B. "Chronic Pericardial Effusion in Myxedema: Report of a Case." Ann. Int. Med., **7**, 1070, 1934.

Geist, S. H., and Mintz, M. "Pituitary Radiation for the Relief of Menopause Symptoms." Am. J. Obst. & Gynec., **33**, 643, 1937.

Goldberg, S. A. "Changes in the Organs of Thyroidectomised Sheep and Goats." Quart. J. Exper. Physiol., **17**, 15, 1927.

Goodall, J. S. "The Heart in Graves' Disease." Practitioner, **105**, 37, 1920.

Gordon, A. H. "Some Clinical Aspects of Hypothyroidism." Canad. M. A. J., **20,** 7, 1929.

Hall, F. C. "Menopause Arthralgia: A Study of Seventy-One Women at Artificial Menopause." New England, J. Med., **219,** 1015, 1938.

Hamm, L. "Testosterone Propionate in the Treatment of Angina Pectoris." J. Clin. Endocrinol., **2,** 325, 1942.

Harrell, G. T., and Johnston, C. "Pericardial Effusion in Myxedema." Am. Heart J., **25,** 505, 1943.

Hawkinson, L. F. "The Menopausal Syndrome: One Thousand Consecutive Patients treated with Estrogen." J. A. M. A., **111,** 390, 1938.

Hejtmancik, M. R., Bradfield, J. Y. and Herrman, G. R., Acromegaly and the heart, Ann. int. Med., **34,** 1445, 1951.

Heller, C. G. and Meyers, G. B., The male climacteric, J. A. M. A., **126,** 472, 1944.

Huchard, H. "Traité clinique des maladies du coeur et de l'aorte." 3. éd., Paris O. Doin, 1899—1903.

Kepler, E. J., and Barnes, A. R. "Congestive Heart Failure and Hypertrophy in Hyperthyroidism: a Clinical and Pathological Study of 170 Fatal Cases." Am. Heart J., **8,** 102, 1932.

Kurzrok, R. "Follicular Hormone in the Urine as an Index of Therapy in the Menopause." Endocrinology, **16,** 366, 1932.

Luger, A. Zur Symptomatologie der Insuffizienz der Aortenklappen mit besonderer Berücksichtigung der Frage einer relativen Insuffizienz derselben. Wien. med. Wchnschr., **78,** 209, 246, 1928.

McGavack, T. H. "Changes in Heart Volume in Addision's Disease and their Significance." Am. Heart J., **21,** 1, 1941.

— "Angina-like Pain: a Manifestation of the Male Climacterium." J. Clin. Endocrinol., **3,** 71, 1943.

Mannaberg, J. Arterieller Hochdruck und gesteigerter Grundumsatz. Wien. klin. Wchnschr., **37,** 84, 1924.

Maranon, G. "The Climacteric"; tr. by K. S. Stevens. St. Louis, C. V. Mosby Co., 1929.

May, E., Bloch-Michel, H., et Prin, A. "Ménopause et cardiopathies mitrales; les accidents climatéro-cardiaques." Ann. d'endocrinol., **1,** 257, 1939.

Myers, W. K., and King, J. T., Jr. "Observations on the Menopause." Bull. Johns Hopkins Hosp., **47,** 22, 1930.

Pal, J. Hypertonie und Klimakterium. Wien. med. Wchnschr., **84,** 593, 1934.

Parkinson, J., and Cookson, H. "The Size and Shape of the Heart in Goitre." Quart. J. Med., **24,** 499, 1931.

—, and Hoyle, C. "Thyrotoxic Hypertension." Lancet, **II,** 913, 1934.

Peel, A. A. F., Anginal pain in myxedema, Brit. Heart J., **5,** 89, 1943.

Poli, E. "Ricerche di elettrocardiografia nei disturbi cardiaci della menopause." Clin. med. ital., **70,** 411, 1939.

Purks, W. K. "Dynamic Dilatation of the Thoracic Aorta." Am. Heart J., **9,** 655, 1934.

Redisch, W. Über hormonale Beeinflußbarkeit des Kapillarsystems beim Menschen. Münchn. med. Wchnschr., **70,** 589, 1923.

Reynolds, S. R. M., and Foster, F. I. "Peripheral Vascular Action of Estrogen observed in the Ear of the Rabbit." J. Pharmacol. & Exper. Therap., **68,** 173, 1940.

Riddle, O., and Dotti, L. B. "Blood Calcium in Relation to Anterior Pituitary and Sex Hormones." Science, **84,** 557, 1936.

Riesman, D. "Hypertension in Women." J. A. M. A., **73,** 330, 1919.

Rösler, H. Das Röntgenbild des Herzens beim Hyperthyroidismus. Wien. Arch. f. inn. Med., **15,** 539, 1928.

Schaeffer, R. L. "Menopausal Hypertension." Endocrinology, **19,** 705, 1935.

Scherf, D. Über das Elektrokardiogramm bei Störungen der Ovarialtätigkeit. Klin. Wchnschr., **17,** 44, 1938.

— "The Respiratory and the Circulatory System in Females with Ovarian Dysfunction." Ann. Intern. Med., **13,** 1414, 1940.

Scherf, D. und Klotz, S. D. Nicht veröffentlichte Angaben.

—, and McGavack, T. H. "The Estrogen-like Action of Desoxycorticosterone Acetate upon the Altered Electrocardiogram seen in various Hypo-Ovarian States." Am. J. M. Sc., **204**, 41, 1942.

Steinach, E., Kun, H., und Peczenik, O. Beiträge zur Analyse der Sexualhormonwirkungen. Wien. klin. Wchnschr., **49**, 899, 1936.

Taylor, R. D., Corcoran, A. C. and Page, I. H., Menopause and hypertension, Am. J. Med. Scienc. **213**, 475, 1947.

Thorn, G. W., and Harrop, G. A. "The 'Sodium Retaining Effect' of the Sex Hormones." Science, **86**, 40, 1937.

Vega Diaz, F., Alternating orthostatic hypotension and hyperthyroidism of probable hypophysial-hypothalamic origin, Brit. Med. J., **1**, 169, 1949.

Webster, B., and Cooke, C. "Morphologic Changes in the Heart in Experimental Myxedema." Arch. Int. Med., **58**, 269, 1936.

Weller, C. V., Wanstrom, R. C., Gordon, H., and Bugher, J. C. "Cardiac Histopathology in Thyroid Disease." Am. Heart J., **8**, 8, 1932.

Williams, R. H., Selection of therapy for individual patients with thyrotoxicosis, J. A. M. A., **139**, 1064, 1949.

Zdansky, E. Röntgenologie des Herzens und der großen Gefäße. Springer, Wien, 1939.

Zondek, H. Das Myxödemherz. München. med. Wchnschr., **65**, 1180, 1918.

Zwarenstein, H. "The Endocrine Glands and Calcium Metabolism." Biol. Rev., **9**, 299, 1934.

Neunzehntes Kapitel

Cor pulmonale

Das Cor pulmonale ist keine Krankheit sui generis, sondern ein Symptomenkomplex, den man immer dann antrifft, wenn der rechte Ventrikel vermehrte Arbeit leisten muß.

Man unterscheidet ein akutes, ein subakutes und ein chronisches Cor pulmonale. Die akute Form wurde beim Syndrom der Lungenembolie besprochen. Die subakute Form sieht man beim Status asthmaticus und bei der Lungenkarzinomatose (lymphogene oder haematogene Ausbreitung). In diesem Kapitel soll die chronische Form behandelt werden.

Ein Cor pulmonale ist häufig zu finden, wenn man sorgfältig danach sucht. Klinische Statistiken über seine Häufigkeit sind unverläßlich, da die Diagnose schwierig ist. Die Lungenerkrankung wird häufig übersehen und der Patient wird als primär Herzkranker behandelt.

Häufigkeit und Pathologie. Das Cor pulmonale tritt bei 3 Gruppen von pathologischen Zuständen auf.

1. Ein Cor pulmonale kann bei subakuten oder chronischen Lungenparenchymerkrankungen vorliegen, welche zu einer Einengung der Gefäßstrombahn im kleinen Kreislauf (Arteriolen und Kapillaren) führen. Das chronische Bronchialasthma oder chronische Bronchitiden, das Emphysem und Lungenfibrosen infolge einer Tuberkulose, einer Pneumokoniose und sogar bei Bronchiektasien mit immer wiederkehrenden Pneumonien und Infektionen zeigen häufig das Bild eines Cor pulmonale. Man kann es auch beim Boeck'schen Sarkoid, bei der Sichelzellenerkrankung und bei der Schistosomiasis finden.

2. Bei der seltenen Form der essentiellen Hypertonie im kleinen Kreislauf tritt frühzeitig eine primäre Pulmonalsklerose auf. Gleichzeitig entwickelt sich dabei das Bild eines Cor pulmonale.

3. Das Syndrom tritt auf, wenn die Atmung durch Brustkorbdeformitäten gestört ist. Bei Patienten mit einer Trichterbrust entgeht das Herz gewöhnlich einer Kompression durch Ausweichen in die linke Thoraxseite, sodaß eine chirurgische Intervention selten notwendig ist. Im Elektrokardiogramm findet man nicht selten einen Rechtsschenkelblock. Auch chronische Bronchus- oder Trachealstenosen, letztere z. B. infolge eines Knotenkropfes, können zu einer Hypertrophie des rechten Ventrikels führen, dem „mechanischen Kropfherzen". Bei diesen Kranken verändert die abnorme Atmung den negativen Druck im Thorax und stört so den Hauptfaktor für die Rückführung des Blutes zum Herzen. Es treten Atelektasen und ein kollaterales Emphysem auf, welche den Druck im kleinen Kreislauf erhöhen. Atmungsstörungen führen auch zu einer abnormen Blutströmung innerhalb der Lunge von der rechten Kammer zum linken Vorhof.

Physiologie. Der normale pulmonale arterielle systolische Blutdruck schwankt zwischen 15 und 25 mm Hg, der diastolische zwischen 6 und 10 mm Hg. Der Blutdruck im kleinen Kreislauf steigt sogar bei einer Unterbindung von mehr als 50% der Pulmonalarterien nicht an.

Anoxien führen zu einer Erhöhung des Blutdruckes sowohl im großen als auch im kleinen Kreislauf. Dies ist zum Teil mit einer Vergrösserung des Schlagvolumens zu erklären, doch spielt auch eine Erhöhung des peripheren Widerstandes eine wesentliche Rolle. Diese Widerstandserhöhung ist nach von Euler und Liljestrand direkt auf den Sauerstoffgehalt des Venenblutes ohne Beteiligung der autonomen Nerven zurückzuführen. Da Entzündungen des Lungengewebes eine lokale Anoxie verursachen, kann dadurch, vorausgesetzt, daß es sich um eine Erkrankung größerer Lungenabschnitte handelt, ein ausgedehnter Gefäßspasmus und damit auch eine Druckerhöhung auftreten. Während nach Wiggers und seinen Schülern die Erhöhung der Förderleistung des Herzens bei der Entstehung der Hypertonie die Hauptrolle spielt, nehmen andere Autoren an, daß die Verstärkung des peripheren Widerstandes von überragender Bedeutung sei. So besteht im kleinen Kreislauf eine lokale chemische Selbstregulierung, welche viele klinische Befunde zu erklären vermag, welche bisher einer Deutung trotzten. So kann man das plötzliche Einsetzen einer Herzinsuffizienz bei einem Patienten mit einem chronischen Emphysem auf den plötzlichen Druckanstieg zurückführen, welcher infolge einer infektiösen Bronchitis mit Schleimbildung, Obstruktion der Bronchiolen und Anoxie entsteht. Tatsächlich war die frühere Erklärung der Entstehung des Cor pulmonale beim Emphysem mit der Annahme einer ausgedehnten Kapillardestruktion und der damit zusammenhängenden Einengung der Gefäßstrombahn nie zufriedenstellend. Gegen diese alte Auffassung sprach die weiter oben erwähnte Erfahrung, daß ein überaus großer Teil der peripheren Gefäßbahn zerstört sein muß, bis der Druck im kleinen Kreislauf ansteigt. Ein Cor pulmonale entsteht auch nicht, wenn der Chirurg die rechte oder linke Lungenhälfte exstirpiert. Wenn wir jetzt aber annehmen, daß ein Patient mit einem chronischen Emphysem infolge einer zusätzlichen Bronchitis eine lokale Anoxie bekommt, dann sind diese Tatsachen erklärlich. Dieser akute Druckanstieg im kleinen Kreislauf führt nicht nur zu einer Rechtsinsuffizienz, sondern ist auch eine Todesursache (akute tödliche Anoxie bei Lungenkrankheiten).

Eine chronische Anoxie und eine Verminderung der Sauerstoffsättigung des arteriellen Blutes im großen Kreislauf können ein Syndrom auslösen, welches durch eine respirartorische Azidose hervorgerufen wird und sich in Müdigkeit, Kopfschmerzen, Schwäche, Stupor und Koma äußert. Atmung unter positivem Druck und Sauerstoffanwendung bessern den Zustand, doch ist bei der Sauerstoffanwendung große Vorsicht am Platz. Bei der chronischen Anoxie werden nämlich die Atemzentren gegenüber dem Reiz der Kohlensäure unempfindlich und die Atmung wird durch die Anoxie selbst reguliert. Beseitigt man die Anoxie aber durch Sauerstoffanwendung, dann wird die Atmung zu oberflächlich und es tritt der Tod ein.

Symptome. Charakteristische Symptome gibt es nicht. Erst spät, wenn Ödeme und eine Lebervergrößerung auftreten, wird die Aufmerksamkeit des Patienten und des Arztes auf das Herz gerichtet. Meistens erscheinen in den Frühstadien Symptome, wie Dyspnoe und Herzklopfen, durch den zugrunde liegenden pathologischen Prozeß in den Lungen, im kleinen Kreislauf oder in der Brustwand völlig geklärt. Die meisten derartigen Patienten sterben noch vor dem Einsetzen einer Insuffizienz des rechten Ventrikels an ihrem Grundleiden. Dies gilt nicht nur für Patienten mit einem Emphysem, einer fibrösen Tuberkulose usw., sondern auch für jene mit einer Kyphoskoliose.

Patienten mit einem Cor pulmonale geben zwei Beschwerden an, welche großes Interesse verdienen. Zunächst klagen sie über Schmerzen anginösen Charakters mit den typischen Ausstrahlungen in die Arme, welche manchmal durch Nitroglyzerin erleichtert werden. Bei einem unserer Patienten mit dieser Schmerzform, welche oft außerordentlich quälende Beschwerden verursachte, trat während eines solchen Anfalles der Tod ein; die Autopsie ergab eine Ruptur des Hauptstammes der Pulmonalarterie, wahrscheinlich infolge einer paroxysmalen Hypertonie im kleinen Kreislauf.

Eine andere Klage betrifft das Auftreten einer Synkope bei Anstrengungen oder beim Husten, d. h. die Patienten werden bei Hustenanfällen oder bei körperlicher Anstrengung bewußtlos. Solche Zustände sieht man auch bei kongenitalen Herzfehlern und besonders bei der primären pulmonalen Hypertonie. Der Druck im großen Kreislauf sinkt ab und es kommt zu einer Sinusbradykardie. Wenn der Blutdruck einen besonders niedrigen Wert erreicht, verliert der Patient das Bewußtsein. In der älteren Literatur sind ähnliche Syndrome als „Ictus laryngeus" bekannt und Charcot beschrieb 1876 einen „laryngealen Schwindel". Viele Jahre lang hat man angenommen, daß in diesen Fällen eine Epilepsie bestünde (laryngeale Epilepsie), da während der Synkope tonisch-klonische Krämpfe vorkommen. Die beste Erklärung besteht in der Annahme eines während der Hustenanfälle auftretenden hohen intrathorakalen Druckes, wodurch der Blutzufluß zum Herzen und seine Förderleistung so sehr absinken, daß eben die Bewußtlosigkeit eintritt. Während heftiger Hustenstöße wurden intrathorakale Druckwerte von 200 bis 300 mm Hg gemessen. Lautes Lachen, Würgen und der Valsalva'sche Versuch führen zu einer ähnlichen Ohnmacht. Scheinbar wird an manchen Orten dieser Ohnmachtstyp von Studenten zum Scherz ausgelöst (Howard und Mitarbeiter). Es wurde auch über Todesfälle in der Ohnmacht berichtet; sie sollen in 1 bis 2% der Fälle vorkommen. Ein plötzlicher Todeseintritt ist bei Patienten mit einem Cor pulmonale als nicht selten bekannt.

Klinische Befunde. Häufig ist eine Tachykardie von 100 bis 120 Schlägen in der Minute. Wenn eine Hypertrophie des rechten Ventrikels auch immer vorhanden ist, kann sie doch durch die physikalische Untersuchung meist nicht bewiesen werden, da der zugrunde liegende Lungenprozeß oft zu einer Überlagerung des Herzens durch die Lunge führt (Emphysem). Aus demselben Grund sind die Herztöne leise und manchmal kaum hörbar. Die Töne haben ihr Punctum maximum oft in der Nähe des Schwertfortsatzes, da das ganze Herz von Lunge überdeckt ist. Geräusche fehlen häufig. Über der Pulmonalarterie ist gelegentlich ein helles diastolisches Geräusch zu hören. welches auf eine relative Pulmonalinsuffizienz zurückzuführen ist (Graham-Steellsches Geräusch).

Im Hinblick auf diese Schwierigkeiten ist eine Röntgenuntersuchung für die Diagnosestellung unerläßlich. Doch trifft man auch dabei auf Schwierigkeiten. Die Herzform kann bei Patienten mit Thoraxdeformitäten, wie einer Kyphose, oft nicht bestimmt werden und es kann ebenso schwierig sein, die Herzgröße zu beurteilen. Infolge einer Verlagerung und Rotation ist eine mitrale Konfiguration häufig. Auch die Verlagerung des Zwerchfells macht jede Schätzung der Herzgröße und -form schwierig.

Die Ausflußbahn ist jener Teil des rechten Ventrikels, welcher hauptsächlich und in vielen Fällen ausschließlich verändert ist. Die Achse dieses Teiles des rechten Ventrikels verläuft fast senkrecht (Abb. 7). Eine Dilatation der Ausflußbahn verursacht daher eine Prominenz des Konus am linken Herzrand und eine Ausfüllung der Herztaille. Ein Grund dafür ist der Widerstand des Zwerchfells, weshalb die Dilatation des Ausflußteils des rechten Ventrikels leichter nach oben zu möglich ist. Steht das Zwerchfell tief, so fällt dieser Widerstand weg und die Vergrößerung des Konus tritt daher, wenn überhaupt, viel später auf. Die Mitralisation wird durch die Rotation des Herzens um seine Achse nach links, wie es für jede Dilatation des rechten Ventrikels typisch ist, noch deutlicher. Die Hypertrophie und Dilatation des Ausflußteiles des rechten Ventrikels führt, auch wenn sie beträchtlich ist, beim p-a-Strahlengang nicht zu einer Verbreiterung des Herzschattens im queren Durchmesser. Im zweiten schrägen Durchmesser sieht man sie jedoch leicht.

Erst spät, wenn sich auch der Einflußtrakt des rechten Ventrikels erweitert, kommt es zu einer Vergrößerung des Herzens im transversalen Durchmesser, sodaß das Herz „verbreitert" erscheint. Da der rechte Ventrikel hauptsächlich im linken Thorax liegt und in diesen Fällen einen beträchtlichen Teil des linken Herzrandes bildet, erscheint das Herz auch in schweren Fällen mehr nach „links" als nach rechts verbreitert.

Der Blutdruck ist oft niedrig. Ein systolischer Blutdruck unter 100 mm Hg ist nicht selten. Derzeit gibt es für diesen Befund noch keine Erklärung. Wenn man sein Vorkommen bei der Tuberkulose auch mit einer Toxämie erklärt hat, ist ohne Zweifel ein anderer Mechanismus wirksam.

Trommelschlegelfinger sind nicht selten.

Das Elektrokardiogramm zeigt eine Rechtsablenkung der Herzachse und später Zeichen einer Überlastung des rechten Ventrikels (Abb. 10). An den P-Zacken findet man charakteristische Veränderungen: sie sind in Ableitung I sehr niedrig und in den Ableitungen II und III abnorm hoch, aber nicht verbreitert (Abb. 6b). Der Grund für diese Veränderungen und die Beziehung zum Cor pulmonale ist noch nicht völlig erforscht, doch ist die Veränderung bei diesem Syndrom sehr häufig und typisch.

Die Pulmonalarterie und ihre Hauptäste sind gewöhnlich erweitert. Obwohl oft eine Zyanose und Dyspnoe vorhanden sind, sind sie doch in den meisten Fällen auf den zugrunde liegenden Lungenprozeß zurückzuführen. Die Zyanose ist stark und kann einen außergewöhnlichen Grad erreichen, wenn sich eine sekundäre Pulmonalsklerose entwickelt. In fortgeschrittenen Stadien des Lungenleidens besteht eine deutliche Anoxämie. Die Patienten haben oft ein überwältigendes Schlafbedürfnis. Nicht selten ist der Patient ständig schläfrig, er kann in einem komaähnlichen Zustand sterben, welcher tagelang angedauert hat. Terminal können Krämpfe auftreten.

Die Leber wird langsam größer und ist deshalb nicht druckempfindlich. Die Ödeme erreichen selten die bei Klappenfehlern und Myokardkrankheiten anzutreffenden Außmaße.

Bemerkungen zu bestimmten Typen des Cor pulmonale. Beim Emphysem ist nicht der Elastizitätsverlust des Lungengewebes und der Verschluß von Kapillaren für die Entstehung der Hypertonie im kleinen Kreislauf und für das Cor pulmonale verantwortlich. Höchstwahrscheinlich liegt die Ursache, wie oben ausgeführt, in der Verengung der Gefäße infolge lokaler Anoxieherde. Es ist daher verständlich, daß man in vielen Fällen von Emphysem mit Hilfe der Katheterisierung in der Pulmonalarterie einen normalen Druck fand. Man muß daher alle Infektionen, welche zu einer Schleimsekretion und damit zum Verschluß kleiner Luftwege führen, frühzeitig mit Antibioticis behandeln. Solche Infektionen müssen nicht unbedingt Fieber hervorrufen. Man gibt Penicillin in Injektionsform und mittels Aerosols, Terpene, Kaliumjodid, Vaponephrin (3mal täglich 5 bis 8 Tropfen) und Isuprel. Man weist den Patienten an, bei der Atmung sein Zwerchfell zu gebrauchen. Die große Müdigkeit ist oft auf eine relativ zu geringe Herzleistung zurückzuführen. Ein Unterbauchstützmieder ist nützlich; durch ein Pneumoperitoneum kann man eine Besserung der Zwerchfellkontraktionen erreichen. Bei Kranken mit einer Polyzythaemie macht man Aderlässe. Man muß immer im Auge behalten, daß die meisten dieser Kranken nicht an einer Herz-, sondern an einer Lungeninsuffizienz sterben.

Die essentielle pulmonale Hypertonie betrifft meist Frauen zwischen 20 und 30 Jahren. Sie klagen über Dyspnoe, Müdigkeit, Schmerzen und Ohnmacht bei Anstrengungen, Herzklopfen und Zyanose. Der rechte Ventrikel ist beträchtlich hypertroph und dilatiert, der 2. Pulmonalton ist sehr laut und es bestehen starke pulmonale Veränderungen. Die Ayerza'sche Krankheit ist kein scharf umschriebener Begriff. Die Zyanose kann fehlen.

Neben den gut bekannten Formen von Lungenfibrose und der Pneumokoniose muß man auch an die idiopathische interstitielle akute diffuse Fibrose (Hamman-Rich'sche Krankheit) denken. Hiebei kommt es rasch, innerhalb weniger Wochen, zur Entwicklung einer extremen Dyspnoe und Zyanose mit beträchtlicher Hypertrophie des rechten Ventrikels. Es besteht leichtes Fieber und eine mäßige Leukozytose. Auch Husten und Haemoptysen kommen vor. Die postmortale Untersuchung ergibt einen unspezifischen entzündlichen Prozeß unbekannter Ursache. Man sieht Nekrosen des Alveolarepithels und Fibrinablagerungen in der Alveolarwand. Man hat eine Virusinfektion angenommen.

Kyphosen führen nicht zu einem Cor pulmonale, wohl aber Skoliosen infolge des dabei vorhandenen Emphysems und lokaler Infektionen mit Anoxie.

Differentialdiagnose. Sie ist in der Regel nicht schwierig. Trommelschlegelfinger und -zehen, eine beträchtliche Zyanose und ein systolisches Geräusch über dem Herzen können in manchen Fällen den Verdacht auf einen kongenitalen Herzfehler nahelegen. Die Unterscheidung ist deshalb nicht immer so leicht, wie man glauben möchte. Die Zyanose tritt bei manchen kongenitalen Herzfehlern erst spät auf; charakteristische Geräusche können, wie andere charakteristische Erscheinungen, fehlen; ein sekundäres Emphysem kann man bei jedem Herzkranken finden. Eine sorgfältige Untersuchung und Auswertung aller Befunde wird die richtige Diagnose in den meisten Fällen ermöglichen.

Behandlung. Die Behandlung muß auf das Grundleiden gerichtet sein.

Für das Syndrom des Cor pulmonale selbst gibt es nur eine symptomatische Behandlung. Sobald sich einmal eine völlige Dekompensation mit einer Lebervergrößerung und mit Ödemen entwickelt hat, kann man die Kompensation durch die Therapie nur mehr selten wiederherstellen. Ob die vom Lungenleiden herrührende Anoxämie zu diesem Versagen der Behandlung beiträgt, ist ungewiß, erscheint aber in vielen Fällen wahrscheinlich. Es wurde auch ausgeführt, daß die vermehrte Belastung des rechten Ventrikels zu einer Erhöhung der intraventrikulären Spannung führt und so die Blutzufuhr zum rechten Ventrikel über die Koronararterien behindert. Dadurch könnte auch eine Störung der Blutströmung durch die Venae Thebesiae eintreten. Überdies beeinträchtigt der erhöhte intraaurikuläre Druck das Einfließen des Blutes aus der Koronarsinusvene.

Wenn man auch beim Vorliegen einer Dekompensation Digitalis geben sollte, so sind seine Erfolge doch selten eindringlich. Die Anwendung von Sauerstoff bringt beträchtliche Erleichterung und führt zur Wiederherstellung der Kompensation.

Die Injektion von Morphium ist absolut kontraindiziert, sie kann den plötzlichen Tod zur Folge haben (S. 641).

Schrifttum

Arrillaga, F. C., Sclérose de l'artère pulmonaire secondaire á certains états pulmonaires chroniques (cardiaques noirs), Arch. malad. coeur, **6,** 518, 1913.

Austrian, R. and assoc., Clinical and physiologic features of some types of pulmonary diseases with impairment of alveolar-capillary diffusion, Am. J. Med., **11,** 667, 1951.

Ayerza, L., Solari, L. A., and Berconsky, J., Cyanose par hypoventilation alveolaire chez un cardiaque noir d'Ayerza, Arch. mal d. coeur, **24,** 2 − 9, 1931.

Baker, C., The cough syndrome, Guy's Hosp. Rep., **98,** 132, 1949.

Baldwin, E. de F., Cournand, A. and Richards, D. W. Jr.; Pulmonary insufficiency, Medicine, **27,** 243, 1948 and **28,** 201, 1949.

Bickerman, H. A. and Beck, G. J.; Physiologic factors in the treatment of chronic hypertrophic pulmonary emphysema, Ann. int. Med., **36,** 607, 1952.

Bloomfield, R. A., and assoc., Recording of right heart pressures in normal subjects and in patients with chronic pulmonary disease, J. Clin. Invest. **25,** 639, 1946.

Callaway, J. J. and McKusick, V. A., Carbon-dioxide intoxication in emphysema New Engl. J. Med., **245,** 9, 1951.

Chapman, E. M., Dill, D. B., and Graybiel, A. "The Decrease in Functional Capacity of the Lungs and Heart resulting from Deformities of the Chest: Pulmonocardiac Failure." Medicine, **18,** 167, 1939.

Coggin, C. B., Griggs, D. E., and Stilson, W. L. "The Heart in Pneumoconiosis." Am. Heart J., **16,** 411, 1938.

Comroe, J. H. Jr., Bahnson, E. R. and Coates, E. O., Mental changes occurring in chronically anoxemic patients during oxygen therapy, J. A. M. A., **143,** 1044, 1950.

Davies, C. E. and Mackinnon, J., Neurological effects of oxygen in chronic cor pulmonale, Lancet, **2,** 883, 1949.

Dirken, M. N. J. and Heemstra, H., Alveolar oxygen tension and lung circulation, Quart. J. Exper. Physiol., **34,** 193, 1948.

Dresdale, D. T. and assoc., Primary pulmonary hypertension, Am. J. Med., **11,** 686, 1951.

Dressler, W., Effort syncope as an early manifestation of primary pulmonary hypertension, Am. J. Med. Science, **223,** 131, 1952.

Edeiken, J. "The Effect of Spinal Deformities on the Heart." Am. J. M. Sc., **186,** 99, 1933.

von Euler, U. S. and Liljestrand, G.; Observations on the pulmonary arterial blood pressure in cat, Act. Physiol. Scand., **12,** 301, 1946.

Grosse-Brockhoff, F., Hämodynamik der Lungenkreislaufstörungen Verh. d. Ges. Kreislfg. **17,** 34, 1951.

Hamman, L. and Rich, A. R., Acute diffuse interstitial fibrosis of the lungs, Bull. J. Hopkins Hosp., **74,** 177, 1944.

Hofbauer, L. Atmungspathologie und -therapie. Berlin, J. Springer, 1921.

Howard, P., et assoc., The "Messtrick" and the dainting lark, Brit. Med. J., **2**, 382, 1951.

Howarth, S. and Lowe, J. B., The mechanism of effort syncope in primary pulmonary hypertension and cyanotic congenital heart disease, Brit. Heart J., **15**, 47, 1953.

Hürlimann, A. and Wiggers, C. J., The effects of progressive general anoxia on the pulmonary circulation, Circul. Research, **1**, 230, 1953.

Kerr, A. J., and Derbes, V. J., The syndrome of cough syncope, Ann. int. Med., **39**, 1240, 1953.

Kerwin, A. J. "Pulmonocardiac Failure as a Result of Spinal Deformity." Arch. Int. Med., **69**, 560, 1942.

Laubry, C., Chaperson, R. and Thomas, M., Etude radiologique du hile et des vaisseaux pulmonaires á l'état normal et pathologique, Ann. Med., **20**, 217, 1926.

Leatham, A., and Vogelpoel, The early systolic sound in dilatation of the pulmonary artery, Brit. Heart J., **16**, 21, 1954.

Lian, C., Donset, P., Notions nouvelles cardiologiques, Paris, Masson, 1951.

Liljestrand, G., Regulation of the pulmonary arterial blood pressure, Arch. int. Med., **81**, 162, 1948.

McCann, W. S. et al., Tussive syncope, Arch. int. Med., **84**, 845, 1949.

—, Lovejoy, F. W., Trand Yu, P. N. G., The failing lung, N. Y. State J. Med., **52**, 1983, 1952.

Moe, G. K., and Visscher, M. B. "The Distribution of Coronary Blood Flow." Public. Amerc. Assoc. Adv. of Sc., **13**, 100, 1940.

Motley, H. L., Cournand, A., Werko, L., Himmelstein, A. and Dresdale, D., The influence of short periods of induced acute anoxia upon pulmonary artery pressures in man, Am. J. Physiol., **150**, 315, 1947.

Mounsey, J. P. D. et al., Circulatory changes in severe pulmonary emphysema, Br. Heart J., **14**, 153, 1952.

Nissen, R. "Osteoplastic Procedure for Correction of Funnel Chest." Am. J. Surg., **64**, 169, 1944.

Parkinson, J., and Hoyle, C. "The Heart in Emphysema." Quart. J. Med., **6**, 59, 1937.

Posselt, A., Die Klinische Diagnose der Pulmonalarteriensklerose, Münchn. med. Wchnschr., **55**, 1625, 1908.

Puddu, V., Il cuore polmonare, Reggio Emilia Poligrafica Reggiano 1952.

Reich, L., Der Einfluß des Pneumoperitoneums auf das Lungenemphysem, Wien, Arch. inn. Med., **8**, 245, 1924.

Sharpey-Schafer, E. P., The mechanism of syncope after coughing, Br. Med J., **2**, 860, 1953.

Soulié, P. and assoc., L'hypertension arterielle pulmonaire primitive, Arch. mal. coeur, 629, 1953.

Sulger, E. Experimentelle Untersuchungen über den Einfluß der Trachealstenose auf Herz und Kreislauf. Deutsche Ztschr. f. Chir., **201**, 21, 1927.

Uhlenbruck, P. Beobachtungen zur rechtsventrikulären Herzinsuffizienz. Deutsches Arch. f. klin. Med., **163**, 220, 1929.

Viar, W. N. and Harrison, T. R., Chest pain in association with pulmonary hypertension, Circulation, **5**, 1, 1952.

West, J. R., Baldwin, E. de F., Cournand, A. & Richards, D. W. Jr., Physiopathologic aspects of chronic pulmonary emphysema, Am. J. Med., **10**, 481, 1951.

Whitty, C. W. M., On the so-called laryngeal epilepsy, Brain, **66**, 43, 1943.

Wood, P., Pulmonary hypertension, Brit. Med. Bull, **8**, 348, 1952.

Zdansky, E., Die Röntgendiagnostik der Insuffizienz des Cor pulmonale und Cor hypertonicum, Nauheimer Fortbildungs-Lehrgänge, **16**, 37, 1951.

Zwanzigstes Kapitel

Hypertonie

1. Allgemeine Bemerkungen

Bedeutung

Die arterielle Hypertonie rangiert unter den Todesursachen sehr hoch und ist mehr als jede andere Krankheit für subjektive und objektive Erscheinungen am Herzen verantwortlich.

Eine Hypertonie ist in 15 Prozent der Todesfälle bei Patienten von über 50 Jahren die direkte Todesursache. Man hat geschätzt, daß bei mehr als einem Viertel der Männer und einem Drittel der Frauen zwischen 40 und 49 Jahren ein Blutdruck von 150/90 mm Hg oder höher vorkommt. 40 Prozent der über 60-jährigen haben eine Hypertonie. Neuere Arbeiten haben ergeben, daß sogar 40 bis 50% der über 50 Jahre alten Bevölkerungsschichten der Vereinigten Staaten einen abnorm hohen Blutdruck aufweisen. Ungefähr 140000 Menschen sterben in den Vereinigten Staaten jährlich an einer Hypertonie und ihren Folgen. Die große Häufigkeit der Hypertonie unter den von den Musterungskommissionen der Armee untersuchten Männern macht sie zur zweithäufigsten Ursache für die Zurückstellung, woraus sich Fragen über die Bewertung und prognostische Bedeutung einer mäßigen Blutdruckerhöhung ergeben haben.

Definition

In den ersten klinischen Studien über den Blutdruck hielt von Basch einen systolischen Blutdruck von 150 für den oberen Grenzwert der Norm. Ein diastolischer Blutdruck von 90 wird als oberer Normalwert angesehen.

Aus einer Studie des Komitees der ärztlichen Leiter des Verbandes der Lebensversicherungsgesellschaften von Amerika geht jedoch hervor, daß Werte über 140/90 mm Hg in jedem Alter eindeutig abnorm sind. Die oft geäußerte Meinung, daß man bei älteren Leuten höhere Werte erwarten dürfte und daß diese dann keine Bedeutung hätten, ist nicht richtig. Der Blutdruck steigt beim normalen Individuum nicht unbedingt mit zunehmendem Alter auf einen Wert von über 140/90 mm Hg. Arbeiten mit einer abweichenden Meinung erscheinen jedoch von Zeit zu Zeit immer wieder. Die Lebenserwartung von Patienten mit einem Blutdruck von über 140/90 ist entschieden geringer als jene mit niedrigeren Druckwerten. In letzter Zeit wurde neuerlich die These aufgestellt, daß der Blutdruck mit zunehmendem Alter ansteige. Pickering konnte nachweisen, daß die durchschnittlichen systolischen und diastolischen Blutdruckwerte bei männlichen Untersuchungspersonen zwischen 15 und 19 Jahren 117.2/68.2 mm Hg betrugen, während die entsprechenden Werte bei weiblichen Personen desselben Alters 117.2/70.8 ausmachten. Zwischen 35 und 39 Jahren lauteten die Werte 125.2/77.8 bzw. 127.5/79.3, zwischen 65 und 69 Jahren 152.1/85.2 bei Männern und 172.9/94.1 mm Hg bei Frauen. Diese Zahlen sind eine Illustration zur bekannten Tatsache, daß die Häufigkeit der Hypertonie mit zunehmendem Alter bei Frauen größer ist und daß diese eben höhere Werte aufweisen. Die Schlußfolgerung, ein Blutdruck von 172/94 mm Hg sei bei älteren Menschen normal, da man bei ihnen einen derartigen Wert häufig finde, ist jedoch unrichtig.

Bei Jugendlichen kann man einen zeitweiligen mäßigen Blutdruckanstieg beobachten. Eine Untersuchung von 6000 männlichen Studenten des ersten Universitätssemesters ergab bei 22 Prozent einen Blutdruck von maximal 140 mm Hg. Diese Blutdruckerhöhung bei Jugendlichen wird am besten durch eine endokrine Gleichgewichtsstörung erklärt.

Manchmal findet man jedoch, besonders bei jüngeren Menschen, lediglich eine Erhöhung des diastolischen Blutdruckes, während der systolische innerhalb normaler Grenzen liegt.

Technik der Blutdruckmessung

Der Blutdruck soll immer auskultatorisch und palpatorisch gemessen werden. Im Hinblick auf viele Meinungsverschiedenheiten bezüglich der richtigen Methode der Blutdruckmessung erließen ein Komitee der American Heart Association und der Cardiac Society of Great Britain and Ireland über diesen Gegenstand gemeinsame Richtlinien.

Der Blutdruck soll im Liegen (britisches Komitee) oder im Sitzen (amerikanisches Komitee) gemessen werden. Der Arm, an dem gemessen werden soll, ist zu beugen und in Herzhöhe auf eine glatte Unterlage zu stützen. Der Arm darf nicht durch Kleider beengt werden. Der Blutdruck kann mit Hilfe eines Aneroidinstrumentes gemessen werden, welches jährlich überprüft werden muß. Ein Quecksilberinstrument ist verläßlicher. Die Luftöffnung im Quecksilberinstrument darf nicht verschlossen werden; in Ruhe muß das Quecksilber und beim Aneroidapparat die Nadel genau an der Nullmarke stehen. Die Standardmanschette sollte eine Breite von 15 cm, mit einer 12 bis 13 cm breiten Gummieinlage aufweisen. Die Druckentlastung in der Manschette sollte 2 bis 3 mm in der Sekunde betragen. Die Manschette darf sich bei der Aufblähung nicht vorwölben, die Gummieinlage soll an der Innenseite des Armes liegen. Wenn möglich, soll man bei Kindern schmälere und für die Blutdruckmessung an den unteren Extremitäten breitere Manschetten verwenden. Der Blutdruck soll immer an beiden Armen gemessen werden. Man soll mehrere Messungen vornehmen und die Manschette mehrmals aufblähen und die Luft wieder ablassen.

Der systolische Blutdruck ist bei der auskultatorischen Methode um ungefähr 10 mm höher als bei der palpatorischen Methode. Er ist zu verschiedenen Tageszeiten verschieden und nach einer Mahlzeit oder nach Aufregungen höher. Er kann am rechten Arm höher oder niedriger sein als am linken Arm. In 76 Prozent der normalen Menschen findet man Differenzen zwischen dem rechten und linken Arm. Gewöhnlich ist der Blutdruck auf der rechten Seite höher. In 8 Prozent der normalen Bevölkerung erwies sich der Blutdruck am rechten Arm um 20 bis 30 mm Hg höher. Größere Unterschiede sind auf syphilitische Veränderungen an den Abgangsstellen der aus der Aorta entspringenden großen Arterien, auf eine mechanische Kompression durch eine Halsrippe oder auf das Scalenus anterior-Syndrom zurückzuführen. Atherosklerotische Veränderungen sind selten die Ursache.

Der diastolische Blutdruckwert ist jener Punkt, an dem die Töne plötzlich dumpf und leise werden. Das amerikanische Komitee empfiehlt jedoch, auch jenen Wert festzustellen, an dem die Töne völlig verschwinden, und diesen Punkt als den diastolischen Blutdruck zu werten. In Fällen von Aorteninsuffizienz und bei anderen Zuständen mit einer großen Pulsamplitude kann die genaue Bestimmung des diastolischen Blutdruckes unmöglich sein. Die erhaltenen Werte sind meist zu niedrig. Nach Gallavardin ist die Bestimmung des diastolischen Blutdruckes in ungefähr zehn Prozent der Fälle unmöglich.

Wenn die systolischen Blutdruckwerte bei der auskultatorischen und palpatorischen Methode differieren, so empfiehlt das Komitee, den palpatorischen als den den tatsächlichen Verhältnissen näher kommenden Wert gelten zu lassen.

Bei Arrhythmien, besonders beim Vorhofflimmern, ist die Bestimmung des systolischen Blutdruckes schwierig und es ist fast unmöglich, für den diastolischen Druck richtige Werte zu erhalten.

Bei hyperaktiven Herzen schlägt die Pulswelle oft so stark an die Manschette, daß die Töne distal von der Manschette an der Arteria cubitalis zu hören sind und man mit der auskultatorischen Methode zu hohe Blutdruckwerte erhält.

Bei dünnen Armen und Anwendung von Standardmanschetten sind die systolischen Blutdruckwerte meist zu niedrig, bei starken Armen zu hoch.

So wie die Temperatur ist auch der Blutdruck bei normalen Menschen ständigen Änderungen unterworfen. Er ist im Schlaf und am Morgen am niedrigsten. Vorübergehende Anstiege sind oft die Vorboten einer bleibenden Hypertonie.

Auskultatorische Lücke

Eine sehr wichtige, aber wenig bekannte Irrtumsquelle bei der Blutdruckmessung mit der auskultatorischen Methode ist die sogenannte stumme Zone oder auskultatorische Lücke.

Beim allmählichen Entweichen der Luft verschwinden die Töne oder Geräusche (in der zweiten Phase nach Korotkow) plötzlich und man hört nichts mehr; bei weiterer Druckentlastung kehren sie wieder und ermöglichen die Bestimmung des diastolischen Blutdruckes. Man findet zum Beispiel, daß die Töne bei 200 mm Hg auftreten, bei 180 verschwinden, bei 130 wiederkehren und bei 100 endgültig verschwinden. Der Blutdruck dieses Patienten beträgt 200/100, doch sind zwischen 180 und 130 über der Arteria cubitalis weder Töne noch Geräusche zu hören. Wenn die Manschette zufällig nur bis auf 160 aufgeblasen und der Druck dann langsam wieder entlastet würde, so würden die Töne bei 130 auftreten und bei 100 verschwinden, sodaß man einen Blutdruck von 130/100 mm Hg annehmen würde. Man kann dadurch schwerwiegende Irrtümer vermeiden, daß man den systolischen Blutdruck immer sowohl palpatorisch als auch auskultatorisch bestimmt. Die auskultatorische Lücke ist deutlicher oder tritt überhaupt erst auf, wenn die Manschette einige Zeit unter Druck steht.

Für das Auftreten dieses Phänomens scheint die Höhe des Venendruckes von Bedeutung zu sein. Man beobachtet die Lücke, wenn man den Blutdruck am herabhängenden Arm mißt, sie verschwindet bei Messung am erhobenen Arm. Manchmal besteht sie nur am rechten oder am linken Arm. Bei manchen Patienten handelt es sich um eine vorübergehende Erscheinung, während man sie bei anderen wochenlang feststellen kann. Man findet die auskultatorische Lücke bei 10 Prozent der Hypertoniker. Außer bei Patienten mit Hypertonie findet man sie häufig bei einer Stenose der Aortenklappen. Sie kommt jedoch auch bei Nichthypertonikern und bei Patienten ohne Aortenklappenfehler vor.

In manchen Fällen von Hypertonie und besonders, wenn die Manschette eine Zeitlang aufgebläht bleibt, verschwinden die auskultatorischen Erscheinungen oberhalb der Lücke völlig oder sind nur einige Millimeter darüber nachweisbar, sodaß der Arzt bei rascher Druckverminderung in der Manschette diese Phase ganz übersieht.

Kälte-Drucktest

Der von Hines angegebene Kälte-Drucktest erleichtert den Nachweis einer abnormen Blutdruckreaktion der Untersuchungsperson auf äußere Reize. Zunächst bestimmt man während 20 bis 60 Minuten den Grundblutdruck am liegenden Patienten. Während man die Manschette an einem Arm angelegt läßt, taucht man die andere Hand bis zum Handgelenk in Eiswasser (4 Grad C) und mißt den Blutdruck nach 30 bis 60 Sekunden wieder. Den höheren Wert nimmt man als Reaktion an. Dann gibt man die Hand aus dem Eiswasser heraus und mißt den Blutdruck alle 2 Minuten, bis er wieder zum Grundwert zurückkehrt. Während 24 Stunden vor der Untersuchung darf man keine gefäßerweiternden oder sedativen Medikamente geben.

Eine Erhöhung über den Grundwert von mehr als 20 mm Hg beim systolischen Druck und von mehr als 15 mm Hg beim diastolischen Druck spricht für einen hyperreaktiven Typ. Ein solcher Typ ist bezüglich der Entwicklung einer Hypertonie in größerer Gefahr als normal reagierende Personen. Bei diesen letztgenannten Personen kehrt der Blutdruck innerhalb von 2 Minuten nach Entfernung der Hand aus dem Eiswasser zu normalen Werten zurück. Bei Hypertonikern oder bei abnorm stark reagierenden Patienten erfolgt diese Rückkehr verzögert.

2. Formen der Hypertonie

Der Blutdruck kann bei einer Vielzahl von Zuständen erhöht sein, von welchen einige in früheren Kapiteln erwähnt wurden. Die Ursache des abnormen Blutdruckes ist nur in annähernd 5 Prozent der Patienten mit Hypertonie bekannt. Bei den übrigen 95 Prozent ist der Blutdruck ohne ersichtliche Ursache oder aus unbekannten Gründen hoch. Diese Hypertonieform nennt man „essentielle Hypertonie", ein außerordentlich unbefriedigender, aber allgemein gebräuchlicher Ausdruck, welcher nur ein Eingeständnis unserer Unkenntnis der Ätiologie ist. Es ist wahrscheinlich, daß die Patientengruppe, auf welche der Ausdruck essentielle Hypertonie zutrifft, in den kommenden Jahren immer kleiner werden wird.

Theoretisch kann eine Hypertonie auftreten: 1. bei Änderungen der Herzdynamik; 2. bei Zustandsänderungen der großen Blutgefäße (Aorta); 3. bei Zunahme der zirkulierenden Blutmenge; 4. bei erhöhter Viskosität des Blutes (Polyzythämie) oder 5. bei Verengung der peripheren Gefäße (Arteriolen). Wir werden sehen, daß es für die meisten der genannten Mechanismen Beispiele gibt, doch liegt die letztgenannte Form, jene, welche durch eine Verengung der Arteriolen bedingt ist, in der überwältigenden Mehrzahl der Fälle vor.

Eine Hypertonie kommt bekanntermaßen vor: 1. bei bestimmten endokrinen Störungen; 2. bei gewissen Störungen der Herztätigkeit; 3. bei nervösen Störungen und 4. bei Nierenkrankheiten und bei manchen Affektionen der Harnwege.

Hypertonie bei endokrinen Störungen

Ovarielle Hypofunktion. Die häufigste Hypertonieursache in dieser Gruppe, die natürliche oder künstliche Menopause, wurde früher besprochen (S. 400). Es wurde der starke Wechsel und in späteren Stadien sogar eine Fixierung des Hochdruckes bei Frauen mit gestörter Östrogenbildung erwähnt; es handelt sich nicht um einen Östrogenmangel, sondern um das im Zusammenhang damit gestörte endokrine Gleichgewicht, welches in diesen Fällen die Ursache für die

Blutdruckerhöhung zu sein scheint. Das Syndrom von Hypertonie und Tachykardie ist bei Frauen zwischen 40 und 50 Jahren sicher oft auf diese Balancestörung zurückzuführen.

Phaeochromozytome. Diese Zustände bedürfen in diesem Zusammenhang einer eingehenden Erörterung, da sie einerseits immer noch oft nicht erkannt werden und andererseits nicht zu selten die Ursache einer ständigen und fixierten Hypertonie darstellen.

Die Stellung der Diagnose ist häufig auf Grund der Anamnese möglich. Eine der häufigsten Beschwerden besteht in einem bestimmten sehr schweren pathologischen Kopfschmerz. Es sind auch abdominelle Schmerzen, besonders im Epigastrium, vorhanden, welche manchmal das Bild eines akuten Abdomens imitieren. Es besteht Kribbeln in den Händen und Füßen, gelegentlich heftiges Herzklopfen mit starken Pulsationen der Halsgefäße sowie Angst. Erbrechen, Sehstörungen und sogar eine Amaurose kommen vor. Die Haut ist oft kalt und schweißbedeckt, und nach den Anfällen bestehen große Müdigkeit und Mattigkeit. Gelegentlich treten Lungenödeme, Kollapse, Schwächegefühl und anginöse Schmerzen auf. Die Kranken können im Anfall eine Apoplexie bekommen.

Die Anfälle kommen oft bestimmte Zeit nach dem Essen oder nach Aufregungen, häufig auch nach Anstrengungen oder nach der Untersuchung des Abdomens durch einen Arzt. Meistens treten sie allerdings ohne ersichtlichen Grund auf.

Sie dauern minuten- oder stundenlang und kommen in jährlichen Intervallen oder täglich.

Der Blutdruck kann im Anfall bis auf 340/240 mm Hg ansteigen. Oft besteht eine Gesichtsrötung mit zirkumoraler Blässe. Die Hypermotilität des Herzens erinnert an jene bei Hyperthyreosen. Die Differentialdiagnose gegenüber dieser ist überhaupt oft schwierig, da diese Kranken häufig einen stark erhöhten Grundumsatz aufweisen. Wie Patienten mit Hyperthyreosen vertragen auch sie Wärme schlecht und haben nach einem länger dauernden Anfall eine leichte Glykosurie, weshalb sie manchmal als Diabetiker behandelt werden. Mit thyreostatischen Präparaten kann man einen vorübergehenden Erfolg erzielen. Das Elektrokardiogramm kann während der Anfälle starke Abnormitäten der T-Zacken, ventrikuläre Extrasystolen und Tachykardien zeigen. Die Anfälle verursachen manchmal so geringe Beschwerden, daß die Kranken keine ärztliche Hilfe benötigen; in anderen Fällen sind die Beschwerden jedoch so außerordentlich stark, daß ärztliche Hilfe erforderlich wird, wobei dann glücklicherweise die Diagnose gestellt werden kann.

Seit den Untersuchungen von Goldenberg und Mitarbeitern steht fest, daß vom Tumor nicht nur Adrenalin, sondern auch Nor-Adrenalin, bei manchen Tumoren die letztgenannte Substanz allein, in den Kreislauf sezerniert wird. Bei Kranken mit großen Tumoren genügt das Vorwärtsbeugen, um Nor-Adrenalin in den Kreislauf auszuschütten und damit einen Anfall auszulösen. Diese Sekretion von Nor-Adrenalin ist die Ursache für Änderungen des Kaliumgehaltes im Blut, welche man wieder für die Herzarrhythmien während des Anfalles verantwortlich machen kann.

Neben den älteren diagnostischen Maßnahmen, wie der intravenösen Pyelographie und der perirenalen Luft-, besser Sauerstoffeinblasung sind jetzt neue Tests verfügbar. Diese können wohl gelegentlich fälschlich positive Resultate ergeben, im allgemeinen sind sie jedoch verläßlich und erleichtern die Stellung der Diagnose. Falsche Resultate erhält man am häufigsten, wenn man versucht, mit Hilfe der intravenösen Injektion von 0,5 mg Histamin oder von 20 bis 30 mg Tetraaethylammoniumchlorid einen Anfall zu provozieren. Diese Verbindungen führen beim Vorliegen eines Phaeochromozytoms innerhalb weniger Minuten zu einem beträchtlichen Blutdruckanstieg.

Beim Goldenberg'schen Benzodioxan-Test verwendet man 10 bis 15 mg der Substanz intravenös, und beim Regitin-Test 5 mg Regitin intravenös. Diese Substanzen heben die Wirkung des Adrenalins und Nor-Adrenalins auf und führen bei allen Personen, bei welchen der Blutdruck infolge einer Einwirkung von Adrenalin oder Nor-Adrenalin erhöht ist, einige Minuten nach der Injektion zu einem deutlichen Druckabfall. Das Regitin ist mit dem Priscol verwandt und hat eine ähnliche adrenolytische Wirkung. Derzeit nimmt man an, daß das Regitin weniger Nebenwirkungen verursacht als das Benzodioxan, weshalb es für den Test das Mittel der Wahl sein soll. Das Benzodioxan kann bei Hypertonikern ohne Phaeochromozytom zu einem starken Blutdruckanstieg führen.

Zu einer Hypertonie kommt es auch beim Nebennierenrindensyndrom, welches durch eine starke Fettsucht, insbesondere des Abdomens, durch einen Hirsutismus, düsterrote Striae, eine Hyperglykämie und Osteoporose charakterisiert ist. Dieses früher einem basophilen Adenom des Hypophysenvorderlappens (Cushingsches Syndrom) zugeschriebene Syndrom findet man auch bei Patienten mit Tumoren der Nebennierenrinde, und es gibt Anzeichen, welche dafür sprechen, daß die Nebennierenveränderungen primärer Natur sind. Die Entstehungsweise der Hypertonie ist bei diesen Rindenveränderungen nicht klar.

Hypophysenvorderlappenextrakte oder Desoxycorticosteronazetat verursachen Hypertonien, welche an jene beim basophilen Adenom der Hypophyse oder bei Nebennierenrindentumoren erinnern, aber nicht an das Bild der essentiellen Hypertonie.

Schröder beschrieb ein vorwiegend Frauen betreffendes „Pseudo-Cushing" Syndrom mit Menstruationsstörungen und einer Fettsucht der Oberschenkel, des Stammes und der Oberarme. Diese Frauen können innerhalb eines Jahres um 25 kg zunehmen. Oft besteht ein leichter Diabetes. Dieses Syndrom tritt kurz nach Uterusexstirpationen oder nach Schwangerschaften auf. Die Hypertonie reagiert günstig auf eine kalorienarme und natriumfreie Diät. Oft besteht ein Hirsutismus. Diese Patienten sind gegenüber einem Salzentzug aus der Nahrung sehr empfindlich. Die Ursache des Zustandes liegt vielleicht in einer abnormen Funktion der Nebennierenrinde.

Das Absinken des Blutdruckes nach Nebennierenexstirpationen bei Hypertonikern und die Notwendigkeit des Vorhandenseins der Nebennieren zur Erhaltung einer experimentell ausgelösten Hypertonie beweisen die Bedeutung dieser Hormondrüsen für die Erhaltung der Hypertonie.

Ovarien und Thymus. Gelegentlich beobachtet man eine Hypertonie bei maskulinisierenden Tumoren der Ovarien (Arrhenoblastome) und bei manchen seltenen Tumoren des Thymus. Die erstgenannten Tumoren zeigen eine ähnliche histologische Struktur wie die Nebennierenrindentumoren, und beide, die ovariellen und die Thymusneoplasmen, scheinen auf eine nicht geklärte Weise mit den Nebennieren in Verbindung zu stehen.

Schilddrüse. Auch die bei Hyperthyreosen oft anzutreffende Hypertonie wurde bereits früher erwähnt. Es wurde ausgeführt, daß diese nur den systolischen Blutdruck betrifft, der diastolische Druck ist normal oder sogar niedrig. Dies ist einer der seltenen Fälle, bei welchen die vermehrte Motilität der Ventrikel zu einer Blutdruckerhöhung führt.

Zusammenfassung. Zusammenfassend kann man sagen, daß Nebennieren- und Schilddrüsenkrankheiten zu einer Hypertonie führen und manche funktionelle Störungen der Hypophyse, der Ovarien und vielleicht auch des Thymus eine gleiche Wirkung haben können, und zwar vermutlich durch eine Änderung der Tätigkeit der Nebennieren und der Schilddrüse. Während der feinere Mechanismus bei diesen Formen der Hypertonie unbekannt ist, sind die Syndrome, bei welchen eine Blutdruckerhöhung vorkommt, meistenteils genügend klar, um die Stellung einer klinischen Diagnose zu ermöglichen.

Hypertonie bei kardiovaskulären Störungen

Manche von diesen Zuständen wurden ebenfalls bereits früher erwähnt. Es wurde dargelegt, daß während eines Anfalles von Asthma cardiale und beim Lungenödem eine vorübergehende Hypertonie auftritt, daß eine solche in den Spätstadien der Mitralstenose, bei der Aorteninsuffizienz und der Koarktation der Aorta häufig ist. Auch die Hypertonie der Aorteninsuffizienz betrifft den systolischen Blutdruck allein und soll, zumindest teilweise, die Folge einer Vergrößerung des Schlagvolumens und einer kräftigeren Systole sein. Bei 50 Prozent der über 40jährigen Patienten mit einer Mitralstenose findet man eine Hypertonie.

Das häufige Vorkommen einer Hypertonie bei der syphilitischen Aortitis soll später besprochen werden.

Atheromatose der Aorta. Ein hoher systolischer, aber normaler diastolischer Blutdruck ist bei sonst gesunden alten Leuten mit einer Atheromatose der aufsteigenden Aorta häufig. Normalerweise wird das Schlagvolumen vom linken Ventrikel in die Aorta ausgeworfen und dehnt dabei deren elastische Wand. So wird die Energie der Systole sozusagen aufgespeichert und das Blut wird durch die Anspannung der elastischen Fasern und glatten Muskelfasern in der aufsteigenden Aorta weiterbewegt. Dieser Mechanismus wandelt die durch die Herzsystole verursachte rhythmische Blutströmung in eine mehr gleichmäßige Strömung um. Bei einer Elastizitätsverminderung der Aorta und der großen Gefäße wird die ausgeworfene Blutmenge sofort in die peripheren Arterien weitergetrieben, sodaß der systolische Blutdruck höher wird; der diastolische Blutdruck zeigt eher eine Neigung zum Sinken. Wenn die Aorta ihre Elastizität völlig verlieren würde, so würde der systolische Blutdruck noch höher und der diastolische Druck würde bis gegen den Nullpunkt absinken.

Diese Hypertonieform hat nur geringe klinische Bedeutung, sie kann viele Jahre lang ohne Symptome ertragen werden.

Herzblock. Eine interessante Hypertonieform gibt es bei Patienten mit Herzblock und Bradykardie. Für diese Bradykardieform sind ein hoher systolischer und ein normaler diastolischer Blutdruck charakteristisch. Bei einem Patienten mit 28 Schlägen in der Minute betrug der Blutdruck 300/80. Bei jungen Menschen mit Herzblock und Bradykardie ist der Blutdruck oft normal, bei älteren Individuen mit einer Gefäßsklerose und Atheromatose ist eine derartige Hypertonieform aber häufig.

In einem interessanten Fall, welcher von dem einen von uns beobachtet werden konnte, bekam ein 30jähriger Mann wiederholt vorübergehend einen 2:1-Block und einen kompletten atrioventrikulären Block. Während des normalen Sinusrhythmus betrug der systolische Blutdruck 145 bis 155 mm Hg, während der beide Blocktypen begleitenden Bradykardie stieg er jedoch bis auf 195 bis 215 mm Hg. Der diastolische Blutdruck blieb immer auf einer Höhe von 80 bis 90 mm Hg. Hier wieder hat die systolische Hypertonie ihre Ursache in dem größeren Schlagvolumen; es besteht keine Verengung der peripheren Gefäße und deshalb auch keine Erhöhung des diastolischen Blutdruckes. Bei Patienten mit atheromatösen Veränderungen führt eine Vergrößerung des Schlagvolumens leichter zu einer Hypertonie als bei Patienten mit normalen, elastischen Gefäßen.

Dekompensation. Nicht selten kommt es bei dekompensierten Herzleiden (Klappenfehler und Myokardkrankheiten) zu einer Hypertonie mit Erhöhung sowohl der systolischen wie der diastolischen Werte; diese kann nach erfolgreicher Behandlung mit Digitalis oder Diuretizis wieder verschwinden. Diese Hypertonieform („Stauungshochdruck") wurde auf verschiedene Weise erklärt. Ursprünglich führte man sie auf eine periphere Gefäßverengung infolge der Retention von Kohlensäure im Blut und einer Reizung der Vasomotorenzentren durch die Kohlensäure oder andere Stoffwechselprodukte zurück. Eine Hyperkapnie verursacht eine allgemeine Gefäßverengung infolge einer zentralen Reizung, welche über den direkten erweiternden Einfluß der Kohlensäure auf die kleineren Blutgefäße überwiegt. Die zentrale Azidose stimuliert die vasopressorischen Zentren und erhöht deren Reizbarkeit. Es gibt jedoch keinen Beweis dafür, daß einer dieser Mechanismen beim Stauungshochdruck eine Rolle spielt, und eine Hyperkapnie kommt sehr selten vor. Eine andere Erklärung erscheint uns besser. Bei der Dekompensation ist das Blutvolumen größer, und bei Patienten mit generalisierten Ödemen sind viele periphere Blutdepots, das heißt Räume, in welchen im Bedarfsfalle Blut gespeichert werden kann, nicht verfügbar; die zirkulierende Blutmenge ist wesentlich größer, was zu einer Erhöhung des systolischen und diastolischen Blutdruckes führt. Bei einer guten Diurese (oft nach einer Injektion eines Quecksilberdiuretikums) werden die peripheren Blutdepots frei, Blut kann wieder gespeichert werden, die zirkulierende Blutmenge nimmt ab und der Blutdruck sinkt.

Die Wiederherstellung der vollen Kompensation ist nicht immer möglich, weshalb dann diese Hypertonie nicht zurückgeht und der Blutdruck trotz Behandlung hochbleiben kann.

Da Patienten mit einer passiven Nierenstauung eine starke Albuminurie und Zylinder im Harn aufweisen können, werden bei der Diagnosestellung häufig Fehler gemacht. Man soll daher immer daran denken, daß bei der Herzinsuffizienz mit Stauung eine Hypertonie vorkommt, welche oft die Folge der Dekompensation ist; es muß sich nicht immer um ein Nieren- oder Gefäßleiden handeln.

Hypertonie bei nervösen Störungen

Der Einfluß des Zentralnervensystems auf den Blutdruck wurde zu einer gewissen Zeit vielfach erörtert, bis in die letzte Zeit aber etwas zuwenig gewertet. Erst in den letzten Jahren fand diese Frage wieder größere Beachtung, besonders seitdem die Entdeckung der Karotissinusreflexe die Bedeutung eines nervösregulatorischen Mechanismus für die Blutdruckhöhe zeigte. Diese Hypertonieform geht immer mit einer Frequenzerhöhung einher.

Eine Zunahme des intrakraniellen Druckes kann zu einer Hypertonie führen, am wahrscheinlichsten auf dem Wege über eine Kompression der intrakraniellen Gefäße und einer dadurch bedingten Anämie der Zentren. Experimentell kann man durch eine Injektion von Kaolin in den Subarachnoidalraum eine längerdauernde Hypertonie hervorrufen, wenn die Substanz bis in die Hirnventrikel vordringt, sowie durch eine experimentelle Hirnischämie. Klinisch beobachtet man Hypertonien bei Hirntumoren und bei vaskulären Hirnischämien.

Eine Hypertonie tritt auch auf, wenn alle vier depressorischen Nerven oder Blutdruckzügler (rechte und linke Karotissinusnerven sowie rechter und linker Nervus depressor aortae) durchtrennt werden; dies ist auf die Störung der Homeostase und die Befreiung der vasokonstriktorischen Zentren zurückzuführen, welche normalerweise gehemmt sind.

Es konnten Fälle von Enzephalitis, bulbärer Poliomyelitis, Hirnerschütterung und Mittelhirntraumen mit paroxysmaler Hypertonie beobachtet werden.

Auch die Bedeutung von Furcht, Angst und Sorgen für die Entstehung einer Hypertonie ist gut bekannt. Diese Blutdruckerhöhung ist auf das Freiwerden von Adrenalin (Sympathin) und auf Reize zurückzuführen, welche von den emotionellen zu den vasokonstriktorischen Zentren verlaufen. Die Bedeutung dieser Faktoren für die Entstehung der essentiellen Hypertonie soll später besprochen werden.

Das hypertonische dienzephale Syndrom

Diese von Page beschriebene Hypertonieform findet man am häufigsten bei Frauen mittleren Alters. Diese Patienten sind sehr stimmungslabil und zeigen rote Flecken am Hals und Nacken. Die Extremitäten sind kalt, blaß und feucht. Die Halsgefäße pulsieren kräftig. Der Blutdruck ist labil und kann vorübergehend hohe Werte erreichen. Das Herz bleibt viele Jahre lang normal groß und normal geformt und das Elektrokardiogramm zeigt keinerlei Veränderungen, was darauf hinweist, daß der Blutdruck nicht fixiert ist und häufig normale Werte zeigt. Das Syndrom erinnert an Anfälle, welche man bei organischen Erkrankungen des Hypothalamus beobachten kann. Bei diesem Zustand wurde eine verstärkte Reaktion gegenüber 0.25 ccm einer standardisierten Histaminsäurephosphatlösung beschrieben. Der Dermographismus ist häufig verstärkt. Prominal soll therapeutisch günstig sein.

Hypertonie bei Krankheiten der Nieren und der ableitenden Harnwege

Bei Nierenkrankheiten ist das Vorkommen einer Hypertonie so häufig, daß zu viele Autoren in der Vergangenheit und manche sogar noch jetzt eine Blutdruckerhöhung für den Ausdruck einer Nierenerkrankung halten.

Humoraler Mechanismus. Die Entstehungsweise einer Blutdruckerhöhung bei Nierenkrankheiten schien durch die Untersuchungen der letzten Zeit weitgehend geklärt. Es muß jedoch darauf hingewiesen werden, daß die Pathogenese dieser Hypertonieform nach wie vor ungeklärt ist und daß für die Verantwortlichkeit dieses humoralen Mechanismus bisher kein Beweis erbracht werden konnte.

Bei einer Stickstoffretention steigt der Blutdruck fast immer an.

Ein humoraler Mechanismus für die Entstehung einer Hypertonie wurde von Tigerstedt und Bergmann vermutet, welche aus den Nieren eine pressorische Substanz isolieren konnten. Obwohl diese Versuche wiederholt bestätigt wurden, wurden sie selten richtig gedeutet, bis Goldblatt nachweisen konnte, daß eine Verengung der Nierenarterien bei Hunden unter bestimmten Bedingungen zu einer dauernden Hypertonie führe. Diese Hypertonie kann Nierenveränderungen hervorrufen, welche mit jenen bei der menschlichen malignen Hypertonie identisch sind. Die Niere, deren Arterie abgeklemmt wird, zeigt diese Veränderungen nicht, was beweist, daß sie bei der Hypertonie sekundär auftreten. Eine komplette Sympathektomie kann diese Hypertonie weder verhindern noch kann man durch diese Operation beim Bestehen einer Hypertonie den Blutdruck wieder normalisieren. Nach Entfernung beider Nebennieren kehrt der Blutdruck wieder auf normale Werte zurück. Man hat vermutet und später nachgewiesen, daß in der ischämischen Niere eine Substanz entsteht, welche mit den Renin identisch ist. Das Renin ist ein Enzym, welches sich mit den Blutglobulinen zum Hypertensin oder Angiotonin vereinigt. Das Renin wird wahrscheinlich durch die Zellen des sogenannten juxtaglomerulären Apparates gebildet, einer Gruppe besonderer Zellen in der Media der efferenten Glomerulusarteriolen. Im Blut und in den Geweben gibt es ein anderes Enzym (Hypertensinase), welches das Hypertensin sofort zerstört. Die normale Niere vermag nach Entstehung der pressorischen Substanz in der ischämischen Niere dem pressorischen Effekt entgegenzuwirken.

Deaminisierung. Nach anderen Autoren werden die während des normalen Stoffwechsels gebildeten pressorischen Amine durch die ischämische (anoxische) Niere nicht deaminisiert, und die Hypertonie soll durch diese zirkulierenden Amine hervorgerufen werden.

Bei der akuten und chronischen Nephritis, bei der Pyelonephritis, bei der Periarteritis nodosa und bei den Zystennieren ist eine Hypertonie häufig vorhanden, aber, so lange keine Stickstoffretention besteht, nicht obligat. Sogar die Hypertonie bei der Koarktation der Aorta wurde durch eine Verminderung der renalen Blutzufuhr erklärt (S. 290).

Es ist schon lange bekannt, daß bei der Verlegung der Harnwege eine Hypertonie auftritt, welche nach Entfernung des Hindernisses wieder zurückgehen kann. Eine Hypertonie kommt bei der Prostatahypertrophie, bei der Hydronephrose sowie bei Uretersteinen vor. Die Verminderung der renalen Blutzufuhr wird in solchen Fällen durch eine Verengung der Nierengefäße infolge einer Dehnung und Kompression hervorgerufen.

Es wurde die Behauptung aufgestellt, daß bei den Schwangerschaftstoxämien ein humoraler Mechanismus wirksam sei, welcher in einem großen Prozentsatz eine bleibende Hypertonie erzeuge, welche man von der essentiellen Hypertonie kaum trennen könne.

Bei Patienten mit einer Nephroptose wurde eine orthostatische Hypertonie beschrieben und auf eine vorübergehende Störung der renalen Blutzufuhr zurückgeführt.

Ein ähnlicher Mechanismus löst bei einseitiger Kompression des Hauptstammes der Nierenarterie durch einen Tumor, durch Lymphknoten oder infolge einer Gefäßanomalie eine Hypertonie aus. Der Prozentsatz an Hypertonien ist nach manchen Autoren bei Patienten mit einseitiger Nierenerkrankung nicht höher als bei Kontrollfällen. Bei seltenen Fällen von einseitigen Nierenprozessen kam es jedoch nach Exstirpation der erkrankten Niere zum Verschwinden der bisher bestehenden Hypertonie. Diese Operationen sind nicht immer so erfolgreich, wie man annehmen möchte, da experimentelle Untersuchungen zeigen, daß eine lange Zeit bestehende Hypertonie zu sekundären Gefäßveränderungen in der anderen Niere führt; die Hypertonie bleibt daher auch nach Entfernung der auslösenden Ursache weiter bestehen. Die Aussicht für einen Blutdruckabfall nach Nephrektomie ist in solchen Fällen besser, wenn die Hypertonie weniger als zwei Jahre bestanden hat.

Trotz der Tatsache, daß eine Hypertonie in der Urologie nicht sehr häufig ist, muß man bei jedem Patienten mit einer Hypertonie unbekannter Ursache eine sorgfältige Anamnese aufnehmen und eine Pyelographie mit Diotrast durchführen lassen, um einen Nierenprozeß auszuschließen. Ist dies geschehen, so wird eine „urologische Hypertonie" bei Patienten zu finden sein, deren physikalische Untersuchung und Anamnese keinen Verdacht auf das Vorliegen dieses Zustandes erweckt.

Die Tatsache der beträchtlichen Besserung der Hypertonie bei Patienten mit Nierenleiden durch eine dorso-lumbale Sympathektomie ist mit der Annahme einer rein humoralen Entstehungsweise der Hypertonie in diesen Fällen nicht vereinbar.

Die Eklampsie (und Prä-Eklampsie), ein Syndrom, bei welchem Ödeme, eine Hypertonie und Albuminurie mit Krämpfen, sowie Koma bestehen, und welches in einem bestimmten Prozentsatz zum Tode führt, hat eine ungeklärte Pathogenese. Es konnte jedoch im Blut Renin nachgewiesen werden. Man hat an die Möglichkeit des Vorliegens eines Hypoadrenalismus gedacht. Schwangerschaftstoxikosen treten bei Patientinnen mit bereits bestehenden Nierenleiden leichter auf.

Die Hypertonie steigt manchmal in der Schwangerschaft nicht an, meist ist dies jedoch der Fall. Das Kimmelstiel-Wilson'sche Syndrom findet man bei Diabetikern. Dabei bestehen eine Albuminurie, eine Retinopathie, Ödeme nephrotischen Typs, eine Hypertonie und später eine Azotämie. Hie und da fehlen einige dieser Befunde. Oft ist der Diabetes nur leicht. Man kann das Syndrom auch bei jugendlichen Diabetikern finden. Es tritt nach 8- bis 10jährigem Bestehen des Diabetes auf und führt nach 6 bis 7 Jahren zum Tode. In den Nieren kann man einen spezifischen pathologischen Befund mit Hyalinablagerungen erheben. Im Harn findet man doppelbrechende Lipoidtröpfchen. Eine spezifische Behandlung gibt es nicht.

3. Essentielle Hypertonie

Definition

Wie früher ausgeführt, stellt man die Diagnose einer essentiellen, idiopathischen Hypertonie erst dann, wenn alle bekannten Ursachen einer Hypertonie ausgeschlossen wurden. Seit der Einführung der Pyelographie mit Kontrastmitteln wurden Fälle von Hypertonie als Folgezustände sonst unverdächtiger Nierenveränderungen erkannt, und der Fortschritt der Endokrinologie hat zur Erklärung anderer Hypertoniefälle geführt. Alle diese und die anderen erwähnten Hypertonieformen stellen jedoch nur Ausnahmefälle dar und ungefähr 95 Prozent der Patienten unter 50 Jahren mit einer Blutdruckerhöhung gehören zur essentiellen Gruppe. Es ist nicht entschieden, ob wir es hier mit einer Krankheitseinheit zu tun haben, und es ist zu hoffen, daß man von dieser großen Gruppe mehrere Hypertonieformen mit bekannter Entstehungsweise abtrennen können wird.

Häufigkeit

Geschlecht; Alter. Die essentielle Hypertonie scheint bei Frauen etwas häufiger zu sein als bei Männern. Möglicherweise würden die Zahlen etwas anders lauten, wenn man alle Hypertonien infolge früherer Schwangerschaftstoxämien und infolge der Menopause ausschließen würde. Die Krankheit kommt in allen Altern vor. Sie wurde bei einem zweijährigen Knaben beschrieben, bei welchem sie zu einer fortschreitenden Herzinsuffizienz führte. Man findet sie nicht selten bei Heranwachsenden oder Jugendlichen mit Fällen von essentieller Hypertonie in ihren Familien, besonders wenn Mutter und Vater daran leiden. Der früher erwähnte vorübergehende mäßige Blutdruckanstieg bei Jugendlichen ist zu beachten.

Die große Häufigkeit aller Hypertonieformen in der Durchschnittsbevölkerung wurde auf S. 412 erwähnt. Die angegebenen Zahlen sind auch zur Beurteilung der Häufigkeit der essentiellen Hypertonie wichtig, wenn man an das Verhältnis dieser Form zu anderen Formen des hohen Blutdruckes denkt.

Rasse. Es erscheint gesichert, daß in Afrika lebende Neger und in China lebende Chinesen selten eine Hypertonie haben, während sie eine solche in den Vereinigten Staaten gleich häufig und zumindest hinsichtlich der Neger sogar noch häufiger als die weiße Bevölkerung bekommen. Dieser Unterschied ist eindrucksvoll, da er zeigt, daß nicht die Rasse, sondern die Lebensweise und vielleicht die Art der Nahrung wichtig sind. Juden leiden ziemlich häufig an einer Hypertonie.

Erblichkeit. Das häufige Vorkommen einer essentiellen Hypertonie bei mehreren Mitgliedern derselben Familie ist gesichert. Die essentielle Hypertonie wird als dominantes Merkmal vererbt. In Familien, deren Mitglieder einen absolut normalen Blutdruck haben, beträgt die Häufigkeit eines erhöhten arteriellen Druckes bei Kindern 3,1 Prozent. Ist ein Elternteil Hypertoniker, so steigt die Häufigkeit auf 28,3 Prozent, und in Familien, in welchen beide Eltern erkrankt sind, beträgt die Häufigkeit 45,4 Prozent. Beim Aufnehmen der Familienanamnese genügt es nicht, zu fragen, ob bei nahen Verwandten eine Hypertonie oder Herzkrankheiten vorgekommen seien. Die Mehrzahl der Patienten weiß nicht, daß ein „Schlaganfall", eine Wassersucht, eine Angina pectoris oder eine Herzinsuffizienz oft Folgezustände einer Hypertonie sind, die Antwort fällt daher negativ aus. Aus diesem Grund ist es besser, sich nach den wirklichen Todesursachen in der letzten Generation zu erkundigen.

Scheinbar nimmt die Häufigkeit einer Blutdruckerhöhung von Generation zu Generation einer Hypertonikerfamilie in immer jüngeren Altersgruppen zu.

Konstitution. Sehr oft hat man die Rolle konstitutioneller Faktoren erörtert. Hypertonische Männer zeigen häufig den sthenischen Habitus, das heißt, es handelt sich um kleine, stämmige Individuen mit einem kurzen, dicken Hals und einem tiefen Brustkorb. Andererseits erscheinen Frauen oft schwächlich, Ausnahmen von dieser Regel sind jedoch häufig. Kranke beider Geschlechter sind oft fettleibig, Diabetes kommt in ihren Familien häufig vor.

Pathologie

In frühen Stadien der Krankheit erhält man trotz genauer Untersuchung bei der Obduktion keine abnormen Befunde. Frühere Berichte behandelten nur einzelne Fälle, da die Kranken im Frühstadium der Krankheit nicht sterben. Diese Beobachtungen wurden in der letzten Zeit durch viele Biopsien bei Sympathektomien zwecks Behandlung der essentiellen Hypertonie bestätigt. Die Hypertonie geht den renalen Gefäßveränderungen voraus. In 28 Prozent der Fälle, bei welchen eine chirurgische Maßnahme notwendig erschien, konnten an den Nieren keine oder nur unbedeutende Gefäßveränderungen gefunden werden.

Bei längerer Dauer der Hypertonie nimmt die Zahl der Patienten mit abnormen Gefäßbefunden zu; bei der Dauerhypertonie ist die Atherosklerose ein regelmäßigerer Befund. Die Nieren haben eine unregelmäßige granulierte Oberfläche und sind geschrumpft. Es besteht eine herdförmige arteriolosklerotische Atrophie mit Hyalinisierung der Glomeruli und Atrophie der Tubuli. Ähnliche arteriolosklerotische Veränderungen findet man in der Milz, in der Leber, im Herzen und im Pankreas.

Es bestehen Zweifel, ob die Atherosklerose ein unbedingter Folgezustand einer jeden Hypertonie ist. Sie kommt weder bei Fällen von Koarktation der Aorta noch bei der experimentellen neurogenen Hypertonie vor.

Die Entwicklung einer Atherosklerose im allgemeinen und einer Koronarsklerose im besonderen wird durch eine Hypertonie sehr gefördert.

Wie zu erwarten, findet man bei diesen Patienten regelmäßig eine Hypertrophie und Dilatation der Ausflußbahn des linken Ventrikels.

Ätiologie und Pathophysiologie

Der der Entstehung der „essentiellen" Hypertonie zugrunde liegende Mechanismus ist unbekannt. Möglicherweise sind viele Faktoren daran beteiligt,
und vielleicht gibt es auch mehr als nur ein ätiologisches Agens.

Eine kleine Zahl von Ärzten ist immer noch der Ansicht, daß humorale
Mechanismen verantwortlich seien. Doch konnte man weder im Blut noch
auch in den Nierenvenen von Hypertonikern Hypertensin nachweisen. Es
konnte nur bei der Eklampsie und bei hypertonischen Krisen festgestellt werden.
Für die Verantwortlichkeit anderer pressorischer Amine gibt es keinen Beweis.
Dies gilt insbesondere für das Noradrenalin, welches bei intravenöser Injektion
mehr als jede andere Substanz das klinische Bild der essentiellen Hypertonie
nachahmt, da die Förderleistung des Herzens und seine Frequenz dabei nicht
erhöht sind. Tatsächlich konnte man nur eine pressorische Substanz in vermehrter
Menge nachweisen, nämlich, das Pherentasin (Schröder), welches man aus dem
arteriellen Blut von Hypertonikern isolieren konnte. Seine Bedeutung als ätiologisches Agens ist jedoch noch nicht entschieden. Dies gilt auch für das von
Shorr und Mitarbeitern entdeckte „vaso-exzitorische Material (VEM)". Es
konnte bei Hypertonikern isoliert werden, da es bei ihnen vermehrt ist. Seine
Zusammensetzung ist unbekannt. Es wird in den Nieren unter anoxisch-ischaemi-
schen Bedingungen gebildet. Gleichzeitig wird in der Leber ein „vaso-depresso-
risches Material (VDM)" gebildet, welches als das Protein Ferritin erkannt werden
konnte. So wie das Renin, von welchem man das VEM differenzieren kann, führt es
nicht direkt zur Hypertonie, sondern sensibilisiert die Gefäße für das Adrenalin.

Selye hält die Hypertonie für eine Adaptationskrankheit. Während eines
Stress werden große Mengen kortikotropen und kortikoiden Hormons abgegeben. Ein Stress kann zu einer Hypertonie und zu Nierenveränderungen führen,
welche jenen bei der Nephrosklerose ähnlich sind. Ein exzessiver Adaptations-
mechanismus soll das klinische Bild einer Hypertonie auslösen. Die Hypertonie
beim Cushing'schen Syndrom, die Notwendigkeit des Vorhandenseins der Nebennieren für die Erhaltung der Hypertonie und die Hypotonie bei der Addison'schen
Krankheit weisen dem gegenüber auf die Bedeutung der Nebennieren hin, doch
sind Details bisher nicht bekannt.

Nach Volhard ist die Hypertonie auf eine abnorme Dehnbarkeit der
Aorta und der Karotiden zurückzuführen, wodurch es zu einer Reizung der
Rezeptoren der Blutdruckzügler und damit zu höheren Druckwerten komme.
Nur für die maligne Phase hat man die Beteiligung humoraler Faktoren als
möglich angenommen. Ein ähnlicher Mechanismus wurde von Kezdi in Erwägung gezogen, welcher eine normale Erregbarkeit der Rezeptoren der De-
pressornerven und einen normalen Depressorreflex fand. Eine Nervendehnung
führt vielleicht zu einem Blutdruckanstieg. Dadurch entstehen bei Menschen
mit einer hereditären Tendenz zu degenerativen Prozessen in der Arterienwand
Veränderungen der elastischen Fasern, die systolischen Expansionen werden
geringer und die druckregulierenden Nerven werden weniger stark gereizt.

Es erscheint sicher, daß eine Nervendehnung zu einem Blutdruckanstieg führt. So konnte Graham im letzten Krieg bei 187 von 695 Soldaten einer
Panzerbrigade, welche mindestens 1 Jahr im Einsatz gestanden war und große

seelische und körperliche Belastungen mitgemacht hatte, eine Hypertonie feststellen. Der durchschnittliche Blutdruck betrug 178/114 mm Hg. In 38 Prozent
wurde ein systolischer Blutdruck von 160 mm Hg oder mehr und in 26,9 Prozent
ein diastolischer Blutdruck von 100 oder mehr gemessen. Bei 28 von 33 Patienten
mit Hypertonien war der Druck innerhalb von 2 Monaten nach Beendigung der
Belastungen wieder normal.

Ruskin fand während des Unglücks in Texas City in 103 von 180 untersuchten Personen Hypertonien. Eine Verletzung des Hypothalamus führt zur
Hypertonie; bei Ratten konnten Hypertonien von Medoff und Bongiovanni
durch akustische Reize hervorgerufen werden.

Zugunsten eines nervösen Mechanismus bei der Entstehung der essentiellen
Hypertonie spricht die Tatsache, daß viele Gemütsbewegungen, große geistige
Anstrengungen, Zorn und Angst zu einer vorübergehenden Hypertonie führen.
Sie kann auch auf der Grundlage eines übererregbaren sympathischen Systems,
einer abnormen Gefäßreaktion auf physiologische Reize und einer Abnormität
der Vasomotorenzentren (Raab) entstehen. Eine Spinalanaesthesie kann bei
der Hypertonie einen Blutdruckabfall auf fast normale Werte hervorrufen.

Einen Hinweis auf die Häufigkeit der nervösen Hypertonie (Angsthypertonie) gibt ihr Vorhandensein bei 1574 zu einer militärischen Musterungskommis-
sion vorgeladenen Männern.

Die Häufigkeit der ständigen Hypertonie ist scheinbar bei jenen Menschen
größer, welche in ihrer Jugend eine Neigung zu vorübergehender Blutdruckerhöhung zeigten.

Hypertoniker sollen häufig einem bestimmten Persönlichkeitstyp ange-
hören. Sie sind sehr aktiv, große Planer, sehr dynamisch und bei jeder Tätigkeit
rasch. Sie reden schnell und geben eine ausgezeichnete Anamnese. Sie ziehen
sich schnell zur Untersuchung aus, essen rasch und gehen nicht, sondern laufen.
Man muß jedoch zugeben, daß Patienten mit essentieller Hypertonie manchmal
zum ruhigen, langsamen, besonnenen Typ gehören und das gerade Gegenteil der
eben beschriebenen Patienten darzustellen scheinen.

Man hat bei Hypertonikern häufig auch bestimmte andere Charakterzüge
feststellen können. Sie bemühen sich sehr, jede Arbeit genauestens auszuführen
und haben oft einen abnorm niedrigen Geltungsdrang. Oft sind eine
Gemütslabilität und eine Neigung zu Zwangshandlungen vorhanden. Häufig
besteht eine erschwerte Anpassungsfähigkeit. Schröder faßt die essentielle
Hypertonie als eine „psychosomatische Krankheit" auf.

Eine Kombination verschiedener der oben erwähnten Entstehungsmecha-
nismen ist im einzelnen Fall möglich und sogar wahrscheinlich.

Eine abnorme oder individuell übertriebene Reaktion des autonomen Nervensystems auf die normalen Belastungen des täglichen Lebens führt zu einer vorübergehenden leichten Verengung der peripheren Arteriolen und zu einer kurzdauern-
den Hypertonie. Eine Verengung der Gefäße im Zentralnervensystem kann die
Hypertonie verlängern und verstärken, da eine Verminderung der zerebralen
Blutzufuhr zu einer chronischen Hypertonie führt. Auch eine Verengung der
Nierengefäße und eine Reizung der Nebennierenrinde verstärken die Hypertonie
und verlängern ihre Dauer durch Bildung von pressorischen Substanzen und die
Produktion pressorischer Hormone. So entsteht ein circulus vitiosus (Wilson
und Byrom). Früher oder später treten an den Arteriolen anatomische Veränderungen auf, da dieser Teil des Kreislaufsystems bei der Hypertonie die
größte Belastung zu tragen hat; denn hier liegt der Ort des Hauptwiderstandes,
der den Abfall des Blutdruckes von den hohen Werten in den Arterien zu den
niedrigen in den Kapillaren verursacht.

Symptome

In den meisten Fällen verursacht sogar eine beträchtliche Hypertonie
überhaupt keine Symptome. Der erhöhte Blutdruck wird zufällig gelegentlich
einer Untersuchung für eine Lebensversicherung oder bei einer ähnlichen Untersuchung entdeckt. Viele Patienten, welche seit vielen Jahren von ihrem hohen
Blutdruck wissen, leugnen jegliche Beschwerden. Es ist verständlich, daß viele
Kranke, besonders die sensibleren und aufmerksamen unter ihnen, von der Zeit
an Beschwerden bekommen, da sie vom Bestehen einer Hypertonie Kenntnis
erhalten. Sie haben Beschwerden, weil sie wissen, daß sie einen Hochdruck
haben.

Es sind Patienten bekannt, welche mehr als zwanzig Jahre lang ohne jede
Klage einen systolischen Blutdruck von ungefähr 200 mm Hg hatten.

Müdigkeit. Manche Patienten suchen Linderung von ihrer erhöhten Reizbarkeit, Schlaflosigkeit und Müdigkeit. Das letzterwähnte Symptom ist nicht
selten, seine Entstehungsweise ist ungeklärt. Diese Müdigkeit stört sehr, sie
wird durch Ruhe nicht erleichtert. Dasselbe Symptom ist auch bei Atherosklerotikern häufig. Wir kennen kein einziges einfaches therapeutisches Mittel zu seiner
Abhilfe. Glücklicherweise verschwindet die viele Patienten quälende Müdigkeit
oft für einige Zeit spontan, sie kehrt jedoch früher oder später wieder. Oft tritt
sie ohne jegliche Zeichen einer Herzinsuffizienz auf.

Reizbarkeit und Gespanntheit. Viele Patienten leben in einer Spannung;
sie haben das Gefühl, getrieben zu werden, und trotz der Anstrengung, gewisse
Dinge langsamer und mit weniger Kraftvergeudung zu verrichten, sind sie
„unfähig, die Bremsen anzuziehen". Dies macht den Eindruck, daß die große
Reizbarkeit und Ruhelosigkeit nicht Ursachen der Hypertonie, sondern Merkmale ihrer klinischen Erscheinung sind.

Nasenbluten. Dieses ist gelegentlich so stark, daß eine Krankenhausaufnahme notwendig wird. Es ist durch Veränderungen in den Kapillaren der
Nasenschleimhaut zu erklären. Ohrensausen und Schwindelanfälle sind nicht
selten. Der Schwindel tritt bei Lageveränderungen auf und ist manchmal so
stark, daß der Kranke unfähig ist, den Kopf von den Kissen zu heben oder seine
Lage zu ändern.

Kopfschmerz. Er ist eines der häufigsten Symptome. Oft kommt er beim
Erwachen und vergeht im Laufe des Tages. Er kann im Hinterkopf oder in
der Stirn lokalisiert sein und neigt mehr zur symmetrischen Ausbreitung als
zur Einseitigkeit. Er kann migräneartigen Charakter haben. Wahrscheinlich
sind starke Pulsationen der Meningealarterien die Ursache. In den meisten
Fällen besteht kein Parallelismus zwischen der Höhe des Blutdruckes und der
Schwere der Kopfschmerzen. Manchmal ist der Kopfschmerz jedoch eindeutig
stärker, wenn der Blutdruck ansteigt; die Behandlung mit Thiozyanaten oder
eine Sympathektomie bringt den Kopfschmerz durch Erniedrigung des arteriellen
Blutdruckes zum Verschwinden. Bei der malignen Hypertonie ist der Kopfschmerz oft auf ein Hirnödem zurückzuführen, er wird in diesem Fall durch eine
Lumbalpunktion erleichtert.

Gewichtsabnahme. In fortgeschrittenen Stadien der Hypertonie werden die
Patienten, besonders bei allgemeiner Atherosklerose, oft durch einen plötzlichen
unerklärlichen Gewichtsverlust zum Arzt geführt. Wenn man auch allgemein
der Ansicht ist, daß die Hypertonie bei Fettleibigen häufiger vorkommt, so gibt
es doch Autoren, welche dem nicht zustimmen (Proger). Unterernährung,
wie z. B. bei der Belagerung von St. Petersburg im letzten Krieg, führt zu einem
Blutdruckabfall.

Andere Beschwerden. In den Spätstadien, wenn sich Komplikationen, wie eine Herzinsuffizienz, eine Koronarsklerose, eine Angina pectoris oder eine zerebrale Gefäßsklerose entwickeln, treten die für diese Störungen eigentümlichen Symptome auf.

Herzklopfen und -stoßen bei Anstrengung und in Ruhe sind häufige Beschwerden. Mit dem Einsetzen einer Linksinsuffizienz kommt es zu nächtlicher Atemnot und Husten.

Klinische Befunde

Blutdruck. Das Hauptsymptom ist der erhöhte Blutdruck. Dieser soll wiederholt am liegenden Patienten gemessen und es sollen die höchsten und niedrigsten Werte aufgezeichnet werden. Die auskultatorischen Werte sollen mit den palpatorisch erhaltenen verglichen und die Messung soll an beiden Armen durchgeführt werden.

Hat der Arzt eine Hypertonie gefunden, so soll er versuchen, ihre Höhe bei absoluter Erschlaffung des Patienten festzustellen, zum Beispiel nach einer ausreichenden Nachtruhe oder nach Einnahme eines Barbitursäurepräparates (0,2 g Natriumamytal) oder eines ähnlichen Sedativums.

Bei der essentiellen Hypertonie sind sowohl der systolische wie der diastolische Blutdruck erhöht. Die Höhe des diastolischen Druckes ist wichtiger als jene des systolischen. Jeder Wert über 95 bis 100 ist sehr verdächtig. Der systolische Wert kann 300 mm Hg überschreiten, der diastolische kann höher sein als 180. Gewöhnlich liegt der systolische Druck bei 200 und der diastolische bei 100 mm Hg.

Nach Hyperventilation und Einatmen von Kohlensäure tritt bei Hypertonikern ein auffallend starker Abfall beziehungsweise Anstieg des Blutdruckes ein.

Die Untersuchung soll eine intravenöse Urographie einbeziehen, damit nicht eine der renalen Ursachen der Hypertonie übersehen wird.

Palpation. Die physikalische Untersuchung beginnt mit der Palpation der peripheren Arterien. Der Hypertonus der Gefäße kann dazu führen, daß der Puls trotz der Hypertonie kaum palpabel ist. Bei Auftreten einer Mediaverkalkung nehmen die Gefäße einen Röhrencharakter an.

Die Palpation des Thorax und besonders der Präkordialgegend ergibt bei der „benignen" Hypertonie keine charakteristischen Befunde.

Perkussion und Röntgenuntersuchung. Das Herz kann viele Jahre lang eine normale Größe und Form aufweisen. Der linke Ventrikel reagiert auf den erhöhten Druck in der Aorta mit einer Zunahme der Residualblutmenge und daher mit einer höheren Anfangsspannung der Muskelfasern, wodurch eine sekundäre Hypertrophie entsteht. Diese Veränderungen betreffen die Ausflußbahn des linken Ventrikels und führen zu einer Verlagerung des Spitzenstoßes nach abwärts ohne Vergrößerung des transversalen Durchmessers. Da der untere Teil des elongierten Ventrikels im Abdominalschatten untergeht, sind negative Röntgenbefunde bei Patienten, deren Hypertonie viele Jahre lang bekannt war, nicht selten, besonders bei im p-a-Strahlengang aufgenommenen Bildern. Im Verlauf der Krankheit, manchmal sogar erst nach zwanzig Jahren, kommt es zu einer Dilatation des linken Ventrikels auch im transversalen Durchmesser, und es entsteht eine aortische Konfiguration. Die Herzhypertrophie und -dilatation kann beträchtliche Ausmaße annehmen, das Hypertonikerherz ist mit Ausnahme der Fälle von Aorteninsuffizienz das größte und schwerste Herz. Hat ein Patient ein Cor bovinum, aber keine Aorteninsuffizienz oder Hypertonie, so muß man eine frühere Hypertonie annehmen, welche jetzt verschwunden ist.

Die Entwicklung einer Lungenstauung fällt mit der Mitralisation des Herzens zusammen.

Die Aorta ist in den Frühstadien dilatiert, doch handelt es sich um eine dynamische Dilatation, welche bei der Obduktion nicht nachweisbar ist. Später, beim Auftreten einer Atheromatose, wird die Dilatation permanent. Diese Dilatation ist diffus ausgeprägt, erreicht aber an der aufsteigenden Aorta nicht die bei der Aortitis gewöhnlich vorhandenen Ausmaße. Im Gegensatz zu dem bei der Aortitis meist beobachteten Zustand ist auch die absteigende Aorta erweitert.

Die Elongation der Aorta verursacht eine im Jugulum fühlbare Pulsation. Dieselbe Elongation verlagert die linke Arteria subclavia und die Arteriae anonymae nach aufwärts gegen den Hals zu, sodaß man oberhalb der Schlüsselbeine an der linken Halsseite abnorm starke Pulsationen findet; die Pulsationen können fälschlicherweise für solche eines Aneurysmas gehalten werden. Durch die Verlagerung der Aorta und der Arteria anonyma nach aufwärts wird die Distanz zwischen der Abgangsstelle der linken Arteria carotis von der Anonyma und ihrer Einmündung in den Schädel verkürzt, wodurch es zu einem abnormen Verlauf und sogar zu einer Schleifenbildung der linken Karotis kommen kann. Eine ähnliche Schleife kann bei abnormem Verlauf der elongierten sklerotischen linken Karotis auch zu einer aneurysmaähnlichen Pulsation an der linken Halsseite führen.

Auskultation. Die Herzfrequenz ist gewöhnlich normal oder leicht erhöht. Der erste Ton ist an der Spitze akzentuiert, der zweite Ton ist über der Aorta abnorm laut. Diese Akzentuierung fehlt jedoch in vielen Fällen, sogar wenn Fettsucht oder Emphysem, die gewöhnlichen Ursachen für das Fehlen eines lauten zweiten Tones, nicht vorhanden sind. Der zweite Aortenton wurde in 46 Prozent von Hypertonikern normal gefunden. Bei vermehrter Fibrose und beim Auftreten von Kalkablagerungen in der Aorta kann der zweite Ton einen metallischen, klingenden Charakter annehmen.

Über der Spitze und über der Aorta ist oft ein systolisches Geräusch zu hören. Manchmal gehen beide Geräusche von der Aortenregion aus und das systolische Spitzengeräusch wird von dieser Stelle nur fortgeleitet. Bei Patienten mit Lungenemphysem kann das Aortengeräusch bei Überlagerung der Aorta durch die Lunge verschwinden; in diesem Fall ist das Geräusch dann nur an der Spitze zu hören.

Sehr häufig ist das Aortengeräusch auf eine Dilatation des linken Ventrikels und auf die Erweiterung der Aorta bei fehlender Dilatation des Aortenostiums zurückzuführen; es besteht ein relativer Stenosenmechanismus. Später, besonders bei älteren Patienten, kann die Ursache in einer Sklerose der Aortenklappen liegen. Das Spitzengeräusch kann auch durch eine Sklerose der Mitralklappe, besonders ihres Aortensegels, hervorgerufen werden. Natürlich kommen beide Geräusche als Folge einer Klappensklerose bei älteren Patienten auch ohne Hypertonie vor. Das auf eine Atheromatose zurückzuführende Geräusch liegt oft mitten in der Systole und ist demgemäß vom ersten Herzton leicht zu trennen.

Bei Entwicklung einer stärkeren Dilatation des linken Ventrikels kommt es zu einer relativen Mitralinsuffizienz, und damit kann man an der Spitze ein neues, lautes, blasendes, systolisches Mitralgeräusch hören.

Bei Hypertonikern findet man beim Einsetzen einer Myokardinsuffizienz häufig einen Galopprhythmus und einen Pulsus alternans.

Ein diastolisches Aortengeräusch infolge einer relativen Aorteninsuffizienz ist nach unserer Meinung außerordentlich selten.

Augenhintergrunduntersuchung. Die Untersuchung der Fundi ergibt viele abnorme Befunde; diese Untersuchung hat zwecks Feststellung des Grades der

Gefäßveränderungen grundlegende Bedeutung. Sie sollte zur Beobachtung des Fortschreitens der Veränderungen häufig durchgeführt werden. Die früheste Veränderung besteht in einer Kontraktion (Verengung) der Arterien, doch findet man sogar diesen Befund in Frühstadien oft nicht, sodaß die Fundi normal sind. Mit dem Auftreten atherosklerotischer Veränderungen kommt es zu neuen Erscheinungen. Die Gefäße verlaufen geschlängelt, der Lichtreflex ist breit, die Lichtung der Arterien wird unregelmäßig und an den Kreuzungsstellen ist eine Kompression der Venen sichtbar.

Hyalinablagerungen in den Wänden der verengten Arterien sind die Ursache des „silberdraht"-ähnlichen Aussehens. Sogar im Frühstadium kann eine akute Zusammenziehung der Arterien zur Exsudatbildung (Baumwollfleckenexsudat, „cotton wool patches") und zu Blutungen führen; diese gehen leicht wieder zurück, wenn der Gefäßspasmus (die akute angiospastische Retinopathie) nachläßt. Alle atherosklerotischen Veränderungen findet man gelegentlich auch ohne Erhöhung des Blutdruckes.

Beim Auftreten einer sehr starken Gefäßverengung und von Hirnödem mit einer Erhöhung des Liquordruckes kommt es zu einer Schwellung der Sehnervenpapille und zu einem Papillenödem.

Laboratoriumsbefunde. Bei vielen Fällen ist Eiweiß im Harn nicht vorhanden, während bei anderen die Albuminurie vom Anfang an sehr stark ist. Auch granulierte und hyaline Zylinder sind nachweisbar. Manchmal ist die Albuminurie auf eine Herzinsuffizienz mit Stauung zurückzuführen.

Die Untersuchung des Harnstoffes im Blut, des Reststickstoffes und des Kreatinins ergibt normale Befunde. Der Cholesterinspiegel im Blut ist gelegentlich, aber nicht regelmäßig leicht erhöht. Nierenfunktionsprüfungen mit modernen Methoden können

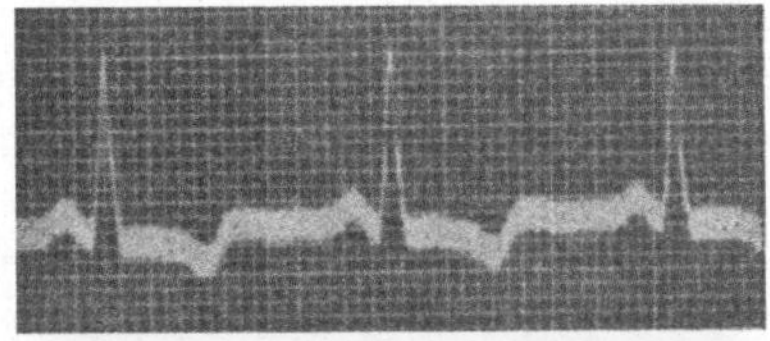
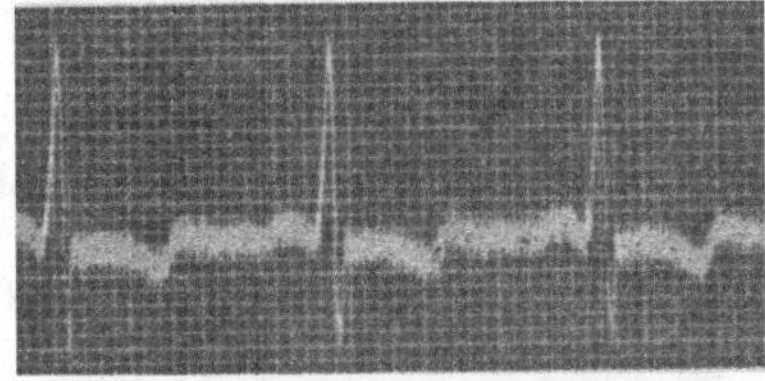
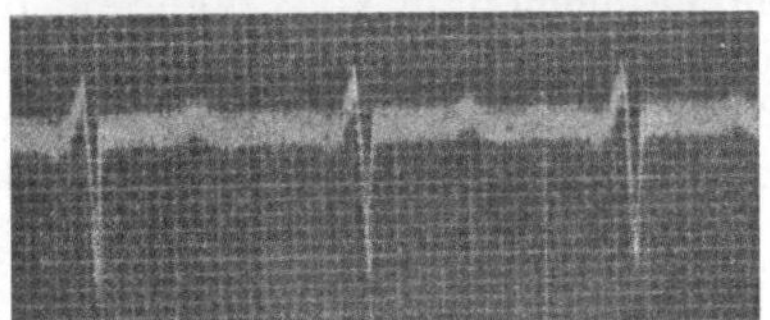

Abb. 40. Kurve bei Überlastung des linken Ventrikels. Es besteht eine gewisse Knotung der QRS-Komplexe und ein kurzes P-R-Intervall.

jedoch Zeichen einer Destruktion des Nierenparenchyms und einer Nierenischämie ergeben. Der Grundumsatz wird häufig abnorm und sogar außerordentlich hoch gefunden, ohne daß eine nachweisbare Schilddrüsenbeteiligung oder eine Herzinsuffizienz vorhanden wäre.

Elektrokardiogramm. Das Elektrokardiogramm zeigt eine Linksablenkung der Herzachse, was auch bei Gesunden häufig ist; in späten Stadien bei Entwicklung einer Hypertrophie und Dilatation des linken Ventrikels sind die ST-Strecken und die T-Zacken in der Ableitung I (und oft in Ableitung II) unter die Nullinie gesenkt, während sie in Ableitung III nach aufwärts verlagert sind. Die Brustwandableitungen ergeben mehr diagnostische Veränderungen. In V_2 können die R-Zacken fehlen und das S ist tief; in V_5 besteht eine hohe R-Zacke, auf welche nur selten eine S-Zacke folgt, und sowohl die ST-Strecken als auch die T-Zacken sind unter die isoelektrische Linie gesenkt.

Es handelt sich um dieselbe Kurve wie bei einer Überlastung des linken Ventrikels infolge einer Aorteninsuffizienz (Abb. 10a).

In vielen Fällen von Hypertonie, besonders bei den mit einer Herzhypermotilität einhergehenden Formen, findet man ein sehr kurzes P-R-Intervall. So liegt in Abb. 40 neben den Zeichen der Linksüberlastung ein P-R-Intervall von 0,12 vor. Oft ist die Überleitungszeit sogar noch kürzer. Diese Kurve stammt von einem 63jährigen Mann mit einem Blutdruck von 220/120 mm Hg. Diese Verkürzung des P-R-Intervalls ist keineswegs charakteristisch. Sie ist beim Thiamindefizit häufig und man findet sie auch bei Herzen mit einer starken Hypermotilität. Arbeiten über die Auswirkung der Hypertonie auf die Überleitungszeit gibt es nicht.

Verlauf

Das Tempo des Krankheitsablaufs ist großen Schwankungen unterworfen. Die Krankheit schreitet oft sehr langsam fort, sodaß ein zehn Jahre nach der ersten Untersuchung kontrollierter Patient noch dieselben Befunde aufweisen kann. Ein anderes Mal ist der Verlauf stürmisch und die Veränderungen schreiten rapid weiter.

Bedeutung der Retinabefunde. Wiederholt waren Bemühungen im Gange, verschiedene Stadien oder Grade des Leidens voneinander abzugrenzen. Eine derartige Methode beruht auf den Retinabefunden. Im ersten Stadium sind die Retinabefunde normal. Zu dieser großen Gruppe gehören jene Kranken, welche oft bei Ruhe und im Schlaf einen normalen Blutdruck haben; überdies haben sie nur wenige Symptome oder Erscheinungen. Im zweiten Stadium sind gewisse Zeichen einer retinalen Gefäßsklerose, aber keine Blutungen oder Exsudate vorhanden. Im dritten Stadium besteht eine leichte vasospastische Retinopathie, aber ohne Papillenödem; im vierten Stadium liegt neben anderen Veränderungen ein Papillenödem vor. Während diese Unterscheidung der Retinaveränderungen für die Beurteilung des Zustandes des Patienten von großer Hilfe ist, hängt die Prognose doch von vielen Faktoren ab, besonders von der Entwicklung sklerotischer Veränderungen in lebenswichtigen Organen, wie im Herzen und im Gehirn.

Bedeutung der Fixation des Blutdruckes. Vom rein klinischen Standpunkt aus hat man bei Patienten mit essentieller Hypertonie viele Jahre lang zwei Stadien unterschieden. Das erste ist das Stadium der schwankenden Blutdruckwerte. Der untersuchende Arzt findet bei der ersten Messung einen systolischen Blutdruck von 200 mm Hg. Wiederholt er die Messung nach wenigen Minuten, nachdem sich der Patient angezogen und beruhigt hat, so kann der systolische Blutdruck 160 mm Hg betragen. In diesem Stadium verursacht jede Aufregung, jede seelische oder körperliche Anstrengung einen beträchtlichen Blutdruckanstieg. Die zahllosen Eindrücke des täglichen Lebens geben genügend Gelegenheit zur ständigen Erhaltung der Hypertonie während des Tages. Im Schlaf oder nach Einnahme großer Dosen von Sedativen sowie nach längerer Bettruhe ist der Blutdruck normal.

Nach einer verschieden langen Periode wird das Stadium des fixierten Blutdruckes erreicht. Bei Aufregungen kommen noch zusätzliche Anstiege vor, aber weder Schlaf noch Sedativa vermögen den Blutdruck auf eine normale Höhe zu reduzieren.

Um diese Zeit hat sich eine Arteriolosklerose entwickelt und sowohl das klinische Bild als auch der Verlauf, die Komplikationen und die Prognose hängen vom Grad der Gefäßveränderungen in den verschiedenen Organen ab. Komplikationen von seiten des Kreislaufs sind am häufigsten, während Nierenkomplikationen selten vorkommen.

Kreislaufkomplikationen. Diese sind mannigfaltiger Natur. Mindestens 50 Prozent dieser Fälle bekommen eine Herzinsuffizienz. Die fortschreitende

Koronarsklerose schädigt das unter der schweren Last der Hypertonie arbeitende Myokard; dies führt zu einer Herzinsuffizienz mit Stauung. Bei vielen Patienten verursacht die Koronarsklerose eine Arbeitsangina und einen Myokardinfarkt als Folgen eines akuten und subakuten Koronarverschlusses. Früher wurde festgestellt, daß eine Hypertonie bei Patienten mit Arbeitsangina und Koronarthrombose einen häufig anzutreffenden Befund darstellt. Bei einem kleinen Prozentsatz von Patienten findet man Zeichen einer obstruierenden Atherosklerose der peripheren Gefäße an den unteren Extremitäten.

Das Elektrokardiogramm kann zur Beurteilung des Fortschreitens der Koronarsklerose sehr wertvoll sein. Neben den vorher erwähnten Zeichen der Überlastung des linken Ventrikels zeigen eine tiefe Q-Zacke in der Ableitung III, eine Verknotung und Verbreiterung der QRS-Komplexe (intraventrikulärer Block) sowie Veränderungen der T-Zacke das Vorliegen einer Koronarsklerose an. Es muß jedoch betont werden, daß sogar eine starke Koronarsklerose unter bestimmten Umständen nicht unbedingt zu elektrokardiographischen Veränderungen führen muß.

Zerebrale Komplikationen. Bei 13 Prozent der Hypertoniker kommt es zu Paralysen, Hemiplegien und Aphasien. In manchen Fällen sind diese Zwischenfälle auf eine von Wandthromben im linken Ventrikel ausgehende Embolie zurückzuführen. Häufiger haben sie ihre Ursache in einer arteriellen Thrombose, in einer Blutung oder in einem Hirnödem. Für viele vorübergehende Schädigungen sind lokale Gefäßspasmen (zerebrale Krisen) verantwortlich zu machen. Derselbe Mechanismus führt zur sogenannten hypertonischen Enzephalopathie (S. 369). Viele Autoren lehnen in der letzten Zeit das Vorkommen von Gefäßspasmen als auslösende Faktoren ab und nehmen dafür eine Thrombosierung kleiner Gefäße an.

Oft gehen zerebralen Gefäßkomplikationen eine gewisse Zeit starke Kopfschmerzen und Schwindel voraus.

Mit großer Wahrscheinlichkeit sind die Hirnblutungen nicht auf eine einfache Ruptur einer Arterie zurückzuführen. Versuche an Leichen zeigen, daß der kolossale Druck von 1520 mm Hg notwendig ist, um eine Hirnarterie zum Bersten zu bringen. Die eigentliche Ursache sind scheinbar Gefäßspasmen, welche zu lokaler Ischämie und deshalb zu Gefäßschädigungen oder zu Schädigungen des Hirngewebes führen. Auch kongenitale Anomalien kommen vor.

Andere Komplikationen. Eine Sklerose der Nieren- und Hirngefäße kann, wie früher dargelegt, eine Hypertonie hervorrufen oder eine bereits bestehende Hypertonie verstärken.

Eine Sklerose der Milz- oder Leberarterien führt in diesem Stadium nicht zu Komplikationen. Eine gleichzeitig bestehende Nephrosklerose hat keine Komplikationen zur Folge, da man eine Beeinträchtigung der Nierenfunktion nur mit sehr empfindlichen Spezialproben nachweisen kann.

Nicht selten tritt in diesem Stadium ein Diabetes auf, welcher mit einer Sklerose der Pankreasarterien zusammenhängt. Häufig findet man eine Glykosurie, nach welcher man insbesondere im Anschluß an kohlehydratreiche Mahlzeiten suchen soll. Eine Nephrosklerose erhöht jedoch die Nierenschwelle und kann so das Auftreten einer Glykosurie trotz beträchtlich erhöhtem Blutzucker verhindern. Die Blutzuckerhöhe ist daher für die Einschätzung dieser Fälle viel wichtiger als die Menge des Harnzuckers.

Bei rasch einsetzender Herzinsuffizienz oder nach einer Koronarthrombose mit Myokardinfarkt kann der systolische Blutdruck abfallen, während der diastolische hoch bleibt. Auf diese Weise wird der Pulsdruck wesentlich niedriger. In manchen Fällen sinkt auch der diastolische Blutdruck auf normale Werte ab, sodaß dann die Diagnose einer früheren Hypertonie nur auf Grund der Feststellung eines sehr großen Herzens vermutet werden kann.

Nierenkomplikationen. Nur ein kleiner Prozentsatz von Patienten (7 bis 10 Prozent) erreicht das Stadium der Niereninsuffizienz und stirbt an einer Urämie. Dieser Ausgang ist in der Patientengruppe mit dem Syndrom einer malignen Hypertonie am häufigsten.

Maligne Hypertonie

Es handelt sich dabei nicht um eine Krankheitseinheit, sondern um ein Syndrom, welches bei verschiedenen zu einer Hypertonie führenden Krankheiten auftreten kann, zum Beispiel bei einer Nephrosklerose im Verlauf einer essentiellen Hypertonie, bei einer chronischen Nephritis und Pyelitis. Daher erscheint der Ausdruck maligne Phase der Hypertonie mehr angemessen. Ihre Pathogenese ist unbekannt.

Klinisch nimmt man den Beginn der malignen Phase an, wenn sich die Krankheit rasch verschlechtert, wenn der diastolische Blutdruck auf Werte von über 130 mm Hg erhöht ist und auf dieser Höhe fixiert bleibt sowie, wenn die früher erwähnten Fundusveränderungen erscheinen.

Histologisch ist der Zustand durch das Auftreten von Nekrosen der afferenten Arteriolen in den Nieren, von herdförmigen Nekrosen der Glomerulusschlingen, einer proliferativen Reaktion der Glomeruli und einer diffusen Endarteritis (proliferativen Kapsulitis) charakterisiert.

Eine maligne Hypertonie kommt oft bei relativ jungen Menschen vor.

In einer Serie standen 67 Prozent der Patienten zwischen dem 35. und 55. Lebensjahr, ein Patient war nur siebzehn Jahre alt.

Die Symptome sind im Prinzip jene der essentiellen Hypertonie, nur stärker ausgeprägt. Kopfschmerzen sind häufig und exzessiv. Zeichen von Papillenödem und Exsudaten in der Retina mit Blutungen sind die Regel. Der höhere diastolische Druck hat eine Erhöhung des Spinaldruckes zur Folge, und dieser wieder führt zum Papillenödem. Die Nierenfunktion ist eingeschränkt und das spezifische Gewicht wird fixiert, wobei Reststickstoff und Kreatinin ansteigen. Eine Albuminurie kann eine Zeitlang fehlen. Die Unterscheidung von der chronischen Nephritis ist sehr schwierig. Die Prognose ist immer sehr ungünstig, das Leiden verschlechtert sich und endet innerhalb weniger Jahre. Bereits ein Jahr nach Auftreten von Symptomen kann der Tod eintreten.

Eines der wichtigsten klinischen Zeichen ist die Erhöhung des diastolischen Blutdruckes auf Werte von über 130 mm Hg; sogar Werte von 160 bis 180 werden beobachtet. Die für diese Erscheinung verantwortliche beträchtliche Verengung der Arteriolen führt zur Niereninsuffizienz und zum Hirnödem. Die Palpation ergibt oft wie bei Hyperthyreosen eine starke Hypermotilität des Herzens, die ganze Präkordialgegend kann pulsieren. Das P-R-Intervall im Elektrokardiogramm ist verkürzt, oft kann man ungewöhnliche Werte von weniger als 0.12 Sekunden beobachten.

Das Bild der malignen Hypertonie kann experimentell durch den Goldblattschen Mechanismus, nicht aber durch neurogene Faktoren hervorgerufen werden.

Die Prognose ist sehr schlecht, doch kommen spontane Besserungen vor. Glücklicherweise werden diese mit Hilfe der modernen therapeutischen Maßnahmen häufiger. Die Mortalität im Verlauf von 2 Jahren konnte durch die Sympathektomie von 90 auf 50 Prozent vermindert werden und wird derzeit durch das Hexamethonium und das Apresolin sogar noch weiter reduziert. Die Reisdiät vermag schon allein das Syndrom zu beseitigen und Page hatte Erfolg mit der Fiebertherapie. Der Patient erhält monatelang eine Bakterienvakzine intravenös, welche für eine Temperaturerhöhung auf ungefähr 38 Grad Celsius ausreicht. Oft verschwindet die Azotämie mit Hilfe einer Reisdiät oder mit Hilfe irgend einer anderen Diät, welche nicht mehr als 20 g Eiweiß täglich enthält.

Prognose

Die Prognose der essentiellen Hypertonie ist schwer anzugeben, da sogar sehr milde Formen, besonders bei jungen Menschen, plötzlich einen malignen Verlauf nehmen können; überdies können unerwartete Komplikationen, wie zum Beispiel eine Koronarthrombose, auftreten und das ganze Bild ändern. Für die endgültige Prognose sind die Lebensweise, die Gewohnheiten der Patienten bezüglich der Nahrungsmenge, Alkoholismus und dergleichen wichtig.

Weisen Patienten elektrokardiographische Veränderungen auf, welche für einen Myokardschaden sprechen und meist durch eine Koronarsklerose hervorgerufen werden, besteht ein Galopprhythmus oder treten Anfälle von Asthma cardiale auf, so ist die Prognose zweifelhaft. Eine Erhöhung des diastolischen Blutdruckes auf über 120 mm Hg ist bedeutsam, da eine solche der malignen Phase vorhergehen kann. Anderseits kann man Kranke beobachten, welche viele Jahre lang einen diastolischen Blutdruck von 130 mm Hg haben, ohne Erscheinungen der malignen Phase zu bekommen. Es sind Fälle bekannt, in welchen Blutdruckwerte von 220/120 mm Hg 20 Jahre lang oder Druckwerte von 225/140 16 Jahre lang sowie mildere Hypertonieformen über 50 Jahre hin beobachtet werden konnten! Die Höhe des Blutdrucks ist für die Prognose nicht allein ausschlaggebend. In manchen Fällen bessert sich auch der Befund am Augenhintergrund oder es verschwinden die Hypertrophiezeichen im Elektrokardiogramm, ohne daß sich der Blutdruck ändert.

Therapie

Bei Besprechung der Behandlung der essentiellen Hypertonie ist es notwendig, von Anfang an zu betonen, daß es eine rationelle Therapie nicht gibt, da wir den Entstehungsmechanismus dieses Zustandes nicht kennen. In der symptomatischen Behandlung wurden jedoch große Fortschritte erzielt, ein therapeutischer Nihilismus ist daher nicht berechtigt.

Fünf Typen von therapeutischen Maßnahmen sollen besprochen werden: 1. Allgemeine hygienische Maßnahmen, 2. Diät, 3. Medikamente, 4. die chirurgische und 5. die symptomatische Behandlung.

Allgemeinbehandlung. Die Einstellung des Arztes bei der Entdeckung einer Hypertonie hat grundlegende Bedeutung. Leider runzeln viele Ärzte noch die Stirn und blicken sehr ernst, wenn sie eine Hypertonie finden. Oft werden Anweisungen gegeben, welche dem Patienten überzeugen, daß seine Situation außerordentlich schwer ist. Man muß dem Kranken sagen, daß sein Blutdruck erhöht ist. Ohne diese Mitteilung werden bestimmte Maßnahmen, welche seine Mitarbeit verlangen, unmöglich. Anderseits soll man die richtigen Werte nicht angeben, trotz der Gefahr, daß der Patient von einem Arzt zum andern gehen wird, bis er einen findet, der ihm die Höhe des Blutdruckes ohne Zögern angibt. Der Patient legt auf die bei verschiedenen Gelegenheiten gefundenen differierenden Blutdruckzahlen zu viel Wert und ein Anstieg um 5 mm bedeutet für ihn oft ein drohendes Unheil.

Nach der Feststellung der Hypertonie sind die Durchführung einer Allgemeinuntersuchung einschließlich der Nierenfunktionsproben (von welcher der Volhardsche Konzentrationsversuch oder eine Modifikation immer noch die zuverlässigste ist), die Aufnahme eines Elektrokardiogramms und eine intravenöse Pyelographie ratsam. Sind alle diese Befunde negativ, so ist es wichtig zu betonen, daß der Patient ein symptomfreies aktives Leben führen und lange Zeit leben kann. Die Hypertonie braucht 30 Jahre keine Beschwerden machen. Der nachdrückliche Hinweis ist wichtig, daß keine Gefahr eines Schlaganfalles besteht (die von Patienten am meisten gefürchtete Komplikation), daß ständige ärztliche Beobachtung, aber keine allzuhäufigen Besuche notwendig sind. Der Patient soll nicht „blutdruckkrank" werden.

Eine offene Besprechung der Lebensweise soll sich anschließen. Quellen der Besorgnis, Furcht und Angst sollen nach Möglichkeit beseitigt werden. Exzessive geistige Anstrengung ist ebenso wie körperliche Überarbeitung zu vermeiden. Findet man eine Hypertonie bei jungen Menschen, so soll man einen Beruf vorschlagen, bei dem die geistigen und körperlichen Anstrengungen minimal sind. Ruheperioden, Ferien und langer Nachtschlaf sind zu sichern. Der Kranke darf sich nicht überessen. Die Nahrungsmenge ist wichtiger als ihre Qualität. Die Zeit ist vorbei, da man dunkles Fleisch oder Fleisch überhaupt verboten hat. Nahrungsstoffe mit einem hohen Cholesteringehalt, wie zum Beispiel Eier, schwere Cremen und tierische Fette soll man lieber nicht erlauben. Das Salzen der Nahrung ist nicht zu empfehlen, doch ist es nicht bewiesen, daß normale Mengen von Gewürzen schädlich sind. Gegen kleine Mengen von Alkohol ist in den frühen Stadien nichts einzuwenden, das Rauchen ist jedoch zu verbieten, da es Patienten gibt, bei welchen der Blutdruck nach dem Rauchen immer ansteigt. Sexuelle Probleme sind offen zu besprechen, jede übermäßige Aufregung oder Besorgnis ist in dieser Frage zu vermeiden.

Diät. In den letzten Jahren erfuhr die Diätbehandlung der Hypertonie mehr Beachtung. Jahrelang blieb sie vernachlässigt und man hielt sie — trotz der Pionierarbeit von Allen — und den Arbeiten von Ambard, Strauss und Volhard für eine Besonderheit der kontinentalen Medizin. Es ist das Verdienst von Kempner, daß das Interesse der Ärzte seit der Publikation seiner Arbeit über die Reisdiät neuerlich auf die Wichtigkeit der Diät für den Hypertoniker gerichtet wurde. Derzeit erlebt man — wie üblich — Übertreibungen dieser Behandlung. Kranke mit Blutdruckwerten von 150/100 werden auf eine salzfreie Diät gesetzt, und Kranke mit einer Koarktation der Aorta oder alte Leute mit einer rein systolischen Hypertonie bei einer Atheromatose und einem Elastizitätsverlust der aufsteigenden Aorta werden mit einer streng salzfreien Diät gequält, welche im allgemeinen unnütz ist.

Eine streng salzfreie Diät, d. h. eine Diät, welche nicht mehr als 200 mg Natrium täglich enthält, ist bei ungefähr 40 Prozent der Patienten nützlich. Eine sehr salzarme Diät, welche bis zu ungefähr 500 mg Natrium enthält, ist selten von Nutzen. Daher verordnet man eine salzarme und nicht eine salzfreie Diät, wenn nicht innerhalb von 6 Monaten eine eindeutige Besserung eingetreten ist. Die Diät ist auf fett- und salzfreiem Milchpulver, gebratenen Kartoffeln, Zucker und Ölmargarine aufgebaut und wird mit Hilfe von Diätvorschriften, wie z. B. jener der Amerikanischen Herzgesellschaft, allmählich erweitert. Wir erwähnten in der 1. Auflage dieses Buches, daß der Natriumverlust des Körpers durch einige Injektionen eines Quecksilberdiuretikums beschleunigt werden kann, doch ist eine solche Maßnahme selten nötig.

Reisdiät. Auf Grund von Arbeiten über den Stoffwechsel isolierter Nierenzellen führte Kempner die Reisdiät anfangs nur für die renale Hypertonie ein, indem er sich vom Gedanken leiten ließ, mit ihrer Hilfe die Belastung der Nieren ebenso zu vermindern, wie man bei Kranken mit einem Herzschaden die Herzbelastung durch Vermeidung von Anstrengungen herabsetzt. Später wurde die Diät auch bei anderen Hypertonieformen mit überraschenden Ergebnissen angewendet.

Die Diät besteht in der täglichen Darreichung von 250 bis 350 g Reis jeglicher Art mit Früchten und Fruchtsäften. Sie enthält täglich ungefähr 2000 Kalorien, nur 5 g Fett, 20 g Eiweiß, 200 mg Chloride und 150 mg Natrium. Eine Banane täglich ist gestattet, Nüsse und dgl. sowie Datteln sind zu vermeiden. Flüssigkeit gibt man nur in Form von Fruchtsäften, und zwar nicht mehr als 1000 ccm täglich. Der Reis wird gekocht oder gedünstet, die Früchte und Fruchtsäfte sollen frisch sein, Dosenfrüchte sind nur gestattet, wenn zu ihrer Konservierung keine Natriumsalze verwendet werden.

Man gibt täglich zusätzlich Vitamin A (5000 Einheiten), Vitamin D (1000 Einheiten), Thiaminchlorid (5 mg), Riboflavin (5 mg) und pantothensaures Calcium (2 mg), außerdem ein wenig Eisen.

Nach einigen Monaten kann man etwas grünes Gemüse, aber keine Leguminosen zulegen, und später gebratenes oder gekochtes mageres Fleisch. Auch leichter Kaffee ist gestattet.

Während der Behandlung, besonders in den ersten 3 Wochen, muß man wegen der Möglichkeit eines zu großen Salzverlustes durch die Nieren und der damit gegebenen Gefahr der Entstehung einer Hyponaträmie und Azotämie den Natrium- und Harnstoffspiegel im Serum überwachen.

Die Diät ist leicht zu erklären, aber nicht so leicht zu befolgen. Sie ist eintönig, und nur ein kleiner Prozentsatz der Patienten hat den entsprechenden Charakter und die nötige Willenskraft, um sie durchzuhalten. In 70 Prozent von jenen Kranken, welche dazu imstande sind, kann man einen Erfolg mit einem beachtlichen Absinken des Blutdrucks und des Cholesterins (40 Prozent) erreichen. Das Herz wird deutlich kleiner, das Elektrokardiogramm wird normal und auch beträchtliche Fundusveränderungen verschwinden. Kopfschmerzen und Herzklopfen hören auf und die Patienten fühlen sich besser. Azotämien gehen zurück, und wenn sie nur leicht sind, stellen sie keine Kontraindikation gegen die Diätbehandlung dar.

Die Wirkungsweise dieser Diät ist ungeklärt. Zuerst hat man auf Grund zu kurzer Beobachtungen und einer zu geringen Zahl von Fällen jegliche Wirkung geleugnet. Tatsächlich muß man die Diät viele Monate einhalten, bis man einen gewissen Erfolg erreichen kann; einer unserer Patienten hielt sie z. B. 12 Monate ein. In anderen Fällen erlebt man bereits nach 4 Tagen einen Blutdruckabfall. Spätere Überprüfungen, so z. B. durch den Medical Research Council in Großbritannien, ergaben dasselbe Resultat, d. h., in 70 Prozent der Fälle eine günstige Wirkung.

Trotz dieser Ergebnisse und weiterer Erfahrungen findet man in der Literatur immer noch Bemerkungen, daß die günstigen Erfolge durch die bezwingende Einwirkung der die Einhaltung der Diät überwachenden Personen, durch deren Einfluß auf die Psyche der Kranken und durch ähnliche Wirkungen erreicht würden. Kein Fanatismus war aber imstande, vor der Einführung der Reisdiät in 23 von 88 Fällen ein Papillenödem zu beseitigen. Nach der derzeit allgemeinen Überzeugung liegt die Wirksamkeit der Diät anscheinend in ihrem niedrigen Natriumgehalt, und als Hauptargument wird herangezogen, daß der Blutdruck, welcher bei Kranken während der Diätbehandlung abgesunken war, wieder anzusteigen beginnt, sobald der Nahrung Salz hinzugefügt wird. Wir halten dies jedoch nicht für ein überzeugendes Argument, da eine Salzzugabe auch bei einer

andersartigen Wirkungsweise der Diät zu einem Blutdruckanstieg führen kann˙
Die Reisdiät ist fett- und eiweißärmer als jede andere Diät, dem Einfluß dieser
Faktoren wurde aber bisher zu wenig Beachtung geschenkt. Eine andere Möglich-
keit besteht in einer Wirkung über die Nebennieren. In den ersten 3 Monaten weist
der Patient eine negative Stickstoffbilanz auf, doch wird das Gleichgewicht bald
wieder erreicht, insbesondere durch die eiweißsparende Wirkung der Kohlehydrate.
Es wurde festgestellt, daß die Reisdiät nicht besser sei wie eine Gersten- oder
Makkaroni-Diät. Dazu ist zu sagen, daß der Reis ein Hauptnahrungsmittel darstellt, welches die nötigen Aminosäuren in größerer Menge als jedes andere
Nahrungsmittel enthält; nur Methionin und Histidin sollen im Reis fehlen.

Es ist erstaunlich, daß die Kranken nicht einmal zur heißen Sommerzeit das
Salzmangel-Syndrom aufweisen, vorausgesetzt, daß nicht Salz durch die Nieren
verloren geht. Große Müdigkeit, Kopfschmerzen, Apathie, Anorexie und Muskel-
spasmen weisen auf das Vorliegen eines Salzmangelzustandes hin.

Bisher ist nicht bekannt, wie lange diese Diät ohne Schädigung fortgesetzt
werden kann.

Wir halten die Verordnung der Reisdiät bei Kranken, welche auf Grund ihrer
Beschäftigungsart nicht gezwungen sind, sich in einem Restaurant zu verpflegen,
und welche die nötige Willenskraft aufbringen, für eine Maßnahme, welche das
Leben ohne Zweifel verlängert und daher empfehlenswert ist.

Auch hierbei sind, wie bei der salzfreien Diät, halbe Maßnahmen ohne Nutzen.
Nur die strikte Einhaltung der Diät kann Hilfe bringen. Sie soll erst nach Be-
endigung eines Jahres aufgegeben werden, wenn ihre genaue Befolgung ohne
Wirkung geblieben ist.

Die **Kunstharze** sollen im Detail im Abschnitt über die Diuretika behandelt werden. Sie sind nützlich, jedoch kein Ersatz für eine salzarme Diät. Wenn
Patienten eine bezüglich des Salzgehaltes normale Kost zu sich nehmen, dann
absorbieren die Kunstharze nur eine kleine Salzmenge. Bei ihrer Anwendung ist das
Risiko größer als ohne sie, und die Frage, ob die durch ihre Verordnung ermög-
lichte Vergrößerung der Salzzufuhr ein ausreichender Grund ist, um die Risiken
und die damit verbundenen Unannehmlichkeiten auf sich zu nehmen, muß verneint werden.

Im allgemeinen ist zu sagen, daß die Kunstharze bei Hypertonikern enttäuscht haben. Bei Patienten mit einer Hyperkalämie kann man sie anwenden,
um den Kaliumgehalt im Serum und in den Geweben zu vermindern.

Medikamentöse Behandlung. Sedativa, besonders Barbiturate und Chloralhydrat mit Bromiden, haben als Adjuvantien zur Erzielung einer Besserung
großen Wert.

Fast alle der während der vergangenen Jahre empfohlenen Medikamente,
wie Jodsalze, Knoblauchpräparate, Bismutum subnitricum und viele andere
Medikamente, sind scheinbar nutzlos. Die günstige Wirkung der oft verwendeten
Purinderivate ist nicht bewiesen. Wir wollen jedoch neuerlich betonen, daß das
Auftreten der experimentell durch Cholesterinfütterung zu erzeugenden Athero-
sklerose durch gleichzeitige Anwendung von Jod verhütet werden kann (S. 217).

Die Behandlung mit Natrium- oder Kalium-Sulfozyanat kann eine deutliche
Wirkung auf die Erniedrigung des Blutdruckes und auf die Erleichterung der
Kopfschmerzen haben. Infolge ihrer großen Toxizität wurde die Anwendung
dieser Substanzen jedoch bald wieder verlassen, Behandlungsversuche mit diesen
Präparaten wurden aber immer wieder durchgeführt. Zwecks Verminderung der
Häufigkeit toxischer Erscheinungen wurde die öftere Kontrolle des Thiozyanat-
spiegels im Blut empfohlen.

Für den Mechanismus des Blutdruckabfalles während der Anwendung von Kaliumthiozyanat gibt es keine Erklärung. Man hat eine Wirkung über die Nebennierenrinde angenommen.

Die Verordnung dieses Medikamentes ist bei Patienten mit Nierenschädigungen kontraindiziert, da dabei sogar einzelne Dosen den Blutspiegel für zwei bis drei Wochen erhöhen können. Auch eine schwere Atherosklerose, zerebrale Komplikationen, eine Herzinsuffizienz mit Stauung oder eine Angina pectoris gelten als Kontraindikationen.

Die Einzeldosis beträgt meist 0.2 g. Die zu verordnende Dosis muß jedoch dem Einzelfall angepaßt werden, da die individuelle Ausscheidung der Thiozyanate sehr verschieden ist. Gewöhnlich gibt man drei Tage lang täglich drei Tabletten zu 0.2 g und dann täglich zwei Tabletten, bis ein Blutspiegel von 8 bis 12 mg Prozent erreicht ist. Die Kopfschmerzen verschwinden bereits bei Werten von 3 bis 6 mg Prozent. Ist der Spiegel höher, so treten häufig toxische Erscheinungen auf. Diese kommen jedoch auch bei niedrigem Spiegel vor. Die Erhaltungsdosis beträgt eine Tablette täglich oder drei bis fünf Tabletten wöchentlich. Es wurde über viele Monate oder jahrelang fortgesetzte Behandlungen ohne Auftreten von Komplikationen oder unvorhergesehenen Erscheinungen berichtet. Anderseits sind frühzeitig auftretende toxische Zeichen häufig, sie kommen in ungefähr 20 bis 30 Prozent der behandelten Fälle vor; trotz zweimal wöchentlicher Kontrolle des Blutspiegels, welcher niemals 10 mg-Prozent überschritt, wurden tödliche Zwischenfälle beobachtet. Der Plasmaspiegel kann plötzlich ohne ersichtliche Ursache ansteigen.

Die ersten toxischen Zeichen bestehen in Schwäche und Übelkeit. Schwindel, Hautschädigungen, Halluzinationen, Verwirrtheitszustände und andere psychotische Erscheinungen mit Depressionen, Koma, Kieferschmerzen, Thrombophlebitis, Purpura, Schilddrüsenvergrößerungen, Krämpfe, Cheyne-Stokessche Atmung, Bauchschmerzen und Fieber können sich anschließen. Die toxischen Symptome können trotz sofortigem Absetzen des Medikamentes drei bis vier Wochen anhalten. Der Eintritt des Todes ist oft nicht aufzuhalten. Verschiedene Autoren treten daher der allgemeinen Anwendung dieses gefährlichen Mittels entgegen, unsere eigene persönliche Erfahrung steht mit dieser Haltung in völligem Einklang. Der Blutdruck sinkt bei ungefähr 30 bis 40 Prozent der behandelten Fälle deutlich ab und Beschwerden, wie zum Beispiel Kopfschmerzen, werden wesentlich erleichtert. Die dieser Behandlungsmethode innewohnenden Gefahren sind jedoch groß und es ist nicht bewiesen, daß sie das Leben zu verlängern vermag. Der Blutdruck steigt bald nach Unterbrechung der Behandlung wieder an. So wie bei vielen anderen Medikamenten, bringt die Anwendung gelegentlich Erfolg, aber auch gefährliche Komplikationen, viele Autoren sind begeistert, bis sie trotz aller Vorsicht den ersten Todesfall erleben. In seltenen Fällen mit ungewöhnlich stark erhöhtem Blutdruck und Kopfschmerzen, wobei andere Methoden eine Erleichterung nicht zu bringen vermögen, kann man das Kaliumthiozyanat jedoch versuchen. Seine Anwendung bei Blutdruckkrisen wurde früher erwähnt (S. 368). Von St. Pierre wurde empfohlen, bei Kranken mit schweren Kopfschmerzen Natriumthiozyanat intravenös zu injizieren. Man gibt dabei 20 ccm einer Lösung von 1.396 g Natriumthiozyanat. Diese Menge führt nicht zu toxisch wirkenden Blutwerten.

Da die Behandlung mit Thiozyanaten in manchen Fällen den Blutdruck deutlich herabsetzt, ergibt sich die Frage, ab diese Herabsetzung mit Gefahren verbunden ist. Man hat eingewendet, daß die Hypertonie ein notwendiger Kompensationsvorgang sei, um die Gewebsernährung zu sichern, sobald sich einmal in den Arteriolen organische Veränderungen entwickeln. Fällt der Blutdruck, so wird weniger Blut durch die verengten Gefäße in die Gewebe gepreßt und ihre Ernährung leidet. Harnstoff-Clearance-Tests bei Hypertonikern ergeben jedoch nach beträchtlicher Herabsetzung des Blutdruckes mit Hilfe von Thiozyanaten keine Verminderung der Leistungsfähigkeit der Nieren. Anderseits kann man häufig beobachten, daß ein leichtes Sinken des Blutdruckes nach einem Koronarverschluß mit Erscheinungen einer Störung der zerebralen Durchblutung oder mit einem Anstieg des Reststickstoffes und des Kreatinins einhergeht und daß diese Symptome nach Wiederansteigen des Blutdruckes prompt verschwinden.

Rauwolfia serpentina. Diese Kletterpflanze von den Ausläufern des Himalaya und von der Malaiischen Halbinsel war in Indien schon jahrhundertelang als Heilmittel gegen Hysterie, gegen bestimmte Formen von Geisteskrankheiten, gegen Schlangenbisse und als Fiebermittel bekannt. In den letzten Jahren wurden zuerst indische Ärzte auf die günstigen Wirkungen aufmerksam, wenn diese Droge bei Hypertonikern gegeben wurde. Man verwendet den Rohextrakt aus der Wurzel oder aus den Pflanzenblättern oder ein gereinigtes Alkaloid (Reserpin). Tatsächlich konnte man nach einem Autor in 62 Prozent der behandelten Kranken einen Blutdruckabfall beobachten. Gute Wirkungen erhält man insbesondere bei nervösen, reizbaren Patienten mit leichter Hypertonie, doch konnten auch bei Fällen von maligner Hypertonie wesentliche Besserungen erzielt werden. In jenen Fällen, bei welchen Rauwolfia-Präparate allein ohne Wirkung bleiben, brachte die zusätzliche Anwendung von Apresolin oder von Veratrin die erwünschte Besserung.

Manche Nebenwirkungen, welche an sich an Zahl gering und harmlos sind, sind gleichzeitig nützlich. Es handelt sich dabei um Bradykardien oder zumindest um eine Reduktion der Pulsfrequenz um etwa 10 Prozent, weiters um das Verschwinden einer vor der Behandlung bestehenden Obstipation. Außerdem konnten Durchfälle, leichter Schwindel am Beginn der Behandlung, ein Kongestionsgefühl in der Nase, selten Nasenbluten, Alpdrücken, Bronchitiden und sogar das Horner'sche Syndrom beobachtet werden. Eine Gewöhnung tritt nicht ein, die Behandlung kann wochenlang fortgesetzt werden.

Die Behandlung führt nach einigen Tagen zu einem Blutdruckabfall, manchmal tritt er allerdings erst 3 Wochen nach dem Behandlungsbeginn ein, und diese günstige Wirkung bleibt auch noch wochenlang nach Absetzen der Behandlung bestehen.

Die Wirkungsweise ist wahrscheinlich zentral, doch weisen das Kongestionsgefühl in der Nase und andere Beobachtungen auf eine adrenergische Genese hin.

In den meisten Fällen genügen täglich 0.5 mg Reserpin oder 200 bis 400 mg des Wurzelextraktes.

Hydralazin (Apresolin). Dieses Phthalazinderivat hat eine chemische Struktur, welche in der Therapie neu ist. Es ist wertvoll, da es bei ungefähr 60 Prozent der Hypertoniker zu einem Blutdruckabfall führt, doch muß man in ungefähr 70 Prozent der behandelten Fälle schon bei relativ kleinen Dosen Nebenwirkungen in Kauf nehmen. Johnson und Mitarbeiter konnten bei 42 Prozent ihrer Patienten einen Blutdruckabfall auf normale Werte beobachten. Bei weiteren 23 Prozent konnte er herabgesetzt werden.

Die Nebenwirkungen bestehen in Kopfschmerzen, Wallungen, peripheren Ödemen, Blutungen im Magen-Darmtrakt, Herzklopfen, Schwindel, Anorexie, einem grippeähnlichen Syndrom mit Fieber, anginösen Schmerzen (das Medikament ist bei Koronarsklerosen kontraindiziert), Schwellungen der Nasenschleimhaut, Tränenfluß, Tachykardien, Hautausschlägen, periorbitalen Ödemen, Schläfrigkeit oder Überreizungen, Myalgien, Panzytopenien, Kribbeln in den Extremitäten, Übelkeit und Erbrechen.

Gibt man eine Zeitlang große Dosen (über 600 bis 800 mg), so kann man ähnliche Symptome und Befunde wie bei einer rheumatoiden Arthritis sowie bei Kollagenkrankheiten erheben, gelegentlich kann man ein Lupus erythematosus-ähnliches Bild, sogar mit L. E.-Zellen im Blut beobachten. Ein Autor sah dieses Syndrom in 13 von 139 mit Dosen von über 800 mg täglich behandelten Patienten.

Man beginnt mit 4 mal täglich 20 mg per os und steigt mit der Dosis nach 4 bis 6 Tagen allmählich an, bis man den gewünschten Erfolg erreicht oder bis die zahlreichen Nebenwirkungen zur Unterbrechung der Behandlung zwingen. Manche Nebenwirkungen verschwinden, wenn man mit jeder Apresolindosis ein Antihistaminikum und Aspirin verabreicht.

In vielen Fällen muß man, um einen Erfolg zu erzielen, gleichzeitig noch ein anderes blutdrucksenkendes Mittel geben. Bei manchen Patienten verliert das Mittel im Laufe der Behandlung seine Wirkung, bei anderen sind sogar 900 mg täglich wirkungslos.

Die Wirkungsweise der Droge ist bisher nicht geklärt, sie scheint komplexer Natur zu sein. Sicher besteht ein depressorischer Einfluß auf das vasopressorische Zentrum, gleichzeitig ist eine leichte sympathikolytische und adrenolytische Wirkung vorhanden. Einige im Blut zirkulierende pressorische Substanzen (Pherentasin) werden dadurch teilweise inaktiviert. Die Durchblutung des Gehirns und der Nieren soll verstärkt sein.

Bei hypertonischen Krisen führt eine intravenöse Injektion von 20 bis 40 mg zu einem mehrere Stunden anhaltenden Blutdruckabfall.

Mutterkornpräparate. Das Ergotamintartrat und das Dihydroergotamin 45 haben eine periphere vasokonstriktorische Wirkung. Die drei Verbindungen Dihydroergokrystin, Dihydroergokryptin und Dihydroergocornin, welche im Hydergin zu gleichen Teilen enthalten sind, senken den Blutdruck. Bei akuten Blutdrucksteigerungen führen 0,3 mg des Medikamentes mit einer Salzlösung verdünnt intravenös gegeben zu einem deutlichen Blutdruckabfall, doch sind die Erfolge mit der oralen Verabreichung dieses adrenergischen Blockers enttäuschend, obwohl in der Literatur günstige Berichte erschienen. Leichte Wirkungen werden durch die bald einsetzende Resistenz wieder aufgewogen. Gelegentlich kommen dabei ein Kongestionsgefühl in der Nase und Bradykardien vor.

Dibenamin und verwandte Verbindungen. Das Dibenamin ist ein peripher angreifender Sympathikusblocker, welcher zu den Alkylaminen gehört. Es zeigt schwere toxische Wirkungen, kann oral nicht verabreicht werden und wurde daher bald wieder verlassen. Die leicht modifizierte ähnliche Verbindung Dibenzilin gibt man in Dosen zu 20 mg als gelierte Kapseln. Seine Nebenwirkungen bestehen in gastrointestinalen Störungen, Synkope beim Stehen, Schläfrigkeit, Schwäche und in einem Kongestionsgefühl in der Nase. Wegen dieser Wirkungen wird es nur selten angewendet und ist nicht empfehlenswert.

Das **Priscol**, ein Imidazolin, kann zu beträchtlichen Blutdrucksteigerungen, zu Angina pectoris und zu Geschwürsrezidiven im Magendarmtrakt führen und wurde daher für die Therapie der essentiellen Hypertonie wieder verlassen.

Veratrine. Das Veratrin wurde jahrzehntelang bei der Eklampsie, bei Schwangerschaftstoxaemien, sowie bei der hypertonischen Enzephalopathie verwendet. In den letzten Jahren konnte man einige der Alkaloide isolieren, besonders das Protoveratrin, welches den Vorteil hat, daß man seine Dosierung nach dem Gewicht und nicht nach biologischen Tests regulieren kann.

Die Veratrine führen zu einem Blutdruckabfall über den Bezold-Jarisch Reflex, d. h., über eine Sensibilisierung der afferenten Nerven im Herzen, welche über den Vagus zentralwärts verlaufen. Der Blutdruckabfall geht mit einer ausgeprägten Bradykardie einher. Ist diese zu stark, dann kann man sie mit Atropin beseitigen.

In dringenden Notfällen hat man das Protoveratrin in Dosen von 1,5 bis 1,9 micro g pro kg und später alle 10 Minuten 20 micro g intravenös gegeben, bis man eine Wirkung erzielen konnte. Oral, subkutan und intramuskulär gibt man 3 bis 4mal täglich 0,5 bis 0,75 mg. Im allgemeinen sind die individuell benötigten Dosen so verschieden, daß man sie bei allen Veratrinpräparaten in jedem einzelnen Fall erst ermitteln muß; d. h., man beginnt mit den erwähnten Dosen und steigert sie allmählich. Der Nachteil der Veratrintherapie liegt hauptsächlich in der Tatsache, daß wirkungsvolle Dosen gewöhnlich gastrointestinale Symptome, insbesondere Übelkeit und Erbrechen, auslösen. Bei manchen Kranken tritt die Übelkeit sogar schon bei den kleinsten Dosen auf.

Andere Nebenwirkungen bestehen in substernalen und epigastrischen Druckempfindungen, Lethargie und Schwindel, Herzklopfen, Speichelfluß und Sekretion aus der Nase. Eine Hypotonie bei Lageänderungen ist meist nicht zu beobachten.

Methoniumverbindungen. Das Penta- und Hexamethonium sind quaternäre Ammoniumverbindungen, welche eine Curare-ähnliche Wirkung aufweisen und daher autonome Ganglienblocker sind. Die Hexamethoniumsalze sind stärker wirksam und seine Chloride sind den Bromiden und Jodiden wegen der Nebenwirkungen der letzteren vorzuziehen. Die ganglienblockierende Wirkung ist jener des Tetraäthylammoniumchlorids ähnlich, welches man daher auch für die Hypertonie empfohlen, aber wieder verlassen hat. Die meisten Wirkungen der Blockierung der sympathischen Ganglien sind günstig, während die Blockierung der parasympathischen Ganglien Nebenerscheinungen hervorruft.

Das Hexamethonium ist ein sehr kräftig wirkender Körper, welchen man daher am Anfang nur im Krankenhaus unter ständiger Kontrolle geben soll. Man muß die Kranken auf die möglichen unten erwähnten Nebenerscheinungen aufmerksam machen und muß ihnen, um sie vor Angst zu bewahren, sagen, daß sie in einiger Zeit dadurch eine Besserung erwarten können.

Bei oraler Anwendung werden von vielen Kranken nur 5 Prozent der dargereichten Hexamethoniummenge resorbiert, weshalb die Wirkung bei der Mehrzahl der Kranken nicht zufriedenstellend ist, sodaß man am Anfang 4mal täglich mindestens 125 mg geben muß. Diese Dosis steigert man alle 5 bis 6 Tage, bis der gewünschte Effekt erreicht ist. Man soll allerdings nicht mehr als 5 g täglich geben. Bei subkutaner Verabreichung empfehlen wir als erste Dosis nicht mehr als 2,5 mg, da wir bei Anwendung der gewöhnlich angegebenen Menge von 5 mg einen zu jähen Abfall des Blutdrucks beobachten konnten. Patienten, welche eine salzfreie Diät einhalten und jene, welche vorher eine Sympathektomie durchgemacht haben, reagieren besonders prompt. Wenn nötig, erhöht man die Dosen je nach der Reaktion der Patienten und steigert sie nach einer gewissen Zeit auch automatisch, da sehr häufig im Laufe der Behandlung eine sehr störende Resistenz eintritt, sodaß man bei länger dauernder Behandlung manchmal das zehnfache der anfangs wirksamen Dosen verabreichen muß. Intravenöse Injektionen wirken innerhalb von 1 Minute, intramuskuläre innerhalb von 5 bis 15 Minuten und subkutane Injektionen innerhalb von 30 Minuten.

Bei ungefähr 60 Prozent der Patienten erreicht man mit dieser Behandlung einen Erfolg.

Die Therapie ist bei Kranken mit Azotaemie, Glaukom, starker Prostatahypertrophie, schwerer Zerebral- und Koronarsklerose, schwerer Obstipation und ausgeprägten Nierenschäden kontraindiziert.

Da die autonomen Ganglien bei verschiedenen Kranken verschieden stark blockiert werden, variieren auch die Nebenerscheinungen sehr. Manche Nebenwirkungen erfordern sorgfältige ärztliche Überwachung und eine spezielle Behandlung.

Eine der ersten Nebenerscheinungen besteht in einer Obstipation. Der Patient soll nicht länger als 48 Stunden ohne Stuhlgang bleiben. Es wurde über Fälle von paralytischem Ileus berichtet. In der Zeit der Obstipation werden größere Mengen der Droge resorbiert. Man gibt am Anfang Magnesia- oder Cascaramilch und sucht die Hexamethoniumwirkung auf die Vagusganglien später, wenn nötig, durch Verbindungen wie Urecholin (Urethan-beta-methylcholin) in der Menge von täglich 5 bis 20 mg zu paralysieren. Auch damit ist nicht immer ein Erfolg zu erzielen. Gelegentlich hilft das Neostigmin. Eine andere große Gefahr besteht in einer manchmal sehr beängstigenden Harnverhaltung. Es konnten sogar, glücklicherweise allerdings selten, komplette und irreversible Lähmungen des Sympathikus mit Hypotonien beobachtet werden, welche durch Neosynephrin oder andere pressorische Amine nicht mehr behoben werden konnten. Manchmal verschwindet die Libido, doch kehrt sie oft wieder, wenn man 1 Dosis der Verbindung ausläßt. Infolge der Curare-ähnlichen Wirkung kann man häufig eine allgemeine Muskelschwäche feststellen. Eine der häufigsten Nebenwirkungen ist die orthostatische Hypotonie, welche bei der Verwendung dieser Verbindung öfter als bei jeder anderen Verbindung auftritt. Häufig muß man daher den Blutdruck im Liegen höher belassen als es möglich wäre, um ein wesentliches Absinken im Stehen zu vermeiden. Wegen der Gefahr des Auftretens einer schweren orthostatischen Hypotonie ist es daher wichtig, den Blutdruck im Stehen zu messen. Sehstörungen sind infolge einer Akkomodationslähmung häufig. Manche Patienten klagen wegen der verminderten Speichelsekretion über Trockenheit im Munde. Infolge Trockenheit der Eustachischen Tube kommen Erkrankungen an Otitis media vor.

Kombinationsbehandlung mit Hexamethonium und Hydralazin

Diese von Schröder warm empfohlene Kombinationsbehandlung (Hyphex-Therapie) soll imstande sein, den Blutdruck in fast 100 Prozent der Fälle zu normalisieren.

Wir halten uns in den folgenden Abschnitten an die von Schröder aufgestellten Regeln. Im Hinblick auf die manchmal gefährlichen und manchmal auch sehr lästigen Nebenerscheinungen dieser beiden Verbindungen soll diese Behandlung nur im Krankenhaus eingeleitet werden, wo man den Kranken mindestens 3 Wochen lang beobachten muß. Man beginnt die Behandlung niemals gleichzeitig mit beiden Drogen. Vorher ist der Patient sorgfältig zu untersuchen. Man muß im Auge behalten, daß ein Blutdruckabfall bei einer schweren Angina pectoris einen Myokardinfarkt auslösen kann. Die Nierenfunktion soll zufriedenstellend sein (Phenolrot-Probe). Man soll sogar ein Enzephalogramm aufnehmen, um eine Dysrhythmie ausschließen zu können, bei welcher im Falle eines starken Druckabfalles zerebrale Komplikationen auftreten können.

Der Blutdruck ist 4stündlich Tag und Nacht im Sitzen zu messen.

Man beginnt am 1. Tag mit der vierstündlichen oralen Verabreichung von 125 mg Hexamethonium. Sinkt der Blutdruck auf Werte unter 150 mm Hg ab, dann läßt man eine Dosis aus. Der Stuhlgang ist sorgfältig zu überwachen; man gibt, wenn nötig, Magnesia- oder Cascaramilch. Am 2. Tag verabreicht man unter denselben Vorsichtsmaßnahmen alle 4 Stunden 250 mg Hexamethonium in Tablettenform, am 3. Tag mit denselben Intervallen 375 mg, am 4. Tag 500 mg, und man läßt bei Druckwerten von unter 150 immer wieder eine Dosis ausfallen.

Am 5. Tag legt man zum 1. mal alle 4 Stunden je 25 mg Apresolin (Hydralazin) oral zu. Diese Menge gibt man ohne Rücksicht auf die Blutdruckhöhe immer weiter; nur das Hexamethonium wird bei Druckwerten von unter 150 mm Hg zeitweilig weggelassen. Am 6. Tag verdoppelt man die Apresolindosis auf vierstündlich 50 mg und ändert die Hexamethoniumdosis nicht. Das Apresolin steigert man am 7. Tag auf vierstündlich 75 mg. Zu dieser Zeit weist der Patient gewöhnlich bereits Nebenerscheinungen dieser Verbindung auf und muß zur Fortsetzung überredet werden. Am 8. Tag setzt man dem Hexamethonium vierstündlich 100 mg Apresolin zu. Hat man bereits an den vorhergehenden Tagen eine Erniedrigung des Blutdruckes erreicht, dann erhöht man die Dosen nicht.

Es wird angegeben, daß man mit dieser Methode den Blutdruck bei fast jedem Kranken zu normalisieren imstande ist.

Die Nebenwirkungen der verwendeten Verbindungen sowie die hie und da durch den Blutdruckabfall verursachten Zwischenfälle wurden weiter oben erwähnt.

Sympathektomie. Die zuerst durch Pieri zur Behandlung der Hypertonie durchgeführte Sympathektomie wurde, was sehr interessant ist, zu einer Zeit entwickelt, da die Kenntnis des Nierenfaktors bei der Entstehung der Hypertonie noch nicht vorlag und da viele Kliniker der Meinung waren, daß der Goldblattmechanismus eine ausreichende Erklärung der Pathogenese der essentiellen Hypertonie sei; es besteht allgemeine Übereinstimmung darüber, daß die experimentelle renale Hypertonie humoraler Natur ist und durch die Sympathektomie nicht beeinflußt wird.

Es gibt verschiedene Methoden der Sympathektomie; allmählich ergab sich aber die Tatsache, daß Operationen mit möglichst ausgedehnter Durchtrennung des sympathischen Systems die größten Erfolgsaussichten haben.

Nach einem Bericht über 350 Fälle, bei welchen eine supradiaphragmatische Splanchnektomie durchgeführt wurde, ergab sich in 51,4 Prozent eine deutliche Herabsetzung des Blutdruckes und in 86,6 Prozent eine Erleichterung der Hauptsymptome.

Bei der subdiaphragmatischen extraperitonealen Sympathektomie mit Resektion der Nervi splanchnici, eines Teiles des Ganglion coeliacum und des oberen lumbalen sympathischen Grenzstranges sprachen 13 Prozent von 224 operierten Fällen gut und 18 Prozent ausreichend an. In 39 Prozent war der Blutdruckabfall nur vorübergehend, in 30 Prozent war das operative Ergebnis schlecht. Todesfälle kamen nicht vor.

Bei der kombinierten Methode, das heißt, der lumbo-dorsalen Sympathektomie, wird die Operation zuerst auf der einen Seite und nach ungefähr zehn Tagen auf der anderen Seite durchgeführt. Der sympathische Strang wird vom neunten Brust- bis zum zweiten Lendenganglion entfernt und die großen Splanchnikusnerven werden durchtrennt. Die Mortalität beträgt ungefähr 3 Prozent.

Derzeit hält man eine Sympathektomie für indiziert, wenn sich der Zustand des Patienten verschlechtert, wenn er trotz medikamentöser Behandlung ein Papillenödem bekommt, wenn der diastolische Blutdruck trotz allen medizinischen Maßnahmen auf über 130 mm Hg ansteigt, wenn sehr schwere Kopfschmerzen trotz Behandlung nicht besser werden und wenn Lebensweise oder Beschäftigungsart des Patienten die Einhaltung einer Diät oder einer medikamentösen Behandlung mit einer Überwachungsmöglichkeit ausschließen.

Bei Kranken von über 55 bis 60 Jahren, bei einer Niereninsuffizienz (Konzentration nicht über 1.019, Reststickstoff über 40 mg Prozent), bei einer durch

Behandlung nicht besserungsfähigen Herzinsuffizienz sowie bei zu sehr fortgeschrittener Koronar- oder Zerebralsklerose operiert man nicht. Während eines aktiven peptischen Geschwürs führt man die Operation ebenfalls nicht durch.

Die Mortalität beträgt 1 bis 3 Prozent. Als Komplikationen kommen Atelektasen, Pleuraergüsse, Pneumothorax, das Raynaud'sche Syndrom und eine Störung der Ejakulation vor. Trotz der Operation an einer schwangeren Frau konnte die Schwangerschaft bis zum normalen Ende ausgetragen werden. Die Patienten müssen 4 bis 6 Wochen lang im Krankenhaus bleiben.

Die Prognose und die Ergebnisse der Operation scheinen bei Frauen besser zu sein. Bei zu ausgedehnter Sympathektomie entwickelt sich eine Hypotonie bei Lageänderungen (postural hypotension), welche wochen- und sogar monatelang bestehen kann. Die damit zusammenhängende Schwäche ist verschieden stark ausgeprägt. Wenn man das zweite Lumbalganglion entfernt, kommt es zu einer Anhidrose der unteren Extremitäten und bei Männern geht das Ejakulationsvermögen verloren. Trotz all dieser Schwierigkeiten und Belastungen hat die chirurgische Behandlung oft mehr Aussichten als jede derzeit verfügbare interne Maßnahme.

Im Falle einer postoperativen Hypotonie ist eine Bandagierung der Beine notwendig.

Die Wirkungsweise der Operation ist noch nicht geklärt. Das im Stehen erfolgende Absacken des Blutes in die unteren Körperpartien ist eine der möglichen Ursachen für den Blutdruckabfall. Die Operation bringt keine Heilung und kann sie auch gar nicht bringen; sie vermag den Zustand nur zu bessern.

Es ist unmöglich, mit Hilfe irgend eines Tests das Ergebnis der Operation vorherzusagen. Es kommt vor, daß der Erfolg bei leichten Fällen dürftig und bei schwereren Fällen, sogar bei einer malignen Hypertonie, erstaunlich günstig ist. Leider hält der Erfolg bei vielen Patienten nicht an und der Blutdruck steigt nach einer bestimmten Zeit wieder an.

Gerboux konnte unter 275 operierten Fällen der Literatur in 25 Prozent eine sehr gute Wirkung und in 15 Prozent eine mäßige Besserung feststellen. Ray fand bei 28,9 Prozent postoperativ einen normalen oder fast normalen Blutdruck und bei weiteren 31,6 Prozent eine sehr deutliche Herabsetzung. In 10 Prozent der Fälle trat überhaupt keine Besserung ein. Nach anderen Autoren konnten in 21 Prozent gute Resultate festgestellt werden, doch waren diese nur in 10 Prozent von Dauer. Die Lebenserwartung ist nach Hammerström sicherlich erhöht. Andere fanden bei leichteren Fällen keine Änderungen. Die Überlebenszeit war nur bei den sehr schwer Kranken verlängert. Viele der einander widersprechenden Ergebnisse können durch die verschiedenen Methoden der Auswahl der Patienten für die Operation erklärt werden. Da manche Autoren ihre Patienten bereits mit Blutdruckwerten von etwas über 140/90 mm Hg operieren, so werden deren Ergebnisse natürlich besser sein als bei jenen Operateuren, welche den Eingriff nur in fortgeschrittenen Stadien ausführen.

Ein plötzlicher Blutdruckabfall kann anginöse Schmerzen und eine Claudicatio intermittens auslösen.

Viel wurde darüber debattiert, ob die Hypertonie bei einer einseitigen Nierenerkrankung nach der Exstirpation der erkrankten Niere wieder verschwindet. Sicherlich trifft dies in manchen Fällen nicht zu, woraus verschiedene Autoren die Berechtigung ableiteten, die Möglichkeit der Heilung einer Hypertonie durch eine solche Maßnahme zu leugnen. Die Zahl der Patienten, deren Blutdruck nach Entfernung ihrer erkrankten Niere wieder absank, steigt jedoch ständig. Gosul teilte Beobachtungen an Kindern mit Hypertonien mit, welche durch eine einseitige Pyelonephritis hervorgerufen waren, wobei der Blutdruck nach

der Operation wieder zur Norm abfiel. In manchen Fällen verhindern jedoch —
wie im Experiment — sekundäre Veränderungen in der anderen Niere und im
gesamten Gefäßsystem das Absinken des Blutdruckes nach Entfernung der
erkrankten Niere.

Adrenalektomie. Die neueste chirurgische Maßnahme besteht in der zuerst von
Crile angegebenen und später von Wolferth, Thorn und deren Mitarbeitern
durchgeführten Adrenalektomie. Es handelt sich dabei um eine wohl überlegte
Operation, da viele Arbeiten die Notwendigkeit des Vorhandenseins der Nebennieren für die Aufrechterhaltung verschiedener Formen von experimenteller Hypertonie nachweisen konnten. Der Eingriff wurde durchführbar, seitdem das synthetische Nebennierenrindenhormon verfügbar ist. Um einen Erfolg zu erzielen, muß
man beide Nebennieren entfernen. Wenn man die Cortison-Therapie unterbricht,
dann kollabieren die Kranken innerhalb von 24 bis 48 Stunden. Bei außerordentlich heißem Wetter und unter verschiedenen Stress-Bedingungen muß man die
Cortisondosis, welche oft erstaunlich niedrig gehalten werden kann, etwas erhöhen.
Jedoch führt sogar die totale Adrenalektomie bei manchen Kranken zu keinem
Erfolg! Wenn es auch für die Entscheidung der Frage, ob man die Operation
häufiger durchführen soll, noch zu früh ist, so ist doch sicher, daß sie vielen
Kranken mit fortgeschrittener maligner Hypertonie das Leben verlängert und
ihnen die Befreiung aus einem sehr kritischen Zustand bringt.

Man führt die Operation bei sonst völlig behandlungsresistenten Hypertonien durch, wenn man ohne diesen Eingriff den baldigen Eintritt des Todes
erwarten muß. Im Allgemeinen wird die Operation in 2 Stadien ausgeführt. Für
die Substitutionstherapie benötigt man täglich 3 bis 60 mg Cortison.

Symptomatische Therapie. Die Behandlung einzelner Symptome der essentiellen Hypertonie erfordert keine ausführliche Besprechung.

Eine Herzdekompensation und eine Angina pectoris werden in der üblichen
Weise behandelt.

Treten Gefäßkrisen und eine Enzephalopathie auf, so wurde die Anwendung
von Chloralhydrat und die intravenöse Injektion hypertonischer Dextroselösungen sowie von Magnesiumsulfat (20 ccm einer 10prozentigen Lösung, langsam injiziert) empfohlen. Lumbalpunktionen bringen eine Erleichterung. Eine
Venaesectio ist selten nützlich. Auch die perorale und rektale Anwendung von
Magnesiumsulfat fördert den Rückgang des Hirnödems.

Bei zerebralen Gefäßkomplikationen ist die am wenigsten eingreifende
Behandlung die beste. Morphium ist zu vermeiden, um die respiratorischen
Zentren nicht zu dämpfen und um den Druck der Spinalflüssigkeit nicht zu
erhöhen. Eine Venaesectio hat den Nachteil, daß im Anschluß ein weiterer
Blutdruckanstieg erfolgt. Bei Krämpfen gibt man Magnesiumsulfat, als Sedativum
Chloralhydrat und zur Behandlung des Hirnödems hypertonische Dextroselösung.

Möglichst frühzeitig ist sowohl mit Massage als auch mit passiven und
aktiven Bewegungsübungen zu beginnen.

Schrifttum

Allan, A. W. "Heredity in Hypertension: a Statistical Study." Arch. Int. Med.,
52, 954, 1933.
Allbutt, C. "Diseases of the Arteries." London, 1915.
Alvarez, W. C., Wulzen, R., and Mahoney, L. J. "Blood Pressures in Fifteen
Thousand University Freshmen." Arch. Int. Med., **32**, 17, 1923.
Ambard, L. and Beauyard, E., La rétention chlorurée sèche, Semaine Medicale,
25, 133, 1905.

American Heart Association, Committee for the Standardization of Blood Pressure Readings. "Standard Method for taking and recording Blood Pressure Readings." J. A. M. A., **113**, 294, 1939.

Amsterdam, B., and Amsterdam, A. L. "Disparity in Blood Pressures in Both Arms in Normals and Hypertensives and its Clinical Significance." New York State J. Med., **43**, 2294, 1943.

Ayman, D., An evaluation of therapeutic results in essential hypertension, J. A. M. A., **95**, 246, 1930.

— "The Personality Type of Patients with Arteriolar Essential Hypertension." Am. J. M. Sc., **186**, 213, 1933.

— "Heredity in Arteriolar (Essential) Hypertension." Arch. Int. Med., **53**, 792, 1934.

Barker, M. H. "The Blood Cyanates in the Treatment of Hypertension." J. A. M. A., **106**, 762, 1936.

Barker, N. W., and Walters, W. "Hypertension associated with Unilateral Chronic Atrophic Pyelonephritis: Treatment by Nephrectomy." Proc. Staff Meet., Mayo Clin., **13**, 118, 1938.

von Basch, R. Über latente Arteriosklerose und deren Beziehung zu Fettleibigkeit. Herzerkrankungen und anderen Begleiterscheinungen. Wien, Urban & Schwarzenberg, 1893.

Battro, A., Braun-Menendez, E., Lanari, A., y Leloir, L. F. "Accion presora en el hombre de la renina y de la hipertensina." Rev. Soc. argent. de biol., **16**, 376, 1940.

Berry, M. R., Jr. "The Mechanism and Prevention of Impairment of Auscultatory Sounds during Determination of Blood Pressure of Standing Patients." Proc. Staff Meet., Mayo Clin., **15**, 699, 1940.

Bechgaard, P. and Hammerstroem, S., Surgical treatment of arterial hypertension, Acta chir. scand., Suppl. **155**, 1950.

Bickel, H. Über die normale und pathologische Reaktion des Blutkreislaufs auf psychische Vorgänge. Neurol. Centralbl., **33**, 90, 1914.

Bing, R. J. "The Formation of Hydroxytyramine by Extracts of Renal Cortex and by Perfused Kidneys." Am. J. Physiol., **132**, 497, 1941.

Bing, R. J., Thomas, C. B. and Waples, E. C., The circulation in experimental neurogenic hypertension, J. clin. Inv., **24**, 513, 1945.

Bingel, A., und Strauß, E. Über die blutdrucksteigernde Substanz der Niere. Deutsches Arch. f. klin. Med., **96**, 476, 1909.

Boas, E. P., and Shapiro, S. "Diastolic Hypertension with Increased Basal Metabolic Rate." J. A. M. A., **84**, 1558, 1925.

Bordley, J. III and Baker, B. M., Jr. "A Consideration of Arteriosclerosis of the Cerebral Vessels and the Pathogenesis of Hypertension." Bull. Johns Hopkins Hosp., **39**, 228, 1926.

Borst, J. G. G., Protein Katabolism in uremia, Lancet, **1**, 824, 1948.

Bowers, R. F., Adrenalectomy for hypertension, Surgery, **34**, 664, 1953.

Braun-Menendez, E., Fasciolo, J. C., Leboir, L. F., and Munoz, J. M. "The Substanc causing Renal Hypertension." J. Physiol., **98**, 283, 1940.

Brown, G. E., and Rowntree, L. G. "Right-sided Carotid Pulsations in Cases of Severe Hypertension." J. A. M. A., **84**, 1016, 1925.

Brozek, J., Chapman, C. B. and Keys, A., Drastic food restriction, J. A. M. A., **137**, 1569, 1948.

Buchem van, F. S. P., The hypertensive diencephalic syndrome, Acta Med. Scand., **130**, 575, 1948.

Burgess, A. M., Excessive hypertension of long duration, New Engl. J. Med., **239**, 75, 1948.

Butler, A. M. "Chronic Pyelonephritis and Arterial Hypertension." J. Clin. Investigation, **16**, 889, 1937.

Bruger, M. and Hollander, V. P., Extrathyrodal hypermetabolism, Ann. int. Med. **35**, 1260, 1951.

Castleman, B., and Smithwick, R. H. "The Relation of Vascular Disease to the Hypertensive State." J. A. M. A., **121**, 1256, 1943.

Cook, J. E., and Taussig A. E. "Auscultatory Blood Pressure Determination, a Source of Possible Error." J. A. M. A., **68**, 1088, 1917.

Cossi, P., Moia, B., Fustinoni, O., y Batlle, F. F. "Estudios clinicos sobre la hipertension arterial; caracteres del segundo ruido cardiaco." Rev. argent. de cardiol., **5**, 336, 1938.

Currens, J. H., Myers, G. S. and White, P. D., The use of protoveratrine in the treatment of hypertensive vascular disease, Am. Heart J., **46**, 576, 1953.

Daley, R. M., Ungerleider, H. E., and Gubner, R. S. "Prognosis in Hypertension." J. A. M. A., **121**, 383, 1943.

Davidson, C., and Brill, N. Q. "Essential Hypertension and Chronic Hypertensive Encephalopathy." Ann. Int. Med., **12**, 1766, 1939.

Davis, D. and Klainer, M. J., Studies in hypertensive heart disease, Am. Heart J., **19**, 193, 1940.

Derow, H. A., and Altschule, M. D. "Malignant Hypertension." New England J. Med., **213**, 951, 1935.

Diehl, H. S., and Sutherland, K. H. "Systolic Blood Pressures in Young Men including a Special Study of Those with Hypertension." Arch. Int. Med., **36**, 151, 1925.

Dixon, W. E., und Heller, H. Experimentelle Hypertonie durch Erhöhung des intrakraniellen Druckes. Arch. f. exper. Path. und Pharmakol., **166**, 265, 1932.

Dunihue, F. W. "Effect of Cellophane Perinephritis on the Granular Cells of the Juxtaglomerular Apparatus." Arch. Path., **32**, 211, 1941.

Dustan, H. P., and assoc., Rheumatic and febrile syndrome during prolonged hydralazine treatment, J. A. M. A., **154**, 23, 1954.

Eichna, L. W., Horwath, S. M., and Bean, W. B. "Post-exertional orthostatic hypotension." Am. J. Med. scienc., **21,3** 641, 1947.

Ellis, A. "Malignant Hypertension." Lancet, **I**, 977, 1938.

— "Natural History of Bright's Disease." Lancet, **I**, 1, 1942.

Ellis, L. B., and Weiss, S. "The Measurement of Capillary Pressure under Natural Conditions and after Arteriolar Dilatation in Normal Subjects and in Patients with Arterial Hypertension and with Arteriosclerosis." J. Clin. Investigation, 8, 47, 1929.

Elwyn, H. "Changes in the Fundus of the Eye in Various Forms of Arterial Hypertension." Arch. Ophth., **31**, 376, 1944.

Enger, R., Gerstner, H., and Sarre, H. Die Abhängigkeit der Nierendurchblutung vom Ureterendruck. Zentralbl. f. inn. Med., **58**, 865, 1937.

Emlet, J. R., and assoc. "Use of piperoxan and regitine as routine tests in patients with hypertension." J. A. M. A., **146**, 1383, 1951.

Engel, A., and von Euler, U. S. "Diagnostic value of increased urinary output of nor-adrenaline and adrenaline in phaeochromocytoma." Lancet, **2**, 387, 1947.

Evelyn, K. A., Alexander, F., and Cooper, S. R. "Effect of sympathectomy on blood pressure in hypertension." J. A. M. A., **140**, 592, 1949.

Fahr, G. Handbuch d. spec. pathol. Anatom. u. Hist. Hencke, F. und Lubarsch, O. S. Springer, Berlin, 1925, Vol. **6**.

Fahr T. "Maligne Hypertonie." Klin. Wchnschr., 1939, p. 1541.

Fasciolo, J. C., Houssay, B. A., and Taquini, A. C. "The Blood-Pressure Raising Secretion of the Ischaemic Kidney." J. Physiol., **94**, 281, 1938.

Fishback, H. R., Dutra, F. E., and McCamy, E. T. "The Production of Chronic Hypertension in Dogs by Progressive Ligation of Arteries supplying the Head." J. Lab. & Clin. Med., **28**, 1187, 1943.

Fishberg, A. M. "Hypertension and Nephritis." 4th Edition, Philadelphia, Lea & Febiger, 1939.

— "Sympathectomy for essential hypertension." J. A. M. A., **137**, 670, 1948.

Floyer, M. A. "The effect of nephrectomy and adrenalectomy upon the blood pressure in hypertensive and normotensive rats." Clin. Scienc., **10**, 405, 1951.

Freeman, N. E., and Page, I. H. "Hypertension produced by Constriction of the Renal Artery in Sympathectomized Dogs." Am. Heart J., **14**, 405, 1937.

Gallavardin, L. "La tension arterielle en clinique." 2. édition. Masson et Cie, Paris, 1921.

—, et Tixier, L. "Dissociation sphygmomanométrique oscillatoire et vibro-ausculatatoire dans un case de rétrécissement aortique serré et insuffisance aortique avec pulsus tardus et anacrotisme." Arch. d. mal. du coeur, 12, 447, 1919.

Gasul, B. M., Glasser, J. M., and Grossman, A. "Extreme hypertension in a child cured by nephrectomy." J. A. M. A., 139, 305, 1949.

Gerbaux, A. "L'hypertension arterielle d'origine renale curable par nephrectomie chez l'homme." Semaine Hopit. Paris, 26, 715, 1950.

Gibbs, D. F. "Dihrydrogenated alkaloids of ergot in the investigation and treatment of diastolic hypertension." Brit. Heart J., 14, 77, 1952.

Gilliand, I. C., and Daniel, O. "Phaeochromocytoma presenting as an abdominal Emergency." Brit. med. J., 2, 275, 1951.

Goetz, R. H. "The effect of sympathicolytic drugs on the cardiovascular system in man with special reference to hypertension." Angiology, 2, 1, 1941.

Globus, J. H., and Strauss, I. "Massive Cerebral Hemorrhage: its Relations to Pre-existing Cerebral Softening." Arch. Neurol. & Psychiat., 18, 215, 1927.

Goldblatt, H. "Experimental Hypertension induced by Renal Ischemia." Bull. New York Acad. Med., 14, 523, 1938.

—, Lunch, J., Hanzal, R. F., and Summerville, W. W. "Studies on Experimental Hypertension. I. The Production of Persistent Elevation of Systolic Blood Pressure by means of Renal Ischemia." J. Exper. Med., 59, 347, 1934.

Goldenberg, M. "New test for hypertension due to circulating epinephrine." J. A. M. A., 135, 971, 1947.

— and assoc. "The hemodynamic response of man to nor-epinephrine and epinephrine and its relation to the problem of hypertension." Am. J. Med., 5, 792, 1948.

— and assoc. "Pheochromocytoma and essential hypertensive vascular disease." Arch. int. Med., 86, 823, 1950.

—, and Aranow, H. Jr. "Diagnosis of pheochromocytoma by the adrenergic blocking action of benzodioxane." J. A. M. A., 143, 1139, 1950.

Goldhammer, S., Leiner, G., und Scherf, D. Über die zirkulierende Blutmenge vor und nach der Quecksilberdiurese. Klin. Wchnschr., 14, 1109, 1935.

Goormaghtigh, N., and Grimson, K. S. "Vascular Changes in Renal Ischemia Cell Mitosis in the Media of Arteries." Proc. Soc. Exp. Biol. & Med., 42, 227, 1939.

Graham, J. D. P. "High Blood-Pressure after Battle." Lancet, I, 239, 1945.

Gregory, R., Lindley, E. L., and Levine, H. "Studies on Hypertension II: the Effect on the Renal function of decreasing the Blood Pressure of Patients with Hypertension." Texas Rep. Biol. & Med., 1, 167, 1943.

Gressel, G. C. et al. "Personality factors in arterial hypertension." J. A. M. A., 140, 265, 1949.

Grimson, K. S. "The Sympathetic Nervous System in Neurogenic and Renal Hypertension." Arch. Surg., 43, 284, 1941.

Grollman, A. "Experimental Chronic Hypertension in the Rabbit." Am. J. Physiol., 142, 666, 1944.

Hammarström, S. "Arterial hypertension." Acta Med. Scand. Suppl. 192, 1947.

Hardgrove, M., Roth, G. M., and Brown, G. E. "The Pressor Reaction produced by Inhalation of Carbon Dioxide; Studies of Patients with Normal Blood Pressure and with Hypertension." Ann. Int. Med., 12, 482, 1938.

Harrison, T. R., Blalock, A., and Mason, M. F. "Effects on Blood Pressure of Injection of Kidney Extracts of Dogs with Renal Hypertension." Proc. Soc. Exper. Biol. & Med., 35, 38, 1936.

Hartwich, A. Der Blutdruck bei experimenteller Urämie und partieller Nierenausschaltung. Ztschr. f. d. ges. exper. Med., 69, 462, 1930.

Herxheimer, G. Über Arteriolonekrose der Nieren. Virchows Arch. f. path. Anat., 251, 709, 1924.

Hessel, G., und Maier-Hüser, H. Über das Renin, einen körpereigenen kreislaufwirksamen Stoff. Verhandlung d. deutsch. Gesellsch. f. inn. Med., Kong., 46, 347, 1934.

Heymans, C. Experimental-Arterial-Hypertension. New England J. Med., **219,** 154, 1938.
— "Introduction to the regulation of blood pressure and heart rate." Springfield, Thomas, 1950.
—, and van den Heuvel-Heymans, G. "New aspects of blood pressure regulation." Circulation, **4,** 581, 1951.
Hines, E. A. Jr. "The hereditary factor and subsequent development of hypertension." Proc. Staff. Meet. Mayo Clinic., **15,** 145, 1940.
— "The Significance of Vascular Hyperreaction as measured by the Cold-Pressor Test." Am. Heart J., **19,** 408, 1940.
Holtz, P., und Heise, R. Fermentativer Abbau von 1-Dioxyphenylalanin (Dopa) durch die Niere. Arch. f. exper. Path. u. Pharmakol., **191,** 87, 1938.
Houssay, B. A., y Fasciolo, J. C. "Secrecion hipertensora del rinon isquemiado." Rev. Soc. argent. de biol., **13,** 284, 1937.
—, —, y Taquini, A. C. "Mecanismo de la hipertension arterial de origen renal." Rev. argent. de cardiol., **5,** 291, 1938.
Howard, J. E., and Barker, W. H. "Paroxysmal hypertension and other clinical manifestations associated with benign chromaffin tumours." Bull. J. Hopkins hosp., **61,** 371, 1937.
Jeffers, W. A., and assoc. "Evaluation of adrenal resection and sympathectomy in ninety-nine persons with hypertension." J. A. M. A., **153,** 1502, 1953.
Johnson, R. P. "The treatment of hypertension with 1-Hydrazinophthalazine, (Apresoline)." Am. Heart J., **46,** 593, 1953.
Kahler, H. Die Blutdrucksteigerung, ihre Entstehung und ihr Mechanismus. Ergebn. d. inn. Med. u. Kinderh., **25,** 265, 1924.
Kaufman, M. "Pancytopenia following use of hydralazine (apresoline)." J. A. M. A., **151,** 1488, 1953.
Keith, N. M., Wagener, H. O., and Barker, N. W. "Some Different Types of Essential Hypertension: their Course and Prognosis." Am. J. M. Sc., **197,** 332, 1939.
Kempner, W. "Treatment of kidney disease and hypertensive vascular disease with rice diet." J. A. M. A., **125,** 60, 1944.
— "Treatment of hypertensive vascular disease with rice diet." Am. J. Med., **4,** 545, 1948.
Kennedy, R. L. J., Barker, N. W., and Walters, W. "Malignant Hypertension; Cure following Nephrectomy: Follow-up Report of the Case of a Child." Am. J. Dis. Child,. **69,** 160, 1945.
Kert, M. J. et al. "Treatment of hypertension." J. A. M. A., **143,** 721, 1950.
Kezdi, P. "Sinoaortic regulatory system." Arch. Int. Med., **91,** 26, 1953.
Kimmelstiel, P., and Wilson, C. "Benign and Malignant Hypertension and Nephrosclerosis." Am. I. Path., **12,** 45, 1936.
Koch, E., und Mies, H. Chronischer arterieller Hochdruck durch experimentelle Dauerausschaltung der Blutdruckzügler. Krankheitsforschung, **7,** 241, 1929.
Kolff, W. J. "Forced high caloric, low protein diet and the treatment of uremia." Am. J. Med., **12,** 667, 1952.
Kossman, C. E. "Relative importance of certain variables in the clinical determination of blood pressure." Am. J., Med. **1,** 464, 1946.
Laforet, E. S. "Malignant hypertension associated with unilateral renal artery occlusion." Ann. Int. Med., **38,** 667, 1953.
Lampert, H., und Müller, W. Bei welchem Druck kommt es zu einer Ruptur der Gehirngefäße? Frankfurt. Ztschr. f. Path., **33,** 471, 1926.
Leadbetter, W. F., and Burkland, C. E. "Hypertension in Unilateral Renal Disease." J. Urol., **39,** 611, 1938.
Levy, S. E., Mason, M. F., Harrison, T. R., and Blalock, A. "The Effects of Ureteral Occlusion on the Blood Flow and Oxygen Consumption of the Kidneys of Unanesthetized Dogs." Surgery, **1,** 238, 1937.
Lian, C., and Blondel, A. "L'hypotension artérielle orthostatique." Paris Médical, **I,** 179, 1933.
Lorber, V., and Visscher, M. B. "The Action of Angiotonin on the Completely Isolated Mammalian Heart." (Soc. proc.) Am. J. Physiol., **133,** 365, 1941.

Loufbourow, D. G., and assoc. "The rice diet in ambulatory patients with essential hypertension." N. Eng. J. Med., **244**, 577, 1951.

Macheith, R. "Adrenal-sympathetic syndrome." Brit. Heart J., **9**, 1, 1944.

Maher, C. C., and Wosika, P. H. "Urologic Hypertension." J. Urol., **41**, 893, 1939.

Mannaberg, J. Weiteres über die Hochdrucktachykardie. Wien. Arch. f. inn. Med., **6**, 147, 1923.

Martin, L. "Effect of weight-reduction on normal and raised blood-pressures in obesity." Lancet, **2**, 1051, 1952.

Master, A. M., Goldstein, I., and Walters, M. B. "New and old definitions of normal blood pressure; clinical significance of the newly established limits." Bull. N. Y. Acad. Med., **27**, 452, 1951.

Medical Research Council "The rice diet in the treatment of hypertension." Lancet, **2**, 509, 1950.

Medoff, H. S., and Bongiovanni, A. M. "Blood pressure in rats subjected to audiogenic stimulation." Am. J. Physiol., **143**, 300, 1945.

Meilman, E., and Krayer, O. "Clinical studies on Veratrum alkaloids." Circulation, **1**, 204, 1950.

—. and —. "Clinical studies on veratrum viride." Circulation, **1**, 204, 1950.

Miles, B. E. "The clinical significance of gallop rhythm in hypertension." Brit. heart J., **13**, 327, 1951.

Miller, S. I., Ford, R. V., and Moyer, J. H. "Dibenzyline: Results of therapy in patients with hypertension." New Eng. J. Med., **248**, 576, 1953.

Moia, B., y Quesada, R. "El tratamiento de la hipertension arterial por los rodanatos." Rev. argent. de cardiol., **9**, 41, 1942.

von Monakow, P., und Mayer, F. Über den Einfluß der Erschwerung des Harnabflusses auf die Nierenfunktion. Deutsches Arch. f. klin. Med., **128**, 20, 1918.

Morrisey, D. M., Brookes, V. S., and Cooke, W. T. "Sympathectomy in the treatment of hypertension." Lancet, **1**, 403, 1953.

Morrow, J. D. "Studies on the control of hypertension by hyphex." Circulation, **8**, 829, 1953.

Moser, M., et al. "Chemical blockade of the sympathetic nervous system in essential hypertension." Arch. Int. Med., **89**, 708, 1952.

Mountain, G. E., Allen, E. V., and Haines, S. F. "The Basal Metabolic Rate in Essential Hypertension." Am. Heart J., **26**, 528, 1943.

Nichols, J. B. "The Pharmacologic and Therapeutic Properties of Sulphocyanates." Am. J. M. Sc., **170**, 735, 1925.

Nickerson, M. "Role of sympathetic blockade in the therapy of hypertension." Am. J. Med., **8**, 342, 1950.

Nordman, H., und Müller, O. Über die Lage eines blutdruckregulierenden Zentrums in der Medulla oblongata. Verh. dtsch. Ges. Krslffschg., 1932, p. 1945.

Nowak, S. J. G., and Walker, I. J. "Experimental Studies concerning the Nature of Hypertension." New Eng. J. Med., **220**, 269, 1939.

Nuzum, F. R., and Dalton, J. W. "Paroxysmal and Persistent Hypertension in Association with Lesions of the Adrenal Glands." Am. Heart J., **16**, 643, 1938.

—. Elliot, A. H., and Evans, R. D. "A Clinical and Pathological Study of Coronary Sclerosis: Its Incidence in Hypertension and Angina Pectoris." Am. Heart J., **10**, 367, 1935.

O'Hare, J. P., and Holden, R. B. "Longevity in benign essential hypertension." J. A. M. A., **149**, 1453, 1952.

Osler, W. "Transient Attacks of Aphasia and Paralyses in States of High Blood Pressure and Arterio-Sclerosis." Canad. M. A. J., **1**, 919, 1911.

Page, I. H. "A syndrome simulating diencephalic stimulation occurring in patients with essential hypertension." Am. J. Med. Sc., **190**, 9, 1935.

— "The Effect on Renal Efficiency of lowering Arterial Blood Pressure in Cases of Essential Hypertension and Nephritis." J. Clin. Investigation, **13**, 909, 1934.

— "Treatment of essential and malignant hypertension." J. A. M. A., **147**, 1311, 1951.

Page, I. H., and Helmer, O. M. "A Crystalline Pressor Substance (Angiotonin), resulting from the Reaction between Renin and Reninactivator." J. Exper. Med., 71, 29, 1940.

Palmer, R. S. "Medical evaluation of the surgical treatment of hypertension." J. A. M. A., 134, 9, 1947.

Parkinson, J., Bedford, D. E., and Almond, S. "Kinked Carotid Artery that Simulates Aneurysm." Brit. Heart J., 1, 345, 1939.

Pauli, W. Über Ionenwirkungen und ihre therapeutische Verwendung. München. med. Wchnschr., 50, 153, 1903.

Peet, M. M., Woods, W. W., and Braden, S. "The Surgical Treatment of Hypertension." J. A. M. A., 115, 1875, 1940.

Perry, H. M., and Schoeder, H. A. "Syndrome simulating collagen disease caused by hydralazine (Apresoline), J. A. M. A., 154, 670, 1954.

Peschel, E., and Peschel, R. L. "Electrolyte metabolism during rice diet." Arch. Int. Med., 91, 296, 1953.

Pickering, G. W. "The pathogenesis of malignant hypertension." Circulation, 6, 599, 1952.

— "Transient cerebral paralysis in hypertension and in cerebral embolism." J.A.M.A., 137, 423, 1948.

— "The natural history of hypertension." Brit. Med. Bull., 8, 305, 1952.

—, and Kissin, M. "The Effects of Adrenaline and of Cold on the Blood Pressure in Human Hypertension." Clin. Sc., 2, 201, 1936.

Pieri, G. "Tentativi di cura chirurgica dell'ipertensione arteriosa essenziale." Riforma med., 48, 1173, 1932.

Pines, I., und Scherf, D. Über die auskultatorische Lücke. Klin. Wchnschr., 13, 1721, 1934.

Platt, R. "Heredity in hypertension." Quart. J. Med., 16, 111, 1947.

Poppen, J. L., and Lemmon, C. "The surgical treatment of essential hypertension." J. A. M. A., 134, 1, 1947.

Pratt, J. H. "Fifty years blood pressure record in a case of benign hypertension." Bull. N. Eng. Med. Cent., 15, 156, 1953.

Proger, S. "Obesity and heart disease." Med. Clin. N. Am., Sept. 1951, p. 1351.

Raab, W. Die Beziehungen zwischen CO_2-Spannung und Blutdruck bei Normalen und Hypertonikern. Ztschr. f. d. ges. exp. Med., 68, 337, 1929.

— Alimentäre Faktoren in der Entstehung von Arteriosklerose und Hypertension, Med. Klin., 28, 521, 1932.

— Anfälle von Fieber, Hochdruck und Tachykardie nach Gehirnerschütterung. Ztschr. klin. Med., 136, 362, 1939.

— "Cardiotoxic Substances in the Blood and Heart Muscle in Uremia (Their Nature and Action)." Journ. Lab. & Clin. Med., 29, 715, 1944.

— "Central Vasomotor Irritability; Contribution to the Problem of Essential Hypertension." Arch. Int. Med., 47, 727, 1931.

— Die koordinierte Rolle von Nerven, Hormonen und Elektrolyten in der Pathophysiologie des Blutdruckes." Acta neuroveget., 6, 52, 1953.

— Die zentrogenen Formen des arteriellen Hochdruckes. Ergebn. d. inn. Med. u. Kinderh., 46, 452, 1934.

— Hypertension and tachycardia due to concussion of the brain. A. heart J., 37, 237, 1949.

— Neurohormonal factors in the origin and treatment of cardiovascular disease. Bull. New Eng. Med. Cent., 7, 125, 1945.

—, and others. "Pressor effects of epinephrine, norepinephrine and dexoxycorticosterone acetate (DCA)weakened by sodium withdrawal." Circul. 6, 373, 1952.

Ragan, C., and Bordley, J., III. "The Accuracy of Clinical Measurements of Arterial Blood Pressure." Bull. Johns Hopkins Hosp., 69, 504, 1941.

Rasolt, H. Über den Einfluß der Kammerfrequenz auf den Blutdruck bei einem Falle von instabilem Block. Wien. Arch. f. inn. Med., 17, 357, 1929.

Ray, B. S. "The surgical treatment of hypertensive vascular disease." North Am. Med. Clinics, May page 735, 1949.

Robinson, S. C. "Hypotension: the ideal normal blood pressure." New Eng. J. Med., **223**, 407, 1940.

—, and Brucer, M. "Range of normal blood pressure." Arch. int. Med., **64**, 409, 1939.

Rogen, A. S. "Paroxysmal hypertension." Lancet, **1**, 103, 1947.

Rogers, W. F., and Palmer, R. S. "Transient Nervous Hypertension as a Military Risk: Its Relation to Essential Hypertension." New England J. Med., **230**, 39, 1944.

Rosenheim, M. L., and Kauntze, R., Discussion on the Medical treatment of hypertension, Proc. Roy. Soc. Med. London, **45**, 269, 1952.

Rothermich, N. O. An unusual case of pheochromocytoma with fatal outcome, Ann. int. Med., **36**, 157, 1952.

Ruskin, A. and Beard, O. W., The Texas City disaster, Texas Rep. Biol. Med., **6**, 234, 1948.

Sahli, H., Herzmittel und Vasomotorenmittel, Verh. d. Kongr. inn. Med., **19**, 45, 1901.

Salus, F. Zur Frage des bulbären Hochdruckes. Klin. Wchnschr., **11**, 1152, 1932.

Saint-Pierre, H., Corcoran, A. C., Taylor, R. D. and Dustan, H. P., Relief of hypertensive headache by intravenous injection of thiocyanate, J. A. M. A., **152**, 493, 1953.

Schaefer, R. I., Menopausal hypertension, Endocrinology, **19**, 705, 1935.

Scherf, D. "The Short P—R Interval and its Occurrence in Hypertension." Bull. New York M. College, Flower & Fifth Ave. Hosps., **4**, 116, 1941.

Schönemann. Die Veränderungen der Nasenschleimhautgefäße bei Nephritis. Arch. f. Laryngol. u. Rhinol., **12**, 437, 1901/02.

Schott, A. "Spontaneous Fluctuations of Blood Pressure." Guy's Hosp. Rep., **86**, 69, 1936.

Schottstaedt, M. F. and Sokolow, M., The natural history and course of hypertension with papilledema (malignant hypertension), Am. heart J., **45**, 331, 1953.

Schroeder, H. A., and Steele, J. M. "Studies on 'Essential' Hypertension. II. The Association of Hypertension with Organic Renal Disease." Arch. Int. Med., **68**, 261, 1941.

— and Goldman, M. L., Test for the presence of the "hypertensive diencephalic syndrome", Am. J. Med., **6**, 162, 1949.

—, Pathogenesis of hypertension, Am. J. Med., **10**, 189, 1951.

—, The control of hypertension by hexamethonium and 1-hydrazinophthalazine, Arch. int. Med., **89**, 523, 1952.

— and Morrow, J. D., The control of arterial hypertension by Hyphex, Med. Clin. North Am., **37**, 991, 1953.

—, Hypertensive diseases, Phildelphia, Lea and Febiger, 1953.

Schwab, E. H., and Schulze, V. E. "Heart Disease in the American Negro of the South." Am. Heart J., **7**, 710, 1932.

Selye, H., The general adaptation syndrome, J. Clin. Endocrin., **6**, 117, 1946.

—, The alarm reaction and diseases of adaptation, Ann. Int. Med., **29**, 403, 1948.

—, Role of somatotrophic hormone in the production of malignant nephrosclerosis, periarteritis nodosa and hypertensive disease, Brit. Med. J., **1**, 263, 1951.

Sensenbach, W. "Effects of Unilateral Nephrectomy in Treatment of Hypertension." Arch. Int. Med., **73**, 123, 1944.

Shapiro, S. "Report of a Case of Essential Hypertension of more than Twenty-Five Years' Duration showing no Renal Arteriolar Changes at Autopsy." Journ. Lab & Clin. Med., **24**, 60, 1938/39.

Shorr, E., Participation of hepatorenal vasotropic factors in experimental renal hypertension, Am. J. Med., **4**, 120, 1948.

Shure, N. M. "Pyelonephritis and Hypertension." Arch. Int. Med., **70**, 284, 1942.

Smirk, F. H., Pathogenesis of essential hypertension, Brit. med. J., **1**, 791, 1949.

Smith, H. W., Hypertension and urologic disease, Am. J. Med., **4**, 724, 1948.

Smithwick, R. H. "A Technic for Splanchnic Resection for Hypertension." Surgery, **7**, 1, 1940.

— "Surgical Treatment of Hypertension: the Effect of Radical (Lumbodorsal) Splanchnicectomy on the Hypertensive State of One Hundred and Fifty-Six Patients followed One to Five Years." Arch. Surg., **49**, 180, 1944.

Smithwick, R. H., and Thompson, J. E., Splanchnicectomy for essential hypertension, J. A. M. A., **152**, 1501, 1953.

Stein, I., Transient "O" diastolic blood pressure, (indirect) in the upper extremities, Ann. int. Med., **30**, 615, 1949.

Strisower, R., Über bedeutende Blutdrucksenkung nach Arbeit und bei Änderung der Körperlage bei Tabes dorsalis, Z. klin. Med., **117**, 384, 1931.

Tandowsky, R. M., Clinical evaluation of combined hydrogenated alkaloids (Hydergine) in arterial hypertension, Circul. **9**, 48, 1954.

Taussig, H. B., and Remsen, D. B. "Essential Hypertension in Boy of Two Years of Age." Bull. Johns Hopkins Hosp., **58**, 183, 1935.

Thomas, C. B., What is the mode of action of thiocyanate compounds in essential hypertension?, Ann. Int. Med., **37**, 106, 1952.

Thorn, G. W. et al., Clinical studies on bilateral complete adrenalectomy, Ann. Int. Med., **37**, 972, 1952.

Threefoot, S. A., Hypotension, Am. J. Med. scienc., **218**, 86, 1949.

Tigerstedt, R., und Bergman, P. G. Niere und Kreislauf. Skand. Arch. Physiol., **8**, 223, 1898.

Vakil, R. J., A clinical trial of Rauwolfia serpentina in essential hypertension, Brit. heart J., **11**, 350, 1949.

Voit, K., und Cyba, J. Das Verhalten des Blutdrucks bei Hyperventilation und Sauerstoffatmung. München. Med. Wchnschr., **80**, 1466, 1933.

Volhard, F. and Fahr, T., Die Brightsche Nierenkrankheit, Berlin, Springer **1914**.

—, Die doppelseitigen hämatogenen Nierenerkrankungen. In: Mohr Stähelin Handbuch inn. Med. Berlin, 1918 and 1931.

—, Über die Pathogenese des roten (essentiellen)arteriellen Hochdrucks und der malignen Sklerose, Schweiz. Med. Wchnschr. **87**, 1189, 1948.

Wagener, H. P. and Keith, N. M., Diffuse arteriolar disease with hypertension and the associated retinal lesions, Medicine **18**, 317, 1939.

Wald, M. H., Fierro, M. I. and Keeton, K. H., Toxic effects of l-hydrazinophthalazine in ambulatory hypertensive patients, Am. Heart J., **46**, 861, 1953.

Walter, C. W., and Pijoan, M. J. "Persistent Hypertension due to Hypothalamic Injury." Surgery, **1**, 282, 1937.

Watkin, D. M., Froeb, H. F., Hatch, F. T. and Gutman, A. B., Effects of diet in essential hypertension, Am. J. Med., **9**, 428, 1950 and **9**, 441, 1950.

Weiss, S., and Parker, F., Jr. "Pyelonephritis: Its Relation to Vascular Lesions and to Arterial Hypertension." Medicine, **18**, 221, 1939.

Weitz, W. Zur Ätiologie der genuinen oder vasculären Hypertension. Ztschr. f. klin. Med., **96**, 151, 1923.

Westphal, K., und Bär, R. Über die Entstehung des Schlaganfalles. Deutsches Arch. f. klin. Med., **151**, 1, 1926.

—, und Blum, R. Die Rhodantherapie des genuinen arteriellen Hochdrucks und ihre theoretische Begründung. Deutsches Arch. f. klin. Med., **152**, 331, 1926.

Wilbrandt, R., Treatment of hypertension with hydergine, Angiology, **4**, 183, 1953.

Wilburne, M., Transient "O" diastolic brachial pressure (indirect) associated with normal or elevated popliteal pressure, tachycardia and nervous tension, Am. Heart J., **30**, 381, 1945.

Wilkins, R. W. and Judson, W. E. The use of Rauwolfia serpentina in hypertension, New Engl. J. Med. **248**, 48, 1953.

Wilson, C., and Byrom, F. B. "The Vicious Circle in Chronic Bright's Disease." Quart. J. Med., **10**, 65, 1941.

—, Experimental hypertension, Brit. Med. Bill., **8**, 316, 1952.

—, Renal factors in the production of hypertension, Lancet, **2**, 579 and 632, 1953.

Wolf, S. et al., Hypertension as a reaction pattern to stress, Ann. Int. Med., **29**, 1056, 1948.

Wolferth, C. C. et al., Effects of subtotal adrenalectomy alone and combined with sympathectomy upon the blood pressure levels and complications of severe arterial hypertension, Bull. N. Y. Acad. Med., **29**, 115, 1953.

Einundzwanzigstes Kapitel

Hypotonie

Bezüglich des Blutdruckwertes, von dem ab man eine Hypotonie diagnostizieren kann, besteht keine allgemeine Übereinstimmung. Die meisten Autoren sind der Überzeugung, daß ein systolischer Blutdruck von 100 mm Hg oder weniger die Diagnosestellung einer Hypotonie ermöglicht, manche setzen aber die obere Grenze bei 110 fest.

Beim Neugeborenen schwankt der systolische Blutdruck zwischen 50 und 60 mm Hg; er steigt allmählich an, bleibt aber bei Kindern bis zum zehnten Lebensjahr unter 100 mm Hg. In der Pubertät ist der normale Blutdruckwert für das Individuum erreicht. In diesem Lebensabschnitt werden zeitweise Perioden von leichter Hypertonie beobachtet; sie werden scheinbar durch eine endokrine Gleichgewichtsstörung hervorgerufen.

Man kann zwischen einer: 1. symptomatischen Hypotonie; 2. konstitutionellen Dauerhypotonie und 3. orthostatischen Hypotonie unterscheiden.

Symptomatische Hypotonie

Eine solche findet man im Verlauf verschiedener Krankheiten. Bei der Addisonschen Krankheit und bei der Simmondschen hypophysären Kachexie ist sie häufig. Sie kommt im Schock, im Kollaps, während und kurz nach vielen Infektionskrankheiten vor. Die Hypotonie ist ein sehr häufiges Zeichen eines Myokardinfarktes. Lungenemphysem, Bronchialasthma und Lungentuberkulose gehen oft mit einem niedrigen Blutdruck einher.

Konstitutionelle Dauerhypotonie

Häufigkeit. Dieser Zustand war früher als essentielle Hypotonie bekannt und ist eine häufige Erscheinung. Er kommt in ungefähr 3 Prozent sonst gesunder Erwachsener vor. Wie die Hypertonie, tritt er oft familiär gehäuft auf.

Symptome. In der überwiegenden Mehrzahl der Fälle ist der Zustand symptomlos, er wird zufällig entdeckt. In einem solchen Falle begeht der Arzt einen schweren Fehler, wenn er dem Patienten den Befund mitteilt. Laien sind bald der Überzeugung, daß ein schweres Leiden vorliege und viele Patienten geben als den Beginn ihrer Beschwerden jenen Zeitpunkt an, da sie von ihrem zu niedrigen Blutdruck erfahren hätten. Tatsächlich macht aber diese Hypotonieform niemals alarmierende Symptome, sie ist mehr eine Anomalie als eine Krankheit.

Die Begleitsymptome sind erhöhte Ermüdbarkeit, Herzklopfen, kalte, feuchte Hände und Füße, Mattigkeit, Konzentrationsunfähigkeit und Schwindel, besonders bei jedem Lagewechsel. Hie und da bestehen Kopfschmerzen, die Patienten leiden immer an Kälte. Die Verantwortlichkeit der Hypotonie für all diese Symptome ist in einem speziellen Falle schwer zu beweisen. Der Zustand ist bei Frauen häufiger als bei Männern.

Prognose. Die Prognose ist außerordentlich gut. Statistiken zeigen, daß die Mortalität dieser Personen weit unter jener der Durchschnittsbevölkerung liegt, die Anamnese ergibt oft bei vielen Mitgliedern der Familie des Patienten Langlebigkeit.

Behandlung. In der Regel ist eine medikamentöse Behandlung nicht notwendig. Im allgemeinen genügt es, den Patienten über die Natur seines Zustandes, dessen Harmlosigkeit und ausgezeichnete Prognose zu informieren. Körperliche Übungen, Massage, Bäder mit Schwammassage und anschließend kräftigem Abreiben, die Verschreibung eines Leibmieders für Patienten mit Enteroptose und von Sedativen für die reizbaren, nervösen Individuen bringen oft Abhilfe. Eine Gewichtszunahme ist für diese Patienten nützlich, in vielen Fällen ist dies aber nur außerordentlich schwer zu erreichen.

Es ist ein Fehler, Medikamente zu geben, um den Blutdruck zu erhöhen. Ephedrin, Paredrin, Sympatol und Nebennierenrindenpräparate wurden empfohlen und werden noch zu häufig verschrieben. Es ist unmöglich, den Blutdruck mit Hilfe dieser Medikamente längere Zeit auf einem höheren Wert zu erhalten und außerdem ist dies völlig unnötig. Lernt der Patient, seine Aufmerksamkeit von der Blutdruckhöhe abzulenken, so vergehen die Beschwerden in den meisten Fällen bald.

Orthostatische Hypotonie

In der dritten Gruppe tritt ein niedriger Blutdruck vorübergehend beim Wechsel von der horizontalen in die aufrechte Stellung auf.

Gäbe es nicht bestimmte Reflexe, so würde es bei einem solchen Lagewechsel immer zu einer Synkope kommen. Im Stehen ist der Gefäßquerschnitt in der unteren Körperhälfte infolge des stärkeren hydrostatischen Druckes größer, infolge des erhöhten Filtrationsdruckes geht Plasma verloren. Es würde zu einer Hirnanämie, der sogenannten orthostatischen, arteriellen Anämie kommen, wenn nicht bestimmte vasokonstriktorische Reflexe und eine Erhöhung der Herzfrequenz kompensatorisch und regulierend eingreifen würden.

Diese orthostatische Hypotonie mit Ohnmacht kommt nach langem Liegen, bei Menschen mit Varizen, beim Morbus Addison und bei der Tabes sowie bei Frauen in den ersten Schwangerschaftsmonaten vor.

Bei jungen und gesunden Individuen kann eine starke Anstrengung infolge des Absackens des Blutes in die unteren Extremitäten zum Auftreten einer orthostatischen Hypotonie und sogar einer Synkope führen.

Bei normalen Personen, welche sich im Zustand starker nervöser Anspannung befinden, kann man an der Brachialarterie vorübergehend einen diastolischen Blutdruck von „0" feststellen, während er an der Arteria poplitea normal hoch ist. Gewöhnlich besteht dabei eine Tachykardie. Diese Erscheinung hält Minuten bis $1^1/_2$ Stunden an.

Unter normalen Bedingungen kommt es daher beim Wechsel vom Liegen zum Stehen nur zu geringen Blutdruckänderungen. Der systolische Blutdruck sinkt leicht ab, der diastolische steigt ein wenig an und das Herz schlägt etwas rascher.

Wie im nächsten Kapitel gezeigt werden soll, sind diese normalen Anpassungsvorgänge manchmal so gestört, daß beim Lagewechsel eine Synkope eintritt.

Schrifttum

Friedlander, A. "Hypotension." Medicine, **6**, 143, 1927.
Kisch, F. Der arterielle Tiefdruck (Hypotonie.) Erg. Inn. Medicin, **38**, 96, 1930.
Bezüglich weiterer Nachweise siehe auch den Abschnitt über die Hypertonie.

Ohnmacht; Stokes-Adamssche Anfälle

1. Einleitung

Die Funktionen des Zentralnervensystems und die Erhaltung des Bewußtseins hängen von einer ausreichenden Blutversorgung ab. Demnach sind Ohnmachtsanfälle eine natürliche Folge bestimmter Zirkulationsstörungen.

Die Laien führen Ohnmachtsanfälle mit und ohne Krämpfe häufig auf ein organisches Herzleiden zurück. Tatsächlich sind Ohnmachten und Krämpfe bei Herzkranken häufiger als bei der Durchschnittsbevölkerung. Viele Patienten mit diesen Symptomen leiden jedoch nicht an irgendeiner Kreislaufstörung.

Früher hat man „Anfälle" (Ohnmacht mit Krämpfen) von der Synkope (einfache Ohnmacht) scharf abgetrennt. Vom letzteren Zustand glaubte man, daß er keine Aura habe, nur bei aufrechter Stellung des Patienten auftrete und keine motorischen Erscheinungen, wie Zucken oder Krämpfe, zeige. Derzeit herrscht allgemeine Übereinstimmung darüber, daß die beiden Zustände unmerklich ineinander übergehen und das Auftreten des einen oder anderen nur durch den Grad und die Dauer der Kreislaufstörung bestimmt wird.

Die Synkope mit oder ohne Krämpfe wird häufig mit einer Epilepsie verwechselt. Fehler kommen auch in anderer Richtung vor, da sich eine Epilepsie (petit mal) als einfache Synkope manifestieren kann. Manchen der unten besprochenen Kreislaufstörungen kann eine Aura vorausgehen, sie können mit tonisch-klonischen Krämpfen und mit einem Verlust der Sphinkterkontrolle verlaufen. Die Möglichkeit einer Verwechslung wird durch den Umstand noch größer, daß Patienten, deren Anfälle ihre Ursache in Kreislaufstörungen haben, bei kurzer Untersuchung im Intervall zwischen den Anfällen normale Befunde aufweisen können. Es ist daher nicht erstaunlich, daß viele Patienten, welche an Synkopeanfällen zirkulatorischer Genese leiden, vom Neurologen überwiesen werden, manchmal erst nach langer Verzögerung. Diese Verwirrung hat in der Bezeichnung „epilepsie cardiaque" Ausdruck gefunden, welche in der französischen Literatur oft aufscheint. In früheren Kapiteln wurden manche Formen von Synkopeanfällen erwähnt. So wurden früher die kurzen Ohnmachten von Kranken mit Mitralstenosen, besonders bei jenen mit einem Kugelthrombus im linken Vorhof, und die bei Kranken mit Aortenstenose zu beobachtenden Ohnmachten angegeben. Der überwältigende Schmerz beim Koronarverschluß und beim Aneurysma dissecans kann zu einer Synkope führen. Beim Aneurysma dissecans tritt Bewußtlosigkeit auf, wenn es die Abgangsstellen der Arteria anonyma und der linken Arteria carotis verschließt. Ohnmachtsanfälle wurden infolge einer kongenitalen Anomalie der Arteria carotis beschrieben.

Die Synkope bei Patienten mit einem Cor pulmonale, insbesondere bei der essentiellen pulmonalen Hypertonie, wurde bereits früher behandelt.

2. Vaso-vagale Synkope

Bei Patienten ohne Herz- oder Kreislaufkrankheiten können allein infolge plötzlicher Aufregungen und Gemütsbewegungen Anfälle von Bewußtlosigkeit auftreten. Manche Patienten (meist Frauen) werden bei Begräbnissen, beim Anblick einer offenen Wunde oder von Blut bewußtlos. Bei anderen wieder kann ein überfüllter oder überheizter Raum zu Ohnmacht führen. Der Anblick der

Instrumente macht den Patienten im Dentistenstuhl oft ohnmächtig; andere fallen beim Empfang von lebenswichtigen Nachrichten oder beim Erleben eines Unfalles in Ohnmacht. Dafür sind Angst, Besorgnis und Schmerzen verantwortlich.

Die Anfälle kommen mit besonderer Vorliebe im Verlauf der Erholung von akuten Infektionskrankheiten und während einer akuten Gastroenteritis. Sie sind während der Menstruation nicht selten. Man begegnet dem Syndrom auch öfters bei großen, rasch wachsenden Individuen, besonders wenn sie gezwungen sind, eine Weile ruhig zu stehen. Selten kommt es auch beim Sitzen oder im Liegen zu Anfällen.

Der Patient fühlt sich sehr schwach und hat unangenehme Empfindungen im Epigastrium; Gähnen ist häufig. Rasch tritt Blässe auf; der Puls geht zuerst schnell und ist kaum fühlbar. Der Patient schwitzt stark. Bei der Erholung kommt es zu einer deutlichen Bradykardie. Diese kann weniger als 30 Schläge in der Minute betragen. Sie war der Anlaß zur Einführung des Ausdruckes „vaso-vagale" Synkope; dieser Zustand soll jedoch nicht mit den von Gowers beschriebenen vaso-vagalen Anfällen verwechselt werden. Bei den letzgenannten Anfällen verlieren die Patienten (ebenfalls meist Frauen) das Bewußtsein nicht, sie sind aber von einer unerklärlichen Todesangst ergriffen. Bei den vaso-vagalen Anfällen sind sowohl Seufzen wie Gähnen häufig, Übelkeit mit Erbrechen werden oft beobachtet. Starke Schwäche und Kopfschmerzen können stundenlang anhalten. Eine gewisse Unsicherheit oder Schwindel kommen als Prodromalerscheinungen vor. Die Anfälle dauern sekunden- oder minutenlang. Während der Zeit der Bewußtlosigkeit kommen krampfartige Bewegungen des Kopfes und der Arme vor.

Die Entstehungsweise dieser Anfälle ist nicht genügend geklärt. Die Vermutung, daß sie vagalen Ursprungs oder auf abnorme Karotissinusreflexe zurückzuführen seien, ist nicht völlig bewiesen. Bradykardie und Hypotonie entwickeln sich scheinbar nach dem Beginn der Bewußtlosigkeit und sind daher keine Initialfaktoren.

Die Diagnose wird durch das Syndrom Bewußtlosigkeit mit Übelkeit, profusen Schweißausbrüchen und Bradykardie bei sonst normalen Befunden ermöglicht.

Eine Vollversicherung der Patienten ist durchaus gerechtfertigt. Der Zustand ist unangenehm, aber harmlos.

Hypotonie bei Lageänderung (postural hypotension)

Es handelt sich dabei um ein Syndrom mit bestimmten Kennzeichen, weshalb es von der orthostatischen Hypotonie abgetrennt wurde. Patienten mit dieser Störung weisen einen rapiden Abfall des systolischen und diastolischen Blutdruckes auf ungewöhnlich niedrige Werte auf, wenn sie die aufrechte Stellung einnehmen. Die Anfälle kommen mit Vorliebe auch am Beginn leichter Anstrengungen, wenn die untere Körperhälfte mehr Blut erhält, wie zum Beispiel bei Gehen auf ebenem Boden.

Während bei anderen Hypotonieformen gewöhnlich Symptome auftreten, wenn der systolische Blutdruck bei Lagewechsel bis auf 80 oder 90 mm Hg abgesunken ist, so kann der systolische Blutdruck bei diesem Syndrom bis auf 50 mm Hg abfallen, ohne daß es zu Beschwerden kommt. Es besteht weder Übelkeit noch Schwitzen oder eine deutliche Änderung der Herzfrequenz. Das häufigste Symptom ist Bewußtlosigkeit.

Es ist wichtig zu wissen, daß Kranke mit diesem Syndrom meistens ein organisches Nervenleiden haben. Dies war in den ersten drei berichteten Beobachtungen der Fall, später wurde das Syndrom bei Patienten mit einer Insuffizienz des Hypophysenvorderlappens, bei Tabes oder bei Bulbärparalyse beschrieben. Eine ähnliche Störung wurde auch bei der Addisonschen Krankheit beobachtet, doch nimmt hier die Pulsfrequenz beim Stehen wesentlich zu. Man hat das Syndrom einer Paralyse der vasomotorischen Nerven zugeordnet, doch erscheint eine zentrale Schädigung in der hypothalamischen Region oder eine periphere Störung des sympathischen Nervensystems wahrscheinlicher, welche zu der oben erwähnten Störung der regulierenden Reflexe führt. Die zur Behandlung der Hypertonie durchgeführte Sympathektomie löst ein ähnliches Syndrom aus.

Therapeutisch wurden Bandagieren der Beine, Ephedrin, Paredrin, Prostigminmethylsulfat und Hypophysenvorderlappenpräparate empfohlen. Das Bandagieren und Paredrin sind wirkungsvoller als die anderen Mittel.

3. Karotissinussyndrom

Es war schon lange Zeit bekannt, daß die Ausübung eines Druckes auf eine bestimmte Stelle am Hals zu Synkope führen kann. Der Druck kann manuell, durch einen Tumor, durch Instrumente während einer Operation oder durch bestimmte Kopfhaltungen erzeugt werden. Diese Zwischenfälle wurden durch die von Hering entdeckten Karotissinusreflexe erklärt. In den folgenden Jahren wurden mehrere derartige Fälle von Bewußtlosigkeit veröffentlicht, das Syndrom wurde nach der Publikation der Arbeiten von Weiß und seiner Mitarbeiter allgemein bekannt.

Bei manchen Individuen kann eine erhöhte Empfindlichkeit der Rezeptoren in der Karotis, der zentralen Synapsen, der efferenten Neurone oder ein abnormer Zustand des Herzens als Erfolgsorgan eine abnorme Reaktion auslösen, welche in einer nach leichtem mechanischem Druck auf den Karotissinus einsetzenden Synkope besteht. Bei Patienten mit dieser Affektion können die Karotissinusrezeptoren durch eine bestimmte Kopfhaltung oder durch Drehung des Kopfes gereizt werden; sogar der Druck des Hemdkragens kann zur Auslösung der Synkope genügen. Ähnliche Attacken können vom untersuchenden Arzt durch Ausübung eines Druckes auf den Karotissinus mühelos hervorgerufen werden. Der Anfall tritt nach vier bis vierzig Sekunden anhaltendem Druck auf den rechten oder linken Karotissinus auf. „Spontane" Anfälle dauern eine halbe bis drei Minuten lang, sie werden manchmal durch eine in Schwindel, epigastrischen Schmerzen oder Schwäche bestehende Aura angekündigt. Später treten Blässe, Verlust des Bewußtseins und manchmal generalisierte Krämpfe auf. Zungenbiß kommt nicht vor, die Sphinkterkontrolle bleibt erhalten. Als vorübergehende Nachwirkungen sind Verwirrtheit, Halluzinationen und Amnesie häufig.

Eine Analyse der Erscheinungen am Herzen und am Blutdruck während der Synkope führte zur Abgrenzung von drei Gruppen von Fällen:

1. Die Synkope ist auf einen durch Hemmung der Reizbildung verursachten Herzstillstand zurückzuführen.

2. Die Synkope hat ihre Ursache in einer abnormen Gefäßreaktion, welche einen Blutdruckabfall auf abnorm niedrige Werte auslöst. Diese und die vorhergehende Form wurden auf Grund der über die Physiologie des Karotissinus bekannten Tatsachen vorweggenommen. Von großem Interesse ist jedoch die dritte, die sogenannte „zerebrale Gruppe".

3. Die Synkope tritt bei normalem oder fast normalem Blutdruck und bei normaler Herzfrequenz auf. Bei dieser Form setzt die Bewußtlosigkeit bereits

vier Sekunden nach Reizung des Karotissinus ein. Ursprünglich hat man diese Attacken auf eine herdförmige zerebrale Gefäßverengung zurückgeführt, für welche Annahme ein Beweis jedoch nicht erbracht werden konnte. Als mögliche Erklärung wurde das Bestehen eines Zentrums für die Erhaltung des Bewußtseins vorausgesetzt, welches durch Reflexe von den Karotissinus aus beeinflußt werden könnte.

Eine operative Entnervung der Karotissinus oder ihre Infiltration mit Novocain sowie die Bestrahlung eines auf den Karotissinus drückenden Tumors kann die Attacken für eine Zeitlang zum Verschwinden bringen. Rückfälle sind nicht selten, ihr Weiterbestehen nach Durchschneidung der Karotissinusnerven ist schwierig zu erklären.

Es muß betont werden, daß viele Kranke mit dem Karotissinussyndrom Zeichen einer Myokardschädigung aufweisen oder in einem Alter stehen (über 60 Jahre), in welchem man eine derartige Schädigung annehmen kann. Dies muß aus zwei Gründen angenommen werden.

1. Die Vaguswirkungen auf das Herz, das heißt die Vagushemmung, sind in einem geschädigten Herzen deutlicher als in einem gesunden, was seit Wenckebachs Originalbericht wiederholt bestätigt wurde. Eine experimentelle Bestätigung ist leicht zu erhalten, die Tatsache wurde seit der Entdeckung von Loewi bezüglich der chemischen Übermittlung der Vaguswirkungen völlig verständlich. Ein Herz mit einem bereits schlechten Stoffwechsel wird auf Substanzen, wie Azetylcholin, länger und stärker reagieren als ein normales Herz.

2. In vielen Fällen ist jedoch die Wirkung der Vagusreizung mehr scheinbar als tatsächlich verstärkt. Im normalen Herzen werden die höheren Vorhofzentren durch eine Vagusreizung gehemmt, während die unteren Kammerzentren nicht beeinflußt werden. Es gibt keinen Beweis für die Annahme, daß der Vagus einen direkten Einfluß auf den Säugetierventrikel besitzt. Sind die höheren Zentren unterdrückt, so bilden daher sofort diese niederen Zentren Reize, wodurch jeder ernste Kammerstillstand verhütet wird. Gesunde Personen weisen demgemäß während des Karotissinusdruckes nur eine leichte Verlangsamung der Herzfrequenz auf. Schreibt man gleichzeitig ein Elektrokardiogramm, so zeigt dieses die völlige Hemmung der Tätigkeit des Sinusknotens und die Übernahme der Reizbildung für die Kammern durch die außerhalb der Reichweite des Vagus gelegenen Kammerzentren. Bei Fällen von Myokardschädigung sind die tieferen Zentren jedoch geschädigt; sie springen nicht sofort ein, wodurch ein längerer Herzstillstand entsteht.

Es ist daher ein Fehler, eine jede deutliche Wirkung des Karotisdruckes als „Karotissinussyndrom" und als Beweis für eine Überempfindlichkeit der Rezeptoren in den Karotissinus oder einer erhöhten Reizbarkeit eines anderen Teiles des Reflexbogens anzusehen.

4. Ohnmacht infolge verschiedener anderer Mechanismen

Bei einer anderen Gruppe von Kranken tritt ein Herzstillstand infolge anderer nervöser Reflexe und Störungen ein. Während man bei diesen Patienten früher oft der Meinung war, daß es sich in der Mehrzahl der Fälle um eine nervöse Form des Stokes-Adamsschen Syndroms handle, würde der moderne Kardiologe als Ursache zweifellos einen echten Herzschaden finden. Bei vielen berichteten Fällen war die Untersuchung zu Lebzeiten und nach dem Tode oberflächlich. So wurden zum Beispiel bei einem 72jährigen Mann die Bewußtlosigkeitsanfälle auf ein den Vagus einscheidendes Bronchuskarzinom zurückgeführt. Die Elektrokardiogramme zeigen einen sinu-aurikulären Block, weshalb man mit größerer

Wahrscheinlichkeit Stokes-Adamssche Anfälle infolge eines sinu-aurikulären Blockes annehmen muß. Nur in einem Falle der Literatur ist scheinbar ein nervöser Mechanismus für die Anfälle verantwortlich. Auch die durch Reflexe von anderen Körperteilen ausgelösten Attacken gehören zu dieser Gruppe, zum Beispiel ein Herzstillstand beim Schlucken (S. 101).

5. Stokes-Adamssches Syndrom

Nomenklatur

Über das Vorkommen epileptiformer Anfälle mit langsamem Puls wurde von Morgagni (1761), Adams (1827) und von anderen Autoren berichtet. Da die Arbeit von Stokes über dieses Thema (1846) von größerer Bedeutung war und den stärksten Einfluß ausübte, wurde wiederholt vorgeschlagen, das Syndrom nach Stokes-Adams zu benennen.

Manche Autoren verwenden diesen Ausdruck nur für Anfälle, welche bei Kranken mit Herzblock vorkommen; für Fälle von Kreislaufstillstand ohne Block, zum Beispiel bei einer paroxysmalen Tachykardie oder beim Kammerflimmern sollte ein anderer Name verwendet werden. In diesem Buch wird der Ausdruck Stokes-Adamssche Anfälle alle auf einer Änderung der Herztätigkeit beruhenden Formen umfassen, gleichgültig, ob ihre Ursache in einem Herzstillstand oder in einer Tachykardie gelegen ist. Daher werden ähnliche Anfälle, bei welchen der Herzstillstand nicht die Folge eines abnormen Herzmechanismus ist, ausgeschlossen (abnorme Karotissinusreflexe oder Fälle von abnormen Vagusreflexen). Es handelt sich um ein Syndrom und nicht um eine Krankheitseinheit.

Symptome und klinische Befunde

Das Syndrom tritt auf, wenn die Hirndurchblutung für eine bestimmte Zeit aufhört. Dauert der Stillstand der zerebralen Zirkulation nur wenige Sekunden, so spürt der Patient keine Störung. Zur Entstehung der Empfindung des „Schwarzwerdens vor den Augen" bedarf es eines länger dauernden, mindestens sechs bis acht Sekunden anhaltenden Stillstandes. Dauert dieser annähernd zehn Sekunden, so schwindet das Bewußtsein. Der Patient wird blaß, er verdreht die Augen nach oben, und bei länger dauernder Unterbrechung der Hirndurchblutung kommt es zu Zuckungen der Arme und Beine; schließlich setzen tonisch-klonische Krämpfe ein. Harn und Stuhl gehen unfreiwillig ab. Eine mehr als vier oder fünf Minuten dauernde Unterbrechung der Zirkulation ist gewöhnlich tödlich. Bei Wiederaufnahme der normalen Blutzufuhr wird das Gesicht rot und es setzt eine kurze Periode von Dyspnoe ein. Folgt eine Attacke rasch auf die andere, so kommt es zu einer dem Cheyne-Stokesschen Atmen ähnlichen Atmungsstörung (S. 23). In diesem Zusammenhang ist die Erinnerung interessant, daß bei manchen Patienten mit dem „Karotissinussyndrom" bereits vier Sekunden nach dem Beginn des Karotisdruckes eine Synkope auftritt, obwohl Blutdruck und Herzfrequenz unverändert bleiben.

Oft kommt der Anfall nur einmal und kehrt nicht mehr wieder, es gibt aber auch Menschen mit täglich 100 Anfällen. Dauern diese nur kurz, so merkt sie der Patient oft nicht; er ist imstande, nach dem Vorübergehen der Ohnmacht eine Diskussion an dem vorher erreichten Punkt fortzusetzen. Nach einem lang dauernden Anfall mit Krämpfen kann eine einige Stunden anhaltende starke Schwäche einsetzen. Erbrechen ist nicht selten. Folgen die Anfälle in kurzen Intervallen aufeinander, so kann der Patient halb bei Bewußtsein bleiben oder er ist etwas benommen.

Entstehungsweise der Anfälle

Das Syndrom kann durch zwei völlig verschiedene Zustände hervorgerufen werden. Ihre Unterscheidung ist im Hinblick auf die Therapie wichtig.

Kammerstillstand. Bei dieser Form besteht ein tatsächlicher Kammerstillstand. Dabei gibt es verschiedene Untergruppen. Am häufigsten kommt es zum Kammerstillstand bei Störungen der atrio-ventrikulären Überleitung, wenn die Vorhofreize die Kammern nicht mehr erreichen. Sind die tieferen Zentren normal, so beginnen sie bei Unterbrechung der Reizleitung zu den Ventrikeln sofort mit ihrer Tätigkeit. Wie früher ausgeführt, sind jedoch auch diese Zentren bei vielen Patienten geschädigt, sodaß eine bestimmte Zeit verstreichen muß, bis sie ihre automatische Tätigkeit beginnen können. Die klinischen Erscheinungen hängen von der Dauer dieser „präautomatischen Pause" oder „Hemmung" der Ventrikel vor dem Tätigkeitsbeginn der tieferen Zentren ab. Für das Auftreten dieser Form des Stokes-Adams sind daher zwei Störungen Vorbedingungen: 1. Ein Versagen der atrio-ventrikulären Überleitung; 2. ein Versagen oder verspätetes Einsetzen der Kammerautomatie.

Das Versagen der Vorhof-Kammerleitung kann durch schwere Herzerkrankungen oder durch hemmende Vagusreflexe hervorgerufen werden. Bei Patienten mit Glossopharyngeusneuralgien konnte ein Herzstillstand beobachtet werden. Vagusreflexe können infolge einer Hemmung des Sinusrhythmus auch ohne vorheriges Auftreten eines Herzblockes zu einem Herzstillstand führen. Derartige bedauerliche Ereignisse kommen während operativer Eingriffe, z. B. bei der Eröffnung der Pleurahöhle, vor.

Bei der Mehrzahl der Patienten mit einem atrio-ventrikulären Block liegt die zweitgenannte Störung nicht vor, das heißt, die Automatie der Kammerzentren ist normal. Das Syndrom zeigt sich daher nur bei einem kleinen Prozentsatz von Patienten mit einem Herzblock.

Da ein kompletter Herzblock mit der völligen Unterbrechung der atrio-ventrikulären Überleitung zunächst gewöhnlich vorübergehend vorhanden ist, die Überleitung also zeitweilig wiederhergestellt wird und wiederholt versagt, kommen solche Anfälle oft wieder. Nimmt man die Anamnese von Patienten mit Herzblock sorgfältig auf, so kann man feststellen, daß der Patient eine gewisse Zeit an Schwindel- und Schwächeanfällen gelitten hat. Man kann mit Sicherheit annehmen, daß sich der Herzblock eben zu dieser Zeit entwickelt hat.

Rasche Kammertätigkeit. Diese früher als selten angesehene, tatsächlich aber häufige Form des Stokes-Adams wird durch Tachykardieanfälle und Kammerflimmern verursacht. Je höher die Herzfrequenz ist, desto kürzer ist die Diastole und desto kleiner das Schlagvolumen. Überschreitet die Herzfrequenz eine gewisse Grenze, so wird die für die Herzfüllung verfügbare Zeitperiode zu kurz und die Ventrikel werfen so wenig Blut mit so geringer Kraft aus, daß die Zirkulation praktisch still steht oder wenigstens auf ein Minimum herabgesetzt ist. Bei normalem Herzmuskel und gesunden Gefäßen ertragen junge Menschen eine sehr rasche Kammerfrequenz sehr gut, sogar mehr als 300 Schläge in der Minute. Ältere Leute mit sklerotischen Gefäßen, Patienten mit Myokardkrankheiten oder mit einem Klappenfehler mit Vorherrschen einer Stenose und daher von Haus aus kleinem Schlagvolumen können bei einer Tachykardie mit einer viel niedrigeren Frequenz Störungen der zerebralen Zirkulation aufweisen. Diese Störungen können zu zeitweiligem Schwindel oder zu einer Hemianopsie führen. Bleibt die Blutversorgung bis zu einem gewissen Grad erhalten, so kann man länger dauernde Bewußtlosigkeit ohne Krämpfe beobachten. Man findet auch Hemiparesen, welche nach Aufhören der Tachykardie prompt zurückgehen.

Kurz, das Gehirn reagiert auf eine Tachykardie so wie das Herz, wenn seine Gefäße sklerotisch sind (S. 310).

Sehr oft ist die dieses Syndrom auslösende Tachykardie auf ein paroxysmales Vorhofflimmern zurückzuführen, welches bei Patienten mit einer Koronarsklerose häufig ist. Wenn vorübergehende Attacken von Kammerflimmern nicht letal enden, so ist ihre Auswirkung auf den Kreislauf identisch mit jener eines völligen Herzstillstands.

Differentialdiagnose

Diese ist aus vielen Gründen schwierig. Eine Untersuchung des Patienten im anfallsfreien Intervall ermöglicht die Unterscheidung der beiden Hauptformen oft nicht. Eine Differenzierung kann sogar dann unmöglich sein, wenn man den Patienten im Anfall sieht. Der Patient kann sowohl beim Vorliegen eines völligen Kammerstillstands als auch beim Kammerflimmern pulslos und leichenblaß sein. Die Herztöne sind bei Kranken mit rascher Kammertätigkeit oder Kammerflimmern oft nicht hörbar, anderseits kann man während des Kammerstillstandes durch die Vorhofkontraktionen hervorgerufene frequente, rhythmische Töne hören. Daher ist in vielen Fällen zwecks Sicherung der Diagnose die elektrokardiographische Untersuchung des Patienten im Anfall unentbehrlich. Kommen die Anfälle in unregelmäßigen Intervallen und ohne Prodromalerscheinungen, so kann dies unmöglich sein.

Überdies ist das Vorliegen von Rhythmusunregelmäßigkeiten im Intervall zwischen den Anfällen keine Hilfe für die Differenzierung. Man möchte erwarten, daß die erste Form (Kammerstillstand) bei Patienten vorkommen würde, welche im Intervall einen atrio-ventrikulären Block aufweisen, während das Vorhandensein von Extrasystolen ein Zeichen dafür wäre, daß die Anfälle auf eine Störung der Reizbildung zurückzuführen sind (paroxysmale Tachykardie oder Flimmern). Erfahrungen aus der letzten Zeit haben jedoch gelehrt, daß die Kombination beider Formen oft vorkommt; sogar während desselben Anfalls können Patienten eine Kammertachykardie oder ein Kammerflimmern und einen völligen Kammerstillstand aufweisen.

Es sind drei Ursachen für ein solches Vorkommnis bekannt. Die Tachykardie kann auf den Stillstand folgen, da die Kammeruntätigkeit mit dem Stillstand der Zirkulation zu einer Anhäufung von Stoffwechselprodukten in den Zentren führt; diese werden dadurch gereizt und erzeugen eine Tachykardie. Ein anderes Mal folgt der Herzstillstand auf eine Tachykardie, da die Überaktivität die Zentren ermüdet und ihre Automatie hemmt. Schließlich sind Anfälle von Kammerflimmern und multifokalen Kammerextrasystolen besonders bei Patienten mit einem kompletten Herzblock häufig, vermutlich, weil dieselbe Schädigung, meist eine Koronarsklerose, welche die Ursache des Blockes ist, auch zu einer Reizung der spezifischen Fasern und damit zu einer abnormen Reizbildung führt.

Abb. 41 stammt von einem Patienten mit Koronarsklerose und komplettem Herzblock. Dieser litt an typischen Stokes-Adamsschen Anfällen mit Krämpfen. Das wiederholt während der Anfälle aufgenommene Elektrokardiogramm zeigte, daß diese auf ein Kammerflimmern zurückzuführen waren. In Abb. 41 ist der komplette Herzblock durch eine Gruppe von dreizehn multiformen Kammerextrasystolen unterbrochen. Solche kurze Attacken gingen bei diesem Patienten dem typischen Kammerflimmern oft voraus oder folgten ihm.

Die Unterscheidung dieser Anfälle von einer Epilepsie, einer Hysterie und von den in den vorhergehenden Abschnitten besprochenen Synkopeanfällen ist nicht immer leicht. Viele Kranke mit dem Stokes-Adamsschen Syndrom, welche wir zu sehen Gelegenheit hatten, suchten ursprünglich wegen ihrer Epilepsie einen Neurologen auf und manche von ihnen wurden wegen dieses Leidens behandelt. Wenn ein Patient plötzlich mitten aus scheinbar voller Gesundheit bewußtlos wird und Krämpfe bekommt, so ist diese irrige Diagnose verständlich.

Prognose

Die Prognose hängt vom Grundleiden und von dem für den Anfall verantwortlichen Mechanismus ab. In der Mehrzahl der Fälle haben die Anfälle ihre Ursache in einer Koronarsklerose, die Prognose ist daher dieselbe wie bei diesem Leiden. Es handelt sich dabei um eine ernste Komplikation und häufig tritt plötzlich der Tod ein. Patienten mit diesen Anfällen können sich erholen und viele Jahre lang mit oder ohne komplettem Herzblock ein erträgliches Leben führen. In einem persönlich beobachteten Fall, bei welchem die Stokes-Adamsschen Anfälle im Anschluß an einen Koronarverschluß einsetzten, traten viele Tage lang täglich hunderte solcher Attacken auf, der Patient war jedoch vier Jahre später noch am Leben. Die auf einem Kammerflimmern beruhenden Attacken haben eine viel schlechtere Prognose als jene beim Kammerstillstand.

Behandlung

Die Behandlung sollte nicht vor der Klärung der Frage einsetzen, ob die Anfälle auf eine Tachykardie (oder Flimmern) oder auf einen Kammerstillstand zurückzuführen sind. Eine Behandlung ohne endgültige Diagnose kann ernste Folgen nach sich ziehen. Die bei der einen Form erforderlichen Mittel haben für die andere eine schädliche Wirkung. Liegt ein Herzstillstand vor, so gibt man Stimulantia; diese würden sich bei den Tachykardien und beim Kammerflimmern verhängnisvoll auswirken und sind daher streng kontraindiziert. Anderseits können Dämpfungsmittel, wie das bei der tachykarden Form so wirksame Chinidin, bei den infolge eines Herzstillstandes auftretenden Anfällen schweren Schaden stiften. Überdies begünstigt das Chinidin bei diesen Fällen scheinbar die Entstehung eines Kammerflimmerns. Da beide Formen beim selben Patienten nacheinander auftreten können, ist es oft besser, mit jeder Behandlung zurückzuhalten, doch kann dies schwierig sein, bis der verantwortliche Arzt die Überzeugung gewinnt, daß dies unter solchen Umständen die sicherste Maßnahme darstellt.

Beim therapeutischen Programm soll man zwischen den im Anfall indizierten Maßnahmen und jenen zur Verhütung von Rückfällen unterscheiden.

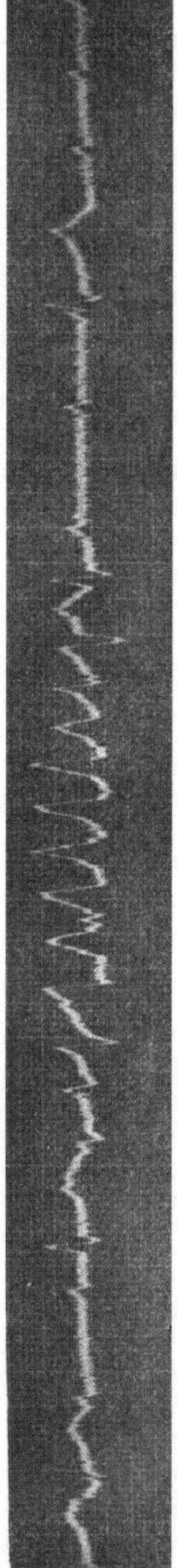

Abb. 41. Kompletter atrioventrikulärer Block und multifokale ventrikuläre Extrasystolen.

Herzstillstand. Sind die Anfälle auf einen Herzstillstand zurückzuführen und sieht man den Kranken in einem Anfall, so soll sofort ein Versuch zur Anregung der Kammerautomatie unternommen werden. Vielfach kann man dies durch heftige Stöße oder Schläge auf die Herzgegend leicht und rasch erreichen. In Tierexperimenten hat, wenn das Herz freigelegt ist, ein rascher Schlag auf dieses mit einem stumpfen Instrument praktisch immer die gewünschte Wirkung und die Automatie beginnt von neuem.

Die intrakardiale Injektion von Adrenalin kann lebensrettend sein, doch ist die Wirkung oft zu stürmisch, so daß große Gefahr besteht, daß an Stelle des Herzstillstands Kammerflimmern auftritt. Deshalb ist Coffeinum natriobenzoicum für die intrakardiale Injektion mehr empfehlenswert. Wenn die Anfälle in kurzen Abständen aufeinanderfolgen, so kann man Adrenalin mit gutem Erfolg intramuskulär geben. Oft sind Ephedrintabletten zu 30 bis 60 mg dreimal täglich nützlich. Das früher bei allen Fällen von Herzblock wahllos angewendete Atropin ist nur wirksam, wenn die Anfälle auf abnormen Vagusreflexen beruhen.

Auch Bariumchlorid wurde für die Behandlung der Anfälle von Herzstillstand empfohlen. Dieser Rat beruht auf der experimentellen Beobachtung, daß das Mittel tatsächlich die Reizbarkeit der Herzzentren in sehr bemerkenswerter Weise erhöht und eine abnorme Reizbildung verursacht. Die Dosis beträgt 40 bis 50 mg, das heißt, dreimal täglich zwanzig Tropfen einer fünfprozentigen Lösung oral. Diese Behandlung ist nicht gefahrlos. Das Bariumchlorid wird von verschiedenen Menschen ganz verschieden aus dem Darm resorbiert, die Grenze zwischen der wirksamen und der toxischen Dosis ist sehr scharf. Demnach tritt in manchen Fällen keine Reaktion ein, bis sich ganz plötzlich eine Kammertachykardie entwickelt. Wir raten daher nicht zu seiner Anwendung. Die Kombination von Ephedrin und Bariumchlorid ist gefährlich, da sie oft Kammerflimmern hervorruft.

Das sicherste und dankbarste Mittel ist nach unserer Erfahrung das Aminophyllin. Man gibt es am besten in Form von Zäpfchen (0,5 g) zwei- oder dreimal täglich. Die von uns in vielen Fällen beobachteten guten Ergebnisse sind wohl auf seine stimulierende Wirkung auf das Herz im Zusammenhang mit einer Erweiterung der Koronararterien zurückzuführen. Diese Behandlungsmethode hat auch den Vorteil der Ungefährlichkeit.

Vielfach hören Stokes-Adamssche Anfälle infolge eines Kammerstillstands ohne jede Behandlung bald auf. Dies geschieht in der Regel, sobald sich ein kompletter Herzblock entwickelt hat, oder bei einer Besserung des Zustands der tieferen Zentren. Man kann daher in der Beurteilung der Behandlungsergebnisse eines jeden Medikamentes nicht genug vorsichtig sein.

Tachykardie und Flimmern. Wenn der Anfall auf einer Tachykardie beruht, sollte man den Versuch unternehmen, einen der auf S. 529 erwähnten Vagusreflexe auszulösen. Gelingt dies nicht, so ist eine medikamentöse Behandlung notwendig; die meisten der für die Behandlung einer paroxysmalen Tachykardie empfohlenen Mittel sind infolge ihrer Nebenwirkungen kontraindiziert. So soll man Chinin oder Chinidin nicht intravenös, Mecholyl nicht subkutan und Adrenalin nicht intravenös verwenden. Andere peroral verwendete Medikamente sind in ihrer Wirkung zu langsam. Wir hatten mit der intravenösen Injektion von $^{1}/_{4}$ mg Strophanthin (Ouabaine) die besten Ergebnisse (S. 620). Auf diese Weise kann man die Tachykardie oft beenden, besonders, wenn man einige Minuten nach der Injektion den vorher erfolglosen Karotisdruck anwendet; hört damit der Anfall nicht auf, so wird zumindest die Frequenz oft herabgesetzt. Diese Injektion nützt auch beim paroxysmalen Vorhofflimmern. Selbstverständlich kann ein intravenös injiziertes Strophanthin das Herz nur erreichen, wenn die Zirkulation wenigstens in geringem Grad noch besteht. Dies ist bei den Tachykardien sicherlich meistens der Fall. Für das Kammerflimmern gibt es keine erfolgreiche Therapie.

Die Behandlung in den Intervallen zwischen den Anfällen soll Rückfälle verhüten. Dafür kann man Chinidin in Dosen von 0,2 g vier- bis sechsmal täglich versuchen. Diese peroralen Chinidinmengen sind bei Fehlen eines Herzblocks nicht kontraindiziert. Liegt ein Herzblock vor, besonders, wenn es sich um einen kompletten atrio-ventrikulären Block handelt, so soll Digitalis gegeben werden. Dieses hemmt die Automatie der Kammerzentren nicht, verhindert aber oft das Auftreten von Tachykardien. Chinidin soll man beim Herzblock nicht geben, da es die Kammerzentren dämpft und in manchen Fällen sogar die Entstehung von Extrasystolen und Anfällen von Kammerflimmern begünstigt.

Schrifttum

Allan, G. A. "Paroxysmal Tachycardia of Ventricular Origin with Stokes-Adams Syndrome, exhibiting Retrograde Conduction with Partial Heart-block." Glasgow M. J., **105**, 440, 1926.

Bamberger, H. Lehrbuch der Krankheiten des Herzens. Wien, W. Braumüller, 1857.

Barcroft, H., and assoc., Posthemorrhagic fainting, Lancet, **1**, 489, 1944.

Barnes, A. R. "Cerebral Manifestations of Paroxysmal Tachycardia." Am. J. M. Sc., **171**, 489, 1926.

Berte, S. J. and Smith, A. T., Adams-Stokes syndrome due to ventricular fibrillation and tachycardia, New Engl. J. Med., **248**, 282, 1953.

Bradbury, S., and Eggleston, C. "Postural Hypotension." Am. Heart J., **1**, 73, 1925.

Cassidy, M. A. "Tumour of the Neck associated with Syncopal Attacks." Proc. Roy. Soc. Med., **21**, 762, 1827 28.

Cohn, A. E., and Levine, S. A. "The Beneficial Effects of Barium Chloride on Adams-Stokes Disease." Arch. Int. Med., **36**, 1, 1925.

Cotton, T. F., and Lewis, T. "Observations upon Fainting Attacks due to Inhibitory Cardiac Impulses." Heart, **7**, 23, 1918.

Ellis, L. B., and Haynes, F. W. "Postural Hypotension with particular Reference to its Occurrence in Disease of the Central Nervous System." Arch. Int. Med., **58**, 773, 1936.

Engel, G. I., Fainting, Springfield, Thomas, 1950.

Ferris, E. B., Jr., Capps, R. B., and Weiss, S. "Carotid Sinus Syncope and its Bearing on the Mechanism of the Unconscious State and Convulsions." Medicine, **14**, 377, 1935.

Friedberg, C. K. and Edelman, M. H., The mechanism of syncope with chronic auricular fibrillation without evidence of organic heart disease, New Engl. J. Med., **249**, 1057, 1953.

Gallavardin, L., et Bérard, A. "Un cas de fibrillation ventriculaire au cours des accidents syncopaux du Stokes-Adams." Arch. d. mal. du coeur, **17**, 18, 1924.

—, Les syncopes d'effort, Lyon Med. **151**, 217, 1933.

Gertz, G., Kaplan, H. A., Kaplan, L., and Weinstein, W. "Cardiac Syncope due to Paroxysms of Ventricular Flutter, Fibrillation and Asystole in a Patient with Varying Degrees of A—V Block and Intraventricular Block." Am. Heart J., **16**, 225, 1938.

Gilchrist, A. R. "Lecture on Faints and Fits." Brit. M. J., **I**, 203, 1937.

Gluch, B. Elektrokardiographische Beobachtungen bei dem Morgagni-Adams-Stokesschen Symptomen-Komplex. Ztschr. f. Kreislaufforsch., **24**, 561, 1932.

von Hößlin, H. Kammerwühlen und Adams-Stokesscher Symptomenkomplex. Klin. Wchnschr., **4**, 62, 1925.

Howarth, S. and Sharpey-Schaefer, E. P., Low blood pressure phases following hemorrhage, Lancet, **1**, 18, 1947.

Kahler, H. Zur Kenntnis des neurogenen Adams-Stokes. Wien. Arch. f. inn. Med., 7, 207, 1923.

Levine, S. A., and Matton, M. "Observations on a Case of Adams-Stokes Syndrome, showing Ventricular Fibrillation and Asystole lasting Five Minutes, with Recovery following the Intracardiac Injection of Adrenalin." Heart, 12, 271, 1926.

Lewis, T. "Lecture on Vasovagal Syncope and Carotid Sinus Mechanism, with Comments on Gower's and Nothnagel's Syndrome." Brit M. J., I, 873, 1932.

Lian, C. "De l'épilepsie cardiaque." Bull. et mém. Soc. méd. d. hop. de Paris, 54, 635, 1205, 1930.

Maclean, A. R., and Allen, E. V. "Orthostatic Hypotension and Orthostatic Tachycardia: Treatment with the Head-up' Bed." J. A. M. A., 115, 2162, 1940.

de Meyer, J. "A propos d'un cas d'anémie cérébrale (hypotrophie d'une carotide)." Arch. d. ma. du coeur, 14, 11, 1921.

Moersch, F. P. "Nervous and Mental Phenomena associated with Paroxysmal Tachycardia." Brain, 53, 244, 1930.

Phear, A. G., and Parkinson, J. "Adrenalin in the Stokes-Adams Syndrome." Lancet, I, 933, 1922.

Price, F. W., and Nisse, B. S. "The Treatment of Adams-Stokes Syndrome due to Auriculoventricular Block." Am. Heart J., 5, 197, 1929.

Richberg, P. L. and Kern, C. E., Glossopharyngeal neuralgia with syncope and convulsions, J. A. M. A., 152, 703, 1953.

Rothberger, C. J., und Winterberg, H. Über die experimentelle Erzeugung extrasystolischer ventrikulärer Tachykardie durch Acceleransreizung. Arch. f. d. ges. Physiol., 142, 461, 1911.

Schellong, F. Störung der Kreislaufregulation, ein neues Symptom bei Insuffizienz des Hypophysenvorderlappens. Klin. Wchnschr., 10, 100, 1931.

Scherf, D. Der Morgagni-Adams-Stokes-Symptomenkomplex und seine Behandlung. Wien. klin. Wchnschr., 49, 83, 1936.

—, "Cardiac Reflexes originating in the Respiratory Tract." New York State Med. Journ., 45, 1647, 1945.

—, and Boyd, J. J. "Clinical Electrocardiography." 4th Edition. London, Heinemann, 1954.

Schur, M. Zur Frage der endokrin-nervösen Blutdruckregulierung im Stehen und nach Arbeit. Wien. Arch. f. inn. Med., 29, 271, 1936.

Schwartz, S. P. "Transient Ventricular Fibrillation: a Study of the Electrocardiograms obtained from a Patient with Auriculoventricular Dissociation and Recurrent Syncopal Attacks." Arch. Int. Med., 49, 282, 1932.

—, and Jezer, A. "Transient Ventricular Fibrillation: the Clinical and Electrocardiographic Manifestations of the Syncopal Seizures in a Patient with Auriculoventricular Dissociation." Arch. Int. Med., 50, 450, 1932.

Smith, H. L., and Hinshaw, H. C. "Syncopal Attacks due to a Congenital Anomaly of the Right Common Carotid Artery." Am. Heart J., 11, 619, 1936.

Spühler, O. Zum Symptomenkomplex 'Adams-Stokes'. Ztschr. f. klin. Med., 129, 693, 1936.

Stead, E. A., Jr., and Ebert, R. V. "Postural Hypotension: a Disease of the Sympathetic Nervous System." Arch. Int. Med., 67, 546, 1941.

Strisower, R. Pharmakologische Beeinflussung des Pulses bei einem Fall von Herzblock. Wien. klin. Wchnschr., 33, 269, 1920.

—. Über bedeutende Blutdrucksenkung nach Arbeit und bei Änderung der Körperlage bei Tabes dorsalis. Ztschr. f. klin. Med., 117, 384, 1931.

Weiss, S., and Baker, J. P. "The Carotid Sinus Reflex in Health and Disease: its Rôle in the Causation of Fainting and Convulsions." Medicine, 12, 297, 1933.

Wenckebach, K. F., und Winterberg, H. Die unregelmäßige Herztätigkeit. Leipzig, Engelmann, 1927.

Dreiundzwanzigstes Kapitel

Aortitis

Die vor mehr als 50 Jahren zum erstenmal beschriebene Aortitis wurde lange als eine der häufigeren kardiovaskulären Erkrankungen angesehen. Unsere Kenntnis ihrer großen Häufigkeit ist relativ jungen Datums, da viele Jahre lang die die Aortitis so oft begleitende Atheromatose die Erscheinungen der erstgenannten Erkrankung sogar bei der Obduktion verdeckte. Genaue histologische Untersuchungen ergaben, daß viele Museumspräparate von Atheromen und atherosklerotischen Aorteninsuffizienzen in Wirklichkeit Fälle von Syphilis und von syphilitischer Aortitis waren.

Häufigkeit

Die Häufigkeitszahlen der syphilitischen Aortitis variieren gemäß vielen Faktoren, von denen einer der wichtigsten die Verbreitung der Syphilis in der Bevölkerung darstellt. Wie nicht anders zu erwarten, ist die Krankheit in großen Städten häufiger als in manchen ziemlich abgelegenen Gegenden, wo die Syphilis seltener ist. Mehr Fälle sieht man auch in Seehäfen und in Städten mit einem starken farbigen Bevölkerungsteil. Man hat den Eindruck, daß die Krankheit um so seltener ist, je besser die Frühsyphilis behandelt wird; manche Komplikationen, wie zum Beispiel das Aortenaneurysma, sind entschieden weniger häufig als vor zwanzig Jahren.

In verschiedenen Serien von mehr als 1000 aufeinanderfolgenden Obduktionen betrug die Häufigkeit der Aortitis in den verschiedenen Teilen der Welt 3,6 Prozent, 4,93 Prozent, 6,5 Prozent, 6,89 Prozent und 7 Prozent.

Man hat geschätzt, daß eine Aortitis in 70 bis 80 Prozent aller zur Obduktion kommenden Syphilitiker vorliegt. Carter fand eine Häufigkeit von nur 22,2 Prozent. Nach einer Schätzung sterben jedes Jahr in den Vereinigten Staaten 30000 bis 40000 Menschen an einer Aortitis. Seit der Einführung der modernen antibiotischen Behandlung hat die Häufigkeit der Erkrankung wesentlich abgenommen.

In 4,1 Prozent aller Patienten mit Herzbeschwerden konnte eine Aortitis nachgewiesen werden.

Die Häufigkeit syphilitischer Herz- und Gefäßerkrankungen unter Patienten mit organischen Herzleiden wird mit 5 bis 15 Prozent angegeben. Nach der Atherosklerose und den hypertonischen Herzleiden sowie jenen beim Rheumatismus ist die Syphilis der häufigste ätiologische Faktor bei Erkrankungen des Herzens und der Gefäße.

Ihre Häufigkeit ist bei der farbigen Bevölkerung ungefähr dreimal so groß wie bei der weißen. Sie kommt bei Frauen annähernd gleich oft vor wie bei Männern.

Pathologische Anatomie

Der Prozeß beginnt in der Adventitia und Media als Endarteritis der Vasa vasorum. Er befällt hauptsächlich die ersten 5 bis 8 cm der aufsteigenden Aorta und endet meist, aber nicht immer, scharf am Beginn der Aorta descendens. Es besteht eine perivaskuläre Infiltration mit Rund- und Plasmazellen; in der Media treten nekrotische Zonen auf. Eine primäre Erkrankung der Intima ist selten. Die kleinen nekrotischen Zonen schwächen die Media deutlich und können

Anlaß zur Ausbildung einer Aortendilatation und eines Aneurysmas geben. Der entzündliche Prozeß in der Adventitia verursacht Verwachsungen zwischen der aufsteigenden Aorta und den Nachbarorganen, welche die Diagnosestellung sogar vor der Eröffnung der Aorta ermöglichen. Der destruierende Mediaprozeß führt zu Intimaschädigungen, welche in den früheren Stadien oft sehr charakteristisch sind. Später, nach Entwicklung einer Fibrose und sekundären Kalkablagerungen, ist die Stellung der richtigen Diagnose ohne histologische Untersuchung manchmal schwierig.

Adhäsionen zwischen den lateralen Anteilen der Aortenklappensegel und der Intima der Aorta führen zu einer Verbreiterung der Kommissuren und zu einer Separierung der Klappensegel voneinander. Dadurch entsteht eine Aorteninsuffizienz. Durch den Aortenprozeß in der Gegend der Koronarostien kommt es oft zu einer Verengung dieser und sogar zu ihrem völligen Verschluß. Die Koronararterien selbst werden in den Krankheitsprozeß nicht einbezogen.

Es gibt keinen Beweis dafür, daß die Atherosklerose der Koronararterien bei Patienten mit einem syphilitischen Herz- oder Gefäßleiden häufiger vorkommt. Im Verlauf der syphilitischen Infektion wurden jedoch Veränderungen an den Arteriolen beschrieben, welche in einer Verdickung der Media und der Intima bestehen. Bei farbigen Patienten mit einer Aortitis konnte sehr häufig eine starke periphere Gefäßsklerose festgestellt werden. Die Entwicklung von Gummen im Myokard ist nicht häufig, eine syphilitische Myokarditis stellt eine große Seltenheit dar.

Symptome

Die Aortitis wird oft als symptomloses Leiden beschrieben. Tatsächlich ist der Prozeß oft sehr weit fortgeschritten, ohne daß der Kranke irgendwelche Beschwerden hat. Häufig wird das Leiden nur zufällig anläßlich einer Durchuntersuchung entdeckt. Die ersten Anzeichen des Leidens sind oft eine Herzinsuffizienz infolge einer syphilitischen Aorteninsuffizienz, eine Angina pectoris bei einer syphilitischen Koronarstenose und Druckerscheinungen von seiten eines Aneurysmas. Mit einer möglichen, weiter unten erwähnten Ausnahme (Aortalgie), hängen die Symptome von den Komplikationen der Aortitis und nicht von der Aortitis selbst ab.

Viele Patienten werden durch einen Anfall von nächtlicher Dyspnoe oder Arbeitsdyspnoe überrascht. In anderen Fällen bewegen Ödeme und eine Leberanschwellung den Kranken zum Aufsuchen ärztlicher Hilfe. Bei einer dritten Gruppe sind die typischen anginösen Arbeitsschmerzen das hervorstechende Symptom.

Aortalgie. Die Aortalgie oder der Aortenschmerz sind noch immer Gegenstand des Streites über ein mehr oder weniger charakteristisches Symptom. Schmerzen vom anginösen Typ können von den sensiblen Fasern in der aufsteigenden Aorta ausgehen, dieser Mechanismus wurde von einigen Autoren als für die Entstehung der Angina pectoris überhaupt wirksam angenommen (S. 304). Diese Erklärung schien gerade für die Empfindung des kontinuierlichen Brennens hinter dem Brustbein passend, welche man gelegentlich in Fällen von Aortitis mit entzündlichen Prozessen in der Adventitia findet. Diese Empfindung dauert monatelang und wird durch Anstrengungen etwas stärker. Sie geht meist beim Fortschreiten des Leidens zurück, da die sensiblen Nervenfasern vermutlich zerstört werden. Wir konnten diese Empfindung anamnestisch in einem kleinen Prozentsatz von Patienten mit Aortitis erheben, doch wird ihr Bestehen bezw. das Bestehen einer jeglichen Schmerzempfindung bei der Aortitis ohne eine Erkrankung der Koronararterien von anderen geleugnet.

In Fällen von Aortitis mit Anfällen von paroxysmaler nächtlicher Dyspnoe ist die Klage über substernale Schmerzen zur Zeit des Anfalles sehr häufig. Diese Klage ist so typisch, daß bei Kranken, welche gleichzeitig eine Dyspnoe und substernale Schmerzen angeben, der Verdacht auf das Bestehen einer Aortitis gerechtfertigt ist, vorausgesetzt, daß man einen Koronarverschluß ausschließen kann. Der paroxysmale Blutdruckanstieg während des Anfalles von paroxysmaler Dyspnoe kann für den gleichzeitig auftretenden Schmerz irgendwie verantwortlich sein.

Klinische Befunde

In einem typischen Fall ist die Diagnose leicht, da oft ein charakteristisches Syndrom vorliegt. Kein Zeichen ist jedoch pathognomonisch und keines findet man immer; ein jedes kommt nur in einem bestimmten Prozentsatz von Fällen vor. Bei der Diagnosestellung des Leidens und bei seiner Abgrenzung von anderen Prozessen können daher große Schwierigkeiten auftreten. In vielen Fällen ist die Natur des Leidens nur zu vermuten, aber nicht zu beweisen.

Abnorme Pulsationen. Die Verbreiterung der Aorta führt zu einer Verstärkung der Dämpfung über dem Manubrium sterni, wenn sich die Aorta dem Sternum in größerer Ausdehnung nähert als normalerweise. Die Aorta wird häufig auch ebenso länger wie weiter, wodurch starke Pulsationen in der Jugulargrube nachweisbar werden. Die Arteria anonyma entspringt nun höher aus der Aorta als normal, die rechte Arteria subclavia verläuft höher und die rechte Arteria carotis bildet eine Art Schleife (S. 428). Diese Pulsationen werden oft mit Aneurysmen verwechselt. Man findet sie jedoch auch ohne Aortitis, wenn eine Atheromatose oder Hypertonie vorliegt.

Oft ist der Schluß der Aortenklappen etwas rechts vom Brustbein im zweiten oder dritten Interkostalraum tastbar. Man findet diese kurze Pulsation natürlich nicht an der Projektionsstelle der Aortenklappen, sondern dort, wo sich die aufsteigende Aorta der Brustwand nähert. Wenn dieser Befund auch für die Aortitis nicht charakteristisch ist, so trifft man ihn doch selten ohne diese an, da eine deutliche Aortenerweiterung und Akzentuierung des zweiten Aortentones für das Auftreten dieses Zeichens notwendig sind. Es ist deshalb bei der einfachen Hypertonie sehr selten, und wenn man es bei Patienten unter 50 Jahren findet, so soll man an die Aortitis denken.

Die häufige Verengung der Ostien der von der aufsteigenden Aorta abgehenden großen Arterien (Arteria anonyma, Arteria carotis sinistra und Arteria subclavia sinistra) durch den syphilitischen Prozeß führt zu einem deutlichen Unterschied beim Vergleich der Pulse zwischen rechts und links. Das völlige oder fast völlige Verschwinden eines Karotis- oder Brachialpulses mit einer Blutdruckdifferenz ist nicht selten und ermöglicht die Diagnosestellung ebenfalls. Diese Erscheinungen werden oft fälschlich als Beweis für ein Aneurysma angesehen. Tatsächlich sind sie bei der unkomplizierten Aortitis häufig.

Perkussion. In manchen Fällen ergibt die Perkussion keine Herzvergrößerung, während in anderen eine starke Dilatation nach rechts und links mit aortischer Konfiguration oder Mitralisation eines Aortenherzens nachweisbar ist.

Auskultation. Der zweite Aortenton ist oft verändert. Er ist akzentuiert und klingend (trommelartig, tympanitisch, hohl). Diese vermutlich auf die anatomischen Veränderungen in der Aortenwand zurückzuführende Eigenart ist für die Aortitis nicht spezifisch, man kann sie auch bei Patienten mit einer Atheromatose und Hypertonie mit sklerotischen Wandveränderungen antreffen. Bei der reinen Hypertonie besteht nur eine Akzentuierung des zweiten Aortentones ohne tympanitischen oder glockenartigen Charakter. Findet man die Erscheinung bei Patienten unter 50 Jahren ohne Hypertonie, so spricht sie sehr für die Diagnose einer Aortitis.

Gewöhnlich ist über der Aorta ein systolisches Geräusch zu hören, welches durch Wirbelbildungen infolge der Dilatation des Gefäßes verursacht wird. Oft findet man dieses systolische Geräusch auch über der Spitze, wobei es nicht mit einem Mitralgeräusch verwechselt werden soll.

Blutdruck. Der Blutdruck ist oft erhöht. Bei Patienten mit Aortitis beobachtet man sehr häufig systolische Blutdruckwerte über 150. Nach unserer Schätzung besteht in ungefähr 50 Prozent der weißen Patienten mit vollentwickelter Krankheit eine Hypertonie. Bei der farbigen Gruppe ist der Prozentsatz noch höher. Diese Blutdruckerhöhung ist interessant, da zwischen der Syphilis und der essentiellen Hypertonie eine Beziehung nicht zu bestehen scheint. Die systolische Hypertonie ist meist die Folge des Elastizitätsverlustes der aufsteigenden Aorta. Auch der diastolische Druck ist in der Mehrzahl der Fälle erhöht. Für die diastolische Hypertonie bei der Aortitis gibt es noch keine Erklärung.

Andere Befunde. Oft findet man Zeichen einer Neurosyphilis. Nach manchen Beobachtungen lag eine solche in 26 Prozent der Fälle vor.

Die serologischen Reaktionen sind in ungefähr 80 Prozent der Fälle positiv: es wurde über Zahlen von 86 Prozent und sogar von 92.6 Prozent positiver Reaktionen berichtet. Der Liquor ist in fast 50 Prozent pathologisch.

Bei jugendlichen Patienten mit schwerer, rasch fortschreitender Aortitis konnten Temperaturerhöhungen bis über 38 Grad C beobachtet werden. Besteht gleichzeitig eine Aorteninsuffizienz, so wird häufig irrtümlich die Diagnose einer subakuten bakteriellen Endokarditis gestellt.

Die Blutkörperchensenkungsgeschwindigkeit ist oft beschleunigt, doch hat dieser Befund selten eine diagnostische Bedeutung.

Häufig kann man bei der Aortitis — so wie beim Aneurysma — eine Klopfempfindlichkeit der Dornfortsätze des zweiten bis vierten Brustwirbels feststellen.

Röntgenuntersuchung und -durchleuchtung. Diese Untersuchungen sind von großer diagnostischer Bedeutung.

Eines der ersten Zeichen besteht in einer Dilatation der aufsteigenden Aorta, besonders ihres untersten Teiles. Eine Prominenz des Aortenbogens am rechten oberen Herzrand ist bei einem Individuum unter 40 Jahren ohne Zwerchfellhochstand ein sehr verdächtiger und hilfreicher Befund. Eine Dilatation der Aorta kann jedoch fehlen oder übersehen werden, da sich der supravalvuläre Teil des Gefäßes in den Herzschatten projiziert.

Es ist wichtig, zu betonen, daß man sogar bei Patienten mit vollentwickelter Aortitis oder syphilitischer Aorteninsuffizienz keine Zeichen einer Aortendilatation und Elongation finden muß, wenn der Prozeß nur im Klappengebiet und an den Koronarostien sitzt, ohne sich nach oben auszudehnen.

Die Diagnose einer Aortendilatation soll sich niemals auf Messungen des Gefäßbandes im p-a-Strahlengang allein gründen. Eine Untersuchung in den schrägen Durchmessern ist notwendig und sehr aufschlußreich. Leider ist eine exakte Messung der Aortenbreite in verschiedenen Abschnitten nicht möglich.

Die empfehlenswerteste Methode ist jene nach K r e u z f u c h s, nach welcher die Weite des den Aortenknopf bildenden Teiles des Aortenbogens geschätzt werden kann. Diese Methode beruht auf der Tatsache, daß ein Teil des Aortenbogens rein sagittal verläuft und unmittelbar am Ösophagus liegt, welcher dabei sogar eine leichte Impression mit einer Verlagerung von links nach rechts erfährt (Abb. 42). Diese Eindellung kann man leicht sehen, wenn der Patient ein Kontrastmittel, wie zum Beispiel eine Bariumsuspension, schluckt. Zuerst wird der während der Systole am weitesten nach links gelegene Punkt des Aortenknopfes festgestellt sowie orthodiagraphisch am Schirm markiert, dann wird der tiefste Punkt des „Aortenbettes" im Ösophagus angezeichnet, während der Patient das Barium schluckt.

Abb. 42 zeigt die Kreuzfuchs-Methode der Messung der Aortenbreite. Der auf diese Weise bestimmte Durchmesser der gesunden Aorta beträgt 1.8 bis 2.5 cm. Über 60 jährige Patienten können Werte bis zu 3 cm aufweisen. Manche empfehlen den Abzug von 2 bis 3 mm für die Dicke der Ösophaguswand, des periösophagealen Bindegewebes, der mediastinalen Pleura und der doppelten Dicke der Aortenwand selbst, da diese Teile in der Maßzahl eingeschlossen sind. Da alle diese Werte relativ konstant sind, wurde der Vorschlag gemacht, den Abzug wegzulassen.

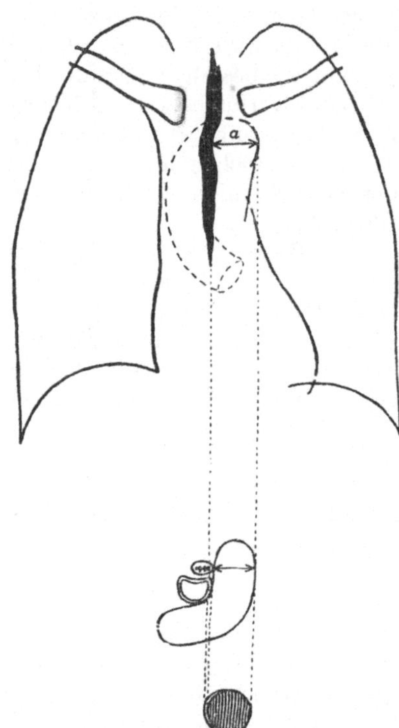

Abb. 42. Messung des Aortenbogens nach der Kreuzfuchs-Methode (nach Zdansky).

Neben der Aortendilatation findet man gewöhnlich im Aortenknopf Kalkablagerungen. Das häufige Vorkommen dieser Kalkplatten bei der Aortitis ist auf die große Häufigkeit einer sekundären Verkalkung des erkrankten Gewebes der Aortenwand zurückzuführen. Auch das Vorhandensein dieses Befundes spricht bei Patienten von unter 50 Jahren sehr zugunsten der Diagnose einer Aortitis.

Angiokardiographisch kann man Unregelmäßigkeiten des Lumens, Variationen der Dicke der Aortenwand und einen gewundenen Verlauf des Gefäßes nachweisen.

Elektrokardiogramm. Während das Elektrokardiogramm für die Diagnostik keine Hilfe bringt, ist es für die Prognose von großer Bedeutung. Es trägt zur Sicherung der Diagnose einer Myokardschädigung und einer komplizierenden Koronarstenose bei. Die Feststellung einer einfachen Linksablenkung der Herzachse oder eines· normalen Elektrokardiogramms kann für ein gesundes Myokard sprechen, während bei vielen Kranken mit nur wenigen Beschwerden und geringen objektiven Befunden abnorme T-Zacken in allen Ableitungen und eine Verbreiterung sowie Verknotung der QRS-Komplexe eine schwere Myokardbeteiligung und eine schlechte Prognose anzeigen. Oft kann man bei Fällen, welche in Ruhe ein normales Ekg haben, auf Grund der elektrokardiographischen Veränderungen nach Belastung eine Koronarstenose diagnostizieren (S. 351).

Komplikationen

Aorteninsuffizienz. Eine der häufigsten Komplikationen der einfachen Aortitis ist die Insuffizienz der Aortenklappen; ihre Symptomatologie wurde im Zusammenhang mit der rheumatischen Aorteninsuffizienz besprochen. Die meisten Befunde sind beiden Fehlern gemeinsam und die Unterscheidung kann in manchen Fällen sehr schwierig sein, wenn die anamnestische Angabe einer rheumatischen oder syphilitischen Infektion fehlt. Überdies können die serologischen Reaktionen bei der Syphilis negativ ausfallen und bei Patienten mit einer rheumatischen Aorteninsuffizienz positiv sein. Das Vorliegen einer Verengung der Ostien der großen Arterien (Pulsationsunterschiede beider Karotis- oder beider Brachialarterien) ist ein Beweis für eine Aortitis.

Es wurde betont, daß eine rheumatische und eine syphilitische Erkrankung der Aortenklappen gleichzeitig bestehen kann.

Von großer Hilfe ist die alte Regel, daß die stärkere Dilatation der Aorta bei der syphilitischen Aorteninsuffizienz eine bessere Fortleitung des diastolischen Geräusches bei diesem Klappenfehler zum zweiten rechten Interkostalraum ermöglicht, während es bei der rheumatischen Aorteninsuffizienz besser am linken unteren Sternalrand zu hören ist. Wenn auch Ausnahmen vorkommen, so hat diese Regel doch klinischen Wert.

Aneurysmen. Eine andere Komplikation der Aortitis, das Aortenaneurysma, soll in einem eigenen Kapitel besprochen werden.

Stenose der Koronarostien. Von großer Bedeutung ist die dritte und am meisten gefürchtete Komplikation, die Verengung der Ostien der Koronararterien. Diese ist häufig, sie ist in jedem dritten oder vierten Fall von Aortitis bei der Obduktion nachzuweisen. Oft sind beide Ostien betroffen und manchmal ist das eine Ostium völlig verschlossen, während das andere eben noch für einen Stecknadelkopf oder nur mehr für ein Haar durchgängig ist. In einem der ersten publizierten Fälle dieser Art lag vermutlich eine Aortitis vor. In einer Serie von 1000 aufeinanderfolgenden Obduktionen war eine Aortitis in 69 Fällen vorhanden. In fünfzehn von diesen 69 Fällen war eine Koronarstenose nachweisbar. Achtmal waren beide Koronarostien betroffen, in sechs Fällen war nur das rechte Ostium und in einem Fall nur das linke Ostium verengt. Es ist kennzeichnend, daß zehn von diesen fünfzehn Patienten plötzlich starben.

Woodruff fand Koronarstenosen in 27 Prozent von zufällig entdeckten Aortitiden; sie lagen in 57 Prozent von Fällen vor, bei welchen eine Aortitis klinisch auf Grund von Befunden nachgewiesen werden konnte. In 39 Prozent dieser Fälle betraf die Stenose beide Koronarostien.

Oft wird die Stenose eines Koronarostiums infolge einer syphilitischen Aortitis und sogar sein völliger Verschluß ohne Beschwerden ertragen. Man findet diese Veränderungen dann bei der Obduktion zufällig, nachdem sie zu Lebzeiten nie vermutet worden waren. Sie müssen eine gewisse Zeit bestanden haben, da der Verschluß durch altes Narbengewebe hervorgerufen wird. Die langsame Entwicklung des Koronarverschlusses ermöglicht die ausreichende Erweiterung eines Kollateralkreislaufes (S. 307).

Man kann das bei manchen Fällen häufige Vorkommen von Ruheschmerzen (Ruheangina) als ein Zeichen für eine Koronarerkrankung ansehen. In der Mehrzahl der Fälle bestehen nur Schmerzen bei Anstrengung, das heißt, die typische Arbeitsangina; bei diesen Fällen darf man beim Vorliegen einer Aortitis ohne weitere Befunde eine Verengung der Koronarostien annehmen. Eine Infarzierung des Herzmuskels ist in Fällen von Aortitis und Koronarstenose oder Verschluß selten (S. 313). Es ist interessant, daß sich in diesen Fällen vermutlich infolge der verminderten Blutzufuhr nur selten eine Herzhypertrophie entwickelt. Überdies können auch eine Herzdilatation und Überleitungsstörungen im Elektrokardiogramm fehlen, woraus hervorgeht, daß die langsame Entwicklung des syphilitischen Koronarverschlusses genügend Zeit zur Ausbildung eines Kollateralkreislaufes und damit zur ausreichenden Blutversorgung des spezifischen Gewebes im Herzen läßt.

Es wurden klinische Syndrome beschrieben, welche bei der Aortitis die Diagnostizierung einer Koronarstenose nahelegen können. Der rasche Verlauf der

Krankheit vom Beginn der Symptome an, das fehlende Ansprechen auf die Behandlung, das Hervortreten und die große Häufigkeit anginöser Schmerzen sowie der oft plötzlich eintretende Tod machen die Diagnose einer Koronarstenose häufig möglich. In vier Fällen einer anderen Gruppe wurde die bei der Obduktion bestätigte Diagnose einer erheblichen Stenose der Koronarostien auf Grund des folgenden Syndroms gestellt. Es bestand eine Aortitis mit oder ohne Aorteninsuffizienz. Das Herz war normal groß oder mäßig vergrößert. Die Patienten klagten über Schmerzen hinter dem Brustbein und zwischen den Schultern oder im Oberbauch, welche sowohl bei der leisesten Anstrengung oder Aufregung als auch häufig in Ruhe und scheinbar ohne Grund auftraten. Es bestanden große Angst und Besorgnis. Diese Angst kann das Hauptsymptom sein, alle anderen Symptome können fehlen. Die Angst ging mit einer unerklärlichen Unruhe einher. Alle diese Beschwerden konnten durch Nitroglyzerin sofort zum Schwinden gebracht werden. In diesen Fällen stieg der Blutdruck während eines Anfalles von anginösen Schmerzen nur leicht an, in schwereren Stadien fiel er manchmal auf sehr niedrige Werte ab. Dieser Blutdruckabfall kann das Angstgefühl auslösen. Die leichteste Anstrengung führt im Elektrokardiogramm zu deutlichen Veränderungen der ST-Strecken und der T-Zacken.

Bei Kranken mit einem völligen Verschluß nur eines Koronarostiums und normaler Weite des anderen kann man sogar nach Belastung ein normales Elektrokardiogramm erhalten.

Kongenitale Syphilis und Aortitis

In Fällen von kongenitaler Syphilis ist eine Aortitis selten, doch wurden immerhin viele verifizierte Fälle mitgeteilt. Die Erkrankung der Aorta mit den typischen entzündlichen Veränderungen in der Adventitia und Media wurde schon lange vorher beschrieben. Überlebt das Kind das erste Jahr, so kommt es scheinbar in den meisten Fällen zu reparativen Vorgängen, nur ausnahmsweise handelt es sich um ein fortschreitendes Leiden mit der Ausbildung eines Aneurysmas, einer Koronarstenose oder einer Aorteninsuffizienz. Die Krankheit konnte bei einem Knaben und seiner Schwester mit kongenitaler Syphilis beobachtet werden. Trotz der starken Neigung zur spontanen Heilung muß man bei Kindern und Jugendlichen mit den oben erwähnten Symptomen und Befunden an die Möglichkeit einer Aortitis infolge einer kongenitalen Syphilis denken.

Krankheitsverlauf und Prognose

Bei insuffizienter Behandlung scheint die Aorta innerhalb von zwölf Monaten infiziert zu werden. Bereits sechs bis sieben Monate nach der Infektion wurden Zeichen einer Aortenerkrankung beschrieben, doch vergehen in der Mehrzahl der Fälle bis zum Auftreten deutlicher Zeichen der Aortenbeteiligung Jahre und sogar Jahrzehnte. In 10 Prozent einer großen Serie von Fällen lag die Infektion weniger als fünf Jahre zurück. Ein Intervall von sechzehn oder sogar zwanzig Jahren zwischen der Infektion und der Entdeckung der ersten Krankheitszeichen ist nicht selten, doch kann eine Aortitis schon lange vor ihrer Aufdeckung bestanden haben.

Von außerordentlicher Bedeutung ist die Tatsache, daß es sehr gutartige Fälle gibt und daß die Krankheit in jedem Stadium des Prozesses stehenbleiben kann. Sie kann symptomlos bleiben oder einen nur wenige Wochen dauernden rapiden Verlauf nehmen. Wir konnten Patienten beobachten, welche angaben, daß sie sich bis zwei oder drei Wochen vor der ersten Untersuchung noch normal gefühlt hätten, jetzt eine Herzinsuffizienz mit Stauung bekamen, auf die Behandlung nicht ansprachen und einige Wochen später starben. Sehr oft ist die Aortitis bei der Obduktion ein Zufallsbefund. Bei an extrakardialen Ursachen verstorbenen Kranken sieht man bei makroskopischer Untersuchung anläßlich der Obduktion in der Aorta oft nur einige verdächtige Stellen, erst die histologische Untersuchung bestätigt die Diagnose einer syphilitischen Aortitis. In vielen pathologischen Statistiken sind diese klinisch nicht nachgewiesenen Fälle einbezogen.

Der Zustand des Myokards und der Koronarostien ist für die Prognose von größter Bedeutung. Sind die Koronarostien verengt, so kommt es häufig zum plötzlichen Tod. Sogar, wenn anamnestische Angaben über anginöse Schmerzen nicht gemacht werden und das Elektrokardiogramm normal ist, können die nach einer Belastungsprobe gewonnenen Kurven eine deutliche Koronarstenose ergeben.

Bei farbigen Patienten und bei manuellen Schwerarbeitern soll die Prognose schlecht sein.

Differentialdiagnose

In typischen Fällen ist die Diagnose leicht. Die Anamnese ergibt zum Beispiel bei einem 40jährigen Mann oder Frau eine syphilitische Infektion, die serologischen Reaktionen sind positiv und der Kranke klagt über anginöse Schmerzen bei Anstrengungen. Die Untersuchung ergibt eine stark verbreiterte Aorta, im Röntgen eine Prominenz der aufsteigenden Aorta nach rechts, einen tympanitischen zweiten Aortenton, ein rauhes systolisches Geräusch über der Aorta und kaum palpable Pulsationen der linken Arteria carotis, während die rechte sehr stark pulsiert.

Es wurde jedoch früher betont, daß keiner dieser Befunde bei der Aortitis obligat ist. „Typische Fälle", wie der oben erwähnte, sind Ausnahmen. Anamnese und serologische Reaktionen können negativ sein und alle erwähnten Zeichen können fehlen. Oft macht der Zustand nur wenig Beschwerden, die positive Diagnose ist besonders für jene schwierig, welche nicht an die Häufigkeit der Aortitis denken.

Bei vielen Kranken unter 50 Jahren (je jünger, desto sicherer) führen eine Dilatation der aufsteigenden Aorta, eine Verkalkung im Aortenknopf, eine verdächtige Akzentuierung des zweiten Aortentones, ein systolisches Geräusch über der Aorta sowie Zeichen einer Hypertrophie und Dilatation des linken Ventrikels ohne eine Hypertonie zur richtigen Diagnose.

Schwierigkeiten ergeben sich aus der Tatsache, daß eine Hypertonie bei der Aortitis häufig ist und daß man praktisch alle gefundenen Zeichen auf den erhöhten Blutdruck allein zurückführen kann. Diese häufige Kombination einer Hypertonie mit der Aortitis macht es zur Pflicht, bei jedem Hypertoniker, bei welchem eine Ursache für seine Hypertonie nicht gefunden werden kann und in dessen Familie die Anamnese bezüglich Hypertonie negativ ist, an die Aortitis zu denken. Doch kann der Beweis dafür sogar dann schwierig oder unmöglich sein, wenn man die Möglichkeit einer Aortitis in Betracht zieht.

Bei Kranken von über 50 Jahren entsteht ein anderes Problem, da wir zwischen der Aortitis und einem Atherom unterscheiden müssen. Wenn man daran denkt, wie schwer es oft sogar für einen erfahrenen Pathologen ist, bei der Untersuchung der eröffneten Aorta zu sagen, ob es sich um eine reine Atheromatose oder um eine Kombination zwischen einer Atheromatose und einer Aortitis handelt, was oft erst durch die histologische Untersuchung möglich ist, so wird man erst die Schwierigkeiten ermessen können, welche sich dem

Kliniker bieten. Auf diese häufige Kombination der Aortitis mit einer Atheromatose ist es zurückzuführen, daß das klinische und sogar das so viele Jahre vorher beschriebene pathologische Bild der Aortitis erst relativ spät allgemeine Anerkennung fand. Die verbreiterte Aorta, Kalkablagerungen im Aortenknopf, die Veränderung des zweiten Tones über der Aorta und das systolische Geräusch in diesem Gebiet können durch die Atheromatose allein völlig erklärt werden. Dasselbe gilt in gewissen Fällen auch für den erhöhten Blutdruck.

All dies führt zu großen diagnostischen Schwierigkeiten und es ist sicher, daß die Diagnosestellung in vielen Fällen unmöglich ist. Die Zahl der richtigen Diagnosen nimmt aber in vielen Instituten zu, wenn man die in den vorhergehenden Abschnitten besprochenen Regeln beachtet. Anderseits behaupten manche, daß „die Diagnose einer unkomplizierten Aortitis praktisch unmöglich sei". Wenn festgestellt wird, daß „es derzeit unmöglich sei, die syphilitische Aortitis frühzeitig und sicher klinisch zu diagnostizieren", so hängt dies davon ab, was man unter frühzeitiger Diagnose versteht.

In der Mitte zwischen jenen, welche die Unmöglichkeit behaupten, die Krankheit zu diagnostizieren und jenen, welche es riskieren, die Diagnose manchmal bei Kranken mit einem einfachen atheromatösen Leiden zu stellen, stehen diejenigen, welche die Diagnose nur für berechtigt halten, wenn: 1. die Syphilis über jeden Zweifel erhaben ist; 2. wenn die Aorta eindeutig dilatiert ist; 3. wenn kein anderer Grund für eine Aortenerweiterung vorliegt; 4. wenn der Kranke nicht über 40 Jahre alt ist. Nach der vorhergehenden Diskussion ist es klar, daß die Zahl der Patienten mit einer Aortitis, welche diese Bedingungen erfüllen, begrenzt ist.

Wenn die Ergebnisse neuerer Untersuchungen richtig sind, nämlich, daß eine wirkungsvolle Behandlung die Prognose bessert, die Entstehung von Komplikationen verhütet und das Leben verlängert, so erscheint es jetzt besser, lieber das Risiko der Diagnose einer Aortitis auf sich zu nehmen, wenn sie auch tatsächlich nicht vorliegt, als sie zu übersehen.

Behandlung

Auf Grund der modernen Behandlung ist die frühere Feststellung, daß die Aortitis „heimtückisch und unheilvoll" sei, nicht mehr aufrecht zu erhalten.

Die Verhütung einer Aortitis bei Syphilitikern erscheint bei ausreichender Behandlung in den Frühstadien möglich. In einer großen Serie syphilitischer Patienten konnte nachgewiesen werden, daß eine Aortitis bei genügender Behandlung in den Frühstadien nur in 1 Prozent der Fälle auftritt. In einer anderen Serie konnte unter den Gut-Behandelten und 10 bis 20 Jahre nach der Infektion Nachuntersuchten kein Fall mit einer kardiovaskulären Syphilis gefunden werden. Die Häufigkeit der Aortitis scheint mit der Unzulänglichkeit der Behandlung in den früheren Stadien zuzunehmen.

Die meisten Kardiologen stimmen darin überein, daß Patienten mit einer Aortitis antisyphilitisch behandelt werden sollten. Werden Patienten mit den Zeichen einer Aortitis energisch behandelt, so scheint es möglich zu sein, das Fortschreiten der Krankheit zu verhüten oder zumindest die Häufigkeit des Auftretens einer Aorteninsuffizienz und eines Aneurysmas herabzusetzen. Es ist jedoch wichtig, bestimmte Kontraindikationen gegen eine solche Behandlung zu bedenken. Eine derartige ist eine Dekompensation. In solchen Fällen kann man jedoch Quecksilberdiuretika geben, welche auch eine antisyphilitische Wirkung haben; manche unserer Patienten erhielten wegen der diuretischen Wirkung mit großem Nutzen und ohne unerwartete Komplikationen drei bis fünf Jahre lang wöchentlich eine Injektion. Wir möchten daher den Versuch dieser milden antiluetischen Behandlung anregen, welche bei diesen Patienten auch den Zustand des Kreislaufes bessert.

Eine sehr wichtige Kontraindikation stellen die Kranken mit Angina pectoris dar. Man nimmt an, daß die bei diesen Fällen bestehende Stenose der Koronarostien durch die Behandlung infolge Schrumpfung des Bindegewebes verstärkt wird. Überdies kann die Häufigkeit und Dauer der Anfälle auch infolge der Hyperämie .des am Anfang der Behandlung auf Grund einer Jarisch-Herxheimerschen Reaktion entzündeten Gewebes zunehmen. Tatsächlich treten nicht selten in der ersten Zeit nach der Injektion von Arsenpräparaten schwere Anfälle von Angina pectoris auf. Die im Anschluß an die Injektion von Arsenpräparaten vorkommende und zu elektrokardiographischen Veränderungen führende eosinophile Myokarditis wurde im Kapitel über die Myokarditis erwähnt.

Die moderne Penicillinbehandlung hat derzeit alle anderen therapeutischen Bemühungen mit Salvarsan, Jod und Wismuth verdrängt. Man gibt täglich 600.000 Einheiten Procain-Penicillin, insgesamt 9 Millionen Einheiten. Die Behandlung ist in einem Krankenhaus durchzuführen. Herxheimer'sche Reaktionen und andere paradoxe Erscheinungen während der Behandlung sind unabhängig von der Höhe der ersten Dosen zu beobachten. Eine Vorbehandlung mit Jod ist nicht nötig. An den ersten wenigen Tagen kommen Temperatursteigerungen vor. Eine leichte Dekompensation gilt nicht als Kontraindikation; in manchen Fällen konnte man das Verschwinden leichter anginöser Schmerzen feststellen. Eine Behandlungsserie ist ausreichend. Bei jedem Patienten mit dieser Krankheit, welcher vorher Penicillin nicht erhalten hatte, sollte diese Behandlung einmal durchgeführt werden.

Patienten mit Aortitis dürfen keine schwere körperliche Arbeit verrichten.

Schrifttum

Barnett, C. W., and Small, A. A., The effect of treatment on the prognosis of cardiovascular syphilis, Am. J. Syph. and Vener. Dis., **34**, 301, 1950.

Beckh, W. "The Serologic Reaction in Cardiovascular Syphilis." Am. Heart J., **25**, 307, 1943.

Boyd, L. J., and Scherf, D. "Hypertension in Aortitis." Urologic and Cutan. Review, **46**, 169, 1942.

Butterley, J. M. and Fishman, L., Jarisch-Herxheimer reaction following penicillintherapy in case of syphilitic aortitis, J. A. M. A., **148**, 370, 1952.

Cannon, J. H. "Syphilitic Coronary Occlusion in Aortic Insufficiency." Am. Heart J., **5**, 93, 1929.

Carter, E. P., and Baker, B. M., Jr. "Certain Aspects of Syphilitic Cardiac Disease." Bull. Johns Hopkins Hosp., **48**, 315, 1931.

Clawson, B. J. "Incidence of Types of Heart Disease among 30,265 Autopsies with Special Reference to Age and Sex." Am. Heart J., **22**, 607, 1941.

Cole, H. N., and Usilton, L. J. "Co-operative Clinical Studies in the Treatment of Syphilis: Cardiovascular Syphilis. I. Uncomplicated Syphilitic Aortitis: its Symptomatology, Diagnosis, Progression and Treatment." Arch. Int. Med., **57**, 893, 1936.

Coombs, C. F. "Diagnosis and Treatment of Syphilis of the Aorta and Heart." Quart. J. Med., **1**, 179, 1932.

Cowan, J., and Faulds, J. S. "Syphilis of the Heart and Aorta." Brit. M. J., **II**, 285, 1929.

Crooke, G. F. Über zwei seltene und aus verschiedenen Ursachen entstandene Fälle von rapider Herzlähmung. Arch. f. path. Anat., **129**, 186, 1892.

Doehle, K. G. Über Aortenerkrankung bei Syphilitischen und deren Beziehung zur Aneurysmabildung. Deutsch. Arch. klin. Med., **55,** 190, 1895.

Dressler, M., and Silverman, M. "Cardiovascular Syphilis: an Approach to Early Clinical Recognition and Early Treatment." Ann. Int. Med., **19,** 224, 1943.

Edeiken, J., Falkm M. S. and Steiger, H. P., Observations on penicillin-treated cardiovascular syphilis, Am. J. Med. Scienc., **217,** 475, 1949.

Jaffé, R. H. Über die Häufigkeit der Aortenlues mit besonderer Berücksichtigung ihres Vorkommens bei der weißen und farbigen Rasse. Klin. Wchnschr., **10,** 2081, 1931.

Kampmeier, R. H., and Combs, S. R. "The Prognosis in Syphilitic Aortic Insufficiency." Am. J. Syph., **24,** 578, 1940.

—, Glass, R. M., and Fleming, F. E. "Uncomplicated Syphilitic Aortitis — can it be diagnosed ?" Ven. Dis. Inform., **23,** 254, 1942.

Kemp, J. E., and Cochems, K. D. "Studies in Cardiovascular Syphilis. IV. The Influence of the Treatment of Early Syphilis upon the Incidence of Cardiovascular Syphilis." Am. J. Syph., **21,** 625, 1937.

Kreuzfuchs, S. Über eine neue Methode der Aortenmessung. Med. Klin., **16,** 36, 1920.

Langer, E. Die Häufigkeit der luetischen Organveränderungen, insbesondere der Aortitis luetica. München. Med. Wchnschr., **73,** 1782, 1926.

Laszlo, T. Die Syphilis der Aorta als Ursache fieberhafter Zustände. Wien. Arch. f. inn. Med., **30,** 97, 1937.

Love, W. S., jr., and Warner, C. G. "Observations upon Syphilis of the Heart, Coronary Ostia, and Coronary Arteries, with Special Reference to Myocardial Lesions noted in Stenosis of Coronary Ostia." Am. J. Syph. & Neurol., **18,** 154, 1934.

Maresch, R. Über Aortenlues. Wien. med. Wchnschr., **81,** 971, 1931.

Maynard, E. P., et al. "Cardiovascular Syphilis: Early Diagnosis and Clinical Course of Aortitis in Three Hundred and Forty-Six Cases of Syphilis." Arch. Int. Med., **55,** 873, 1935.

van Muijden, N. H., und Scherf, D. Über ein durch hochgradige luische Verengerung der Coronarostien hervorgerufenes Krankheitsbild. Wien. klin. Wchnschr., **47,** 746, 1934.

Norris, R. F. "Syphilitic Aortitis in Childhood and Youth." Bull. Johns Hopkins Hosp., **57,** 206, 1935.

Oberndorfer. Die syphilitische Aortenerkrankung. München. med. Wchnschr., **60,** 505, 1913.

Pincoffs, M. C., and Love, W. S., Jr. "Observations upon Syphilis of the Heart, Coronary Ostia, and Coronary Arteries, with Special Reference to the Clinical Picture presented by Syphilitic Stenosis of the Coronary Ostia." Am. J. Syph., **18,** 145, 1934.

Scherf, D. Koronarerkrankungen. Ergebn. d. ges. inn. Med., **20,** 237, 1935.

—, and Boyd, L. J. "Clinical Electrocardiography." 2nd Edition, J. B. Lippincott Co., Philadelphia, 1945.

Schulte, K. Über juvenile Mesaortitis luica. Ztschr. f. Kreislaufforsch., **22,** 753, 1930.

Stadler, E. Syphilis des Herzens und der Gefäße. Dresden, Steinkopff, 1932.

Steinberg, I. and assoc., The angiocardiographic diagnosis of syphilitic aortitis, Am. J. Roentgenolog., **62,** 655, 1949.

Stokes, J. H., Beerman, H. and Ingraham, N. R., Modern clinical syphililogy, Philadelphia, Saunders, 1944.

—, and assoc. Treatment of cardiovascular syphilis, J. A. M. A., **147,** 944, 1951.

Turner, T. B. "Race and Sex Distributions of Lesions of Syphilis in 10 000 Cases." Bull. Johns Hopkins Hosp., **46,** 159, 1930.

Vonderlehr, R. A., and Usilton, L. J. "The Chance of Acquiring Syphilis and the Frequency of its Disastrous Outcome." Ven. Dis. Inform., **19,** 396, 1938.

Welch, F. H. "On Aortic Aneurysm in the Army, and the Conditions associated with it." Med.-Chir. Tr., London, **41,** 59, 1876.

White, P. D., and Jones, T. D. "Heart Disease and Disorders of New England." Am. Heart J., **3,** 302, 1928.

Wiesner, R. Über Erkrankung der großen Gefäße bei Lues congenita. Centralbl. f. allg. Path. und path. Anat., **16**, 822, 1905.

Wile, U. J. "The Principles underlying the Treatment of Cardiovascular Syphilis." Ann. Int. Med., **15**, 817, 1941.

Woodruff, O. Cardiovascular syphilis, Am. J. Med., **4**, 248, 1948.

Yampolsky, J., and Powel, C. C. "Syphilitic Aortitis of Congenital Origin in Young Children." Am. J. Dis. Child., **63**, 371, 1942.

Zdansky, E. Röntgendiagnostik des Herzens und der Gefäße. Wien, Springer, 1939.

Vierundzwanzigstes Kapitel

Aneurysmen

Das Vorkommen von Aneurysmen ist seit ihrer ersten Beschreibung durch Galen bekannt.

Unter Aneurysma versteht man eine lokale Erweiterung einer Arterie mit teilweiser Zerstörung ihrer Wand; es besteht eine Proliferation von Bindegewebe von der Adventitia und von den Nachbarorganen aus. Alle diese Merkmale trennen die Aneurysmen von einer Ektasie und von einer Dilatation der Arterien. Man trifft auch eine Unterscheidung zwischen sackförmigen Aneurysmen, welche vom normalen Gefäßteil scharf abgesetzt sind, und zylindrischen oder fusiformen Aneurysmen, bei welchen der Übergang allmählich erfolgt, obwohl gewöhnlich ein großes Segment der Arterie betroffen ist.

Die arterio-venösen Aneurysmen sind keine eigentlichen Aneurysmen und sollten arterio-venöse Fisteln genannt werden (S. 294). Die Dissezierung der Aortenwand wird noch immer zu Unrecht als Aneurysma bezeichnet.

1. Brustaneurysmen

Ätiologie

Die meisten Aneurysmen im Bereich des Thorax haben ihre Ursache ohne Zweifel in einer Syphilis. Doch spielen auch die Atherosklerose, bakterielle Infekte (mykotische Aneurysmen), kongenitale Mißbildungen und Traumen eine ätiologische Rolle. Die Ursache der Aneurysmen ist je nach ihrer Lokalisation verschieden. So sind die meisten Aneurysmen des Brustraumes syphilitischer Natur. Nach manchen Autoren ist die Syphilis für nur 70 Prozent der Aneurysmen der Brustaorta verantwortlich. Andere Autoren, welche die histologischen Veränderungen untersuchten, fanden für die Syphilis viel höhere Zahlen, sodaß man sagen kann, daß nichtsyphilitische Aneurysmen der Brustaorta eine ziemliche Ausnahme sind, besonders, wenn man multiple Aneurysmen ausschließt.

Es gibt Berichte über Aneurysmen bei Patienten mit kongenitaler Syphilis. Bei der erworbenen Syphilis beträgt die durchschnittliche Dauer zwischen der Infektion und der Feststellung des Aneurysmas ungefähr 20 Jahre, doch wurden auch Fälle mitgeteilt, bei welchen Aneurysmen bereits zwei Jahre nach der Infektion nachgewiesen werden konnten. In dem Kapitel über die Aortitis wurde ausgeführt, daß die syphilitische Erkrankung der Aorta immer innerhalb des ersten Jahres nach der Infektion beginnt.

Häufigkeit

Auf Grund einer in der Literatur erwähnten Arbeit über 5000 Fälle von Brustaneurysmen schien diese Krankheit in 0,13 Prozent der Bevölkerung in großen amerikanischen Städten als Todesursache auf; diese Zahl muß berichtigt werden, da viele Statistiken von Leichenbeschauern stammen, welche nur unter ungewöhnlichen Umständen erfolgte Todesfälle untersuchten. Unabhängig von ihrer früheren Häufigkeit besteht jedoch kein Zweifel, daß eine energische Behandlung der Syphilis in den Frühstadien zu einem derzeit viel selteneren Auftreten der Krankheit geführt hat.

Aneurysmen der Brustaorta kommen bei Männern ungefähr fünfmal so häufig vor als bei Frauen. Bei der farbigen Bevölkerung ist die Häufigkeit ungefähr fünfmal so groß wie bei der weißen.

Aneurysmen gibt es in allen Altern. Es gibt Beispiele sowohl bei Kindern als auch bei über 90jährigen Patienten. Der Häufigkeitsgipfel liegt jedoch bei Männern zwischen dem 36. und 40. Jahr, während er bei Frauen ungefähr zehn Jahre später liegt. Bei den Patienten der farbigen Rassen treten die Aneurysmen in früheren Altern auf.

Pathologische Anatomie

Meist handelt es sich um einzelne Aneurysmen, doch sind multiple Aneurysmen keine Seltenheit. In einer Serie waren bei 20 Prozent der betroffenen Patienten zwei bis fünf Aneurysmen nachweisbar. In einer anderen Serie konnten jedoch nur in 23 von 633 Fällen multiple Brustaneurysmen beobachtet werden.

Die syphilitische Aortitis befällt hauptsächlich die Media. Durch die Zerstörung von Muskelzellen und elastischen Fasern wird die Wand schwächer, sodaß es infolge des intraaortalen Druckes zu einer Vorwölbung kommt. Die ursprünglichen Wandschichten können vollständig zerstört sein, infolge einer reaktiven Entzündung in der Adventitia sowie des auf die benachbarten Organe ausgeübten Druckes kommt es zur Ausbildung neuer Bindegewebsschichten. Innerhalb des Aneurysmensackes entwickeln sich Thromben, welche ihn völlig ausfüllen können. Die thrombotischen Massen und die übrigbleibenden Teile der Aortenwand verkalken häufig sekundär.

Teilt man die Brustaorta in vier Teile, d. h. in die Aorta ascendens, den Aortenbogen, den Teil zwischen Bogen und Aorta descendens sowie die eigentliche Aorta descendens, so fällt die Häufigkeit der Aneurysmen nach dem Verhältnis 10 : 7 : 3 : 1 ab. Eine andere Hilfe zum Verständnis der Entwicklung von Aneurysmen in der Brustaorta wird durch die sogenannte „Brandungslinie" gegeben, welche die Stellen des stärksten Blutanpralles an der Aortenwand miteinander verbindet. Diese Linie beginnt direkt oberhalb der Klappen an der Vorderwand der Aorta. Weiter nach oben zu, an der Aorta ascendens, rückt sie nach lateral und nach rechts; am Bogen liegt sie annähernd im Zentrum des Gefäßes und nähert sich von hier dem hinteren linken Wandteil am Anfangsteil der Aorta descendens. Am unteren Teil der Aorta descendens verläuft sie in der Mitte der Hinterwand. Diese Linie verbindet die Prädilektionsstellen der Brustaneurysmen miteinander, wenn auch Ausnahmen nicht selten vorkommen.

Aneurysmen der Sinus Valsalvae

Aneurysmen des intraperikardialen Teiles der Aorta können von den Valsalvaschen Sinus ausgehen. Diese Aneurysmen können in jedem der Sinus auftreten, betreffen jedoch den rechten Sinus am häufigsten; sie haben ihre Ursache meistens in einer kongenitalen Anomalie. Sie kommen auch bei Syphilis, als Folge einer Atherosklerose oder als Komplikation einer subakuten bakteriellen Endokarditis vor. Sie sind bei Männern häufiger.

Aneurysmen des rechten Sinus entwickeln sich nach vorne zu und können das Brustbein und die Rippen arrodieren. Sie können zu einer Verschattung rechts von der Aorta führen und sind röntgenologisch von Aneurysmen der Aorta ascendens gelegentlich durch die sehr kleine Basis zu unterscheiden, mit welcher die „Tumormasse" auf der Aorta aufsitzt. Diese Aneurysmen können in den rechten Vorhof oder in die rechte Kammer einbrechen. Aneurysmen des linken Sinus Valsalvae können links in der Pulmonalregion sichtbar sein und in den linken Ventrikel penetrieren. Rupturen kommen auch in die Perikardhöhle und die Vena cava vor. Der letztgenannte Zwischenfall führt zum plötzlichen Auftreten von Herzgeräuschen über der Basis, von Zyanose und Ödemen. Die Diagnosestellung ist klinisch selten möglich. Die Geräusche sind wie jene beim offenen Ductus arteriosus kontinuierlich zu hören. Vor der Perforation ist die Diagnosestellung schwierig. Aneurysmen des vorderen Sinus können infolge einer Kompression zu einer Pulmonal- oder Trikuspidalstenose führen.

Die Aneurysmen sind so klein, daß sie röntgenologisch oft nicht sichtbar sind.

Symptome

Man teilt die Aneurysmen der Brustaorta in „Aneurysmen mit subjektiven Symptomen" und „Aneurysmen mit objektiven Befunden" ein, da bei der einen Gruppe entsprechend ihrer Lage sehr früh Symptome auftreten, während bei der anderen häufig nur objektive Zeichen ohne Beschwerden vorhanden sind. Die erstgenannte Form soll häufiger an der Aorta ascendens, die zweitgenannte bei Aneurysmen des transversalen Teiles zu finden sein.

Das häufigste Symptom sind Schmerzen. Oft besteht eine Arbeitsangina, da eine Stenose der Koronarostien vorliegt. Arrosionen der Rippen, des Brustbeins und der Wirbel verursachen Ruheschmerzen, welche besonders bei Nacht außerordentlich quälend sein können; die Lokalisation dieses Schmerzes ist selbstverständlich je nach den betroffenen Organen verschieden. Wird ein Druck auf Nervenstämme ausgeübt, so setzen unbeeinflußbare Neuralgien ein. Manchmal strahlt der Schmerz aus; wenn er in der linken Schulter empfunden wird, so wird er oft irrtümlich für den Ausdruck einer Arthritis, Bursitis und dergleichen angesehen.

Das nächsthäufige Symptom ist eine Dyspnoe, welche durch einen Druck auf die Trachea oder große Bronchien verursacht wird. Sie ist meist vom inspiratorischen Typ, wie andere durch eine Verlegung der oberen Luftwege hervorgerufene Dyspnoeformen.

Führt ein Myokardschaden zu einer Insuffizienz des linken Ventrikels, so kommt es zu einer paroxysmalen nächtlichen Dyspnoe.

Husten ist häufig, er stellt in ungefähr 20 Prozent der Fälle die erste und Hauptklage dar. In vielen Fällen ergibt die Anamnese eine Reihe von „Erkältungen", von welchen die letzte anhielt. Manchmal — bei einer Rekurrenslähmung — ist der Husten „bellend". Oft ist er nur trocken. Der Druck des Aneurysmas auf einen großen Bronchus kann aber zu einer Bronchusstenose führen und distal davon Bronchiektasien erzeugen, sodaß sich eine diffuse Bronchorrhoe und Husten mit Auswurf einstellen. Sekundäre Infektionen können den Charakter des Sputums ändern.

Eine Dysphonie (Heiserkeit) und Dysphagie helfen bei der Lokalisierung des Aneurysmas (transversaler Teil der Aorta). Eine Dysphagie ist nicht häufig, da der Ösophagus sehr beweglich ist und dem Druck leicht auszuweichen vermag; dieses Symptom tritt nur dann auf, wenn sich das Aneurysma knapp unterhalb der Bifurkation der Trachea vorwölbt. Bei Aneurysmen der unteren Aorta descendens kommt es gewöhnlich nicht zu einer Dysphagie, sogar dann nicht, wenn das Aneurysma schließlich in den Ösophagus einbricht.

Frühzeitig können Hämoptysen in Form eines mit Blutfasern durchsetzten Sputums auftreten. Dieses kann dem Einbruch eines Aneurysmas in einen Bronchus viele Monate lang vorausgehen.

Herzklopfen ist ein seltenes Symptom, es ist zu unbestimmt, als daß es für die Diagnosestellung behilflich sein könnte.

In einer relativ kleinen Zahl von Fällen bemerkt der Kranke die Vorwölbung eines „Tumors" durch die vordere Brustwand. Profuse Schweißausbrüche infolge des Druckes auf die sympathischen Nerven, Herpes zoster und Singultus sind manchmal der Inhalt früh vorhandener, aber nicht charakteristischer Beschwerden. Kommt es zur Blutaspiration in die Lunge und zu einer Sekundärinfektion, so können Fieber und Befunde einer Bronchopneumonie auftreten.

Klinische Befunde

Bei entsprechend lokalisierten Aneurysmen kann die Inspektion ein Ödem des Gesichtes, des Halses und der oberen Extremitäten ergeben. Manchmal bestehen an denselben Stellen auch eine Venenstauung und eine ausgesprochene diffuse Zyanose. Diese Befunde haben ihre Ursache in einer Kompression der oberen Hohlvene. Die Zyanose ist besonders stark, wenn das Aneurysma in die obere Hohlvene einbricht. Die Kompression einer einzelnen Vene, wie z. B. der rechten oder linken Vena anonyma, kann zu einer lokal begrenzten Zyanose führen.

Manchmal wölbt sich in der oberen rechten Parasternalgegend oder links vom Sternum ein großer Tumor vor. Dabei ist nicht immer eine klassische expansive Pulsation nachweisbar. Eine sekundäre reaktive Entzündung des Gewebes in diesem Gebiet kann die Ursache einer lokalen Temperatursteigerung sein; ist die darüberliegende Haut, wie es häufig vorkommt, rot und „markiert" das Aneurysma dadurch seinen Sitz, so kann es fälschlicherweise für einen Abszeß gehalten werden, ein Irrtum, welcher in der Vorröntgenära keineswegs selten war.

Bei Aneurysmen des transversalen Teiles der Aorta kann man ein systolisches Tieferrücken der Trachea finden (pulsus laryngeus descendens, Oliver-Cardarellisches Zeichen), doch ist dies keineswegs pathognomonisch. Die Halsvenen können beträchtlich gestaut sein. Über der Stelle des Aneurysmas kann man Schwirren oder eine abnorme Pulsation feststellen, häufig findet man hier auch eine abnorme Dämpfung. Besonders bei Aneurysmen der Aorta ascendens kann man ein systolisches Geräusch hören; dieses Geräusch ist noch weit rechts vom Sternum feststellbar. Man findet auch diastolische Geräusche ohne eine eigentliche Erkrankung der Aortenklappen, welche auf eine Aorteninsuffizienz infolge einer Dehnung des Klappenringes zurückzuführen sind. Oft bestehen als Zeichen eines Aneurysmas Asymmetrien der Pulsationen der Karotiden und Brachialarterien mit Pulsverzögerung. In einem früheren Kapitel wurde jedoch darauf hingewiesen, daß man diesen Befund auch bei der Aortitis allein ohne eine aneurysmatische Dilatation findet. Bei Aneurysmen ist er sehr häufig, da bei einer syphilitischen Ätiologie eine Aortitis immer vorhanden ist.

Trotz sehr großem Aneurysma kann die Herzuntersuchung normale Befunde ergeben. Dies gilt besonders für Aneurysmen etwas oberhalb des supravalvulären Teiles der Aorta, da die Aortenklappen und die Koronarostien in diesen Fällen gewöhnlich normal sind. Ein auf die Vena azygos ausgeübter Druck kann einen beträchtlichen rechtsseitigen Pleuraerguß hervorrufen.

Bei Reizung oder Lähmung der sympathischen Nerven entsteht ein einseitiger Exophthalmus und eine Mydriasis oder ein Enophthalmus mit einer Miosis (Hornersches Syndrom).

Aneurysmen können zu einer Lähmung des rechten Nervus phrenicus mit Hochstand und Unbeweglichkeit der rechten Zwerchfellhälfte führen.

Manche der erwähnten subjektiven Symptome und Befunde werden eine Röntgenuntersuchung veranlassen, welche gewöhnlich positive Zeichen eines Aneurysmas ergibt. Es ist jedoch zu betonen, daß die Differentialdiagnose gegenüber anderen Mediastinaltumoren schwierig sein kann, besonders, wenn sich der Kliniker auf physikalische Befunde allein verlassen muß. Pulsationen kann man auch bei nichtaneurysmatischen Tumoren finden, während ein echtes Aneurysma mit einem großen Thrombus in seinem Inneren nicht pulsieren muß. Die sich nach dorsal entwickelnden kleinen Aneurysmen entgehen der Entdeckung besonders gern.

In vielen Fällen kann die Diagnose eines Aneurysmas nur durch einen erfahrenen Radiologen nach langer Beobachtung gestellt werden. Eine Durchleuchtung ergibt meist bessere Resultate als eine Aufnahme. Der Befund von Kalkablagerungen in der Tumormasse erleichtert die röntgenologische Diagnose häufig. Die Durchleuchtung ist erst nach Füllung des Ösophagus mit einer Bariumsuspension vollständig. Die Trachea ist oft nach links verlagert, ein Hauptbronchus kann komprimiert erscheinen. Im Röntgen kann man sekundäre Lungenveränderungen finden. Eine genaue Untersuchung des knöchernen Thorax kann bei Aneurysmen der Aorta descendens schon frühzeitig Zeichen einer Knochenarrosion, besonders an der Wirbelsäule, ergeben.

Differentialdiagnose

Während die Diagnose eines Aneurysmas in manchen Fällen leicht und klar ist, bereitet sie in anderen Fällen große Schwierigkeiten. Das klinische Bild ist außerordentlich verschiedenartig. In der Vorröntgenära war eine Verwechslung mit anderen Prozessen häufig, eine solche kommt aber auch heute noch vor. Manchmal sind zur Sicherung der Diagnose Röntgenuntersuchungen mit Hilfe des Diotrastverfahrens notwendig.

Die häufigsten diagnostischen Irrtümer in diesen Fällen betreffen einen Rheumatismus, eine Arthritis, Asthma und chronische Bronchitis. Das Aneurysma wird auch mit Bronchuskarzinomen verwechselt, gegenüber welchen die Unterscheidung manchmal sehr schwierig ist. Fälschlicherweise kann ein Ösophaguskarzinom diagnostiziert werden, wenn das Aneurysma zu klein ist, um selbst gesehen werden zu können, aber eine Ösophaguskompression verursacht. Gelegentlich kommt es vor, daß Patienten, welche nur über Heiserkeit klagen, wegen einer einfachen Laryngitis behandelt werden.

Krankheitsverlauf und Todesart

Aneurysmen sind ernste Erkrankungen, deren Prognose schlecht ist. Wenn auch manche Patienten mit außerordentlich großen Aneurysmen jahrelang ein aktives Leben führen können, so sind solche Fälle doch Ausnahmen. Statistiken über die Dauer der Krankheit beschränken sich nur auf die schätzbare Dauer seit dem Auftreten von Symptomen; die Krankheit hat gewöhnlich schon viel

länger bestanden. In der Mehrzahl der Fälle tritt der Tod innerhalb von zwei
Jahren nach dem Symptomenbeginn ein, doch sind auch Patienten bekannt, deren
Aneurysmen 20 bis 30 Jahre beobachtet werden konnten. Fälle von „Heilung"
des Aneurysmas durch spontane Obliteration des Sackes infolge einer Organisation
des Thrombus sind selten.

Ungefähr die Hälfte der Aneurysmen der Brustaorta enden durch Ruptur.
Die meisten übrigbleibenden Fälle sterben an den mechanischen Auswirkungen
des Druckes auf verschiedene Organe. Nur ein kleiner Prozentsatz von Kranken
stirbt an einem anderen Leiden.

Eine Ruptur nach außen ist sogar bei sich stark vorwölbenden Aneurysmen
selten.

In einer Serie von 1197 Fällen von Ruptur eines Brustaneurysmas kam
eine Ruptur nach außen nur 61 mal vor. In einem Drittel der Aneurysmen der
Aorta ascendens kam es zu einer Ruptur in die Perikardhöhle; nächst häufig
war die Ruptur in die linke Pleurahöhle, in den linken Bronchus und in den
Ösophagus. Eine Ruptur kann aber auch in die rechte Pleurahöhle, in den rechten
Hauptbronchus, in die Pulmonalarterie oder in die obere Hohlvene erfolgen
(was zu einer plötzlichen und starken Zunahme der Zyanose führt). Aneurysmen
des Aortenbogens brechen häufig in die Trachea, in einen Bronchus oder in den
Ösophagus ein. Aneurysmen der Aorta descendens brechen gewöhnlich in die
linke Pleurahöhle, in den linken Bronchus oder in den Ösophagus durch. Bezüglich einer genauen Beschreibung aller Möglichkeiten muß auf die Angaben
in der einschlägigen Literatur verwiesen werden.

Eine Ruptur in die Pulmonalarterie führt zu plötzlichem Kollaps, Schock,
zunehmender Dyspnoe, zu einem kontinuierlichen, sich über Systole und Diastole hinziehenden Geräusch und Schwirren im 2. oder 3. linken Interkostalraum
parasternal, zu einem Pulsus celer und zu einer Insuffizienz der rechten Kammer.

Eine Ruptur in die obere Hohlvene verursacht ein ähnliches Geräusch und
Schwirren rechts vom Sternum; man kann dabei die klinischen Zeichen einer
Abflußbehinderung aus der oberen Hohlvene erheben.

Eine Ruptur durch eine seröse Haut tritt ohne Prodromalsymptome auf
und verursacht den plötzlichen Tod. Ein Durchbruch in den Ösophagus oder in
den Respirationstrakt kann sich in Form einer leichten Blutung oder Blutbei-
mischung beim Sputum ankündigen. Manchmal ist eine solche Blutung, sogar
wenn sie profus ist, nicht unmittelbar tödlich, doch kann dann einige Tage
später eine tödliche Blutung folgen. Ein Einbruch in die Pulmonalarterie verursacht neben Zyanose und Dyspnoe ein „Brummkreisel"-Geräusch, welches
zur richtigen Diagnose führen kann.

Behandlung

Ist einmal ein Aneurysma der Brustaorta vorhanden, so gibt es dafür keine
befriedigende Behandlung. Die ausgezeichnete Wirkung der spezifischen Behandlung der Frühsyphilis für die Verhütung des Auftretens von Aneurysmen
und einer Aortitis wurde bereits erwähnt. Man hat daher auf eine Wirksamkeit
derselben Behandlung für die Aneurysmen gehofft. Dafür gibt es aber keine
ausreichenden statistischen Beweise. Fehlen die auf S. 475 erwähnten Kontraindikationen, so wird man eine antisyphilitische Behandlung nach den bei der
Besprechung der Aortitis festgesetzten Regeln einleiten. Selbstverständlich gibt
es bisher noch keine Berichte über die Wirkung der Penicillinbehandlung bei
Aneurysmen. Die Vermeidung von körperlicher Anstrengung ist wichtig.

Bei zugänglichen Aneurysmen hat man eine Schmerzlinderung und Lebensverlängerung durch Verödung des Aneurysmasackes mit Hilfe eines Drahtes („wiring") versucht, das heißt, durch die Einführung eines Drahtes aus einer Gold- oder Silberlegierung in den Sack. Dieser Draht rollt sich innerhalb des Sackes ein und verursacht eine Gerinnselbildung, besonders, wenn man einen elektrischen Strom durchleitet (Elektrolyse). In manchen Fällen kann zur Linderung unerträglicher Schmerzen die Durchführung einer paravertebralen Nervenblockierung notwendig werden.

2. Aneurysmen der Arteria anonyma

Diese Aneurysmen entwickeln sich in der Nähe des rechten Sterno-Klavikulargelenks. Die Hauptbeschwerden bestehen in Schmerzen und Klopfen im Hals. Der Aneurysmasack ist gewöhnlich palpabel und es ist Schwirren nachweisbar. Es kann zu einer Dehnung der rechten Vena jugularis und zu einem rechtsseitigen Gesichtsödem kommen. Der rechte Karotis- und der rechte Brachialpuls sind kleiner.

Es wurde ausgeführt (S. 428), daß eine Elongation der Aorta mit hoher Lage der Arteria anonyma und der rechten Arteria subclavia mit Schleifenbildung der linken Arteria carotis häufig mit diesen Aneurysmen verwechselt wird.

3. Aneurysmen der Arteria pulmonalis

Diese sind selten. In zwei Dritteln der beobachteten Fälle war der Hauptstamm der Pulmonalarterie betroffen. In annähernd der Hälfte der berichteten Fälle lagen ein oder mehrere kongenitale Fehler, wie zum Beispiel ein offener Ductus arteriosus, eine Stenose des Pulmonalostiums oder Vorhofseptumdefekte vor. Bei der erworbenen Form ist häufig eine Syphilis die Ursache, während atherosklerotische, mykotische und traumatische Aneurysmen wohl gut bekannt, aber weniger häufig sind.

Charakteristische Symptome gibt es nicht. Frühzeitig ist Herzklopfen vorhanden, während Zyanose und Dyspnoe später auftreten. Man kann die Diagnose stellen, wenn man links parasternal in der Gegend des zweiten oder dritten Interkostalraumes eine Pulsation und ein systolisches Schwirren mit einem entsprechenden lauten systolischen Geräusch findet und wenn die Röntgenuntersuchung eine starke und umschriebene Erweiterung der Pulmonalarterie zeigt.

Sogar mit Hilfe der Röntgenuntersuchung ist eine Unterscheidung von einem Aneurysma der Aorta manchmal unmöglich, da sich Aneurysmen der aufsteigenden Aorta rechts entwickeln und eine Dilatation der Pulmonalarterie vortäuschen können. Das Vorhandensein einer Hiluspulsation kann dabei differentialdiagnostisch von Bedeutung sein.

Ohne Zweifel hatten viele Patienten, bei welchen die Diagnose eines Aneurysmas der Pulmonalarterie ohne spätere pathologisch-anatomische Bestätigung gestellt worden war, in Wirklichkeit einen Vorhofseptumdefekt.

4. Aneurysmen der Aorta abdominalis

Diese Aneurysmen sind ungefähr so häufig wie jene der Pars descendens der Brustaorta. Sie treten jedoch in einer höheren Altersgruppe, das heißt, bei Patienten von über 50 Jahren auf. Ihre häufigste Ursache ist die Atherosklerose. Auch die Syphilis ist keine seltene Ursache, während andere Infektionen, wie die Tuberkulose, ätiologisch nur ausnahmsweise vorkommen. In einer Serie wurden in 8,8 Prozent der Fälle Zeichen einer Syphilis gefunden, während die Häufigkeit der Syphilis in einer anderen Gruppe 58 Prozent betrug. In 18 bis 20 Prozent der Fälle sind die abdominellen Aneurysmen multipel.

Der Aneurysmasack liegt oft in der vorderen Aortenwand knapp unterhalb des Zwerchfells, besonders bei Aneurysmen syphilitischer Natur. Atherosklerotische Aneurysmen liegen meistens in der Höhe des Abganges der Arteria coeliaca.

Das Hauptsymptom besteht in Bauchschmerzen, welche in Minuten oder Stunden dauernden Anfällen kommen und außerordentlich heftig sein können. Der Schmerz ist klopfend und tritt besonders bei Nacht oder nach einer Mahlzeit auf. Er kann wie bei einem Nierenstein in das Skrotum oder in die Labien ausstrahlen. Neben dem Schmerz kommen oft Übelkeit und Erbrechen vor. Häufig sind Obstipation und Meteorismus. Eine reaktive Entzündung der umgebenden Gewebe kann zu einer peritonealen Reizung führen. Das Aneurysma kann den Magen, Teile des Darmes oder einen Ureter komprimieren und dementsprechende Beschwerden verursachen. Eine Wirbelarrosion und Kompression des Rückenmarkes kann eine Hemiparese oder Paraplegie zur Folge haben.

Palpatorisch findet man oft einen orangengroßen oder sogar noch größeren pulsierenden Tumor. Es ist zu betonen, daß die alleinige Tatsache des Pulsierens eines Tumors die Diagnose noch nicht sichert. Da die Pulsation auch fortgeleitet sein kann, ist der Nachweis einer nach allen Richtungen expansiven Pulsation notwendig. Der Tumor ist oft druckempfindlich. Gelegentlich hört man über dem Aneurysma ein Geräusch und fühlt ein Schwirren.

Röntgenfernaufnahmen des Abdomens sind diagnostisch sehr wertvoll. Das Aneurysma ist häufig durch die Kalkablagerungen in seiner Wand dargestellt. Bei seitlichen Aufnahmen sieht man gelegentlich eine Arrosion der Wirbelsäule. Man findet — besonders tomographisch — eine weichteildichte Gewebsmasse.

Die Dauer der Krankheit hängt von der Größe und Lokalisation des Aneurysmas ab. Gewöhnlich kommt es innerhalb von sechs bis zwölf Monaten nach dem Auftreten von Beschwerden zur Ruptur, doch sind Fälle von wesentlich längerer Dauer bekannt. Nach einer Statistik überlebten 20 Prozent der Träger von abdominellen Aneurysmen, welche keine Beschwerden hatten, 5 Jahre.

Manchmal erfolgt der Durchbruch in das Duodenum oder in die Bauchhöhle, nicht selten in das Retroperitoneum. Manche Patienten können diese Rupturform wenige Tage überleben, oft liegen sie dabei in einem tiefen Koma. Bei nicht wenigen Kranken wird der Krankheitsverlauf durch peritonismusähnliche Episoden unterbrochen, welche nach einigen Tagen wieder vergehen.

Man muß sich vergewissern, daß man nicht ein Abdominalaneurysma mit einer stark pulsierenden, normalen Aorta abdominalis verwechselt, welche man bei Patienten mit Enteroptose leicht palpieren kann.

Therapie. Seit den Fortschritten der Herz- und Gefäßchirurgie der letzten Jahre erscheinen immer mehr Berichte über erfolgreiche chirurgische Behandlungen von Abdominalaneurysmen. Man hat auch Aortektomien mit einer End zu End-Anastomosierung durchgeführt; wenn dies nicht möglich ist, setzt man Stücke einer konservierten homologen Aorta aus der Aortenbank ein. Auf diese Weise wird die Kontinuität des Aortenrohres erhalten.

Mit derartigen operativen Eingriffen ist eine Heilung zu erzielen, während man durch die Einführung eines sich im Aneurysma aufknäuelnden Drahtes (wiring) oder durch das Anlegen einer Cellophan- oder Polythenmanschette um die Aorta im Aneurysmenbereich nur eine vorübergehende Besserung erreichen kann.

5. Aneurysmen der peripheren Arterien

Die Mehrzahl dieser Aneurysmen sind embolisch-mykotischer Natur. Ihre Ätiologie liegt meist in einer Bakteriämie bei einer subakuten bakteriellen Endokarditis, bei einem chronischen Empyem oder bei einer Osteomyelitis. Die infizierten Emboli bleiben in den Vasa vasorum stecken. In der Aorta können sich kleine mykotische Aneurysmen entwickeln, welche klinisch meist nicht erkannt werden; häufiger findet man sie an den peripheren Arterien. Gewöhnlich rupturieren sie, bevor sie große Ausmaße erreichen. Annähernd ein Drittel dieser Kranken ist weniger als 20 Jahre alt. Die Aneurysmen werden oft übersehen; treten sie an einer peripheren Arterie auf, so werden sie häufig mit einer Phlebitis verwechselt.

In seltenen Fällen führt die Arrosion einer Arterie durch einen von außen kommenden Prozeß zur Ausbildung eines Aneurysmas.

Auch syphilitische Aneurysmen kommen manchmal an den peripheren Arterien vor. So stellt zum Beispiel die Arteria poplitea eine ziemlich häufige, nach den Aneurysmen der Aorta vielleicht die zweithäufigste Lokalisation dar.

Kongenitale Aneurysmen, welche besonders an den Hirnarterien häufig sind, sind auf Mißbildungen der Arterienwand zurückzuführen. Sie liegen am häufigsten am Circulus Willisi. Sie können eine plötzliche Hemiplegie mit xan-·thochromem Liquor und schweren Hinterkopfschmerzen verursachen. Diese Anfälle müssen nicht vor Erreichen des Erwachsenenalters auftreten. Manche Patienten sind beim Erscheinen der Beschwerden über 40 Jahre alt. Auch das dramatische Bild einer subarachnoidalen Blutung kann durch die Ruptur eines kongenitalen Hirnaneurysmas hervorgerufen werden.

Ähnliche kongenitale miliare Aneurysmen wurden an den Koronararterien beobachtet, welche sonst selten Sitz von Aneurysmen sind; Aneurysmen der Koronararterien können ihre Ursache in einer Periarteritis nodosa haben und in seltenen Fällen nach Stichwunden auftreten. Aneurysmen der Koronararterien kommen auch multipel vor. Manchmal rupturieren oder thrombosieren sie.

Therapie. Gelegentlich ist bei peripheren Aneurysmen eine chirurgische Behandlung möglich.

6. Aneurysma dissecans und zystische Medianekrose

Eine Aufspaltung der Aortenwandschichten, ein Aneurysma dissecans, wurde schon von Morgagni beobachtet und war Laennec gut bekannt. Früher hat man die Diagnose erst bei der Obduktion gestellt. Die Anzahl der klinisch richtig diagnostizierten Fälle nahm seit der Publikation der ausgezeichneten Monographie von Shennan zu. Der Ausdruck ,,dissection of the aorta'' ist besser als ,,Aneurysma dissecans''.

Häufigkeit

Nach einer Schätzung kommt die Veränderung unter ungefähr 400 Obduktionen bzw. unter 480 Obduktionen von Patienten von über zwanzig Jahren je einmal vor. In einer anderen Serie von 3129 Obduktionen wurden zwölf dissezierende Aneurysmen gefunden. Der Zustand ist daher nicht außerordentlich selten. Wenn ein solches Aneurysma auch bei einem 14 Monate alten Kind und bei einer 100jährigen Frau festgestellt werden konnte, so ist es doch bei Männern zwischen 40 und 60 Jahren am häufigsten, und zwar bei Hypertonikern häufiger als bei Patienten mit normalem Blutdruck. Manche Autoren leugnen jedoch, daß die Häufigkeit mit zunehmender Blutdruckhöhe wachse. Bei jüngeren Frauen kann man diese Aneurysmenform besonders in der Schwangerschaft und beim Vorliegen einer Koarktation der Aorta beobachten. Sie konnte einmal bei einer 34jährigen Frau und bei ihrem 14jährigen Sohn nachgewiesen werden.

Pathologie

Eine Blutung zwischen die Schichten der Aorta kann gelegentlich nach einem Trauma, nach einer Arrosion der Aorta durch einen Abszeß, durch einen Tumor oder durch atherosklerotische Veränderungen (atheromatöse Geschwüre) eintreten, die häufigste Ursache ist jedoch eine zystische Medianekrose der Aorta. Diese Veränderung ist als die wichtigste Ursache einer „spontanen Ruptur" der Aorta und des Aneurysma dissecans bekannt. Sie ist meist auf die Aorta ascendens beschränkt. Am inneren Teil der Media kommt es ohne jedes Entzündungszeichen zur Entwicklung von kleinen Degenerationsbezirken. Nach manchen Autoren befällt die Veränderung primär die elastischen Fasern und das Bindegewebe; nach anderen Autoren werden die Muskelfasern zuerst betroffen. Später kann man eine Überproduktion von mukoidem Material und die Ausbildung von Zysten feststellen. Die Gefäßwand wird dünn und es kann zur Ausbildung eines kleinen lokalisierten Aneurysmas kommen. Diese herdförmigen mukoiden Veränderungen und die Nekrose in der Aorta wurden bereits vor Jahren beschrieben, doch blieb ihre Beziehung zu den dissezierenden Aneurysmen bis zur Durchführung neuerer pathologischer Untersuchungen unbekannt. Das Fehlen von Entzündungszeichen unterscheidet die Veränderung von der Aortitis, und die Lokalisation in der Media mit dem Intaktbleiben der Intima trennt sie von der Atherosklerose. Bei makroskopischer Untersuchung gleicht die Veränderung oft der syphilitischen Aortitis.

Die Ätiologie des Prozesses ist unbekannt. Er hat eine gewisse Ähnlichkeit mit der experimentellen Medianekrose der Aorta bei Ratten nach Adrenalininjektionen. Man hat daher außerordentliche Belastungen und Anstrengungen als Ursache angeschuldigt. Andere halten Infektionskrankheiten, wie zum Beispiel Scharlach oder Typhus, für verantwortlich. Bei Infektionskrankheiten wurden starke Arterienschädigungen beschrieben. Das häufige Vorkommen von Gefäßschädigungen beim fieberhaften Rheumatismus wurde früher betont (S. 106), doch sind diese Schädigungen verschiedener Art. Auch den exzessiven Tabakgenuß hat man angeschuldigt, und das gelegentliche Vorhandensein einer Syphilis wurde als ätiologischer Faktor gewertet. Weiters hat man Toxine unbekannter Art als Ursachen angenommen.

Die Medianekrose ist häufig. Sie konnte unter 210 aufeinanderfolgenden Obduktionen 95mal festgestellt werden. Mit zunehmendem Alter und Blutdruck nimmt ihre Häufigkeit zu.

Oft leiden die Vasa vasorum in der Aorta bei diesem Prozeß Schaden. Es erscheint wahrscheinlich, daß eine Ruptur der Vasa vasorum zu einer Blutung zwischen die Schichten der Media führt, welche bei Ausdehnung der Blutung zu einer völligen Ruptur der geschwächten Aortenwand Anlaß geben kann. Häufiger breitet sich der Riß in der Aorta nach oben und unten aus und verursacht so die „Dissezierung". Der Intimariß ist auf diese Weise die Austrittsstelle des Blutes aus dem „Aneurysma" in die Aortenlichtung und nicht, wie man viele Jahre geglaubt hat, die Einbruchsstelle des Blutes und der Ausgangspunkt der Spaltung. Für diese Annahme spricht die Tatsache, daß man dissezierende

Aneurysmen beobachten konnte, bei welchen die Intima intakt war. Für den Riß gibt es zwei Prädilektionsstellen, welche durch die anatomische Situation leicht zu erklären sind. Die eine liegt knapp oberhalb der Aortenklappen, das heißt, 2 bis 4 cm oberhalb der Sinus Valsalvae; die andere liegt in der Gegend des Aortenisthmus. Bei der Isthmusstenose der Aorta sind dissezierende Aneurysmen nicht selten. Der Riß verläuft in der Aorta ascendens meist quer.

Die Auseinandertrennung des Gewebes der Media (welche hauptsächlich im Bereich der äußeren Schichten erfolgt) kann zentralwärts gegen das Herz zu fortschreiten und die Koronararterien verschließen. Gewöhnlich setzt sich die Spaltung aber peripherwärts fort, sodaß alle von der Aorta abgehenden Arterien betroffen werden können. Zuerst bleiben sie mit dem Hauptstamm der Aorta oft durch die dünne Intima allein in Verbindung, bald kommt es aber zum Verschluß und sogar zur Abtrennung des Gefäßes an seiner Abgangsstelle. Dies kann an der Arteria anonyma, an der linken Arteria carotis und an der linken Arteria subclavia, an den Interkostal- und Lumbalarterien, an den Nieren- und Mesenterialarterien usw. geschehen. Die Spaltung kann weiter nach abwärts zu den Femoral- und sogar zu den Popliteagefäßen fortschreiten. Bei einem 15jährigen Knaben reichte die Spaltung auf der einen Seite bis in die Arteria tibialis posterior und auf der anderen Seite bis in die Arteria poplitea. Es bestand auch eine Spaltung der Arteria pulmonalis. Da die Spaltung nur selten an der ganzen Zirkumferenz der Aortenwand erfolgt, werden im Verlauf des Fortschreitens der Veränderung nicht alle Aortenäste betroffen.

Die Spaltung kann sich an jeder Stelle bis in das Lumen der Aorta fortsetzen oder es kommt zur Ruptur in die Umgebung. Wenn der Blutstrom in das Aortenlumen zurückkehrt, kann der Patient gelegentlich weiter am Leben bleiben, wobei die neue Gefäßbahn einen Endothelbelag erhält. Diese Patienten haben dann eine „doppelläufige" Aorta. Ist die ganze Zirkumferenz der Aorta im Ausdehnungsbereich des Aneurysmas aufgespalten, so kann der innere Teil der Aorta als Embolus gegen die Peripherie geschwemmt werden. Bricht das Aneurysma nach außen durch, was häufig vorkommt, so kann eine schwere Blutung in das Perikard, in das Mediastinum, in die Pleura oder in das Abdomen erfolgen und den sofortigen Tod nach sich ziehen.

Symptome und klinische Befunde

Das markanteste Symptom ist der plötzliche und äußerst heftige Schmerz, welcher den Patienten mit aller Gewalt und ohne Prodromalerscheinungen überfällt. Er setzt oft bei körperlicher Arbeit ein, manche Autoren glauben, daß ein plötzlicher Blutdruckanstieg als auslösende Ursache für die Spaltung in Frage komme. Er kommt auch in Ruhe, ohne Anstrengung vor. Der Schmerz ist schneidend, strahlt häufig zur Schulter aus oder wird nur zwischen den Schulterblättern empfunden. Manchmal wandert er mit fortschreitender Aufspaltung nach abwärts. Gelegentlich breitet er sich in den rechten oder linken Arm aus. Manchmal ist er intermittierend; hie und da ist er leicht, oder er fehlt völlig. Nach Baer fehlte der Schmerz in 20 von 44 Fällen. Ein Druckgefühl wie bei den anginösen Schmerzen infolge eines Myokardinfarktes besteht meist nicht. Wird der Schmerz nur im Rücken oder im Abdomen empfunden, so kann sich eine Verwechslung mit anderen Krankheiten ergeben. Im allgemeinen hängt die Schmerzlokalisation vom Sitz der Veränderung in der Aorta ab.

Häufig kommen sowohl Übelkeit und Erbrechen wie schwere Schockzustände vor; die Haut ist feucht und schweißbedeckt. Es tritt Schwindel auf, der Patient kann das Bewußtsein verlieren; dies geschieht besonders, wenn eine Karotis betroffen ist und verschlossen wird. Dabei treten Krämpfe, Desorientiertheit und Dyspnoe auf.

Der Blutdruck kann absinken, die Temperatur steigt an und es besteht eine starke Leukozytose, welche die Zahl von 30000 mit mehr als 90 Prozent polymorphkernigen Zellen erreichen kann. Auch ein Galopprhythmus, Übelkeit und Erbrechen können vorhanden sein.

Die meisten anderen Symptome und Befunde hängen natürlich in großem Ausmaß von der Lage und Ausdehnung der Spaltung und von den betroffenen Gefäßen ab.

Bei der gegen das Herz zu fortschreitenden Dissezierung kann es zu einem Verschluß der Koronararterien mit Myokardinfarkt und all seinen Folgen kommen. Das Elektrokardiogramm zeigt dann die bei einem Koronarverschluß zu erwartenden Veränderungen, es kann auch zum Auftreten eines perikardialen Reibegeräusches kommen. Eine Ruptur des Aneurysmas in den Herzbeutel ist besonders häufig, sie kann das klinische Syndrom der Herzbeuteltamponade verursachen und führt in Kürze zum Tod.

Nissim beschrieb als neuen Befund eine einseitige Verdoppelung der Karotispulsation u. zw. eine Pulsation als Ausdruck der normalen Pulswelle in der Arterie, und die andere infolge der Pulsation zwischen den voneinander getrennten Schichten. Nach Logue kann eine Pulsation des rechten Sternoklavikulargelenkes auftreten, welchen Befund man auch bei einer Dextroposition der Aorta oder bei Aortenaneurysmen erheben kann.

Die Arteria anonyma kann freibleiben, die linke Arteria subclavia und die linke Arteria carotis werden aber oft komprimiert oder abgetrennt. Dadurch können eine Hemiplegie, eine Hemiparese oder eine Paralyse eines Beines und andere neurologische Erscheinungen auftreten. Der linke Arm kann blaß und blutleer werden und die Pulsation seiner Arterien hört auf.

Eine Dissezierung der Interkostal- und Lumbalarterien verursacht nicht nur vom Rücken allmählich nach abwärts wandernde Schmerzen, sondern auch segmentär angeordnete neurologische Befunde, wie z. B. eine Hyper- oder Anästhesie, was sehr charakteristisch ist. Auch Paraplegien werden beobachtet. Die Aufspaltung der Interkostalarterien und ein Verschluß der die vordere Hälfte des Rückenmarks versorgenden Äste kann die Ursache für eine außerordentlich starke Schwäche der Beine sein, worüber die Kranken häufig und sehr klagen.

Eine Einbeziehung der Nierenarterien führt zu Niereninfarkten, Nierenblutung, Anurie und Urämie. Sind die Mesenterialarterien betroffen, oder bricht ein dissezierendes Aneurysma in das Abdomen ein, so können blutige Stühle auftreten und es bietet sich das Bild eines akuten Abdomens.

Bei entsprechender Veränderung der Femoralarterien und ihrer Äste ergeben sich Zeichen einer Störung der Blutzufuhr zu den unteren Extremitäten. Über der Arteria femoralis kann man ein Geräusch und Schwirren nachweisen. Das lokale Bild kann jenem einer peripheren arteriellen Embolie oder Thrombose ähnlich sein.

Eine Untersuchung des Herzens ergibt häufig ein systolisches und ein diastolisches Geräusch. Das letztere, ein bei Patienten mit einer typischen Entwicklung des Syndroms charakteristisches Merkmal, ist auf eine Verlagerung der Aortenklappen gegeneinander beim Aneurysma dissecans der aufsteigenden Aorta zurückzuführen, was in mehr als 70 Prozent dieser Fälle vorkommt.

Eine Ruptur in das Mediastinum verursacht eine Aphonie und Dysphagie. Hämoptysen sind häufig und nicht voll geklärt. Auch ein Haemothorax kommt vor.

Wiederholt wurden Röntgenuntersuchungen durchgeführt, selbstverständlich nur bei jenen Patienten, welche eine Zeitlang weiterlebten. Obwohl man eine Verbreiterung des Aortenknopfes, eine Doppelkonturierung und abnorme Schatten entlang der großen Gefäße an der Herzbasis sehen kann, ist die Röntgenuntersuchung zur Sicherung der Diagnose selten ausreichend.

Das Elektrokardiogramm ist normal oder — bei einem Verschluß der Koronarostien — wie bei anderen Formen von Koronarverschluß verändert.

Differentialdiagnose

Das Zustandsbild ist proteusartig und verursacht große diagnostische Schwierigkeiten. Die Zahl der noch während des Lebens diagnostizierten Fälle nimmt wohl zu, ist aber noch nicht groß.

Der Zustand wird bei Kranken, welche außerordentlich heftige Schmerzen haben, gewöhnlich mit einem Koronarverschluß und Myokardinfarkt verwechselt. Von verschiedenen Autoren wird betont, daß die Schmerzen bei den dissezierenden Aneurysmen mehr schneidend als drückend oder bohrend sind; die Schmerzwanderung über den Rücken nach abwärts zu kann bei der Unterscheidung behilflich sein, doch fehlt dieses Symptom häufig oder es tritt erst spät auf.

Bei beiden Zuständen findet man eine erhöhte Temperatur, eine Leukozytose, eine Perikardbeteiligung, elektrokardiographische Veränderungen und einen Blutdruckabfall. Der Blutdruck bleibt jedoch bei den dissezierenden Aneurysmen gewöhnlich hoch. Diese Tatsache wird zusammen mit dem Auftreten eines diastolischen Aortengeräusches und dem Fehlen von Pulsationen in einer Karotis oder Brachialarterie für die Diagnosestellung behilflich sein. Das Fehlen elektrokardiographischer Veränderungen ist bei Koronarverschlüssen selten, während bei den dissezierenden Aneurysmen für einen Myokardinfarkt sprechende Veränderungen ungewöhnlich sind. Die Unterscheidung wird oft leichter, wenn der Kranke einige Stunden am Leben bleibt, sie ist beim Einsetzen der Symptome aber häufig unmöglich. Da die unmittelbar notwendige Behandlung bei beiden Zuständen in der Verabreichung einer Morphiuminjektion besteht, so ist vom therapeutischen Standpunkt aus nichts verloren. Die Differenzierung ist jedoch für die Prognose wichtig.

Die Möglichkeit der Verwechslung mit einer Perikarderkrankung wurde bereits erwähnt. In einer Serie von zwölf Fällen erfolgte die Ruptur siebenmal in den Herzbeutel. Bei chronischen dissezierenden Aneurysmen, das heißt, bei Kranken, welche einige Zeit am Leben bleiben, kann das Vorhandensein eines Corriganpulses, eines erhöhten Pulsdruckes und eines diastolischen Aortengeräusches im zweiten Interkostalraum rechts parasternal eine Verwechslung mit einer syphilitischen Aorteninsuffizienz verursachen.

Selbstverständlich kann der Zustand, je nachdem, fälschlich für eine zerebrale Attacke, für einen Pleuraerguß, für ein Nierenleiden, für einen abdominellen Prozeß und insbesondere für einen akuten chirurgischen Fall gehalten werden.

Die Differenzierung ist besonders schwierig, wenn Schmerzen fehlen oder wenn die Schmerzen nicht im Thorax empfunden werden. Schätzungsweise sind die Schmerzen in 10 bis 15 Prozent der Fälle nicht vorhanden. Klagen Patienten nur über Schwäche in den Beinen, über Bauchkoliken mit Durchfällen oder über Schmerzen im Rücken, so wird die Diagnosestellung nur für jene möglich sein, welche mit dem klinischen Bild völlig vertraut sind und daran denken. Die besten diagnostischen Zeichen sind das Verschwinden der peripheren Pulse, die Wanderung des Schmerzes nach abwärts entlang der Aorta und das Auftreten eines diastolischen Aortengeräusches.

Prognose

Die Prognose ist sehr schlecht. Nur 7 Prozent der Fälle Shennans lebten eine bis fünf Wochen lang. „Geheilte" Fälle, meistens mit einer doppelläufigen Aorta, sind selten. In manchen Fällen konnten keine Angaben über den Zeitpunkt des Ereignisses erhalten werden. Es trat scheinbar schmerzlos auf und verursachte dem Kranken nicht derartige Beschwerden, daß er bettlägerig wurde. Bei den meisten Patienten entwickelt sich das Aneurysma weiter und führt zu einer Perforation und zum Tod, sogar, wenn die Patienten eine Zeitlang am Leben bleiben.

Behandlung

Wie früher ausgeführt, ist zur Schmerzlinderung die Anwendung von Morphium indiziert. Es ist völlige Ruhe einzunehmen und mit Hilfe von Barbitursäurepräparaten und anderen Sedativen zu erhalten. Wiederholt wurde Sauerstoff empfohlen, doch ist sein Wert zweifelhaft. Bei einer Kompression der Femoralarterie wurde der Versuch einer operativen Druckentlastung unternommen.

Schrifttum

Abbott, O. A., Clinical experiences with the application of polythene cellophane upon aneurysms of the thoracic vessels, J. thoracic surg., 18, 435, 1949.

Albrecht, H. U. Zur Röntgendiagnostik der Aneurysmen der Sinus Valsalvae der Aorta. Fortschr. a. d. Geb. d. Röntgenstrahlen, 53, 218, 1936.

Alexander, J., and Byron, F. X., Aortectomy for thoracic aneurysm, Univ. hospit. Bull. Ann Arbor, 9, 101, 1943.

Baer, S. and Goldburgh, H. L., The varied clinical syndromes produced by dissecting aneurysm, Am. Heart J., 35, 198, 1948.

Bahnson, H. T., Considerations in the excision of aortic aneurysms, Ann. Surg., 138, 377, 1953.

Blakemore, A. H. and King, B. G., Electrothermic coagulation of aortic aneurysms, J. A. M. A., 111, 1821, 1938.

Blakemore, A. H., Progressive constrictive occlusion of the abdominal aorta with wiring and electrothermic coagulation, Ann. surgery, 133, 446, 1951.

Bourne, G. and Wills, P. J., Dissecting aneurysm of the aorta with cardiograms suggestive of cardiac infarction, Brit. Heart J., 8, 180, 1946.

Boyd, L. J. "A Study of Four Thousand reported Cases of Aneurysm of the Thoracic Aorta." Am. J. M. Sc., 168, 564, 1924.

—, and McGavack, T. H. "Aneurysm of the Pulmonary Artery." Am. Heart J.. 18, 562, 1939.

—, and Werblow, S. C. "Coarctation of the Aorta, Dissecting Aneurysm, and Aneurysmal Dilatation of the Left Vertebral Artery: Report of a Case." Ann. Int. Med., 11, 845, 1937.

Cooly, D. A., and De Bakey, M. E., Surgical considerations of intrathoracic aneurysms of the aorta and great vessels, Ann. Surgery, 135, 660, 1952.

De Bakey, M. E. and Cooley, D. A., Surgical treatment of aneurysm of abdominal aorta by resection and restoration of continuity with homograft, Surg. Gyn. Obst. 97, 257, 1953.

Erdheim, J. "Medionecrosis aortae idiopathica." Virchows Arch. f. path. Anat., 273, 454, 1929.

—, "Medionecrosis aortae idiopathica cystica." Virchows Arch. f. path. Anat., 276, 187, 1930.

Gouley, B. A., and Anderson, E. "Chronic Dissecting Aneurysm of the Aorta, simulating Syphilitic Cardiovascular Disease: Notes on the Associated Aortic Murmurs." Ann. Int. Med., 14, 978, 1940.

Griffith, G. J., Hayhurst, A. P. and Whitehead, R., Dissecting aneurysm of the aorta in mother and child, Brit. Heart J., **13**, 364, 1951.

Gsell, O. Wandnekrosen der Aorta als selbständige Erkrankung und ihre Beziehung zur Spontanruptur. Virchows Arch. f. path. Anat., **270**, 1, 1928.

Hall, E. M. "Healed Dissecting Aneurysm of the Aorta." Arch. Path. & Lab. Med., **2**, 41, 1926.

Holzmann, M. "Aneurysma dissecans der Brustaorta im Röntgenbild." Acta radiol., **13**, 21, 1932.

Hufnagel, C. A. and Gillespie, J. F., The treatment of aneurysms of the aorta, Bull. Georgetown Univ. Med. Center, **4**, 124, 1951.

Jennings, G. H. "Four Cases of Abdominal Aneurysm." Lancet, **I**, 719, 1941.

Jones, A. M. and Langley, F. A., Aortic sinus aneurysms, Brit. Heart J., **11**, 325, 1949.

Julian, O. C., and assoc., Direct surgery of arteriosclerosis, Ann-Surg., **138**, 387, 1953.

Kampmeier, R. H. "Aneurysm of the Abdominal Aorta: an Study of 73 Cases." Am. J. M. Sc., **192**, 97, 1936.

—, "Saccular Aneurysm of the Thoracic Aorta: a Clinical Study of 633 Cases." Ann. Int. Med., **12**, 624, 1938.

Kienböck, R. Zur Differentialdiagnose der rechtsseitigen extrakardialen Sinusaneurysmen der Aorta und der abgesackten zystischen Perikardialexsudate. Wien. med. Wchnschr., **77**, 558, 1927.

Klinefelter, E. W., Significance of calcification for roentgen diagnosis of aneurysms of the abdominal aorta, Radiology, **47**, 597, 1946.

Laubry, C. "Sur le diagnostic radioscopique des anévrismes de l'aorte abdominale." Bull. et mém. Soc. méd. d. hop. de Paris, **44**, 1293, 1920.

Lian, C., Marchal, M., and Depares, M. "Le diagnostic, clinique et radiologique des anevrismes aortiques intrapericardiques." Soc. Med. Hop., **49**, 522, 1933.

Linton, R. R., and Hardy, I. B. Jr. "Treatment of thoracic aortic aneurysms by the "Pach"method of intrasaccular wiring." New Engl. J. Med., **246**, 847, 1952.

Logue, R. B. "A new sign in dissecting aneurysm of aorta." J. A. M. A., **148**, 1209. 1952.

Logue, R. B. "Dissecting Aneurysm of the Aorta." Am. J. M. Sc., **206**, 54, 1943.

Lucke, B., and Rea, M. H. "Studies on Aneurysm. I. General Statistical Data on Aneurysm." J. A. M. A., **77**, 935, 1921.

Micks, R. H. "Congenital Aneurysms of all Three Sinuses of Valsalva." Brit. Heart J., **2**, 63, 1940.

Mills, J. H., and Horton, B. T. "Clinical Aspects of Aneurysm." Arch. Int. Med., **62**, 949, 1938.

Monahan, D. T. "Ligation of the Aorta and Both Common Iliacs for Aneurysm: Report of a Case and Rewiev of Seven Operative Survivals of Aortic Ligation." Surgery, **16**, 519, 1944.

Nissim, J. A. "Dissecting aneurysm of the aorta: A new sign." Brit. Heart J., **8**, 203, 1952.

Noack, F. K. Das Aneurysma der Sinus Valsalvae der Aorta. Zentralblatt f. Herz- u. Gefäßkrankh., **11**, 233, 1919.

Ostrum, H. W., and assoc. "Aneurysms of the sinuses of Valsalva." Am. J. Röntgen., **40**, 828, 1938.

Owens, J. N., Jr., and Bass, A. C. "Tuberculotic Aneurysm of the Abdominal Aorta." Arch. Int. Med., **74**, 413, 1944.

Priviteri, C. A., and Gay, B. B. Jr. "Aneurysm of the pulmonary artery." Radiol., **50**, 247, 1950.

Ritvo, M., and Votta, P. J. "Clinical and Roentgen Manifestations of Dissecting Aneurysm of the Aorta." Am. J. Röntgenol., **52**, 583, 1944.

Rottino, A. "Medial Degeneration of the Aorta." Arch. Path., **28**, 377, 1939.

Sailer, S. "Dissecting Aneurysm of the Aorta." Arch. Path., **33**, 704, 1942.

Sanford, S. P. "An Unusual Case of Aortic Aneurysm." Ann. Int. Med., **22**, 599, 1945.

Scott, D. H. "Aneurysms of the coronary arteries." Am. Heart J., **36**, 403, 1948.

Scott, V. "Abdominal Aneurysms: a Report of 96 Cases." Am. J. Syph., **28**, 682, 1944.

Shennan, T. "Dissecting Aneurysms." Great Britain Privy Council." M. Research Council Spec. Rep. No. 193, 1934.

Stengel, A., and Wolferth, C. C. "Mycotic (Bacterial) Aneurysms of Intravascular Origin." Arch. Int. Med., **31**, 527, 1923.

Venning, G. R. "Aneurysms of the sinus valsalvae." Am. Heart J. **42**, 57, 1951.

Wainwright, C. W. "Dissecting Aneurysm producing Coronary Occlusion by Dissection of the Coronary Artery." Bull. Johns Hopkins Hosp., **75**, 81, 1944.

Weiss, S. "Dissecting Aneurysm of the Aorta." New England J. Med., **218**, 512, 1938.

Wiesel, J. Die Erkrankungen arterieller Gefäße im Verlaufe akuter Infektionen. Ztschr. f. Heilk., **27**, 262, 1906.

Willson, R. N., and Marcy, A., Jr. "Rupture of an Aortic Aneurism in a Child of Four Years." J. A. M. A., **49**, 15, 1907.

Wood, F. C., and assoc. "Dissecting aneurysm of the aorta." A. J. Roentgen., **28**, 437, 1932.

Fünfundzwanzigstes Kapitel

Atheromatose der Aorta und Atherosklerose der kleineren Arterien

Die Atherosklerose tritt in drei Hauptformen auf: als Atheromatose der Aorta und vieler großer Arterien, als harmlose Mediasklerose und als Atherosklerose der kleinen Arteriolen bei der Hypertonie (S. 213).

Atheromatose der Aorta. Man kann diesen Prozeß als physiologisch betrachten. Er beginnt frühzeitig, manchmal ist er im fünften Jahrzehnt schon weit entwickelt, bei den verschiedenen Individuen ist er nur graduell verschieden ausgeprägt. Tritt er frühzeitig auf und ist er sehr stark entwickelt, so ist dies sicher abnorm. Wie bei anderen Formen der Atherosklerose ist die Ätiologie unbekannt, obwohl man häufig eine Störung des Lipoidstoffwechsels annimmt. Bei diesem rein degenerativen Prozeß sind Lipoidinfiltration, Degeneration mit Nekrose und Intimaproliferation miteinander kombiniert; sekundär kommt es zu einer Verkalkung. Die Aorta oder jede andere betroffene Arterie wird elongiert und verläuft dann gewunden. Rupturiert ein atheromatöser Plaque, so werden seine Trümmer peripherwärts fortgeschwemmt und verursachen eine Embolie. Manchmal entwickelt sich ein Aneurysma, was man besonders bei der Aorta abdominalis beobachten kann. Sehr selten kommt es am Grund eines atheromatösen Geschwürs zur Dissezierung der Aortenwand.

Ein einfaches Atherom verursacht keine Symptome, das Leiden kann ganz allmählich ohne jede wesentliche Störung des Kreislaufes fortschreiten. Oft handelt es sich um einen Zufallsbefund.

Bei fortschreitender Atheromatose wird die Elastizität der Aorta geringer. Die normale Aorta hat eine Windkesselfunktion. Sie übernimmt die vom linken Ventrikel ausgeworfene Blutmenge und befördert sie mit Hilfe ihrer elastischen Fasern und glatten Muskelfasern langsam gegen die Peripherie zu weiter. Auf diese Weise wird der Blutstrom, welcher durch die Kontraktion des linken Ventrikels rhythmische Impulse erhält, gleichmäßiger (S. 418). Mit zunehmender Atheromatose geht diese Funktion der aufsteigenden Aorta verloren, wodurch der systolische Blutdruck ansteigt, während der diastolische eher absinkt (S. 418). Die Größe und die Form des Herzens bleiben normal. Über der Aorta ist ein systolisches Geräusch hörbar, welches oft, wie alle systolischen Aortengeräusche, gegen die Spitze fortgeleitet wird. Bei älteren Patienten mit einem Emphysem verschwindet das Geräusch an der Basis im zweiten Interkostalraum rechts, während das systolische Geräusch über der Spitze bestehen bleibt und zu einer Verwechslung mit anderen Geräuschen führen kann. Oft wird das systolische Spitzengeräusch durch eine Sklerose der Mitralklappen hervorgerufen, während die systolischen Aorten- und Spitzengeräusche durch eine Atherosklerose der Aortenklappen verursacht sein können. Das systolische Aortengeräusch liegt oft mitten in der Systole, das heißt, es ist vom ersten Ton kaum durch ein Intervall gertrennt. Der zweite Aortenton ist akzentuiert und kann sogar, wie bei der Aortitis, einen metallischen oder klingenden Charakter aufweisen.

Die elongierte Aorta verursacht das Auftreten von Pulsationen in der Jugulargrube.

Die peripheren Arterien müssen kein Zeichen einer Atherosklerose zeigen.

Die Röntgenuntersuchung ergibt eine diffus dilatierte Aorta, einen prominenten Aortenknopf und eine Dilatation der Aorta descendens. Der Aortenschatten ist dichter und im Bereich des Gefäßes, besonders im Aortenknopf, können Kalkeinlagerungen sichtbar sein.

Eine spezifische Behandlung gibt es nicht.

Im Kapitel über die syphilitische Aortitis wurde ausgeführt, daß es bei dieser Krankheit frühzeitig zu einer sekundären Verkalkung und zu einer Atheromatose kommt, sodaß es oft schwierig ist, zu entscheiden, ob eine Atheromatose allein oder ein Atherom auf der Grundlage einer Aortitis vorliegt. Ist bei einem Patienten von weniger als 50 Jahren in der Aorta eine Verkalkung sichtbar, so muß man an eine Aortitis denken.

Atherosklerose der kleinen Arterien. Diese Veränderung wurde in den vorhergehenden Kapiteln kurz erörtert. So wurde die wichtige Rolle der Koronararteriensklerose für die Entstehung einer Angina pectoris und eines Myokardinfarktes betont und die Arteriolosklerose bei der Hypertonie erwähnt. Die Störung der peripheren Zirkulation infolge einer Atherosklerose der Beinarterien soll später besprochen werden. In diesem Zusammenhang sollen nur einige kurze Bemerkungen über die Atherosklerose der peripheren Arterien gemacht werden.

Die Mediasklerose der mittelgroßen Arterien vom muskulären Typ hat keine klinische Bedeutung. Eine Verhärtung der Radialarterien (Pfeifenrohrarterien) oder eine Sklerose der Temporalarterien findet man oft bei Patienten, welche viele Jahre lang keine Zeichen einer Beeinträchtigung der Gesundheit aufweisen.

Eine Sklerose der Hirngefäße ist die Ursache einer Kombination von Allgemein- und Lokalsymptomen. Oft besteht eine Änderung der Persönlichkeit und eine Konzentrationsunfähigkeit. Der Patient klagt über sein schlechtes Gedächtnis, über Schwindel, Kopfschmerzen und verschiedene andere Symptome. Ganz typisch ist die Leichtigkeit, mit welcher es zu unmotiviertem Weinen kommt, welches einige Minuten anhält.

Eine Sklerose der größeren Nierenarterien kann zu einer Schrumpfung (atherosklerotische Schrumpfniere) und zur Narbenbildung führen, doch stören diese die Nierenfunktion nur selten. Beschwerden kommen nicht vor. Eine Albuminurie ist ein häufiger Befund.

Therapie. Eine Behandlung ist nicht bekannt. Ein gut geregeltes Leben kann zum Wohlbefinden des Patienten beitragen und verschiedene Zwischenfälle von seiten der Gefäße vermeiden helfen. Zu empfehlen sind das Vermeiden von Exzessen im Essen und Trinken, von plötzlichen körperlichen oder geistigen Anstrengungen, kurz, die Gewöhnung des Individuums an eine geruhsamere Lebensführung. Die Menge des tierischen Fettes in der Nahrung soll klein sein. Eier und Cremen sind nicht erlaubt.

Die altbewährte Verschreibung von Jodsalzen ist immer noch weit verbreitet. In der Regel sind sie harmlos, oft erweisen sie sich, besonders bei der zerebralen Gefäßsklerose, als nützlich. Seitdem bekannt ist, daß man das Auftreten von Arterienveränderungen bei Ratten nach Cholesterinfütterung durch Anwendung von Jodsalzen verhüten kann, hat die empirische Verordnung dieser Medikamente ihre Berechtigung erhalten (S. 217).

Sechsundzwanzigstes Kapitel

Herz- und Kreislaufneurosen und neurozirkulatorische Asthenie

Manche Ärzte sind noch im Zweifel, ob man zwischen diesen beiden Zuständen eine scharfe Trennungslinie ziehen könne. Wir ziehen ihre Erörterung als gesonderte Krankheitsbilder trotz vielen und starken, gegen eine solche Einteilung sprechenden Argumenten vor.

1. Herzneurose

Die Herzneurosen gehören zu den Problemen, auf welche der Arzt im Krankenhaus selten, in der Privatpraxis aber oft stößt. Sie bieten ein außerordentlich mannigfaltiges Bild. Ihre Erkennung ist häufig schwierig und ihre Behandlung erfordert viel Erfahrung, Takt und Kenntnis der menschlichen Natur. Ohne Zweifel hat man früher viele Fälle dazu gerechnet, welche nicht zu dieser Gruppe gehörten. In alten Abhandlungen über dieses Thema wurden Extrasystolen, paroxysmale Tachykardien und sogar die Angina pectoris als Herzneurosen diagnostiziert und besprochen. Bis in die letzte Zeit hat man schwere, mit einer ovariellen Dysfunktion in Zusammenhang stehende Störungen bei Frauen, welche man jetzt rasch und erfolgreich mit Östrogenen behandeln kann, zu den Neurosen gerechnet.

Die Beschwerden sind verschiedenartiger Natur. Herzklopfen, Dyspnoe und Schmerzen in der Präkordialgegend stehen so, wie bei vielen organischen Herzkrankheiten, im Vordergrund. Der erfahrene Arzt wird jedoch nach wenigen Fragen erkennen, daß das Herzklopfen und die Schmerzen von Anstrengungen unabhängig auftreten; sie kommen bei Aufregungen oder ohne jede äußere Ursache und können stundenlang anhalten. Die Atmung kann völlig unregelmäßig sein, und wenn Dyspnoe vorhanden ist (S. 23), wird sie rein subjektiv empfunden und geht ohne merkliche Änderung der Atemfrequenz oder -tiefe einher. Schlaflosigkeit, Unfähigkeit zur Konzentration oder zur Arbeit, Neigung zum Schwitzen, Angstgefühl und Ruhelosigkeit ergänzen das Bild. Äußerlich können diese Patienten sehr ruhig erscheinen und viele von ihnen machen nicht den Eindruck, welchen der Laie als „nervös" bezeichnet. Die Schmerzen strahlen selten in den Arm aus und werden ebenso selten retrosternal empfunden. Viel häufiger sind sie unterhalb der Mamilla oder in der Nähe der Herzspitze lokalisiert.

Die klinischen Befunde und die Differentialdiagnose sollen im Zusammenhang mit der neurozirkulatorischen Asthenie besprochen werden, da bei diesem Zustand ähnliche Beschwerden vorgebracht werden und dieselben Erscheinungen zu finden sind.

Patienten mit Herzneurosen, überhaupt mit allen Neurosen, sind Patienten und müssen als solche behandelt werden. Sie leiden an ihren Beschwerden und ihre

Familien leiden mit ihnen. Aus diesem Grund ist es völlig falsch, dem Patienten zu sagen, daß seine Schmerzen nur „eingebildet" seien. Es entsteht eine unangenehme Situation, wenn man dem Kranken sagt, daß er kein schweres Leiden habe, daß alle Beschwerden rein „nervöser" Natur seien und wenn der Arzt der Familie mitteilt, der Kranke sei hysterisch. Viel besser ist es, dem Patienten und seinen Angehörigen in Übereinstimmung mit den Tatsachen zu erklären, daß kein organisches Herzleiden vorliege; die Störung sei nicht gefährlich und würde auch keine Komplikationen nach sich ziehen; es handle sich mehr um eine Veränderung der „Herznerven" und der nervösen Regulation des Herzens; diese bedürfe sorgfältiger Beobachtung und Behandlung; der Zustand sei jedoch völlig heilbar und würde keine Folgen haben. Viele Neurosen vergehen, sobald die Angehörigen nach der Anweisung des Arztes dem Patienten gegenüber eine andere Haltung einnehmen.

Bei der Behandlung dieser Art von Patienten ist es nicht ratsam, sich hauptsächlich auf eine medikamentöse Behandlung zu verlassen. Bromsalze, Chloralhydrat und Baldrianpräparate sind als unterstützende Mittel ausgezeichnet, doch haben sie an und für sich wenig Wert. Die Psychotherapie ist viel wichtiger. Dafür braucht es viel Erfahrung, doch ist eine besondere Ausbildung nicht erforderlich. Eine sorgfältige Befragung und genaues Eingehen auf die Symptome müssen einen engen Kontakt zwischen dem Arzt und dem Patienten herstellen. Oft wird man bei der Aufdeckung von häuslichem Zwist oder beruflichen Schwierigkeiten, von materiellen oder sexuellen Nöten als den Quellen oder den auslösenden Faktoren der Neurose Erfolg haben. Eine entsprechende Beratung, Aufklärung und Ermunterung werden wesentlich behilflich sein. Kaum jemals hat man so sehr das Gefühl der Befriedigung, viel geholfen zu haben, und kaum jemals gewinnt man so dankbare Patienten, wie bei dieser oft vernachlässigten Gruppe.

2. Neurozirkulatorische Asthenie

Dieser Zustand ist auch als Da Costasches Syndrom, als reizbares Herz, Soldatenherz und als autonome Gleichgewichtsstörung bekannt. Wie früher angegeben, handelt es sich um ein Syndrom, welches von der Herzneurose nicht scharf zu trennen ist.

Vorkommen, Häufigkeit

Wenn man diese Störung auch in Friedenszeiten nicht selten findet, scheint sie doch in Kriegszeiten und, wenn die Bevölkerung unter Druck und Spannung lebt, besonders häufig zu sein. So wurde sie von Da Costa ursprünglich während des Bürgerkrieges beschrieben. Während des Krieges von 1914 bis 1918 mußten in Großbritannien deshalb ungefähr 44.000 Personen beurlaubt werden. Von zehn Patienten, welche 1914 bis 1918 in Spitäler für Herzkranke eingewiesen worden waren, litten neun an einer neurozirkulatorischen Asthenie oder D. A. H. (disordered action of the heart, gestörte Herztätigkeit), wie der Ausdruck dafür bei der britischen Armee lautete. Nachweisbar wurden während des letzten Krieges mehr als 1.5 Prozent der von den Musterungskommandos in den Vereinigten Staaten Untersuchten wegen einer neurozirkulatorischen Asthenie zurückgestellt.

Der Zustand ist bei Frauen häufiger, aber auch bei Männern nicht selten. In Kriegszeiten sind die Männer natürlich mehr betroffen, wie das Verhältnis von 3:2 zugunsten der Männer zu zeigen scheint. Dieses Verhältnis kann in Friedenszeiten umgekehrt sein. Ungefähr 30 Prozent der Fälle betreffen schwer arbeitende Patienten.

Symptome

Wood fand in 93 Prozent der Fälle Dyspnoe, in 88 Prozent Müdigkeit und in 80 Prozent vermehrte Schweißbildung. Nervosität war in 79 Prozent der Fälle vorhanden, und Schwindel sowie Schmerzen traten in 78 Prozent auf.

Müdigkeit. Ein sehr regelmäßig vorhandenes und markantes Symptom ist die große Müdigkeit. Die Patienten klagen darüber, wenn sie am Morgen nach einem langen, tiefen Schlaf erwachen. Wegen dieser starken Erschöpfung fürchtet der Kranke jede Tätigkeit. Bei leichten Fällen kann das Müdigkeitsgefühl, wie bei allen Neurotikern, während des Tages vergehen.

Dyspnoe. Sie ist ein häufiger Gegenstand der Klage. Sie tritt als Gefühl des „Nicht-Durchatmen-Könnens" auf und wurde als ein Symptom bei endokrinen Störungen, besonders bei Frauen mit dem klimakterischen Syndrom, auf S. 397 besprochen. Oft ist die auf S. 24 erwähnte seufzende und unregelmäßige Atmung vorhanden.

Schmerzen. Manchmal wird unterhalb der Mamilla oder seltener hinter dem Brustbein ein stechender oder dumpfer Schmerz empfunden. Dieser kann in den linken Arm ausstrahlen und so sehr irreführen. Wie der Schmerz bei anderen Herzneurosen, hat er keine Beziehung zu Anstrengungen; er tritt nicht während einer Aufregung, sondern Stunden nachher auf. Die Gegend über der linken Brust oder über der Herzspitze ist druckempfindlich. Dieses Symptom ist sehr schwer zu erklären, man hat an eine abnorme Zwerchfelltätigkeit gedacht.

Herzklopfen. Auch diese Klage ist sehr häufig und von derselben Art wie bei den anderen Neurosen. Wie die Dyspnoe und der Schmerz kommt es oft bei Ruhe und ist besonders lästig. Viele Patienten werden durch das Herzklopfen und durch die präkordialen Schmerzen belästigt, wenn sie auf der linken Seite liegen. Da dies auch bei ungefähr 30 Prozent der „Gesunden" Beschwerden verursacht, ist es gewöhnlich leicht, den Patienten von der harmlosen Natur des Herzklopfens zu überzeugen.

Weitere Klagen. Viele Patienten neigen zu starkem Schwitzen. Dies ist sehr lästig, wenn die Hände betroffen sind, da sie sich dann kalt und feucht anfühlen. Manche Patienten schwitzen bei der leichtesten geistigen oder körperlichen Anstrengung. Gegenstände weiterer Beschwerden sind Kopfschmerzen, Schwindel, Zittern, Reizbarkeit, Schlaflosigkeit, Neigung zu Ohnmachten, Verdauungsstörungen, Sehstörungen, Einschlafen der Glieder sowie Schwäche und Verlust des Erinnerungsvermögens.

Klinische Befunde

Die Hände sind oft blau (Stagnationsanoxaemie); es besteht eine Hyperpnoe und die Kniesehnenreflexe sind verstärkt.

Bei der Palpation der Herzgegend findet man sofort eine Hypermotilität des Herzens. Der Herzschlag ist oft beschleunigt. Frequenzen von über 120 bei Ruhe kommen vor; im Schlaf wird das Herz meist langsamer. Man kann physiologische systolische Geräusche hören. Der erste Herzton ist an der Spitze laut. Der Blutdruck ist manchmal bis auf 150/90 mm Hg oder mehr erhöht (Angsthypertonie), vermutlich als Folge der Herzhypermotilität. Der diastolische Blutdruck kann normal sein, sogar dann, wenn der systolische Druck stark erhöht ist. Wenn nicht andere Komplikationen bestehen, ist das Herz nach Größe und Form immer normal. Die Röntgenuntersuchung deckt oft eine mäßige Erweiterung der Aorta auf. Es handelt sich dabei um eine dynamische Dilatation wie bei den Hyperthyreosen (S. 393), für welche zum großen Teil die Hypermotilität des linken Ventrikels verantwortlich ist, welcher sein Schlagvolumen mit größerer Kraft in die Aorta ascendens wirft.

Es wurden elektrokardiographische Veränderungen beschrieben, welche aber zweifelhaft sind und für die Diagnosestellung keine Hilfe bieten.

Viele von diesen Patienten haben ein spastisches Kolon und eine Hyperazidität des Magensaftes. Eine leichte Temperaturerhöhung ist häufig und kann irreführen.

Ätiologie

Die Ursache des Syndroms ist unbekannt. In manchen Fällen gehen dem Beginn der neurozirkulatorischen Asthenie eine starke Nervenbelastung, eine körperliche Überanstrengung, eine erschöpfende Krankheit oder eine Infektion voraus. Seelische Konflikte spielen eine große Rolle und erklären die größere Häufigkeit dieses Syndroms in Kriegszeiten. Man findet es nicht nur bei Feiglingen, sondern auch bei Männern mit einem ausgeprägten Pflichtgefühl. Die Erblichkeit ist wichtig, da die Familienanamnese hinsichtlich des Vorkommens von psychiatrischen Fällen in annähernd 50 Prozent positiv ist. Die Gleichgewichtsstörung des autonomen Nervensystems bei diesem Syndrom wird von manchen Autoren auf eine zentrale Störung zurückgeführt. Als möglichen Sitz der Schädigung hat man die hypothalamische Region vermutet. Die Störung ist bei Patienten mit organischen Krankheiten nicht selten und geht oft mit einer Angstneurose einher.

Nach Wood erinnern die Symptome mehr an jene der Furcht als an jene der Anstrengung. Der Mechanismus ist der einer zentralen Reizung. Die Symptome sind dieselben wie man sie auch bei der Angst beobachtet. Es handelt sich um einen bei Psychopathen und bei Psychoneurotikern fast jeden Typs eigentümlichen „emotionellen Reaktionsablauf."

Prognose

Das Syndrom ist niemals lebensgefährlich, es gibt dabei keine ernsten Komplikationen. Zeitweilig kann infolge einer Hyperventilation eine Tetanie und sogar ein schockähnlicher Zustand entstehen (Hyperventilationssyndrom, S. 24). Die außerordentliche Erschöpfung kann den Patienten so weit bringen, daß er monatelang das Bett hüten muß. Die Prognose bezüglich der Dauer des Zustandes hängt von vielen Faktoren ab, nicht zuletzt von der richtigen Behandlung des Patienten. Im ersten Weltkrieg erholten sich 20 Prozent der Patienten so weit, daß sie wieder in den allgemeinen Dienst eintreten konnten, 20 Prozent blieben ständig untauglich, während sich der Rest soviel besserte, daß er leichte Arbeit verrichten konnte. Die Prognose für alle schwereren (länger dauernden) Fälle ist schlecht. Eine Nachuntersuchung von mehr als 600 Fällen des Krieges von 1914 bis 1918 ergab, daß sich 15.3 Prozent der Patienten völlig erholten, 56.2 Prozent stationär blieben, 3.2 Prozent schlechter wurden und der Rest sich besserte. Die Mortalität war bei diesen Fällen nicht größer als in der Durchschnittsbevölkerung, doch bekam eine bemerkenswert große Zahl (22 Fälle) eine Lungentuberkulose.

Differentialdiagnose

Die Unterscheidung zwischen einer neurozirkulatorischen Asthenie oder Herzneurosen und einem organischen Herzleiden oder extrakardialen Krankheiten bereitet manchmal große Schwierigkeiten.

Die anamnestische Angabe von Dyspnoe, ein lauter erster Ton über der Spitze und ein systolisches Spitzengeräusch können zur Diagnose eines rheumatischen Klappenfehlers verleiten. Die Blutdruckerhöhung, das systolische Geräusch sowie die Angabe von Schmerzen mit „typischer" Ausstrahlung können den Gedanken an ein Koronarleiden mit Angina pectoris nahelegen. Die Differenzierung zwischen neurotischen Schmerzen und einer atypischen Angina pectoris bei einem Koronarleiden kann mit unüberwindlichen Schwierigkeiten verbunden sein, sodaß man die endgültige Entscheidung um eine gewisse Zeit verschieben muß. Das Auftreten von Schmerzen ohne einen Zusammenhang mit Anstrengungen oder Aufregungen, ihre lange Dauer oder ihr kurzer, stechender Charakter und das Ausbleiben einer jeglichen günstigen Reaktion auf Nitroglyzerin (therapeutischer Test) sprechen für die neurotische Natur der Schmerzen und sind bei der Differenzierung behilflich. Anderseits ist es beachtenswert, daß die Anfälle bei einer schweren Koronarstenose einige Stunden oder Tage vor der Entwicklung des Vollbildes des Koronarverschlusses und Myokardinfarktes ebenfalls atypisch sein können und nicht einmal auf Nitroglyzerin ansprechen.

Es ist leicht, durch eine Röntgenuntersuchung im ersten schrägen Durchmesser einen schwereren Mitralfehler auszuschließen, da sich der linke Vorhof bei diesen Fällen als normal erweist; diese Regel gilt aber nicht für Frühfälle von Mitralinsuffizienz, da dabei der linke Vorhof noch nicht vergrößert sein muß.

Auch die Abgrenzung gegenüber Neurosen, besonders gegenüber einer Angstneurose, ist schwierig. Bei der letzteren sind Herzschmerzen und Dyspnoe weniger häufig, während Depressionen, Schlaflosigkeit und Angstzustände im Vordergrund stehen. Die Grenze zwischen den beiden Zuständen ist jedoch nicht scharf.

Im Hinblick auf die Geringfügigkeit der objektiven Befunde ist eine Simulation nicht einfach auszuschließen.

Auf Grund des Zitterns, des starken Schwitzens, der Tachykardie und der Hypermotilität des Herzens vermutet man bei diesen Fällen oft eine Hyperthyreose. Bei der neurozirkulatorischen Asthenie bestehen jedoch keine Augensymptome, der Grundumsatz ist normal und die Tachykardie geht im Schlaf zurück. Bei beiden Zuständen sind die Hände feucht, doch sind sie bei der neurozirkulatorischen Asthenie kalt und bei Hyperthyreosen warm.

Leichte Temperatursteigerungen, Gewichtsverlust und Tachykardie können auf eine beginnende Lungentuberkulose hinweisen. Daher ist in diesen Fällen eine komplette physikalische Untersuchung einschließlich einer Röntgenuntersuchung der Lunge notwendig. In diesem Zusammenhang soll daran erinnert werden, daß Temperatursteigerungen organischen Ursprungs, wie zum Beispiel beim fieberhaften Rheumatismus, bei der Tuberkulose usw., durch kleine Dosen von Aminopyrin (Pyramidon) (2.0 g täglich) leicht zu unterdrücken sind. Das Fieber bei der neurozirkulatorischen Asthenie oder bei Hyperthyreosen wird durch dieses Medikament nicht beeinflußt, aber durch Opiumpräparate gemildert. Die Abgrenzung gegenüber einer Brucellose kann Schwierigkeiten verursachen.

Die Erfahrung hat besonders während des letzten Krieges bei diesen Fällen die Wichtigkeit des Ausschlusses einer beginnenden Hypertonie ergeben. Blutdruckwerte von über 150/90 mm Hg sind bei der neurozirkulatorischen Asthenie häufig und oft machen erst eine genaue Beobachtung und das Vorhandensein von hypertonischen Herzleiden bei einem Elternteil oder bei beiden Eltern eine Entscheidung möglich.

Therapie

Von Medikamenten ist nicht viel Hilfe zu erwarten. Kleine Dosen von Chloralhydrat, Bromiden oder Luminal können nützlich sein, für die Asthenie hat man Benzedrin empfohlen; je weniger Medikamente man jedoch verschreibt, desto besser ist es für den Patienten. Je weniger man auf die Pulsfrequenz oder auf das Herz achtet, wenn einmal die Diagnose gesichert ist, um so leichter ist es, die Situation zu beherrschen. Von grundlegender Bedeutung ist die Psychotherapie mit konsequenter Beruhigung des Kranken. Angst ist nach Möglichkeit fernzuhalten und der Patient soll lernen, seinen Platz unter den Mitmenschen wieder zu finden. Eine Erklärung der nichtorganischen Natur der Beschwerden hilft mehr als die Beruhigung allein. Im letzten Krieg waren für Patienten dieser Art abgestufte Belastungsübungen in Verwendung.

Schrifttum

Dunn, W. H. "Emotional factors in neurocirculatory asthenia." Psychosomat. Med., **4**, 333, 1942.
Friedman, M. "Etiology and pathogenesis of neurocirculatory athenia." War. Med., **6**, 221, 1944.
— "Studies concerning the etiology and pathogenesis of neurocirculatory asthenia." Am. Heart J., **30**, 557, 1945.
Grant, R. T. "Observations on the After-histories of Men Suffering from the Effort Syndrome." Heart, **12**, 121, 1925.
Hill, I. G. W., and Dewar, H. A. "Effort Syndrome." Lancet, **I**, 161, 1945.
Jones, M., and Lewis, A. "Effort syndrome." Lancet, **1**, 813, 1941.
Lewis, T. "The Soldier's Heart and the Effort Syndrome." 2nd Edition, London, Shaw and Sons, 1940.
Oppenheimer, B. S. "Neurocirculatory Asthenia and Related Problems in Military Medicine." Bull. New York Acad. Med., **18**, 367, 1942.
Parkinson, J. "Effort Syndrome in Soldiers." Brit. M. J., **I**, 545, 1941.
Walker, W. J. "The patient with functial cardio-vascular disorders." Am Heart J., **42**, 97, 1951.
Wittkower, E., Roder, T. F., and Wilson, A. T. M. "Effort Syndrome." Lancet, **I**, 531, 1941.
Wood, P. "Da Costa's Syndrome (or Effort Syndrome). "Brit. M. J., **I**, 767, 805 and 845, 1941.

Siebenundzwanzigstes Kapitel

Herzleiden und Schwangerschaft

Allgemeine Bemerkungen. Die häufigsten Herzkrankheiten bei Frauen im gebärfähigen Alter sind der fieberhafte Rheumatismus und die Hypertonie. Kongenitale Herzfehler, ein Cor pulmonale (besonders bei der Kyphoskoliose) oder atherosklerotische Herzleiden sind selten.

Die Einstellung verschiedener Ärzte zu vielen Problemen, welche sich bei diesen Patientinnen ergeben, hängt von ihrer Ausbildung, Erfahrung und Erziehung ab. So sprechen die Gynäkologen von einer durch ein Herzleiden komplizierten Schwangerschaft, während der Kardiologe von einem durch eine Schwangerschaft komplizierten Herzleiden spricht. Die vom Arzt übernommene Verantwortung ist bei jeder Entscheidung sehr groß. Niemals soll man sich nur auf statistische Ergebnisse verlassen, sondern jeden Fall auf Grund seiner besonderen Eigentümlichkeiten nach gründlicher Untersuchung und Beobachtung beurteilen. Statistiken, wie die in der letzten Zeit in zwei Monographien veröffentlichten, machen die Aufgabe jedoch leichter und sind bei der schließlichen Entscheidung überaus hilfreich. Leider hängt die Haltung vieler Ärzte zu den eben zu besprechenden Problemen oft weder von den Erfahrungen anderer noch von den bekannten Tatsachen, sondern von einzelnen persönlichen Beobachtungen der letzten Zeit ab.

Häufigkeit. Die Häufigkeit des fieberhaften Rheumatismus bei Schwangeren ist in den verschiedenen Teilen der Welt verschieden, doch kann man sich auf Grund der folgenden Zahlen einen Begriff von der Bedeutung des Problems machen.

In Neuengland beträgt die Häufigkeit rheumatischer Herzerkrankungen unter Schwangeren 1.5 Prozent. In der Bostoner Gebärklinik waren 1.7 Prozent der schwangeren Frauen herzkrank. In New York wurden in 2.6 Prozent der Schwangeren rheumatische Herzleiden gefunden, während in Großbritannien unter 20 306 Entbindungen 0.25 Prozent Herzfälle entdeckt wurden. In allen Krankenhausstatistiken ist die Anzahl der Herzkranken natürlich größer als in der Durchschnittsbevölkerung, da Frauen mit Herzleiden glücklicherweise zur Beobachtung in Spitäler eingewiesen werden und in immer größerer Zahl dort entbinden.

Herzkrankheiten rangieren unter den fünf wichtigsten Ursachen der mütterlichen Sterblichkeit. Sie sind für ungefähr 7 Prozent aller Todesfälle verantwortlich und fordern jedes Jahr in den Vereinigten Staaten fast 1000 schwangere Frauen.

Pathophysiologie. Die Schwangerschaft erhöht die Arbeit des Herzens, vermindert seine Reservekraft und kann bei Patientinnen mit organischen Herzkrankheiten eine Dekompensation verursachen. Zusätzliche Arbeit vergrößert diese Belastung.

Die zirkulierende Blutmenge nimmt in der Schwangerschaft bis zu 45 Prozent zu, diese Zunahme beginnt bereits am Anfang der Schwangerschaft und erreicht allmählich im neunten Lunarmonat ihren Höhepunkt. Sowohl das Plasma wie die Gesamtblutmenge nehmen immer mehr zu. Eine deutliche Abnahme tritt im zehnten Lunarmonat und nach der Entbindung ein, und zwar bezüglich der Erythrozytenzahl, des Haemoglobin- und Haematokritwertes. Auch das Schlagvolumen ist in der letzten Zeit der Schwangerschaft gegenüber der Norm um ungefähr 50 Prozent erhöht. Man hat angenommen, daß die Plazenta als eine arteriovenöse Anastomose fungiert, sodaß man die Kreislaufverhältnisse in der Schwangerschaft mit jenen von Patienten mit einer arterio-venösen Fistel vergleichen könnte. Das ist aber nicht bewiesen. Der Blutdruck steigt oft leicht an, häufiger aber bleibt er normal. Die vermehrten Anforderungen von seiten der Plazenta, das größere Gewicht der Patientin, der erhöhte Grundumsatz, Schwierigkeiten bei der Atmung und sicher viele andere derzeit noch meist unbekannte Faktoren erhöhen das Minutenvolumen und die Herzarbeit. Das Herz ist in der Schwangerschaft anatomisch größer. Die ungünstige Wirkung vieler verschlimmernder Faktoren läßt gegen das Ende der Schwangerschaft gleichzeitig mit dem Einsetzen einer „Erleichterung" allmählich nach. Gründe dafür sind nicht bekannt. Der Grundumsatz kann bis um 25 Prozent ansteigen. Eine eigenartige Myokarderkrankung, welche im Wochenbett auftritt, wurde im Kapitel über die Krankheiten des Myokards behandelt.

Fälle von Spontanabortus sind bei Herzkranken selten.

Kontraindikationen. Häufig sieht man bestimmte Klappenfehler als Kontraindikationen gegen eine Schwangerschaft an. So galt viele Jahre lang die Mitralstenose jeglichen Stadiums als besonders gefährlich und nur wenige Ärzte zögerten beim Vorliegen dieses Fehlers mit der Schwangerschaftsunterbrechung. Kein Geringerer als Mackenzie legte dar, daß die Mitralstenose eine häufige Gefahrenquelle sei und die meisten Ärzte seiner Zeit schlossen sich seiner Meinung an. Nach der modernen Erfahrung scheinen Patientinnen mit Mitralstenosen tatsächlich mehr gefährdet zu sein als jene mit anderen Klappenfehlern, sodaß wir mit dieser Einstellung völlig übereinstimmen. Von vielen anderen Autoren werden

Aortenfehler als Kontraindikationen gewertet, trotz der eindeutigen Tatsache, daß diese Fehler oft viele Jahre lang voll kompensiert bleiben.

Das Vorhandensein von Vorhofflimmern gilt für manche Autoren als ein „Hindernis für eine Schwangerschaft", während andere mit Recht betonen, daß es sich dabei an sich nicht um eine stärkere Belastung handle.

Die wichtigste Frage scheint uns nicht zu sein, welcher Klappenfehler vorliegt, sondern wie schwer er ist; der Grad der Kompensation; das Ausmaß der funktionellen Kapazität der Patientin und der Zustand des Myokards sind von Bedeutung. In diesem Zusammenhang sind die vier von der New York Heart Association definierten Gruppen der funktionellen Kapazität oder die Klassifikation der Patientinnen vom Anfang an je nach ihrem Zustand als günstig oder ungünstig zwecks besserer Anhaltspunkte für die Behandlung in einem speziellen Fall von großem Wert.

Klinische Befunde. Die Herzuntersuchung ergibt bei den Patientinnen am Ende der Schwangerschaft infolge des Zwerchfellhochstandes eine Verlagerung des Organs. Dies kann zur irrigen Diagnose einer Herzdilatation verleiten. Über der Arteria pulmonalis ist oft ein systolisches Geräusch zu hören, welches man durch die Schlängelung dieses Gefäßes erklären kann; es verschwindet während tiefer Inspiration. Der zweite Pulmonalton ist, wenn das hochstehende Zwerchfell den Konus des rechten Ventrikels näher an die Brustwand heranrückt, oft verstärkt. Derselbe Mechanismus kann in anderen Fällen zu einer Annäherung der Aorta ascendens an die vordere Brustwand führen, wodurch eine Akzentuierung des zweiten Aortentones entsteht. Als Folge der Herzverlagerung zeigt das Elektrokardiogramm in ungefähr 30 Prozent der Fälle in Ableitung III eine tiefe Q-Zacke.

Nach Mackenzie sind Extrasystolen sehr häufig und treten in ungefähr 50 Prozent der gesunden Schwangeren auf. Auch Anfälle von paroxysmaler Tachykardie wurden während dieser Zeit wiederholt beschrieben. Diese Arrhythmien verschwinden gewöhnlich kurz nach der Entbindung. Sie sprechen für gewisse Veränderungen im Myokard, doch ist ihre genaue Entstehungsweise unbekannt.

Eine Albuminurie ist häufig, auch Knöchelödeme kann man infolge des Druckes des vergrößerten Uterus auf die Iliakalvenen finden. Ein gleichzeitig mit diesen Befunden vorhandenes lautes physiologisches Geräusch macht es oft schwierig, ein organisches Herzleiden auszuschließen. Noch schwerer ist es, bei einer Patientin, welche als organisch herzkrank bekannt ist, eine beginnende Dekompensation auszuschließen. Beim Vorliegen von Ödemen ist zwecks Ausschlusses einer Insuffizienz des rechten Ventrikels der Zustand der Leber wichtig, doch kann die Untersuchung dieses Organs bei fortgeschrittener Schwangerschaft schwierig sein. Leicht ist es dagegen, auf Grund von Rasselgeräuschen über den Lungenbasen und mit Hilfe der Röntgenuntersuchung eine Insuffizienz des linken Ventrikels (Lungenstauung) zu erkennen.

Prognose und Komplikationen. Das Herzleiden kann so geringfügig sein, daß man vonseiten einer Schwangerschaft kein Risiko zu erwarten hat, es kann aber auch schwerer sein, sodaß Gefahren drohen, und es kann schließlich einen Grad aufweisen, welcher eine Schwangerschaft ausschließt. Bei Frauen von über 35 Jahren ist die Gefahr besonders groß. Wenn bereits eine Schwangerschaft zu einer Herzinsuffizienz mit Stauung geführt hat, besteht große Gefahr, daß eventuelle weitere Schwangerschaften ebenfalls dazu führen. Nach älteren Beobachtungen tritt jeweils bei einer von fünf schwangeren Frauen mit chronischem rheumatischem Herzleiden eine Dekompensation ein; entwickelt sich eine solche, so besteht sogar dann noch die Aussicht auf eine Beendigung der Schwangerschaft ohne Schwierigkeiten. Es ist jedoch kein Zweifel, daß die Gefahr der

Schwangerschaft bei chronischen Herzleiden oft überbetont wurde und daß die modernen Methoden der Behandlung den Herzkranken viel günstigere Aussichten geben, ohne Gefährdung des Lebens ein gesundes Kind zur Welt zu bringen. Nach Hamilton beträgt die Mortalität von Patientinnen mit kompensiertem Herzfehler 2,5 Prozent. Die von ihm in die Gruppe der ungünstigen Fälle eingereihten Patientinnen haben eine Mortalität von 16,7 Prozent, bei Patientinnen mit Vorhofflimmern beträgt diese 33 Prozent. Die Mortalität ist bei Patientinnen mit einer Schwangerschaft und einem Herzleiden in den letzten Jahren von 8 bis 10 Prozent auf 2 bis 3 Prozent abgesunken. Es besteht jedoch immer eine große Ungewißheit, welche einen Dogmatismus bei jeder schematischen Einteilung ausschließt. Einer von uns konnte eine Patientin mit einer mäßiggradigen, aber kompensierten Mitralstenose beobachten, welche ohne ärztliche Überwachung zwölf normale Entbindungen durchmachte. Wir konnten auch andere Patientinnen sehen, welche so leichte Mitralstenosen hatten, daß sie von ihrem Bestehen nichts wußten und welche dennoch unmittelbar nach der Entbindung an einem fulminanten Lungenödem zugrunde gingen.

Es ist immer sehr wertvoll zu wissen, wie frühere Schwangerschaften ertragen wurden. Ist es in einer früheren Schwangerschaft zur Entwicklung einer Dekompensation gekommen, so wird eine zweite Schwangerschaft höchstwahrscheinlich schwere Komplikationen nach sich ziehen.

Die Entwicklung eines Lungenödems während der Entbindung oder einige Stunden nach der Geburt ist eine dramatische und sehr ernste Komplikation, besonders bei Patientinnen mit Mitralstenosen. Für diese gefährliche Komplikation ist eine akute Lungenstauung infolge der Anstrengung während der Entbindung und eine Überfüllung des kleinen Kreislaufs mit dem nach der Entbindung in großen Mengen aus den Beckenvenen zurückströmenden Blut verantwortlich. Wir haben diese Komplikation nicht mehr erlebt, seitdem wir dem Geburtshelfer die Anweisung gegeben haben, jeder Frau mit einem Herzleiden für die ersten zwölf Stunden nach der Entbindung Morphium zu geben, und seitdem wir bei jenen Patientinnen, deren Entbindung mehr oder weniger ohne Blutverlust einhergeht, einen Aderlaß empfohlen haben. Lungenödeme treten auch ganz plötzlich während der Arbeit auf. Länger dauernde Arbeit ist daher zu vermeiden.

Eine andere ernste Komplikation nach der Entbindung ist die Entstehung einer subakuten bakteriellen Endokarditis. Diese Komplikation trat in einem Prozent der Herzkranken aus einer großen Serie von sorgfältig beobachteten Fällen auf. Zur Vermeidung dieses ebenso tragischen Ereignisses empfehlen wir die routinemäßige Anwendung von täglich 600000 Einheiten Procain-Penicillin durch 5 Tage im Anschluß an die Entbindung.

Es wurde oft behauptet, daß Herzkranke, deren Schwangerschaft ohne Komplikation und mit einer normalen Entbindung endet, sich nachher nicht sehr gut fühlen und zur Arbeit weniger fähig sind. Manche Statistiken zeigen jedoch, daß eine oder zwei Schwangerschaften ohne Schaden für die Gesundheit und ohne Lebensverkürzung vertragen werden. Häufige Schwangerschaften in Intervallen von einem bis zwei Jahren sind jedoch gefährlich. Für die Abschätzung der Prognose ist auch hier die gesonderte Beurteilung eines jeden einzelnen Falles notwendig.

Ärztliche Beratung. Bei der Beurteilung eines jeden Falles muß man das Alter der Patientin, den Grad des Fehlers, den Zustand des Myokards, die funktionelle Kapazität des Herzens und seine Reservekraft sowie die eventuelle Angabe einer früheren Insuffizienz in Erwägung ziehen. Wenn eine Frau mit einem organischen Herzleiden die Frage stellt, ob sie das Risiko einer Schwangerschaft auf sich nehmen dürfe, so muß die Antwort „nein" lauten, wenn eine Herzinsuffizienz mit Stauung vorliegt, und sogar dann, wenn eine solche früher vorlag und nur durch ständige Behandlung beherrscht werden konnte. In dieser Gruppe gibt es Patientinnen, welche das Schwangerschaftsende ohne Schaden erreichen und entgegen allen Erwartungen normal entbinden, doch sind dies Ausnahmen. Die Feststellung, daß die Entbindung bei dekompensierten Patientinnen infolge des Ödems der Gewebe kürzer dauere, muß unbestätigt bleiben.

Beim Vorliegen eines vollkompensierten Klappenfehlers müssen die Patientinnen über das mit einer Schwangerschaft verbundene erhöhte Risiko informiert werden, in den meisten Fällen sind sie jedoch bereit, dieses auf sich zu nehmen. Während der Schwangerschaft ist eine ständige Beobachtung notwendig; beginnend mit dem sechsten Lunarmonat ist die Patientin wöchentlich auf Zeichen von Herzinsuffizienz zu untersuchen. Alle Tätigkeiten müssen eingeschränkt, die Ruhepausen müssen verlängert werden, die Ernährung muß passend sein und es soll reichlich Vitamin B_1 und Eisen gegeben werden. Ein Vitamin-B_1-Mangel ist ein häufiger Grund für das Auftreten von subjektiven und objektiven Herzerscheinungen bei schwangeren Frauen. Es wurden während der Schwangerschaft sogar Valvulotomien bei Mitralstenosen mit Erfolg ausgeführt.

Vor dem Auftreten einer Dekompensation besteht keine Notwendigkeit für eine prophylaktische Digitalisverordnung und man kann auch keine Hilfe davon erwarten. Am Ende der Schwangerschaft ist die sicherste Entbindungsmethode zu wählen, Belastungen sind zu vermeiden. Bis in die letzte Zeit wurde der Kaiserschnitt in Äthernarkose als vorteilhaft betrachtet. Der Patientin wurde auf diese Weise die Last der Anstrengung erspart; die Gefahr des Auftretens einer subakuten bakteriellen Endokarditis wurde auf ein Minimum herabgesetzt; man konnte den günstigsten Moment für die Beendigung der Schwangerschaft beim besten Zustand der Patientin wählen; wenn nötig, konnte man die Schwangerschaftsdauer verkürzen; wenn wünschenswert, konnte man leicht gleichzeitig mit der Operation eine Sterilisierung durchführen. Bei Patientinnen mit Koronarsklerose zieht man den Kaiserschnitt auch jetzt noch vor.

In der letzten Zeit hat sich jedoch beim Vergleich mit einer großen Serie von Operationsfällen gezeigt, daß die Gefahren einer normalen Entbindung am Schwangerschaftsende für gut vorbereitete Patientinnen stark übertrieben wurden. Bei den Laparotomien beträgt die Mortalität infolge von Lungenembolien, Sekundärinfektionen usw. 5 Prozent, während sie bei Entbindungen auf dem normalen Wege weniger als 1 Prozent betrug. Diese Abwendung vom Kaiserschnitt kann sich jedoch mit den neuen Methoden der Verhütung von Komplikationen ändern (Sulfonamide, Penicillin und Antikoagulantien, welche Infektionen, Thrombosen und Lungenembolien verhüten). Pitressin und Ergotamin-Präparate sind besser zu vermeiden.

Wie groß die Fortschritte der modernen Behandlung der schwangeren Herzkranken sein können, wird durch die folgenden beiden in der Vorpenicillinära gesammelten statistischen Aufstellungen dargetan.

In einer Serie von 1089 Patientinnen, bei welchen die Schwangerschaft durch ein rheumatisches Herzleiden kompliziert war, betrug die Gesamtmortalität 1 Prozent und die Herzmortalität nur 0,7 Prozent. In einer Serie von 43 Fällen, bei welchen ein Herzleiden bestand, aber eine spontane Entbindung erfolgte und neunzehn Fälle von Kaiserschnitt zu verzeichnen waren, ging kein Fall verloren.

Sieht man eine Patientin in den ersten Wochen der Schwangerschaft (in den ersten drei Lunarmonaten) das erstemal und liegen Dekompensationserscheinungen vor, so ist die therapeutische Einleitung des Abortus indiziert.

Religiöse Grundsätze sind zu beachten; man muß der Patientin und ihrer Familie die Lage erklären, die Entscheidung muß sie selbst treffen. Wenn die Dekompensation in den ersten fünf Monaten der Schwangerschaft einsetzt, hat man auch empfohlen, sie durch eine abdominelle Uterusexstirpation zu unterbrechen und die Patientin gleichzeitig zu sterilisieren. Diese Operationen sollen natürlich erst nach soweit als durch die übliche Behandlung möglicher Besserung des Herzzustandes durchgeführt werden.

Beginnt die Dekompensation erst nach dem fünften Monat, so ist es ratsam, die Entbindung am normalen Ende abzuwarten und die Patientin unter ständiger genauer Beobachtung und Behandlung zu halten. Oft tritt in den letzten Wochen der Schwangerschaft nach Verminderung der Herzbelastung eine deutliche Besserung ein, sodaß das Risiko nicht größer ist als bei einem operativen Vorgehen. Nach der Meinung vieler Geburtshelfer ist eine Schnittentbindung nur angezeigt, wenn dafür eindeutige geburtshilfliche Indikationen bestehen. Das erste Stadium der Entbindung wird durch einen Metreurynter („Voorhees bag") verkürzt, die Anwendung eines Analgetikums ist zu empfehlen, während bei völliger Erweiterung des Muttermundes die Verwendung einer Zange das zweite Stadium abkürzt.

Während der Blutdruck bei der gesunden Frau in der Schwangerschaft kaum Veränderungen zeigt, weisen Patientinnen mit essentieller Hypertonie einen Blutdruckanstieg auf. Es bestehen auch Zeichen einer Beeinträchtigung der Nierenfunktion. Eine Dauerhypertonie oder Blutdruckwerte von über 200 mm Hg vom Anfang an sind Indikationen für die Schwangerschaftsunterbrechung. Ein diastolischer Blutdruck von über 100 stellt für viele Autoren ebenfalls eine solche Indikation dar. Die kindliche Mortalität ist hoch. Der Zustand von Patientinnen mit einer essentiellen Hypertonie ist nach einer Schwangerschaft oft schlechter als vorher.

Patientinnen mit nichtzyanotischen kongenitalen Herzfehlern scheinen Schwangerschaften relativ gut zu vertragen. Bei zyanotischen kongenitalen Fehlern ist die Prognose sehr schlecht.

In den ersten Tagen nach einer Entbindung kommt es oft normalerweise zu einer starken Bradykardie. Die Gefahr des Auftretens einer Schwangerschaftstoxämie ist groß.

Schrifttum

Andros, G. J. "Blood Pressure in Normal Pregnancy." Am. J. Obst. & Gynec. **50,** 300, 1945.

Boyer, N. H., and Nadas, A. S. "The ultimate effect of pregnancy on rheumatic heart disease." Ann. int. Med., **20, 99, 1944.**

Brown, E., and assoc. "Physiologic changes in the circulation during and after obstetric labor." Am. Heart J., **34, 3, 1947.**

Brown, F. J., and Dodds, G. H. "Pregnancy in patients with chronic hypertension." J. Obstetr. and Gyn. Brit. Emp., **49, 1, 1942.**

Bunim, J. J., and Rubricius, J. "The determination of the prognosis of pregnancy in rheumatic heart disease." Am. Heart J., **35, 282, 1948.**

— and Appel, B. "A principle for determining prognosis of pregnancy in rheumatic heart disease." J. A. M. A., **142, 90, 1950.**

Burwell, C. S. "The Placenta as a Modified Arteriovenous Fistula, considered in Relation to the Circulatory Adjustments to Pregnancy." Am. J. M. Sc., **195, 1, 1938.**

Cohen, M. E., and Thomson, K. J. "Studies on the circulation in pregnancy." J. A. M. A., **112, 1556, 1939.**

Corwin, J., Herrick, W. W., Valentine, M., and Wilson, J. M. "Pregnancy and Heart Disease: a Statistical Report and Summary of 196 Cases." Am. J. Obst. & Gynec., **13, 617, 1927.**

Donovan, H. C. E. "Heart Disease complicating Pregnancy." Brit. M. J., I, 104, 1936.

Frey, E., und Lardi, F. Herzfehler und Schwangerschaft und die abdominale Schnittentbindung in Lokalanästhesie bei Herzfehler. Ztschr. f. Geburtsh. u. Gynäk., 93, 1, 1928.

Frey, W. Herz und Schwangerschaft. Leipzig, G. Thieme, 1923.

Gilchrist, A. R., and Murray-Lyon, R. M. "Does Pregnancy hasten the Fatal Termination in Rheumatic Heart Disease ?" Edinburgh M. J., 40, 587, 1933.

Gorenberg, H., and McGleary, K. J. "Rheumatic heart disease in pregnancy." Am. J. Obstetr. and Gyn. 41, 44, 1941.

Hamilton, B. E. "Rheumatic heart disease in pregnancy." Bull. New Engl. Med. Cent. 8, 262, 1946.

—, and Thomson, K. J. "The Heart in Pregnancy and the Childbearing Age." Boston, Little, Brown & Co., 1941.

Haupt, W. Vergleichende Kreislaufuntersuchungen bei gesunden Schwangeren und Wöchnerinnen. Ztschr. f. Geburtsh. u. Gynäk., 91, 577, 1927.

Henderson, D. N. "The obstetric management of pregnancy complicated by heart disease." Am. J. Obstetr. and Gyn., 53, 494, 1947.

Hunt, J., and Hunt, E. "Record of Fifty Consecutive Cases of Pregnancy and Parturition in Patients with Crippled Hearts." Lancet, I, 271, 1928.

Jensen, J. "The Heart in Pregnancy." St. Louis, C. V. Mosby Co., 1938.

Kellogg, F. S. "Chronic Valvulvar Heart Disease in Pregnancy and Labor." Boston M. & S. J., 177, 398, 1917.

Landt, H., and Benjamin, J. E. "Cardiodynamic and Electrocardiographic Changes in Normal Pregnancy." Am. Heart J., 12, 592, 1936.

Lindhard, J. Über das Minutenvolumen des Herzens bei Ruhe und bei Muskelarbeit. Arch. f. d. ges. Physiol., 161, 233, 1915.

Mackenzie, J. "Heart Disease and Pregnancy." Oxford Medical Publications, London, 1921.

Mendelson, C. L. "The Management of Delivery in Pregnancy complicated by Serious Rheumatic Heart Disease." Am. J. Obst. & Gynec., 48, 329, 1944.

Moia, B. "Cardiopatias y embarazo: estudio clinico." Rev. argent. de cardiol., 11, 127, 1944.

Sharkey, J. A., and Hess, C. B. "The effect of essential hypertension in pregnancy." Am. J. Obstetr. and Gyn., 52, 672, 1946.

Sodeman, W. A. "Cardiac changes in pregnancy unrelated to the usual etiological types of heart disease." Am. Heart J., 19, 385, 1940.

Stander, H. J., and Cadden, J. F. "The Cardiac Output in Pregnant Women." Am. J. Obst. & Gynec., 24, 13, 1932.

Tandler, J. Anatomie des Herzens. G. Fischer, Jena, 1913.

Thomson, K. J., Hirsheimer, A. Gibson, J. G., 2nd, and Evans, W. A., Jr. "Studies on the Circulation in Pregnancy. III. Blood Volume Changes in Normal Pregnant Women." Am. J. Obst. & Gynec., 36, 48, 1938.

Achtundzwanzigstes Kapitel

Herzleiden und Chirurgie

Patienten mit schwereren Herzveränderungen vertragen in der Regel größere chirurgische Eingriffe auffallend gut. Dies gilt insbesondere beim Fehlen einer Herzinsuffizienz mit Stauung. Oft ist eine ängstliche Einstellung gegenüber Patienten dieser Gruppe unberechtigt.

Da jedoch einer jeden Operation Gefahren anhaften und Unglücksfälle, besonders von seiten einer Lungenembolie, bei Patienten mit einem gestörten Kreislaufsystem schwerer verlaufen, soll man nur absolut indizierte Operationen durchführen lassen. Hernienoperationen oder die Korrektur eines Uterusprolapses soll man vermeiden, diese Zustände sind konservativ zu behandeln. Wenn die Röntgentherapie denselben Erfolg verspricht, operiert man nicht.

Unter 257 Herzkranken zwischen 35 und 83 Jahren, von welchen 12,4 Prozent früher eine Koronarthrombose mitgemacht hatten, betrug die postoperative
Mortalität von seiten des Herzens 4,3 Prozent (elf Fälle); unter den elf Todesfällen waren sieben auf eine postoperative Koronarthrombose zurückzuführen.

Bei geschickter Operation und guter Anästhesie wird die Herzbelastung
nicht größer. Die Auswahl schlechter Anästhetika, eine Anoxie oder eine sonst
schlecht geleitete Anästhesie und eine ungenügende oder unvorsichtige postoperative Behandlung, zum Beispiel durch die intravenöse Zufuhr sehr großer
Flüssigkeitsmengen (S. 15), können großen Schaden stiften.

Patienten mit Klappenfehlern vertragen chirurgische Eingriffe sehr gut.
Vorhofflimmern ist dafür keine Kontraindikation, besonders, wenn es bei einem
Klappenfehler vorhanden ist. Myokardschädigungen erhöhen die Gefahr ohne
Zweifel, doch sind primäre Myokardschädigungen glücklicherweise selten.

Bei Koronarsklerosen ist die Gefahr der Entstehung einer Koronarthrombose
groß, diese Gefahr wird durch einen Blutdruckabfall oder durch einen Schock
noch größer. Ein Schock ist unabhängig von seiner Ursache bei älteren Patienten
mit Koronarsklerose oft für multiple arterielle Verschlüsse verantwortlich (S. 315).
Nach manchen Statistiken ist die Mortalität bei Patienten mit einer geheilten
Koronarthrombose höher als bei anderen Herzkranken; bei der Koronarsklerose
ist sie viermal so hoch. Solchen Kranken hat man empfohlen, während der
Operation mehrmals 1 Nitroglyzerintablette unter der Zunge zergehen zu lassen.
Anderseits zeigt die Erfahrung, daß solche Kranke eine früher in solchen Fällen
häufig vorgenommene Thyreoidektomie erstaunlich gut vertragen (S. 362). Dieselbe Situation liegt bei Patienten vor, bei welchen eine Prostatektomie durchgeführt werden soll.

Das Herz wird durch Blutungen, Anoxien, Tachykardien und durch intravenöse Flüssigkeitsverabreichungen einer Belastung unterzogen.

Die Auswahl eines guten Anästhetikums ist sehr wichtig. Eine Inhalationsanästhesie mit Äther verdient scheinbar den Vorzug. Äther schädigt den Herzmuskel nicht und hat keinen nachweisbaren Einfluß auf den Blutdruck. Beim
Vorliegen von Lungenkomplikationen ist es jedoch günstig, den Äther zu vermeiden. Äthylen und Lachgas sind erlaubt, wenn man für eine genügende Sauerstoffzufuhr sorgt. Das Aethylen verursacht jedoch nicht selten Kammerflimmern.
Die sonst sehr wirkungsvolle Zyklopropannarkose ist bei Herzkrankheiten nur
mit großer Vorsicht zu verwenden, da sich das Herz während ihrer Anwendung
deutlich erweitert. Zyklopropan verursacht auch multiple Extrasystolen, wenn
diese auch weniger gefährlich sind als jene bei der Chloroformnarkose. Die Spinalanaesthesie ist wegen eines eventuellen plötzlichen Blutdruckabfalles gefährlich. Auch das Pentothal senkt den Druck und sollte bei einem schlechten
Myokard nicht intravenös gegeben werden. Der Anaesthesist muß alles unternehmen, um eine Anoxie und einen Blutdruckabfall zu verhüten, und er muß
auch die Anwendung von Adrenalin- oder Pituitrin-Extrakten vermeiden. Ein
Verlust von Elektrolyten (Kalium) ist eine wichtige Ursache der postoperativen
Herzinsuffizienz.

Man soll auch daran denken, daß eine außerordentlich rasche Resorption
von Lokalanästhetizis für das Herz gefährlich sein kann. Die Beimischung von
Adrenalin zur Verhütung einer zu raschen Resorption soll bei Patienten mit
organischen Herzkrankheiten vermieden werden. Als Ersatz kann man dafür
Hypophysenpräparate geben. Die Spinalanästhesie kann besonders bei Hypertonikern zu einem starken Blutdruckabfall führen.

Die Frage einer Herzvorbereitung vor Operationen wurde vielfach erörtert. Sichere Beweise für den Nutzen einer „prophylaktischen"Digitalisierung gibt es nicht, sodaß man eine Vorbereitung mit dieser Methode abgelehnt hat. Wenn bei einem Kranken eine dringende Operation durchgeführt werden muß und Zeichen einer Dekompensation oder eine sehr rasche Kammerfrequenz infolge eines Vorhofflimmerns vorhanden sind, kann man mit einer Strophanthininjektion oder mit einem der Reinglykoside (Digitoxin, Cedilanid) bis zur Beendigung der Operationsvorbereitungen viel erreichen. Eine dringliche Operation muß ohne Rücksicht auf den Herzzustand des Patienten ausgeführt werden.

Der Herzstillstand (auf reflektorischem Wege) ist eine Operationskomplikation, über welche derzeit häufiger berichtet wird. In einem solchen Fall ist sofort (innerhalb von 3 Minuten) der Thorax im 4. linken Interkostalraum zu eröffnen und eine Herzmassage durchzuführen.

Atelektasen und Lungenembolien stellen wichtige postoperative Komplikationen dar.

Schrifttum

Belinkoff, S. "The choice of anesthesia in cardiac disease." Anesthesiol. 7, 268, 1946.

Brace, D. E., Scherf, D., and Spire, L. J. "The Effect of Cyclopropane on the Blood Pressure Stroke-Volume and Heart Size of the Dog." Anestesiology, 2, 261, 1941.

Brumm, H. J., and Willius, F. A. "The Surgical Risk in Patients with Coronary Disease." J. A. M. A., 112, 2377, 1939.

Butler, S., Feeney, N., and Levine, S. A. "The Patient with Heart Disease as a Surgical Risk." J. A. M. A., 95, 85, 1930.

Dripps, R. D., and Vandam, L. D. "The anesthetic managment of patients with heart diesease." Circulation, 5, 927, 1952.

Ernstene, A. C. "The risk of anesthesia and surgical operation in patients with heart disease." Cleveland Clin. Quart., 13, 189, 1946.

Gibbon, J. H., and Stayman, J. W. Jr. "The physiology of cardiac surgery." S. Clin. North Amer., 1731, Dec. 1949.

Koch, W. "The value of preoperative heart examination." Acta chirurg. scandin., 96, 199, 1947.

Marvin, H. M. "The Heart during Anesthesia and Operative Procedures." New England J. Med., 199, 547, 1928.

Morrison, D. R. "The risk of surgery in heart disease." Surgery, 23, 561, 1948.

Smith, R. M. "Circulatory factors affecting anesthesia in surgery, for congenital heart disease." Anesthesiology, 13, 38, 1952.

Wasmuth, C. E. "Anesthesia with mitral commissurotomy." Cleveland Clinic Quart., 20, 346, 1953.

Neunundzwanzigstes Kapitel

Störungen des Herzrhythmus

1. Klinisches Bild der Extrasystolen (vorzeitige Schläge)

Die durch Extrasystolen (vorzeitige Schläge) verursachte Störung des Herzrhythmus ist schon bekannt, seitdem man den menschlichen Puls palpiert. Bis zum Ende des letzten Jahrhunderts blieb jedoch die Hauptursache des „intermittierenden Pulses" trotz der Tatsache unbeachtet, daß man nach der Arbeit von Marey sehr oft Extrasystolen zum Zwecke des Studiums von Grundfragen der Herzphysiologie experimentell hervorgerufen hatte. Auf Grund der Ähnlichkeit zwischen den bei Tieren durch mechanische oder elektrische Reize erzeugten vorzeitigen Kontraktionen und den von Wenckebach und Cushny erfaßten, beim Menschen auftretenden Formen hat man diese Störung bald als die häufigste Ursache der unregelmäßigen Herztätigkeit erkannt.

Definition. Extrasystolen sind vorzeitige Kontraktionen, welche den Herzrhythmus unterbrechen und auf unbekannte Weise vom vorhergehenden Schlag ausgelöst werden; sie sind durch ein meist kurzes und in einem speziellen Fall

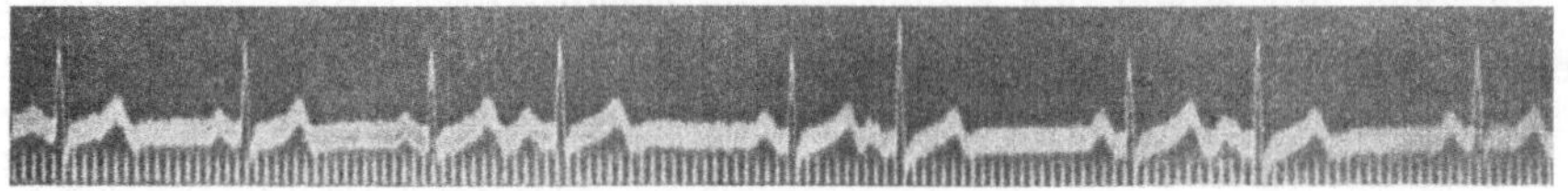

Abb. 43. Vorhofextrasystolen

konstantes Intervall an diesen Schlag gekoppelt. Durch diese Definition werden vorzeitige Schläge auf Grund anderer Mechanismen, wie zum Beispiel die Parasystolie oder eine Interferenzdissoziation, ausgeschlossen.

Ursprung und Erscheinungsform. Wenn Extrasystolen auch von jedem Herzteil ausgehen können, so unterscheidet man doch zwei Hauptgruppen: Vorhof- und Kammerextrasystolen. In seltenen Fällen gehen Extrasystolen vom Sinusknoten oder vom Atrioventrikularknoten aus. Für praktische klinische Zwecke

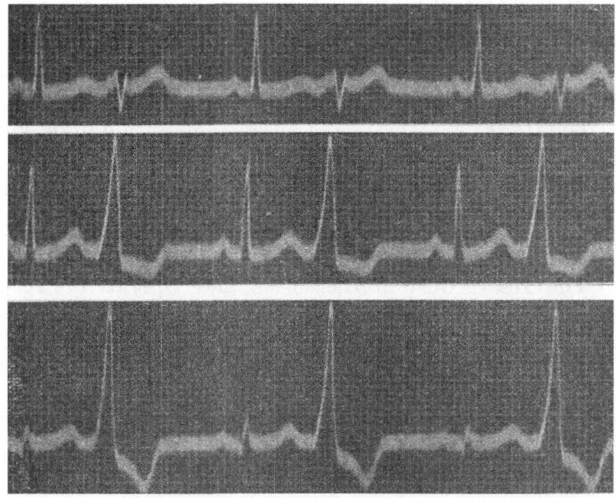

Abb. 44. Kammerextrasystolen (Bigeminie)

ist es unwesentlich, in welchem Teil des Vorhofs oder der Kammer die Extrasystolen entspringen.

Extrasystolen können vereinzelt mit einer dazwischenliegenden langen Reihe von Normalschlägen, gehäuft nach jeweils wenig Schlägen oder sogar nach jedem Sinusschlag auftreten. Im letzten Fall spricht man von einem Bigeminusrhythmus; folgen einem jeden Normalschlag regelmäßig zwei Extrasystolen, dann besteht ein Trigeminus. Viele Autoren bezeichnen fälschlich das Auftreten einer Extrasystole nach zwei Normalschlägen als Trigeminus.

Es gibt alle möglichen Variationen und Kombinationen. Folgen mehrere Extrasystolen aufeinander, so spricht man von Gruppenextrasystolen, ist ihre Zahl größer, so kann man dies als kurze paroxysmale Tachykardie bezeichnen.

Elektrokardiogramm. Abb. 43 zeigt drei vorzeitige Vorhofkontraktionen, welche einen regelmäßigen Sinusrhythmus unterbrechen. Sie sind im Elektrokardiogramm durch vorzeitig einfallende und etwas verschieden aussehende

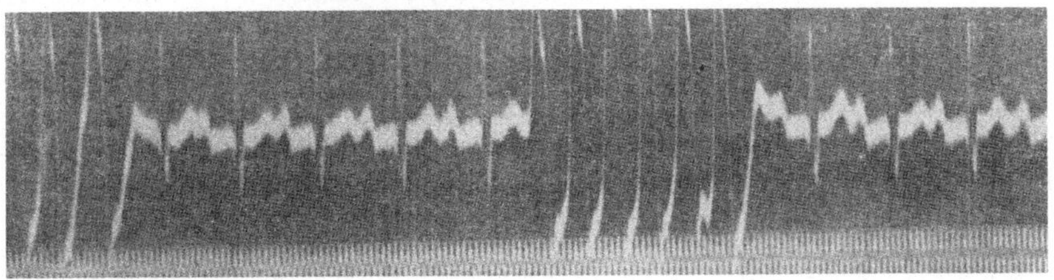

Abb. 45. Verlängerung der atrioventrikulären Überleitungszeit und Gruppen von Kammerextrasystolen

P-Zacken gekennzeichnet; die Vorhofextrasystolen werden normal zur Kammer übergeleitet.

In Abb. 44 liegt ein ventrikulärer Bigeminusrhythmus vor. Diese Kurve stammt von einem fünfzigjährigen Mann, welcher sonst keine Zeichen eines Herzleidens aufwies. Auf jeden Normalschlag folgt eine Kammerextrasystole.

In Abb. 45 sind Gruppen von ventrikulären Extrasystolen sichtbar. Diese waren bei einem Fall von fieberhaftem Rheumatismus aufgetreten. Die atrioventrikuläre Überleitungszeit ist in diesem Fall auf 0,26 Sekunden verlängert.

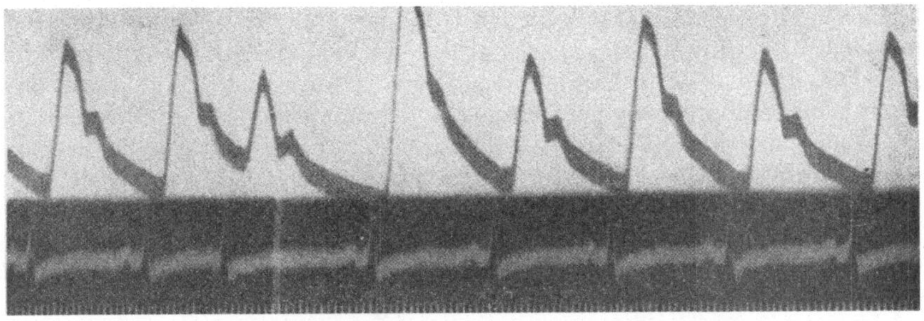

Abb. 46. Die für Extrasystolen typischen Pulsänderungen

Herzdynamik. Jede Extrasystole verursacht eine deutliche Störung der Herzdynamik. Eine Extrasystole kann so früh in der Diastole einfallen, daß die Kammerfüllung ungenügend wird. Je früher eine Extrasystole auftritt, desto kleiner ist das Schlagvolumen der extrasystolischen Kontraktion und desto kleiner wird auch die von ihr erzeugte Pulswelle sein. Setzen Extrasystolen sehr früh ein, so ist an den peripheren Arterien ein Puls nicht tastbar und die Kontraktion ist frustran. Eine derartige Extrasystole fördert nur wenig oder überhaupt kein Blut in das arterielle System; zur selben Zeit, während der extrasystolischen Kontraktion, ist das Einströmen des Blutes aus den Vorhöfen in die Kammern behindert und es kommt zu einer Stauung in den Venen. Da die postextrasystolische Pause in der Regel viel länger ist als die normale Herzpause des Individuums, so ist das Schlagvolumen des ersten Normalschlages nach der Extrasystole entsprechend größer und der damit zusammenhängende Pulsschlag kräftiger. Wenn eine Extrasystole auch zuwenig Blut in das arterielle System fördert, so wird dies durch den ersten Normalschlag nach der Extrasystole wieder ausgeglichen und damit eine Kreislaufstörung vermieden. Das Minutenvolumen bleibt normal, sogar wenn einige Systolen (die Extrasystolen) nur wenig Blut in die Arterien befördern. Auf diese Weise kann ein Patient in jeder Minute seines Lebens viele Extrasystolen haben und muß trotzdem nicht an einer Kreislaufstörung leiden.

In Abb. 46 sind die Pulskurve und das Elektrokardiogramm eines Falles mit Vorhofextrasystolen wiedergegeben. Nach dem zweiten Normalschlag tritt eine Vorhofextrasystole auf. Diese verursacht eine vorzeitige kleinere Pulswelle. Infolge der postextrasystolischen Pause ist die erste postextrasystolische Pulswelle viel höher. An den ersten wenigen postextrasystolischen Schlägen ist ein Pulsus alternans zu erkennen.

Symptome. Die meisten Extrasystolen werden nicht empfunden. Häufig findet man Patienten, bei welchen monate- und jahrelang ohne irgendwelche Beschwerden multiple Extrasystolen und ein Bigeminus bestanden. In anderen Fällen wird die Aufmerksamkeit des Kranken zufällig auf die Störung gerichtet, indem er, in der Stille der Nacht mit einem Ohr auf dem Kissen liegend, den Pulsschlag hört oder infolge der unbesonnenen Bemerkung eines Arztes seinen unregelmäßigen Herzrhythmus spürt. Dann merkt der Patient die Unregelmäßigkeit, welche er sonst nicht empfindet.

Manchmal verursachen Extrasystolen starke Beschwerden. Die Symptome sind verschieden. Selten wird die Extrasystole selbst als unangenehmer Schlag empfunden. Die Patienten geben oft sehr lebendige Beschreibungen ihrer Empfindungen ab, sodaß man schon auf Grund der Anamnese die Diagnose stellen kann. Manche schildern ihre Empfindung wie einen plötzlichen Schlag, andere geben an, daß sie in der Herzgegend ganz kurz ein Gefühl hätten, welches sie je nach Einbildungskraft und Bildungsgrad beschreiben. Es handelt sich um ein plötzliches Überspringen, Stoßen oder Hüpfen des Herzens, um einen plötzlichen Schlag oder Salto; manchmal wird ein plötzlicher starker Schmerz empfunden. Neurotiker, welche das Herz und die Empfindungen in der Herzgegend genau beobachten, empfinden oft mit jeder Extrasystole einen Schmerz, welcher den ganzen Körper so erschüttert, als wenn der Patient eine elektrische Leitung berührt hätte. Auch leichte Schwäche kommt vor. Häufig werden die Pausen nach den Extrasystolen als unangenehm empfunden; der Kranke hat das Gefühl des plötzlichen Herzstillstandes. Er wartet ängstlich darauf, „ob es wieder zu schlagen beginne". Diese Empfindung ist hinsichtlich der Kürze der postextrasystolischen Pause interessant. Am häufigsten wird jedoch der Normalschlag nach der Extrasystole als eine kräftige Kontraktion empfunden, welche die oben beschriebenen Empfindungen auslöst. Dies ist verständlich, da der erste Normalschlag nach der Extrasystole ein sehr großes Schlagvolumen auswirft. Bei der Aorteninsuffizienz mit einem großen linken Ventrikel und mit einem schon bei regelmäßiger Herztätigkeit größeren Schlagvolumen wird die postextrasystolische Kontraktion als besonders unangenehm empfunden.

Von Interesse ist der durch einen autonomen Reflex ausgelöste trockene, kurze Husten, welcher bei manchen Personen mit jeder Extrasystole einsetzt.

Klinische Befunde. Wenn der bestehende Rhythmus durch vorzeitig einfallende und von einer langen Pause gefolgte Kontraktionen unterbrochen wird, kann die richtige Diagnose in den meisten Fällen ohne Elektrokardiogramm gestellt werden. Je früher die Extrasystole auftritt und je schlechter die Füllung der Kammern ist, desto lauter ist der erste Herzton, besonders über der Spitze. Infolge des kleinen Schlagvolumens ist der zweite Herzton leise. Treten Extrasystolen sehr frühzeitig auf, so kann der zweite Herzton fehlen, da die Semilunarklappen durch die erfolglose Systole gar nicht geöffnet werden.

Nicht selten verschwinden Extrasystolen während der Untersuchung. Sie können durch jede Maßnahme zum Verschwinden gebracht werden, welche die Herzfrequenz erhöht und damit die Dauer der Diastole verkürzt. Daher vergehen Extrasystolen meistens bei Anstrengung und Aufregung. Oft erscheinen sie jedoch wieder kurze Zeit nach der Anstrengung, wenn die ursprüngliche Tachykardie zurückgeht. Manchmal kann man sie durch einen Karotisdruck oder nach Inhalation von Amylnitrit auslösen.

Differentialdiagnose. In der Mehrzahl der Fälle ermöglicht der Nachweis einer den bestehenden Rhythmus störenden vorzeitigen Kontraktion mit nachfolgender langer Pause die Diagnose ohne graphische Registrierung. Unter bestimmten Umständen ergeben sich jedoch Schwierigkeiten.

Handelt es sich um multiple Extrasystolen, welche unregelmäßig auftreten, so ist eine Verwechslung mit einem Vorhofflimmern möglich. Die Unterscheidung soll später besprochen werden.

Bei Patienten mit einem ständigen Bigeminusrhythmus, bei welchen man nur den ersten Ton des Extraschlages hört, wird gelegentlich ein Galopprhythmus diagnostiziert, da man kurz nach den zwei normalen Tönen einen dritten Ton hört. Da Extrasystolen bei einer Beschleunigung der Herztätigkeit meist verschwinden, wird eine leichte Anstrengung, zum Beispiel durch mehrmaliges Aufsetzen und Niederlegen, die Extrasystolen zum Verschwinden bringen; diese Anstrengung wird den Galopprhythmus gewöhnlich verstärken.

Vorkommen. Extrasystolen können in jedem Alter auftreten. Bei der Auskultation der fötalen Herztöne konnten sie wiederholt entdeckt werden. Die meisten Ärzte sind der Meinung, daß es kaum ein gesundes Individuum gibt, welches niemals eine Extrasystole hatte. Sie kommen und gehen ohne ersichtlichen Grund und haben in den meisten Fällen keinerlei Bedeutung.

In anderen Fällen kann man verschiedene Ursachen für ihr Auftreten finden. Bei dem einen Individuum kommen sie bei Meteorismus oder Obstipation, bei einem anderen bei tiefer Atmung. Beim einen Patienten findet man sie nur bei tiefer Einatmung, beim anderen nur bei tiefer Ausatmung. Manchmal erscheinen sie nur vor der Menstruation und sind in der Schwangerschaft häufig. Meist sind sie nur bei Ruhe vorhanden, in seltenen Fällen kommen sie aber während oder unmittelbar nach einer Anstrengung.

Bestimmte Medikamente und Stoffe, wie Koffein und Nikotin, kommen als Ursachen in Frage. Die Extrasystolen infolge Genusses von starkem Kaffee und nach Rauchen sind schon viele Jahre bekannt, sie wurden sogar zu der Zeit erörtert, als man nur von einem „intermittierenden Puls" sprach. Eine Chloroform- und Zyklopropannarkose lösen oft Extrasystolen aus. Auch nach einer Injektion von Adrenalin und verwandten Stoffen sind vorzeitige Kontraktionen nicht selten. Eine der wichtigeren Formen klinischer Extrasystolen ist jene, welche während der Digitalisbehandlung auftritt (S. 611).

Nicht selten werden Extrasystolen reflektorisch ausgelöst. Daß vorzeitige Kontraktionen durch einen Karotisdruck oder durch tiefe Atmung hervorgerufen werden können, wurde bereits früher erwähnt. Die Literatur über Extrasystolen infolge einer mechanischen oder chemischen Reizung des Atmungs- oder Verdauungstraktes ist umfangreich. Extrasystolen treten bei einer Dehnung des Magens, beim Einsetzen einer Trachealkanüle in Zyklopropannarkose, bei Patienten mit Gallenblasenleiden und mit Hiatushernien auf. Es wurde nachgewiesen, daß bestimmte hypothalamische Zentren bei diesen Reflexen wichtige Zwischenglieder darstellen.

Treten Extrasystolen während einer Diphtherie, bei Koronarkrankheiten, während einer Pneumonie oder eines Scharlachs auf, so zeigen sie oft eine Myokardschädigung an und sind diagnostisch von Bedeutung. Extrasystolen infolge eines organischen Herzleidens kann man häufig, aber nicht immer elektrokardiographisch daran erkennen, daß sie scheinbar von verschiedenen Herden ausgehen (S. 513).

Auch bei allergischen Reaktionen wurde das Vorkommen von Extrasystolen beschrieben.

Extrasystolen können beim selben Individuum viele Jahre lang bestehen bleiben. Walsh konnte bei sich selbst durch vierzig Jahre Extrasystolen beobachten.

Entstehungsweise. Die genauere Entstehungsweise der Extrasystolen ist bisher trotz der Leichtigkeit noch ungeklärt, mit welcher man sie experimentell durch mechanische, elektrische oder chemische Reize hervorrufen kann.

Extrasystolen haben ihre Ursache scheinbar in verschiedenen Störungen. In seltenen Fällen kann eine lokale Kreisbewegung eine Rolle spielen. In der Mehrzahl der Fälle ist jedoch eine durch den der Extrasystole vorhergehenden Schlag ausgelöste abnorme Reizbildung in einem abnormen Herd die Ursache.

Klinische Bedeutung. Wenn die Extrasystolen auch durch eine abnorme Form der Reizbildung entstehen, so ist es doch falsch, einfach aus dem Bestehen von Extrasystolen auf ein Herzleiden zu schließen. Es gibt viele Argumente zur Stützung der Annahme, daß die abnorme Reizbildung in einer Faser, einem „Zentrum", vor sich geht. Es ist leicht, sich vorzustellen, daß die Struktur der Zellmembran bei einer der sehr zahlreichen Muskelfasern eine Veränderung erleidet, was zu einer abnormen Polarisation und abnormen Kontraktion dieser Zelle führt. Tatsächlich ist die Annahme berechtigt, daß auf ähnliche Weise häufig in anderen Organen des Körpers eine Zelle abnorm sein kann, ohne daß das Organ, zu welchem sie gehört, unbedingt krank sein muß. Eine solche Abnormität ist aber an anderen Organen selten erkennbar. Wenn jedoch im Herzen ein von einem abnormen Zentrum gebildeter Reiz die Schwelle überschreitet, kann er die benachbarten Zellen und schließlich den ganzen Herzmuskel erregen, wodurch er leicht zu entdecken ist.

Treten Extrasystolen auf, so lautet die zunächst einzig mögliche Schlußfolgerung, daß in einem sehr begrenzten Gebiet eine Störung vorliegen muß. Diese Störung kann auf eine einzelne Zelle beschränkt sein. Zeigt das übrige Herz nichts Abnormes, bestehen keine anginösen Schmerzen und keine Infektionskrankheit, das heißt, kein Zustand, bei welchem man eine Herzschädigung vermuten könnte, dann haben die Extrasystolen gewöhnlich keinerlei Bedeutung. Für die Beurteilung des Falles ist es unwesentlich, ob einzelne oder viele Extrasystolen vorhanden sind.

Da Extrasystolen einen wichtigen Befund, sogar ein Frühzeichen eines pathologischen Prozesses im Myokard darstellen können, bedarf jeder Patient, bei welchem vorzeitige Kontraktionen nachweisbar sind, einer sorgfältigen Untersuchung; sind abnorme Befunde nicht zu erheben, so soll er eine gewisse Zeit in Beobachtung bleiben. In manchen Fällen ermöglicht erst eine länger dauernde Beobachtung die Entscheidung, ob eine rein lokale und zu vernachlässigende Veränderung vorliegt oder ob die Extrasystolen dafür sprechen, daß sich ein Herzleiden entwickelt hat, welches sonst der Entdeckung entgangen wäre.

Wird der Arzt zu einem Kranken gerufen, welcher angibt, daß seine Extrasystolen schon jahrelang vorhanden seien, so wird das negative Ergebnis sogar nur einer einzelnen, gründlichen Untersuchung genügen, um die Überzeugung zu bringen, daß es sich um eine harmlose Störung bei einem Individuum mit einem gesunden Herzen handelt.

Prognose. Die meisten Extrasystolen haben keine prognostische Bedeutung, da die Prognose vom Herzzustand abhängt. Multifokale, ventrikuläre Extrasystolen sprechen immer für eine Myokardschädigung und sind daher ein wichtiger Befund.

Abb. 47 zeigt ein Beispiel solcher multiformer Extrasystolen in der Ableitung II. Die Kurve stammt von einem 61jährigen Mann mit einer Koronarsklerose und Angina pectoris. Die atrioventrikuläre Überleitungszeit ist auf 0.26 Sekunden verlängert. Die Breite der QRS-Komplexe beträgt 0.12 Sekunden und die T-Zacken sind negativ. Auf jeden Sinusschlag folgt eine Kammerextrasystole, doch wechselt ihre Form ständig. Die bei gesunden Menschen nachweisbaren Extrasystolen haben immer dieselbe Form, auch wenn sie jahrelang bestehen.

In der überwiegenden Mehrzahl der Fälle sind Extrasystolen harmlos, doch können sie auch Myokardkrankheiten begleiten. Bei Zuständen, welche häufig mit Vorhofflimmern einhergehen, zum Beispiel bei Mitralstenosen, Hyperthyreosen und bei der Koronarsklerose, können Vorhofextrasystolen dem Beginn des Flimmerns um einige Zeit vorausgehen.

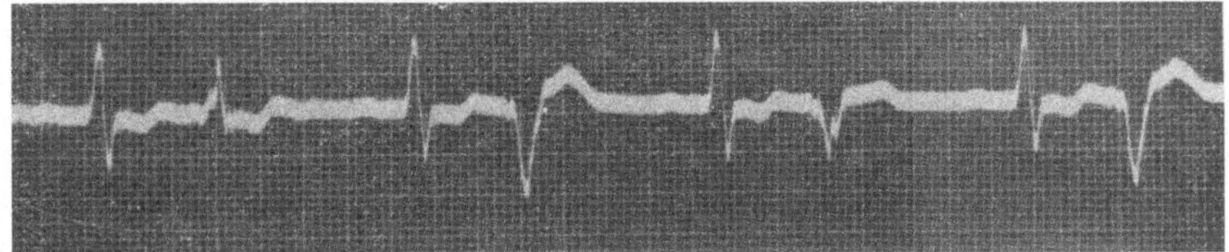

Abb. 47. Multifokale Kammerextrasystolen

Behandlung. Empfindet ein Mensch die Extrasystolen nicht und ergibt sowohl eine Untersuchung wie eine Beobachtung ein gesundes Herz, so ist es ein schwerer Fehler, die Aufmerksamkeit des Patienten auf seine unregelmäßige Herztätigkeit zu lenken. Der Laie neigt gerne dazu, jede Unregelmäßigkeit des sonst immer unveränderlichen Herzrhythmus als schweres Leiden zu werten. Diese Extrasystolen soll man nicht behandeln.

Sucht ein gesunder Mensch den Arzt auf, weil er die Extrasystolen empfindet und ergibt die Untersuchung kein Herzleiden, so soll man den Patienten über die Harmlosigkeit der Störung aufklären und sich die Mühe geben, ihn zu überzeugen, daß er ein völlig normales Leben führen könne. Es ist günstig, zu betonen, daß die Störung hauptsächlich bei Ruhe komme, während die bei organischen Herzkrankheiten Beschwerden auslösende körperliche Anstrengung keine solchen Symptome hervorrufe und die Extrasystolen sogar zum Verschwinden bringe.

Unterläßt der Arzt aber solche Erklärungen und fehlen ihm das für diesen Zweck nötige Wissen und die Autorität, ja, spricht er von einer leichten Herzmuskelreizung und empfiehlt er eine Einschränkung verschiedener Tätigkeiten, so sieht der Patient darin nur die völlige Bestätigung seiner eigenen Annahme eines organischen Herzleidens. Er beobachtet sich genauer und zählt mit größerer Sorge die Anzahl der vorzeitigen Schläge in der Minute und achtet auf alle Details der dadurch erzeugten Empfindungen. Die sich aus einer harmlosen Erscheinung bald entwickelnde Angstneurose kann man nur schwierig und mit Geduld behandeln. Hat der Arzt bei der Überzeugung des Patienten Erfolg, daß die Extrasystolen bedeutungslos sind, dann werden sie meist bald nicht mehr beachtet. Dies ist noch leichter zu erreichen, wenn der Arzt autoritativ darauf besteht, daß der Patient als gesunder Mensch das Leben eines normalen Individuums führen solle.

Nichts wird den Patienten so leicht von der Geringfügigkeit seiner Störung überzeugen als das Fehlen von Verboten und Einschränkungen. Außerdem ist der
Patient anzuweisen, seinen Puls nicht zu kontrollieren und sich nicht für die
Zahl der Intermissionen in der Minute zu interessieren.

Das Ergebnis dieser Behandlung hängt hauptsächlich davon ab, ob sich der
Patient überzeugen läßt oder nicht, daß die Extrasystolen bedeutungslos sind
und daß er sie als unwichtig übergehen könne.

Treten Extrasystolen bei einem organischen Herzleiden auf, so erfordern
sie an sich selten eine medikamentöse Behandlung. Ausnahmen stellen die
Extrasystolen bei der Koronarthrombose dar, welche Vorläufer eines Kammerflimmerns sein können (S. 324), sowie die früher erwähnten Extrasystolen bei
Krankheiten, welche oft mit Vorhofflimmern einhergehen.

Sind bestimmte Faktoren zu finden, welche die Extrasystolen auslösen, so
soll man einen Versuch zu ihrer Ausschaltung unternehmen. Oft wird die Behebung
eines starken Meteorismus, eines Zwerchfellhochstandes, einer schweren Obstipation, eines Gallenblasenleidens oder das Einstellen des Rauchens die Extrasystolen für dauernd zum Verschwinden bringen.

In den meisten Fällen ist eine medikamentöse Behandlung nicht notwendig.
Eine solche bringt nur für die Dauer ihrer Anwendung Erleichterung. Sowie der
Patient die Behandlung abbricht, kommen die Extrasystolen wieder, was den
Patienten mehr beeindruckt als der frühere Zustand. Selbstverständlich kann
man Medikamente nicht jahrelang geben.

Abgesehen von den früher erwähnten Zuständen, ist die Anwendung von
Medikamenten angezeigt, wenn Extrasystolen in bedrohlicher Weise gehäuft
auftreten oder so viele Beschwerden verursachen, daß deren Linderung zumindest
zeitweise ratsam erscheint, um den Patienten zu überzeugen, daß eine palliative
Behandlung und Beherrschung seines Zustandes möglich ist. Es ist jedoch günstig,
dem Patienten vor der Einleitung der Behandlung klarzumachen, daß die Extrasystolen nach dem Absetzen des Mittels wahrscheinlich wiederkehren würden.

Seit Wenckebachs Empfehlung gelten das Chinin und sein viel kräftigeres
Isomer, das Chinidin, als die wirkungsvollsten Mittel zur Unterdrückung von
Extrasystolen, da sie die Reizbarkeit des Herzens herabsetzen sowie die Reizbildung und Überleitung hemmen. Wenn man entsprechende Dosen dieser Substanzen anwendet, werden die Extrasystolen praktisch immer behoben.

Da das Chinidin vom Körper sehr rasch ausgeschieden wird, ist es ratsam,
häufig kleine Dosen zu geben. So wie bei allen Arten der Herzbehandlung, ermöglicht die Beobachtung des Erfolges der Behandlung deren Lenkung nach
dem Bedarf des Patienten. Man verschreibt Kapseln oder Tabletten zu
0.1 g Chinidinum sulfuricum und gibt dem Patienten die Anweisung, vier-
oder fünfmal täglich eine solche Kapsel zu nehmen. Die erste Dosis soll so früh
als möglich am Morgen und die letzte spät am Abend gegeben werden. Genügen
diese Dosen nicht, so soll man die Tabletten in kürzeren Intervallen geben, bis
die Extrasystolen verschwinden. So können sie zum Beispiel bei acht Tabletten
täglich vergehen, während sie bei Verwendung einer kleineren Anzahl bestehen
bleiben.

Ein zweites Mittel, welches die Extrasystolen regelmäßig zum Schwinden
bringt, ist Digitalis. Es mag seltsam erscheinen, daß ein Medikament, welches
häufig Extrasystolen verursacht, auch fähig sein sollte, solche zu unterdrücken.
Während der Digitalisbehandlung treten Extrasystolen jedoch nur unter bestimmten Bedingungen auf (S. 611). Tatsächlich kann praktisch jede Substanz, welche
bei bestimmter Dosierung Extrasystolen verursacht, diese bei anderer Dosierung
beseitigen. Dies gilt zum Beispiel für Kalium, Magnesium und sogar für Chinidin.

Die nicht als Folge einer Digitaliswirkung auftretenden Extrasystolen verschwinden während einer Digitalisbehandlung. Oft genügen für diesen Zweck kleine Dosen, zum Beispiel vier oder fünf Tage lang täglich 0.2 g. Ein Nachteil besteht darin, daß viele Patienten wissen, daß man Digitalis bei Herzkrankheiten gibt und daß sie deshalb erschrecken, wenn man dieses Medikament erwähnt. Es ist jedoch zur Unterdrückung von Extrasystolen selten notwendig, Digitalis zu geben. Eine seltene Indikation stellen Salven-Extrasystolen dar, welche eine medikamentöse Behandlung erfordern, wenn gleichzeitig eine Idiosynkrasie des Patienten gegenüber Chinidin besteht.

Auch Strychnin wurde empfohlen, obwohl seine pharmakologische Wirkungsweise nicht eindeutig geklärt ist.

Viel werden die Wenckebachschen Pillen verwendet, welche kleine Mengen von Digitalis, Chinidin und Strychnin enthalten:

<pre>
Chinidin. sulf. 4.0
Pulv. fol. Digital. titr. 2.0
Strychnin. nitr. 0.06
Mass. pill. qu. s. pill. .... No. C
           S. drei bis sechs Pillen täglich.
</pre>

Meistens ist es möglich, Extrasystolen, besonders solche, die durch Digitalis-Therapie entstehen, mit peroral gegebenen Kaliumsalzen zu unterdrücken. Diese Behandlung verdient besonderes Interesse und soll im Kapitel über die paroxysmalen Tachykardien besprochen werden (S. 532).

In den letzten Jahren wurde das Prokain-Amid (Pronestyl) in die Behandlung der Rhythmusstörungen des Herzens eingeführt. Im Gegensatz zum Prokain kann man es oral anwenden und es wird nicht durch Enzyme rasch zerstört. Man gibt es in einer Dosis von 3 bis 4mal täglich 0.25 bis 0.5 g. Man verordnet das Pronestyl, welches bei Kammerextrasystolen besser wirkt als bei Vorhofextrasystolen, wenn eine Überempfindlichkeit die Anwendung von Chinidin verbietet. Das Chinidin sollte jedoch das Mittel der Wahl bleiben.

2. Klinik des Vorhofflimmerns und Vorhofflatterns

Vorhofflimmern

Das Vorhofflimmern war jenen, welche Tierversuche durchführten, schon lange bekannt. Bevor man wußte, daß die Irregularität spontan verschwinden und durch Behandlung beseitigt werden kann, hat man den Zustand Arrhythmia perpetua genannt. Eine völlige Störung des Herzrhythmus beim klinischen Vorhofflimmern war den Ärzten im vergangenen Jahrhundert als Delirium cordis geläufig. Die Indentität beider Zustände wurde von Cushny und Edmunds vermutet, jedoch bis zur Einführung von Elektrokardiographen in Krankenhäusern im Jahre 1909 (Rothberger und Winterberg sowie Lewis) nicht bewiesen. Das Vorhofflattern wurde 1910 beschrieben.

Häufigkeit. Ungefähr 50 Prozent der Patienten, welche wegen Herzleidens ein Krankenhaus aufsuchen, haben ein Vorhofflimmern. Dieses ist bei rheumatischen Mitralfehlern, bei Hyperthyreosen und bei der Koronarsklerose sehr häufig. Flimmern kommt aber auch sowohl bei anderen Klappenfehlern als auch bei Myokardschäden und bei der Hypertonie vor. Es ist keine seltene Komplikation von Krankheiten, welche häufig mit einer Myokarditis einhergehen, wie zum Beispiel bei Pneumonien und Typhus, eher selten aber ist es bei Patienten mit einer syphilitischen Aortitis und mit einer syphilitischen Aorteninsuffizienz. Obwohl es auch beim Cor pulmonale und bei der bakteriellen Endokarditis ungewöhnlich ist, hat schon jeder Kardiologe bei diesen Zuständen diesbezügliche Fälle erlebt.

Vorhofflimmern konnte bei einem drei Monate alten Kind beobachtet werden. Häufig kann man es bei sonst gesunden Personen nach heftiger Anstrengung feststellen.

Gelegentlich wird es bei Patienten entdeckt, deren Herzen sich bei jahrzehntelanger genauer Beobachtung als völlig normal erweisen. Bei manchen dieser Patienten bestand vielleicht ein latentes Herzleiden, zum Beispiel eine Myokarditis im Verlauf einer Streptokokkeninfektion, welches der Entdeckung entgangen wäre, während das Flimmern bestehen blieb. Vorhofflimmern findet man bei sonst gesunden Herzen auch weniger häufig als Extrasystolen. Sein

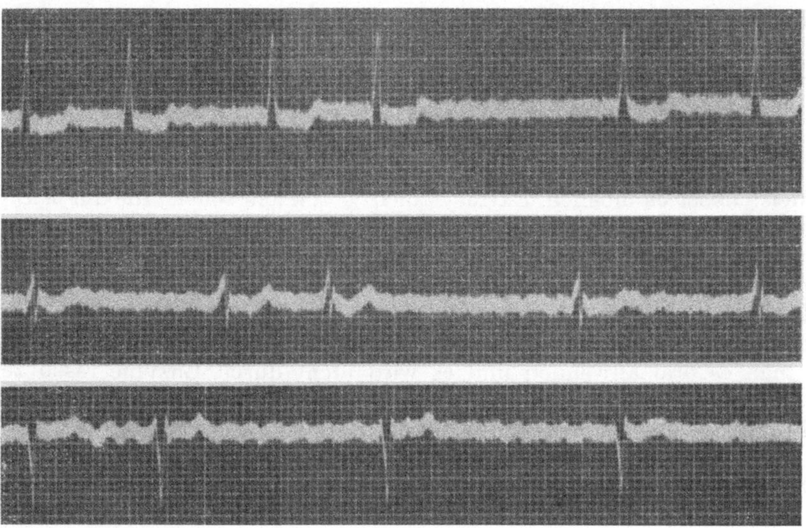

Abb. 48. Vorhofflimmern, Linksablenkung der Herzachse und Digitaliseffekt an den ST-Strecken und T-Zacken

Auftreten erlaubt daher keinen Schluß auf das Vorliegen eines Herzleidens. In 15 Prozent einer Serie von 200 Fällen von Vorhofflimmern konnten keine Zeichen eines organischen Herzleidens nachgewiesen werden. Vielfach handelt es sich um Schäden, welche der Entdeckung entgehen, wie zum Beispiel um eine Koronarsklerose.

Elektrokardiogramm. Abb. 48 zeigt einen typischen Fall von Vorhofflimmern. Die Kurve stammt von einem 61jährigen Mann mit Koronarsklerose. Die Unregelmäßigkeit der Kammertätigkeit ist deutlich sichtbar. An Stelle der normalen P-Zacken sind sehr rasch aufeinanderfolgende und unregelmäßig geformte Flimmerwellen (F-Wellen) vorhanden. Außerdem besteht eine Linksablenkung der Herzachse mit einer Senkung der ST-Strecken. Diese hat ihre Ursache in einer Digitalisierung.

Dynamik. Beim Vorhofflimmern kontrahieren sich die Vorhöfe gewöhnlich mehr als 400mal in der Minute. Koordinierte Bewegungen sind daher unmöglich, bei genauer Beobachtung sieht man nur Zuckungen kleiner Muskelbündel. Diese „fibrillären" Bewegungen gaben dem Zustand seinen Namen.

Bei zunehmender Frequenz wird die Förderkraft der Vorhofkontraktion immer schwächer. Beim Vorhofflimmern arbeiten die Vorhöfe — vom dynamischen

Standpunkt aus — nicht mehr, da die geringen Bewegungen nur bei genauem Zusehen sichtbar sind; von einer gewissen Distanz aus betrachtet, erscheinen die Vorhöfe gelähmt.

Um die Folgen des Vorhofstillstands zu verstehen, muß man sich die Bedeutung der normalen Vorhoffunktion für die Herzdynamik überlegen. Bei einer normalen Herzfrequenz von 70 bis 80 Schlägen in der Minute pumpt jede Vorhofsystole ungefähr ein Drittel des Schlagvolumens in die Kammer. Auf diese Weise erhalten die Kammern kurz vor ihrer Kontraktion eine gewisse Blutmenge, sodaß ihr Inhalt und damit die Spannung ihrer Muskelfasern zunimmt; die folgende Kontraktion ist daher nach dem bekannten Herzgesetz kräftiger.

Hört die Kontraktion der Vorhöfe plötzlich auf, während die Kammern mit derselben Frequenz weiterschlagen wie vorher, so wird die Kammerfüllung sofort geringer und der Druck in den Vorhöfen nimmt zu. Infolge dieses erhöhten Druckes kommt es zu einer entsprechenden Füllung der Kammern in der Diastole, sodaß ein weiterer Schaden und eine Stauung vermieden werden. So hat das Fehlen der Vorhofkontraktion keinen großen Schaden zur Folge und das Vorhofflimmern hat auf den Kreislauf keine ungünstige Wirkung, vorausgesetzt, daß die Kammerfrequenz langsam bleibt, das heißt, um 80 Schläge in der Minute. Die Arrhythmie ist so lange bedeutungslos, als eine langsame Kammertätigkeit und entsprechend lange Diastolen eine ausreichende Füllung der Kammern ermöglichen. Bei der Arrhythmie folgen natürlich manche Systolen einander in sehr kurzen Intervallen, und die kurzen Diastolen führen zu einer beträchtlichen Verminderung der Kammerfüllung; doch kommen hernach wieder lange Diastolen, welche eine ausreichende Kammerfüllung möglich machen, sodaß, wie bei den Extrasystolen, alle Störungen ausgeglichen werden.

Bei höheren Kammerfrequenzen wird jedoch die Tätigkeit der Vorhöfe wichtiger, da die Kürze der Diastole eine genügende Füllung der Kammern ohne die Hilfe der Vorhöfe unmöglich macht. Eine rasche Frequenz ohne Vorhofkontraktionen ist beim unbehandelten Vorhofflimmern häufig; dieses hat eine ungenügende Kammerfüllung zur Folge. Viele Systolen folgen auf kurze Diastolen und diese Schläge fördern nicht genügend Blut, um in den peripheren Arterien einen Pulsschlag zu erzeugen. Die Zahl der frustranen Schläge wächst mit jedem Anstieg der Herzfrequenz. Zum Beispiel palpiert man am Handgelenk nur 50 Pulsschläge, während die Herzfrequenz 200 Schläge in der Minute betragen kann. Nur die nach einer langen Diastole auftretenden Kammersystolen verursachen einen Pulsschlag. Man nennt diese Erscheinung ein Pulsdefizit; dieses wird proportional mit dem Ansteigen der Kammerfrequenz größer; das Ausmaß des Pulsdefizits zeigt den Grad der Kreislaufstörung an.

Symptome. Die Beschwerden der Patienten hängen hauptsächlich von der Herzfrequenz ab. Die Arrhythmie selbst verursacht selten Beschwerden, was ziemlich erstaunlich ist, da die Extrasystolen, welche eine geringere Rhythmusstörung erzeugen, häufiger von subjektiven Klagen begleitet werden.

Patienten mit Vorhofflimmern, bei welchen infolge eines hohen Vagustonus oder infolge einer aus anderen Gründen langsamen Reizleitung des spezifischen Gewebes nicht mehr als 80 Vorhofreize in der Minute die Kammern erreichen, fühlen sich wie normale Personen. Ist das Herz dieser Patienten sonst normal, so verläuft das Flimmern symptomlos und wird nur zufällig entdeckt. Gelegentlich sieht man sogar Patienten mit einem organischen Herzleiden, zum Beispiel mit einer leichten rheumatischen Mitralstenose, welche „flimmern" und dann wieder einen Sinusrhythmus zeigen, ohne daß der Kranke den Wechsel spürt.

Leider stellen diese Fälle die Ausnahme dar. In der Regel leitet das Reizleitungssystem mehr als 80 Reize in der Minute zu den Kammern über, und bei

rascherer Frequenz nehmen die Beschwerden zu. Das ungenügende Schlagvolumen und das damit einhergehende Absinken des Minutenvolumens sind die
Ursache für das Gefühl von Schwäche und von Mattigkeit. Es kann eine Arbeitsdyspnoe auftreten, oft ist diese aber nicht deutlich, da die rasche Tätigkeit beider
Ventrikel zu einer Stauung „vor" dem Herzen führt, das heißt, zu einer Insuffizienz
des rechten Herzens und nicht zur Lungenstauung. Tatsächlich fällt das Auftreten
einer Rechtsinsuffizienz oft mit dem Verschwinden einer bisher bestehenden
Lungenstauung zusammen.

Die Stauung der Halsvenen verursacht eine Empfindung der Völle und Be-
engung. Die Lebervergrößerung hat Erbrechen und Schmerzen im rechten
Epigastrium zur Folge. Übelkeit ist ein Frühsymptom.

Die Tachykardie kann anginöse Schmerzen auslösen, besonders, wenn der
Kranke eine Koronarsklerose hat (S. 370). Sie kann auch, hauptsächlich bei
Patienten mit einer zerebralen Gefäßsklerose, Ohnmacht und andere zerebrale
Erscheinungen verursachen (S. 460). Bei Patienten mit Vorhofflimmern und zu
rascher Kammertätigkeit können Stokes-Adamssche Anfälle auftreten und sogar
der plötzliche Tod eintreten, wenn letzteres auch nicht eindeutig bewiesen ist.

Klinische Befunde. Die völlige Störung des Herzrhythmus ermöglicht die
Diagnose meist ohne Schwierigkeiten. Ist die Kammerfrequenz langsam, dann
ist die Arrhythmie nicht leicht zu erkennen, doch wird sie bei längerer Auskultation deutlicher. Durch eine leichte Zunahme der Herzfrequenz nach mäßiger
Anstrengung tritt die Arrhythmie noch deutlicher hervor. Bei Auftreten von
Vorhofflimmern und Zunahme der Kammerfrequenz sinkt der Blutdruck ab;
sind an den Halsvenen Pulsationen sichtbar, so fehlen Vorhofwellen.

Infolge der lange dauernden Tachykardie kann es sogar bei sonst gesunden
Herzen zu einer Herzinsuffizienz mit Stauung kommen. Die hohe Kammerfrequenz beeinträchtigt die Blutzufuhr zum Herzen und führt daher zu einer
Dilatation. Bleibt die rasche Kammerfrequenz beim Vorhofflimmern lange Zeit
unbehandelt, so kann sich auch bei sonst gesunden Herzen eine relative Mitral-
und Trikuspidalinsuffizienz entwickeln.

Differentialdiagnose. In der überwiegenden Mehrzahl der Fälle ist es leicht,
die Diagnose ohne Zuhilfenahme graphischer Methoden zu stellen. Die Unterscheidung zwischen den multiplen, unregelmäßig auftretenden Extrasystolen und
dem Vorhofflimmern kann schwierig sein. In solchen Fällen ermöglichen eine
Belastungsprobe oder die Inhalation von Amylnitrit eine Differenzierung, da
Extrasystolen meist verschwinden, wenn eine Tachykardie die Diastole verkürzt
und der Herzrhythmus vorübergehend regelmäßig wird. Unter denselben Umständen wird die Flimmerarrhythmie deutlicher, da mehr Reize zu den Kammern
übergeleitet werden. Bei arrhythmischer Herztätigkeit und einer 120 überschrei-
tenden Frequenz liegt gewöhnlich Vorhofflimmern vor.

Manchmal wird eine respiratorische Arrhythmie mit Vorhofflimmern ver-
wechselt, besonders, wenn das Verhältnis zwischen den Atmungspausen und der
Arrhythmie etwas atypisch ist. Das Verschwinden der Arrhythmie, wenn der
Patient den Atem anhält, wird die richtige Diagnose ermöglichen.

Oft hört man die Bemerkung, daß der Kranke an einem Tage weniger
„flimmere" als bei früheren Untersuchungen. Diese Feststellung ist unrichtig,
das Flimmern bleibt bei solchen Fällen unverändert, nur die Kammerfrequenz
ist langsamer und die Arrhythmie ist weniger deutlich.

Entstehungsweise. Die Bemühungen um eine Erklärung des zum Vorhofflimmern führenden abnormen Mechanismus auf Grund des Nachweises pathologischer Strukturveränderungen wurden aufgegeben. Wenn es auch richtig ist,
daß der Zustand bei manchen Herzkrankheiten häufig und bei anderen selten

ist und abnorme histologische Befunde im Vorhofgewebe, besonders im Sinusknoten, wiederholt beschrieben wurden, so besteht doch allgemeine Übereinstimmung darüber, daß das Vorhofflimmern oft eine abnorme funktionelle Störung
ohne nachweisbare anatomische Veränderungen ist.

Es ist unmöglich, in diesem Zusammenhang die großartigen und scharf-
sinnigen Leistungen zu besprechen, welche zur Erklärung dieser häufigen Störung
vollbracht wurden. Zu diesem Zweck sind Lehrbücher der Elektrokardiographie
oder diesbezügliche Monographien nachzuschlagen.

Viele Jahre lang herrschte die Meinung vor, daß das Vorhofflattern und
-flimmern durch eine rasche Kreisbewegung einer zentralen oder „Mutter"-Welle
in einer geschlossenen Bahn hervorgerufen würde. Neuere Untersuchungen durch
einen der Autoren ergaben jedoch, daß man diese Arrhythmien in Versuchen
an Hunden nur durch eine rasche Reizbildung in einem Zentrum erklären kann
(Scherf und Mitarbeiter). Beim Vorhofflattern konnte man ein Zentrum als
Ausgangspunkt für die Impulse feststellen, beim Flimmern sind ein oder mehrere
Zentren aktiv.

Vorhof- (und Kammer-) Flimmern kann in einem etwas geschädigten Herzen
auftreten, dessen Stoffwechsel abnorm ist, wenn ein einzelner Reiz in einem
bestimmten Zeitpunkt am Beginn der Diastole einfällt, in der sogenannten vul-
nerablen Periode. Zu dieser Zeit lösen ein elektrischer oder ein leichter mechanischer Reiz, wie zum Beispiel ein bloßes Berühren des Herzens, oder ein natürlicher
Reiz in Form einer vorzeitigen Kontraktion, Flimmern aus. Es wurde früher
ausgeführt, daß bei Kranken mit Mitralstenose oder Hyperthyreose dem Vorhofflimmern oft Vorhofextrasystolen vorausgehen.

Dauer. Anfälle von Vorhofflimmern dauern verschieden lange Zeit. Oft hält
ein Anfall nur wenige Stunden an, und wir konnten Anfälle beobachten, welche
lediglich einige Sekunden bestanden. In anderen Fällen bleibt die Störung monate-
oder jahrelang bestehen. Kommen Anfälle von Vorhofflimmern häufig wieder,
so hängt ihre Behandlung und klinische Bedeutung auch von der Kammerfrequenz ab. Bei höheren Frequenzen haben sie dieselbe Bedeutung wie Anfälle
von paroxysmaler Tachykardie.

Behandlung. Beim „langsamen Flimmern", das heißt, bei langsamer Kammerfrequenz, ist keine besondere Behandlung erforderlich. Natürlich vertragen diese
Patienten Anstrengungen etwas weniger gut als Individuen mit normaler Herztätigkeit, da der Anstieg der Herzfrequenz bei Anstrengung gewöhnlich größer
ist. Man hat jedoch oft Gelegenheit, Patienten mit Vorhofflimmern zu sehen
und viele Jahre lang zu beobachten, welche sich niemals krank fühlen.

Da die abnorme Reizbildung in den Vorhöfen während des Vorhofflimmerns
weniger wichtig ist als die Kammerfrequenz und das Flimmern um so schädlicher
ist, je mehr die Kammerfrequenz ansteigt, soll die Behandlung hauptsächlich
auf die Herabsetzung und Erhaltung der Kammerfrequenz auf einer niedrigen
Zahl gerichtet sein. Mit gewissen Ausnahmen (fieberhafte Krankheiten, fieberhafter Rheumatismus, Lungenembolie, Hyperthyreosen) ist dies mit Hilfe von
Digitalis möglich. Die Kammerfrequenz wird mit Hilfe von Digitalis sowohl
durch Zunahme des Vagustonus und eine dadurch erfolgende Hemmung der
atrioventrikulären Überleitung als auch durch eine direkte Einwirkung auf die
Muskelfasern herabgesetzt, welche deren Leitungsfähigkeit vermindert. Das
Flimmern in den Vorhöfen bleibt unbeeinflußt. Nur selten hört es während der
Digitalisanwendung auf. Die Behandlung ist leicht zu kontrollieren und die Do-
sierung einfach (S. 607).

Da die Digitaliswirkung bei der Herabsetzung der Kammerfrequenz symptomatisch ist, wird oft die Frage gestellt, ob es günstig oder notwendig sei, das

Flimmern selbst mit Hilfe einer Chinidinbehandlung zu beseitigen — den Patienten zu „entflimmern", wie man in der klinischen Terminologie sagt. Tatsächlich kann man in der Mehrzahl der Fälle durch eine Anwendung von Chinidinum sulfuricum bei der Wiederherstellung des Sinusrhythmus Erfolg haben. Trotzdem wird diese Behandlung selten versucht.

Zuerst muß man einige wichtige Kontraindikationen beachten. Man soll das Chinidin nicht geben, wenn das Flimmern bereits einige Zeit, das heißt, länger als einige Tage bestanden hat. Bei lang dauerndem Flimmern bilden sich in den Vorhofbuchten Wandthromben; setzen infolge der Wiederkehr des normalen Rhythmus wieder kräftige Vorhofkontraktionen ein und kommt es zur Ablösung von Thromben, so kann dadurch eine tödliche Embolie entstehen. Leider sind solche Zwischenfälle nicht selten und sehr bedauerlich, da die Anwendung von Chinidin bei auf Digitalis gut ansprechenden Patienten mit Vorhofflimmern niemals obligatorisch, sondern nur eine Hilfsmethode der Behandlung darstellt. Es wurde auch ausgeführt, daß eine starke Dilatation des linken Vorhofs, wie zum Beispiel bei einer Mitralstenose, eine Kontraindikation gegen eine Chinidinbehandlung bedeutet, da sich Thromben in den überdehnten Vorhöfen anscheinend viel rascher bilden. Schließlich stellen jegliche Anzeichen einer Herzinsuffizienz oder einer Myokardschädigung Kontraindikationen gegen die Chinidinbehandlung dar, weil oft große Dosen des Medikaments notwendig sind und Chinidin ein Herzdämpfungsmittel ist.

Überdies zeigt die Erfahrung, daß der normale Rhythmus nach seiner Wiederherstellung durch Chinidin oft nicht bestehen bleibt. Früher oder später kehrt das Vorhofflimmern wieder, besonders bei den drei Zuständen, bei welchen es am häufigsten zu finden ist, nämlich bei der rheumatischen Mitralstenose, bei Hyperthyreosen und bei der Koronarsklerose. So wird der Patient durch eine Chinidinbehandlung einer Gefahr ausgesetzt und kurz nach Absetzen der Behandlung „flimmert" er wieder. Außerdem fühlen sich solche Kranke nach erfolgreicher Verlangsamung der Kammerfrequenz durch Digitalis ebensogut, als wenn ein Sinusrhythmus vorliegen würde. Sie spüren nach einer Behebung des Vorhofflimmerns keine Besserung und häufig sehen sie davon keinen Vorteil. In manchen Fällen von Mitralstenose wird die Wiederherstellung der Vorhoftätigkeit die Kompensation bessern. In vielen anderen Fällen kontrahieren sich die dilatierten Vorhöfe nicht mehr, sogar, wenn ein Sinusrhythmus besteht, weshalb diese Kranken von der Chinidinbehandlung überhaupt keinen Nutzen haben. Bei der Mitralstenose ist zur Ermöglichung einer ausreichenden Füllung der linken Kammer eine lange Diastole notwendig. Eine starke Verlangsamung der Herztätigkeit durch Digitalis ist oft so lange unmöglich, als ein Sinusrhythmus besteht, wird aber beim Auftreten von Vorhofflimmern leicht erreicht.

So kommt es, daß auch bei aktivem Vorgehen in einem großen Krankenhaus Chinidin nur selten verwendet wird. Das Fehlen von Kontraindikationen gegen die Behandlung allein genügt nicht, da bestimmte Indikationen vorliegen müssen. Man soll Chinidin geben, wenn eine subtotale Thyreoidektomie wegen einer Hyperthyreose durchgeführt wurde und wenn alle Symptome dieses Leidens mit Ausnahme des Vorhofflimmerns verschwunden sind; oder bei Patienten, bei welchen das Flimmern während einer Pneumonie oder einer Infektionskrankheit auftritt und bestehen bleibt, obwohl sie sonst gesund sind. Unter diesen Umständen besteht Grund für die Hoffnung, daß der Patient nach Beseitigung des Flimmerns völlig gesund werden wird, sodaß die Behandlung gerechtfertigt ist.

In den letzten Jahren wurde der Versuch unternommen, die Chinidinbehandlung des Vorhofflimmerns als Routinemaßnahme wieder zu beleben. Die diesbezüglichen Argumente sind jedoch nicht überzeugend, weshalb wir keinen Grund sehen, unsere Einstellung zu ändern.

Es ist eine alte klinische Regel, welche nicht leicht zu erklären ist, daß man nach Einsetzen von Vorhofflimmern bei Mitralstenosen nur selten ein Lungenödem und bei Koronarstenosen selten eine Arbeitsangina findet.

Vor Einleitung einer Chinidinbehandlung soll der Patient digitalisiert werden, bis die Kammerfrequenz auf ungefähr 80 in der Minute absinkt. Sobald dies erreicht ist, soll man eine Probedosis von 0.2 g Chinidin geben. Dies ist deshalb notwendig, weil abnorme Reaktionen auf Chinidin in Form von Hautausschlägen, Diarrhöen, Fieber und Atmungsstörungen häufige und unangenehme Erscheinungen darstellen. In seltenen Fällen verschwindet das Vorhofflimmern sogar schon bei der ersten Dosis. Ist dies nicht der Fall und sind am nächsten Tag unerwartete Erscheinungen nicht eingetreten, so beginnt man die Behandlung nach folgendem Schema:

<pre>
1. Tag..........3×0.25 g Chinidinum sulfuricum
2. Tag..........4×0.25 g Chinidinum sulfuricum
3. Tag..........5×0.25 g Chinidinum sulfuricum
4. Tag..........6×0.25 g (oder 3×0.5 g)
5. Tag..........6×0.25 g (oder 3×0.5 g)
6. Tag..........6×0.25 g (oder 3×0.5 g)
7. Tag..........6×0.25 g (oder 3×0.5 g)
</pre>

Natürlich verschreibt man die größeren Dosen nur, wenn die kleineren gut vertragen werden. Die Einzeldosen sollen gleichmäßig über 24 Stunden verteilt werden. Treten unerwartete Wirkungen auf, so ist die Behandlung zu unterbrechen. In vielen Fällen hat die Anwendung der kleineren Dosen (0.25 g) nicht die gewünschte Wirkung, während größere Dosen, zum Beispiel Einzeldosen von 0.5 g, das Flimmern beseitigen. Auf Grund der Ergebnisse der Bestimmung des Chinidin-Spiegels im Blut während der oralen Behandlung wurde der Vorschlag gemacht, das Medikament alle 2 Stunden anzuwenden. Die Ergebnisse sind jedoch dieselben, ob man das Chinidin alle 2 Stunden oder nur 3 mal täglich verwenden läßt. Man kann damit in ungefähr 80 Prozent der Fälle eine Wiederherstellung des Sinusrhythmus erreichen.

Verschwindet das Flimmern, so gibt man einige Tage lang dreimal täglich 0.25 g und setzt die Behandlung dann ab. Besteht das Flimmern am achten Tag noch weiter, so ist die Behandlung ebenfalls zu beenden. Eine länger dauernde Anwendung großer Dosen erhöht das Risiko über die zu erwartenden Erfolgsaussichten. Wird das Medikament gut vertragen, so kann man bei schweren Patienten sogar eine Dosis von 0.5 g am fünften bis siebenten Behandlungstag viermal täglich geben. Der Patient muß unter ständiger Beobachtung bleiben und das Bett hüten. Infolge der atropinähnlichen Wirkung des Chinidins auf den peripheren Vagus kann die Kammerfrequenz am Beginn der Chinidinbehandlung leicht ansteigen. Dies ist der Grund, warum es günstig ist, die Kombination von Digitalis und Chinidin als Routinebehandlung des Vorhofflimmerns zu vermeiden, da das Chinidin bis zu einem gewissen Grade dem Digitaliseffekt entgegenwirkt.

Vorhofflattern

Mechanismus und Elektrokardiogramm. Bei diesem Zustand kontrahieren sich die Vorhöfe ungefähr 300mal in der Minute, das heißt, mit einer Frequenz, bei welcher koordinierte Bewegungen noch möglich sind. Gelegentlich erreichen alle Reize die Ventrikel, meist wird aber nur ein Teil von ihnen (jeder zweite, dritte oder vierte Reiz) übergeleitet. Wird regelmäßig jeder vierte Schlag zur Kammer übergeleitet, so erscheint die Kammerfrequenz als normal. Sehr oft wechselt die Anzahl der übergeleiteten Reize ständig, sodaß verschiedene Arrhythmien auftreten; fälschlicherweise werden infolge der Rhythmusstörung Extrasystolen oder ein Vorhofflimmern diagnostiziert. Vorhofflattern, ein viel seltenerer Zustand als das Vorhofflimmern, kommt bei denselben Zuständen vor wie das letztere und ist gewöhnlich ständig vorhanden. Selten tritt es als ein kurzer oder längerer Anfall auf.

Die Abb. 49 zeigt das Elektrokardiogramm eines Patienten mit Vorhofflattern. Es handelt sich um einen 68jährigen Mann mit einer Koronarsklerose.

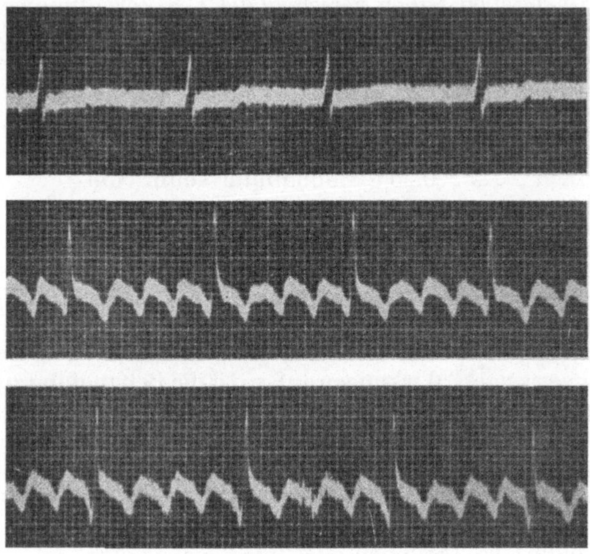

Abb. 49. Vorhofflattern mit 4 : 1-Block

Die Flatterwellen sind in den Ableitungen II und III deutlich sichtbar. Jede vierte Vorhofwelle wird zur Kammer übergeleitet (4:1-Block); nur in Ableitung I kommt einmal ein 3:1-Block vor.

Diagnose. Die klinische Diagnose ist ohne Zuhilfenahme der Elektrokardiographie möglich, wenn man nur an das Bestehen dieser Störung denkt und den Patienten genau untersucht. In der Minderzahl der Fälle sind die raschen Wellenbewegungen der Flatterwellen bei der Inspektion der Halsvenen sichtbar.

Man soll bei jeder Tachykardie mit einer Kammerfrequenz von über 250 an diese Ursache denken. Während eine paroxysmale Tachykardie eine solche Frequenz nur selten aufweist, ist sie beim Vorhofflattern mit voller Überleitung ein typisches Merkmal. Häufig erreicht mit dem Einsetzen des Vorhofflatterns nur jeder zweite oder dritte Vorhofreiz die Kammer (Flattern mit 2:1- oder 3:1-Block), sodaß die Kammerfrequenz zwischen 100 und 160 beträgt. Zwecks Ausschaltung einer einfachen Beschleunigung der Herzfrequenz (Sinustachykardie) soll man den Patienten anweisen, zu stehen, ein wenig zu gehen oder — wenn möglich — eine leichte Anstrengung in Form von etwas Stiegensteigen oder Kniebeugen zu unternehmen. Bei einer einfachen Sinustachykardie beschleunigt ein Lagewechsel oder eine leichte Anstrengung die Frequenz nur mäßig, diese Beschleunigung geht aber innerhalb weniger Minuten wieder allmählich zurück.

Dies ist eine typische Reaktion des Sinusknotens sowohl bei normaler Frequenz als auch bei einer Sinustachykardie. Beim Vorhofflattern bleibt die Herzfrequenz jedoch in allen Lagen und sogar nach leichter Anstrengung fixiert, da der abnorme Mechanismus im Vorhof durch diese Maßnahmen nicht beeinflußt wird. Wird eine stärkere Anstrengung unternommen, so bessert der erhöhte Sympathikustonus die Überleitung von den Vorhöfen zu den Kammern, sodaß es an Stelle eines 3:1-Blockes zu einem 2:1-Block oder anstatt dieses zu einer vollen Überleitung kommt, wodurch die Herzfrequenz genau um 50 oder 100 Prozent zunimmt, um nach einer gewissen Zeit wieder plötzlich auf ihre frühere Höhe zurückzukehren. Die Diagnose ist mit Hilfe des Elektrokardiogramms leicht zu bestätigen.

Therapie. Die Behandlung ist nicht so einfach wie beim Vorhofflimmern. Bei diesem Zustand können die rasch aufeinanderfolgenden und daher schwachen Vorhofreize mit Hilfe von Digitalis auf dem Weg über eine geringe Verschlechterung der Reizleitung leicht an ihrer Überleitung zu den Kammern behindert werden. Beim Vorhofflattern mit seinen weniger raschen und kräftigeren Reizen kann die Kammerfrequenz jedoch nur durch viel größere Digitalisdosen herabgesetzt werden, welche man nicht lange Zeit anwenden kann.

Es gibt zwei Behandlungsmethoden: eine Chinidinbehandlung oder massive Digitalisdosen, auf bestimmte Weise und zu einem bestimmten Zweck gegeben.

Häufig ist es möglich, das Vorhofflattern mit Chinidin zu beseitigen. Behandlungsmethode und Dosierung sind dieselben, wie sie früher beim Vorhofflimmern besprochen wurden. Die Gefahr einer peripheren Embolie ist viel geringer, da die Vorhofkontraktionen beim Vorhofflattern kräftig sind und Thromben sich in den Vorhofbuchten nicht so oft bilden, wie beim Vorhofflimmern. Versagt die Chinidinbehandlung oder besteht aus den früher erwähnten Gründen eine Kontraindikation, dann soll man Digitalis geben. Der Zweck der Digitalisbehandlung ist nicht die Herabsetzung der Frequenz, sondern eine Überführung des Flatterns in Flimmern. Experimentell konnte gezeigt werden, daß eine Zunahme des Vagustonus durch Faradisierung des Vagus am Hals sofort und immer zu Vorhofflimmern führt, wenn ein Vorhofflattern vorlag. Daher kann man den Versuch unternehmen, mit Hilfe von Digitalis auf dem Weg über eine direkte Wirkung auf den Herzmuskel und eine Beeinflussung des Vagustonus zum selben Ziel zu gelangen. Für diesen Zweck ist die Verwendung eines sehr kräftigen und wirksamen Digitalispräparates zu empfehlen. Wir hatten den besten Erfolg mit Digitaline Nativelle, welches ein reines Digitoxin ist. Wenn man vier bis fünf Tabletten zu 0,1 mg täglich gibt, kommt es gewöhnlich am dritten oder vierten Tag zum Flimmern. Sobald dies erreicht ist, ist es relativ leicht, die Kammerfrequenz durch ständige Anwendung kleiner Digitalisdosen zu kontrollieren. Oft tritt spontan nach der Umwandlung des Flatterns in Flimmern ein Sinusrhythmus auf.

Es gibt jedoch sicherlich Fälle, bei welchen Digitalis und Chinidin das bestehende Vorhofflattern nicht zu beeinflussen vermögen. Dann ist es ratsam, dieselbe Behandlung nach einem Intervall von wenigen Monaten zu wiederholen. Nach unserer Erfahrung ist der zweite oder dritte Versuch oft von Erfolg begleitet.

Kammerflattern und Kammerflimmern sind meist terminale Zustände. Manche Patienten überleben solche Attacken, manche von ihnen wurden elektrokardiographisch registriert. Es ist interessant, daß solche Anfälle oft bei Patienten mit Herzblock und während einer Chinidinbehandlung auftraten. Es gibt Patienten, welche sechs Minuten dauernde Attacken überlebt haben. Im allgemeinen führt ein länger als 3 bis $3^1/_2$ Minuten dauernder Stillstand des Kreislaufes zu einer Schädigung der Hirnrinde. Beim Auftreten von Kammerflimmern ist daher rasches Handeln nötig. Der Thorax ist zu eröffnen, am besten zwischen der 4. und 5. linken Rippe, und es ist mindestens 40 mal in der Minute eine rhythmische Herzmassage durchzuführen. Dann gibt man eine intrakardiale Injektion von Prokainhydrochlorid (5 bis 10 ccm einer 1%igen Lösung) oder läßt einige Elektroschocks verabreichen, um das Flimmern zu beseitigen. Diese Maßnahmen wurden in vielen Fällen mit Erfolg angewendet.

3. Klinik der Tachykardien

Man kann die Tachykardien in zwei Hauptgruppen einteilen: 1. in die Sinustachykardien und 2. in die paroxysmalen Tachykardien.

Sinustachykardie

Bei den Sinustachykardien handelt es sich nur um eine Beschleunigung des normalen (Sinus-) Rhythmus. Dies ist nach Anstrengung und während einer Aufregung eine physiologische Erscheinung. Im Fieber nimmt die Herzfrequenz je Grad Temperaturanstieg um zehn Schläge zu. Auch während und einige Zeit nach Infektionskrankheiten, bei Hyperthyreosen, bei Herzneurosen und bei vielen anderen Zuständen findet man eine Sinustachykardie.

Während die Herzfrequenz bei manchen Fällen nur leicht erhöht ist (100 bis 120 Schläge in der Minute), wird in anderen Fällen eine Frequenz von 150 bis 180 erreicht. Nur selten überschreiten Sinustachykardien eine Frequenz von 200.

Eine Sinustachykardie unterscheidet sich von anderen Tachykardien durch die Tatsache, daß 1. die Tachykardie sich allmählich entwickelt und wieder verschwindet, und 2. jeder Lagewechsel des Patienten und sogar die geringste Anstrengung die Frequenz etwas erhöhen. Ohne Rücksicht auf die bestehende Frequenz wird die Sinustachykardie bei Hyperthyreosen stärker, wenn der Patient nach dem Liegen aufsteht, noch deutlicher wird die Frequenzzunahme beim Gehen.

Die medikamentöse Behandlung der Sinustachykardie ist völlig wirkungslos. Sogar bei Tachykardien mit einer Frequenz von 180 Schlägen in der Minute, wie man sie gelegentlich bei Hyperthyreosen oder Herzneurosen sieht, erhält man mit Digitalis oder Chinidin keine Besserung. Eine Herabsetzung der Herzfrequenz durch Digitalis ist nur möglich, wenn Kranke mit einer Sinustachykardie dekompensiert sind. Auch die Anwendung von Prostigminpräparaten führt zu keinem ausreichenden Ergebnis. Die einzig wirksame Maßnahme ist die Behandlung des der Tachykardie zugrunde liegenden Leidens. Behandelt man eine Hyperthyreose mit Jod oder Thiourazil, so verschwindet die Tachykardie innerhalb weniger Tage. Jede Bemühung, die Tachykardie direkt zu beeinflussen, ist vergeblich.

Ist das Herz sonst gesund, so verursacht eine Sinustachykardie sogar bei hoher Frequenz nur geringen Schaden, bei organischen Herzleiden, zum Beispiel bei einer Koronarsklerose, ist dieser Schaden jedoch beachtlich.

Paroxysmale Tachykardie

Die paroxysmalen Tachykardien sind durch einen plötzlichen Beginn und durch ein ebenso plötzliches Ende charakterisiert. Spürt der Kranke die Tachykardie, so wird er ihren plötzlichen Beginn und das schlagartige Aufhören merken.

Oft werden jedoch auch bei sehr hohen Frequenzen weder Herzklopfen noch andere abnorme Erscheinungen empfunden.

Man unterscheidet grundsätzlich drei Hauptformen von paroxysmalen Tachykardien: 1. das paroxysmale Vorhofflimmern (oder -flattern); 2. die paroxysmale Vorhoftachykardie und 3. die paroxysmale Kammertachykardie. Die beiden letztgenannten Tachykardieformen sind auch als „essentielle" paroxysmale Tachykardien bekannt. Vom Atrioventrikularknoten ausgehende Tachykardien (Knoten-, Atrioventrikulartachykardie) sind selten, werden aber oft irrtümlich aus dem Elektrokardiogramm diagnostiziert.

Paroxysmales Vorhofflimmern und -flattern. Diese Zustände wurden im vorhergehenden Abschnitt als dauernd dargestellt; sie gehen oft mit einer hohen Kammerfrequenz einher und gehören, wenn sie plötzlich beginnen und ebenso endigen, zu den paroxysmalen Tachykardien. Die völlige Unregelmäßigkeit wird die Diagnose eines Vorhofflimmerns ohne Zuhilfenahme eines Elektrokardiogramms ermöglichen; die Diagnose des Vorhofflatterns wurde im vorhergehenden Abschnitt besprochen.

Die Bedeutung und Behandlung des Vorhofflimmerns und -flatterns als von Dauerzuständen wurde früher erörtert. Treten mehrere Male wöchentlich oder täglich kurze Attacken von Vorhofflimmern oder -flattern auf, dann soll man prophylaktisch Chinidinum sulfuricum geben. Man versucht — wie bei den Extrasystolen — mit den kleinstmöglichen Dosen einen Erfolg zu erreichen. Nur wenn Chinidin nicht gegeben werden kann oder nicht vertragen wird, gibt man Digitalis. Seine Wirkung ist manchmal ähnlich, da die Anfälle weniger häufig auftreten oder sogar völlig verschwinden. Oft bleiben sie jedoch bestehen, doch setzt die Digitalis die Kammerfrequenz so stark herab, daß sie harmlos werden. Gelegentlich wandelt Digitalis ein paroxysmales Flimmern in ein Dauerflimmern um, was dem Patienten und dem Arzt angenehm ist, da der Patient nicht mehr in ständiger Angst vor einem Anfall leben muß; das Dauerflimmern ist mit kleinen Digitalis-Erhaltungsdosen gewöhnlich leicht zu beherrschen.

Treten die Anfälle in unregelmäßigen und langen Intervallen auf, zum Beispiel einmal im Monat, so ist eine prophylaktische Behandlung kaum notwendig. Dann ist es ratsam, Chinidin nur während der Anfälle anzuwenden; man gibt alle zwei Stunden eine Tablette zu 0,25 g, bis das Flattern oder Flimmern aufhört. In der Regel braucht man bis zur Wiederkehr des Sinusrhythmus nur zwei oder drei Dosen. Besteht eine Überempfindlichkeit gegenüber Chinidin, so muß man Digitalis nehmen lassen.

Essentielle paroxysmale Vorhof- und Kammertachykardie. Beide Tachykardieformen bestehen in einer langen Serie von Extrasystolen. Zu einer Tachykardie kommt es, da das Intervall zwischen den Extrasystolen zu kurz ist.

Das klinische Bild der essentiellen paroxysmalen Tachykardien wurde lange Zeit von zahlreichen Autoren in der ganzen Welt studiert. Dies war wegen ihrer Häufigkeit durchführbar. Besonders Vorhoftachykardien sind sehr häufig, doch kommt nur ein kleiner Prozentsatz von ihnen zur Beobachtung des Arztes. In der Mehrzahl der Fälle dauert der Anfall nur kurz und wird sogar vom Kranken selbst nicht erkannt. Paroxysmale Kammertachykardien sind seltener, doch keineswegs so ungewöhnlich, wie es nach manchen Berichten zu sein scheint.

Elektrokardiogramm. Abb. 50 zeigt einen kurzen Anfall von paroxysmaler Vorhoftachykardie bei einem Patienten mit einer Mitralstenose (Ableitung II). Der plötzliche Beginn und das plötzliche Ende des Anfalls sind deutlich sichtbar. Die Frequenz der Tachykardie beträgt 150 in der Minute. Am Anfang der Kurve ist eine einzelne Vorhofextrasystole zu sehen.

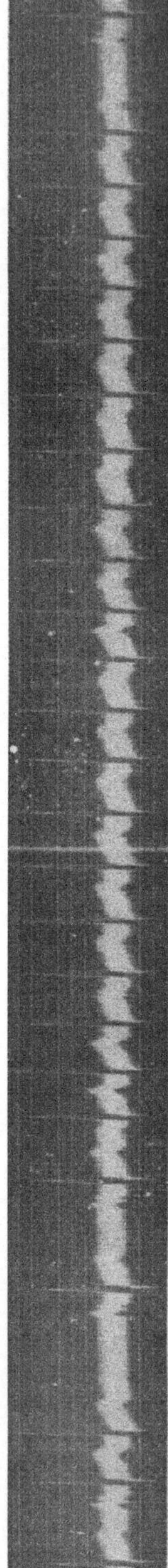

Abb. 50. Vorhofextrasystolen und eine kurze Attacke einer paroxysmalen Vorhoftachykardie

In Abb. 51 wird der Beginn und das Ende einer paroxysmalen Kammertachykardie gezeigt; die Frequenz beträgt ungefähr zweihundert in der Minute. Nach dem Aufhören der Tachykardie tritt eine einzelne ventrikuläre Extrasystole auf.

Bei Patienten mit einer schweren Myokardschädigung wechselt die Form der Kammerschläge während der paroxysmalen Kammertachykardie. Ähnliche Tachykardien gibt es bei Patienten mit Myokardschädigung nach einer Digitalisanwendung (S. 611).

Mechanismus. Zur Erklärung des Mechanismus der paroxysmalen Tachykardien zieht man meist dieselben zwei Theorien heran wie für das Vorhofflimmern und Vorhofflattern. Die uns am wahrscheinlichsten erscheinende Erklärung ist die einer sehr raschen Reizbildung in einem abnormen Zentrum.

Ätiologie. In der Mehrzahl der Fälle treten die Anfälle bei völlig gesunden Menschen auf, welche keinerlei Zeichen eines organischen Herzleidens erkennen lassen. Ausnahmsweise stehen die Anfälle mit außerordentlich starkem Rauchen, mit einer Schwangerschaft, mit einer Adrenalininjektion oder mit der Anwendung von Strophanthin beziehungsweise Digitalis in Zusammenhang. Kammertachykardien kommen auch ohne Symptome eines Herzleidens vor, oft liegen aber ein Koronarverschluß oder eine Koronarsklerose vor. In seltenen Fällen sind Reflexe (paroxysmale Tachykardie beim Schlucken) oder eine Anstrengung auslösende Faktoren. In den meisten Fällen treten die Anfälle jedoch ohne jede nachweisbare Ursache auf. Patienten mit einer abnormen Reaktion auf Digitalis bekommen gelegentlich eine charakteristische Form von paroxysmaler Kammertachykardie (S. 612), deren Auftreten eine dringende Mahnung zur Unterbrechung der Behandlung darstellt. Paroxysmale Tachykardien konnten in allen Altern gefunden werden und kommen sogar bei nur wenige Tage alten Kindern vor.

Symptome. Viele Patienten haben ein zitteriges Gefühl, welches bei genauer Beschreibung die Diagnosestellung ermöglicht. Andere Patienten haben Herzklopfen, welches den Untersucher ebenfalls aufmerksam machen sollte. Bei einer großen Zahl von Fällen bestehen jedoch nur Schwäche und Mattigkeit ohne eine weitere ungewöhnliche Empfindung in der Herzgegend, sodaß der den Patienten nach dem Ende eines Anfalls untersuchende Arzt bei der Stellung der Diagnose Schwierigkeiten hat. Hie und da wird man von einem Patienten gerufen, welcher nur über ein eigenartiges Gefühl oder über Angst berichtet, während andere über Übelkeit und Erbrechen (infolge einer Leberstauung), über anginöse Schmerzen oder über einen heftigen Druck in der Herzgegend klagen. Frühzeitig treten Meteorismus und Aufstoßen auf. Bei älteren Menschen mit einer Atherosklerose kann es zu einem beträchtlichen Blutdruckabfall mit Verwirrtheitszuständen, Koma und sogar Schock kommen.

Von größter diagnostischer Bedeutung ist die Feststellung, daß die Anfälle oder Empfindungen ruckartig einsetzen und ebenso wieder verschwinden. Erhält man die anamnestische Angabe des plötzlichen Beginns und des abrupten Endes der Anfälle, so ist die Diagnose klar. Viele Patienten und besonders jene, deren Herzen abnorm sind, fühlen jedoch den Beginn und das Ende nicht deutlich, sodaß nur eine positive Anamnese von Bedeutung ist. Nicht selten kann der untersuchende Arzt das Ende eines Anfalles auskultatorisch feststellen, während der Kranke das erfolgte Aufhören nicht merkt.

Ein eigentümliches, kaum erforschtes Begleitsymptom verschiedener Formen von paroxysmaler Tachykardie ist die Urina spastica, das heißt, die Patienten berichten über eine Entleerung auffallend großer Mengen eines hellen Urins. Oft kommt diese Harnflut bald nach dem Beginn, gelegentlich während des Anfalles und nur selten nach seiner Beendigung. Diese bemerkenswerte und manchmal unnötig alarmierende Erscheinung kann unmittelbar nach dem Einsetzen des Anfalles auftreten; dies spricht gegen jene Theorie, welche das Auf-

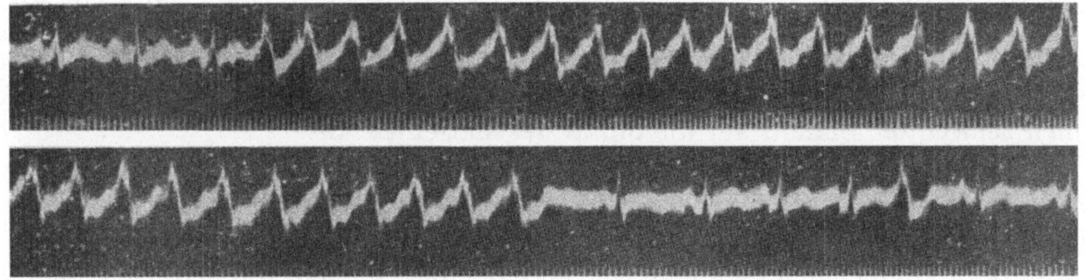

Abb. 51. Beginn und Ende einer paroxysmalen Kammertachykardie

treten der Urina spastica dem Zurückgehen einer Nierenstauung nach dem Aufhören des Anfalls zuschreibt. Wenn man diese Erscheinung auch bei anderen Zuständen finden kann, welche mit dem Herzen und mit dem Kreislauf nichts zu tun haben, so ist das Vorhandensein einer Urina spastica doch eine Hilfe bei der Abgrenzung von anderen Formen der Tachykardie oder des Herzklopfens, da die Erscheinung bei den paroxysmalen Tachykardien häufig und bei den Sinustachykardien sehr selten vorkommt.

Länger dauernde Tachykardien mit sehr rascher Ventrikeltätigkeit können aus denselben Gründen zu einer passiven Stauung führen wie das Vorhofflimmern; sogar Lungenödeme kommen vor. Hämoptysen sind während eines Anfalls nicht selten und schwierig zu erklären. Die Temperatur ist vermutlich infolge der Lungenstauung mäßig erhöht. Auch Speichelfluß ist während der Anfälle ein gelegentlich auftretendes Symptom. Gleichzeitig besteht eine Leukozytose.

So wie das Vorhofflimmern mit rascher Kammerfrequenz, führt auch die Tachykardie zu einem Blutdruckabfall, in dessen Gefolge es zu einer Venenstauung und Lebervergrößerung kommen kann.

Der Venendruck ist erhöht; das Minutenvolumen und gelegentlich auch die arterielle Sauerstoffsättigung können wesentlich absinken.

Das Herz kann im Anfall kleiner werden, doch können sich bei länger dauernder Tachykardie und rascher Frequenz beide Ventrikel erweitern und es können Zeichen einer relativen Mitral- und Trikuspidalinsuffizienz auftreten.

Die Erscheinungen von seiten einer paroxysmalen Vorhof- oder Kammertachykardie sind von Fall zu Fall verschieden. Sieht man den Patienten im ersten Anfall, so kann man den Verlauf niemals voraussagen. Sogar einzelne Anfälle können hinsichtlich Frequenz und Dauer außerordentliche Verschiedenheiten aufweisen. Die Anfälle können innerhalb eines Tages mehrmals wiederkehren, es gibt aber auch Patienten, welche im Laufe von Jahren oder während ihres ganzen Lebens nur einen Anfall haben.

Diagnose. Man erkennt die rasche, regelmäßige Tätigkeit des Herzens leicht, wenn die Frequenz über 150 beträgt, bei niedrigeren Frequenzen kann die Diagnose jedoch ohne die Hilfe des Elektrokardiogramms kaum gestellt werden. Die Frequenz kann zwischen 110 und 250 schwanken. Der erste Herzton ist infolge der unvollständigen Füllung der Kammern oft akzentuiert, während der zweite Herzton infolge des verkleinerten Schlagvolumens und des Blutdruckabfalls weich sein kann. Sind während des Sinusrhythmus Geräusche vorhanden, so verschwinden sie während der Tachykardie, da die Diastole viel zu kurz ist, um ihr Auftreten zu ermöglichen und da die systolische Förderung zu gering ist, als daß ein systolisches Geräusch hörbar würde. Bei einer Herzfrequenz von 180 wird eine verläßliche Pulszählung schwierig. Oft liegt eine Embryokardie vor.

Nach unserer Erfahrung wird die Störung bei Frequenzen zwischen 130 und 160 häufig nicht erkannt; oft wird die Diagnose einer Herzinsuffizienz mit Tachykardie gestellt und sowohl der Kranke als auch seine Familie werden unnötigerweise in Angst versetzt. Die Einstellung des Arztes ist in Fällen von paroxysmaler Tachykardie oft falsch, und häufig übt ein unbegründeter Alarm einen schlechten Einfluß auf die Moral des Patienten aus.

Bei einer paroxysmalen Tachykardie soll man zunächst feststellen, ob ein Vorhof- oder ein Kammertyp vorliegt. Dies ist gelegentlich durch Beobachtung des Venenpulses möglich, da die Vorhöfe bei der ventrikulären Form einer Tachykardie gewöhnlich nicht teilnehmen, weshalb man an den Jugularvenen unabhängige, langsam einfallende a-Wellen sehen kann. Die Unterscheidung wird mit Hilfe des Elektrokardiographen leichter. Bei dieser Gelegenheit soll eine Warnung ausgesprochen werden. Viele begeisterte Ärzte machen sofort den Versuch, den Anfall durch einen Karotisdruck zu kupieren und haben damit oft so rasch Erfolg, daß keine Gelegenheit mehr für die Bestimmung bleibt, welcher Anfalltyp bestanden hat. Da die Unterscheidung zwischen den verschiedenen Anfallsformen prognostische Bedeutung hat, soll man — wenn möglich — den Versuch machen, vor Einleitung therapeutischer Maßnahmen ein Elektrokardiogramm zu schreiben.

Wie früher ausgeführt, hat die Frequenz der Tachykardie im klinischen Bild große Bedeutung. Bei einer Vorhoftachykardie fällt die Vorhofkontraktion noch vor der Kammerkontraktion ein und ist so bei der Füllung der Kammern behilflich. Überschreitet die Vorhoftachykardie jedoch eine bestimmte „kritische Frequenz'', welche gewöhnlich bis zu 180 Schlägen in der Minute beträgt, dann ist die Diastole so kurz, daß sich die Vorhöfe bereits wieder kontrahieren, während die Kammern sich noch in der Systole befinden. Da die Vorhofsystole auf die Kammersystole aufgepfropft ist, vermögen die Vorhöfe ihren Inhalt nicht in die kontrahierten Kammern zu entleeren und es kommt zu einer Blutbewegung nach rückwärts in die Venae cavae. Selbstverständlich führt dieser Mechanismus zu einer besonders starken Stauung der großen Venen und der Leber.

Eine vermutungsweise Diagnosestellung ist leicht, wenn die Anfälle beim Patienten bereits lange Zeit zurückliegen und wenn der Patient über alle wesentlichen Details Auskunft geben kann. Schwieriger wird das Problem, wenn der Patient während oder kurz nach dem ersten Anfall Hilfe sucht. Dann muß man eine Entscheidung oft hinausschieben, bis eine weitere Beobachtung einen verläßlichen Schluß ermöglicht.

Dieselbe Feststellung gilt besonders für die Bestimmung der Bedeutung der Tachykardie. Berichtet der Patient, daß die Anfälle bereits seit Jahren bestünden und ergibt eine Untersuchung nichts Abnormes, so ist man — wie bei den Extrasystolen — berechtigt, die Tachykardie als eine harmlose Störung anzusehen. Sieht man jedoch Patienten während oder kurz nach dem ersten Anfall, so müssen sie eine Zeitlang beobachtet werden, sogar, wenn die erste Untersuchung negativ ausfällt, da die Tachykardie das erste und für eine gewisse Zeit das einzige Zeichen einer Myokarderkrankung sein kann. Alle während der Besprechung der Extrasystolen über diese Frage gemachten Feststellungen gelten auch hier.

Differentialdiagnose. In den meisten Fällen ist es leicht, die Unterscheidung zwischen einer paroxysmalen Tachykardie und einer Sinustachykardie zu treffen, oft ist es aber sogar mit Hilfe eines Elektrokardiogramms schwierig, ein Vorhofflattern auszuschließen. Bei Kranken, welche den plötzlichen Anfang und das abrupte Ende nicht spüren und nur unbestimmte Beschwerden haben, ist die Diagnosestellung schwierig, bis man Gelegenheit hat, den Kranken während eines Anfalls zu beobachten.

Prognose. Die Mehrzahl der Anfälle kommt bei gesunden Personen vor und hat eine ausgezeichnete Prognose. Sogar, wenn sie oft wiederkehren, ist der Patient gewöhnlich leicht imstande, sie zu kupieren, und wenn er von seinem Arzt richtige Anweisungen erhält, kann jedes Angstgefühl verschwinden.

Die Situation ist schwierig, wenn die Anfälle nur schlecht auf die Behandlung ansprechen, wenn sie lange dauern und zu häufig auftreten. In seltenen Fällen kann allein infolge der Tachykardie eine Herzdilatation und eine Herzinsuffizienz mit Stauung entstehen und es kann sogar ohne jedes Zeichen einer Myokarderkrankung oder eines Klappenfehlers der Tod eintreten.

Die Prognose der Kammertachykardien gilt gewöhnlich als schlechter als jene der Vorhoftachykardien. Kammertachykardien können natürlich auch jahrelang bei Patienten auftreten, welche kein Zeichen einer Myokarderkrankung aufweisen, doch ist dies eine Ausnahme. Oft besteht ein organisches Herzleiden, besonders eine Koronarsklerose, und gelegentlich kann ein Anfall von Kammertachykardie das erste Zeichen einer bestehenden Herzschädigung sein. Eine paroxysmale Kammertachykardie stellt eine ominöse Komplikation einer Koronarthrombose dar.

Behandlung. Sieht man den Patienten in einem Anfall und ist die Diagnose mit Hilfe des Elektrokardiogramms gesichert, so soll man vor der Anwendung von Medikamenten den Versuch unternehmen, den Anfall durch Auslösung eines der zahlreichen Vagusreflexe zu kupieren. Versucht man dies mit Sorgfalt und Geduld, so hat man oft Erfolg und diese Maßnahmen haben den Vorteil, daß man sie den Patienten für den Fall lehren kann, daß später der Anfall wiederkehrt.

Zuerst wendet man den Karotisdruck an, welcher in der alten Literatur als „Vagusdruck" beschrieben ist. Er wird auf folgende Weise ausgeführt:

Der Patient muß liegen, da beim Karotisdruck Schwindel und Ohnmacht auftreten können. Man palpiert die Arteria carotis in der Höhe des Schildknorpels vor dem Musculus sternocleidomastoideus und drückt sie gegen die Wirbelsäule zu. Gleichzeitig beobachtet man mit dem Stethoskop die Herztätigkeit. Die in einem speziellen Fall auszuübende Druckstärke ist verschieden. Bei manchen Patienten reicht bereits der geringste Druck aus, während er bei anderen sehr heftig sein muß. Bleiben mehrere Versuche erfolglos, so ist es günstig, denselben Druck etwas höher oder etwas tiefer anzuwenden, weil der Sitz des Karotissinus von Fall zu Fall variiert und ein Druck an anderen Stellen wirkungslos

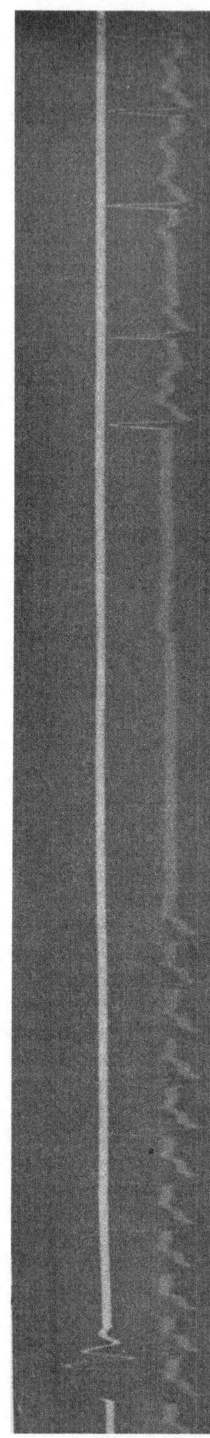

Abb. 52. Ein Karotisdruck stoppt eine paroxysmale Vorhoftachykardie

bleibt. Bei der Mehrzahl der Fälle ist ein Druck an der rechten Seite von Erfolg begleitet. Oft ist der Druck auch links erfolgreich, selten hilft er aber, wenn er nur links ausgeübt wird. Selbstverständlich soll man den Druck nicht gleichzeitig auf beiden Seiten ausüben. Viele Patienten lernen die Druckanwendung sehr bald und können die Anfälle damit sehr leicht kupieren.

Bei dem Patienten, dessen Elektrokardiogramm in Abb. 52 wiedergegeben ist, bestand ein Anfall von paroxysmaler Vorhoftachykardie. An der durch das Zeichen angegebenen Stelle wurde ein rechtsseitiger Karotisdruck ausgeübt. Der Anfall endete abrupt innerhalb weniger Sekunden und wird infolge zu langer Fortsetzung des Karotisdruckes von einem kompletten Herzstillstand gefolgt.

Bleibt der Karotisdruck wirkungslos, so soll man einen anderen Vagusreflex auszulösen versuchen. Manche Patienten sind imstande, die Anfälle durch Anhalten der Atmung oder durch tiefe Inspiration zu beenden. Andere erreichen dies mit Hilfe des Valsalvaschen Versuches, d. h. durch eine maximale Aktivierung der Exspirationsmuskeln bei geschlossener Glottis. Man muß den Patienten die Anweisung geben, so zu pressen, wie während der Defäkation. Oft ist ein Druck auf die Augen (Bulbusdruck) von Erfolg begleitet, besonders bei jugendlichen Individuen. Der Patient sieht nach abwärts, schließt die Augen, dann wendet man einen allmählich zunehmenden Druck auf den Bulbus an. Gelegentlich hört ein Anfall durch Vorwärtsbeugen oder durch Kniebeugen auf. In seltenen Fällen hat man mit einem Druck auf das Abdomen oder mit einer leichten mechanischen Reizung der Haut des äußeren Gehörganges Erfolg. Manche Patienten lernen, einen Finger zwecks Erzeugung eines Würgreflexes tief in den Schlund zu stecken, da ihre Anfälle dadurch sofort aufhören.

Hat man all diese Reflexe auszulösen versucht, was innerhalb weniger Minuten leicht getan ist, so hat man in ungefähr 50 Prozent der Fälle mit der Beendigung des Anfalls Erfolg. Interessant ist, daß man auch Anfälle von paroxysmaler Kammertachykardie trotz der Tatsache kupieren kann, daß man in den Ventrikeln des Menschen keine Vagusfasern nachweisen konnte. Nur wenn alle Reflexmechanismen erfolglos geblieben sind, soll man eine medikamentöse Behandlung versuchen.

Jenes Medikament, welches am sichersten und gewöhnlich innerhalb kurzer Zeit erfolgreich ist, ist wieder das Chinidinum sulfuricum. Nachdem man durch eine Probedosis gesehen hat, daß keine Idiosynkrasie besteht, gibt man bis zum Aufhören der Anfälle bei Tag und bei Nacht alle zwei Stunden eine Tablette zu 0,25 g. Innerhalb von 24 Stunden kommt man damit gewöhnlich zum Ziel, wenn man die Behandlung in manchen Fällen auch einige Tage fortsetzen muß. Hat der Patient keine unerwarteten Erscheinungen von seiten einer Idiosynkrasie, so ist diese Behandlung harmlos. Der Patient muß sich bis zur Kupierung des Anfalls ruhig verhalten.

Verträgt der Kranke das Chinidin nicht, so soll man Digitalis geben. Dieses war in der Vorchinidinära mehr in Verwendung und ist heutzutage von vielen vergessen. Bei der Volldigitalisierung hört der Anfall auf. Für diese Behandlung ist so wie beim Vorhofflattern das Digitaline Nativelle zu empfehlen. Die Digitalisbehandlung hat sich für Anfälle von paroxysmaler Tachykardie bei Kindern als sehr erfolgreich erwiesen. Die oft gemachte Feststellung, daß Digitalis bei der ventrikulären Form der paroxysmalen Tachykardien nutzlos oder kontraindiziert sei, ist nicht richtig.

In der Mehrzahl der Fälle ist es nicht notwendig, daß die Anfälle sofort aufhören. Das Abwarten eines Erfolges der Chinidin- oder Digitalisbehandlung hat keinen Schaden zur Folge; diese Methode ist deshalb rascher wirksamen Methoden vorzuziehen, welche aber manche unerwartete und manchmal unangenehme Nebenwirkungen haben.

Oft ist eine intravenöse Injektion von Chininum dihydrochloricum oder von Chinidinum sulfuricum wirkungsvoll und stoppt einen Anfall von paroxysmaler Tachykardie sofort ab. Anfangs soll man nur 0,2 g injizieren und diese Menge bei fehlendem Erfolg, wenn nötig, am folgenden Tag oder beim nächsten Anfall auf 0,4 oder sogar 0,5 erhöhen, vorausgesetzt, daß die erste Injektion gut vertragen wurde. In der Regel hören die Anfälle unmittelbar, gewöhnlich sogar während der Injektion, auf. Man muß jedoch sehr langsam injizieren, die Injektion ist nicht immer völlig unschädlich. Chinidin ist ein Herzdämpfungsmittel und sogar diese kleinen intravenösen Dosen können auf ein geschädigtes Myokard einen ungünstigen Einfluß ausüben. Da niemand ohne weiteres vorhersagen kann, ob und in welchem Ausmaß der Herzmuskel bei einem bisher unbekannten Patienten geschädigt ist, welchen man im Anfall das erstemal sieht, ist bei der intravenösen Verabreichung von Chinin oder Chinidin große Vorsicht am Platze. Jetzt sind intramuskuläre Injektionen möglich, da es dafür Präparate gibt; sie sind gefahrlos; in gewissen Fällen hat diese Verabreichungsform Vorteile. Die Injektion einer Einzeldosis von 0,5 g alle drei bis vier Stunden ist zulässig.

Verträgt der Kranke Chininderivate nicht oder liegen gewisse Anzeichen einer Herzinsuffizienz vor, so sind Digitalis- oder Strophanthinpräparate vorzuziehen. Wünscht man eine rasche Wirkung, so ist die Injektion eines der neuen gereinigten Glykoside, wie des Cedilanid (4 ccm) oder des Digitoxin (S. 617) zu empfehlen. Hat man vorher nicht Digitalis gegeben, so erweist sich das Strophanthin in der Dosis von 0,5 mg als noch mehr wirksam.

Wenn die Anfälle oft wiederkehren und prophylaktische Maßnahmen angezeigt sind, so ist das Chinidin der Digitalis überlegen. In diesem Falle geht man genau so vor, wie bei der Behandlung von Extrasystolen oder von paroxysmalem Flimmern und sucht zur Verhütung des Wiederauftretens der Tachykardie die kleinste noch wirksame Dosis zu bestimmen.

Unter den zahlreichen, für die Behandlung einer paroxysmalen Tachykardie empfohlenen anderen Medikamenten hat sich das Cholin oder sein viel wirksameres Derivat, das Azetyl-ß-Methylcholin (Mecholyl) als wirkungsvoll erwiesen. Es beseitigt die Tachykardie in ungefähr 88 Prozent der Fälle. Die

Dosierung hängt vom Gewicht und vom Alter des Patienten ab; gewöhnlich genügen 30 bis 40 mg subkutan. Für den Fall, daß unvorhergesehene Symptome auftreten, muß man eine Spritze mit Atropin parat haben. Wenn diese Nebenwirkungen auch selten gefährlich sind, so sind sie doch oft unangenehm. Eine früher oft versuchte Vagusreizung durch Physostigmin ist jetzt wieder verlassen, dagegen hat sich Prostigmin (0,5 bis 1,0 mg subkutan) gegenüber dem Mecholyl als besser erwiesen.

Auch Brechmittel hat man empfohlen, doch hat die einfache Aufforderung an den Patienten, einen Brechreiz dadurch auszulösen, daß er sich zwei Finger sehr tief in den Schlund steckt, dieselbe Wirkung ohne andere unangenehme Reaktionen.

Es ist erstaunlich, was für heroische Maßnahmen und sogar gefährliche Medikamente für diesen harmlosen Zustand empfohlen wurden, welcher das Leben des Kranken so selten in Gefahr bringt und für den im allgemeinen mehr konservative Behandlungsmethoden ausreichen. Man hat zum Beispiel Apomorphin und sogar Adrenalin angegeben; das letztgenannte Medikament wird die Tachykardie oft zum Verschwinden bringen, doch erzeugt es in einem gewissen Prozentsatz Kammerflimmern.

Unter den in der letzten Zeit empfohlenen Medikamenten ist das Magnesiumsulfat oft nützlich. Man gibt davon 15 bis 20 ccm einer 20%igen Lösung intravenös. Von den darüber berichtenden Autoren konnten bei einer Serie von Fällen keine unvorhergesehenen Symptome beobachtet werden und es wurden auch in vielen Briefen von Kollegen, welche mit Injektionen dieses Medikamentes bei Patienten mit paroxysmaler Tachykardie Erfolg hatten, keine derartigen Komplikationen berichtet. Da stärkere Konzentrationen von Magnesiumsulfat den Herzmuskel lähmen, muß man langsam injizieren, bei Patienten mit einem geschädigten oder schwachen Myokard sind solche Injektionen kontraindiziert.

Von großem Interesse ist die Anwendung von Kaliumpräparaten bei der Behandlung der paroxysmalen Tachykardie und der Extrasystolen. Die Wirkung des Kaliums auf die Reizbildung des Herzens ist seit den klassischen Arbeiten von Loeb, Ringer und anderen über die Wirkung von Elektrolyten auf die Herztätigkeit bekannt. Man hat angenommen, daß das Kalium die Reizbildung hemme und in dieser Hinsicht ein Antagonist des Natriums und Kalziums sei. Es konnte gezeigt werden, daß der Kaliumspiegel im Blut durch eine perorale Anwendung von Kaliumsalzen ansteigt und daß die Extrasystolen und paroxysmalen Tachykardien dadurch aufhören. Die Dosierung ist schwierig zu handhaben, da die Höhe der wirkungsvollen Dosis bei verschiedenen Patienten ganz verschieden ist.

Man gibt am Anfang 2 g und anschließend alle zwei Stunden 1 bis 2 g, bis der Anfall kupiert ist. Gewöhnlich empfiehlt man Kaliumjodid. Auch andere Salze, wie Kaliumchlorid oder -azetat, sind wirkungsvoll. Man hat eine Kombination mit Chinidin empfohlen. Ungefähr 30 Minuten nach der Einnahme eines Kaliumsalzes beginnt der Blutspiegel anzusteigen, er erreicht seine größte Höhe in zwei bis drei Stunden. Auf diesem Wege konnte man einen Blutspiegel von 35,3 mg Prozent Kalium erzielen. Dabei können Schwitzen und Übelkeit vorkommen.

Die intravenöse Injektion eines Kaliumsalzes führt sofort zu Kammerflimmern.

4. Reizleitungsstörungen

Durch einen sinuaurikulären oder noch häufiger durch einen atrioventrikulären Block können verschiedenartige Arrhythmien hervorgerufen werden, welche manchmal von komplexer Struktur sind. In diesem Buch können über diese Störungen nur wenige Bemerkungen gemacht werden, bezüglich einer Gesamtdarstellung muß auf die Lehrbücher der Elektrokardiographie verwiesen werden.

Die einfachste und häufigste Reizleitungsstörung ist eine gewöhnliche Verlängerung der P-R-Intervalls (Abb. 13. u. 45). Eine solche verursacht keine Rhythmusstörung, man kann sie nur beim Vorliegen eines präsystolischen Galopprhythmus vermuten (S. 226). Nächsthäufig ist ein periodischer Ausfall von Schlägen, wobei, wie in Abb. 53, die Vorhofreize zunehmend langsamer zur Kammer übergeleitet werden, bis schließlich ein Vorhofreiz blockiert wird. Das Reizleitungssystem erholt sich, die Überleitung ist für einen Schlag normal oder zumindest etwas besser und dann kommt es neuerlich zu einer fortschreitenden Ermüdung. Diesen Zustand nennt man zur Erinnerung an seinen Entdecker eine Wenckebachsche Periodik.

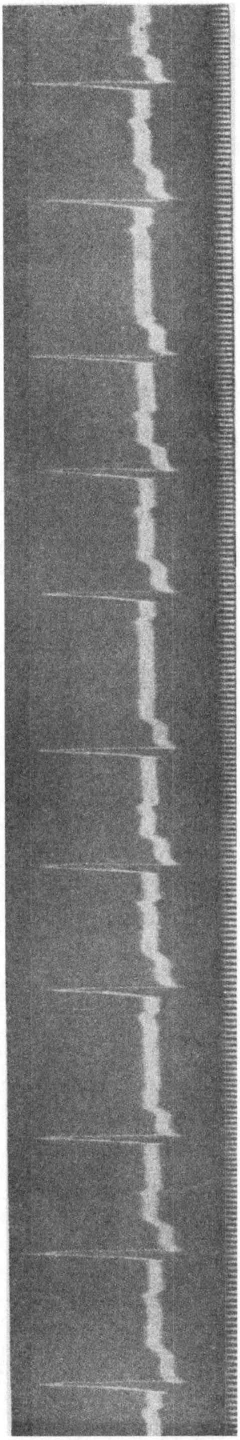

Sowohl bei den eben genannten beiden Reizleitungsstörungen und bei höheren Graden eines partiellen Blocks als auch beim kompletten atrioventrikulären Block muß man zuerst eine eventuelle Digitalisbehandlung als ätiologischen Faktor ausschließen. Digitalis in großen Mengen ist eine typische Ursache für das Auftreten dieser Reizleitungsstörungen, und wenn man Digitalis bei bereits geschädigtem Herzen gibt, so können sogar relativ kleine Dosen verschiedene Formen von Überleitungsstörungen oder sogar einen kompletten Herzblock erzeugen (S. 609). War ein Herzblock bereits vor dem Beginn einer Digitalisbehandlung vorhanden, dann muß man das Bestehen einer organischen Veränderung im Reizleitungssystem annehmen. Wie in den vorhergehenden Kapiteln ausgeführt, gibt es drei Erkrankungen, bei welchen ein Herzblock sehr häufig vorkommt. Eine davon ist der fieberhafte Rheumatismus, welcher eine eigentümliche und ungeklärte Affinität zum atrioventrikulären Reizleitungssystem zu haben scheint. Der zweite Zustand ist die Koronarsklerose und der dritte die Diphtherie. Es wurde erwähnt, daß besonders bei einem Verschluß des Ramus descendens posterior der rechten Koronararterie verschiedene Formen von Herzblock auftreten. Partielle und noch häufiger komplette Herzblockformen findet man auch bei kongenitalen Kammerseptumdefekten (S. 281).

Abb. 53. Wenckebachsche Perioden

Für den Herzblock ist keine spezifische Behandlung notwendig; die Behandlung besteht in jener des Grundleidens. Im Verlaufe der Entwicklung eines kompletten Blockes gibt es nur eine ernsthafte Komplikation, nämlich Stokes-Adamssche Anfälle. Diese wurden auf S. 459 erörtert, wobei Betonung auf die Tatsache gelegt wurde, daß das Auftreten dieses Syndroms nicht nur das Vorliegen einer Reizleitungsstörung, sondern auch das Bestehen einer gewissen Schädigung der Automatie der tieferen Kammerzentren zur Voraussetzung hat.

Schrifttum

Antoine, T. Ein Fall von fötaler Herzarrhythmie. Zentrbl. Geb. und Gyn., **90**, 112, 1926.

Askey, J. M. "Hemiplegia following carotid sinus stimulation. "Am. Heart J., **31**, 131, 1946.

Bechgaard, P. "Paroxysmal ventricular fibrillation with recovery." Acta med. scand., **132**, 9, 1948.

Berger, A. J., and Rackliffe, R. L. "Treatment of paroxysmal supraventricular tachycardia with methoxamine." J. A. M. A., **152**, 1132, 1953.

Berman, R., Sadoff, C. M., and Gordon, G. B. "Quinidine intoxication occurring during therapy of auricular arrhythmias." Minnesota Medicine, **36**, 1052, 1953.

Boden, E., und Wankell. Experimentelle und klinische Studien über die Herzwirkung des Cholins. Ztschr. f. Kreislaufforsch., **20**, 411, 1928.

Bouveret, L. "De la tachycardie essentielle paroxystique." Rev. de med., **9**, 753, 837, 1889.

Boyd, L. J., and Scherf, D. "Magnesium Sulfate in Paroxysmal Tachycardia." Am. J. M. Sc., **206**, 43, 1943.

Brill, I. C. "Auricular Fibrillation: the Present Status with a Review of the Literature." Am. Int. Med., **10**, 1487, 1937.

Brow, G. R., Long, C. L. H., and Beattie, J. "Irregularities of the Heart under Chloroform: Their Dependence on the Sympathetic Nervous System." J. A. M. A., **95**, 715, 1930.

Campbell, M. "The paroxysmal tachycardias." Lancet, **2**, 641, 1947.

—, and Elliott, G. A. "Paroxysmal Tachycardia: Aetiology and Prognis of One Hundred Cases." Brit. Heart J., **1**, 123, 1939.

Cole, F. "Cardiac massage in the treatment of arrest of the heart." Arch. Surg., **64**, 175, 1952.

DiPalma, J. R., and Schults, J. E. "Antifibrillatory drugs." Medicine, **29**, 123, 1950.

Ditlefsen, E. M. L. "Concentration of quinidine in blood following oral, parenteral and rectal administration." Acta med. scand., **146**, 81, 1953.

Ellis, A. W. M., and Clark Kennedy, A. E. "Arrest of Auricular Fibrillation by the Use of Quinidine." Lancet, **II**, 894, 1921.

Frey, W. Über Vorhofflimmern beim Menschen und seine Beseitigung durch Chinidin. Berl. klin. Wchnschr., **55**, 417 und 450, 1918.

Froment, R. "Les tachycardies paroxystiques ventriculaires." Paris: Masson, 1932.

Furman, R. H., and Geiger, A. J. "Use of cholinergic drugs in paroxysmal supraventricular tachycardia." J. A. M. A., **149**, 269, 1952.

Garrey, W. E. "Auricular Fibrillation." Physiol. Rev., **4**, 215, 1924.

Goldbloom, A., and Segall, H. N. "Auricular Fibrillation in Infancy." Am. Journ. Dis. Childr., **56**, 587, 1938.

Gossage, A. M., and Hicks, J. A. B. "On Auricular Fibrillation." Quart. J. Med., **6**, 435, 1913.

Hanson, H. H., and Rutledge, D. I. "Auricular fibrillation in normal hearts." New Engl. J. Med., **240**, 947, 1949.

Harkavy, J. "Cardiac Arrhythmias with Special Reference to Paroxysmal Tachycardia, Auricular Fibrillation and Premature Beats in Constitutionally Allergic Individuals." J. M. Sinai Hosp., **5**, 273, 1938.

Hawkins, J., McLaughlin, C. R., and Daniel, P. "Neuronal damage from temporary cardiac arrest." Lancet, 1, 488, 1946.

Hay, J. "The Action of Quinidine in the Treatment of Heart Disease." Lancet, II, 543, 1924.

Hubbard, J. P. "Paroxysmal Tachycardia and its Treatment in Young Infants." Am. J. Dis. Child., 61, 687, 1941.

Jolly, W. A., and Ritchie, W. T. "Auricular Flutter and Fibrillation." Heart, 2, 177, 1910-11.

Kaestner, E. Kasuistischer Beitrag zum Krankheitsbild der Hiatushernie. Med. Welt., 6, 1349, 1932.

Kerr, W. J., and Bender, W. L. "Paroxysmal Ventricular Fibrillation with Cardiac Recovery in a Case of Auricular Fibrillation and Complete Heart-Block while under Quinidine Sulphate Therapy." Heart, 9, 269, 1922.

Kouwenhoven, W. B., and Kay, J. H. "A simple electrical apparatus for the clinical treatment of ventricular fibrillation." Surgery, 30, 781, 1951.

Lampson, R. S., Schaeffer, W. C., and Lincoln, J. R. "Acute circulatory arrest." J. A. M. A., 137, 1575, 1948.

Levine, S. A., and Golden, R. "Some observations on paroxysmal rapid heart action." Arch. int. Med., 29, 836, 1922.

Lewis, T. "The Mechanism and Graphic Registration of the Heart Beat." 3rd Edition. London, Shaw & Sons, 1925.

Linenthal, A. J., and Freedberg, A. S. "Measures used in the prevention and treatment of cardiac arrhythmias." New Engl., J. Med., 241, 612, 1949.

Mackenzie, J. "Quinidine in Auricular Fibrillation." Brit. M. J., II, 567, 1921.

Mahaim, I., and Suriyong, R. "Un nouveau cas de „double canon" de Duchosal sur bloc de branche droite atypique avec bloc auriculo-ventriculaire" Cardiologia, 19, 71, 1951.

Marmor, J., and Sapirstein, M. R. "Bilateral thrombosis of anterior cerebral artery following stimulation of a hyperactive carotid sinus." J. A. M. A., 117, 1089, 1941.

McLean, M. M. "Auricular flutter in a newborn baby." Arch. Dis. Childh., 27, 436, 1952.

Moe, T. "A case of Morgagni-Adams-Stokes attacks caused by transient, recurrent ventricular fibrillation without apparant organic heart disease." Acta med. scand., 130, 416, 1948.

Nathanson, M. H., and Miller, H. "The action of norepinephrine, epinephrine and isopropyl-norepinephrine on the rhythmic functions of the heart." Circulation." 6, 238, 1952.

Norn, M. Untersuchungen über das Verhalten des Kaliums im Organismus. Skandinav. Arch. f. Physiol., 55, 211, 1929.

Nudelman, P. L., Leff, I. L., and Howe, C. D. "Thrombopenic purpura following quinidine." J. A. M. A., 137, 1219, 1948.

Payne-Cotton. "Notes and Observations of Unusually Rapid Action of the Heart." Brit. Med. J., I, 629, 1867.

Pribram, A., und Mayer, S. Studien zur Physiologie des Herzens und der Blutgefäße. Sitzb. kais. Akad. d. Wissch. Wien, 66, 102, 1872.

Read, J. M. "Fatal ventricular fibrillation following procaine amide hydrochloride therapy." J. A. M. A., 149, 1390, 1952.

Reid, L. C., and Brace, D. E. "Irritation of the Respiratory Tract and its Reflex Effect upon the Heart." Surg., Gynec., & Obst., 70, 157, 1940.

Rothberger, C. J. Bemerkungen zur Theorie der Kreisbewegung beim Flimmern. Klin. Wchnschr., 2, 1407, 1923.

Ruskin, H. D. "Thiouracil compounds in the prevention of paroxysmal cardiac arrhythmia." Lancet, 1, 134, 1951.

Sakai, und Mori, F. Über einen Fall von sog. Schlucktachykardie. Ztschr. f. d. ges. exper. Med., 50, 106, 1926.

Sampson, J. J., and Anderson, E. M. "The Treatment of Certain Cardiac Arrhythmias with Potassium Salts." J. A. M. A., **99**, 2257, 1932.

Savy, P. "Tachycardie paroxystique et médication vomitive." Arch. d. mal. du coeur, **3**, 80, 1910.

Schaffer, A. I. "Procaine amide compared with quinidine as a therapy of arrhythmias." Am. Heart J., **42**, 597, 1951.

—, Blumenfeld, S., Pitman, E. R., and Dix, J. H. "Procaine amide: Its effect on auricular arrhythmias." Am. Heart J. **42**, 115, 1951.

—, Steinman, R., and Scherf, D. "Intravenous procaine: its effect on the human electrocardiogram and on cardiac arrhythmias." Cardiologia, **16**, 342, 1950.

Scherf, D. Zur Frage der Parasystolie. Wien. Arch. f. inn. Med., **8**, 155, 1924.

— Die Amylnitritprobe als Funktionsprüfungsmethode des spezifischen Herzmuskelsystems. Wien. klin. Wchnschr., **40**, 113, 1927.

— "Studies on auricular tachycardia caused by aconitine administration." Proc. Soc. exper. Biol. Med., **64**, 233, 1947.

— Versuche zur Theorie des Vorhofflatterns und Vorhofflimmerns. Ztschr. f. d. ges. exper. Med., **61**, 30, 1928.

—, and Boyd, L. J. "Clinical Electrocardiography." 2nd Edition. Heinemann, London, 1945.

—, and Kisch, F. "Ventricular Tachycardias with Variform Ventricular Complexes." Bull. N. Y. Med. College, **2**, 73, 1930.

—, Romano, F. J., and Terranova, R. "Experimental studies on auricular flutter and auricular fibrillation." Am Heart J., **36**, 241, 1948.

—, and Terranova, R. "Mechanism of auricular flutter and fibrillation." Am. J. Physiol., **159**, 137, 1949.

—, Schaffer, A. I., and Blumenfeld, S. "Mechanism of flutter and fibrillation." Arch. int. Med., **91**, 333, 1953.

—, and Schott, A. "Extrasystoles and allied arrhythmias." London, Heinemann, 1953.

—, und Zdansky, E. Über die Beeinflussung der Herzgröße durch Atropin, Adrenalin und Amylnitrit. Wien. Arch. f. inn. Med., **16**, 399, 1929.

Schwartz, S. P. "Transient Ventricular Fibrillation: a Study of the Fibrillary Process and its Development in Man." J. Mt. Sinai Hosp., **8**, 1005, 1942.

Singer, R., und Winterberg, H. Chinin als Herz- und Gefäßmittel. Wien. Arch. f. inn. Med., **3**, 329, 1922.

Sontag, L. W., and Newberry, H. "Incidence and Nature of Fetal Arrhythmias." Am. J. Dis. Child., **62**, 991, 1941.

Southworth, J. L. and assoc., Ventricular fibrillation precipitated by cardiac catheterization, J. A. M. A., **143**, 717, 1950.

Starr, I., Jr. "Acetyl-ß-methylcholin. IV. Further Studies of its Action in Paroxysmal Tachycardia and in certain other Disturbances of Cardiac Rhythm." Am. J. M. Sc., **191**, 210, 1936.

Stempien, S. J., and Katz, K. H. "Quinidine and Potassium in the Treatment of Refractory Paroxysmal Ventricular Tachycardia." Am. Heart J., **24**, 555, 1942.

Weinberger, L. M., Gibbon, M. H. and Gibbon, J. H. Jr., Temporary arrest of the circulation to the central nervous system. Arch. Neurol. Psych., **43**, 615, 1940.

Weisman, S. A. "Studies of the Time required for the Elimination of Quinidine from the Heart and other Organs." Am. Heart J., **20**, 21, 1940.

—, Review and evaluation of quinidine therapy for auricular fibrilation, J. A. M. A., **152**, 496, 1953.

Weiss, S., and Hatcher, R. A. "Studies on Quinidin." J. Pharmacol. & Exper. Therap., **30**, 335, 1927.

—, and Sprague, H. B. "Vagal Reflex Irritability and the Treatment of Paroxysmal Auricular Tachycardia with Ipecac." Am. J. M. Sc., **194**, 53, 1937.

Wenckebach, K. F. Über eine kritische Frequenz des Herzens bei paroxysmaler Tachycardie. Deutsch. Arch. f. klin. Med., **101**, 402, 1910.

— Die unregelmäßige Herztätigkeit und ihre klinische Bedeutung. W. Engelmann, Leipzig, 1914.

Wenckebach, K. F. Über Chinin als Herzmittel. Berl. klin. Wchnschr., **55**, 521, 1918.

—, und Winterberg, H. Die unregelmäßige Herztätigkeit. Engelmann, Leipzig, 1927.

Wiggers, C. J., and Wégria, R. "Ventricular Fibrillation due to Single, Localised Induction and Condenser Shocks applied during the Vulnerable Phase of Ventricular Systole." Am. J. Physiol., **128**, 500, 1940.

Wilkins, L., and Kramer, B. "Studies on the Potassium Content of Human Serum." Arch. Int. Med., **31**, 916, 1923.

Winterberg, H. Herzflimmern und Herzflattern. In: Handbuch d. norm. u. path. Physiol., **7**, I. Teil, 663, 1926.

Wolff, L., Clinical aspects of paroxysmal rapid heart action, New Engl. J. Med., **226**, 640, 1942.

Zwillinger, L. Über die Magnesiumwirkung auf das Herz. Klin. Wchnschr., **14**, 1429, 1935.

Dreißigstes Kapitel

Periphere Gefäßkrankheiten

1. Allgemeine Bemerkungen

Einleitung

Unser Wissen über die peripheren Gefäßkrankheiten wurde in den letzten 40 Jahren ganz wesentlich erweitert. Lange Zeit wurden diese Zustände hauptsächlich von den Neurologen bearbeitet und erörtert (Charcot, Erb, Weir, Mitchell), man hat sie fast ausschließlich auf „nervöse" Gefäßspasmen zurückgeführt. In seiner Arbeit über die Erythromelalgie nannte Mitchell die Erkrankung „eine seltene vasomotorische Neurose", und Cassirer betitelte eine der ersten Monographien über periphere Gefäßerkrankungen „Vasomotorischtrophische Neurosen". Seit dieser Zeit haben wir gelernt, verschiedene pathologische Zustände voneinander abzugrenzen, welche man auch klinisch bei genauer Anamnese und sorgfältiger Untersuchung unterscheiden kann. Neue Untersuchungsmethoden ermöglichen die Differenzierung zwischen Gefäßstörungen infolge einer organischen Gefäßverengung und solchen infolge von Gefäßspasmen.

Neuere therapeutische Errungenschaften retten häufig Glieder vor der Amputation, doch führt man sogar noch heute derartige Erkrankungen in ihrem Anfangsstadium auf „Senkfüße" oder auf einen „Rheumatismus" zurück; derartige Irrtümer kommen jedoch immerhin seltener vor als noch vor einigen Jahren.

Man teilt die peripheren Gefäßkrankheiten am besten in organische oder funktionelle Störungen ein. Die erstgenannte Gruppe kann man in entzündliche Prozesse, wie zum Beispiel die Thromboangiitis obliterans, oder Erkrankungen infolge einer Tuberkulose, eines Typhus, einer Syphilis usw. unterteilen, während eine andere Gruppe degenerative Schädigungen, wie zum Beispiel die Atherosklerose, betrifft. Die Periarteritis nodosa ist scheinbar eine allergische Erkrankung. Zur funktionellen Gruppe gehören Störungen, wie zum Beispiel die Erythromelalgie, die Akrozyanose sowie bestimmte Formen des Raynaudschen Syndroms.

Die Störungen infolge einer arteriellen Embolie oder infolge einer arteriellen bzw. einer venösen Thrombose bilden eine eigene Gruppe.

In diesem Buch sollen nur die häufigeren und daher wichtigeren Erkrankungen besprochen werden.

Symptome

Die häufige Kombination entzündlicher oder degenerativer Gefäßveränderun‐
gen mit funktionellen, spastischen Störungen führt zu verschiedenen klinischen
Erscheinungsbildern. Die Lokalisation, die Zeit des Auftretens der Erkrankungen
und viele andere Faktoren variieren je nach der Natur der Störung; die meisten
Beschwerden der Patienten sind jedoch sogar bei verschiedener Ätiologie dieselben.

Wir werden daher manche dieser Symptome am Anfang besprechen und
anschließend in den entsprechenden Abschnitten einige charakteristische Details
der verschiedenen Erkrankungen hinzufügen.

Schmerzen. Sie sind das häufigste Symptom. Oft kommen sie während des
Gehens in der Wade oder im Fuß; gelegentlich werden sie auch bei Ruhe empfunden, sie können bei Nacht auftreten, besonders, wenn das Bein in einer bestimmten Stellung gehalten wird. Manchmal sind sie konstant vorhanden. Man findet
alle Übergänge zwischen einem leichten „Nagen" und außerordentlich quälenden
Schmerzen.

Tritt der Wadenschmerz beim Gehen auf, so zwingt er den Kranken oft,
stehenzubleiben. Diese Erscheinung ist als Claudicatio intermittens bekannt.
Die Anamnese ergibt schon sehr früh, daß der Schmerz auftritt, wenn der Kranke
eine bestimmte Wegstrecke gegangen ist, und daß er einige Minuten nach dem
Stehenbleiben wieder verschwindet. Diese Distanz kann lange Zeit konstant bleiben
und sowohl eine Verschlechterung des Zustandes des Kranken als auch jede
Besserung drücken sich deutlich in einer Verkürzung bzw. in einer Verlängerung
dieser Wegstrecke aus.

Bis in die letzte Zeit hat man diesen Schmerz als Folge eines Gefäßspasmus
angesehen, doch konnte eindeutig nachgewiesen werden, daß die Ursache in einer
Anhäufung eines stabilen physikalisch-chemischen Reizstoffes in den Gewebs-
spalten (Faktor P) liegt, dessen Auftreten die Folge des Sauerstoffmangels in
den Muskelfasern ist. Möglicherweise stellt das Laktat-Ion das im chemischen
Reizstoff wirksame Agens dar.

Ein intermittierendes Hinken kommt auch ohne Gefäßerkrankung vor, zum
Beispiel bei schwereren Anämien, während eines Anfalles von paroxysmaler
Tachykardie, bei Mitralstenosen und bei der Koarktation der Aorta, das heißt
immer dann, wenn ein Mißverhältnis zwischen dem Blutbedarf und der Blutzufuhr zu den Beinmuskeln besteht.

Ganz allgemein ist ein Ruheschmerz vom prognostischen Standpunkt aus
als ungünstiger zu bewerten als ein bei Bewegung auftretender Schmerz. Das
Fehlen eines Ruheschmerzes spricht jedoch noch nicht für eine genügende Blutzufuhr, da ein Schmerz bei Embolien sogar bei völligem Verschluß der Femoralarterie mit nachfolgender Gangrän fehlen kann. Ein Ruheschmerz kann dafür
sprechen, daß trophische Störungen drohen, und besonders bei der Thromboangiitis obliterans kann er seine Ursache in einer ischämischen Neuritis haben.
Es ist notwendig, den Ruheschmerz und die „nächtlichen Krämpfe" voneinander
abzugrenzen, welche bei gesunden Personen auftreten, besonders, wenn sie gegen
Morgen zu ihre Beine ausstrecken. Die Entstehungsweise dieser Erscheinung,
bei welcher die Muskeln bretthart werden, ist unbekannt. Man hat dafür verschiedene therapeutische Maßnahmen angegeben, wie z. B. die Verordnung von
Vitaminen, Kochsalz, Benadryl und Calcium. Nach unserer Erfahrung wirken
0.2 g Chinidinsulfat, vor dem Zubettgehen eingenommen, am günstigsten.

Bei den sogenannten „restless legs" (Unruhigkeit der Beine) (E k b o m) empfinden die Kranken in den Beinen Schwäche, Schmerzen, ein Kältegefühl und

andere eigenartige Sensationen, welche wieder verschwinden, wenn sie aufstehen und herumgehen. Die Ursache ist unbekannt.

Müdigkeit. Schwäche und Müdigkeit in den Beinen sind ebenfalls häufige und oft frühzeitig vorhandene Zeichen einer gestörten Zirkulation.

Parästhesien und Kältegefühl. Oft klagen Patienten über Taubheit, Kribbeln, „Nadelstechen" und über andere Parästhesien. Es kann ein brennendes Gefühl vorhanden sein. Selten wird an bestimmten Teilen der Extremitäten eine ungewöhnliche Kälte empfunden, doch ist dieser Befund für eine periphere Gefäßkrankheit keineswegs charakteristisch.

In seltenen Fällen suchen Kranke ärztlichen Rat, weil bestimmte Teile der Glieder eine abnorme Färbung aufweisen.

Untersuchungsmethoden und Deutung der Befunde

Inspektion. Die Inspektion der betroffenen Extremität zeigt oft eine abnorme Färbung. Bei einer Erweiterung der Venülen in den subpapillären Plexus fließt das Blut langsam und es geht mehr Sauerstoff in die Gewebe über, sodaß eine Zyanose auftritt. Die Verlegung einer Arterie führt beim Fehlen eines Kollateralkreislaufes zu einer abnormen Blässe. Wenn eine Entzündung oder andere Faktoren eine Dilatation der Arteriolen, Kapillaren und Venen hervorrufen, so besteht eine stärkere Rötung. Bei völligem oder fast völligem Verschluß einer Arterie mit drohender Gangrän ist die Färbung dunkelviolett.

Diese abnormen Färbungen kann man an der ganzen Extremität, an den Zehen und Fingern oder an kleinen Flecken der Haut finden. Farbdifferenzen an den beiden Beinen, welche derselben Temperatur ausgesetzt waren, sind von großer Bedeutung, da bei einer abnormen Erweiterung der peripheren Gefäße infolge einer Veränderung im Gefäßtonus unter normalen Bedingungen eine symmetrische Zyanose auftritt; dies ist nicht unbedingt pathologisch.

Die Haut kann ödematös, verdickt oder dünn und atrophisch sein. Ihre Struktur ist häufig verändert. Auch die Muskeln können atrophieren. Es können kleine Geschwüre vorhanden sein. Man muß sorgfältig zwischen den Zehen wegen Anzeichen einer Epidermophytie nachsehen. Die Haare können lokal verschwinden.

Eine Untersuchung der Nägel zeigt oft trophische Störungen. Die normalen Längsfurchen sind verstärkt und es treten Querfurchen auf. Die Nägel können sich verfärben und vom Bett abheben. Sie wachsen abnorm langsam oder stellen ihr Wachstum überhaupt ein.

Palpation. Man schätzt die Hauttemperatur mit der ulnaren Hohlhandseite. Man soll die Temperatur der Extremitäten bestimmen, nachdem sie eine Zeitlang (zehn bis fünfzehn Minuten) einer Zimmertemperatur ausgesetzt waren. Der Nachweis der gleichen Kälte der Haut über beiden Extremitäten ist ohne große Bedeutung, da dies normal sein kann. Jedoch haben sogar kleine Differenzen zwischen den beiden Seiten nach genügend langer Exposition in der Zimmertemperatur große Bedeutung. Man soll die Höhe der Außentemperatur feststellen, bei welcher ein Temperaturunterschied an der Haut auftritt. Oft findet man über dem Knie bereits zu einer Zeit einen leichten Temperaturunterschied, da noch keine andere Stelle eine deutliche Veränderung zeigt. Scheinbar kann man palpatorisch Temperaturdifferenzen von sogar 0.5 Grad Celsius erkennen. Manchmal ist das erkrankte Bein wärmer als das gesunde oder das stärker befallene Bein ist wärmer als das weniger befallene. Die lokale Temperatur ist beim Schwitzen niedriger und manchmal schwitzt das mehr betroffene Bein stärker als das gesunde.

Wenn man durch einen Fingerdruck an einer umschriebenen Stelle, zum Beispiel am Zehenballen, Blässe hervorruft, so wird das ischämische Gebiet normalerweise sehr rasch wieder durchblutet, wenn der Druck aufhört. Bei Krankheiten kann die Wiederkehr der normalen Färbung verlangsamt oder beschleunigt sein. Eine Verlangsamung wird durch eine Verminderung der Blutströmung verursacht, während eine raschere Blutströmung oder ein erhöhter Druck in den Gefäßen, besonders in den Venülen, eine Beschleunigung hervorrufen kann. Es ist richtig, daß man sogar bei völliger Unterbrechung der Zirkulation in einem stark zyanotischen Bein eine prompte Rückkehr der früheren Farbe beobachten kann; leichte Unterschiede zwischen den beiden Seiten sind jedoch wichtig, da sie frühe Kennzeichen einer Abnormität der Zirkulation darstellen. Wir können deshalb jenen nicht beipflichten, welche diesen Test völlig ablehnen. Man führt ihn besser durch, wenn man die erkrankten Extremitäten leicht erheben läßt.

Der nächste Schritt besteht in einer Untersuchung der Pulsation an den Arterien aller vier Extremitäten. An den Armen prüft man die Subklavia- und Axillararterien, die Brachial-, Radial- und Ulnararterien an den bekannten Stellen ohne jede Schwierigkeit.

An den unteren Extremitäten palpiert man die Femoralarterie am Poupartschen Band in der Mitte zwischen der Symphyse und dem vorderen Darmbeinstachel und verfolgt sie bis zum Skarpaschen Dreieck. Die Popliteapulsation prüft man am besten am liegenden Patienten bei leicht gebeugtem Knie. Bei fettleibigen Patienten findet man die Popliteapulsation nur schwer. Die Arteria dorsalis pedis palpiert man gewöhnlich am Fußrücken zwischen den proximalen Enden des ersten und zweiten Metatarsalknochens und lateral von der Sehne des Musculus extensor hallucis longus. Die Pulsation der Arteria tibialis posterior sucht man etwas hinter dem inneren Knöchel.

Gelegentlich findet man bei normalen Menschen eine Pulsation der beiden letztgenannten Arterien an einer oder an beiden Seiten nicht. Die Lage des Gefäßes kann verschieden sein. Die Arteria dorsalis pedis nimmt in ungefähr 8 Prozent der Fälle am Fußrücken einen abweichenden Verlauf. Statistiken geben an, daß die Arterie in 7 Prozent der Menschen überhaupt fehlt. In 12 Prozent fehlt sie nur einseitig. Variationen der Arteria radialis sind sogar noch häufiger.

Bei manchen Patienten macht ein Gefäßspasmus einen arteriellen Puls unfühlbar. Bevor man daher einen Puls als fehlend betrachtet, soll man ihn suchen, nachdem man das Glied für mindestens zehn Minuten in ein Wasserbad von 40 Grad Celsius eingetaucht hat. Manchmal fühlen sich die Gefäße sklerotisch an und zeigen infolge der Kalkablagerungen in ihrer Wand keine Pulsation. Zur Vermeidung einer Verwechslung des Pulses des Patienten mit jenem des Untersuchers ist es günstig, gleichzeitig den Radialpuls des Patienten zu palpieren. Es wurde empfohlen, die Arterien erst zu palpieren, nachdem der Patient eine Nitroglyzerintablette zu sich genommen hat.

Obwohl der Nachweis leichter Unterschiede an beiden Seiten für die Diagnosestellung wichtig ist, kommen derartige Unterschiede auf einer Seite so häufig vor, daß man die Diagnose niemals nur auf Grund des Fehlens einer Pulsation der Arteria dorsalis pedis oder der Arteria tibialis posterior auf einer Seite allein stellen sollte.

Manche Patienten weisen an einer Arterie infolge eines seit Jahren bestehenden Gefäßleidens keine Pulsation auf, doch haben sie dabei keine Beschwerden. In diesem Falle ist der Verschluß der Arterie durch einen Kollateralkreislauf voll kompensiert. Anderseits können trotz normalem Puls an allen vier Arterien eines Beines schwere trophische Störungen und sogar eine Gangrän der Zehen auftreten.

Dies kommt vor, wenn der Prozeß Arterienäste betrifft, welche distal von den palpierten liegen.

Ein brauchbarer Test zur Erkennung einer Verlegung der Ulnar- oder Radialarterien ist der folgende. Man fordert den Patienten auf, seine Hände so fest als möglich zu schließen, um das Blut aus der Hohlhand auszupressen. Dann sind die Ulnar- und die Radialarterie komprimiert und der Patient öffnet wieder seine Faust. Der Druck läßt an der einen Arterie nach der anderen nach und man beobachtet die Rückkehr der früheren Farbe. Man kann zum Beispiel einen Verschluß der Ulnararterie diagnostizieren, wenn die Farbe beim Nachlassen der Kompression dieser Arterie nicht wiederkehrt, während sie rasch wiederkehrt, wenn der Druck an der Radialarterie aufhört.

Gleichzeitig mit der Palpation der Pulsationen versucht man auch den Zustand der Arterienwand zu bestimmen.

Wenn man an der Arteria dorsalis pedis eine eindeutige Pulsation findet, so soll man feststellen, ob die Pulsation verschwindet oder nicht, wenn man das Bein von der horizontalen in die vertikale Lage erhebt. Normalerweise soll die Pulsation mindestens so lange erhalten bleiben, bis ein Winkel von 45 Grad erreicht ist. Oft findet man die Pulsation in allen Lagen. Wenn eine Erhebung des Beines auf weniger als 45 Grad zum Verschwinden der Pulsation führt, so kann man das Bestehen einer organischen Arterienerkrankung an der unteren Extremität annehmen.

Blutdruck. In manchen Fällen kann man die Ergebnisse der Palpation durch die Messung des Blutdruckes vervollständigen. Legt man die Blutdruckmanschette am Oberschenkel an und palpiert man die Pulsationen an der Arteria dorsalis pedis, so ist der Blutdruck an den unteren Extremitäten mindestens gleich hoch wie am Arm, gewöhnlich überschreitet er die Armwerte sogar. Bei pathologischen Prozessen, welche die großen Arterien der unteren Extremitäten betreffen, kann der Blutdruck an der erkrankten Seite viel niedriger sein.

Farbänderungen bei Lageänderungen. Von großem Wert ist die Beobachtung von Änderungen der Farbe an der Hautoberfläche nach einem Lagewechsel des Beines. Der Patient liegt am Rücken und exponiert seine Beine für ungefähr zehn Minuten an der warmen Zimmerluft. Dann erhebt er beide Beine bis zu einem Winkel von 60 bis 90 Grad und behält diese Lage für ungefähr zwei Minuten bei. Man fordert den Patienten auch ständig auf, Plantar- und Dorsalbeugungen des Fußes und der Zehen auszuführen. Wenn der Patient schwach wird, so soll der Untersucher die Beine während der Periode des Hochhaltens unterstützen. Die Elevation verursacht oft schon unter normalen Bedingungen ein gewisses Blaßwerden. Unter pathologischen Bedingungen wird der ganze Fuß oder Teile davon stark blaß und hier haben wieder Unterschiede zwischen den beiden Seiten die größte Bedeutung. Man beobachtet die Blässe häufiger an der Plantar- als an der Dorsalseite des Fußes. Subjektive Beschwerden sind gewöhnlich nicht vorhanden, wenn auch gelegentlich Schmerzen auftreten. Bleibt der Patient längere Zeit in dieser Stellung, so können inmitten von Zonen mit Leichenblässe kleine rote Flecken auftreten. Der Patient setzt sich dann auf und läßt die Beine herabhängen. Innerhalb von fünf bis zehn Sekunden werden die Füße unter normalen Bedingungen wieder rot. Bei einer Behinderung der arteriellen Blutströmung tritt die Rötung unregelmäßig und verlangsamt auf. Infolge dieser Verzögerung wird die Färbung stärker und kann ein sehr helles Rot aufweisen.

Macht man solche rosafarbene Zonen durch einen plötzlichen Fingerdruck wieder ischämisch, so röten sie sich hernach im Vergleich zur gesunden Seite mit außerordentlicher Schnelligkeit. Aus der leichten Rotfärbung und dem raschen

Verschwinden der durch den Druck hervorgerufenen Anämie kann man auf eine enorme Beschleunigung der Blutströmung schließen.

In der Regel sprechen diese Erscheinungen für Strukturveränderungen der Arterien, doch konnten sie auch bei Zuständen mit einem abnormen Vasomotorentonus beobachtet werden.

Venenfüllungszeit. Sind die Beine erhoben, so kollabieren die Venen am Fußrücken. Sitzt der Patient mit herabhängenden Beinen, so füllen sich die Venen um so rascher, je größer der arterielle Blutdruck ist und je schneller die arterielle Blutströmung wiederkehrt. Die Wiederkehr der venösen Füllung erfordert unter normalen Bedingungen weniger als zehn Sekunden. Eine Verlängerung der Venenfüllungszeit spricht für eine Behinderung der arteriellen Blutströmung.

Reaktive Hyperämie. Man kann die eben genannte Untersuchung durch den Test der reaktiven Hyperämie ergänzen. Man läßt die Extremitäten zehn Minuten lang in warmes Wasser halten, abtrocknen und dann maximal erheben, bis eine gewisse Blaßfärbung auftritt. Die noch verbleibende Färbung entfernt man durch Massage. Während die Extremität noch eleviert ist, bläst man hoch am Oberarm oder am Oberschenkel rasch eine Blutdruckmanschette bis über die systolische Druckhöhe auf. Man läßt die Kompression fünf Minuten lang bestehen und verkürzt diese Zeit nur bei Patienten, bei welchen einer arterielle Thrombose droht. Während der Periode der Unterbrechung der Blutströmung hält man die Extremität in das warme Bad, welches zur Vermeidung eines Gefäßspasmus auf einer Temperatur von 35 bis 40 Grad Celsius erhalten wird. Am Ende der Fünfminutenperiode trocknet man die Extremität ab und läßt die Luft aus der Manschette aus. Man bestimmt die Zeit, welche vergeht, bis die Rötung aufzutreten beginnt und beobachtet, ob dies an allen Teilen der Extremität symmetrisch geschieht. Die Rötung — die reaktive Hyperämie — erscheint normalerweise in ungefähr fünf Sekunden. Unter abnormen Bedingungen ist sie an kleinen oder großen Bezirken des Beines sogar bis auf mehr als eine Minute verzögert und sie tritt an manchen Stellen früher auf als an anderen. Die Farbänderungen sind jenen ähnlich, welche man bei dem Test mit der Elevation der Beine findet. Die Gefäßerweiterung ist auf langsam diffusible Substanzen zurückzuführen, welche während des Stillstands der Zirkulation gebildet werden.

Bei starker Verminderung der Blutzufuhr zur Haut findet man meistens Sensibilitätsstörungen.

Die eben erwähnten Untersuchungen können von jedem Arzt ohne Zuhilfenahme von Spezialinstrumenten durchgeführt werden, sie reichen oft für den Nachweis des Bestehens und des Ausmaßes einer Störung in der arteriellen Blutzufuhr zu einem Bein aus. Diese Ergebnisse kann man durch eine Reihe anderer Untersuchungen vervollständigen.

Oszillometrie. In vielen Fällen liefert die Oszillometrie wertvolle Ergebnisse. Mit Hilfe dieser Methoden werden die Pulsationen der Arterien, welche unter einer Manschette liegen, auf ein Instrument übertragen und erzeugen dort je nach dem Druck in der Manschette entsprechende Bewegungen eines Zeigers. Diese Bewegungen bleiben aus, wenn die betreffenden Arterien nicht pulsieren. Dies kann infolge eines Verschlusses der Fall sein, welcher oberhalb oder in der Höhe der Manschette liegt. Das Fehlen einer Pulsation kann auch auf eine starke Rigidität der Arterienwände zurückzuführen sein. Eine Arterie muß deshalb nicht pulsieren, obwohl ihr Lumen offen ist. Auch der Kollateralkreislauf findet bei dieser Prüfung keine Berücksichtigung. Die Blutzufuhr zu einer Extremität kann trotz Fehlen von Pulsationen ausreichend sein. Tatsächlich können bei manchen Patienten, welche bemerkenswert wenig Beschwerden und nur einige andere Zeichen einer abnormen Blutzufuhr aufweisen, alle Pulsationen an den Beinen fehlen. Der

Zustand des Patienten kann sich wesentlich bessern, ohne daß die Amplitude der Oszillationen zunimmt.

Aus der absoluten Größe der Oszillationen gezogene Schlüsse haben keinen Wert, weil sie bei verschiedenen Individuen an denselben Stellen um einen bis zehn Teilstriche variieren. Sogar bei Gesunden können die Oszillationen zwischen den beiden Seiten variieren. Auch bei Untersuchung desselben Gebietes erhält man oft zu verschiedenen Tageszeiten verschiedene Ergebnisse. Die Größe der Oszillationen hängt infolge des Bestehens vieler variabler Komponenten, abgesehen vom Zustand der Wand des untersuchten Gefäßes, von vielen Faktoren ab. Sogar Seitendifferenzen darf man nur dann bewerten, wenn sie stark sind.

Im Hinblick auf diese Schwierigkeiten hat man bei Fällen von peripheren Gefäßkrankheiten an den unteren Extremitäten vorgeschlagen, die Exkursionen mit der Manschette unmittelbar oberhalb des Knöchels mit jenen zu vergleichen, welche man mit der Manschette unmittelbar oberhalb des Handgelenks erhält. Nimmt man den Wert am Unterschenkel als Ausgangswert, so beträgt das Verhältnis unter normalen Bedingungen mindestens 1.0, das heißt, die Oszillationen am Unterschenkel sind mindestens gleich stark wie jene am Handgelenk. Wenn das Verhältnis niedriger ist als 1.0, so liegt eine periphere Gefäßerkrankung an der unteren Extremität vor.

Zieht man die Schlüsse mit Vorsicht, so ist die Oszillometrie wertvoll. Oft ist sie zum Nachweis des Sitzes eines embolischen oder thrombotischen Verschlusses hilfreich, und sie läßt Pulsationen großer Arterien erkennen, wo Pulsationen der peripheren Arterien fehlen.

Temperaturmessung. Die Messung der Hauttemperatur mit Hilfe eines Hautthermometers oder mit Hilfe eines Thermoelementes ist für die Beurteilung des Fortschreitens der peripheren Gefäßerkrankung von Bedeutung und für die Eruierung eines Gefäßspasmus unerläßlich.

Die zu untersuchenden Extremitäten werden für ungefähr zwanzig Minuten einer Zimmertemperatur von 20 Grad Celsius ausgesetzt. Höhere Temperaturen sind zu vermeiden, da die Haut sogar beim Vorliegen einer peripheren Gefäßerkrankung mühelos die Zimmertemperatur erreicht und die erhaltenen Werte zu hoch sind. Unter normalen Bedingungen beträgt die Temperatur an den Fingerspitzen in einem kühleren Raum (16 bis 18 Grad Celsius) selten unter 20 Grad Celsius, in einem warmen Raum (20 Grad Celsius) liegt die Temperatur an den Fingerspitzen um 32 Grad Celsius. Auch hier sind wieder Unterschiede zwischen den beiden Seiten sehr wichtig. Die Höhe der normalen Hauttemperatur ist verschieden. Bei nervösen, schwitzenden Patienten ist sie gewöhnlich niedriger.

Bei einer großen Zahl von Beobachtungsfällen konnte gefunden werden, daß die Hauttemperatur im Bereich des Körpers normalerweise leicht über 32 Grad Celsius liegt, an den oberen Extremitäten 1 bis 2 Grad niedriger und an den unteren Extremitäten 2 bis 3 Grad niedriger ist. Abweichungen von diesen Zahlen kommen vor.

Die Seitendifferenzen haben größere Bedeutung als die absoluten Werte, da diese sogar beim Gesunden sehr stark variieren. Differenzen an normalen Beinen können bei verschiedenen Personen 8 Grad erreichen. Noch wertvoller ist ein Nachweis von Temperaturveränderungen nach maximaler Gefäßerweiterung und nach Beseitigung eines jeglichen Gefäßspasmus.

Gefäßerweiterung. Gefäßspasmen verschwinden in tiefer Allgemeinnarkose, im Anschluß an eine paravertebrale Blockierung, nach reichlichem Alkoholkonsum, nach Anwendung von Nitriten und an den unteren Extremitäten im Anschluß an eine Lumbalanästhesie. Der sicherste und beste Weg zur Linderung von Gefäßspasmen besteht in der Verabreichung eines Bades für beide Extremitäten, wobei die Wassertemperatur ungefähr 45 Grad Celsius betragen soll. Diese einfache Methode ist gewöhnlich ausreichend; bei Patienten mit einem ungewöhnlich hohen Vasomotorentonus hat man damit jedoch manchmal keinen Erfolg. Unter normalen Bedingungen wird die Hauttemperatur über den Zehen nach einer Gefäßerweiterung die Körpertemperatur erreichen, sie ist immer höher als 31 Grad Celsius. Die durch eine Erwärmung distaler Körperteile hervorgerufene Gefäßerweiterung ist nicht durch einen reflektorischen Mechanismus verursacht. Sie ist hauptsächlich auf eine Erwärmung der Vasomotorenzentren durch den Blutstrom aus den erwärmten Körperteilen zurückzuführen. Diese einfache Probe ist auch der Methode der Messung der Hauttemperatur vor und nach der Erzeugung von Fieber mit Hilfe einer Injektion von Typhusvakzine oder in einem Schwitzkasten vorzuziehen. Für die Diagnostizierung von Veränderungen an den Zehenarterien ist die periphere Nervenblockierung weit verbreitet, zum Beispiel eine Blockierung des Nervus tibialis posterior durch eine Novocaininjektion hinter den inneren Knöchel.

Mit Hilfe dieser Methode kann man den Grad der Vasokonstriktion beurteilen; steigt die Temperatur nicht genügend an, so kann man außerdem das Vorliegen eines organischen Okklusionsprozesses im Beginnstadium feststellen; schließlich kann man ein Urteil über das Ausmaß einer möglichen Gefäßerweiterung gewinnen, um über die Ratsamkeit eines operativen Eingriffes am sympathischen System Aufschluß zu erhalten. Überschreitet die Temperatur 28 Grad Celsius nicht, so ist eine Sympathektomie nicht zu empfehlen.

Histaminprobe. Auf Grund experimenteller Untersuchungen wurden intrakutane Histamininjektionen als Test für die Hautvaskularisation angegeben. Man reinigt die Haut und gibt einige Tropfen einer einpromilligen Lösung von Histaminsäurephosphat auf die zu prüfende Hautstelle. Durchsticht man dann die Haut im Bereich der Histaminlösung mit Hilfe einer Nadel, ohne eine Blutung zu verursachen, so entsteht innerhalb von fünf Minuten eine Quaddel, welche von einem roten Hof umgeben ist. Die intrakutane Injektion von 0.2 ccm der Histaminlösung hat dieselbe Wirkung. Unter pathologischen Bedingungen, bei einer Behinderung der Blutzufuhr, ist die Quaddel kleiner und tritt später oder überhaupt nicht auf. Fehlt eine Quaddelbildung, so ist die Durchblutung auf ein Minimum herabgesetzt oder überhaupt nicht vorhanden und es steht eine Gangrän bevor. Eine mäßige Verminderung der Blutströmung hat keinen Einfluß auf den Ausfall der Probe. Hat die Probe ein abnormes Ergebnis, so ist die Zirkulation eindeutig gestört. Die Probe hat sich insbesondere zur Beurteilung der Gewebsdurchlässigkeit als brauchbar erwiesen.

Röntgenographie. Eine Röntgenaufnahme des Beines kann auf Grund der Entdeckung von Kalkablagerungen in der Gefäßwand die Diagnose eines atherosklerotischen Gefäßleidens bestätigen. Oft besteht aber eine Sklerose an den Beinarterien bereits viele Jahre lang, ohne daß auch nur irgendein Zeichen einer peripheren Gefäßkrankheit vorhanden wäre. Positive Röntgenbefunde kann man sogar bei 40jährigen Patienten beobachten, ohne daß Beschwerden oder irgendein Zeichen einer peripheren Gefäßkrankheit vorliegen würden. Kalkablagerungen in der Wand der Beinarterien sprechen nicht unbedingt für eine Einengung der Arterienlichtung. Gefäßverkalkungen der unteren Extremitäten findet man bei 65 Prozent der Männer und 28 Prozent der Frauen von über 50 Jahren. Die Feststellung sklerotischer Gefäße hat deshalb für die Diagnostizierung und Beurteilung des Grades der Störung nur einen zweifelhaften Wert.

Angiographie. Eine Darstellung des arteriellen Gefäßbaumes nach intraarterieller Injektion verschiedener schattengebender Substanzen kann wertvolle

Ergebnisse liefern, wenn sie durch erfahrene Ärzte ausgeführt wird. Dasselbe gilt für eine Venographie. Komplikationen im Anschluß an die Injektion kommen vor.

Andere Proben. Eine Untersuchung der Hautkapillaren unter dem Mikroskop liefert keine besonderen Erkenntnisse, welche man nicht auch mit Hilfe anderer Methoden gewinnen kann. Man kann die Blutzufuhr zur Haut auch durch eine intravenöse Injektion von Fluoreszein und die Beobachtung der Haut mit Hilfe eines speziell langwelligen Ultraviolettlichtes in einem dunklen Raum beurteilen. Die Anwendung der Infrarotphotographie ist wesentlich auf die Erkennung subkutaner Venen beschränkt, welche bei der bloßen Inspektion nicht sichtbar sind.

2. Thromboangiitis obliterans

Unter den zu einem Verschluß führenden peripheren Gefäßkrankheiten nimmt die Thromboangiitis obliterans zusammen mit der peripheren Atherosklerose den ersten Platz ein. Diese beiden Zustände machen ungefähr 95 Prozent der peripheren Gefäßerkrankungen aus.

Die gleichzeitige Erkrankung von Arterien und Venen wurde bereits im Jahre 1878 als für diese Erkrankung charakteristisch erkannt. Der Zustand wurde von Bürger genau beschrieben und mit seinem Namen versehen. Die Krankheit wird derzeit anscheinend seltener.

Häufigkeit

Die Krankheit befällt gewöhnlich junge Männer. Bei Frauen schätzt man ihre Häufigkeit auf zwischen 1 bis 2 Prozent von jener der Männer. Bis vor wenigen Jahren wurden nur 22 Fälle bei Frauen mitgeteilt.

Die Thromboangiitis obliterans kommt praktisch in allen Altern vor. Sie wurde bei 15jährigen Patienten beobachtet, ein Kranker war 79 Jahre alt; die überwiegende Mehrzahl der Erkrankten sind zwischen 30 und 50 Jahre alt. Es wurde über das Vorkommen der Erkrankung bei Brüdern berichtet.

Für die jüdische Rasse hat man eine besondere Empfänglichkeit angegeben, was jedoch nicht gesichert erscheint. Sicherlich wurde die Krankheit bei den meisten Rassen beobachtet, auch in Japan ist sie häufig. Bei Vollblutnegern soll sie nicht vorkommen.

Ätiologie

Die Ursache der Erkrankung ist unbekannt. Als wahrscheinlichsten ätiologischen Faktor hat man eine Infektion angenommen, da immer eine Entzündung vorhanden ist. Diese Annahme erhielt eine Stütze durch Berichte von einer erfolgreichen Übertragung der Krankheit durch die Transplantation eines resezierten, erkrankten oberflächlichen Gefäßes. In den erkrankten Gefäßen wurde eine Vielzahl von Mikroorganismen gefunden, doch bleiben diese Berichte unbestätigt.

Als einen ätiologischen Faktor hat man Gewebsschädigungen als Folge einer Kälteeinwirkung angesprochen. Da man die Krankheit gewöhnlich bei starken Zigarettenrauchern findet, hat man sowohl den Tabak mit seinen zahlreichen wirksamen Komponenten als auch das Zigarettenpapier als verantwortlich angesehen. Wenn das Rauchen den Zustand auch eindeutig verschlechtert, so gibt es doch keinen Beweis dafür, daß es die Krankheit hervorzurufen imstande ist; die Thromboangiitis obliterans kommt auch bei Nichtrauchern vor.

Weiter hat man eine Allergie gegenüber dem Tabak sowie Proteine aus Pilzinfektionsherden angeschuldigt, welche bei dieser Erkrankung häufig vorkommen. Auch eine Fleckfieberinfektion hat man als ätiologischen Faktor angenommen.

Die relative Immunität von Frauen ließ das Vorhandensein der Östrogenhormone als Schutzfaktoren annehmen, von welcher Grundlage aus man eine Behandlung mit Östrogenen empfohlen hat.

Pathologie

Meistens befällt die Krankheit die Gefäße der unteren Extremität. Eine Erkrankung der Armgefäße ist weniger häufig. Man konnte einen derartigen Prozeß jedoch auch an den Koronararterien, an den Zerebralgefäßen sowie an den Magen- und Mesenterialarterien nachweisen. Viele Kranke mit einer Thromboangiitis obliterans sterben an einer Koronarthrombose, wobei man postmortal eine Koronarsklerose findet.

Die pathologischen Befunde sind charakteristisch. Teile von Arterien und Venen sind in fibröses Gewebe eingelagert. Die Arterien sind durch fibröses Gewebe verschlossen, welches am Schnitt infolge einer Rekanalisierung ein siebartiges Aussehen hat. In Arterien und Venen kommt es zu einer Thrombenbildung. Auch die Nerven sind in die fibröse Masse eingebettet.

Der Prozeß beginnt oft als eine Phlebitis migrans. Erkrankt eine Arterie, so werden ihre drei Wandschichten von Lymphozyten und Leukozyten infiltriert. Frühzeitig kommt es zu einer Intimaproliferation, sekundär kann sich eine Thrombosierung anschließen. Die Arterie wird jedoch oft durch die Intimaproliferation allein verschlossen. An den Venen findet man nur eine Thrombosierung. Es treten Riesenzellen auf und allmählich schreitet die Rekanalisierung fort. An den Nerven findet man eine ischämische Neuritis, eine Wallersche Degeneration und Entzündungszeichen mit lymphozytärer Infiltration. Die die Nerven ernährenden Gefäße sind thrombosiert.

Erstaunlich ist oft das Mißverhältnis zwischen dem ausgedehnten Verschluß der großen Hauptarterien und den geringfügigen Ernährungsstörungen. Sogar bei einem Verschluß der Femoralarterie tritt nicht regelmäßig eine Gangrän auf.

Symptome und klinische Befunde

Phlebitis migrans. Einige der ersten Symptome werden durch die Phlebitis migrans hervorgerufen. Die Häufigkeit dieses Zustandes beträgt schätzungsweise 70 Prozent, wenn manche sie auch nur in 10 Prozent ihrer Fälle finden. In unserem Material konnten wir sie in ungefähr 20 Prozent feststellen. Man muß nach roten, schmerzhaften Stellen am Fußrücken suchen, besonders sowohl in der Umgebung der Knöchel oder am Unterschenkel als auch am Unterarm. Gewöhnlich sind dabei nichtvariköse Hautvenen befallen. Man findet Schmerzen, Rötung und Druckempfindlichkeit. Eine leichte Übelkeit und ein geringer Temperaturanstieg sind vorhanden. Oft ist ein ungefähr 5 bis 10 cm langes Venenstück erkrankt. In manchen Fällen ist das entzündete Gebiet jedoch kleiner, sodaß eine Verwechslungsmöglichkeit mit einem Erythema nodosum oder mit einem Erythema induratum Bazin gegeben ist. Die Periode der akuten Entzündung dauert ungefähr zehn bis zwölf Tage, im Anschluß daran kommt es zu einer braunen Pigmentierung. Man hat den bestimmten Eindruck, daß die Adventitia und das benachbarte Gewebe am Entzündungsprozeß teilnehmen.

Immer wenn eine Phlebitis migrans auftritt, soll man an das Bestehen oder an die Entwicklung einer Thromboangiitis obliterans denken und die periphere Zirkulation sorgfältig untersuchen.

Schmerzen. Der Schmerz ist eines der frühesten Symptome. Im allgemeinen ist er schwerer als der Schmerz bei atherosklerotischen peripheren Gefäßleiden, doch findet man alle Übergänge zwischen leichten Schmerzen und einem qualvollen Zustand. Oft tritt der Schmerz das erstemal nach einer Kälteeinwirkung auf.

In 98 Prozent der Fälle findet man ein intermittierendes Hinken. Dieses wird nicht nur in der Wade, sondern auch im Fuß empfunden. Der Schmerz ist nicht schneidend, eher ähnelt er einem Krampf. So wie bei der Angina pectoris, bei welcher derselbe Mechanismus vorliegt, tritt der Schmerz oft in immer kürzer werdenden Intervallen auf und hält nach dem Aufhören der betreffenden Tätigkeit länger an. Ruheschmerzen können auf bevorstehende trophische Störungen zurückzuführen sein, wie zum Beispiel auf Geschwüre oder auf eine Gangrän. Der Ruheschmerz wird sowohl durch die Arteritis und Phlebitis hervorgerufen als auch durch die Begleitentzündung des umgebenden Gewebes. Er hat seine Ursache auch in der Einbeziehung der Nerven, in der sogenannten ischämischen Neuritis. Besonders der letztgenannte Zustand verursacht Schmerzen von ungewöhnlicher Stärke. Der heftige, stechende, lanzinierende Schmerz wird in der ganzen Extremität empfunden. Oft muß der Kranke große Mengen von Narkotizis zu sich nehmen, ohne viel Erleichterung zu spüren. Schlaflosigkeit und Appetitmangel haben einen rapiden Gewichtsverlust zur Folge. Obwohl man zur Erleichterung dieser Schmerzform sogar die Chordotomie durchgeführt hat, gibt es dafür keine erfolgversprechende Behandlung. Es ist eine schwierige Aufgabe, den Kranken über diese Zeitperiode hinwegzubringen, gelegentlich ist dies nur durch die wiederholte Versicherung möglich, daß der Schmerz nur vorübergehend vorhanden sei. Er kann jedoch viele Monate lang anhalten und hat Kranke schon zum Selbstmord getrieben.

Gelegentlich wird der Schmerz infolge einer Gewebsdystrophie durch Herabhängenlassen des Beines etwas erleichtert. Es gibt Kranke, welche Tag und Nacht an der Bettkante sitzen und ihr erkranktes Bein, welches sie über das gesunde gekreuzt haben, in ihren Händen halten, massieren und von Zeit zu Zeit herabhängen lassen. Dieser ischämische Schmerz wird durch einen gleichzeitig bestehenden Gefäßspasmus oft noch verstärkt, welcher durch die Beteiligung der Adventitia und die dadurch erfolgende Reizung der autonomen Nerven ausgelöst wird; der Spasmus ist von einem Blaßwerden des Beines begleitet. Wenn die oben beschriebenen Prüfungsmethoden ergeben, daß der Schmerz in gewissem Grade auf einen Spasmus zurückzuführen ist, so bringt dessen Beseitigung sofortige Besserung.

Andere Symptome und klinische Befunde. Sowohl Schwere und Schwäche in den Beinen als auch Parästhesien sind Frühsymptome.

Infolge der Erhöhung des Venendruckes und einer Schädigung der Kapillarendothelien treten Ödeme auf. In manchen Fällen entstehen am Beginn des Prozesses Geschwüre und eine Gangrän an oder zwischen den Zehen.

Bei einer Untersuchung findet man die in den vorhergehenden Seiten besprochenen Befunde eines Arterienverschlusses. Am Anfang ist der Prozeß oft einseitig, manchmal bleibt er es ständig. Bei Kranken, welche wegen geringfügiger Beschwerden kommen, können die Femoralpulse fehlen. Sind die Interosseal- und Zehenarterien allein erkrankt, so können die peripheren Pulse an den gewöhnlichen Prüfungsstellen normal sein. Paronychien sind besonders an der großen Zehe häufig. Pilzinfektionen verursachen frühzeitig Komplikationen, weshalb man sorgfältig nach ihnen suchen soll. Gelegentlich sind auch die Arm-

arterien befallen und es sind Fälle bekannt, bei welchen die Amputation aller
vier Extremitäten notwendig war. Bei einer Erkrankung der oberen Extremitäten
ist es selten nötig, mehr als einen Finger zu amputieren.

Das Auftreten symmetrischer Gefäßveränderungen an den Armen kann ein
Raynaud-ähnliches Bild verursachen. Unter 389 Fällen von Thromboangiitis
obliterans waren die Beine allein in 74 Prozent, beide Beine und Arme in 24 Prozent und die Arme allein in nur 2 Prozent befallen.

Die Blutsenkungsgeschwindigkeit ist gewöhnlich erhöht; Fieber kann vorhanden sein.

Verlauf

Der Verlauf der Krankheit ist verschieden. Sie kann sehr langsam oder
stürmisch fortschreiten. Manche Fälle haben nicht mehr Symptome als die einer
rekurrierenden Thrombophlebitis und man findet die Erkrankung der Arterie
nur bei sorgfältiger Untersuchung. Diese Kranken haben während einer langen
Beobachtungsperiode keine anderen Beschwerden. Bei manchen Fällen, welche
über eine Claudicatio intermittens klagen, vergehen zwischen den Exazerbationen
Jahre. Bei der Entwicklung einer Rekanalisierung und Entstehung eines ausreichenden Kollateralkreislaufs können die Symptome sogar allmählich verschwinden. Andere Fälle können rapid fortschreiten, sodaß bereits die erste
Episode zur Gangrän führen kann. Manchmal verläuft der Prozeß vom Anfang
an fulminant, wobei es innerhalb weniger Tage zu einer purpurnen Verfärbung
kommt, welche für eine beginnende Gangrän spricht.

Man kann den Verlauf nicht vorhersagen, mit Hilfe der modernen Behandlung ergibt sich jedoch viel seltener als früher die Notwendigkeit einer
Amputation. Dies ist teilweise darauf zurückzuführen, daß man eine Amputation heute viel später durchführt. Wir haben gelernt, daß plötzlich sogar trotz
sehr weit fortgeschrittenen Ernährungsstörungen eine auffällige Besserung einsetzen kann, auch, wenn ursprünglich die Amputation unvermeidlich schien.

Differentialdiagnose

Sie kann große Schwierigkeiten verursachen, besonders bei Männern von über
50 Jahren, wenn man die Erkrankung von der Atherosklerose abgrenzen muß.
Das Vorliegen eine Phlebitis migrans ist diagnostisch von Bedeutung. Der Nachweis verkalkter Gefäße auf Röntgenfilmen der Beine hat bei Patienten von über
50 Jahren nur geringen Wert, da derartige Bilder durchschnittlich in diesem
Alter ohne periphere Gefäßkrankheiten häufig sind. Es wurde angegeben, daß die
Arteriographie bei der Thromboangiitis obliterans im Vergleich zur Atherosklerose ein abweichendes Anastomosenbild ergibt.

Eine Verwechslung der Thromboangiitis obliterans mit eingewachsenen
Zehennägeln kommt vor und kann zu unnötigen und schädlichen operativen
Eingriffen führen.

Die Abgrenzung des Zustandes von der Raynaudschen Erkrankung oder
von einer peripheren Embolie ist gewöhnlich leicht.

Behandlung

Die Behandlung kann nicht gegen den ätiologischen Faktor der Thromboangiitis obliterans gerichtet werden. Sobald die Erkrankung durch die Feststellung einer Störung der peripheren Blutzufuhr erkannt ist, sollen aktive

therapeutische Maßnahmen unternommen werden, um eine weitere Schädigung der peripheren Zirkulation zu verhüten und um den Kollateralkreislauf zu bessern. In den meisten Fällen kann man scheinbar durch eine sorgfältige Überlegung der weiter unten erörterten Maßnahmen eine Gangrän sowie eine Amputation verhüten. Wenn man neue Exazerbationen auch nicht mit Sicherheit verhindern kann, so kann man doch viel erreichen.

Hygienische Maßnahmen. Da die arterielle Blutzufuhr zu den Geweben vermindert ist, sollen die ersten Anstrengungen gegen jede Erhöhung des Blutbedarfs gerichtet werden; können diese Anforderungen nicht erfüllt werden, so sind Ernährungsstörungen die Folge. Die Einhaltung von Ruhe ist deshalb notwendig. Eine lokale Wärmeanwendung, welche früher weit verbreitet war, ist streng verboten. Bei einer Erhöhung der Gewebstemperatur steigen der Stoffwechsel und damit auch der Sauerstoffbedarf an. Dies kann durch eine erhöhte Geschwindigkeit der Sauerstoffdissoziation aus dem Hämoglobin nicht kompensiert werden, sodaß im Anschluß an die Wärmeanwendung eine Gangrän auftreten kann. Beim Vorhandensein von Wunden, einer Gangrän oder beim Auftreten von Ruheschmerzen ist die Einhaltung von Ruhe indiziert. Traumen und Infektionen sind sorgfältig zu vermeiden, da sie einen größeren Blutbedarf zur Folge haben und zur Entwicklung einer Venenthrombose Anlaß geben können. In vielen Fällen dieser Krankheit sind insbesondere Pilzinfektionen für Verschlechterungen und Komplikationen verantwortlich zu machen. Der Aufenthalt in einem warmen Klima ist günstig, wenn dies möglich ist.

Bei Streptokokkeninfektionen wendet man lokal Sulfonamide an und man spritzt jetzt, wenn nötig, Penicillin sogar intraarteriell. Liegen Pilzinfektionen vor, so soll der Kranke seine Füße zweimal täglich je eine halbe Stunde in einer $^1/_5$promilligen Lösung von Kaliumpermanganat baden oder die Füße in eine Dakinsche Lösung beziehungsweise in eine warme Borsäurelösung halten. Dieselbe Behandlung wendet man an, wenn eine Gangrän oder Geschwüre vorliegen. Die Widerstandsfähigkeit des Körpers gegenüber Infektionen und einer Sepsis ist bei der Thromboangiitis viel größer als bei der peripheren Atherosklerose.

Liegen die obenerwähnten Indikationen für eine Bettruhe nicht vor, so kann der Kranke auf sein und herumgehen, wenn auch zuviel Gehen zu vermeiden ist. Bei starken Schmerzen kann das Herabhängen des Beines Erleichterung bringen. Diese Stellung soll jedoch nicht zu lange eingenommen werden, da dadurch die Ausbildung eines Ödems begünstigt wird, was die Gewebsernährung wieder behindert. Wenn die Kranken langsamer gehen als sie es gewohnt sind, dann tritt der Schmerz überhaupt nicht oder erst wesentlich später auf.

Um den Fuß trocken zu halten, soll man reichlich Talcum und andere Puder verwenden lassen.

Die Schuhe sollen gut passen und oft gewechselt werden. Es sind Socken zu verwenden, welche aus weicher Wolle hergestellt sind. Bettsocken sind günstig. Beengende elastische Bänder (Strumpfbänder) sind zu vermeiden. Die Nägel sollen nur bei guter Beleuchtung sorgfältig geschnitten werden, wobei mit peinlicher Sorgfalt jede Verletzung zu verhüten ist. Sie sollen nicht zu kurz und nur gerade geschnitten werden. Zur Vermeidung des Einwachsens der Zehennägel, was eine wichtige Komplikation und manchmal Ursache für ernste Folgezustände darstellt, soll die Oberfläche des Nagels der Großzehe abgefeilt werden, um den Druck nach lateral zu erleichtern.

Die Füße sollen mindestens zweimal wöchentlich gebadet werden; sie sind sorgfältig zu trocknen, wobei man den Interdigitalfalten besondere Aufmerksamkeit schenken muß. Ist die Haut zu trocken, so soll man Lanolin verwenden; schwitzen die Füße, so ist oft Talkpuder aufzustreuen.

Die Beine und Füße sollen immer warm gehalten werden.

Eine operative Entfernung von Exostosen am Grundgelenk der großen
Zehe ist verboten; für Hühneraugen kann eine Salbe verwendet werden, welche
Salizylsäure enthält, doch ist mit großer Vorsicht vorzugehen. Schwielen sind
mit Sandpapier zu behandeln. Der Patient soll nicht mit überkreuzten Beinen
sitzen. Eine übermäßige Nahrungszufuhr ist zu vermeiden, doch ist eine spezielle
Diät nicht notwendig.

Eine Grundregel für die Behandlung der Thromboangiitis obliterans stellt
die strikte Rauchabstinenz dar: Auf diesen Rat muß die größte Betonung gelegt
werden. Es ist eine wiederholt bestätigte Tatsache, daß das Rauchen sogar nur
einer Zigarette sowohl Blutdruck und Herzfrequenz erhöht als auch die Hauttemperatur erniedrigt. Wenn es auch keinen überzeugenden Beweis dafür gibt,
daß das Nikotin bei diesem Zustand ein ätiologischer Faktor ist, besteht doch
kein Zweifel darüber, daß das Rauchen auch nur weniger Zigaretten schwere
Rückfälle auszulösen vermag; es kann die Abheilung von Wunden verhindern
und die Entstehung neuer Gangränbezirke verursachen. Ein Autor konnte 100
Patienten mit Thromboangiitis obliterans, welche das Rauchen aufließen, über
zehn Jahre lang beobachten. Die Krankheit war in allen Fällen völlig zum Stillstand gekommen. Es genügt nicht, dem Patienten zu sagen, daß er nicht rauchen
dürfe, man muß ihm die Gefahren des Rauchens im Detail erklären und muß ihn
informieren, daß eine Gangrän und verstümmelnde Operationen nur dann zu
vermeiden sind, wenn er das Rauchen völlig einstellt. Die schädliche Wirkung
des Tabaks bei den peripheren Gefäßerkrankungen war schon jahrzehntelang
bekannt, doch hat man die große Bedeutung dieses Faktors in der Behandlung
der Thromboangiitis obliterans erst in den letzten Jahren gewürdigt.

Wärmebehandlung. Der schädliche Einfluß der Kälte und die wohltätige
Wirkung warmer Temperaturen wurde bereits früh erkannt und führte zur
verschiedenartigen Anwendung von Wärme. Sowohl das warme Fußbad als
auch das Wechselbad sowie die Heizkissen waren weit verbreitet und hatten oft
schädliche Wirkungen. Die durch eine direkte Wärmeanwendung auf das unter-
ernährte Gewebe mögliche Schädigung wurde weiter oben dargestellt. Es ist
weit günstiger, den Versuch zu machen, die Gefäße zu erweitern, sie zu reizen
und den Kollateralkreislauf in den Beinen dadurch zu bessern, daß man die
gesunden Arme bis zu den Ellenbogen in Wasser von 40 Grad Celsius eintaucht,
oder noch einfacher, indem man ein Wärmekissen auf das Abdomen legt, um in
den erkrankten Gebieten eine Gefäßerweiterung hervorzurufen.

Aktive Gefäßübungen. Um den Kollateralkreislauf zu bessern, führte Bürger
Gefäß-„Übungen" ein. Sie sind weit verbreitet und sind zu empfehlen. Die
Beine werden zuerst bis zu einem Winkel von ungefähr 60 Grad gehoben und
zwei bis drei Minuten in dieser Lage gehalten, bis sie blaß werden. Man erreicht
dies am besten dadurch, daß man die Lehne eines umgekehrten Sessels zur
Unterstützung benützt. Der Patient soll dann mit den Beinen drei bis fünf
Minuten baumeln, bis eine maximale Rötung einsetzt. Dann soll er die Beine
fünf Minuten lang horizontal halten. Diese Prozedur ist fünfmal zu wiederholen
und es sind täglich drei bis vier derartige Übungen abzuhalten. Sowohl diese
Übungen als auch die in den zwei folgenden Paragraphen erörterten Maßnahmen
sind beim Vorhandensein einer Infektion oder einer offenen Wunde kontraindiziert. Der Wert dieser Behandlurg ist jedoch nicht erwiesen.

Passive Gefäßübungen. Eine andere Methode der physikalischen Therapie
wird „Saug- und Druckbehandlung" genannt. Die erkrankte Extremität wird
in einem hermetisch geschlossenen Stiefel eingeschlossen. Abwechselnd wird
innerhalb des Stiefels ein hoher und wieder ein niedriger Druck erzeugt, wobei

das Blut beim hohen Druck aus den Gefäßen ausgepreßt und während der niedrigen Druckperiode in die erweiterten Gefäße eingesogen wird. Ähnliche Behandlungsmethoden waren schon länger als 100 Jahre bekannt, doch lebten sie in der letzten Zeit neuerlich auf und wurden verbessert. Die anfänglichen sehr enthusiastischen Berichte wurden später durch einen gewissen Skeptizismus bezüglich der Nützlichkeit dieser Behandlung abgelöst.

Auf Grund der Tatsache, daß eine Venenkompression, wenn sie genügend lange durchgeführt wird, eine reaktive Hyperämie auslöst, welche jener bei einem arteriellen Verschluß ähnlich ist, hat man zur Behandlung von peripheren Gefäßkrankheiten eine intermittierende Venenkompression mit Hilfe eines Spezialapparates empfohlen. Während die einen Autoren wiederholt über Erfolge mit dieser Behandlungsmethode berichteten, sind andere wieder etwas skeptisch. Wir finden bei der Anwendung aller dieser Methoden für die Thromboangiitis obliterans keinerlei Nutzen.

Medikamente. Diese Behandlung wird oft zugunsten der obenerwähnten Methoden trotz der Tatsache vernachlässigt, daß viele Medikamente dafür empfohlen wurden. Wenn man aber starke allgemein gefäßerweiternde Mittel verwendet, dann kann die Durchblutung in der kranken Extremität geringer werden.

Eines der aktivsten gefäßerweiternden Mittel, das Papaverin, wird für die Behandlung von peripheren Gefäßkrankheiten kaum verwendet. Die gefäßerweiternde Wirkung ist bei oraler Verwendung des Medikamentes gering. Die intravenöse und intramuskuläre Anwendung sind wirkungsvoller, doch hält die Gefäßerweiterung nur kurz an. Überdies steht der Preis des Medikamentes oft hindernd im Wege und schließt eine lang dauernde Verabreichung aus, welche in solchen Fällen aber immer notwendig ist.

Viel zu selten werden nach unserer Meinung Theobromin- oder Theophyllinpräparate verwendet. Ihre gefäßerweiternde Wirkung ist gering, wenn man sie in den üblichen Dosen oral gibt, doch wirken sie kräftig und ihre Wirkung hält lange an, wenn man lösliche Präparate intravenös gibt. Wir sind der Überzeugung, daß die wirkungsvollsten Präparate das Aminophyllin (Theophyllin mit Äthylendiamin) und das Theophyllinnatriumazetat sind. Wir ziehen das letztere vor, weil es bei intravenöser Anwendung keine Reaktion verursacht. Man injiziert fünfzehn Tage lang jeden Tag 10 ccm einer fünfprozentigen Lösung intravenös. Die Besserung ist in manchen Fällen erstaunlich. Die Patienten vermögen weiter zu gehen, ohne durch die Schmerzen in den Waden zum Stehenbleiben gezwungen zu werden, die Beine fühlen sich wärmer an und Wunden heilen rascher. Man kann die Injektionsserie immer dann wiederholen, wenn es indiziert erscheint. Abgesehen von seltenen Fällen einer Idiosynkrasie erlebt man sogar bei lange dauernder Behandlung keine unerwarteten Nebenwirkungen. Wenn die volle Dosis von 10 ccm den Kranken zu sehr reizt, gibt man 6 oder 8 ccm. Ist Theophyllinnatriumazetat nicht verfügbar, so injiziert man sehr langsam Aminophyllin in einer Dosis von 0,24 g (S. 358). Diese Erfahrungen wurden in der jüngsten Zeit von Kissin und Mitarbeitern bestätigt.

Zwischen den Injektionsserien kann man ein- oder zweimal täglich Suppositorien zu 0,5 g Aminophyllin verwenden.

Bei der Verwendung von Purinkörpern ist jedoch Vorsicht geboten, da die durch sie hervorgerufene Erhöhung der Gerinnungsfähigkeit des Blutes eine Thrombusbildung fördern kann (S. 343).

Es wurden noch viele andere Maßnahmen empfohlen, doch sind diese viel weniger nützlich.

Da man der Meinung war, daß eine ,,spontane Gangrän'' der Extremitäten auf eine erhöhte Viskosität des Blutes zurückzuführen sei, hat man Infusionen mit Natriumchlorid empfohlen, um die Viskosität zu vermindern und konnte eine günstige Wirkung beobachten. Später hat man für denselben Zweck die Injektion von 150 bis 300 ccm einer fünfprozentigen Kochsalzlösung empfohlen. Man gibt zwei bis drei Injektionen wöchentlich und setzt diese Behandlung viele Monate lang fort. Diese Behandlung war vorübergehend sehr populär geworden, doch wurde sie an den meisten Orten wieder verlassen. Manchmal treten im Anschluß an die Injektionen Schüttelfröste, Hepatitis und Venenthrombosen auf.

Gute Resultate, welche über intravenöse Injektionen mit Natriumtetrathionat und Natriumthiosulfat berichtet wurden, konnten ebenso nicht bestätigt werden.

Manche adrenergischen Mittel oder autonome Ganglienblocker, wie z. B. das Dibenamin, das Hexamethonium und das Regitin, sind von sehr begrenztem Wert oder sogar gefährlich. Weit verbreitet ist das Priscol in der Dosis von 4 mal täglich 50 mg. Es wurde dabei über das Auftreten von plötzlichen Hautrötungen, Ameisenlaufen, Anstieg des Blutdruckes, anginösen Schmerzen, Kälteschauern und einer vermehrten Peristaltik berichtet. Weiters wurde das Ronicol (Beta-Pyridyl-Carbinol) in Tablettenform 3 mal täglich empfohlen. Oft verursacht es starke Hitzewallungen. Das Vitamin E, das Cytochrom und das Histamin sind ohne Wirkung. Manchmal helfen sublinguale Hydergin-Tabletten (eine Mischung mehrerer Dihydroergotamine). Für eine Wirkung des Alkohols gibt es keinen Beweis.

Mehr Erfolg erreicht man mit Injektionen von fremdem Eiweiß, besonders mit Typhusvakzine. Man verwendet eine dreifache Typhusvakzine (Lederle) oder ein Typhus-H-Antigen (Lilly). Um Schüttelfröste oder einen raschen Temperaturanstieg mit dem damit einhergehenden Gefäßspasmus zu vermeiden, müssen die Dosen niedrig gehalten werden. Die erste Dosis beträgt ungefähr fünf Millionen Mikroorganismen und diese Dosis wird bei den folgenden Injektionen, welche man jeden dritten oder vierten Tag gibt, langsam erhöht. Man wiederholt die Injektion nur dann, wenn die Wirkungen der vorhergehenden völlig abgeklungen sind. Im Anschluß an die Verwendung größerer Dosen traten Arterienthrombosen auf, welche vermutlich durch einen Gefäßspasmus während des Schüttelfrostes hervorgerufen worden waren.

Auch Cholinderivate hat man als gefäßerweiternde Mittel angewendet. Die Originalmethode der Verwendung auf intravenösem Wege wurde wieder verlassen, da man dabei zu viele unerwartete Nebenwirkungen feststellen mußte. Bei manchen peripheren Gefäßerkrankungen hat man mit Erfolg eine Iontophorese mit Azetyl-ß-Methylcholinchlorid (Mecholyl) verwendet. Auch eine Histamin-Iontophorese hat man versucht.

Wiederholt hat man die Verwendung von Muskelextrakten und von insulinfreien Pankreasextrakten empfohlen. Das neueste Präparat, Depropranex, gibt man zweimal wöchentlich intramuskulär in Dosen von 2 ccm. Nach unserer Meinung gibt es bisher keinen Beweis für eine günstige Wirkung dieser Behandlung.

Auf Grund der Berichte über eine gefäßerweiternde Wirkung der Östrogene und der Erfahrung, daß die Thromboangiitis obliterans bei Frauen selten ist, hat man die Verwendung von Östrogenen angeregt. In letzter Zeit wurde auch über eine günstige Wirkung von Androgenen berichtet. Hier ist wieder die Meinung vieler Autoren verschieden. Von den einen wird über günstige Erfolge, von anderen Autoren über keinerlei Wirkung berichtet.

Neuere Berichte, welche eine deutliche Erhöhung der Blutzufuhr in den Arm und in das Bein im Anschluß an die intravenöse Verabreichung von Nikotinsäure angeben, machen die therapeutische Verwendung dieser Substanz bei peripheren Gefäßkrankheiten hoffnungsvoll. Klinische Untersuchungen bezüglich der Wirkung dieses Medikamentes bei der Thromboangiitis obliterans stehen noch aus.

Bei Behandlung dieser Fälle soll man nicht vergessen, daß der Alkohol für viele Patienten eines der angenehmsten Mittel darstellt, da er gleichzeitig sehr kräftig gefäßerweiternd wirkt. Man soll ihn oft nehmen lassen; während einer akuten Exazerbation mit quälenden Schmerzen können große Dosen mehr Erleichterung bringen als jedes andere Medikament und können den Kranken gut über eine kritische Periode hinwegbringen.

Chirurgische Maßnahmen. Für Patienten mit unerträglichen Schmerzen hat man eine Quetschung oder Blockierung von Nerven empfohlen. Diese Maßnahmen helfen nicht immer und, wie früher ausgeführt, haben manche dieser Kranken als letztmögliches therapeutisches Hilfsmittel sogar eine Chordotomie durchgemacht, nachdem alle anderen Maßnahmen vergeblich geblieben waren.

Eine Sympathektomie führt man aus therapeutischen Gründen nur in ausgewählten Fällen aus. Man soll sie niemals im Anschluß an eine akute Exazerbation oder bei Kranken durchführen, deren Beschwerden nur von kurzer Dauer sind. Bevor man den Eingriff unternimmt, muß man sich genügend vergewissern, daß ein arterieller Spasmus zum klinischen Bild wesentlich beiträgt. Die Wirkung einer Sympathikusblockade kann jedoch gering sein, während die Sympathektomie dann eine günstige Wirkung zeigt. Bei Blockaden können das Rückenmark oder die Wurzeln geschädigt werden. Sie helfen ungefähr 8 Stunden. Eine Resektion des zweiten, dritten und vierten Lumbalganglions mit den dazwischenliegenden Nervensträngen gibt gute Resultate. Die Gefäßspasmen sind ausgeschaltet, das Schwitzen ist verschwunden und die Beine werden wärmer. In Gangränfällen ist es günstig, die Operation zu vermeiden. Auch beim intermittierenden Hinken besteht keine Sicherheit eines therapeutischen Erfolges. Als günstigste Maßnahme hat man die präganglionäre Sympathektomie angegeben. Da eine gewisse postoperative Mortalität besteht, muß man sich die Notwendigkeit und den Nutzen dieser Operation in jedem speziellen Fall ernstlich überlegen. Diese Mortalität soll ungefähr 2 Prozent betragen. Auch Beschwerden nach der Operation verdienen Beachtung. Der normale Tonus der peripheren Gefäße kehrt nach einigen Monaten wieder. Sie zeigen eine stärkere Empfindlichkeit gegenüber dem Adrenalin.

In den letzten Jahren hat man eine chirurgische Ausräumung und Wiederherstellung des Lumens mit einer End zu End-Anastomosierung versucht.

Die von Lériche angegebene periarterielle Sympathektomie hat man nicht mehr angewendet, da man feststellen konnte, daß die vasokonstriktorischen Nerven mit den peripheren gemischten Nerven verlaufen und segmentär an die peripheren Arterien herantreten.

3. Atherosklerotische periphere Gefäßkrankheiten

Die Atherosklerose (Arteriosklerosis obliterans, senile Gangrän, Endarteritis obliterans) ist die häufigste periphere Gefäßkrankheit und macht zusammen mit der Thromboangiitis obliterans, wie früher ausgeführt, 95 Prozent aller peripheren Gefäßerkrankungen aus.

Bei der Besprechung dieses Gegenstandes werden die peripheren Gefäßleiden der Diabetiker (diabetische Gangrän) oft abgegrenzt, grundsätzlich aber

handelt es sich dabei um dasselbe pathologisch-anatomische Substrat und auch
die klinischen Erscheinungen sind identisch. Die Tatsache, daß die Erkrankung
bei Diabetikern auftritt, gibt jedoch Gelegenheit für gewisse Differenzierungen,
wie zum Beispiel das frühzeitigere Auftreten, die schlechte Heilungstendenz,
wenn sich einmal Geschwüre entwickelt haben sowie die Häufigkeit von Sekundärinfektionen.

Häufigkeit

Die Krankheit befällt gewöhnlich Personen von über 50 Jahren, bei Diabetikern kann sie jedoch viel früher auftreten. Frauen erkranken mit Ausnahme
der Diabetikerinnen weniger häufig als Männer. Die Erkrankung tritt oft einseitig auf. Die Arme sind selten betroffen.

Pathologie

Die pathologischen Veränderungen sind jene der Atherosklerose, mit denselben Erscheinungen und Veränderungen, wie sie in früheren Kapiteln im
Zusammenhang mit der Atherosklerose an anderen Körperteilen besprochen
wurden. Die häufige Erkrankung der Arterien an den unteren Extremitäten
im Vergleich zur Seltenheit des Zustandes an den oberen Extremitäten war
oft Gegenstand der Erörterung. Im allgemeinen wird der atherosklerotische
Prozeß mit zunehmender Entfernung vom Herzen stärker. Die Aorta descendens
zeigt eine stärkere Beteiligung als die Aorta ascendens, die Aorta abdominalis
ist sogar noch stärker betroffen, und an den Unterschenkeln sind die Veränderungen am häufigsten. Dies ist nicht auf den höheren Blutdruck in den unteren
Extremitäten zurückzuführen, wie man lange Zeit geglaubt hat, da die Druckunterschiede zwischen den oberen und den unteren Extremitäten nicht groß
sind. Der aufrechte Stand des Menschen ist nicht dafür verantwortlich, denn
der Prozeß ist auch bei Tieren häufig; der erste Fall einer Claudicatio intermittens
wurde durch einen Tierarzt beim Pferd beschrieben.

Die Atherosklerose der Beinarterien ist oft sehr stark ausgeprägt, obwohl
der Patient symptomfrei ist. Dies erklärt man gewöhnlich mit der Tatsache,
daß der Prozeß noch nicht zu einem Arterienverschluß geführt hat, oder, wenn
dies bereits geschehen ist, daß der Verschluß so langsam eintrat, daß inzwischen
genügend Zeit zur Ausbildung eines Kollateralkreislaufes vorhanden war.

Die Atherosklerose führt zum Gefäßverschluß auf dem Weg über eine
Fibrose oder durch eine Thrombosierung, welche an großen oder an kleinen
Arterien erfolgen kann. Bei Kranken, bei welchen eine Amputation notwendig
wird, ist gewöhnlich mehr als ein Gefäß erkrankt. So konnte in einer Serie von
44 solcher Fälle in 60 Prozent ein Verschluß der Arteria tibialis posterior und
in 40 Prozent ein Verschluß der Arteria tibialis anterior nachgewiesen werden;
in 30 Prozent der Fälle waren auch die Peronealarterien betroffen. Treten subjektive und objektive Erscheinungen einer Ischämie auf, dann sind ein oder
mehrere Gefäße völlig verschlossen. So wie bei den Koronararterien sind Blutungen
in der Wand atherosklerotischer Gefäße häufig die Ursache für die Thrombosierung.

Von atheromatösen Plaques in der Aorta abgelöstes atheromatöses Material
kann eine periphere Embolie verursachen.

Die Venen erkranken selten, und im Gegensatz zur Thromboangiitis obliterans bestehen keine Entzündungszeichen. Dieser Faktor, die Atherosklerose
der Intima, und das Fehlen einer Intimaproliferation, ermöglichen die histologische Abgrenzung gegenüber der Thromboangiitis obliterans.

Die Plaques erfahren eine hyaline und fibröse Umwandlung; sekundär kommt es auch zu einer Verkalkung.

Eine gewisse Rekanalisierung kommt vor. Infolge der degenerativen Prozesse ist die Media oft dünn.

In 90 Prozent amputierter Beine erweisen sich zwei oder mehrere Hauptarterien als verschlossen.

Symptome und klinische Befunde

Die Beschwerden der Kranken und die objektiven Befunde sind jenen bei der Thromboangiitis obliterans sehr ähnlich. Das Bild ist durch die Seltenheit des Auftretens einer Thrombophlebitis und auch dadurch etwas anders, daß arterielle Spasmen dabei geringere Rolle spielen. Vermutlich ist dies auf das Fehlen von Entzündungsprozessen in der Adventitia und im periarteriellen Gewebe sowie auf das Fehlen einer Nervenbeteiligung zurückzuführen.

Die häufigste Klage betrifft das intermittierende Hinken, welches sich oft nur an den Zehen oder an der Ferse findet. Hie und da treten die Schmerzen bei Nacht sowie bei Ruhe auf, sie können geringer werden, wenn man die Decke entfernt und die kühlere Raumtemperatur auf das Bein einwirken läßt. Ruheschmerzen können auch verschwinden, wenn man die Beine herabhängen läßt. Es gibt Kranke, welche sich oft besser fühlen, wenn sie beim Auftreten der Schmerzen in der Nacht herumgehen, und welche eine Linderung verspüren, wenn sie das obere Bettende so sehr erhöhen, daß die Beine den am tiefsten liegenden Körperteil darstellen (Fowlersche Lage).

Man darf diese spontan auftretenden nächtlichen Schmerzen nicht mit den nächtlichen Wadenkrämpfen verwechseln, welche bei Fällen von Vitaminmangel oder bei einer Dehydration mit nachfolgendem Elektrolytverlust vorkommen.

Oft sind Parästhesien vorhanden. Eines der am frühesten vorhandenen Symptome ist Müdigkeit und Schwere in den Beinen.

Wenn sich ein arterieller Thrombus bildet, setzt eine plötzliche Verschlechterung ein. Dann verändert sich das klinische Bild. Manchmal kann innerhalb weniger Tage eine Gangrän mit unerträglichen Schmerzen auftreten. Andere Patienten zeigen eine Rotfärbung und Schwellung einer Zehe oder eines Fußteiles und es entwickelt sich ein Geschwür. Manchmal bestehen keine Zeichen einer Verschlechterung der Gewebsernährung, doch werden die Beschwerden von seiten eines intermittierenden Hinkens heftiger und andere nehmen zu.

Infolge der Entwicklung eines Kollateralkreislaufes ist das Eintreten einer langsamen spontanen Besserung des Zustandes nicht selten.

Sogar, wenn die betroffene Arterie verschlossen wird, erreichen die Anfälle von Ruheschmerzen, besonders bei Nacht, niemals die Schwere, welche die Schmerzen bei der Thromboangiitis obliterans charakterisiert. Eine ischämische Neuritis kann die Schmerzen noch verstärken. Bei den seltenen Fällen von extremen Gefäßspasmen bilden sich am Unterschenkel Petechien.

Die Befunde sind jene eines arteriellen Verschlusses und einer Verminderung der Blutzufuhr zur Extremität. Es ist wichtig, sich zu vergegenwärtigen, daß Patienten mit einer Atherosklerose der Beinarterien über eine Claudicatio intermittens klagen können, ohne daß die oberflächlich gelegenen Gewebe Zeichen einer Verminderung der Blutzufuhr aufweisen.

Nach einer „Spontan"-Thrombosierung kann sich eine Gangrän entwickeln. In den meisten Fällen ist die Thrombosierung einer peripheren atherosklerotischen

Arterie die Folge der Ruptur einer Riesenkapillare in der Intima, so wie bei der Koronarthrombose. Oft setzt eine Gangrän im Anschluß an das geringste Trauma und nach einer Infektion ein.

Der röntgenologische Nachweis von Kalkablagerungen in der Arterienwand bringt für die Diagnose keine wesentliche Hilfe. Manchmal sieht man solche Ablagerungen trotz starken Ernährungsstörungen infolge einer Atherosklerose nicht und in vielen Fällen sind die Ablagerungen sehr stark ausgeprägt, während die Arterien offen sind und die Zirkulation normal ist. Die Mönckebergsche Mediasklerose stört die Blutzufuhr zum Gewebe nicht. Man findet bei ihr konzentrische unvollständige Ringe, während bei der Atherosklerose diffus verteilte plattenähnliche Verdichtungen zu sehen sind.

Klinischer Verlauf

Es gibt alle Variationen. Bei einem Kranken ohne vorherige Beschwerden kann sich innerhalb weniger Tage im Anschluß an eine Thrombose eine Gangrän entwickeln; bei anderen kann man eine viele Jahre lang dauernde Claudicatio intermittens ohne Komplikationen oder Exazerbationen beobachten. Die Stellung einer Prognose ist deshalb schwierig; 54,6 Prozent aus einer Serie von Patienten mit einer obliterierenden Atherosklerose der Beingefäße starben nach einem Intervall von drei Jahren.

Wenn nicht zufällige Komplikationen, wie zum Beispiel eine Koronarthrombose oder eine Herzinsuffizienz das Ende beschleunigen, führt das Fortschreiten des Prozesses zur Gangrän. Ein Stillstand der Erkrankung ist viel seltener wie bei der Thromboangiitis obliterans und Amputationen sind daher wesentlich häufiger.

Die Demarkierung gangränöser Teile gegenüber den noch gesunden Geweben bedarf oft vieler Monate. Es ist erstaunlich, wie schmerzlos sich dies in manchen Fällen abspielt, besonders, wenn sich eine trockene Gangrän entwickelt. Eine Zellulitis, Lymphangitis und andere Infektionen sind besonders bei diabetischen Kranken häufig.

Nach manchen Autoren soll das Auftreten atherosklerotischer Störungen in den Beinarterien von Diabetikern von der Schwere des Diabetes, von der relativen Dauer der Krankheit und sogar von der Therapie unabhängig sein, während andere Autoren atherosklerotische Erscheinungsbilder in vernachlässigten Fällen häufiger fanden. Man hat die Atherosklerose eine Begleiterscheinung, aber nicht eine Komplikation des Diabetes genannt. Sie ist bei Diabetikern zehnmal so häufig vorhanden wie bei gleichaltrigen Vergleichspersonen.

Behandlung

Die Behandlung besteht in der Durchführung derselben allgemeinen hygienischen Maßnahmen und der Hintanhaltung schädlicher Faktoren, wie zum Beispiel exzessiver Wärme oder Kälte, von Traumen und Pilzinfektionen, wie in dem Kapitel über die Thromboangiitis obliterans besprochen wurde. Das Rauchen ist absolut verboten, obwohl eine Abstinenz das Fortschreiten des Prozesses nicht verhüten kann. Ein Alkoholkonsum ist erlaubt. Tägliche Bäder sind günstig, wobei das erkrankte Glied sorgfältig abzutrocknen ist; um die Haut weich zu machen, verwendet man Lanolin. Hühneraugenpflaster sind erlaubt, nicht gestattet sind aber lokale Anwendungen chemischer Agentien.

Unter den im vorhergehenden Kapitel erwähnten verschiedenen Medikamenten sahen wir nur vom Aminophyllin (Theophyllin) in Form von Suppositorien und intravenösen Injektionen ausreichende Erfolge.

Eine Quetschung und Blockierung von Nerven ist zur Linderung von Schmerzen weniger oft notwendig als bei der Thromboangiitis obliterans.

Der Wert der verschiedenen Methoden der Physiotherapie, wie zum Beispiel einer Saug- und Druckbehandlung, ist hier noch mehr strittig wie bei der Thromboangiitis. Aktive Bewegungsübungen sind zu empfehlen.

Beim Auftreten einer Gangrän oder von Geschwüren ist das Baden der Füße in Lösungen von Permanganat oder Borsäure empfehlenswert.

Wenn sich eine neue arterielle Thrombose entwickelt, ist zur Verhütung einer Propagation die Anwendung von Heparin günstig.

Man verwendet dieselben Medikamente, wie sie im Abschnitt über die Thromboangiitis behandelt wurden.

Die Meinungen bezüglich des Wertes einer präganglionären Sympathektomie sind noch mehr geteilt als bei der Thromboangiitis obliterans. Die meisten Autoren sind gegen den operativen Eingriff, da die Mitwirkung von Gefäßspasmen am allgemeinen Bild nur gering ist. Natürlich läßt man die Operation bei dieser Erkrankung nur durchführen, wenn die Temperaturmessung am erkrankten Gebiet vor und nach einer Gefäßerweiterung das Vorhandensein von arteriellen Spasmen ergeben hat. Im Anschluß an die Operation kam es trotz dem Anstieg der Hauttemperatur nach einer Gefäßerweiterung auf 30 Grad Celsius in gewissen Fällen zur Entstehung einer Gangrän. Postoperativ werden die Gefäße scheinbar erhöht adrenalinempfindlich (S. 564). Eine Rückkehr des Gefäßtonus nach der Operation ist häufig.

Zur Erleichterung von Schmerzen und zwecks rascherer Demarkierung gangränöser Teile hat man eine Ligatur der Vena femoralis empfohlen.

Bei der Verwendung eines Kälteanästhesieverfahrens kann die Mortalität nach Amputationen herabgesetzt werden.

Thrombektomien konnten erfolgreich durchgeführt werden.

4. Arterielle Embolie und Thrombose

Ätiologie

Embolien an den Arm- oder Beinarterien kommen am häufigsten bei Herzkranken vor. Bei Patienten mit Vorhofflimmern lösen sich die Emboli von Thromben in den Vorhöfen ab; in einer autoptischen Arbeit konnte nachgewiesen werden, daß 43,3 Prozent der Patienten mit einem rheumatischen Herzleiden und Flimmern Vorhofthromben hatten. Embolien gehen oft von Thromben im linken Vorhof aus, zum Beispiel im Verlauf einer Mitralstenose. Bei Myokarderkrankungen gehen sie von Wandthromben im linken Ventrikel aus, besonders bei Koronarerkrankungen mit Myomalazie und bei der Myokarditis. In über 69 Prozent einer Serie von Fällen mit peripheren arteriellen Embolien lagen Herzkrankheiten vor. Embolien gehen auch von Thrombosen in Aortenaneurysmen oder von atheromatösen Plaques in der Aorta aus.

Bei einem offenen Foramen ovale werden Emboli, welche sich von Thromben in den Beckenvenen oder in den Venen der unteren Extremitäten ablösen, in den großen Kreislauf geschwemmt („paradoxe Embolie"). Diese Erscheinung ist nicht so selten, als man häufig glaubt. Einer von uns konnte bei der Obduktion bei zwei Fällen den Embolus zur Hälfte durch das offene Foramen ovale hängen sehen.

Emboli bleiben gewöhnlich an den Teilungsstellen der Arterien hängen, besonders an der Bifurkation der Femoral-, Iliakal-, Brachial- oder Popliteaarterien. Besonders häufig sind die Embolien in der Arteria tibialis posterior.

Eine zusätzliche („sekundäre") Thrombusbildung im Anschluß an eine Embolie ist ein häufiges Ereignis. Sie entwickelt sich meist zentripetal und kann sich stromaufwärts weit ausbreiten und damit wichtige Kollateralarterien verschließen.

Manchmal ist es außerordentlich schwierig, eine primäre arterielle Thrombose und eine Embolie auseinanderzuhalten. Wenn bei einem Patienten mit einer peripheren Gefäßsklerose Erscheinungen eines Arterienverschlusses auftreten, so ist eine Thrombose wahrscheinlicher. Ein Arterienverschluß bei Patienten mit einer Herzerkrankung ist wahrscheinlicher auf eine Embolie zurückzuführen. Arterielle Thrombosen sieht man gelegentlich bei schweren Infektionskrankheiten, bei welchen die Gefäßendothelien häufig eine Schädigung erleiden. Im Anschluß an Operationen beobachtet man sie selten.

Die Embolien bei der bakteriellen und subakuten bakteriellen Endokarditis wurden früher besprochen.

Pathologische Physiologie

Die Folgen eines Arterienverschlusses durch eine Embolie und Thrombose hängen vom Ort des Verschlusses und vom Vorhandensein eines Kollateralkreislaufes ab. Dieser wird sich bei jungen, elastischen Arterien leichter entwickeln können als bei der peripheren Atherosklerose der älteren Menschen.

In vielen Fällen von peripherer arterieller Embolie verschwindet das anfangs beobachtete dramatische Bild innerhalb weniger Stunden wieder völlig. Da eine Auflösung des Embolus sehr unwahrscheinlich ist, hängt diese Besserung des Zustandes vermutlich vom Aufhören des reflektorischen Arterienspasmus ab, welcher am akuten Erscheinungsbild teilnimmt.

Wenn offene Gefäße vorhanden sind, kann sich in Kürze ein wirksamer Kollateralkreislauf entwickeln, denn die Ligatur der Hauptarterie eines Beines kann ohne ernste Folgen bleiben. Innerhalb weniger Tage nach der Ligatur der Brachialarterie kann wieder ein Radialpuls einsetzen. Im Anschluß an eine Embolie der Arterien der oberen Extremität tritt selten eine Gangrän auf.

Eine völlige Unterbrechung der Blutzufuhr zu den Muskeln führt innerhalb von sechs bis acht Stunden zu deren Nekrose, während die Nervenfasern ungefähr zwölf bis zwanzig Stunden am Leben bleiben.

Symptome und klinische Befunde. In den meisten Fällen setzen heftige Schmerzen ein. Es besteht keine Gewißheit darüber, ob sich der Schmerz sofort oder nach einem kurzen Intervall einstellt. Höchstwahrscheinlich ist der Erstschmerz auf einen Gefäßspasmus zurückzuführen und der später auftretende Schmerz ischämiebedingt. Oft ist der Schmerz qualvoll und erfordert die Anwendung großer Morphiumdosen. Manche Patienten haben viel weniger oder überhaupt keine Schmerzen. In einer Serie von peripheren arteriellen Embolien wurde nur in 64 Prozent der Fälle über Schmerzen berichtet und in nur 53 Prozent setzten diese sofort ein. Nach einem anderen Bericht bekamen 59·5 Prozent der Patienten plötzlich einsetzende Schmerzen; in 21·7 Prozent traten momentan Empfindungsstörungen und ein Kältegefühl auf, und in 5·7 Prozent war der Verschluß symptomlos. Bei der Entwicklung einer Gangrän ist das späte Auftreten von Schmerzen die Regel. Patienten ohne Frühschmerzen sind in größter Gefahr, das Glied oder einen Teil davon zu verlieren, da die wahre Situation überhaupt nicht erkannt und eine Behandlung nicht eingeleitet wird. Von Zeit zu Zeit konnten wir einen Fall beobachten, bei dem das Pflegepersonal den Klagen eines Patienten über mäßige Schmerzen im Unterschenkel keine Aufmerksamkeit schenkte und dem Arzt erst viele Stunden später Meldung erstattet wurde. Periphere Embolien werden früher diagnostiziert, wenn das Pflegepersonal und die Ärzte „an die Embolie denken".

Gleichzeitig mit den Schmerzen oder unabhängig von ihnen treten im betroffenen Teil des Gliedes Taubheit und Prickeln mit einer Empfindung von „Nadelstechen" auf. Das betroffene Glied fühlt sich kalt an.

Die Extremität kann anfangs eine sehr starke Blässe zeigen, besonders, wenn ein starker arterieller Spasmus besteht. Doch kann auch von Anfang an eine Zyanose vorhanden sein, wenn die Venen nicht leer sind. In späteren Stadien herrscht Zyanose zusammen mit einem fleckigen Aussehen der Haut vor. Innerhalb von 36 Stunden können Quaddeln und Blasen auftreten, besonders, wenn die benachbarten Abschnitte warm sind.

Im erkrankten Bereich findet man keine peripheren Pulse. Der Teil fühlt sich kalt an und nimmt, wenn er entblößt ist, die Raumtemperatur an. Es muß darauf hingewiesen werden, daß sich das erkrankte Glied warm anfühlen kann, wenn es gut bedeckt war oder, wenn eine Wärmeanwendung erfolgte. Bei der Oszillometrie sieht man keine Ausschläge, sie ermöglicht die genaue Lokalisation der Verschlußstelle. Innerhalb von 30 Minuten kommt es zu einer Muskellähmung und die sensiblen Nerven sind gestört. Die Reflexe sind herabgesetzt oder fehlen und es liegt eine motorische Lähmung vor.

Es tritt Fieber mit einer Leukozytose auf und die Blutsenkungsgeschwindigkeit ist erhöht. Die Kranken bieten Zeichen einer Toxämie.

Prognose

Nach einer Schätzung kommt es in ungefähr 50 Prozent der Patienten mit einer Embolie oder Thrombose auch ohne chirurgischen Eingriff zu einer Erholung. In 20 von 36 Fällen eines Verschlusses der Arteria femoralis oder poplitea setzte eine spontane Erholung ein. Infolge der Schwere des Allgemeinzustandes des Patienten und der für die Embolie oder Thrombose verantwortlichen Krankheit starben ungefähr 50 Prozent der Kranken einer Beobachtungsserie innerhalb eines Monats.

Behandlung

Zur Erleichterung der akuten Schmerzen muß man Opiate geben. Man soll die betroffene Extremität warm halten, doch ist eine direkte Wärmeanwendung zu vermeiden. Zur Verminderung der Gefahr einer sekundären Thrombosierung ist sofort Heparin zu geben.

Der Spasmus der Kollateralgefäße ist mit Hilfe von gefäßerweiternden Mitteln zu bekämpfen. Man gibt 0.03 bis 0.06 g Papaverin intravenös oder in die Arterie der betroffenen Extremität. In diesen Fällen ist die Anwendung von Saug- und Druckapparaten günstig. Wenn Maßnahmen zur Verhütung einer Erhöhung der Blutgerinnungsfähigkeit unternommen wurden, injiziert man Theophyllin oder Aminophyllin intravenös in der Menge von 0.25 bis 0.5 g. Eine paravertebrale Alkoholinjektion beseitigt den reflektorischen Spasmus.

Die Erfahrung mit diesen konservativen Maßnahmen zeigt, daß man damit ähnliche Ergebnisse erreichen kann wie mit der Embolektomie. In vielen Fällen kann man jedoch die Entstehung einer Gangrän mit konservativen Methoden nicht verhüten, weshalb die Embolektomie ihre Bedeutung immer behalten wird. Wenn möglich, soll sie innerhalb der ersten sechs Stunden und nicht später als zwölf Stunden nach dem Verschluß durchgeführt werden. Die Chancen einer völligen Wiederherstellung sind bei verspäteter Durchführung der Operation geringer, da die Schädigung der Arterienendothelien nach einer gewissen Zeit so stark ist, daß sich sogar nach einer erfolgreichen Embolektomie eine Thrombose entwickeln kann. Das Problem wird dadurch schwierig, da es nicht immer leicht ist, den Sitz des Verschlusses zu lokalisieren. Infolge eines reitenden Embolus an der Bifurkation der Aorta oder infolge einer peripheren Embolie in beiden unteren Extremitäten kann sich eine symmetrische Gangrän entwickeln.

Seit der Pionierarbeit von Key wurden in jedem größeren Krankenhaus bereits wiederholt erfolgreiche Embolektomien durchgeführt. Bei einem unserer Beobachtungsfälle wurde bei einem Patienten mit einer rheumatischen Mitralstenose ein reitender Embolus an der Bifurkation der Aorta festgestellt. Während des Transportes zum Operationsraum brach der Embolus in zwei Teile und es entwickelte sich am einen Bein eine Embolie der Arteria poplitea und am anderen eine solche der Arteria femoralis. Der Kranke wurde sofort von zwei Chirurgen operiert, wobei jeder an einer Seite arbeitete; der Patient überlebte die doppelseitige Embolektomie mindestens zweieinhalb Jahre; als wir ihn das letztemal sahen, war sein Zustand befriedigend und er konnte ohne Beschwerden gehen.

Die Meinungen sind darüber geteilt, ob das therapeutische Vorgehen rein konservativ oder chirurgisch sein solle. Nach unserer Überzeugung soll man sofort alle obenerwähnten konservativen Maßnahmen einleiten. Stellen sich innerhalb von sechs Stunden nicht Zeichen einer Wiederaufnahme der Durchblutung ein, so soll man die Embolektomie durchführen lassen, vorausgesetzt, daß das Grundleiden eine postoperative Erholung erwarten läßt.

Das plötzliche Auftreten von Kribbeln in einer Extremität, welche empfindungslos war, kann für die Wiederkehr der Durchblutung sprechen. Eine Beobachtung mit dem Kapillarmikroskop kann das Vorhandensein einer geringgradigen Zirkulation ergeben und zur Durchführung einer konservativen Behandlung ermutigen.

Die Meinungen über die Notwendigkeit einer Heparinbehandlung sind geteilt. Die einen Autoren sind für die sofortige Heparin-Anwendung, während andere auf die Gefahren einer Embolektomie hinweisen, während der Patient unter der Wirkung von Antikoagulantien steht. Außerdem wurde über sehr schwere und oft sogar letale retroperitoneale Blutungen berichtet, wenn während einer derartigen antithrombotischen Behandlung eine Sympathikusblockade durchgeführt wurde. Man soll daher Antikoagulantien nur verordnen, wenn man einigermaßen sicher sein kann, daß eine Embolektomie oder eine Blockade nicht notwendig sein werden.

Verschluß von Mesenterialgefäßen

Ein Verschluß von Mesenterialgefäßen ist ein relativ häufiges Ereignis, besonders bei Kranken mit Vorhofflimmern, bakterieller Endokarditis und Atherosklerose. Ein solcher Verschluß kann auf eine Embolie zurückzuführen sein, was besonders bei den zwei erstgenannten Zuständen vorkommt, oder auf einer Thrombose beruhen. Thrombosen sieht man bei der Atherosklerose, bei der Polyzythämie, bei Infektionen und Traumen. Auch Kompressionen durch Tumoren kommen vor. Am häufigsten ist die Arteria mesenterica superior betroffen. Auch Venen können thrombosieren. Eine Verengung der Mesenterialarterien verursacht gelegentlich das Bild einer Abdominalangina, der Ortnerschen Dyspraxia abdominalis intermittens arteriosclerotica. Der Schmerz wird periumbilikal empfunden und tritt 1 bis $1^1/_2$ Stunden nach den Mahlzeiten auf, d. h., am Höhepunkt der Verdauung.

Im Falle eines Venenverschlusses kommen Prodromalerscheinungen vor. Bei einem arteriellen Verschluß setzen die Erscheinungen schlagartig ein. Über der Mitte des Abdomens tritt ein außerordentlich heftiger, gleichmäßiger und nicht kolikartiger Schmerz auf, welcher von Schock und Erbrechen begleitet wird. Bei manchen Fällen ist der Schmerz weniger intensiv und bei Kranken mit kleinen Embolien ist ein Weiterleben ohne chirurgischen Eingriff möglich. Nicht immer kommt es zu einer Infarktbildung. Die Symptome sind gelegentlich jene eines akuten Darmverschlusses oder einer Peritonitis. Man findet Obstipation oder Diarrhöen und es kommt zu einer Leukozytose, Übelkeit und Erbrechen. Frühzeitig setzt ein Schock ein. Findet man eine serös-blutige Flüssigkeit, dann ist die Operation indiziert. Manchmal überleben die Kranken einen Verschluß dieser Arterien ohne chirurgischen Eingriff. Die Prognose ist sogar bei rechtzeitig durchgeführter Operation nicht sehr günstig und hängt weitgehend vom Herzzustand ab. Die Mortalität beträgt ungefähr 90 Prozent.

Verschluß der Aorta abdominalis

Ein thrombotischer oder embolischer Verschluß der Aorta kann ein dramatisches Bild auslösen, noch häufiger aber setzen die Erscheinungen schleichend ein. Nur wenige Patienten überleben ein solches Ereignis und der Tod tritt innerhalb weniger Tage ein. Es wurde jedoch über Fälle berichtet, in welchen sich die Patienten wieder erholten, und es gibt auch Mitteilungen über einen alten kompletten Verschluß der Aorta abdominalis oberhalb ihrer Bifurkation, welcher einen Zufallsbefund bei der Obduktion darstellte; bei manchen Kranken bestand zu Lebzeiten nur eine Claudicatio intermittens, oft nur im Bereich der Hüfte, und andere hatten überhaupt keine Beschwerden. Dies ist als das Leriche'sche Syndrom bekannt. Nach Shapiro kann man einen solchen Befund unter 1000 Autopsien einmal erheben. Das Syndrom tritt bei Männern häufiger auf, selten kommt es sogar bei jüngeren Menschen vor.

Die Femoralpulse sowie Oszillationen an den Beinen fehlen. Das Erektionsvermögen geht verloren.

Thrombosen kommen bei der Atherosklerose vor, während Embolien bei der rheumatischen Mitralstenose am häufigsten sind. Gewöhnlich sind die beiden Zustände kombiniert vorhanden, da eine ursprüngliche Embolie gewöhnlich zu einer sekundären Thrombosierung führt.

Die Diagnose dieses Zustandes und die Abgrenzung gegenüber multiplen Embolien in den Arterienverzweigungen beider Extremitäten ist oft sehr schwierig.

Es ist schwer zu erklären, wie der Kollateralkreislauf bei jenen Kranken unterhalten wird, welche einen symptomlosen Verschluß der unteren Aorta abdominalis erleiden. In manchen Fällen war eine Embolektomie erfolgreich. Es wurde über Patienten berichtet, welche einen Verschluß der Aorta und beider Arteriae iliacae communes bei einem Aneurysma überlebten.

Es gibt Kranke, welche mit diesem Syndrom 10 Jahre lang weiterleben. Früher oder später kommt es aber zur Gangraen.

In der letzten Zeit wurden Versuche einer Resektion des thrombosierten Aortenabschnittes mit Anlegung einer End zu End-Anastomose unternommen.

5. Leichenfinger, Raynaudsches Syndrom, Sklerodermie, Halsrippen, arterielle Spasmen und andere Gangränursachen an den oberen Extremitäten

Leichenfinger

Die sogenannten „Leichenfinger" sind bei sonst gesunden Individuen nicht selten. Die Häufigkeit dieser Erscheinung in der Durchschnittsbevölkerung wird auf etwa 20 Prozent geschätzt. Die Häufigkeit ist bei beiden Geschlechtern gleich groß.

Oft litt der Patient in seiner Kindheit an Frostbeulen. Mit dem Beginn der Pubertät und manchmal bei nur achtjährigen Kindern zeigen ein oder mehrere Finger gelegentlich eine Leichenblässe, welche meist an der Spitze beginnt und sich zentral ausbreitet; die Episode dauert nur wenige Minuten. Es besteht Taubheit und es wird schmerzhaftes Kribbeln empfunden, wenn die Zirkulation wieder einsetzt. Es kommt zu einer Rötung infolge einer Gefäßerweiterung, welche ein Folgezustand der Anhäufung von Stoffwechselprodukten bei der Wiederkehr der Zirkulation ist. Die Symptome kommen manchmal symmetrisch vor. Selten sind auch die Zehen betroffen.

Der Zustand ist gewöhnlich erblich, manchmal kommt er bei Geschwistern vor. Am häufigsten tritt er während des Schwimmens in kaltemWasser auf. Gelegentlich setzt er ohne die Einwirkung niedriger Temperaturen ein, niemals kommt er aber bei Aufregungen und er ist niemals fortschreitend. Diese beiden Faktoren unterscheiden den Zustand leicht vom Raynaudschen Syndrom.

Reiben und Massage der Finger beschleunigt die Wiederkehr der Zirkulation in manchen Fällen.

Die Erscheinung ist harmlos und bedarf keiner Behandlung. Sie kann im Verlauf mehrerer Jahre spontan verschwinden. Ernährungsstörungen sind nicht sichtbar. Als auslösende Ursache sieht man eine Übererregbarkeit der peripheren Gefäße an, welche deren abnorme Reaktion gegenüber einer Kälteeinwirkung hervorruft.

Raynaud'sche Erkrankung und Syndrom

Die Raynaudsche Erkrankung oder das Raynaudsche Syndrom beinhalten Fälle von intermittierender Blässe und Zyanose bei Kälteeinwirkung. Lange nach den Erscheinen der Arbeit Maurice Raynauds konnte gezeigt werden, daß alle seine Fälle bis auf einen tatsächlich zu einer anderen verwandten Gruppe von Erkrankungen gehörten, doch ist seine Beschreibung so klassisch, daß sein Name mit diesem Syndrom in Verbindung bleiben sollte. Zur Vermeidung einer Verwechslung wird in diesem Abschnitt jedoch nur jener Zustand besprochen, welcher den Namen Raynaud'sche Erkrankung führen sollte. Man findet das Raynaudsche Phänomen manchmal bei der Periarteritis nodosa, bei der Thromboangiitis obliterans (dann aber selten symmetrisch), bei Halsrippen, beim Scalenus anticus-Syndrom sowie bei anderen in den folgenden Seiten behandelten Zuständen.

In der Mehrzahl der Fälle betrifft die Erkrankung junge Frauen. Sie kommt auch bei Männern vor. Es gibt dabei auch einen erblichen Faktor. Manchmal sind die Kranken neuropathisch, sonst sind sie aber gewöhnlich gesund. Bei diesen Patienten treten die Veränderungen symmetrisch auf und können auch die Zehen befallen.

Unmittelbar bei einer Kälteeinwirkung oder bei einer Aufregung zeigen einige oder alle Finger und manchmal sogar Teile der Hand eine starke pupurne Zyanose oder Blässe. Die Zyanose ist häufiger; es konnte gezeigt werden, daß man das wachsartige Aussehen der Finger nur dann findet, wenn das Blut aus dem betreffenden Teil ausmassiert wird, wenn es beim Hochheben abfließt oder durch einen reflektorischen Spasmus ausgepreßt wird. Eine vorübergehende Wiederkehr der Blutströmung führt zu einer Rosafärbung, welche sofort in Blau umschlägt, wenn die Zirkulation wieder zum Stillstand kommt. Die Aufeinanderfolge der Farbänderungen, auf welche in älteren Darstellungen dieses Zustandes so großes Gewicht gelegt wurde, ist nicht von Bedeutung. Die Schmerzen können besonders beim Wiedereinsetzen der normalen Zirkulation außerordentlich quälend sein. Die betroffenen Extremitätenteile schwitzen oft stark.

Die Aufregung, welche den Anfall auslöst, kann geringfügiger Natur sein. Anfälle können während der Spazierrunden auf den Gängen auftreten; sie können sogar durch ein „plötzliches Klopfen an der Tür" hervorgerufen werden. Ein Anfall kann auch auftreten, wenn der Patient ruhig in einem Raum sitzt, welcher eine Temperatur von nur 18 Grad Celsius aufweist. Die einen Anfall auslösende „kritische Temperatur" ist bei den einzelnen Fällen verschieden.

Das Leiden schreitet gewöhnlich fort. Die Anfälle dauern länger und kommen häufiger. Manchmal läßt der Gefäßspasmus erst nach vielen Stunden nach. In solchen Fällen entwickeln sich trophische Störungen. An der Haut bestehen kleine Fissuren und Geschwüre, an den Fingerspitzen oder an kleinen Hautstellen über den Fingern kommt es zu einer trockenen Nekrose; große Bezirke werden nicht gangränös. Die Haut wird atrophisch, die Nägel zeigen trophische Störungen und an den Endphalangen kann man röntgenologisch eine Entkalkung mit Atrophie nachweisen. Es kommt zu einer symmetrischen Gangrän.

Nach Raynaud stellt die Erkrankung eine Vasoneurose infolge einer Störung im sympathischen Nervensystem dar. Es konnte jedoch gezeigt werden, daß Anfälle auch nach einer Unterbrechung der sympathischen Nervenbahnen auftreten. Der wesentliche Faktor scheint in den meisten Fällen eine abnorme Empfindlichkeit der Fingerarterien gegenüber Kälte zu sein. Eine Teilnahme der kleineren Arteriolen oder Venülen am Spasmus konnte nicht festgestellt werden. Man konnte auch zeigen, daß es möglich ist, Anfälle regelmäßig dadurch auszulösen, daß man die Finger für zehn bis zwanzig Minuten in Wasser mit einer Temperatur zwischen 15 und 18 Grad Celsius halten läßt. Läßt man die Hände in Wasser von unter 10 Grad Celsius halten, so treten Anfälle nicht auf. Anfälle kommen jedoch, wenn der Körper der Kälte ausgesetzt wird und die Finger warm gehalten werden; eine Erwärmung des Körpers kann zu einer Linderung des Anfalles führen.

Wenn auch die Untersuchungen von Lewis und Mitarbeitern eine abnorme Reaktion der Fingerarterien gegenüber der Kälte als ätiologischen Faktor höchstwahrscheinlich machen, so ist eine abnorme Reaktion auf sympathische Impulse immerhin möglich, obwohl die Tatsache sehr zugunsten der Annahme von Lewis spricht, daß die Anfälle nach einer Sympathektomie weiterbestehen können.

In fortgeschritteneren Stadien tritt an den Fingerarterien eine Intimaverdickung auf, wobei kleine Gefäße sekundär teilweise durch eine Thrombose verschlossen werden; diese Vorgänge machen die Entstehung von Ernährungsstörungen und einer Gangrän verständlich. Bei der damit gegebenen Verengung des Lumens dieser Arterien kann sogar eine leichte Zunahme des Gefäßtonus bei einer Kälteeinwirkung die Blutströmung unterbrechen.

Hinsichtlich der Behandlung gibt man den Patienten die Anweisung, die Hände warmzuhalten und eine Kälteeinwirkung an anderen Teilen des Körpers zu vermeiden. Wenn möglich, sollten die Patienten in eine Gegend mit einem milderen Klima übersiedeln. Bei der Anwendung von ACTH und Cortison wurde über vorübergehende Besserungen berichtet. Bei manchen Kranken erweisen sich Priscol und Ronicol als günstig.

Eine zervikale Sympathektomie liefert gute Ergebnisse. Sogar, wenn die Anfälle nach einiger Zeit wiederkehren oder bestehen bleiben, sind sie leichter, kürzer und kommen weniger häufig. Operationen sind in sehr fortgeschrittenen Stadien, wenn an den Arterien eine organische Verlegung besteht, nicht ratsam. Die günstige Wirkung chirurgischer Eingriffe erbringt den Beweis, daß nervöse Faktoren bei der Entstehung der Anfälle eine gewisse Rolle spielen. Die allmähliche Wiederkehr von Schmerzen nach der Operation kann auf eine erhöhte Adrenalinempfindlichkeit der Gefäße im Anschluß an die Sympathektomie zurückzuführen sein.

An den oberen Extremitäten sind präganglionäre Operationen vorzuziehen. Die Äste des zweiten und dritten Brustganglions werden durchtrennt. An den unteren Extremitäten ist eine Exstirpation des zweiten und dritten Lumbalganglions notwendig. Zur Vermeidung einer Regeneration ist besondere Sorgfalt zu verwenden.

Sklerodermie

Die Sklerodermie ist in vieler Hinsicht eine mysteriöse Krankheit unbekannter Ätiologie, welche einer erfolgreichen Therapie nicht zugänglich ist. Da man sie oft bei Kranken mit dem Raynaudschen Phänomen findet, soll sie an dieser Stelle kurz erörtert werden.

Obwohl man zwischen der generalisierten Sklerodermie und der lokalisierten Form (Sklerodaktylie, Akrosklerose) eine Unterscheidung trifft, ist eine Trennung dieser Zustände nicht immer möglich, da einer in den anderen übergehen kann.

Die Krankheit kann zur gleichen Zeit mit den vasomotorischen Störungen beginnen; in anderen Fällen setzt sie nach der Entstehung eines typischen Raynaudschen Phänomens und gelegentlich lange vor seinem Beginn ein. Meistens befällt sie junge Frauen; das Häufigkeitsverhältnis bei den beiden Geschlechtern beträgt 10:1.

Gewöhnlich sind die Hände, Füße und das Gesicht erkrankt; der Stamm ist selten betroffen. Die Haut wird glatt, die normalen Falten verschwinden und es wird unmöglich, an der Haut der Fingerspitzen Falten zu erzeugen. Eine Beugung und Streckung der Finger wird schwierig, die Haare fallen aus, die Nägel wachsen nur mehr langsam und zeigen trophische Störungen. An den Spitzen der dünnen Finger treten Rhagaden und Blasen auf.

Bei einer Erkrankung des Gesichtes wird dieses maskenähnlich und ausdruckslos. Die Falten verstreichen und der Mund kann nicht normal geöffnet werden; die Augen können in fortgeschrittenen Stadien nicht geschlossen werden. Es kommt zu Pigmentstörungen.

Histologisch liegt eine Hypertrophie des Bindegewebes vor, welches eine Verengung der Blutgefäße verursacht.

Am Beginn der Krankheit können die Patienten etwas Fieber haben, die erkrankten Gebiete können ödematös sein.

Bei schwerer Erkrankung der Haut besteht eine beträchtliche Gefäßverengung, doch stellt die gestörte Hauternährung nicht den primären und ursächlichen Faktor dar, da die Erkrankung oft ohne Gefäßstörungen einhergeht; überdies führen Ernährungsstörungen auf anderer Grundlage als bei der Raynaudschen Erkrankung nicht zu einer Sklerodermie.

Vielleicht ist die Erkrankung toxischen Ursprungs; man hat auch die Möglichkeit eines endokrinen Einflusses erörtert. Oft schreitet der Prozeß von Anfang an sehr rasch fort und die Prognose ist schlecht. Die Patienten werden zu Krüppeln, da sie unfähig sind, die Finger zu bewegen.

Eine Myokardfibrose sowie eine Dysphagie mit einer Ösophagusstriktur sprechen dafür, daß der Prozeß in manchen Fällen generalisiert sein kann. Lungen, Nebennieren, Bauchspeicheldrüse, Larynx und Zunge sind selten betroffen und zeigen dann eine fibroblastische Proliferation. Die Behandlung ist rein symptomatisch. Eine Hautmassage mit Olivenöl bringt eine gewisse Besserung. Man hat eine Iontophorese mit Mecholyl und Histamin empfohlen. Auch Ganglionektomien hat man durchgeführt, sie bringen in jenen Fällen, bei welchen man eine vasospastische Komponente nachweisen kann, eine geringe Erleichterung. Andere Autoren konnten durch operative Maßnahmen keinen Erfolg erreichen.

Eine Behandlung mit ACTH und Cortison bringt vorübergehende Besserung. Die Krankheit kann 30 Jahre lang bestehen. Spontane Remissionen kommen vor. Häufig sterben die Kranken an einer Herzinsuffizienz.

Oft wird das Sklerödem mit der Sklerodermie verwechselt. Bei jenem sind die Hände nicht befallen, die Haut ist nicht atrophisch und Depigmentierungen fehlen. Es handelt sich um ein gutartiges und gut abgegrenztes Ödem des Gesichts, der Arme und Beine; Pleura- und Perikardergüsse kommen vor.

Halsrippe und Skalenus anticus-Syndrom, Hyperabduktions- und Kostoklavikular-Syndrom

Das Vorkommen einer überzähligen Halsrippe war bereits Galen bekannt, doch werden durch diese Abnormität hervorgerufene Störungen erst seit ungefähr 65 Jahren beobachtet. Beschwerden sind bei Frauen häufiger.

Die Halsrippe ist keine seltene Abnormität. Sie kommt doppelseitig und bei den einzelnen Fällen in verschiedenen Graden sowie in einer verkalkten oder fibrösen Form vor. Der Plexus brachialis und die Arteria subclavia ziehen über die Halsrippe nach lateral und abwärts.

Sogar beim Fehlen einer Halsrippe können infolge der Tatsache ähnliche periphere Gefäßerscheinungen auftreten, daß die Subklaviagefäße und der Plexus brachialis in dem durch den Ansatz des Musculus scalenus anterior an der ersten Rippe gebildeten Winkel liegen; diese Gewebe können die Arterie und die Nerven unter bestimmten Bedingungen komprimieren (Scalenus-anticus-Syndrom). Die Arteria subclavia liegt in dem genannten Winkel am tiefsten, dann folgen der achte Zervikal- und der erste Dorsalnerv. Wenn eine Halsrippe vorliegt, so setzt der Skalenusmuskel an ihr an. Der über dem Schlüsselbein gelegene Muskelteil ist druckempfindlich.

In manchen Fällen, besonders bei tiefer Inspiration, kann die Arteria subclavia zwischen dem Schlüsselbein und den Rippen komprimiert werden. Eine Form des Pulsus paradoxus hat ihre Ursache in dieser Kompression (S. 263) (Kostoklavikular-Syndrom), und bei einem persönlich beobachteten Patienten war bei der Inspiration infolge der Kompression über der Arteria subclavia ein systolisches Geräusch zu hören. Auch bei einer langdauernden übermäßigen Abduktion des Armes, zum Beispiel beim Schlafen auf dem stark abduzierten Arm, kann es zu einer Kompression der Arteria subclavia zwischen dem Schlüsselbein und der ersten Rippe kommen, wodurch die Blutzufuhr zum Arm stark vermindert wird. Ein durch Krücken ausgeübter Druck kann ein ähnliches Syndrom hervorrufen. Zu Vermeidung des Hyperabduktionssyndroms hat man eine diesbezügliche Aufklärung der Patienten sowie eine lose Fixierung ihrer Handgelenke an das Bettgestell empfohlen.

Halsrippen sind bei Frauen häufiger als bei Männern. Die ersten Symptome setzen spät ein (zwischen dem 25. und 50. Jahr), vermutlich infolge der Tatsache, daß die rechte Schulter bei zunehmendem Alter etwas tiefer sinkt und die Bedingungen für eine Kompression der obengenannten Organe dadurch günstiger werden. Bei Rechtshändern ist die rechte Seite viel häufiger betroffen als die linke.

Die Symptome bestehen in brennenden Schmerzen, manchmal von lanzinierendem Charakter, welche hauptsächlich an der Ulnarseite des Armes und über der Deltoideusregion empfunden werden. Taubheit, Kribbeln und eine gewisse Hyperästhesie kommen vor. Die Finger und die Hände können kalt und verfärbt sein. In manchen Fällen tritt eine bläuliche Verfärbung oder eine Rötung auf, während in anderen eine Blässe vorhanden ist. Es besteht eine abnorme Neigung zum Schwitzen und eine gewisse Schwellung. Im Anschluß an eine Muskelschwäche können trophische Veränderungen und sogar eine Gangrän auftreten. Die Ansatzstelle des Skalenusmuskels ist oft druckschmerzhaft. Der Blutdruck kann an der erkrankten Seite niedriger sein.

Die Röntgenuntersuchung ergibt manchmal das Vorhandensein einer Halsrippe. Das Heben der Schulter kann vorübergehende Erleichterung bringen, während eine plötzliche Rotation des Kopfes oder eine Senkung der Schulter Schmerzen verursachen kann.

Die Meinungen bezüglich der Entstehungsweise der Störungen sind verschieden. Nach der ursprünglichen Erklärung, welche von den meisten Autoren noch beibehalten wird, führte man die Erkrankung nur auf die Kompression der Arteria subclavia zurück. Nach Lewis und Pickering führt eine Endothelschädigung zur Entwicklung einer lokalen Thrombose in der Arteria subclavia. Eine Ausbreitung dieser Thromben gegen die Peripherie zu verursacht die Entstehung von Geschwüren und einer Gangrän an den Fingerspitzen. Bei der Obduktion kann man die Arteria subclavia tatsächlich in feste Bänder eingebettet finden. Manche Autoren sind der Meinung, daß auch eine Reizung der Nerven subjektive und objektive Erscheinungen hervorrufe. Da man den lanzinierenden Schmerz nicht mit einer Störung der arteriellen Blutzufuhr erklären kann, nahm man eine Reizung der sympathischen Nerven im Plexus brachialis an. Ursprünglich galt eine Lähmung der sympathischen Nerven als ein ätiologischer Faktor, später führte man das Syndrom jedoch auf eine Reizung dieser Nerven mit einem resultierenden Spasmus zurück. Das Vorkommen einer außerordentlichen Neigung zum Schwitzen im betroffenen Gebiet spricht für die letztgenannte Annahme. Höchstwahrscheinlich spielen viele von diesen Faktoren eine Rolle.

Die Unterscheidung zwischen dem von der 1. Rippe und jenem vom Skalenusmuskel verursachten Syndrom ist oft schwierig.

Wenn Anzeichen für eine Verstärkung der Beschwerden vorliegen, so ist eine chirurgische Intervention angezeigt. Die Resektion der Halsrippe (wenn vorhanden) hat man durch eine Tenotomie des Musculus scalenus anterior an seiner Ansatzstelle an der ersten Rippe oder an der Halsrippe ersetzt. Die Operation ist meist, aber nicht immer, erfolgreich.

Verschiedene andere Gangränformen

Bei verschiedenen anderen Zuständen, welche man auch oft mit dem Raynaudschen Syndrom verwechselt, kann man ebenfalls Syndrome beobachten, welche mit einer Störung der Blutzufuhr zu den Armen einhergehen und zu einer Gangrän führen.

Kugelthrombus im linken Vorhof. Diesen Zustand findet man ausschließlich bei der rheumatischen Mitralstenose, er ist die Ursache eines ziemlich typischen klinischen Bildes mit einer Zyanose und Gangrän von Fingern, Zehen, der Nasenspitze und der Ohren. Er ist leicht zu diagnostizieren und wurde auf S. 174 erörtert.

Infektionen. Eine periphere Gangrän kommt im Anschluß an gewisse Infektionskrankheiten vor, zum Beispiel bei der Syphilis, beim Flecktyphus und selten beim fieberhaften Rheumatismus.

Intoxikationen. Ergotamin und Phenol können eine periphere Gangrän hervorrufen. Bei manchen Patienten kam es im Anschluß an die Injektion nur weniger Kubikzentimeter eines Ergotaminpräparates, welches zur Behandlung einer Migräne oder in der Geburtshilfe gegeben wurde, zu einer Gangrän von Fingern und Zehen. Wenn man das Abrauchen von Phenol durch eine Bandagierung verhindert, so kann es zu einer lokalisierten Gangrän kommen.

Symmetrische Gangrän in der Jugend; symmetrische Gangrän im Alter. Diese Zustände entwickeln sich selten innerhalb weniger Tage und ohne ersichtliche Ursache. Oft geht ihnen bei der ersten Form eine Infektionskrankheit voraus; bei der zweiten Form ist oft eine Atherosklerose oder Tuberkulose verantwortlich. Doch kann sich bei jungen sowie bei alten Patienten eine symmetrische Gangrän ohne jedes andere Krankheitszeichen und insbesondere ohne Zeichen einer durchgemachten Infektion oder einer Intoxikation entwickeln.

Bei einem durch einen von uns beobachteten 65jährigen Mann aus dieser Gruppe bildete sich innerhalb weniger Tage eine symmetrische Gangrän aller Fingerspitzen aus. Es bestanden weder Schmerzen noch andere Krankheitserscheinungen.

Hämoglobinurie. Gelegentlich kann eine Kältehämoglobinurie zu einer symmetrischen Gangrän führen. Diese Kranken haben gewöhnlich eine Syphilis und können nach einer Kälteeinwirkung eine Gangrän bekommen. Eine Schädigung der Gefäßendothelien führt zu einer arteriellen Thrombose.

Krankheiten des Zentralnervensystems. Bei manchen Krankheiten, besonders bei der Poliomyelitis anterior, bei Hemiplegien und bei der Syringomyelie, beobachtet man gelegentlich Störungen der Zirkulation ohne Gangrän. Wenn ein Glied nicht benützt wird und die Muskeln inaktiv sind, ist die periphere Zirkulation abnorm.

Vibrierende Werkzeuge. Arbeiter, welche vibrierende Werkzeuge benützen, wie zum Beispiel pneumatische Hämmer, hämmernde Maschinen in der Schuhindustrie, Meißel- und Nietmaschinen, können eine Störung bekommen, welche dem Raynaudschen Syndrom ähnlich ist. Diese Patienten bieten Zeichen einer gestörten Blutzufuhr zu den Fingern und Händen; diese sind kälteempfindlich usw. Das Syndrom bildet sich rasch zurück, wenn die Arbeiter ihre Beschäftigung wechseln.

Es soll hier wieder daran erinnert werden, daß man sowohl bei der Thromboangiitis obliterans als auch bei der peripheren Atherosklerose gelegentlich ein Raynaudähnliches Syndrom beobachten kann.

Schließlich kann man eine symmetrische Gangrän bei einer einfachen Herzinsuffizienz finden; man hat sie in diesem Fall durch eine reflektorische Gefäßverengung erklärt.

6. Akrozyanose

Dieser Zustand, welchen man früher eine „Vasoneurose" genannt hat, entwickelt sich fast ausschließlich bei jungen Frauen.

Die Finger, viel seltener auch die Zehen, sind stark zyanotisch. Sie fühlen sich kalt an und sind geschwollen, besonders im Winter. Die Patientinnen klagen auch über außerordentlich starkes Schwitzen. In der Haut der Fingerspitzen treten Fissuren auf und die Nägel sind verändert. Frostbeulen sind häufig. Schmerzen fehlen. Kälte verstärkt die Beschwerden und übermäßige Wärme wird ebenfalls schlecht vertragen. Sowohl bei warmer Temperatur als auch bei großer Kälte sind die Finger etwas purpurfarben.

In manchen Fällen ist der Zustand ein bloßes Symptom. Er kommt zum Beispiel bei der Thromboangiitis obliterans oder nach einer Erfrierung vor.

Die Entstehungsweise ist unbekannt. Nachdem man ihn ursprünglich mit einer Verlegung des venösen Abflusses erklärt hatte, glaubte man später, daß die eigentliche Störung in einer abnormen Verengung der Arteriolen bestehe; diese führe zu einer Verminderung der Blutzufuhr und verursache einen Sauerstoffmangel in den Gefäßen des subpapillären Plexus. Es handle sich nicht um eine vasomotorische Störung, sondern lediglich um eine lokale abnorme Reaktion der Arteriolen. Andere nehmen wieder an, daß eine Erweiterung und fehlende Reaktion in den Kapillaren und Venülen der Haut eine Verlangsamung der Blutströmung zur Folge habe.

Die Behandlung ist einfach und besteht in der bloßen Anweisung an den Patienten, die Hände warmzuhalten.

7. Erythromelalgie

Dieser Zustand wurde das erstemal im Jahre 1878 von Mitchell beschrieben. Nachdem man geglaubt hatte, daß er eine seltene periphere Gefäßerkrankung sei, nimmt man gewöhnlich an, daß es sich um ein bei verschiedenen Zuständen häufig vorkommendes Syndrom und nicht um einen einheitlichen Krankheitsbegriff handelt.

Es besteht eine einseitige (selten doppelseitige) schmerzhafte Rötung und Schwellung, welche auf einen Teil einer Extremität, gewöhnlich auf das Bein, begrenzt ist. Die eigentlichen Merkmale bestehen in brennenden Schmerzen, örtlich erhöhter Temperatur, Zunahme der Schmerzen bei Erwärmung des erkrankten Gebietes und beim Herabhängen sowie in einer Besserung bei Abkühlung, Elevation und Ruhe. Die lokale Wärme hat man mit einer Dilatation der Arteriolen erklärt, die Rotfärbung mit einer Dilatation der Kapillaren und Venülen.

Nach Sir Thomas Lewis ist der Zustand auf eine abnorme Reaktion der Arterien gegenüber der Wärme zurückzuführen. Die Haut ist sowohl gegenüber Reiben als auch gegenüber Temperaturen von über 32 Grad Celsius hochempfindlich. Die Störung hängt mit dem Freiwerden einer spezifischen Substanz (Histamin?) zusammen. Man hat den Namen „Erythralgie" vorgeschlagen und Smith spricht von einer „Erythermalgie".

Ein ähnlicher Zustand kommt nach Hautverbrennungen vor und wird gelegentlich bei der Polyzythämie beobachtet. Bei der Thromboangiitis obliterans findet man ihn nicht selten.

Die Behandlung besteht im Kühlhalten des betroffenen Bezirkes. Gute Erfolge hat man nach der Anwendung von Adrenalin beobachtet, und durch Azetylsalizylsäure gebrachte Erleichterungen hat man als spezifisch bezeichnet. Der Zustand kann sich nach einer Sympathektomie bessern.

8. Kausalgie, reflektorische sympathische Dystrophie und posttraumatische Gefäßstörungen

Nach einem leichten Extremitätentrauma kommen bekanntermaßen gelegentlich sehr schmerzhafte Kreislaufstörungen vor. Dieser Zustand wurde von Mitchell wegen des brennenden Charakters der Schmerzen Kausalgie genannt.

Ursprünglich hat man angenommen, daß die Störung mit einem posttraumatischen Spasmus der verletzten Arterie zusammenhänge. Gefäßspasmen infolge einer mechanischen Reizung sind jedem Arzt bekannt. Die spastische Vene, welche kaum die Einführung einer Kanüle ermöglicht und die sie begleitende spastische Arterie sind dem Medizinstudenten bei Tierexperimenten gut bekannt. Im Anschluß an stumpfe Traumen konnte man stundenlang anhaltende arterielle Spasmen beobachten. Allmählich ist man jedoch zur Überzeugung gekommen, daß für viele der subjektiven und objektiven Erscheinungen der Kausalgie eine Gefäßerweiterung und nicht ein Spasmus verantwortlich ist und daß ein Reizzustand im Nerv allein ohne jegliches Arterientrauma der eigentliche ätiologische Faktor sein kann. Eine anhaltende Bombardierung mit Schmerzimpulsen löst eine Reihe von Reflexen aus, welche jenen bei der schmerzhaften Schultergelenksversteifung ähnlich sind. Diese Reflexe strahlen nach oben, nach unten und quer durch das Rückenmark aus und verursachen Störungen in anderen Segmenten. Der Name reflektorische sympathische Dystrophie wurde gewählt, da der Schmerz dabei leicht sein oder sogar fehlen kann.

Zwischen der Schwere des Zustandes und dem Grad des Traumas besteht kein Parallelismus. Der kausalgische Schmerz kann im Anschluß an ziemlich geringfügige Traumen auftreten, und nach einer Schätzung kommen manche seiner Erscheinungen in ungefähr 5 Prozent der Fälle nach Verrenkungen vor. Das Syndrom kann Stunden nach dem Trauma einsetzen. Da das auslösende Trauma oft nur leicht ist, werden die Kranken als Neurotiker behandelt.

Das erste Zeichen besteht in gegenüber der Verletzung unverhältnismäßig starken Schmerzen. Es handelt sich um einen ständigen Schmerz, welcher aber auch in Stunden dauernden Anfällen stärker werden kann. In diesem Stadium gibt es keine objektiven Befunde, oft wird die Diagnose einer Kompensationsneurose oder einer Simulation gestellt. Bald kommt es in der Haut über dem betroffenen Bezirk zu einer Rotfärbung und es besteht eine Empfindlichkeit gegenüber Berührung und Reibung. Die Haut fühlt sich warm und später kalt an; zu dieser Zeit ist eine starke Schweißbildung vorhanden. Die Situation ist jener bei der Erythromelalgie ähnlich. Der Schmerz kann sich bis zur Qual und Unbeeinflußbarkeit steigern. In diesen Fällen hat man sogar eine Chordotomie ohne Erfolg durchgeführt und man hat auch daran gedacht, die sensiblen kortikalen Zentren auszuschalten.

Vermutlich infolge der Gefäßerweiterung und der verstärkten Blutströmung entwickelt sich eine Knochenatrophie (Sudecksche Atrophie); vorwiegend als Folge der Inaktivität kann die Haut ödematös sein und die Muskeln können atrophisch werden.

Der abnorme Mechanismus ist noch nicht völlig geklärt. Nach den meisten Erklärungen bilden vasomotorische Störungen die Grundlage. Eine Reizung des zentralen Endes eines zu einem Organ führenden afferenten Nerven verursacht in diesem Organ eine örtliche Gefäßerweiterung, welche Erscheinung als Lovenreflex bekannt ist. Auch Axonreflexe können eine Rolle spielen. Nach Lewis ist der Zustand auf eine Reizung bestimmter Nervenfasern zurückzuführen, der sogenannten Nocifensornerven, deren Funktion vielleicht in der Regulierung der

Sekretion der Hautzellen besteht. Der abnorme Zustand wird mit dem Freiwerden von abnormen Substanzen (Histamin?) in Zusammenhang gebracht.

Hinsichtlich der Behandlung muß im Beginnstadium des Syndroms alles zur Linderung der Schmerzen unternommen werden; eine Infiltration des betroffenen Gebietes mit Procain erwies sich als günstig. In fortgeschritteneren Stadien ist eine paravertebrale Sympathikusblockierung oder schließlich eine präganglionäre Sympathektomie zu empfehlen.

9. Periarteritis nodosa

Obwohl die Periarteritis nodosa eine nicht häufige Krankheit ist, so ist sie doch keineswegs so selten, wie man früher geglaubt hat. Seit den ersten Beobachtungen von Kußmaul und Maier im Jahre 1866 wurden annähernd 500 Fälle mitgeteilt, und diese Zahl steigt rapid an.

Es gibt immer mehr Zeichen, welche dafür sprechen, daß die Periarteritis nodosa keine Krankheit sui generis ist. Mit diesem einfachen Ausdruck hat man manchen Formen von nekrotisierender Panarteritis einen gemeinsamen Namen gegeben. Der unbekannte nosologische Zustand spiegelt sich im Bestehen von ungefähr zwanzig Synonymen wider, von welchen die Namen Periarteritis nodosa und Polyarteritis nodosa die meist gebräuchlichen darstellen.

Ätiologie

Die Ursache der Krankheit ist unbekannt. Die Syphilis ist kein ätiologischer Faktor, obwohl viele der anfangs mitgeteilten Fälle bei luetischen Individuen vorkamen und die Wassermannsche Reaktion gelegentlich positiv ist. Auf Grund des epidemischen Auftretens der Periarteritis nodosa bei niederen Tieren hat man ein filtrierbares Virus als ätiologisch verantwortlich angesehen, doch gibt es dafür keinen schlüssigen Beweis.

Die Erkrankung kommt mit Vorliebe bei Patienten vor, welche an Asthma, Serumkrankheit, verschiedenen Infektionen, abnormen Reaktionen auf Sulfonamide und dergleichen litten, und es erscheint wahrscheinlich, daß sie auf eine hyperergische Reaktion zurückzuführen ist. Diese Annahme findet ihre experimentelle Stütze in der Entwicklung charakteristischer Schädigungen bei Kaninchen durch wiederholte Injektionen von Pferdeserum. Es wurde wiederholt auf die Beziehung zu den beim fieberhaften Rheumatismus nachweisbaren Veränderungen hingewiesen.

Unter gewissen Bedingungen kann ein infektiöses oder chemisches Agens die Reaktion der Gefäßwand verändern, sodaß diese auf eine Vielzahl von Reizen abnorm reagiert (allergisch-hyperergische Reaktion).

Die Periarteritis nodosa kommt in allen Lebensaltern vor, doch ist sie am häufigsten zwischen dem 30. und 40. Jahr. Annähernd 70 Prozent der Erkrankten sind Männer.

Pathologie

Die betroffenen Arterien gehören hauptsächlich zum muskulären Typ und die Größe der erkrankten Gefäße überschreitet gewöhnlich jene der Arteria hepatica nicht. Die Lokalisation der Veränderung hängt bei einem bestimmten Gefäß von seiner Größe und vom Vorhandensein von Vasa vasorum ab. An größeren Arterien finden sich die Veränderungen vorwiegend an der Grenze zwischen der Media und Intima, während die Erkrankung ihren Sitz bei kleinen

Gefäßen größtenteils unter der Intima hat. Die Neigung des Prozesses, die Verbindungsstelle zwischen Media und Adventitia zu befallen, gab der Krankheit den Namen „Periarteritis", und die Tatsache, daß die Zerstörung der Elastika oft von aneurysmatischen Ausbuchtungen gefolgt ist, legte den Ausdruck „nodosa" nahe. Es handelt sich um eine herdförmige Erkrankung, welche nur umschriebene Teile einer Arterie befällt.

Im Anschluß an die initiale Nekrose kommt es zu einer leukozytären Infiltration, zur Exsudation und Entwicklung von Granulationsgewebe. Die elastischen Membranen sind besonders empfänglich und können zerstört werden. Breitet sich die Entzündung durch alle Schichten des Gefäßes aus, so werden die elastischen Schichten zerstört und die Media ist nekrotisch; entlang der befallenen Arterie können kleine aneurysmatische Knötchen von fester Form, von blaßrosa, gelber oder roter Farbe und von einer Größe von einem bis mehrere Millimeter unregelmäßig verstreut liegen. Wenn die Arterie rupturiert, was an den Nieren- und perirenalen Gefäßen ziemlich häufig vorkommt, so kann sich eine massive Blutung einstellen. Bei den kleineren Gefäßen liegt die Hauptschädigung oft subintimal; in diesem Falle kann die lokale Thrombosierung zu einem Verschluß des Gefäßes und zu einer Infarzierung der von der Arterie versorgten Gewebe führen, was an den mesenterischen und intestinalen Arterien nicht selten vorkommt. Unabhängig von der Lokalisation der Schädigung in der Adventitia oder Subintima ist das Exsudat oft zum großen Teil aus Eosinophilen zusammengesetzt, was eine weitere Stützung für die Möglichkeit eines allergischen Geschehens als eines wichtigen ätiologischen Faktors darstellt.

Es gibt auch eine subakute Phase mit Reparationsvorgängen, sodaß man im Anschluß an die Medianekrose eine Intimaproliferation finden kann. Überdies kommt auch ein chronisches Stadium vor, bei welchem die entzündlichen Elemente verschwunden sind; in diesem Falle ist das Lumen des Gefäßes infolge der Intimaproliferation und Thrombose gewöhnlich verschlossen, während die Media Kalkablagerungen zeigen kann. Da die Erkrankung oft durch Exazerbationen und Remissionen charakterisiert ist, kann man bei der Obduktion alle Übergänge von frischen Schädigungen bis zu abgeheilten Veränderungen beobachten.

Obwohl die Erkrankung der Venen weniger häufig und viel weniger auffallend ist, ragt bei gelegentlichen Fällen die Beteiligung des Venensystems so stark hervor, daß sowohl klinische als auch histologische Ähnlichkeiten zwischen der Periarteritis nodosa und der Thromboangiitis obliterans bestehen.

Symptome und klinische Befunde

Das klinische Bild ist auffällig verschieden, da Arterien in praktisch jeder Körperregion entweder gleichzeitig, hintereinander oder einzeln in verschiedenem Grad befallen werden können. Überdies wirkt sich der Prozeß an den verschiedenen Arterien und sogar an einer einzelnen Arterie verschieden intensiv aus; so kann eine leichte Erkrankung einer mesenterischen Arterie die Blutzufuhr eines Darmteiles leicht stören und intermittierende kolikartige Schmerzen verursachen oder der Darm kann infarziert werden und es entwickelt sich mit fulminanter Schnelligkeit eine tödliche Peritonitis.

Sogar am Krankheitsbeginn kann der Verlauf schleichend bis perakut sein. Oft geht der Erkrankung wenige Wochen oder Monate vorher eine Tonsillitis oder eine andere Infektion voraus. Manchmal schien sich der Patient von dieser Vorkrankheit zu erholen, da entwickelte sich allmählich ein neues Syndrom, entweder in einem neuen Erscheinungsbild oder in Form einer Nachahmung der Erstkrankheit.

In einem gewöhnlichen Fall ist der am Krankheitsbeginn gewonnene Eindruck jener einer subakuten fieberhaften Krankheit ohne besondere Lokalisation. Meistens vermutet man einen Typhus, eine Miliartuberkulose oder eine subakute bakterielle Endokarditis, kann jedoch für diese Krankheiten keine überzeugenden Beweise erhalten. Die Situation ist ebenso verwirrend, wenn die Erkrankung sich zu lokalisieren scheint. Bestehen Schmerzen in den Muskeln mit einer Eosinophilie und mit Fieber, so kann das Vorliegen einer Trichinose als wahrscheinlich erscheinen, weshalb man eine Muskelbiopsie durchführen läßt; kehren die Schmerzen in den Gelenken wieder und bildet sich gleichzeitig mit dem unklaren Fieber ein Erythem aus, so kann der Verlauf eines fieberhaften Rheumatismus nachgeahmt werden. Nicht selten dominieren im klinischen Bild die Abdominalsymptome; das Fieber, Bauchschmerzen, die Leukozytose und Zeichen einer peritonealen Reizung legen den Gedanken an eine akute Cholezystitis oder Appendizitis nahe, sodaß man an einen operativen Eingriff denkt. Nicht nur der Chirurg erkennt die wahre Situation oft nicht, sondern auch der Pathologe kann die Erkrankung am Präparat übersehen und findet zu seinem Erstaunen den typischen Prozeß, wenn das Material später bei der Obduktion nochmals untersucht wird. In seltenen Fällen konnten Chirurgen im Verlauf einer Laparotomie die Aneurysmen an den Leber- oder anderen Arterien feststellen.

Das Fieber nimmt keinen typischen Verlauf; es kann hoch oder niedrig sein oder fehlen. Zwischen fieberhaften Episoden können langdauernde Remissionen auftreten. Wir konnten wiederholt unregelmäßige Temperaturen beobachten, welche dem Pel-Ebsteinschen Fieber bei der Hodgkinschen Erkrankung völlig glichen.

Da die Manifestationen ganz verschiedenartig sind, sollen in den folgenden Paragraphen nur einige der klinischen Haupttypen und die hervorstechenden Erscheinungen erwähnt werden.

Haut. In seltenen Fällen ist die Erkrankung scheinbar auf die Hautgefäße beschränkt. Diese ziemlich prolongiert verlaufende und relativ benigne Form erkennt man am Auftreten einer Livido racemosa und von Knötchen. Die Livido besteht in einer „blitzlichtartigen" Verfärbung, bei welcher die Gefäße dick, erhaben, blaurot und dendritisch verzweigt sind. In den Maschen der Livido kommen verschiedenförmige Eruptionen vor. Eine Livido racemosa gibt es auch bei anderen Krankheiten; um als Symptom der Periarteritis nodosa diagnostiziert werden zu können, muß sie mit den Knötchen auftreten.

Die Knötchen liegen isoliert, subkutan, sind glatt, rund, stecknadelkopfgroß, beweglich und schmerzhaft. Manchmal sind die Knötchen etwas größer und können bei der kutanen Form Erbsengröße erreichen. Diese Knötchen können aufbrechen und Geschwüre bilden. Eine Heilung tritt bei dieser Form gewöhnlich ein, wenn sie auch erst zwei oder drei Jahre später erfolgt.

Subkutane Knötchen kommen in ungefähr 20 Prozent der Fälle von Periarteritis nodosa vor; wenn die Krankheit hauptsächlich in der Entwicklung dieser Knötchen besteht, so verwendet man manchmal den Ausdruck Periarteritis nodosa subcutanea. Die Knötchen neigen zum Auftreten in Gruppen an verschiedenen Körperteilen, wenn auch die Streckseiten die häufigste Lokalisation darstellen. Ihre Anzahl überschreitet zu einer bestimmten Zeit fünfzig gewöhnlich nicht. Das Auftreten einer Knötchengruppe fällt oft mit einem neuen Fieberschub zusammen.

Wenn sich nicht Geschwüre entwickeln, so verschwinden die Knötchen gewöhnlich im Verlauf weniger Wochen. Wenn viele oder große Arterien befallen werden, so kann sich eine „Hautapoplexie" ereignen oder es können multiple Gangränherde auftreten und sogar das Bild der Raynaudschen Krankheit nachahmen.

Mit oder ohne die subkutanen Knötchen kann man Gruppen von Petechien finden. Obwohl man eine Vielzahl erythematöser Eruptionen sehen kann, ist eine Purpura vom Schönlein-Henoch-Typ am häufigsten.

Infolge der sich oft einstellenden sekundären Anämie kann eine starke Blässe vorliegen. Eine solche ist häufig, sie führte im Zusammenhang mit dem bei manchen Kranken zu beobachtenden Verfall zu der alten Bezeichnung „chlorotischer Marasmus". Abgesehen von der im Anschluß an Hautblutungen auftretenden Pigmentierung sieht man gelegentlich eine Hautverfärbung, welche an jene der Addisonschen Erkrankung erinnert.

Muskeln und Nerven. Die neuromyositischen Erscheinungen sind sehr wichtig, sie können mit der Erkrankung der die Muskeln und Nerven ernährenden Gefäße erklärt werden. Eine Polymyositis ist außerordentlich häufig und oft wird die richtige Diagnose einer Periarteritis nodosa gestellt, wenn man wegen eines Trichinoseverdachtes eine Muskelbiopsie durchgeführt hat. Jeder oder alle Skelettmuskeln können betroffen sein. Wenn die Haut- und Muskelsymptome im Vordergrund stehen, so denkt man häufig an die Möglichkeit des Vorliegens einer Dermatomyositis; manchmal ist eine Differentialdiagnose unmöglich.

Neben einer Polymyositis besteht oft eine Polyneuritis, welche durch Schmerzen, Schwäche, Druckempfindlichkeit der Nervenstämme, Sensibilitätsstörungen, Atrophie und Lähmungen charakterisiert ist. Ein Peroneus-Vorderarm-Lähmungstyp ist ziemlich häufig. Verläuft eine akute fieberhafte Polymyositis und Polyneuritis mit einer Albuminurie, so soll man an die Periarteritis nodosa denken.

Bei einer kleinen Zahl von Patienten kommt es zu einem Verschluß der tiefen Muskelarterien oder der peripheren Gefäße einer Extremität, wobei dann das von ihnen versorgte Segment gangränös wird. Bei dieser Form, der Periarteritis nodosa mutilans, kann das klinische Bild jenem bei der Thromboangiitis obliterans ähnlich sein.

Abdomen. Es kann jede ein Bauchorgan versorgende Arterie erkranken, demgemäß ergeben sich auch verschiedene klinische Erscheinungsbilder. Eine Erkrankung der Mesenterialarterien kann die Ursache für Koliken, Veränderungen des Zustandes innerer Organe, Darminfarkte oder eine Peritonitis abgeben. Manchmal geht allen anderen Symptomen eine typische Appendizitis um mehrere Monate voraus. Bei einem persönlich beobachteten Fall entwickelte sich vier Monate nach der Erholung einer Patientin von einer Appendektomie eine Polyneuritis und Polymyositis; ihre Eosinophilie ging in der Zwischenzeit nicht zurück. Häufig erkranken die Gefäße der Gallenblase, weshalb nicht selten Operationen wegen einer Cholezystitis unternommen werden. Magengeschwüre mit Blutungen sind häufig. Eine Erkrankung des Pankreas erkennt man gewöhnlich nicht, doch kam es in seltenen Fällen zur Entstehung eines Diabetes mellitus; die Periarteritis nodosa stellt eine der wenigen Ursachen einer Pankreasinfarzierung dar.

Trotz diesen und zahlreichen anderen Möglichkeiten bestehen die häufigsten abdominellen Symptome bei der Periarteritis nodosa in vagen Schmerzen, welche im Verlauf einer subakuten und lange dauernden fieberhaften Krankheit gewöhnlich im Epigastrium lokalisiert sind oder von links nach rechts wandern. Man kann in diesen Fällen die Diagnose Periarteritis nodosa durch den Nachweis einer Polyneuritis, Polymyositis, Albuminurie und Eosinophilie vermuten. Jederzeit kann es an einem Bauchorgan zu einer Infarzierung kommen, sodaß sich eine Blutung oder Peritonitis einstellt.

Nieren. Früher oder später werden im Verlauf der meisten Fälle (nach unserer Erfahrung bei 80 Prozent) die Nieren in das Krankheitsbild einbezogen. Der Harn enthält Eiweiß, Zylinder und andere Zeichen einer „Glomerulonephritis". Jedoch macht die rapide Entwicklung einer Hypertonie im Verlauf einer fieberhaften Krankheit die Stellung der Diagnose Periarteritis nodosa möglich. Wenn die Erhöhung des Blutdrucks auch nicht auf die fieberhaften Fälle beschränkt ist, wird sie durch ihr plötzliches Einsetzen und die rasche Entwicklung in annähernd 50 Prozent der Patienten zu einem wichtigen Befund. Ziemlich oft führen die Harnbefunde, die Ödeme der Extremitäten und die Hypertonie zur Diagnose einer akuten Nephritis; natürlich kann die Differentialdiagnose zwischen einer Nephritis und einer Periarteritis nodosa unmöglich sein, wenn die Gefäßschädigungen beim zweitgenannten Zustand auf die Niere beschränkt bleiben.

In einer kleinen Anzahl von Fällen besteht das hervorstechende Symptom in einer Hämaturie. Es sind Fälle bekannt, bei welchen eine „essentielle Hämaturie" wegen der schweren und immer wiederkehrenden Blutung eine Nephrektomie veranlaßte und die histologische Untersuchung der exstirpierten Niere eine Periarteritis nodosa ergab. Diese Form hat im Gegensatz zu dem eine Nephritis nachahmenden Typ einen relativ gutartigen Verlauf.

Einen bösartigen Verlauf hat jene Form, bei welcher die Periarteritis nodosa die interlobären Nierenarterien befällt. Eine Ruptur dieser Gefäße kann zu einer perirenalen Blutung und zum Kollaps führen. Blutungen sind bei allen Formen der Periarteritis nodosa häufig und für viele bei dieser Erkrankung zu beobachtende Fälle von Schock verantwortlich. Man denkt gewöhnlich erst dann an dieses Leiden, wenn sich plötzlich in der einen oder anderen Flanke eine Schwellung entwickelt.

Auch Niereninfarkte sind sehr häufig und eine terminale Urämie stellt gewöhnlich das Ende dieser Patienten dar, welche nicht einem Zwischenfall von seiten des Gefäßsystems erliegen.

Herz. Oft kann man Tachykardien beobachten, welche zum Fieber in keinem Verhältnis stehen und gegen die Diagnose eines Typhus sprechen. Trotz der Erkrankung der Koronararterien ist eine Angina pectoris selten, kommt aber vor. Da das Fieber unregelmäßig ist und sich infolge der Herzdilatation und Anämie Herzgeräusche einstellen, ist in vielen Fällen der Verdacht auf das Vorliegen einer subakuten bakteriellen Endokarditis fast unvermeidlich. Dieser Verdacht kann sich durch das Auftreten von Infarkten, Hämaturien, Petechien und dergleichen noch verstärken. Das Elektrokardiogramm ergibt Zeichen einer Myokardschädigung, ist aber nicht charakteristisch verändert. Myokardinfarkte sind trotz dem Vorkommen multipler Aneurysmen der Koronararterien selten. Eine Erkrankung der Perikardgefäße kann eine unerklärliche Perikarditis hervorrufen.

Oft kommt eine Herzinsuffizienz mit Stauung hinzu, welche bei der Periarteritis nodosa nächst der Urämie das häufigste Ende darstellt.

Lungen. In einer großen Anzahl von Fällen entwickelt sich das Syndrom einer Periarteritis nodosa scheinbar aus einem früheren Bronchialasthma. Nicht selten ergibt die Anamnese bezüglich früher durchgemachter Krankheiten eindeutige Anhaltspunkte für eine Allergie, und die Entwicklung eines zunehmend schweren, therapieresistenten Bronchialasthmas im Anschluß an eine leichte Erkrankung oder an ein relativ unbedeutsames Asthma sollte an die Möglichkeit des Vorliegens einer Periarteritis nodosa denken lassen. Man hat festgestellt, daß man die Diagnose einer Periarteritis nodosa in jenen Fällen von Bronchialasthma erwägen muß, welche eine Eosinophilie von mehr als 15 Prozent aufweisen.

In vielen Fällen macht das anhaltende niedrige Fieber zusammen mit unbestimmten Thoraxbefunden die Diagnose einer Lungentuberkulose wahrscheinlich. Wenn man auch röntgenologisch in den Lungen von Patienten mit einer Periarteritis nodosa Veränderungen finden kann, so sind sie doch weder dafür charakteristisch noch ahmen sie die Veränderungen der Tuberkulose nach. Das Vorkommen von Lungeninfarkten und Lungenentzündung im Verlauf der Erkrankung kann zu einer starken Dyspnoe und Zyanose führen.

Endokrine Drüsen. Die endokrinen Drüsen wurden bei der Periarteritis nodosa nicht vollständig untersucht, doch hat sich genügend Material angesammelt, welches dafür spricht, daß sie im Laufe der Erkrankung betroffen werden können. Abgesehen von der etwas besser bekannten Erkrankung der Hypophyse (Syndrome wie bei der Simmondschen Kachexie) und der Nebennieren (Syndrome, welche der Addisonschen Erkrankung ähnlich sind), wurden bisher keine speziellen klinischen Grundtypen beschrieben.

Zentralnervensystem. In einer kleinen Zahl von Fällen wurden subjektive und objektive Erscheinungen beobachtet, welche mit dem Zentralnervensystem in Zusammenhang stehen. Wie zu erwarten, sind sie sehr veränderlich. Gelegentlich hat man bei einem Patienten mit einer Periarteritis nodosa eine Meningitis diagnostiziert, bis man einen negativen Liquorbefund erhielt. Epileptiforme Anfälle kommen vor. Ebenso wurden bei älteren Patienten mit einer Periarteritis nodosa mehrere neuropsychiatrische Syndrome beschrieben, welche aber alle nicht charakteristisch sind.

Augen. Eine Retinitis albuminurica ist überaus häufig; gelegentlich beobachtet man eine Netzhautabhebung und es wurde auch über einen totalen Verlust des Sehvermögens berichtet. Ein jeder der inneren oder äußeren Augenmuskeln kann gelähmt werden.

Laboratoriumsbefunde

Laboratoriumsbefunde sind manchmal von diagnostischer Bedeutung. Die mäßig schwere sekundäre Anämie ist dafür nur wenig behilflich. Die Leukozytenzahl beträgt in der Regel zwischen 12000 und 20000. Im Gegensatz zum Typhus stellen Leukopenien eine Ausnahme dar. Die Erhöhung der Leukozytenzahl ist auf eine Vermehrung der polynukleären Elemente zurückzuführen, jedoch steigt der Prozentsatz der Polymorphkernigen nicht auf jene Höhe an, welche man gewöhnlich bei der Miliartuberkulose findet. Mindestens 10 Prozent der Patienten mit einer Periarteritis nodosa weisen eine starke Eosinophilie auf, und es gibt nur wenige Krankheiten, bei welchen der Prozentsatz der Eosinophilen so hoch werden kann. In einem persönlich beobachteten Fall erreichten die Eosinophilen 60 Prozent und es wurde sogar über Fälle mit 90 Prozent berichtet.

Differentialdiagnose

Viele differentialdiagnostische Probleme wurden in den vorhergehenden Paragraphen erwähnt. Bevor die wahre Natur der Krankheit erkannt wird, stellt man die Diagnose einer Miliartuberkulose, eines Typhus, einer Trichinose, Neuritis, Meningitis, Enzephalitis, Cholezystitis, Angina pectoris, Appendizitis, eines Bronchialasthmas, einer Myositis oder Sepsis. Man kann die Diagnose nur indirekt stellen, bis man sie dann durch histologische Schnitte bestätigen kann, welche man durch eine Biopsie oder im Verlauf eines chirurgischen Eingriffes gewonnen hat. Unklares Fieber, Schwäche, Blässe, Polyneuritis, Polymyositis, unbestimmte gastrointestinale Störungen, Befunde einer Nephritis oder Hypertonie, subkutane Knötchen und eine Eosinophilie stellen einige der verdächtigen subjektiven und objektiven Symptome dar.

Prognose

Da die meisten Berichte von Pathologen veröffentlicht wurden und da man die Hauptbetonung auf die Gewebsveränderungen gelegt hat, wurde die Aufmerksamkeit auf die letale Natur der Erkrankung gerichtet. Der Wiederherstellungsprozeß liegt jedoch oft klar zutage und eine Heilung kommt vermutlich häufiger vor, als man früher geglaubt hat.

In den meisten Fällen beträgt die Lebenserwartung nach dem Erscheinen der Hauptsymptome ungefähr vier Monate. Im Falle des Eintretens gewisser Katastrophen, wie zum Beispiel einer Darmperforation, kann der klinische Verlauf auf wenige Tage abgekürzt sein; wenn lebenswichtige Organe einer schweren Schädigung entgehen, was ziemlich selten ist, so ist ein Überleben für ein oder zwei Jahre möglich. Die kutanen Formen weisen oft einen prolongierten Verlauf auf, eine Abheilung mit Zurückbleiben einer schweren oder leichteren Invalidität ist bei ihnen nicht überaus selten. Die häufigsten Todesursachen sind Nephritis, Herzinsuffizienz, perirenale Blutungen, Bronchopneumonien oder Peritonitis.

Behandlung

Im Hinblick auf die neueren Arbeiten über Antigene kann man einen Versuch zum Ausschluß der Wirkung möglicher Antigene unternehmen, obwohl diese Maßnahme scheinbar noch nicht versucht wurde. Man hat eine große Zahl von therapeutischen Möglichkeiten angegeben, welche wegen ihrer großen Vielfalt anscheinend nur wenig Wert haben; überdies ist scheinbar praktisch keines der angegebenen Heilmittel sehr nützlich, wenn die geläufigen pathogenetischen Theorien richtig sind. So hat man die Arsphenamine angegeben, obwohl sich das Leiden häufig während einer Behandlung mit Arsenpräparaten entwickelt hat. Dasselbe gilt für den behaupteten Erfolg mit Sulfonamiden, welche man ebenfalls für die experimentelle Erzeugung der Erkrankung benützt. Im allgemeinen haben sich diese Mittel dann scheinbar am günstigsten erwiesen, wenn die Zeichen einer Erkrankung innerer Organe gering waren, das heißt, bei jenen Formen, welche bekanntermaßen spontane Remissionen zeigen.

Die Behandlung soll nach unserer Erfahrung hauptsächlich unterstützend und symptomatisch sein. Bluttransfusionen können den Zustand gelegentlich leichter erträglich machen. Man hat bestimmte Diäten angegeben, zum Beispiel eine Diät mit einem hohen Vitamingehalt, doch wird in der Praxis das Vorhandensein oder Fehlen einer Darm- oder Nierenbeteiligung die Art der zulässigen Nahrung bestimmen. In den letzten Jahren konnten ACTH und Cortison wesentliche Besserungen erreichen.

10. Arteritis der Temporalarterien

Diese Krankheit unbekannter Ätiologie ist seit 1934 bekannt. Sie befällt Menschen von über 50 Jahren, die meisten von ihnen sind zwischen 70 und 80 Jahre alt; ein Fall betraf allerdings einen 22jährigen Mann. Frauen erkranken öfter als Männer. Man spricht auch von einer kranialen Arteritis, da die Krankheit sich nicht auf die Temporalarterie beschränken muß.

Die Krankheit beginnt mit Übelkeit, Erbrechen, Schmerzen in den Ohren und in der Temporalregion der erkrankten Seite sowie Fieber bis zu 39,5 Grad Celsius. Es bestehen eine Anorexie mit starkem Gewichtsverlust, nächtlichen sehr starken Kopfschmerzen und Schwäche. Nach wenigen Wochen ist eine deutliche Periarteritis an der Temporalarterie vorhanden, obwohl das Gefäß noch pulsiert. Bald thrombosiert es aber und wird sehr druckempfindlich. Die palpablen Knötchen setzen sich aus dem thrombosierten Gefäß und aus dem periarteriellen entzündeten Gewebe zusammen. Das Kauen wird sehr schmerzhaft. Es besteht eine Leukozytose.

In seltenen Fällen sind auch andere Arterien betroffen. Es kommt eine retinale Arteritis mit Erblindung und Sehstörungen vor; in einem Fall einer doppelseitigen Arteritis der Temporalarterien trat völlige Blindheit ein. Die Sehstörungen bleiben scheinbar dauernd vorhanden. Infolge der Beteiligung der Augen- und Retinaarterien findet man in 33 Prozent der Fälle Augenkomplikationen.

Die Krankheit kommt von selbst zum Stehen. Nach vier bis zwölf Monaten gehen die subjektiven und objektiven Erscheinungen allmählich zurück. Manchmal halten sie länger an.

Das histologische Bild ist jenem bei der Periarteritis nodosa ähnlich. Das Lumen der Arterie ist durch granulomatöses Gewebe mit Riesenzellen ausgefüllt. Derzeit ist über die histologischen Befunde an anderen Körperarterien noch nichts bekannt.

Wenn man den erkrankten Abschnitt der Temporalarterie exstirpiert, erlebt man eine oft dramatische Besserung; sogar Novocaininfiltrationen helfen vorübergehend.

Auch ACTH und Cortison bringen vorübergehende Remissionen.

11. Arteriovenöse Anastomosen und Glomustumor

Die kongenitalen und erworbenen arteriovenösen Fisteln wurden in einem früheren Kapitel besprochen. In diesem Zusammenhang soll gewisser eigentümlicher Kurzschlüsse zwischen Arterien und Venen Erwähnung getan werden, welche vor vielen Jahren in klassischen Arbeiten beschrieben wurden, aber bei Physiologen und Klinikern nicht viel Beachtung fanden, bis die pathologische Seite des Problems im Jahre 1924 von Masson entdeckt wurde.

Das normale Glomus

Anatomie. Manche der Fingerarterien teilen sich in zwei Äste. Der eine nimmt den normalen Verlauf und teilt sich weiter in Arteriolen und in Kapillaren, welche das Blut schließlich zu den Venen transportieren, während ein anderer Ast Blut direkt von der arteriellen auf die venöse Seite überleitet. Von der zuletzt genannten Arterie geht das anastomosierende Gefäß, der Sucquet-Hoyersche Kanal, ab, welcher eine sehr dicke Wand aufweist und leicht gewunden verläuft. Er besitzt eine longitudinale und eine zirkuläre Muskelschicht. Die äußeren Muskelfasern können völlig durch Epitheloidzellen ersetzt werden. Dieses Gefäß ändert plötzlich seinen Charakter und geht in weite Venen über, welche ein die anastomosierende Arterie bedeckendes und umgebendes Konvolut bilden. Die Venen haben keine Muskelfasern und nur eine dünne Schicht von Endothelien. Zwischen diesen Gefäßen liegen viele Bindegewebsfasern sowie viele nicht-markhaltige Nervenfasern. Eine aus Bindegewebe bestehende Kapsel umgibt das ganze Organ. Ein solches Organ wurde von Masson nach dem eine ähnliche Bauart aufweisenden Glomus coccygeum ein Glomus genannt. Manchmal entspringen aus einer einzelnen anastomosierenden Arterie vier Sucquet-Hoyersche Kanäle.

Das Glomus liegt in der tiefsten Schicht des Korium, besonders an den Fingern, an den Nagelbetten, an den Zehen, an der Hand und am Fuß. Man hat die Anzahl dieser Organe auf bis zu 500 im Quadratzentimeter geschätzt, doch sind es sicher weniger.

Nach den meisten Autoren entsteht das Glomus im ersten Jahr nach der Geburt, doch konnte es auch bei einem sechs Monate alten Fötus nachgewiesen werden. Ihre Anzahl vermindert sich im Alter. Bei kaltblütigen Tieren findet man sie nicht.

Physiologie. Unsere Kenntnis von ihrer Funktion ist begrenzt. Sicherlich kann sich die anastomosierende Arterie schließen oder öffnen, wenn der Bedarf steigt, das heißt, das Blut kann den normalen Weg durch die Kapillaren nehmen oder in die Glomuskörper kurzgeschlossen werden. Hoyer nahm deshalb an, daß diese Organe bei der Temperaturregelung eine Rolle spielen könnten. Erst kürzlich wurden experimentelle Beobachtungen berichtet, welche für diese Annahme sprechen. Wenn man auf die Haut Kälte einwirken läßt, so öffnet sich die Anastomose und warmes arterielles Blut fließt in das Venenkonvolut. Ob das Glomus bei der Blutdruckregulierung eine Rolle spielt, ist nicht entschieden.

Das Vorhandensein von arterialisiertem Blut in den Armvenen in den Tropen, welches schon früh von Robert Mayer beobachtet wurde, das Vorhandensein von arterialisiertem Blut in der Vena submaxillaris während einer Reizung der Chorda tympani, welches von Claude Bernard festgestellt wurde, sowie andere Beobachtungen bei Nierenexperimenten werden durch diese Kurzschlüsse erklärt und stützen die Annahme, daß solche Anastomosen auch in anderen Organen vorkommen. Arteriovenöse Kurzschlüsse wurden an der Conjunctiva bulbi beobachtet.

In diesem Zusammenhang ist der Hinweis interessant, daß man Epitheloidzellen, welche den in den Glomus beobachteten ähnlich sind, in der Wand der afferenten Glomerulusarterien in der Niere finden kann (S. 421).

Das Glomus unter abnormen Bedingungen

Man hat den Zustand des Glomus bei peripheren Gefäßerkrankungen studiert und konnte bei der peripheren Atherosklerose Veränderungen sehen, wobei man die afferenten Arterien manchmal ständig offen findet. Dies kann die Erklärung dafür sein, warum die erkrankte Extremität oft wärmer ist als die gesunde. Bei der Thromboangiitis obliterans findet man geringere Veränderungen, doch hat man gewisse subjektive und objektive Erscheinungen dieses Leidens als Folge einer abnormen Funktion des Glomus angesehen.

Eine sehr interessante Tatsache liegt in der Beobachtung, daß das Blut der Vena saphena bei Kranken mit einer peripheren Atherosklerose der Beine stärker arterialisiert sein kann als das Blut der Vena basilica. Dieser Befund konnte wiederholt bestätigt werden. Er kann auf das Offenstehen der afferenten Arterien des Glomus zurückzuführen sein.

Anfangs wurden kleine ,,schmerzhafte subkutane Tuberkel'' beschrieben, doch wurde ihre Beziehung zum Glomus (Glomustumoren) und ihr häufiges Vorkommen seit der Arbeit Massons sehr weitgehend anerkannt.

Diese Glomustumoren sind kleine bläuliche Knötchen von fester Konsistenz und außerordentlicher Druckempfindlichkeit. Gewöhnlich findet man sie an denselben Stellen wie die normalen Glomusbildungen. Sie treten am häufigsten an den Fingern, besonders am Nagelbett, auf, doch sieht man sie gelegentlich auch in Gebieten, wo das normale Glomus fehlt, zum Beispiel am Arm, am Oberschenkel, an der Schulter, an der Brustwand, am Hals oder an den Nates.

Das hervorstechendste Symptom besteht in Schmerzen, welche außerordentlich schwer sein können. Sie können in spontanen Anfällen (Krisen) auftreten oder konstant vorhanden sein. Der Kranke ist immer auf der Hut, um eine Druckeinwirkung auf das Glomus zu vermeiden. Der Schmerz kann weithin ausstrahlen, zum Beispiel über die ganze Extremität. Auch Temperaturveränderungen führen zu Schmerzen. Patienten mit denselben Körperchen, aber ohne das Schmerzsymptom, sind sehr selten. Gelegentlich kann man an dem erkrankten Körperteil trophische Störungen beobachten. Ein Finger, welcher einen Glomustumor enthält, kann wärmer sein, rot werden oder schwitzen. Gelegentlich beobachtet man multiple Tumoren. In der Literatur wurden zahlreiche Fälle mitgeteilt, bei welchen der Tumor nach einem Trauma aufgetreten war. Bei einem Patienten war kurz nach der Quetschung einer Fingerspitze durch eine Autotür unter dem Nagel dieses Fingers ein Glomustumor entstanden.

Die Tumoren sind gewöhnlich sehr klein, ihr Durchmesser beträgt durchschnittlich nur wenige Millimeter. Die Maße eines Tumors betrugen jedoch $1,5 \times 1,0 \times 1,0$ cm, und bei einem anderen betrug der größte Durchmesser über 3,5 cm.

Histologisch zeigen die Tumoren den charakteristischen Aufbau des normalen Glomus, doch wechselt dieser und einzelne Teile des Glomus können vergrößert sein. Daher hat man die Tumoren Angio-Myo-Neurome genannt und Masson unterscheidet je nach dem Vorherrschen des betreffenden Anteiles des Glomus zwischen einem angiomatösen, epitheloiden und neuromatösen Tumor.

Die Tumoren sind nicht malign. Sie komprimieren die benachbarten Gewebe und können eine zirkumskripte Atrophie hervorrufen, zum Beispiel an einem Phalangealknochen. Nach einer inkompletten Entfernung eines Tumors konnte über sein Wiederauftreten berichtet werden.

Gewöhnlich zwingen die Schmerzen zu einer Exstirpation des Tumors, welche völlige Heilung bringt. Der Tumor reagiert auf eine Strahlenbehandlung nicht.

12. Perniones, Frostbeulen, Erfrierungen, „immersion foot"

Abgesehen von gewissen typischen Reaktionen auf Kälte, welche im Anschluß an eine Kälteeinwirkung durch einen schweren Schock oder durch eine paroxysmale Hämoglobinurie charakterisiert werden, gibt es noch verschiedene lokale Syndrome, welche einer kurzen Erwähnung bedürfen.

Frostbeulen oder Perniones stellen eine leicht entzündliche Reaktion auf eine Kälteeinwirkung dar, besonders auf feuchte Kälte. Sie stehen in Beziehung zu einer bestimmten Fußerkrankung, welche man bei Soldaten findet, deren Füße mehrere Tage im Graben feuchter Kälte ausgesetzt waren („trench foot"). Diese wieder ist mit dem „immersion foot" verwandt, welchen man hauptsächlich bei Überlebenden nach Schiffbrüchen findet, wenn die Füße mehrere Tage in das kalte Wasser hingen. Ein etwas ähnliches Syndrom hat man bei Schiffbrüchigen in tropischen Gewässern beschrieben, doch sind in diesem Fall andere Faktoren als die Kälte wirksam.

Läßt man auf die Haut Kälte einwirken, so führt dies zunächst zu einer Verengung der Arteriolen und dann zu einer starken Hyperämie, auf welche Juckreiz, Schwellung und Quaddel- oder Erythembildung infolge des Freiwerdens histaminähnlicher Substanzen folgt. Sehr frühzeitig, oft innerhalb weniger Stunden, kommt es zu Gefäßthrombosierungen, die Thromben sind meist aus Erythrozytentrümmern zusammengesetzt, welche sich entlang des Gefäßes niederschlagen. Es gibt auch eine gewisse Abschilferung von Endothelien von der Gefäßwand. Frühzeitig kommt es zu Ödembildung. In fortgeschritteneren oder schwereren Fällen kann man eine reaktive Entzündung, Blasenbildung, Geschwüre und Gangrän finden.

Die Kälte wirkt sich gerne besonders dort aus, wo große Hautgebiete von relativ kleinen Gefäßen ernährt werden, das heißt, an den Fingern, Zehen, an der Nase und an den Ohren.

Leichte Formen dieses Zustandes sind bei heranwachsenden Frauen in gemäßigten Klimaten ziemlich häufig. Die Veränderungen liegen oberhalb der Malleolen; wenn man die Haut reibt, so wird sie druckempfindlich und sie ist geschwollen. Viele von diesen Patienten scheinen nach einer früheren Kälteschädigung eine eigentümliche Empfänglichkeit für die Entstehung von Frostbeulen aufzuweisen, und das Brennen, Jucken, Kribbeln oder der Schmerz kann von Zeit zu Zeit mit einer Schwellung einhergehen. Unter diesen Umständen kann an den Gefäßen oder Nerven eine Dauerschädigung vorhanden sein, welche das Individuum für spätere Kälteeinwirkungen empfänglich macht.

Bei etwas schwereren Formen kann es zu einer Hautschuppung und sogar zur Entwicklung lokaler Gangränstellen kommen, welche schließlich wieder abheilen. Wenn der betreffende Teil gefroren ist, so können Ödeme und Blasenbildung neben einer sekundären Infektion der Nekrose oder Gangrän vorausgehen; der abgestorbene Teil löst sich eventuell nach Ausbildung einer Demarkationslinie ab.

Bewohner der arktischen Gebiete leiden gewöhnlich nicht an Hautschädigungen nach Kälteeinwirkung. Da sie sich der Gefahren voll bewußt sind, wenden sie zur Verhütung einer Kälteeinwirkung besondere Vorsichtsmaßnahmen an. In diesem Zusammenhang soll festgestellt werden, daß eine Kälteeinwirkung insofern eine besondere Gefahr darstellt, als die niedrige Temperatur zu einer lokalen Anästhesie führen und damit Warnungssignale für eine drohende Erfrierung aufheben kann. Nicht nur die absolute Temperatur ist von Bedeutung, sondern auch die Luftfeuchtigkeit und die Aktivität des Patienten.

Ein „immersion foot" kann sich ungefähr einen Tag nach der Schädigung einstellen. Der Teil ist schmerzhaft; Taubheit und Kribbeln sind als lästige Symptome vorhanden. An den Arterien findet man keine Pulse. An der geschwollenen, blassen Haut sieht man zyanotische Flecken. Dies stellt das sogenannte prähyperämische Stadium dar. Hernach wird die Blässe durch eine Erythembildung abgelöst. Die Füße werden sehr warm, schwitzen aber nicht. Ödeme können den sonst wieder vorhandenen Puls zum Verschwinden bringen. Die Schmerzen sind stark und kontinuierlich. Es kann zur Ausbildung von Blasen kommen, welche eine strohfarbene oder blutige Flüssigkeit enthalten. Entwickeln sich lokal Gangränherde, so sind sie gewöhnlich nicht ausgedehnt und erfordern nur eine Amputation von Zehen. Der Hauptunterschied zwischen Erfrierungen und dem „immersion foot" besteht darin, daß die Gewebe beim letzteren nur stark abgekühlt, aber nicht erfroren sind.

Sieht man den Kranken im akuten Stadium einer Erfrierung, so muß man das Auftauen so langsam als möglich durchführen, während die Zirkulation durch eine Kompression unterbrochen wird. Eine Wärmeanwendung ist zu

vermeiden. Sogar die leichteste Wärmeanwendung kann die Ausdehnung des
Gewebstodes vergrößern. Das Abreiben des betroffenen Bezirkes ist zu unterlassen, da der Eintritt von Infektionserregern durch eine Blase, Abschürfung
oder Fissur eine ernste Lebensbedrohung darstellen kann. Wir ziehen die Anwendung steriler Verbände mit Sulfathiazol vor. Diese Methode hat den Vorteil,
daß man durch die Anwendung eines Druckverbandes die Ödembildung auf ein
Minimum einschränken kann. Eine Infektion erhöht die Gefahr wesentlich, sie
ist durch Maßnahmen zu behandeln oder zu verhüten, welche die Haut nicht
weiter schädigen.

Die Verwendung entsprechender Heparinmengen soll die Thrombose-
entstehung verhüten und die Ausdehnung der Gangrän vermindern. Da die
Thromben hauptsächlich aus Detritus bestehen, ist eine Bestätigung dieser
Feststellung abzuwarten. Natürlich muß man mit dieser Behandlung vor der
Entwicklung der Thrombose beginnen, um eine Wirkung zu erreichen. Nach
manchen Autoren kommt es jedoch bei Erfrierungen und beim ,,immersion-
foot''-Syndrom nicht zu Thrombosierungen.

Während bis zum letzten Krieg empfohlen wurde, den erkrankten Körperteil kühl zu halten, konnte später nachgewiesen werden, daß die Gewebsschädi-
gung geringer ist, wenn man die Extremität so bald als möglich wärmt. Die
günstigste Temperatur zum Auftauen beträgt ungefähr 40 Grad Celsius. Nach
vollzogenem Auftauen hört man mit der Wärmebehandlung auf.

Die tropische Form des ,,immersion foot'' erfordert die zusätzliche Behandlung eines Vitaminmangels und einer Hypoproteinämie.

Prophylaktische Maßnahmen verhüten das Auftreten von Frostbeulen und
des ,,trench foot'' in den meisten Fällen.

13. Erkrankungen der Venen

Varizen

Eine pathologische Venenerweiterung kann auf eine diffuse Erweiterung
(Phlebektasie) oder auf eine ungleichmäßige, zirkumskripte Dilatation (Varikositäten) zurückzuführen sein. Wenn derartige Erscheinungen auch am Zentralnervensystem, am Ösophagus, am Ligamentum latum, an der Harnblase, an den
spermatischen Venen usw. vorkommen können, so soll die Besprechung doch aus
praktischen Gründen auf die Varizen der unteren Extremitäten begrenzt werden.

Die tatsächliche Häufigkeit der Varizen ist unbekannt. Die gewöhnliche
Schätzung auf ihr Vorhandensein bei 10 Prozent der jungen, gesunden Industrie-
arbeiter ist wahrscheinlich etwas niedrig, da sie nur eine ausgewählte Gruppe
von Erwachsenen betrifft.

Die Ätiologie ist gleichfalls unklar und es erwies sich als unmöglich, das
Problem durch Tierversuche zu bearbeiten. Die besondere Häufigkeit der Erkrankung bei bestimmten Berufen (Kellnerinnen, Wäscherinnen, Verkehrspoli-
zisten), welche die Beine besonders belasten und vom Patienten langdauerndes
Stehen verlangen, ist gesichert. Das familiäre Vorkommen und das Auftreten
der Erkrankung bei vielen Mitgliedern derselben Familie, sogar in früher Jugend,
betont die Bedeutung des Erblichkeitsfaktors. Bei der Beschreibung eines asthenischen Patiententyps mit einer angeborenen Schwäche des Bindegewebes ist eine
konstitutionelle Komponente enthalten. Die Entwicklung von Varizen in den
Frühstadien der Schwangerschaft, bevor noch mechanische Faktoren in Frage
kommen, legt die Beteiligung eines endokrinen Einflusses nahe; die Bedeutung
einer Zunahme des intraabdominellen Druckes für den Rücktransport des Blutes

zum Herzen wird durch das Auftreten von Varizen bei schwer arbeitenden Patienten nachgewiesen.

Im allgemeinen scheinen zwei Faktoren große Bedeutung zu besitzen, und zwar eine primäre Veränderung unbekannter Natur in der Venenwand und eine Stase.

Die ersten zu beobachtenden pathologischen Veränderungen bestehen in einer Dilatation, Elongation und in einem gewundenen Verlauf des Gefäßes, wobei gleichzeitig eine gewisse Hypertrophie vorhanden ist. Eine entzündliche Reaktion in und um die Gefäße ist mehr oder weniger konstant, scheint aber eher sekundär als Folge der Stagnation des Blutes und seiner trägen Bewegung, als primär aufzutreten. In der Nähe einer Klappe setzt eine Verdünnung der Venenwand ein, auf welche eine sack- oder spindelförmige Erweiterung folgt; dieser Prozeß schreitet nach distal zu fort. Schließlich führen die ständige Dehnung und vielleicht auch eine Infektion zu einer Infiltration aller Schichten der Venenwand durch Bindegewebe. Im Anschluß an diese ziemlich charakteristische Fibrose, deren Entstehungsweise völlig unklar ist, kann es zu Kalkablagerungen kommen (Phlebosklerose). Die Phlebosklerose des Greisenalters wurde als ein zu Atherosklerose analoger Vorgang beschrieben.

Symptome. Die Symptome bestehen in Müdigkeit, in einem unbestimmten ziehenden Gefühl und manchmal in Schmerzen. Oft sind diese Beschwerden früh vorhanden und es werden falsche Diagnosen gestellt. Dies gilt insbesondere dann, wenn eine bloße Inspektion die wahre Situation nicht erkennen läßt. Manchmal bestehen, besonders in der Nacht oder bei kaltem Wetter, Wadenkrämpfe. Zwischen dem Ausmaß der Varizen und der Zahl oder Schwere der Symptome besteht kein Parallelismus. Infolge der Blutansammlung in den unteren Extremitäten treten praekordiale Schmerzen, Schwindelzustände und Dyspnoe auf.

Prüfungsmethoden. Zur Feststellung, ob die kommunizierenden Venen genau funktionieren und imstande sind, die durch die Varizen hervorgerufene abnorme Zirkulation zu „kompensieren", wendet man bestimmte Prüfungsmethoden an. Beim Trendelenburgschen Test wird das erkrankte Bein hochgehoben, um die Venen zu entleeren; diese Entleerung durch die Schwerkraft kann man durch sanftes Ausstreichen der Venen noch ergänzen. Man legt dem Patienten am Oberschenkel eine Pelotte oder Manschette an und läßt ihn dann aufstehen. Bleiben die Venen leer oder füllen sie sich nur langsam (20 bis 30 Sekunden), so gilt dieser Test als negativ; füllen sich die Venen rasch (5 bis 15 Sekunden), so ist der Test positiv. Im letzteren Fall sind die kommunizierenden Venen unwirksam.

Bevor man irgendeine Behandlung zur Verhinderung einer Blutströmung in den oberflächlichen Venen einleitet, ist es notwendig, zu prüfen, ob die tiefen Venen durchgängig sind. Die dafür einfachste Methode besteht im Anlegen einer elastischen Binde und in der anschließenden Aufforderung an den Patienten, zu gehen. Sind die tiefen Venen nicht durchgängig, so treten heftige Beschwerden auf.

Zur Bestimmung der Durchgängigkeit der tiefen Venen ist der Perthessche Test ausreichend. Während der Patient steht, legt man die Pelotte an, und zwar genügend streng, um einen Blutrückfluß aus der Vena saphena zu verhindern. Dann soll der Patient das Bein im Knie zehnmal beugen und strecken, oder er kann eine oder zwei Minuten rasch herumgehen. Sind die tiefen Venen durchgängig und funktionieren die kommunizierenden Venen normal, so wird Blut aus den oberflächlichen Venen angesaugt und die Varizen kollabieren. Bei der sogenannten vergleichenden Pelottenprobe legt man die Manschette in verschiedenen Höhen an, um die Grenze zu bestimmen, von welcher an die kommunizierenden Venen unzureichend funktionieren. Auf diese Weise kann man nachweisen, daß sowohl eine tiefe als auch eine hohe Unterbindung notwendig sind. Funktionieren oberflächliche und kommunizierende Venen nicht, so treten die Varikositäten nach Injektionen sklerosierender Lösungen gerne wieder auf. Sind nur die Klappen an der Vena saphena schlußunfähig, so kommt es im Anschluß an solche Injektionen gewöhnlich nicht mehr zu einem Wiederauftreten der Varizen.

Bei der Schwartzschen Methode perkutiert man die Vena saphena an ihrer Mündungsstelle in die Vena femoralis; wenn die andere Hand, welche man auf die varikösen Venen des Unterschenkels auflegt, die Perkussionswelle spürt, so sind die Klappen schlußunfähig.

Komplikationen. Es gibt zahlreiche durch variköse Venen hervorgerufene Komplikationen. Abgesehen von Thrombosen und Thrombophlebitiden kann sich eine Periphlebitis und Vereiterung einstellen. Ein Varixknoten kann nach außen oder in die Gewebe durchbrechen. Die Haut kann atrophisch werden oder es können sich Pigmentierungen und Ekzeme entwickeln, wenn die Varizen lange Zeit bestanden haben; sogar eine Elephantiasis kommt vor. Das ausgesprochen chronische variköse Geschwür, welches sich gewöhnlich an der Innenseite des unteren Drittels des Unterschenkels findet, kann sich im Anschluß an ein geringfügiges Trauma oder sogar spontan entwickeln. Diese Geschwüre sind selten schmerzhaft, die Heilung geht aber mit einer ausgebreiteten Narbenbildung vor sich. Wenn der Patient eine Zeitlang steht, so entwickeln sich gern Ödeme der Knöchel und des Unterschenkels. Jederzeit kann eine akute Infektion mit Rötung, Schmerzen und Zunahme der Schwellung auftreten.

Da das Blut in einer varikösen Vene gegen die Peripherie zu fließt, kommen Lungenembolien nach einer Thrombose selten vor.

Variköse Venen sind für die Zirkulation fast unnütz. Wenn die Venenklappen schlußunfähig werden, so fließt das Blut in den Varizen in umgekehrter Richtung und gegen die Peripherie zu. Die kommunizierenden Venen leiten das Blut allein zu den tiefen (Femoral-) Venen, welche es zum Herzen befördern. Die tiefen Venen werden infolge ihrer Unterstützung durch die umgebenden Muskeln selten varikös; wenn oberflächliche Varizen vorhanden sind, treten jedoch an den tiefen Venen nicht selten Thrombosen auf und häufig werden sie verschlossen. Wenn die kommunizierenden und die tiefen Venen betroffen sind und ihre Klappen stärker schlußunfähig werden, dann steigt der intravenöse und intrakapilläre Druck deutlich an, sodaß es zur Ödembildung kommt. Diese Ödemflüssigkeit ist eiweißreich und führt zu einer Proliferation von Bindegewebszellen und zu einer Induration. Man ist daher berechtigt, dieses Ödem sogar mit Quecksilberdiureticis zu bekämpfen.

Therapie. In leichten Fällen soll sich die Behandlung auf das Tragen einer elastischen Binde oder eines elastischen Strumpfes beschränken.

Früher stellten chirurgische Maßnahmen für starke Varizen die einzige Behandlungsmethode dar, doch führt man heute weitgehend Obliterationen der Varizen mit Hilfe von Injektionen durch. Die Methode gründet sich auf die Tatsache, daß die intravenöse Injektion bestimmter Substanzen die Venenwand schädigt und eine Phlebitis sowie eine lokale Thrombosierung mit nachfolgender Obliteration des Lumens erzeugt. Von den zahllosen Substanzen, welche zur Erzeugung einer Endophlebitis fähig sind, sind die bekanntesten Lösungen das 5prozentige Natriummorrhuat, das 15- bis 30prozentige Natriumchlorid oder eine 50prozentige Dextroselösung; diese Lösungen sind in ihrer Wirksamkeit, bezüglich der Intensität der Lokalreaktion und des Grades der auftretenden Schmerzen etwas voneinander verschieden.

Die Injektionen müssen von besonders dafür geschulten Ärzten, welche
bestimmte Regeln zu beachten haben, mit großer Vorsicht durchgeführt werden;
so sind paravenöse Injektionen peinlich zu vermeiden. Bei vielen Lösungen muß
man darauf ganz besonders achtgeben, da sogar eine kleine Flüssigkeitsmenge
in den paravenösen Geweben zu einer Nekrose führen kann, welche oft eine
Exzision und Naht erfordert. Besteht irgendein Grund zur Annahme, daß etwas
Flüssigkeit aus der Vene ausgetreten ist, so muß sofort das blaß gewordene Gebiet
mit etwas Blut des Patienten und mit Novocain infiltriert werden. Überdies ist
an der Injektionsstelle zur Verminderung der Möglichkeit eines Flüssigkeits-
austrittes und zur Förderung einer Verklebung der Venenwände eine Binde an-
zulegen. Bei Injektionen von Natriummorrhuat kommen gelegentlich, besonders,
wenn man nach einer Ruheperiode eine zweite Injektionsserie beginnt, ana-
phylaktoide Reaktionen vor. Es können zunehmend schwere und sogar tödlich
endende Reaktionen auftreten, wenn man dann die Behandlung nicht unterbricht. Man hat empfohlen, zur Bestimmung der Empfindlichkeit des Patienten
gegenüber dem Präparat vorher eine Probe an einer kleinen Stelle durchzuführen.

Es ist günstig, den Patienten mit Ausnahme einiger Minuten unmittelbar
nach einer Injektion herumgehen zu lassen; dadurch wird die mögliche Gefahr
einer Embolie geringer.

Gegen die Injektionstherapie bestehen viele Kontraindikationen. Zu diesen
gehören schwere Kachexien, höheres Alter, eine Phlebitis migrans, die Tuberkulose und das Vorliegen einer Claudicatio intermittens, welche Zustände die
absoluten Kontraindikationen darstellen. Ebenso wichtige Kontraindikationen
sind die anamnestische Angabe von Zwischenfällen von seiten des Herzgefäßsystems, Hyperthyreosen sowie das Vorliegen eines jeglichen akuten Infektes.

Eine Injektionstherapie allein führt man nur dann durch, wenn der Tren-
delenburgsche Test negativ ausfällt, das heißt, wenn die tiefen Venen und die
kommunizierenden Gefäße sich normal verhalten.

Wenn die Klappen der Venae saphenae schlußunfähig sind, so stellt eine
Unterbindung der Vena saphena eine vorteilhafte Ergänzung dar. Man führt
diese an der Vereinigungsstelle der Vena saphena mit der Vena femoralis durch
und bezieht alle Äste der Saphena an dieser Stelle ein, auch, wenn sie nicht erweitert sind. Eine ähnliche Operation wird beim Vorhandensein von Geschwüren
und indurierten Ödemen mit brauner Haut durchgeführt, vorausgesetzt, daß
keine Infektion besteht. Zur Behandlung infizierter Geschwüre wendet man
Bettruhe, elastische Binden, Hochlagerung des Beines und Wärme, elastische
Klebeverbände, die Iontophorese und zahlreiche andere Maßnahmen an, welche
man auch vor einer Injektionsbehandlung durchführen soll.

Venenthrombose und Thrombophlebitis

Thrombose. Die Bedeutung dieses Prozesses für das Auftreten von Embolien,
sein häufiges Vorkommen und die damit verbundenen Gefahren wurden in einem
früheren Kapitel besprochen (S. 89). Hier erscheinen einige weitere Bemerkungen
angemessen.

Unter den drei Faktoren, welche man als für die Thrombusbildung verantwortlich ansieht, nämlich: 1. eine Verlangsamung des Blutstromes; 2. chemische und physikalische Änderungen der Blutbeschaffenheit und 3. Schädigungen der Gefäßwand, hat der erste scheinbar die geringste Bedeutung. Die
Unterbindung einer Vene an zwei in gewisser Entfernung voneinander gelegenen
Punkten führt, wenn man sie zwecks Vermeidung einer Endothelschädigung

sorgfältig durchführt, zu einem völligen Stillstand der Blutströmung, aber nicht zur Thrombose. Ein jegliches Trauma oder jeder chirurgische Eingriff kann zu einer Erhöhung der Blutgerinnungsfähigkeit führen, vielleicht auf dem Wege über ein Freiwerden von Thrombokinase aus den verletzten Geweben. Die Neigung von Patienten mit Polyzythämie zu Venen- und Arterienthrombosen ist bekannt. Die Neigung von Patienten mit Pilzinfektionen an den Füßen zur Thrombusbildung wurde erwähnt. Auch eine Dehydration scheint ein gesicherter Faktor zu sein, welcher die Wahrscheinlichkeit einer Thrombusbildung erhöht.

Eine traumatische Thrombose entsteht oft erst zehn bis vierzehn Tage nach einer Verletzung. Das Trauma kann geringfügig sein und ist vom Patienten häufig schon vergessen. Ein Schlag auf die Wade, sogar durch einen relativ leichten Gegenstand, kann eine diffuse Thrombosierung tiefer Venen verursachen, ohne daß an der Haut irgendeine sichtbare Veränderung nachweisbar ist. Oft ist die Vene nicht durch einen Thrombus, sondern durch eine Faszie oder durch eine extravaskuläre Blutung verschlossen. Dabei treten ein plötzlicher heftiger Schmerz, Zyanose und ein Taubheitsgefühl auf.

Schwere körperliche Arbeit kann zu einer Thrombosierung der Axillar- und Subklaviavenen sowohl mit Schulterschmerzen als auch mit Zyanose und Ödemen des Armes führen („Arbeitsthrombose"). Ein solches Ereignis tritt besonders häufig auf, wenn der Schultergürtel ohne Abduktion des Armes nach oben und rückwärts bewegt wird. Derartige Zustände kommen beim Heben schwerer Gegenstände und beim Ballwerfen vor.

Langdauerndes Sitzen auf schlecht konstruierten Sitzgelegenheiten kann eine tiefe Venenthrombosierung auslösen. Dies hat man in den Luftschutzkellern von London beobachten können, wo die horizontalen Sitzbalken die Venen komprimierten („Luftschutzbunker-Beine"). Eine Kompression der Wadenvenen durch das Gewicht des Beines soll bei bettlägerigen Patienten für das häufige Auftreten von Thrombosen bei diesen Patienten verantwortlich sein. Bei all diesen Gelegenheiten kann es durch eine mechanische Venenkompression zu einer Endothelschädigung und damit zu einer Thrombusbildung kommen.

Bei einer einfachen Thrombose fehlen Symptome sehr oft oder man findet sie nur bei sorgfältiger Untersuchung. Früher wurden Schmerzen in der Plantarregion des Fußes sowie Wadenschmerzen bei der Dorsalflexion des Fußes erwähnt. Spontane Schmerzen findet man nur in einem sehr umschriebenen Gebiet. Es kann nicht überflüssig sein, zu betonen, daß Druck und Massage zu vermeiden sind. Die spontanen Schmerzen können in einer bloßen Empfindlichkeit bestehen oder sie können außerordentlich quälend sein, besonders, wenn eine Thrombophlebitis mit perivaskulärer Entzündung vorliegt. Bei einer Ileofemoralthrombose kann der Schmerz in den Rücken ausstrahlen.

Nach einer Schätzung führen tiefe Venenthrombosen in den Beinen in einem von drei Fällen zu Lungenembolien. Wenn solche Patienten herumgehen, können sie Wadenschmerzen beim Stiegensteigen aufweisen. Eine Druckempfindlichkeit an der Hinterseite des Beines ist fast immer vorhanden. Die Schwellung ist oft nur geringfügig und auf den Unterschenkel beschränkt, doch kann auch der Oberschenkel anschwellen, wenn sich die Thrombose bis in die Femoralvene ausbreitet. Die Prophylaxe der Venenthrombose wurde auf S. 91 besprochen.

Thrombophlebitis. Die Lokalsymptome der Thrombophlebitis variieren je nach der erkrankten Vene beträchtlich. Das übliche Bild soll durch Erwähnung der gewöhnlich ausgedehnten Thrombophlebitis der Unterschenkel in Erinnerung gerufen werden, der Phlegmasia alba dolens oder des „Milchbeins" der alten Autoren. Im medialen Anteil des Oberschenkels werden Schmerzen empfunden. Beide unteren Extremitäten sind geschwollen, blaß und etwas kälter als normal.

Entlang dem Verlauf der tiefen Femoralgefäße kann eine mäßige Druckempfindlichkeit bestehen. Das lokale Bild wird modifiziert, wenn die Thrombose sich
bis in die Venae iliacae externae und communes oder sogar bis in die Vena cava
inferior ausbreitet, was häufig vorkommt.

Die Thrombophlebitis geht mit Fieber einher. Es besteht eine Leukozytose
und eine Erhöhung der Blutsenkungsgeschwindigkeit. Liegt das entzündete Gebiet oberflächlich, so wird die Entzündung durch das Vorhandensein eines warmen,
geröteten Bezirkes klar, sind aber tiefe Venen betroffen, so kann die Diagnose
schwierig sein. Lokalbefunde können bei einer Erkrankung tiefgelegener Venen
mit Ausnahme einer geringen Zunahme des Wadenumfanges minimal sein oder
sogar fehlen.

Das Ödem ist teilweise auf den erhöhten Kapillardruck zurückzuführen.
Die experimentelle Unterbindung einer großen Vene führt nicht zur Ödementstehung. Derartiges kommt auch klinisch nicht vor, da es zu viele Kollateralgefäße gibt. Sind jedoch viele periphere Venen verlegt, so entwickelt sich ein
Ödem. Dies geschieht auch ohne eine Lymphadenitis und ohne eine Entzündung
der perivaskulären Lymphbahnen. Eine Verlegung größerer Lymphgefäße kann
jedoch ein Faktor bei der Ödementstehung sein.

Die von einer thrombosierten und entzündeten Vene ausgehenden vasokonstriktorischen Impulse verursachen einen arteriellen Spasmus und können
sogar die Entstehung einer Gangrän auslösen; dies stellt einen häufigen Grund
für die Fehldiagnose einer organischen Arterienerkrankung dar. Bestehen periphere Ödeme, so ist die periphere Blutströmung gewöhnlich erhöht. Es gibt
dabei jedoch eine oberflächliche Hautgangrän.

In vielen Fällen verleiten die durch eine Lungenembolie hervorgerufenen
Befunde, wie früher ausgeführt, zur Diagnose einer Pneumonie oder Pleuritis,
während die tatsächliche Situation unerkannt bleibt. In den letzten Jahren war
die Diagnose einer „Viruspneumonie" eine der Lieblingsdiagnosen. Venenthrombosen der oberen Extremitäten führen selten zu einer Lungenembolie.

Therapie. Bei der Venenthrombose und bei der Thrombophlebitis wird der
heftige Lokalschmerz durch die Ansetzung von drei oder vier Blutegeln in der
Nachbarschaft des thrombosierten, schmerzhaften Gebietes oft außerordentlich
rasch erleichtert. Diese Behandlung wird nur von jenen geringgeschätzt, welche
sie niemals versucht haben. Nach unserer Erfahrung ist der Kranke außerordentlich dankbar, wenn man bei einem solchen Zustand diese häßlichen Tiere verwendet.

Wenn bei einer Thrombophlebitis des Unterschenkels akut entzündliche
Erscheinungen vorhanden sind, so ist Bettruhe indiziert. Der entzündliche
Prozeß geht durch eine Ruhigstellung rascher zurück und das Ödem wird als
Folge der Hochlagerung geringer. Eine Abnahme des Ödems ist wichtig, da es
bei längerem Bestehen dazu neigt, ein Dauerzustand zu werden. Zur Vermin-
derung der Ödembildung hat man sowohl eine Einschränkung der Zufuhr von
Flüssigkeit und von Salz als auch die Verwendung von Quecksilberdiureticis
oder von Kalziumglukonat angegeben. Die Anwendung einer Novocainblockade
zur Lösung von Venen- und Arterienspasmen, welche ebenfalls als wichtige
Faktoren bei der Bildung und Erhaltung von Ödemen gelten, wird weiter unten
Erwähnung finden.

Das sich immer wieder ergebende schwierige Problem betrifft die Dauer
der Bettruhe. Eine Standardperiode ist nicht bekannt. Eine zu lange dauernde
Ruhe birgt ebensoviele Gefahren in sich, wie das vorzeitige Gehen. Die erstgenannte Maßnahme kann zur Ausbildung neuer Thromben führen, die letztere

kann für die Entstehung einer Lungenembolie verantwortlich werden. Leider gibt es in einem speziellen Fall keine verläßliche Methode zur Bestimmung des besten Weges. Bei einer Thrombosierung der Femoral- und Beckennerven muß die Bettruhe vier oder fünf Wochen lang eingehalten werden. Das Fußende des Bettes ist hochzustellen. Der Patient ist zu ermahnen, tiefes Atmen und Pressen beim Stuhlgang zu vermeiden.

Viele Ärzte verlangen die Einhaltung von Bettruhe überhaupt nicht, wenn nicht akut entzündliche Erscheinungen vorliegen. Nach unserer Erfahrung verstärkt das Gehen im Frühstadium der Erkrankung, wenn starke Schmerzen vorhanden sind, die Schwellung beträchtlich, da die Kollateralvenen und Lymphgefäße noch unvollständig entwickelt sind.

Für die Behandlung der arteriellen Spasmen ist die Durchführung einer paravertebralen Injektion günstig, sie wird seit Lériches Empfehlung vielfach angewendet. Sie lindert die Schmerzen und bessert, wie weiter oben erwähnt, die Ödeme. Sie vermag auch die Arterienpulsationen wiederherzustellen. Sollen die sympathischen Stränge blockiert werden, so soll man diese Maßnahme frühzeitig durchführen und einige Male wiederholen.

Liegt eine Lungenembolie vor und erscheint die Wiederholung eines solchen Ereignisses wahrscheinlich, so führt man eine Unterbindung der Vena femoralis unmittelbar distal von der Einmündung der Vena saphena durch. Manche Operateure ziehen es vor, dieses Gefäß zu durchtrennen, in der Hoffnung, dadurch für die vasospastischen Reflexe verantwortliche Impulse zu unterbrechen. Wenn man den Eindruck gewinnt, daß beide Femoralvenen thrombosiert sind oder daß eine Thrombosierung der Vena iliaca besteht, dann kann man sogar die untere Hohlvene unterbinden. Die Operation verhütet nicht unbedingt das Auftreten einer Embolie, vermindert aber diese Gefahr wesentlich und soll durchgeführt werden, da sowohl die Gefahren von seiten der Operation als auch von seiten unangenehmer Nachwirkungen oder Störungen minimal sind. Diese Operationen waren den Gynäkologen schon viele Jahre bekannt und sie wurden in Fällen von gynäkologischer Sepsis erfolgreich angewendet. Unsere persönliche Erfahrung mit der Unterbindung der Femoralvene ist ausgezeichnet.

Wenn man bei Kranken Operationen durchführt, deren kollaterale Beckenvenen ebenfalls verschlossen sind, können im Anschluß ernste Komplikationen auftreten.

Die Methode der Wahl besteht in der Behandlung mit Antikoagulantien; sie wurde im Abschnitt über die Lungenembolie behandelt. Man verwendet die Mittel sowohl bei der Thrombophlebitis als auch bei der Thrombose.

Im Gefolge eines chronischen Ödems des Beines im Anschluß an eine Femoralvenen-Thrombophlebitis kommt es oft zu einer dauernden Induration der Haut und der subkutanen Gewebe. Später tritt eine Pigmentierung auf und das Bein wird schließlich braun. Das indurierte Gewebe läßt bei Druckeinwirkung keine Delle entstehen, doch bilden sich gerne Geschwüre. Schmerzen sind variabel und manchmal sehr lästig. Eine Infektion der Lymphbahnen und ein Austritt von Serum, welches große Eiweißmengen enthält, aus der Blutbahn führt zur Entwicklung von Narbengewebe, welches die Verlegung von Venen und Lymphbahnen noch verstärkt. Die Behandlung dieser Komplikation erfordert eine Einschränkung gewisser Tätigkeiten, das Vermeiden des Herabhängenlassens der Beine und die Anlegung elastischer Binden, wenn nicht für die Geschwürsbehandlung weitere Maßnahmen notwendig werden. Eine von Zeit zu Zeit erfolgende Untersuchung ergibt oft weiche Stellen, welche große Varizen enthalten können; diese erfordern eine Injektionsbehandlung.

Thrombophlebitis migrans

Die Thrombophlebitis migrans ist eine schmerzhafte Phlebitis und Periphlebitis, welche vorwiegend bei Männern vorkommt. Dabei sind kurze Venensegmente, welche gewöhnlich nur 8 bis 10 cm lang sind, betroffen. Man beobachtet die Erkrankung meistens an subkutanen Venen, doch sind in seltenen Fällen auch die tiefen Venen betroffen. Jedes Aufflackern eines solchen Prozesses geht mit einer Temperaturerhöhung, mit einer Störung des Allgemeinbefindens und mit Tachykardie einher. Die erkrankten oberflächlichen Venen sind als harte, druckempfindliche Stränge tastbar, welche zuerst eine leichte Rotfärbung, später eine livide Verfärbung und schließlich eine bräunliche Tönung aufweisen. Die Entzündung ergreift auch das benachbarte Gewebe in einer Entfernung von 3 bis 4 mm von der Vene.

Es werden weit auseinanderliegende Gebiete in Mitleidenschaft gezogen. An einem Tag tritt eine schmerzhafte Thrombose eines kurzen Abschnittes einer Fußvene auf. Am nächsten Tag, Woche oder Monat ist eine andere Vene am Ellbogen, an der Innenseite des Unterarmes oder am Hals befallen. Die Thrombosierung kann sich sogar bis in die Hirnsinus ausbreiten. Die meisten als Thrombosen der Koronar- oder Pulmonalvenen beschriebenen Fälle mit Angina pectoris waren tatsächlich Fälle von Lungenembolien. Diese sind mit all ihren Erscheinungen und Komplikationen bei der Thrombophlebitis migrans nicht selten.

In einer erstaunlich großen Zahl von Fällen kann man Fokalinfektionen nachweisen, und der Prozeß kam nach erfolgreicher Entfernung dieser Foci zum Stillstand.

Histologisch kann man eine Periphlebitis und Thrombophlebitis feststellen, welche der bei der Thromboangiitis obliterans zu beobachtenden ähnlich ist. Für manche Autoren, deren Meinung wir nicht teilen, stellt jeder Fall von Thrombophlebitis migrans einfach eine Form von Bürgerscher Erkrankung dar. In jedem Fall von Phlebitis migrans soll jedoch die arterielle Zirkulation sorgfältig beobachtet werden.

Die Krankheit kann protrahiert verlaufen und jahrzehntelang dauern. Manche von uns beobachteten Fälle verliefen stürmisch und perakut. In wenigen Wochen können multiple Lungenembolien zum Tod führen. Anderseits kann der Prozeß zu jeder Zeit zum Stillstand kommen.

In einer großen Anzahl von Fällen gehen Karzinome mit einer Thrombophlebitis migrans einher. Sie wurde wiederholt als ein Frühzeichen eines Pankreaskarzinoms beschrieben. Bei Ovarial- und Magenkarzinomen konnten wir sie frühzeitig beobachten. Die Beziehung zwischen den beiden Leiden ist noch unklar.

Die Behandlung der Wahl besteht in der Anwendung der Antikoagulantien, welche monatelang gegeben werden müssen.

Verschluß der oberen Hohlvene

Mehr als die Hälfte der Fälle von Kompression der oberen Hohlvene gehen auf Aortenaneurysmen zurück. Weitere 25 Prozent hängen mit Bronchuskarzinomen zusammen. Eine Thrombosierung der oberen Hohlvene kann auch mit einer Phlebitis unbekannter Ätiologie erklärt werden, man sieht sie manchmal bei der Tuberkulose, bei der Syphilis oder bei einer pyogenen Infektion. Sie kommt bei Herzkranken mit weit fortgeschrittener Dekompensation vor, beginnt bei diesen Patienten gewöhnlich in den Jugularvenen und breitet sich von da in die obere Hohlvene aus. Wir konnten sie bei einem Patienten mit einer Thrombophlebitis migrans beobachten.

Obwohl eine Thrombosierung der oberen Hohlvene in jedem Alter auftreten kann, so ist sie doch scheinbar im fünften Jahrzehnt am häufigsten. Annähernd zwei Drittel der Patienten sind Männer.

Die pathognomonischen subjektiven und objektiven Erscheinungen bestehen in einer Zyanose und einem Ödem des Gesichtes, des Halses und der oberen Extremitäten, welches im Liegen stärker und im Stehen geringer wird. Der Venendruck ist an den Armen erhöht, während er an den unteren Extremitäten normal ist. Innerhalb kurzer Zeit können an der vorderen Brustwand erweiterte Kollateralvenen sichtbar werden. Die verlangsamte zerebrale Zirkulation kann eine Dyspnoe und Hyperventilation auslösen. Als Folge der Druckerhöhung in den Azygosvenen können sich Pleuraergüsse entwickeln. Kopfschmerzen sind nicht selten, sie werden durch horizontale Lage stärker; auch Schwindel kann man feststellen. Somnolenz ist gelegentlich ein Symptom. Ein Hervorstehen und Starren der Augen ist oft verdächtig. Ohrensausen und Taubheit können vorkommen, vergehen aber wieder mit der Entwicklung eines Kollateralkreislaufes.

Die Symptome hängen zum großen Teil von der Schnelligkeit ab, mit welcher sich die Thrombose und das Grundleiden entwickeln. Wenn die Thrombosierung langsam fortschreitet und sich rasch Kollateralen bilden, können viele Symptome, wie die Zyanose, das Gesichtsödem usw., ausbleiben.

Die Prognose hängt zum Teil vom Grundleiden und zum Teil vom relativen Verhältnis zwischen Venenverschluß und Ausbildung eines Kollateralkreislaufes ab. Die Mortalität ist hoch. Der Tod tritt gewöhnlich innerhalb weniger Monate ein, doch können Kranke auch viele Jahrzehnte am Leben bleiben. Bei einem persönlich beobachteten Fall trat die Thrombosierung im Anschluß an eine akute Tonsillitis auf; dieser Patient ist sechs Jahre nach der Feststellung der Thrombose noch am Leben, wenn er auch an außerordentlich starkem Schwindel bei plötzlichem Lagewechsel leidet. Wir konnten die Entwicklung des klinischen Bildes einer tuberkulösen Endophlebitis der oberen Hohlvene mit Verschluß innerhalb von wenigen Wochen beobachten. Manchmal kommt es vor dem Tod zu einer auffälligen Persönlichkeitsveränderung.

Verschluß der unteren Hohlvene

Gelegentlich kann im Verlauf einer Infektionskrankheit ein Thrombus oder eine Thrombophlebitis zum Verschluß der unteren Hohlvene führen. Häufiger ist ein solches Ereignis auf die Propagierung eines Thrombus von einer anderen Vene aus zurückzuführen. Am häufigsten kommt es nach unserer Erfahrung zum Verschluß der unteren Hohlvene durch eine Nierengeschwulst, bei welcher eine große Masse neoplastischen Gewebes bis in die untere Hohlvene vorwächst.

Wenn eine andere Krankheit in der Terminalphase durch einen Verschluß der unteren Hohlvene kompliziert wird, muß sich dadurch das klinische Bild nicht ändern. Wenn sich überhaupt Symptome einstellen, so bestehen sie hauptsächlich in Ödemen der Beine und des Rückens ohne Ascites. Die Harnausscheidung kann zurückgehen. Im Anschluß daran kann sich ein ausgedehnter Kollateralkreislauf entwickeln, an welchem die oberflächlichen Venen der Bauchwand teilnehmen. Wir konnten jedoch Kollateralkreisläufe beobachten, bei welchen die tiefen Venen der Bauchwand für die verschlossene Hohlvene allein vikariierend einsprangen und die Diagnose unmöglich war, da äußerlich ein Kollateralkreislauf nicht sichtbar wurde.

Unter den Maßnahmen zu einer symptomatischen Erleichterung kann eine wiederholte Venaesectio großen Wert haben. Sie vermag das Leben nicht zu verlängern, kann aber viele quälende Symptome für 48 Stunden oder länger zum Verschwinden bringen.

Vom Standpunkt der Differentialdiagnose aus ergab sich die Hauptfehlerquelle aus einer möglichen Verwechslung eines Verschlusses der unteren Hohlvene mit dem Baumgartenschen Syndrom an den Paraumbilikalvenen. Bei beiden Zuständen kann ein beträchtliches Caput Medusae vorhanden sein. Sonst besteht nur geringe Ähnlichkeit, da die hervorstechenden Zeichen des Baumgartenschen Syndroms, abgesehen vom Caput Medusae und vom Schwirren, in der Milzvergrößerung und, zumindest in vielen Fällen, in einem rekurrierenden Aszites bestehen; überdies sieht man das Baumgartensche Syndrom nach unserer Erfahrung bei Jugendlichen mit asthenischem Habitus, welche häufig keine sekundären Geschlechtsmerkmale aufweisen.

Sowohl die eitrige Pylephlebitis und ihre Beziehung zur Appendizitis und zum Leberabszeß, die Endophlebitis syphilitica der Lebervenen (Chiarische Krankheit), die Milzvenenthrombose und ihre Verbindung mit dem Bantischen Syndrom, verschiedene Formen der Pfortaderthrombose und besonders die relativ häufige Form, welche man im Zusammenhang mit einer Leberzirrhose beobachtet, als auch viele andere Venenerkrankungen gehören in das Gebiet der inneren Medizin und werden in diesem Buch nicht besprochen.

Schrifttum

Abramson, D. I., Fierst, S. M., and Flachs, K. "Rate of Peripheral Blood Flow in the Presence of Edema." Am. Heart J., **25**, 328, 1943.

—, Katzenstein, K. H., and Senior, F. A. "Effect of Nicotinic Acid on Peripheral Blood Flow in Man." Am. J. M. Sc., **200, 96,** 1940.

Adson, A. W., and Coffey, J. R. "Cervical Rib." Ann. Surg., **85,** 839, 1927.

Allen, E. V. "Thromboangiitis Obliterans." Am. J. M. Sc., **178,** 237, 1929.

— and Kvale, W. F., Physical Medicine in vascular diseases, Med. Clinics North Am., July 1943, page 951.

—, Barker, N. W. and Hines, E. A. Jr., Peripheral vascular diseases, Saunders Philadelphia, 1946.

Andersen, T., Temporal arteritis (Horton). A case without temporal arteritis, Acta Med. Scand., **128,** 230, 1947.

Atlas, L. N. "Oscillometric Readings in Cases of Arteriosclerotic Disease of the Lower Extremity." Arch. Int. Med., **66,** 155, 1940.

Aynesworth, K. H., The cervicobrachial syndrome, Ann. surg., **111,** 724, 1940.

Babinski, J., et Heitz, J. "Oblitérations artérielles et troubles vasomoteurs d'origine réflexe ou centrale." Bull. et mém. Soc. méd. d. hôp. de Paris, **40,** 570, 1916.

Bailey, O. T. "The Cutaneous Glomus and its Tumors-Glomangiomas." Am. J. Path., **11,** 915, 1935.

DeBakey, M. E., Creech, O. and Woodhall, J. P., Evaluation of sympathectomy in arteriosclerotic peripheral vascular disease, J. A. M. A., **144,** 1227, 1950.

Baló, J., und Nachtnebel, E. Periarteritis nodosa und innere Sekretion. Endokrinologie, **3,** 180, 1929.

Barker, N. W. "Primary Idiopathic Thrombophlebitis." Arch. Int. Med., **58,** 147, **1936.**

—, "Lesions of Peripheral Nerves in Thromboangiitis Obliterans." Arch Int. Med., **62,** 271, 1938.

Barnum, E. N., The roentgenographic differentiation of peripheral arteriosclerosis, Am. J. Roentgen., **68,** 619, 1952.

Bauer, G. "Venographic Study of Thromboembolic Problems." Acta Chir. Scand. (Suppl. 61), **84,** 6, 1940.

Bauer, J., und Recht, G. Über spastische und obliterierende Gefäßprozesse mit und ohne ischämische Ernährungsstörungen. Wien. Arch. f. inn. Med., **23,** 11, 1932.

Berman, L. G. and Russo, F. C., Abdominal angina, New Eng., J. Med., **242,** 611, 1950.

Bevans, M. "Pathology of Scleroderma, with Special Reference to the Changes in the Gastrointestinal Tract." Am. J. Path., **21,** 25, 1945.

Bier, A. Die Entstehung des Kollateralkreislaufes. Arch. f. path. Anat., **147,** 256 und 444, 1897.

Bigelow, W. G. "The Modern Conception and Treatment of Frost-Bite." Canad. M. A. J., **47,** 529, 1942.

Birnberg, V. J., and Hansen, A. E. "Thrombophlebitis migrans." J. Pediat., **21,** 775, 1942.

Black-Schaffer, B. "Pathology of Anaphylaxis due to Sulfonamide Drugs." Arch. Path., **39,** 301, 1945.

Boyd, L. J. "The Clinical Aspects of Periarteritis Nodosa." Bull. New York M. College, Flower & Fifth Ave. Hosps., **1,** 219, 1938; **3,** 32, 175, 272, 1940; **4,** 27, 176, 1941; **6,** 130, 1943; **7,** 94, 1944.

Brooke, R. "Peri-arterial Sympathectomy with Ligature of the Femoral Vein in the Treatment of Diabetic Gangrene." Brit. J. Surg., **15,** 286, 1927.

Brown, G. E. "Erythromelalgia and other Disturbances of the Extremities accompanied by Vasodilatation and Burning." Am. J. M. Sc., **183,** 468, 1932.

Brown, G. E. "Thrombo-angiitis Obliterans; Buerger's Disease." Surg., Gynec. & Obst., **58,** 297, 1934.

Brown, G. E., Allen, E. V., and Mahorner, H. R. "Thromboangiitis Obliterans." Saunders, Philadelphia, 1928.

Buerger, L. "Thrombo-angiitis Obliterans: a Study of the Vascular Lesions leading to Presenile Spontaneous Gangrene." Am. J. M. Sc., **136,** 567, 1908.

—, "The Circulatory Disturbances of the Extremities." Philadelphia, W. B. Saunders Co., 1924.

Buschke, A., Über Skleroedem, Berl. Kl. W., **39,** 955, 1902.

Cassirer, R. Die vasomotorisch-trophischen Neurosen. 2. Aufl., Berlin, S. Karger. 1912.

Chapman, E. M. and Asmussen, E., On the occurrence of dyspnea, dizziness and precordial distress occasioned by the pooling of blood in varicose veins, J. clin. Invest., **21,** 393, 1942.

Chasnoff, J. and Vorzimer, J. J. "Temporal Arteritis: a Local Manifestation of a Systemic Disease." Ann. Int. Med., **20,** 327, 1944.

Clara, M. Die arterio-venösen Anastomosen. Leipzig, J. A. Barth, 1939.

Clark, E. R. "Arterio-venous Anastomoses." Physiol. Rev., **18,** 229, 1938.

Cohen, S. M. Traumatic arterial spasm, Lancet, **1,** 1, 1944.

Collens, W. S., and Wilensky, N. D. "Two Quantitative Tests of Peripheral Vascular Obstruction." Am. J. Surg., **34,** 71, 1936.

—, and Wilensky, N. D. "Intermittent Venous Occlusion in Treatment of Peripheral Vascular Disease." J. A. M. A., **109,** 2125, 1937.

Collens, W. and Wilensky, N. D. "Peripheral Vascular Diseases." C. C. Thomas, Springfield, 1939.

von Conta, G. Periarteriitis nodosa der Lungengefäße und Lungenröntgenbild. Fortschr. a. d. Geb. d. Röntgenstrahlen, **47,** 506, 1933.

Crafoord, C. "Heparin and Post-operative Thrombosis." Acta chir. Scandinav., **82,** 319, 1939.

Denk, W. Zur Behandlung der arteriellen Embolie. München. med. Wchnschr., **81,** 437, 1934.

Dennis, C. "Disaster following Femoral Vein Ligation for Thrombophlebitis; Relief by Fasciotomy; Clinical Case of Renal Impairment following Crush Injury." Surgery **17,** 264, 1945.

Dolger, H., Clinical evaluation of vascular damage in diabetes mellitus, J. A. M. A., **134,** 1289, 1947.

Dornhorst, A. C. and Sharpey-Schafer, E. P., Colleteral resistance in limbs with arterial obstruction, Clin. science, **10**, 371, 1951.

Doupe, J., Cullen, C. H. and Chance, G. Q., Post-traumatic pain and the causalgic syndrome, J. Neurol., Neurosurg. and Psych., **7**, 33, 1944.

Douthwaite, A. H. and Finnegan, T. R. L., Vasodilators in peripheral vascular disease, Brit. Med. J., **1**, 869, 1950.

Edwards, E. A. "The Arteriographic Comparison of Thrombo-angiitis Obliterans and Arteriosclerosis." New England J. Med., **213**, 616, 1935.

—, Nail changes in functional and organic arterial disease, New Eng. J. Med., **239**, 362, 1948.

Elliott, A. H., Evans, R. D., and Stone, C. S. "Acrocyanosis: a Study of the Circulatory Fault." Am. Heart J., **11**, 431, 1936.

—, and Evans, R. D. "Ischemic Pain in Exercising Muscles." Am. Heart J., **12**, 674, 1936.

Epstein, N. N., Scleredema adultorum (Buschke), J. A. M. A., **99**, 820, 1932.

Erben, S. Über vasomotorische Störungen. Wien. klin. Wchnschr., **31**, 33, 1918.

Evans, J. A., Reflex sympathetic dystrophy, Surg. Gyn. Obst., **82**, 36, 1946.

—, Rubitsky, H. J. and Perry, A. W., Treatment of diffuse progressive scleroderma, J. A. M. A., **151**, 891, 1953.

Fahr, T., Zur Frage der Polymyositis (Dermatomyositis). Arch. f. Dermat. u. Syph., **130**, 1, 1921.

Falconer, M. A., and Weddell, G. "Costoclavicular Compression of the Subclavian Artery and Vein." Lancet, **II**, 539, 1943.

Faxon, H. H. "Present Methods of Treating Varicose Veins." New England. J. Med., **216**, 327, 1937.

Fitz, R., Parks, H., and Branch, C. F. "Periarteritis Nodosa." Arch. Int. Med., **64**, 1133, 1939.

Flory, C. M. "Arterial Occlusions produced by Emboli from Eroded Aortic Atheromatous Plaques." Am. J. Path., **21**, 549, 1945.

Foley, W. T. and assoc., Studies of vasospasm, Circulation, **7**, 847, 1953.

Freeman, N. E. "Influence of Temperature on the Development of Gangrene in Peripheral Vascular Disease." Arch. Surg., **40**, 326, 1940.

Freund, F. "Apoplexia Cutanea. Periarteriitis Nodosa." Arch. f. Dermat. u. Syph., **152**, 158, 1926.

Frey, E. K., Über ein neues inneres Sekret des Pankreas, das Kreislaufhormon Kallikrein, und seine therapeutische Verwendung. Deutsche Ztschr. f. Chr., **233**, 481, 1931.

Friedländer, E. Die Kompressionsbehandlung der Venenentzündung. Wien. klin. Wchnschr., **48**, 791, 818, 1935.

Fründ, H. Thrombektomie als Prophylaxe gegen Lungenembolie. Zbl. f. Chirurgie, **64**, 1202, 1937.

Frykholm, R. "The Pathogenesis and Mechanical Prophylaxis of Venous Thrombosis." Surg., Gynec., & Obst., **71**, 307, 1940.

Gage, M., and Ochsner, A. "The Prevention of Ischemic Gangrene following Surgical Operations upon the Major Peripheral Arteries by Chemical Section of the Cervicodorsal and Lumbar Sympathetics." Ann. Surg., **112**, 938, 1940.

Garvin, C. F. "Mural Thrombi in the Heart." Am. Heart J., **21**, 713, 1941.

Gaston, E. A., and Folsom, H. "Ligation of the Inferior Vena Cava for the Prevention of Pulmonary Embolism." New England J. Med., **223**, 229, 1945.

Giamarino, H. J., and Jaffe, S. A. "Mesenteric Vascular Occlusion." Arch. Surg., **45**, 647, 1942.

Gilmour, J. R. "Giant-cell Chronic Arteritis." J. Path. & Bact., **53**, 263, 1941.

Glasser, S. T. "Ligation of the Femoral Vein for Chronic Occlusive Arterial Disease." Arch. Surg., **50**, 56, 1945.

—, Herrlin, J., Jr., and Pollock, B. "Intra-Arterial Injection of Penicillin for Infections of the Extremities." J. A. M. A., **128**, 796, 1945.

—, and Lesser, A. "Femoral Vein Ligation for Chronic Occlusive Arterial Disease." Am. J. Surg., **52**, 100, 1941.

Gley, P. et Kisthinios, N. "Recherches sur la substance hypotensive du pancréas." Presse Méd., **37,** 1279, 1929.

Goetz, R. H., The diagnosis and treatment of vascular diseases, Brit. J. Surg. **37,** 251, 1949.

Goldsmith, G. A., and Brown, G. E. "Pain in Thrombo-angiitis Obliterans: a Clinical Study of 100 Consecutive Cases." Am. J. M. Sc., **189,** 819, 1935.

Goodwin, J. F. and Kaplan, S., "Priscol" in treatment of peripheral vascular disease, Brit. Med. J., **1,** 1102, 1951.

Grant, R. T., and Bland, E. F. "Observations on Arteriovenous Anastomoses in Human Skin and in the Bird's Foot with Special Reference to the Reaction to Cold." Heart, **15,** 385, 1931.

Greene, R., "Frostbite and Kindred Ills." Lancet, **II,** 689, 1941.

Grimson, K., et al., The effects of priscol on peripheral vascular diseases, Ann. Surger. **127,** 968, 1948.

Grosser, O. Über arterio-venöse Anastomosen an den Extremitätenenden beim Menschen und den krallentragenden Säugetieren. Arch. f. mikrosk. Anat., **60,** 191, 1902.

Gruber, G. B. Zur Frage der Periarteriitis nodosa, mit besonderer Berücksichtigung der Gallenblasen- und Nierenbeteiligung. Virchows Arch. f. path. Anat., **258,** 441, 1925.

Haimovici, H., Peripheral arterial embolism, Angiology, **1,** 20, 1950.

—, Gangrene of the extremities of venous origin, Circul. **1,** 225, 1950.

Hampton, A. O., Prandoni, A. G., and King, J. T. "Pulmonary Embolism from Obscure Sources." Bull. Johns Hopkins Hosp., **76,** 245, 1945.

Harpuder, K., Stein, I. D., and Byer, J. "The Role of the Arteriovenous Anastomosis in Peripheral Vascular Disease." Am. Heart J., **20,** 539, 1940.

Hausner, E., and Allen, E. V., "Cerebrovascular Complications in Thrombo-angiitis Obliterans." Ann. Int. Med., **12,** 845, 1938.

Heinbecker, P., and Bishop, G. H. "The Mechanism of Spastic Vascular Disease and its Treatment." Ann. Surg., **107,** 270, 1938.

Herrmann, L. G. "Passive Vascular Exercises and the Conservative Management of Obliterative Arterial Diseases of the Extremities." Philadelphia, J. B. Lippincott Co., 1936.

Herzenberg, H., und Maschkileisson, L. Über Thrombangitis obliterans. Zugleich ein Beitrag zur Pathogenese des Jododerma bullosum vegetans. Beitr. z. Path. Anat. u. z. allg. Path., **94,** 353, 1934.

Hill, R. M., Vascular anomalies of the upper limbs associated with cervical ribs, Brit. J. surg., **27,** 100, 1939.

Hines, E. A., Jr., and Barker, N. W. "Arteriosclerosis Obliterans. A Clinical and Pathologic Study." Am. J. M. Sc., **200,** 717, 1940.

—, and Christensen, N. A. "Raynaud's Disease among Men." J. A. M. A. **129,** 1, 1945.

Hitzenberger, K. Zur Therapie der Erkrankungen der peripheren Gefäße. Wien. klin. Wchnschr., **50,** 465, 1937.

Homans, J. "Circulatory Diseases of the Extremities." New York, MacMillan, Co., 1939.

Horton, B. T., Magath, T. B., and Brown, G. E. "Arteritis of the Temporal Vessels; a Previously Undescribed Form." Arch. Int. Med., **53,** 400, 1934.

Hoyer, H. Über unmittelbare Einmündung kleiner Arterien in Gefäßäste venösen Charakters. Arch. f. mikr. Anatomie, **13,** 603, 1877.

Hunt, J. H. "The Raynaud Phenomena: a Critical Review." Quart. J. Med., **5,** 399, 1936.

Hussey, H. H., Katz, S. and Yater, W. M., The superior vena caval syndrome, Am. Heart J., **31,** 1, 1946.

Hyndman, O. R. and Wolkin, J., Raynauds disease, Am. Heart J., **23,** 535, 1942.

Innerfield, I., Angrist, A., and Benjamin, J. W. studies on trypsin: I. the anticoagulant action of trypsin Gatroentereology, **20,** 630, 1952.

Jäger, E. Zur pathologischen Anatomie der Thrombangiitis obliterans bei juveniler Extremitätengangrän. Virchows Arch. f. path. Anat., **284**, 526, 584, 1932.

Jennings, G. H. "Arteritis of the Temporal Vessels." Lancet, **I**, 424, 1938.

Kaplan, T. "Frost-Bite." Am. J. Surg., **32**, 318, 1936.

Kappert, A., and Hadorn, W., Experimental and therapeutic investigations with certain new hydrogenated ergot alkaloids in peripheral vascular disorders, Angiology, **1**, 520, 1950.

Key, E. "Embolectomy in the Treatment of Circulatory Disturbances in the Extremities." Surg., Gynec. & Obst., **36**, 309, 1923.

Kinmonth, J. B., The physiology and relief of traumatic arterial spasm, Brit. med. J., **1**, 59, 1952.

Kissin, M., Stein, J. J. and Adleman, R. J., The effect of drugs used in treatment of intermittent claudication, Angiology, **2**, 217, 1951.

Kleinsasser, L. J., "Effort" thrombosis of the axillary and subclavian veins, Arch. Surg., **59**, 258, 1949.

Klinge, F. Der Rheumatismus. Ergebn. d. allg. Path. u. path. Anat., **27**, 1, 1933.

Klingmüller, V., and Dittrich, O. "Perniosis or Erythrocyanosis." Arch. Dermat. & Syph., **22**, 615, 1930.

Kovacs, J. "The Iontophoresis of Acetyl-beta-methylcholin Chlorid in the Treatment of Chronic Arthritis and Peripheral Vascular Disease." Am. J. M. Sc., **188**, 32, 1934.

Krahulik, L., Rosenthal, M., and Loughlin, E. H. "Periarteritis Nodosa (Necrotizing Panarteritis) in Childhood with Meningeal Involvement." Am. J. M. Sc., **190**, 308, 1935.

Kreyberg, L., Development of acute tissue damage due to cold, Physiol. Review, **29**, 156, 1949.

Kußmaul, A., und Maier, R. Über eine bisher nicht beschriebene eigentümliche Arterienerkrankung (Periarteritis nodosa), die mit Morbus Brightii und rapid fortschreitender allgemeiner Muskellähmung einhergeht. Deutsches Arch. f. klin. Med., **1**, 484, 1866.

Küttner, H., und Baruch, M. Beiträge zur Chirurgie der großen Blutgefäßstämme. 4. Der traumatische segmentare Gefäßkrampf. Beitr. z. klin. Chir., **120**, 7, 1920.

Landis, E. M., and Gibbon, J. H., Jr. "A Simple Method of Producing Vasodilatation in the Lower Extremities." Arch. Int. Med., **52**, 785, 1933.

—, and Hitzrot, L. H. "Treatment of Peripheral Vascular Disease by means of Suction and Pressure." Ann. Int. Med., **9**, 264, 1935.

Lange, K., and Boyd, L. J. "Use of Fluorescein Method in Establishment of Diagnosis and Prognosis of Peripheral Diseases." Arch. Int. Med., 74, 175, 1944.

Lansbury, J., and Brown, C. E. "The clinical significance of calcification of the arteries of the lower extremitites." Proc. Staff Meet. Mayo Cl., **9**, 49, 1934.

Laufman, H., and Scheinberg, S. "Arterial and Venous Mesenteric Occlusion." Am. J. Surg., **58**, 84, 1942.

Leiner, G. Zur Behandlung der arteriellen Embolie. Klin. Wchnschr., **16**, 639, 1937.

Lendrum, A. C., and Mackey, W. A. "Glomangioma, a Form of 'Painful Subcutaneous Tubercle'." Brit. M. J., **II**, 676, 1939.

Leriche, R. "De l'élongation et de la section des nerfs perivascullaires dans certain syndromes douylourex d'origine arterielle et dans quelques troubles trophiques." Lyon. chir., **10**, 378, 1913.

— "La chirurgie de la douleur." Masson et Cie., Paris, 1937.

—, et Fontaine, R. "Des ostéoporoses douloureuses post traumatiques." Presse méd., **38**, 617, 1930.

—, et — "Sur la nature de la maladie de Raynaud." Presse méd., **40**, 1921, 1932.

—, et Kunlin, J., "Traitment immédiat des phlébites postopératoires par l'infiltration novocainique du sympathique lombaire." Presse méd., **42**, 1481, 1934.

—, and Morel, A. "The syndrome of thrombotic obliteration of the aortic bifurcation." Ann. Surg., **127**, 193, 1948.

Lesser, A. "Embolic Arterial Occlusion of Lower Extremities, with Report of Four Successful Embolectomies and a Review of the Literature." J. A. M. A., **122**, 285, 1943.

Lewis, T. "Experiments relating to the Peripheral Mechanism involved in Spasmodic Arrest of the Circulation in the Fingers, a Variety of Raynaud's Disease." Heart, 15, 7, 1929.
— "Clinical Observations and Experiments relating to Burning Pain in the Extremities, and to So-called 'Erythromelalgia' in Particular." Clin. Sc., 1, 175, 1933.
— "Vascular Disorders of the Limbs." New York, MacMillan, 1936.
— "The Nocifensor System of Nerves and its Reactions." Brit. M. J., I, 431, 1937.
— "The Pathological Changes in the Arteries supplying the Fingers in Warm-Handed People and in Cases of So-called Raynaud's Disease." Clin. Sc., 3, 287, 1938.
— "Observations on Some Normal and Injurious Effects of Cold upon the Skin and Underlying Tissues. II. Chilblains and Allied Conditions." Brit. M. J., II, 837, 1941.
— "Observations on some Normal and Injurious Effects upon the Skin and Underlying Tissues. III. Frostbite." Brit. M. J., II, 869, 1941.
—, and Grant, R. "Observations upon Reactive Hyperaemia in Man." Heart, 12, 73, 1925.
—. and Landis, E. M. "Observations upon the Vascular Mechanism in Acrocyanosis." Heart, 15, 229, 1930.
—, and Pickering, G. W. "Vasodilatation in the Limbs in Response to Warming the Body; with Evidence for Sympathetic Vasodilator Nerves in Man." Heart 16, 33, 1931.
—, and — "Observations upon Maladies in which the Blood Supply to Digits ceases Intermittently or Permanently, and upon Bilateral Gangrene of Digits; Observations Relevant to So-called 'Raynaud's Disease'." Clin. Sc., 1, 327, 1934.
—, —, and Rothschild, P. "Observations upon Muscular Pain in Intermittent Claudication." Heart, 15, 359, 1931.
Lindenbaum, I., und Kapitza, L. Zur Klinik und pathologischen Histologie der Bürgerschen Form der Thromboangiitis obliterans. Arch. f. klin. Chir., 184, 413, 1936.
Lindgren, S., and Wilander, O. "The use of heparin in vascular surgery." Acta med. scand., 107, 148, 1941.
Lindqvist, T. "Intermittent claudication and vascular spasm." Acta med. scand., 136, 477, 1950.
Linton, R. R., Morrison, P. J., and Ulfelder, H. "Therapeutic Venous Occlusion." Am. Heart J., 21, 721, 1941.
Ljunggren, E. Über die sogenannte traumatische Venenthrombose der oberen Extremität. Acta Chirurg. Scand., 77, 111. 1935.
Loman, J., Rinkel, M., and Myerson, A. "The Intracranial and Peripheral Vascular Effects of Nicotinic Acid." Am. J. M. Sc., 202, 211, 1941.
Lowenstein, P. S. "Thrombosis of the Axillary Vein: an Anatomic Study." J. A. M. A., 82, 854, 1924.
Maddock, W. G., and Coller, F. A. "Peripheral Vasoconstriction by Tobacco and its Relation to Thromboangiitis Obliterans." Ann. Surg., 98, 70, 1933.
Magnus, G. Zirkulationsverhältnisse in Varicen. Deutsche Ztschr. f. Chir., 162, 71, 1921.
Marinesco, G., et Draganesco, S. "Sur la forme myélo-neuromoypathique de la maladie de Kussmaul." Ann. de méd., 22, 154, 1927.
Masson, P. "Le glomus neuromyo-arteriel des regions tactiles et ses tumeurs." Lyon Chirurg., 21, 257, 1924.
— Les Glomus Neuro-Vasculairs." Hermann & Cie., Paris, 1937.
Matsui, S. "Anatomie pathologique et pathogenie de la sclerodermie generalisee." Presse médicale, 2, 142, 1924.
Mayesima, J. Klinische und experimentelle Untersuchungen über die Viskosität des Blutes. Mitt. a. d. Grenzgeb. d. Med. u. Chir., 24, 413, 1911-12.
McCann, M. B., and MacCormack, D. H. "Dead hand' in users of vibrating tools." Lancet, 2, 359, 1945.
McDowell, R. E., Estes, J. E., and Seybold, W. D. "Mesenteric thrombosis associated with thromboangitiis obliterans." Proc. Staff Meetgs. Mayo Clin., 24, 1, 1949.

McGavack, T. H., and Samworth, R. P. "The Place of Iontophoresis with Acetyl-beta-methyl Choline Chloride (Mecholyl) in the Treatment of Varicose Ulcers." Bull. New York M. College, Flower & Fifth Ave. Hosps., 2, 65, 1939.

McGovern, T., and Wright, I. S. "Pernio: a Vascular Disease." Am. Heart J., 22, 583, 1941.

McGrath, E. J., and Herrmann, L. G. "Influence of Estrogens on the Peripheral Vasomotor Mechanism." Ann. Surg., 120, 607, 1944.

Mersheimer, W. L., Winfield, J. M., and Fankhauser, R. L. "Mesenteric vascular occlusion." Arch. Surg., 66, 752, 1953.

Metz, W. Die gewerblichen Reaktionserscheinungen an der Gefäßwand bei hyper-ergischen Zuständen und deren Beziehungen zur Periarteriitis nodosa. Beitr. z. path. Anat. u. z. allg. Path., 88, 17, 1931.

Meyers, L., and Lord, J. W. Jr. "Cranial arteritis." J. A. M. A., 136, 169, 1948.

Miller, D. S., and de Takats, G. "Post Traumatic Dystrophy of the Extremities: Sudeck's Atrophy." Surg., Gynec. & Obst., 75, 558, 1942.

Mitchell, S. W. "On a Rare Vasomotor Neurosis of the Extremities and on the Maladies with which it may be Confounded." Am. J. Med. Science, 76, 17, 1878.

Monahan, D. T. "Ligation of the Aorta and both Common Iliacs for Aneurysm: Report of a Case and Review of Seven Operative Survivals of Aortic Ligation." Surgery, 16, 519, 1944.

Montgomery, H., Naide, M., and Freeman, N. E. "The Significance of Diagnostic Tests in the Study of Peripheral Vascular Disease." Am. Heart J., 21, 780, 1941.

Moore, H. C., and Sheehan, H. L. "The kidney of scleroderma." Lancet, 1, 68, 1952.

Moskowicz, L. Die Diagnose des Arterienverschlusses bei Gangraena pedis. Mitt. a. d. Grenzgeb. d. Med. u. Chir., 17, 216, 1907.

Mufson, I. "An etiology of scleroderma." Ann. int. Med., 39, 1219, 1953.

— "Clinical Observations in Erythromelalgia and a Method for its Symptomatic Relief." Am. Heart J., 13, 483, 1937.

Neisser, E. Über wandernde Phlebitis. Deutsche med. Wchnschr., 29, 660, 1903.

Norman, I. L., and Allen, E. V. "The Vascular Complications of Polycythemia." Am. Heart J., 13, 257, 1937.

Nuzum, F. R., and Elliot, A. H. "Pancreatic Extract in the Treatment of Angina Pectoris and Intermittent Claudication." Arch. Int. Med., 49, 1007. 1932.

Ochsner, A., and de Bakey, M. "Thrombophlebitis: the Role of Vasospasm in the Production of the Clinical Manifestations." J. A. M. A., 114, 117, 1940.

—, Gage, M., and — "Scalenus Anticus (Naffziger) Syndrome." Am. J. Surg., 28, 669, 1935.

Oljenick, I. "Bilateral Cervical Rib." Arch. Surg., 18, 1984, 1929.

Olovson, T. Über die Anwendung von Heparin bei Arterienembolie." Acta chir. scand., 82, 487, 1939.

Ophüls, W. "Periarteritis acuta nodosa." Arch. Int. Med., 32, 870, 1923.

Orr, K. D., and Fainer, D. C. "Cold injuries in Korea during winter of 1950-1951." Medicine, 31, 177, 1952,

Ottley, C. M. "Glomus Tumour." Brit. J. Surg., 29, 387, 1942.

Palumbo, L. T., et al. "Lumbar sympathectomy for peripheral arteriosclerosis." Ann. Surg., 137, 61, 1953.

Pearl, F. L., and Kandel, A. "Peripheral vascular status of one hundred unselected patients with diabetes." Arch. surg., 39, 86, 1939.

—, and Roseman, L. D. "Lumbar sympathectomy for peripheral arteriosclerosis." Circulation, 4, 402, 1951.

Pearse, H. E., Jr. "Embolectomy for Arterial Embolism of the Extremities." Ann. Surg., 98, 17, 1933.

— "The Influence of the Heat Regulatory Mechanism on Raynauds' Disease." Am. Heart J., 10, 1005, 1935.

Perlow, S. "Phlegmasia cerulea dolens." J. A. M. A., 144, 1257, 1950.

Pérez de los Reyes, R., Castellanos, A., and Pereiras, R. "Angiocardiography and its Value." Am. Heart J., 25, 298, 1943.

Perry, C. B., and Davie, T. B. "Symmetrical Peripheral Gangrene in Cardiac Failure." Brit. M. J., I, 15, 1939.

Perthes, G. V. Über die Operation der Unterschenkelvarizen nach Trendelenburg. Deutsch. Med. Wchnschr., 21, 253, 1895.

Pickering, G. W. "The Vasomotor Regulation of Heat Loss from the Human Skin in Relation to External Temperature." Heart, 16, 115, 1932.

— "Vascular spasm." Lancet, 2, 845, 1951.

—, and Wayne, E. J. "Observations on Angina Pectoris and Intermittent Claudication in Anämia." Clin. Science, 1, 305, 1933—34.

Popoff, N. W. "The Digital Vascular System with Reference to the State of Glomus in Inflammation, Arteriosclerotic Gangrene, Diabetic Gangrene, Thrombo-angiitis Obliterans and Supernumerary Digits in Man." Arch. Path., 18, 295, 1934.

Profant, H. J. "Temporal Arteritis." Ann. Otol., Rhin. & Laryng., 53, 308, 1944.

Raynaud, A. G. M. "De l'asphyxie locale et de la gangrène symétrique des extrémités" Paris, Rignoux, 1852.

Reich, R. S. "The Pulses of the Foot; Their Value in Diagnosis of Peripheral Circulatory Disease." Ann. Surg., 99, 613, 1934.

Reynand, A. "Observation d'une oblitération presque complète de l'aorte." Journ. hebd. de méd., I, 161, 1828.

Reynolds, J. T., and Jirka, F. J. "Embolic Occlusion of Major Arteries." Surgery, 16, 485, 1944.

Rich, A. R., and Gregory, J. E. "The Experimental Demonstration that Periarteritis Nodosa is a Manifestation of Hypersensitivity." Bull. Johns Hopkins Hosp., 72, 65, 1943.

Rischpler, A. Über die histologischen Veränderungen nach Erfrierung. Beitr. path. Anat., 28, 541, 1900.

Runge, W., und Melzer, R. Über Periarteriitis nodosa mit starker Beteiligung des Zentralnervensystems (und sehr eigenartigem klinischen Befund). J. f. Psychol. u. Neurol., 40, 298, 1930.

Rykert, H. E., and Graham, D. "Some Problems in the Diagnosis, Prognosis and Treatment of Acute Arterial Occlusion." Am. Heart J., 15, 395, 1938.

Ryle, J. A. "Thrombo-phlebitis Migrans." Lancet, II, 731, 1930.

Sampson, J. J. "An Apparent Causal Mechanism of Primary Thrombosis of the Axillary and Subclavian Veins." Am. Heart J., 25, 313, 1943.

Samuels, S. S. "The Early Diagnosis of Thromboangiitis Obliterans: a New Diagnostic Sign." J. A. M. A., 92, 1571, 1929.

Dos Santos, J. C. "Phlebographie directe, conception, technique, premiers resultat." J. internat. de Chirurg., 3, 625, 1938.

Saphir, O. "Thromboangiitis Obliterans of the Coronary Arteries and its Relation to Arteriosclerosis." Am. Heart J., 12, 521, 1936.

Sappington, S. W., and Fischer, H. R. "Arteriosclerosis Obliterans: a Study of the Lesions in Occluding Peripheral Sclerosis with a Note on Mönckeberg's Sclerosis." Arch. Path., 34, 989, 1942.

Scherf, D., und Schönbrunner, E. Über Herzbefunde bei Lungenembolien. Ztschr. f. klin. Med., 128, 455, 1935.

von Schroetter, L. Erkrankungen der Gefäße in Nothnagel. Handbuch d. allg. Pathologie, 1884, S. 533.

Scott, R. B. "Sone medical aspects of tobacco-smoking." Brit. Med. J., 1, 671, 1952.

Scott, W. J. M., and Morton, J. J. "Sympathetic Activity in Certain Diseases, especially those of the Peripheral Circulation." Arch. Int. Med., 48, 1065, 1931.

Scupham, G. W. "Effect of Theobromine on Peripheral Vascular Disease." Arch. Int. Med., 54, 685, 1934.

Seifert, E. Die Deutung des Schmerzes bei der arteriellen Embolie. Deutsche Ztschr. f. Chir., 232, 187, 1931.

Selye, H., and Pentz, E. I. "Pathogenetical Correlations between Periarteritis Nodosa, Renal Hypertension and Rheumatic Lesions." Canad. M. A. J., 49, 264, 1943.

Seymour, W. B., and Liebow, A. A. "Abdominal intermittent claudication." and narrowing of the celiac and mensenteric arteries." Ann. int. Med., 10, 1033, 1937.

Sgalitzer, M., Kollert, V., und Demel, R. Kontrastdarstellung der Venen im Röntgenbilde. Klin. Wchnschr., **10**, 1659, 1931.

Shannon, E. W., and Solomon, J. "Bilateral Temporal Arteritis with Complete Loss of Vision." J. A. M. A., **127**, 647, 1945.

Shapiro, D. "The Leriche syndrome." Am. J., Rontgen., **67**, 891, 1952.

Shumacker, H. B., Jr. "Sympathectomy in the Treatment of Peripheral Vascular Disease." Surgery, **13**, 1, 1943.

—, and Abramson, D. I. "Post-Traumatic vasomotor disorders." Surg. Gyn. Obst., **88**, 417, 1949.

Silbert, S. "Etiology of thromboangiitis obliterans." J. A. M. A., **129**, 5, 1945.

— "The Treatment of Thromboangiitis Obliterans by Intravenous Injection of Hypertonic Salt Solution." J. A. M. A., **86**, 1759, 1926.

Singer, R. Neue Beobachtungen über die Kreislaufverhältnisse in den unteren Extremitäten und ihre Beziehung zur Klinik. Wien. klin. Wchnschr., **49**, 366, 1936.

Smith, L. A., and Allen, E. V. "Erythermalgia (Erythromelalgia) of the Extremities." Am. Heart J., **16**, 175, 1938.

—, Gullickson, M., and Campbell, D. A. "Some limitations of lumbar sympathectomy in arteriosclerosis obliterans." Arch. surg. **64**, 103, 1952.

Smithwick, R. H. "The Problem of Producing Complete and Lasting Sympathetic Denervation of the Upper Extremity by Preganglionic Section." Ann. Surg., **112**, 1085, 1940.

—, Freeman, N. E., and White, J. C. "Effect of Epinephrine on the Sympathectomised Human Extremity." Arch. Surg., **29**, 759, 1934.

Speigel, I. J., and Milowsky, J. L. "Causalgia: a Preliminary Report of Nine Cases Successfully Treated by Surgical and Chemical Interruption of the Sympathetic Pathways." J. A. M. A., **127**, 9, 1945.

Spiegel, R. "Clinical Aspects of Periarteritis Nodosa." Arch. Int. Med., **58**, 993, 1936.

Spühler, O., and Morandi, L. "Sklerodermie und ihre Beziehungen zu Libman-Sacks-Syndrome, Dermatomyositis und rheumatischem Infektionskreis. Helvet. med. acta, **16**, 147, 1949.

Spurling, R. G., and Bradford, F. K. "Scalenus Neurocirculatory Compression." Ann. Surg., **107**, 708, 1938.

Starr, I., Jr. "Change in the Reaction of the Skin to Histamine as Evidence of Deficient Circulation in the Lower Extremities." J. A. M. A., **90**, 2092, 1928.

— "Physiologic considerations concerned with the pathogenesis and treatment of obstructive vascular disease." Circul., **6**, 643, 1952.

—, Frank, H. A., and Fine, J. "The Venographic Diagnosis of Thrombophlebitis of the Lower Extremities." J. A. M. A., **118**, 1192, 1942.

Streißler, E. Die Halsrippen. Ergebn. Chirurg., und Orthop., **5**, 280, 1913.

Sucquet, J. P. "Anatomie et physiologie. Circulation du sang. D'une circulation dérivative dans les membres et dans la tête chez l'homme." Paris, A. Delahaye, 1862.

Swirsky, M. Y., and Cassano, C. "Thrombophlebitis Migrans." J. Lab. & Clin. Med., **28**, 1812, 1943.

Teitge, H. Die Behandlung der Endangiitis Obliterans und des Ulcus cruris mit Sexualhormon. Med. Klinik, **33**, 1153, 1937.

Telford, E. D. "Sympathectomy: a Review of One Hundred Operations." Lancet, **I**, 444, 1934.

—, and Stopford, J. S. B. "Thrombo-angiitis Obliterans with Special Reference to its Pathology and the Results of Sympathectomy." Brit. M. J., **I**, 863, 1935.

Theis, F. V. "Thrombosis of the terminal aorta." Surg. Gyn. Obst., **95**, 505, 1952.

—, and Freeland, M. R. "Thromboangiitis Obliterans: Treatment with Sodium Tetrathionate and Sodium Thiosulfate." Arch. Surg., **40**, 190, 1940.

Todd, T. W. "The Vascular Symptoms in 'Cervical' Rib." Lancet, **II**, 362, 1912.

Trémolières, F., et Véran, P. "Syndrome d'oblitération artérielle du membre inférieur droit apparu au cours d'une phlébite superficielle et profonde avec embolies pulmonaires. Effect thérapeutique et l'acétycholine." Bull. méd., Paris, **43**, 1101, 1929.

Trendelenburg, F. Über die Unterbindung der Vena saphena magna bei Unterschenkelvaricen. Beitr. z. klin. Chir., **7,** 195, 1890—91.

Trotter, L. B. C. "Embolism and Thromboses of the Mesenteric Vessels." Cambridge Univ. Press, 1913.

Umlauft, W. Thrombosen und Pankreaskarzinom. München. med. Wchnschr., **80,** 607, 1933.

Urbanek, J., und Scherf, D. Kapillarmikroskopische Untersuchungen an der menschlichen Konjunktiva; über das Vorkommen von derivatorischen Gefäßen im Bereiche des konjunktivalen Gefäßsystems. Wien. klin. Wchnschr., **41,** 85, 1928.

Vallee, B. L., Scleredema: A systemic disease, New Engl. J. Med., **235,** 207, 1946.

Wagner, F. B., Jr. "Complications following Arteriography of Periphal Vessels." J. A. M. A., **125,** 958, 1944.

Wartman, W. B., Hemorrhage into the arterial wall as a cause of peripheral vascular disease, Am. Heart J., **39,** 79, 1950.

Weiss, S., Stead, E. A., Jr., Warren, J. V., and Bailey, O. T. "Scleroderma Heart Disease." Arch. Int. Med., **71,** 749, 1943.

White, J. C. "Raynaud's Disease. Studies on Postoperative Cases bearing on Etiology of the Disease and the Efficiency of Sympathetic Ganglionectomy." New Engl. J. Med., **206,** 1198, 1932.

—, "Vascular and Neurologic Lesions in Survivors of Shipwreck. I. Immersion-foot Syndrome following Exposure to Cold." New England. J. Med., **228,** 211, 1943.

—, and Smithwick, R. H. "The Autonomic Nervous System." 2nd Edition. The MacMillan Co., New York, 1941.

Whitfield, A. G. W., and assoc., Temporal arteritis and its treatment with cortisone and ACTH, Lancet, **1,** 408, 1953.

Wiedhopf, O. Experimentelle Untersuchungen über die Wirkung der periarteriellen Sympathektomie und der Nervenvereisung auf die Gefäße der Extremitäten. Beitr. z. klin. Chir., **130,** 399, 1923.

Wilson, K. S., and Alexander, H. L. "The Relation of Periarteritis Nodosa to Bronchial Asthma and other Forms of Human Hypersensitiveness." J. Lab. & Clin. Med., **30,** 195, 1945.

von Winiwarter, F. Über eine eigentümliche Form von Endarteritis und Endophlebitis mit Gangrän des Fußes. Arch. f. klin. Chir., **23,** 202, 1878.

Wisham, L. H., Abramson, A. S. and Ebel, A., Value of exercise in peripheral arterial disease, J. A. M. A., **153,** 10, 1953.

Wolfe, V. G. de, et al., Intermittent claudication of the hip and the syndrome of chronic aorto-iliac thrombosis, Circulat., **9,** 1, 1954.

Wright, I. S. "The Neurovascular Syndrome produced by Hyperabduction of the Arms." Am. Heart J., **29,** 1, 1945.

Wright, I. "Conservative Treatment of Occlusive Arterial Disease." Arch. Surg., **40,** 163, 1940.

—, Vascular diseases in clinical practice, Year Book Publishers Chicago, 1948.

Wuhrmann, F., und Essellier, A. Klinische und anatomische Untersuchungen bei einem 24 Jahre lang beobachteten Fall von Endangiitis obliterans von Winiwarter-Bürger. Cardiologia, **9,** 1, 1945.

Wylie, E. J., Thromboendarterectomy for arteriosclerotic thrombosis of major arteries, Surgery, **32,** 275, 1952.

—, and McGuinness, J. S., The recognition and treatment of arteriosclerotic stenosis of major arteries, Surg. Gyn. Obstet., **97,** 425, 1953.

Zimmermann, L. M., and de Takáts, G. "The Mechanism of Thrombophlebitic Edema." Arch. Surg., **23,** 937, 1931.

Zlotnokov, M. D. "Periarteritis Nodosa." Moskau, 1934 (Russisch).

Zurrow, H., Saland, G., Klein, C., and Goldman, S. "The Effect of Testosterone Propionate in the Treatment of Arteriosclerosis Obliterans." J. Lab. & Clin., Med., **28,** 269, 1942.

Einunddreißigstes Kapitel

Therapie

1. Allgemeine Bemerkungen

In diesem Kapitel sollen verschiedene für die Behandlung von Herzkrankheiten verfügbare Behandlungsmethoden in Erinnerung gerufen werden. Eine große Zahl von therapeutischen Bemühungen bei bestimmten Zuständen wurde bereits in verschiedenen vorhergehenden Kapiteln besprochen. In der folgenden Diskussion sollen die besonders für die Behandlung der Herzinsuffizienz dienenden Mittel Erwähnung finden.

Herzinsuffizienz und Dekompensation sollen nicht ausschließlich medikamentös behandelt werden. Ruhe und geeignete Diät werden die Kompensation bei vielen Patienten allein wiederherstellen.

Die früher so populäre Behandlungsmethode, welche in einer Volldigitalisierung und anschließender Entlassung des Patienten bestand, bis dann die Herzinsuffizienz wieder auftrat, wurde völlig aufgegeben. Man kann sie mit einem des Schwimmens unkundigen Mann vergleichen, den man unter Wasser hält und dem man immer wieder den Kopf aus dem Wasser heraushebt, um eine völlige Asphyxie zu verhüten. Der Patient muß unter ständiger Kontrolle bleiben, seine Tätigkeiten müssen mit ihm im einzelnen geplant und besprochen werden. Die Kompensation ist sowohl durch die Lebensweise als auch durch ununterbrochene Anwendung von Medikamenten zu erhalten.

Wenn sich eine Dekompensation entwickelt, soll man sich bemühen, die Ursache ihres Auftretens zu erforschen. Eine Kenntnis des auslösenden Faktors ist für die Behandlung sehr hilfreich. Oft werden das Auftreten einer Arrhythmie, besonders ein Vorhofflimmern, eine Infektion mit hämolytischen Streptokokken, eine Lungenembolie, eine besondere körperliche Überlastung oder Unterernährung eine Herzinsuffizienz verursachen. In allen diesen Fällen ist es nach dem Verschwinden oder nach der Beseitigung des auslösenden Faktors möglich, die Situation zu bessern. Wenn sich solche Patienten von ihrer Herzinsuffizienz erholt haben, so können sie jahrelang einen ausreichenden und voll kompensierten Kreislauf aufweisen.

Eine Dekompensation ist jedoch viel schwerer zu beurteilen, wenn sie sich bei einer Insuffizienz eines beträchtlich dilatierten Herzens oder eines gleichmäßig fortschreitenden Prozesses, wie zum Beispiel einer Koronarsklerose, entwickelt. Unter diesen Umständen besteht nicht viel Aussicht, daß der Zustand des Patienten ohne andauernde Behandlung befriedigend bleiben wird. Doch kann es sogar im letzteren Fall zu einer wesentlichen Besserung kommen, wenn ein Kollateralkreislauf einsetzt und wenn sich im Myokard kräftige Narben bilden. Auch die subjektiven und objektiven Erscheinungen einer schweren Herzinsuffizienz sollen daher niemals zur Abgabe einer absolut schlechten Prognose verleiten.

Eine Psychotherapie hat bei der Behandlung dekompensierter Herzkranker große Bedeutung und soll nicht vernachlässigt werden. Bei einer Besprechung mit dem Kranken soll auf alle hoffnungsvollen Erscheinungen hingewiesen und Ausdrücke wie „Herzinsuffizienz" sollen vermieden werden. Die Bedeutung einer Hintanhaltung geistiger Überlastung und Anspannung bei Kranken mit Hypertonie oder mit Koronarthrombose wurde in den diesbezüglichen Kapiteln erwähnt.

Die Beseitigung von sichtbaren Ödemen, von Dyspnoe oder einer Tachykardie ist nicht das letzte Behandlungsziel. Oft ist eine vielwöchige Behandlung notwendig, bis das Herz genügend Reservekräfte erwirbt und der Kranke in optimalem Zustand ist. Das Verschwinden von Dyspnoe oder Ödemen stellt nicht den größtmöglichen Behandlungserfolg dar.

Man soll es nicht aus falscher Prüderie unterlassen, mit dem Kranken das Sexualleben zu besprechen. Tatsächlich sind Patienten dafür oft dankbar, wenn man ihnen diese Frage vorwegnimmt, welche sie zu stellen zögern. Man hätte viele Todesfälle während des Geschlechtsverkehrs in Fällen von Koronarerkrankungen verhüten können, wenn man den Kranken den Rat gegeben hätte, vor dem Verkehr eine Tablette Nitroglyzerin zu nehmen.

Für die Behandlung aller Infektionen und zu ihrer eventuellen Verhütung ist größte Sorgfalt anzuwenden. Im Kapitel über die Myokarditis konnte gezeigt werden, wie oft der Herzmuskel bei verschiedenen Infektionen beteiligt ist. Patienten mit schweren Klappenfehlern oder starker Hypertonie bleiben jahrelang kompensiert, solange eben der Herzmuskel normal ist. Die geringste Schädigung des Myokards wird zur Herzinsuffizienz führen. Man darf ohne weiteres der Meinung zustimmen, daß Zahngranulome, Gingivitiden und Zahnabszesse nicht jene Bedeutung haben, welche manche Vertreter der Lehre der Oralsepsis diesen Zuständen zuschreiben. Nichtsdestoweniger haben derartige Fokalherde in vielen Fällen eine große und oft unterschätzte Bedeutung.

Es gibt in der Medizin keine ausreichenden Testmethoden zur Bestimmung der funktionellen Kapazität des Herzens und auch nicht zur frühzeitigen Erkennung einer Dekompensation. Alle die unzähligen angegebenen Methoden, wie z. B. die Feststellung der Herzfrequenz, der Atemfrequenz, des Blutdruckes bei Ruhe und nach mäßiger Belastung, sowie alle empfohlenen Kombinationen dieser Methoden und viele andere Proben haben nur geringen Wert. Die geringste Anstrengung kann bei einem sonst gesunden, neurotischen Individuum zu einer stärkeren Erhöhung der Pulsfrequenz und des Blutdruckes führen als bei einem dekompensierten Kranken. Eine sorgfältig erhobene Anamnese und eine genaue Untersuchung geben viel mehr Einblick in den Zustand des Kreislaufes des Kranken als eine jede der derzeit verfügbaren Funktionsprüfungsmethoden.

2. Digitalis

Kein anderes in der Medizin angewendetes Medikament hat eine derartig umfangreiche Literatur hervorgebracht wie die Digitalis. Viele Monographien und unzählige experimentelle und klinische Arbeiten haben die Digitalis zum Gegenstand. Wenn man auch besonders in den letzten Jahren sehr viel über die Digitalisglykoside und über die Reindarstellung des Medikaments gearbeitet hat, so gelten doch die von Withering niedergelegten klinischen Regeln immer noch und wurden nur wenig verbessert. Diese Tatsache entwertet den wissenschaftlichen Eifer der in allen zivilisierten Ländern daran Arbeitenden nicht; sie beweist nur die ungewöhnliche Erfahrung, die ausgezeichnete Beobachtungsgabe und die hervorragende Beschreibung von Withering.

Chemie

Unter den vielen Pflanzen der Digitalisgruppe verwendet man derzeit die Blätter der Digitalis purpurea und der Digitalis lanata fast ausschließlich als Ausgangsmaterial der Digitalispräparate. Die Digitalis lanata ist eine Spezies des Fingerhutes, welche den Vorteil einer leichten Kultivierbarkeit und eines großen Reichtums an aktiven Glykosiden besitzt.

Die Digitalisglykoside sind aus einer Aglukon-(Genin)-Fraktion und aus einer Zuckerfraktion zusammengesetzt. Die letztere ist für die Löslichkeit der Glykoside wichtig und befähigt sie, in die Zellen einzudringen. Die Aglukonfraktion hat eine chemische Struktur, welche jener der Sexualhormone (Sterole) und der Desoxykortikosterone ähnlich ist, sie ist der für die Herzwirkung spezifische Teil.

Die drei aus den Blättern der Digitalis purpurea isolierten Glykoside, das Digitoxin, das Gitoxin und das Gitalin, besitzen bekanntermaßen Vorstufen; sie sind keine „genuinen" Glykoside. Diese Vorstufen konnten jedoch bisher noch nicht isoliert werden.

Aus der Digitalis lanata konnten drei Produkte isoliert werden, das Digilanid A, das Digilanid B und das Digilanid C, von welchen das Digitoxin, das Gitoxin und das Digoxin abstammen.

Die Digitalis enthält noch viele andere Stoffe, unter ihnen die Saponine, welche die Resorption aus dem Gastrointestinaltrakt fördern.

Die Isolierung reiner kristallinischer Produkte, des Digitoxin aus der Digitalis purpurea (Digitaline Nativelle, bereits 1869 isoliert), des Digoxin (durch Smith 1930 isoliert) und des Cedilanid aus der Digitalis lanata ermöglichen die Anwendung reiner Produkte von bekannter Wirkung.

Pharmakologie

Wirkung auf den Herzmuskel. Die Digitalisglykoside erhöhen die Kontraktilität des Myokards. Dies sieht man sogar an isolierten Muskelstreifen und kann man auch mikroskopisch an Fasern des spezifischen Gewebes beobachten. Die Systole ist kräftiger und vollständiger, sodaß sich das Herz besser entleert. Der Herzmuskel wird befähigt, einen großen Widerstand zu überwinden und seine absolute Kraft ist erhöht. Das Minutenvolumen kann verdoppelt werden. Es bestehen auch gewisse Wirkungen auf die diastolische Phase, obwohl diese beim Säugetierherzen nicht sehr ausgeprägt sind. Die Erschlaffungsgeschwindigkeit ist erhöht, doch bleibt das Herz in der Diastole nicht kleiner als ohne Digitalis. Die erhöhte Kontraktionsgeschwindigkeit verkürzt die Dauer der Systole und die refraktäre Phase. Die Pumpe arbeitet rascher und kräftiger und der Kolben der Pumpe dringt tiefer ein als vor der Digitalisierung. Die Tätigkeit des dekompensierten Herzens als Motor wird unter der Digitaliswirkung ökonomischer, da im Verhältnis zur geleisteten Arbeit weniger Sauerstoff verbraucht wird. Unter normalen Bedingungen stellt der Herzmuskel eine der rationellsten Maschinen dar, da er ungefähr 20 Prozent der chemischen in mechanische Energie umsetzt. Dieser Prozentsatz geht bei der Herzinsuffizienz zurück und wird durch Digitalis wiederhergestellt.

Bei Patienten mit einer Herzinsuffizienz führen all diese Wirkungen während der Digitalisierung zu einem Verschwinden der Stauung, zu einem Abfall des Venendruckes, zu einer besseren Gewebsernährung und schließlich zu einer Erhöhung der Herzreservekraft. Die peripheren Blutdepots öffnen sich, zum Teil infolge des Verschwindens der Ödeme und zum Teil infolge einer Erweiterung der peripheren Gefäße durch andere Mechanismen. Alle diese Wirkungen setzen bald ein und bringen wesentliche Besserung.

Wirkung auf den Vagus. Die Digitalisglykoside verstärken die Vagushemmung des Herzens. Diese Wirkung hat keinen zentralen Ursprung; man hat sie mit einer erhöhten Empfindlichkeit der Rezeptoren in den Karotissinus oder mit einer Sensibilisierung des Herzmuskels gegenüber dem (normalen) Vagustonus erklärt.

Diese Verstärkung der vagalen Hemmung ist günstig. Sie vermag die Herztätigkeit besonders in Fällen von Vorhofflimmern zu verlangsamen, wobei sie die Kammerfrequenz durch Verzögerung der atrioventrikulären Überleitung bremst. Die Kontraktilität der Kammern wird durch diesen Vaguseinfluß nicht behindert, da es — wie früher ausgeführt — im Säugetierventrikel keine Vagusfasern und damit auch keine direkten Vaguswirkungen gibt.

Die Überleitung eines Reizes im Herzen wird durch Digitalis in großen Dosen direkt gehemmt. Diese Wirkung kann man sogar an isolierten Muskelstreifen beobachten.

Wirkung auf die Blutgefäße. Über die Gefäßwirkung der Digitalisglykoside wurden viele Arbeiten veröffentlicht. Besonders im Gastrointestinaltrakt scheint unter bestimmten Bedingungen eine allgemeine Gefäßverengung einzutreten, nicht jedoch bei den Dosen, welche in der Therapie verwendet werden. Diese Wirkung wird auch durch die Besserung der peripheren Blutzufuhr aufgehoben, welche das Ergebnis der kräftigeren und kürzeren Systole ist. Die besondere Situation der Koronararterien soll später besprochen werden.

Für eine direkte diuretische Wirkung auf die Nieren gibt es keinen Beweis. Jede Verstärkung der Harnentleerung ist eine indirekte Folge der Besserung des Kreislaufs.

Wirkung auf das normale Herz. Man hat oft behauptet, daß die Digitalis auf das normale Herz keine Wirkung habe, doch ist diese Meinung sicher falsch. Es ist zu erwarten, daß sich die Kraft der systolischen Kontraktion nicht wesentlich erhöhen wird, wenn das Herz unter normalen Bedingungen arbeitet. Das Minutenvolumen kann solange nicht ansteigen, als der Blutzustrom zum Herzen gleichbleibt. Gibt man gesunden Individuen toxische Dosen, so sinkt das Minutenvolumen ab, was man im Hinblick auf die toxischen Wirkungen großer Digitalisdosen auf den Herzmuskel ja erwarten kann. Nach manchen Autoren ist die Verminderung der Leistung auf periphere Faktoren zurückzuführen.

Fixierung und Kumulierung. Die Digitalis dringt in die Muskelfasern ein und wird dort sofort fixiert. Man kann sogar schon dreißig Minuten nach dem Kontakt nur mehr auffällig geringe Mengen auswaschen, und innerhalb weniger Minuten sind alle in das Protoplasma eingedrungenen Glykoside fixiert. Die Digitalis zirkuliert nicht und erscheint auch nicht in den Venen, wenn sie einmal die Organe passiert hat. Jene Glykoside, welche nicht über das Endokard und über seine kommunizierenden Gefäße vom Herzen resorbiert werden und welche nicht in die Koronararterien gelangen, sind für das Herz verloren. Alle Gewebe mit Ausnahme des Blutes und des Lungengewebes retinieren Digitalisglykoside.

Das Digitoxin wird am stärksten im Herzen fixiert. Es ist noch 28 Tage nach der Einverleibung vorhanden. Nach einer Schätzung verliert das Herz täglich ungefähr 3 bis 4 Prozent der kumulierten Digitoxinpotenz. Auch das Digilanid C (Cedilanid) wird stark fixiert, während die Bindung der Scilla- und Strophanthinpräparate nur leicht ist. Allmählich werden die Digitalisglykoside durch Hydrolyse gespalten. Auch durch die saure Reaktion im Magen und durch die alkalische Reaktion im Darm werden die Digitalisglykoside zu weniger wirksamen Produkten reduziert.

Die Digitalisglykoside werden kumuliert. Auch sehr kleine Dosen können plötzlich toxische Wirkungen ausüben, wenn man sie oft über eine genügend lange Zeit wiederholt. Ursprünglich hat man die Kumulierung mit einer einfachen Summierung erklärt, bis man zeigen konnte, daß große, subletale Digitalisdosen Nekrosen der Herzmuskelfasern verursachen. Diese Nekrosen hat man 1904 das erste Mal beobachtet, sie wurden aber völlig vergessen und in der jüngsten Zeit wiederentdeckt. Es ist noch nicht entschieden, ob die Nekrosen durch eine direkte Digitaliswirkung auf das Myokard oder durch Gefäßspasmen erzeugt werden. Digitalis in subletalen Dosen führt auch zu hyalinen Nekrosen in der Aorta und in der Wand der Nieren- und Koronararterien. Auch im Gehirn konnte man degenerative Veränderungen nachweisen. Die Nekrosen und die hyaline Degeneration finden sich im Myokard besonders in der Umgebung der Papillarmuskeln; im Anschluß daran kommt es zu einer Infiltration mit Leukozyten. Die Kumulation ist wahrscheinlich auf die erhöhte Empfindlichkeit des durch kleine Digitalisdosen geschädigten Myokards gegenüber zusätzlichen Dosen zurückzuführen.

Die Affinität des Herzmuskels zur Digitalis ist groß. Wendet man Digitalis intravenös an, so nimmt ein Gramm Herzmuskel 4,5mal mehr Digitalis auf als ein Gramm eines jeden Abdominalorgans. Nur 10 Prozent der injizierten Digitalismenge werden im Herzen fixiert. Je langsamer die intravenöse Infusion erfolgt, desto weniger Digitalis benötigt man, um einen Herzstillstand zu erzeugen.

Der Hauptteil der einverleibten Digitalismenge wird durch den Harn (80 Prozent) in einer inaktiven Form ausgeschieden. An aktiven Substanzen werden nur Spuren ausgeschieden. Bei Verwendung der Isotopen-Spurentechnik konnte man noch 40 Tage nach einer einzelnen Digitalisdosis im Harn Spuren dieser Droge feststellen.

Elektrokardiogramm. Die Digitalisglykoside verursachen sichtbare Veränderungen am Elektrokardiogramm. Man kann die Verkürzung der Dauer der Systole messen, welche sich bis auf 41 Prozent belaufen kann. Innerhalb weniger Stunden kann eine einzelne große Dosis zu einer Senkung der ST-Strecken und zu einer Erniedrigung der T-Zacken führen. Diese Veränderungen können länger als drei Wochen nach dem Absetzen der Behandlung bestehen bleiben. Die Extrasystolen sollen später besprochen werden. Die Digitalis verursacht auch atrioventrikuläre Leitungsstörungen. In manchen Herzen mit einem geschädigten Myokard treten diese nach kleinen Dosen auf.

In Abb. 54 besteht eine Verlängerung des P-R-Intervalls. Die Kurve stammt von einem 56jährigen Patienten mit Hypertonie, welcher achtzehn Tage lang täglich 0,3 g Digitalis in Tablettenform erhalten hatte. Die Länge des P-R-Intervalls beträgt 0,32 Sekunden. In Ableitung I wird der dritte Vorhofreiz nicht zur Kammer übergeleitet; die folgende Überleitungszeit ist infolge teilweiser Erholung kürzer (Wenckebachsche Periode). Die ST-Strecken und die T-Zacken sind in entgegengesetzter Richtung zur Hauptschwankung verlagert, was eine typische Digitaliswirkung darstellt. Abb. 54b stammt vom selben Patienten, und zwar siebzehn Tage nach Absetzen der Digitalis. Die Digitaliswirkungen (Überleitungsstörungen, Verkürzung der Systole und Veränderungen der ST-Strecken) sind verschwunden.

Standardisierung. Methoden zur Standardisierung der Digitalis nach der Menge, welche nötig ist, um in einer bestimmten Zeit unter bestimmten experimentellen Bedingungen einen Stillstand des Frosch- oder Katzenherzens hervorzurufen, sind weit verbreitet. Man darf jedoch nicht vergessen, daß Präparate, welche experimentell dieselbe Stärke aufweisen (dieselbe Zahl von Katzeneinheiten in Gramm enthalten), beim Menschen eine ganz verschiedene Wirkung haben können. Sogar Katzeneinheiten kann man wegen der verschiedenen in Verwendung stehenden Methoden nicht miteinander vergleichen, man kann sie aber auch mit den Froscheinheiten nicht vergleichen, da Präparate, welche dieselbe Zahl von Froscheinheiten anzeigen, eine ganz andere Toxizität aufweisen können, wenn man sie an Katzen prüft. Daher können Etiketten, welche die Standardisierung eines Präparates an Fröschen oder Katzen angeben, etwas irreführend sein. Sie geben bei der Dosierung oft ein falsches Sicherheitsgefühl. Aus ähnlichen Gründen begegnet eine Standardisierung am Menschen, welche man oft versucht hat, großen Schwierigkeiten.

Manche Präparate, besonders die Digitalistinktur, verlieren rasch an Wirksamkeit.

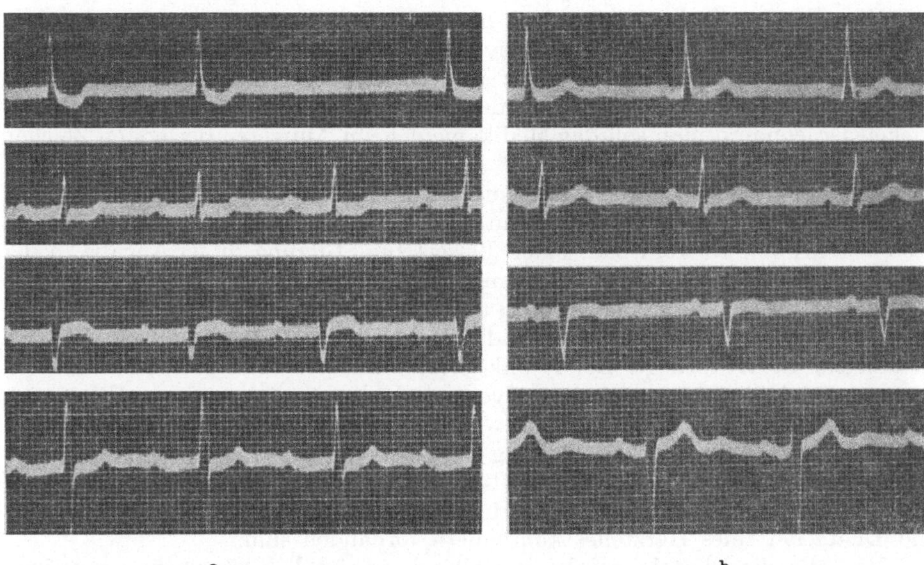

a   b

Abb. 54. Atrioventrikulärer Block und Deformierung der ST-Strecken und T-Zacken durch Digitalis
(Abb. 54 a)
Abb. 54 b zeigt 17 Tage nach dem Absetzen der Digitalisbehandlung nur eine Linksablenkung
der Herzachse

Indikationen

„Eine ‚wissenschaftliche' Begründung und Beweisführung, welche oft nur ungenau ist, kann man in einem speziellen Fall noch nicht als das letzte Argument für oder gegen die Anwendung von Digitalis gelten lassen. Man muß die Dosierung und Behandlungsweise nach dem tatsächlichen Nutzen einrichten, welchen der Patient daraus gewinnen soll." „Ein langes Leben ist zu kurz, um genügend über dieses wunderbare Medikament zu lernen" (Wenckebach).

Diese von einem großen Kardiologen geschriebenen Sätze illustrieren die Überlegenheit der praktischen Erfahrung in der Digitalisbehandlung über einer theoretischen Kenntnis sehr deutlich. Die Digitalisbehandlung ist eine große Kunst, welche man nicht aus Büchern lernen kann. Nur der Unerfahrene nimmt sie leicht. Durch eine geringe Erhöhung der Dosierung kann man Menschenleben erhalten oder erstaunliche Besserungen erzielen. Durch eine geringe Verminderung der Dosis kann man schwere Schäden verhüten. Die zusätzliche Gabe einer Tablette zu 0,1 g Digitalis täglich vermag das ganze Bild zu ändern. Dies lernt man nur durch eine lange Erfahrung.

Eine exakte Kenntnis der Indikationen und Kontraindikationen ist die notwendige Grundlage für jedes therapeutische Digitalisprogramm.

Es gibt zwei Hauptindikationen für die Behandlung:

1. Zeichen von Herzinsuffizienz.

2. Arrhythmien, besonders Vorhofflimmern mit zu rascher Ventrikeltätigkeit.

Herzinsuffizienz. Beim Vorliegen einer rhythmischen Herztätigkeit stellen Zeichen einer Herzinsuffizienz die einzige Indikation für eine Digitalisbehandlung dar. Lange Zeit hat man diese Indikation unter dem Einfluß von Mackenzie und Lewis besonders in den angelsächsischen Ländern abgelehnt.

Eine Herzinsuffizienz äußert sich nicht nur in Ödemen, Dyspnoe und Leberstauung, sondern auch in einer Cheyne-Stokesschen Atmung, in nächtlichem Husten, rechtsseitigem Hydrothorax und Lungenstauung. Man soll eine Digitalisierung nicht so lange hinausschieben, bis eine Herzinsuffizienz voll entwickelt ist, sondern man soll das Medikament beim Auftreten der ersten Zeichen einer Herzinsuffizienz geben.

Es wurde angegeben, daß die Digitalis bei Patienten mit einer rhythmischen Herztätigkeit nur dann wirke, wenn eine Herzhypertrophie und -dilatation bestehe (Edens). Obwohl man einen Beweis zur Stützung dieser Angabe in der genannten Form nicht erbringen kann, ist etwas Wahres daran. Bei einer isolierten Hypertrophie ist eine Digitalisanwendung nicht indiziert und man kann davon auch keine Hilfe erwarten, da das Herz nicht dekompensiert ist und eine Insuffizienz nicht vorliegt. Bei Kranken mit einer reinen Dilatation, wie zum Beispiel bei Fällen von toxischer Myokardschädigung, in gewissen Fällen mit einem Thiaminmangel oder nach ungewöhnlich starker körperlicher Anstrengung, ist Digitalis nutzlos. Die Anwendung des Medikamentes ist nur bei der sich langsam entwickelnden Myokardinsuffizienz am Platze, welche tatsächlich in der Mehrzahl der dekompensierten Herzkranken vorliegt, wobei Hypertrophie und Dilatation eines Herzteiles kombiniert vorhanden sind.

Man gibt die Digitalis bei diesen Fällen hauptsächlich wegen ihrer positiven inotropen Wirkung, d. h. um die Kontraktionskraft des Herzmuskels zu bessern.

Beim Vorhandensein einer rhythmischen Herztätigkeit ist die Verlangsamung einer beschleunigten Herzfrequenz (Sinustachykardie) durch Digitalis oft unmöglich. Hat die Tachykardie ihre Ursache in einer Dekompensation (Bainbridge-Reflex), so kann sie während einer Digitalisierung verschwinden; in vielen Fällen bleibt sie jedoch bis zur Anwendung toxischer Dosen weiter bestehen. So bleibt die Frequenz bei Mitralstenosen mit regelmäßigem Sinusrhythmus und Sinustachykardie sogar dann hoch, wenn man große Digitalisdosen anwendet. Bei jenen Patienten, welche auch eine starke Lungenstauung zeigen, hat die Digitalis gewöhnlich nur geringen oder überhaupt keinen Wert, da sie nicht zur Überwindung des Klappendefektes helfen kann und keiner der beiden Ventrikel insuffizient ist. Manchmal hat eine Tachykardie, wie auf S. 53 ausgeführt, eine kompensatorische Wirkung. Bei Mitralstenosen ist sie jedoch schädlich, da sie die Diastole verkürzt.

Eine Erhöhung der Herzfrequenz allein muß noch nicht Anlaß zur Einleitung einer Digitalistherapie geben, da es eine Beschleunigung der Herztätigkeit auch ohne Dekompensation gibt. So kann man bei Herzneurosen, bei Hyperthyreosen, bei Kranken mit Aorteninsuffizienz, bei der Endo- und Myokarditis sowie bei anderen Zuständen ohne gleichzeitige Dekompensation beträchtliche Tachykardien beobachten. Oft wird bei solchen Kranken eine völlig überflüssige Digitalisbehandlung eingeleitet. Anderseits ist es sicher, daß die Digitalis die Kompensation oft wiederherstellt, ohne die Herzfrequenz zu verlangsamen.

Gelegentlich wird aber dekompensierten Kranken Digitalis sogar dann vorenthalten, wenn sie an nächtlichen Anfällen von paroxysmaler Dyspnoe leiden, nur, weil die Herzfrequenz niedrig ist. Man kann schwer dekompensierte Kranke finden, bei welchen die Herzfrequenz 60 bis 70 Schläge in der Minute nicht überschreitet. Nicht selten kommt dies bei Patienten mit Koronarsklerose vor, bei welchen diese „bradykardische Dekompensation" oft auf eine abnorme Blutversorgung des Sinusknotens zurückzuführen ist. Das Hinausschieben einer Digitalisbehandlung ist in solchen Fällen nicht gerechtfertigt. Die Herzfrequenz wird bei diesen Kranken während der Digitalisbehandlung nicht langsamer und die Digitalisierung wird zu einer wesentlichen Besserung des Zustandes des Patienten führen.

Arrhythmien. Die zweite Indikation für eine Digitalisbehandlung ohne Vorliegen einer Herzinsuffizienz wird durch Fälle von Vorhofflimmern mit einer sehr raschen Kammertätigkeit dargestellt. Hier treten, wie früher ausgeführt (S. 518), wenn die Kammerfrequenz hoch ist, frühzeitig eine Leber- und Venenstauung sowie Ödeme auf. In diesen Fällen verlangsamt eine Verschlechterung der Überleitung durch direkte Digitaliswirkung auf das spezifische Gewebe und über den Vagus die Kammerfrequenz auf Werte zwischen 70 und 80 Schlägen in der Minute. Sobald diese Frequenzhöhe erreicht ist, befindet sich der Kreislauf in optimalem Zustand. Da die Verlangsamung mit seltenen Ausnahmen regelmäßig bei der Anwendung relativ kleiner Dosen eintritt, reagieren diese Patienten auf Digitalis außerordentlich günstig. Es bedarf nur einer geringen Verschlechterung der Überleitung, um zu verhüten, daß der Großteil der vom flimmernden Vorhof ausgehenden schwachen Reize den Ventrikel erreicht. In seltenen Fällen kann ein Vorhofflimmern während der Digitalisbehandlung verschwinden; noch seltener sind jene Kranken, bei welchen der Beginn des Flimmerns mit dem Behandlungsbeginn zusammenfällt. Die Spezialbehandlungsmethode eines Vorhofflatterns mit Digitalis wurde auf S. 523 besprochen.

Man kann mit Digitalis auch andere Arrhythmien, wie zum Beispiel Salvenvorhofextrasystolen und paroxysmale Tachykardien, beseitigen, doch reagieren diese besser auf andere Medikamente, zum Beispiel auf Chinidin.

Andere Indikationen. Abgesehen von jener Krankengruppe, welche eine Herzinsuffizienz hat, und von jener mit Vorhofflimmern und -flattern, gibt es keine Indikationen für eine Digitalisbehandlung.

Die Anwendung von Digitalis bei Infektionskrankheiten oder vor Operationen, um das Herz zu stärken, hat man völlig aufgegeben. Bei diesen Zuständen entwickelt sich gelegentlich eher eine periphere Kreislaufschwäche als eine Herzinsuffizienz, weshalb Digitalis nutzlos ist. Die Anwendung von Digitalis bei Pneumonien hat man aufgegeben, seitdem man zeigen konnte, daß es für die Herabsetzung der Mortalität in diesen Fällen durch routinemäßige Digitalisverordnung keinen Beweis gibt. Man hat auch schon vor langer Zeit erkannt, daß für den Schock nicht eine Herzinsuffizienz verantwortlich und Digitalis deshalb bei diesem Zustand ohne Wert ist.

Kontraindikationen

Man kann die Kontraindikationen gegen eine Digitalisbehandlung kurz zusammenfassen, da es solche praktisch nicht gibt. Diese Feststellung beruht darauf, daß man Digitalis dann immer geben muß, wenn es notwendig ist, da es ein gleich wirksames und nicht toxisches Ersatzmittel nicht gibt. Liegt eine Herzinsuffizienz vor, ist die Kammerfrequenz bei einem Vorhofflimmern zu hoch, so erhält man ohne Digitalis keinen therapeutischen Erfolg und der Zustand des

Kranken verschlechtert sich ohne das Medikament immer mehr. Natürlich gibt es Kranke, bei welchen große Dosen zu vermeiden sind, doch kann man eine Kontraindikation gegenüber der Einleitung einer Digitalisbehandlung nicht zugeben. Eine Allergie oder „Intoxikations"-Zeichen, welche weiter unten erwähnt werden, verhindern gelegentlich eine Fortsetzung der Behandlung.

Da verschiedene ältere Lehrbücher eine ganze Reihe von Kontraindikationen aufzählen, so müssen sie in diesem Abschnitt eine kurze Besprechung finden.

Hoher Blutdruck. So hat man beim Vorhandensein eines erhöhten Blutdruckes wegen der behaupteten Gefahr eines weiteren Blutdruckanstieges während des Behandlungsverlaufes eine Warnung vor Einleitung einer Digitalistherapie ausgesprochen. Die Verbesserung der Kontraktilität und die Verkürzung der Systole sollten tatsächlich zu einer Erhöhung des systolischen Blutdruckes führen. Die Höhe des systolischen Blutdruckes wird jedoch von so vielen regulierenden Faktoren beeinflußt, daß man seine Höhe am Krankenbett bei Beantwortung der Frage, ob Digitalis notwendig ist, immer vernachlässigen kann. Oft sinkt der Blutdruck bei dekompensierten Hypertonikern, wenn eine Dekompensation die Ursache der Hypertonie war (Stauungshochdruck, S. 419), während des Behandlungsverlaufes sogar ab. In anderen Fällen steigt der Blutdruck während einer Digitalisierung an. In diesem Fall war aber eine Hypertonie schon lange Zeit vorhanden; während der Periode der Herzinsuffizienz fiel der Blutdruck ab und er steigt nun wieder an, da die Kontraktilität der Kammern durch die Digitalisbehandlung verbessert wird.

Embolien. Kranke, welche in der letzten Zeit eine Embolie im kleinen oder großen Kreislauf durchgemacht hatten, gelten oft als für eine Digitalisbehandlung ungeeignet, da man fürchtet, daß die durch das Medikament verstärkten Kontraktionen des Herzens zur Ablösung neuer Thromben und zu weiteren Embolien führen könnten. Jede Erhöhung der Herztätigkeit infolge rascher Bewegung oder unvermeidlicher Aufregung bringt natürlich dieselbe Gefahr mit sich. Überdies gibt man in diesen Fällen so wie in allen anderen Digitalis nur, wenn es indiziert ist; dann muß man es aber geben und es gibt kein Medikament mit einer anderen Wirkungsweise, durch welches man die Digitalis ersetzen kann.

Koronarerkrankungen. Viele Ärzte geben Kranken mit Angina pectoris und mit Myokardinfarkt keine Digitalispräparate. Bei Kranken mit anginösen Schmerzen gilt die infolge einer Verengung der Koronararterien nachteilige Digitaliswirkung als gefährlich und bei einem Myokardinfarkt erscheint eine Herzruptur als Folge der kräftigeren Kontraktionen nach Digitalisbehandlung möglich.

Trotz einer überwältigenden Menge von experimentellen Arbeiten über die Wirkung der Digitalis (und des Strophanthins) auf die Koronardurchblutung konnte man bisher keine entscheidenden Ergebnisse erhalten. Dies ist weitgehend darauf zurückzuführen, daß die Koronardurchblutung während einer Digitalisbehandlung durch Faktoren beeinflußt wird, welche in vieler Hinsicht einander entgegen wirken. Die Besserung der Herzkontraktilität mit Verkürzung der Systole und die Änderung der Herzfrequenz können die Koronardurchblutung vermehren, während der verstärkte Vagustonus sie vermindern kann. Eine direkte Digitaliswirkung auf die Koronargefäße kann man nur in Versuchen an den exzidierten, isolierten Gefäßen studieren. Nach manchen Autoren verengen toxische Dosen die Koronargefäße. Andere berichten über keine oder nur über eine zu vernachlässigende Verminderung der Durchblutung.

Fünfzehn Kranken mit Angina pectoris und einer positiven Arbeitsreaktion, das heißt, mit starken Veränderungen im Elektrokardiogramm nach Belastung, wurden große Digitalisdosen gegeben und nur in einem Fall nahmen die Beschwerden leicht zu; in diesem einzelnen Fall wurden die Veränderungen im Elektrokardiogramm bei Belastung deutlicher.

Die klinische Erfahrung zeigt, daß man Kranken mit einer Angina pectoris infolge einer Koronarstenose oder mit Myokardinfarkt Digitalis geben soll, wenn es indiziert ist.

In Fällen von Angina pectoris bei Belastung verschwinden die Anfälle gelegentlich während der Dekompensationsperiode und kehren wieder, wenn die Kompensation wiederhergestellt ist. Diese Angabe, welche viele Jahre lang wohlbekannt ist, hat man in der letzten Zeit angezweifelt. Wir konnten dies wiederholt beobachten, besonders in Fällen von Aortitis und Angina pectoris infolge einer Koronarstenose. Der Arzt steht vor einem Dilemma und muß zwischen der Scylla der Angina pectoris und der Charybdis der Herzinsuffizienz wählen. Man kann das Verschwinden einer Arbeitsangina bei Dekompensierten durch die verminderte Aktivität des Patienten infolge einer Dyspnoe, der Ödeme usw. erklären. Es können aber auch anginöse Schmerzen bei Ruhe verschwinden; dafür gibt es keine ausreichende Erklärung.

Bei einer Koronarthrombose mit Myokardinfarkt stellt das Auftreten einer Lungenstauung allein, besonders in den ersten Tagen, noch keine Indikation für eine Digitalisbehandlung dar. Oft wird man bei der Verhütung eines Lungenödems und bei der Beseitigung einer Dyspnoe mit kleinen Morphiumdosen Erfolg haben und man wird finden, daß die Stauung innerhalb weniger Tage verschwindet. Wenn jedoch die Stauungszeichen trotz Morphium zunehmen, wenn ein Galopprhythmus und andere Befunde einer Myokardschädigung auftreten, so muß man Digitalis geben, und oft ist seine Wirkung dabei so wunderbar wie in anderen Fällen. Eine Digitalisverordnung kann besonders bei Patienten mit einem zweiten oder dritten Koronarverschluß oder bei solchen mit einer chronischen Hypertonie, welche einen Koronarverschluß bekommen, notwendig werden (S. 347).

Herzblock. Fälle von Herzblock (atrioventrikulärer Block) werden oft als für eine Digitalisbehandlung ungeeignet bezeichnet, da man eine weitere Verlangsamung der Herztätigkeit fürchtet. Liegt ein vollkommener atrioventrikulärer Block vor, so ist diese Furcht grundlos, da die Digitalis die Automatie der Kammerzentren nicht hemmt, sondern bei Verwendung der normalen Dosierung eher fördert. Demgemäß kann man Patienten mit Herzblock und einer Kammerfrequenz von sogar nur 20 bis 30 gefahrlos digitalisieren. Bei Kranken mit einem unvollständigen Herzblock kann eine Digitalisbehandlung zur vollständigen Unterbrechung der atrioventrikulären Überleitung führen. Dieses Ereignis ist ein geringeres Übel als die Nichtdigitalisierung eines insuffizienten Herzens. Tatsächlich verschreibt man in Fällen von Vorhofflimmern Digitalis, um die atrioventrikuläre Überleitung zu verschlechtern und einen Herzblock zu erzeugen. Eine vorsichtige Digitalisverordnung ist daher in Fällen von Herzblock erlaubt.

Intoxikationszeichen und „Nebenwirkungen" der Digitalisbehandlung

Wenn es auch echte Kontraindikationen gegen eine Digitalisbehandlung nicht gibt, so muß man doch in manchen Fällen die Anwendung des Medikamentes abbrechen, auch wenn eine Fortsetzung der Behandlung angezeigt erscheint. Viele von diesen Intoxikationszeichen und Nebenwirkungen der Digitalisbehandlung waren schon Withering bekannt.

Allergie. Die Digitalisanwendung ist manchmal infolge einer Allergie gegenüber dem Medikament unmöglich. Es wurden Fälle von skarlatiniformen Exanthemen, Urtikaria, Asthma, Pruritus, Gesichtsödemen und Fieber durch Digitalis beschrieben.

Übelkeit und Erbrechen. Das Digitaliserbrechen ist nicht die Folge einer direkten Reizung der Magenschleimhaut, da es auch bei parenteraler Einverleibung vorkommt. Überdies ist es auch nicht auf eine Reizung des Brechzentrums zurückzuführen. Manche Autoren sehen Reflexe als dafür verantwortlich an, welche vom Herzen ausgehen und vorwiegend über den Vagus verlaufen, während andere annehmen, daß es sich dabei um von der Leber oder von anderen Abdominalorganen ausgehende Reflexe handelt. Erbrechen konnte jedoch sogar nach ausgedehnter Durchtrennung der Verbindungen zwischen dem Herzen sowie den Abdominalorganen und dem Zentralnervensystem beobachtet werden. Seine reflektorische Natur ist aber sicher. Bei oraler Einverleibung galenischer Digitalispräparate kann es durch die Saponine und durch andere Ballaststoffe zu einer direkten Reizung des Magens kommen.

Das Erbrechen kommt oft in Wellen, welche mit dazwischenliegenden Perioden von relativem Wohlbefinden abwechseln.

Wenn während des Verlaufes einer Digitalisbehandlung Erbrechen auftritt, so muß man immer an eine Möglichkeit denken, nämlich, daß die verordneten Dosen zu klein sind und das Erbrechen auf eine ungenügende Digitalisierung, das heißt, auf eine Lebervergrößerung und Stauung zurückzuführen ist (S. 64). Diese Form des Erbrechens hört natürlich auf, wenn man die Behandlung mit entsprechenden Dosen des Medikamentes fortsetzt.

Das Digitaliserbrechen hängt nicht allein von der Dosierung ab. Bei manchen Patienten kommt es sogar nach kleinen Digitalismengen vor, während es bei anderen relativ große Mengen nicht auszulösen vermögen. Man ist daher nicht berechtigt, aus dem Auftreten von Erbrechen zu schließen, daß der Kranke voll digitalisiert ist.

Auch Anorexie, Übelkeit und Diarrhoen können vorkommen.

Speichelfluß, Müdigkeit und andere Zeichen. Es wurden neuralgische Symptome mit lanzinierenden Schmerzen, Kribbeln in den Fingern und generalisierte Muskelschmerzen beschrieben. Infolge einer Schädigung der Nervenzellen können Delirien auftreten, und als Folge der Wirkung der Aglukone kommen Gynäkomastien vor. Andere unerwartete Nebenwirkungen, welche schon von Withering beschrieben wurden, bestehen in vermehrter Speichelbildung und großer Müdigkeit. Die letztere tritt besonders bei älteren Patienten auf, welche gelegentlich auch an Kopfschmerzen, Delirien, Halluzinationen und Krämpfen leiden.

Sehstörungen. Gelb- und Grünsehen ist häufig, Blau- und Rotsehen selten. Gelegentlich beobachtet man Schleiersehen, Konvergenzschwäche und Skotome.

Eosinophilie. Im Blut mancher Patienten findet man, vermutlich infolge einer Erhöhung des Vagustonus, eine starke Eosinophilie. Während einer Digitalisierung konnte man bis zu 30 Prozent Eosinophile beobachten.

Anurie. Anurien durch Digitalis sind selten, kommen aber zweifellos vor. In einem Falle von Bleivergiftung mit Hypertonie und Nephrosklerose führte die Verabreichung von täglich vier Tabletten zu 0,1 g Digitalis zu einer Oligurie und Wasserretention. Nach zwei- bis dreitägigem Absetzen des Medikamentes kam es zu einer profusen Diurese und zu einem Gewichtsverlust, welcher 5 kg überstieg. Der Versuch wurde mehrere Male mit demselben Ergebnis wiederholt. Eine intravenöse Injektion von $^1/_4$ mg Strophanthin täglich hatte dieselbe Wirkung.

Blutgerinnung. Es wurde angegeben, daß Digitalis in therapeutischen Dosen die Blutgerinnungsfähigkeit verändere. Ohne die Prothrombinzeit zu beeinflussen ist die Gerinnungszeit verkürzt. Man hat das häufige Vorkommen von Venenthrombosen bei Herzkranken dieser Digitaliswirkung zugeschrieben. In jüngster

Zeit wurde diese Digitaliswirkung auf die Gerinnungszeit jedoch geleugnet, doch ist man immer noch der Meinung, daß eine rasche und energische Digitalisierung das Auftreten von Thromboembolien fördert.

Extrasystolen. Ein sehr wichtiges Zeichen einer sogenannten Digitalis-„intoxikation" ist das Auftreten von Extrasystolen. Man findet sie gewöhnlich in Form einer Bigeminie, das heißt, nach jedem Normalschlag fällt eine Extrasystole ein. Wir setzen das Wort Intoxikation in Anführungszeichen, da gesunde Säugetierherzen die reguläre Digitalisbigeminie sogar bei Behandlung mit toxischen Dosen nicht zeigen. Es war nicht möglich, diese Rhythmusstörungen beim Menschen im Anschluß an die Verabreichung toxischer Dosen (Suizide) oder bei Tierexperimenten zu beobachten, solange das Herz sich in gutem Zustand befand. Nur das sterbende Herz kann in den letzten Minuten vor seinem Stillstand Bigeminusgruppen aufweisen. Man erhält jedoch Extrasystolen, wie jene, welche man beim Herzkranken durch Wochen beobachtet, experimentell, wenn das Myokard chemisch oder mechanisch geschädigt wird. Auf ähnliche Weise verursacht Digitalis die Entstehung von Extrasystolen bei Patienten nur dann, wenn gleichzeitig eine Myokardschädigung besteht. Die Natur dieser Myokardschädigung, ihre notwendige Voraussetzung, ist unbekannt, doch ergaben neuere Untersuchungen, daß eine Kaliumverminderung in den Herzmuskelzellen dafür verantwortlich ist. Wenn sich bei einem Herzkranken während der Digitalisbehandlung Extrasystolen einstellen, so spricht dies dafür, daß der Herzmuskel abnorm und demgemäß die Prognose immer zweifelhaft ist. Da nicht allein die Digitalismenge, sondern auch der Zustand des Herzmuskels für die Entstehung dieser Extrasystolen wichtig ist, erscheint der Ausdruck „Intoxikationszeichen" im üblichen Sinne nicht völlig gerechtfertigt. Manche Patienten bekommen sogar dann keine Digitalisextrasystolen, wenn sie jahrelang täglich 0,2 g eines standardisierten Digitalis-Blätterpulvers nehmen, während andere sie regelmäßig nach der dritten Tablette zu 0,1 g Digitalis bekommen. Nach der Anwendung von 0,6 mg Digitoxin konnte das Auftreten einer paroxysmalen Kammertachykardie beobachtet werden.

Extrasystolen und eine Bigeminie können bei Herzkranken unabhängig von einer Digitalisbehandlung auftreten. In solchen Fällen ist eine Digitalistherapie — wenn indiziert — zulässig und man wird gewöhnlich die Beobachtung machen, daß die Extrasystolen während der Behandlung verschwinden. Bei Patienten, welche jedoch Extrasystolen im Verlauf einer Digitalisbehandlung bekommen, darf man weitere Dosen des Mittels nur mit großer Vorsicht verabreichen. Wenn man die Behandlung beim Vorliegen von durch Digitalis verursachten Extrasystolen fortsetzt, so nimmt die Zahl der Extrasystolen oft zu und es können bedrohliche Tachykardien und sogar ein Kammerflimmern einsetzen. Erscheint eine Digitalisbehandlung notwendig, so kann man die Behandlung mit kleinen Dosen weiterführen, das heißt, mit nicht mehr als 0,15 g täglich. Der Patient ist mindestens zweimal täglich zu untersuchen und die Behandlung ist zu unterbrechen, wenn die Zahl der Extrasystolen zunimmt. Die meisten — wenn nicht alle — Todesfälle infolge einer Digitalisbehandlung werden durch die Vernachlässigung dieser Regel hervorgerufen. In einem schwereren Stadium fallen die Digitalisextrasystolen so unregelmäßig und in so rascher Aufeinanderfolge ein, daß eine „anarchie ventriculaire" auftritt, wobei der untersuchende Arzt zur Überzeugung gelangt, daß es sich um ein Vorhofflimmern mit einer raschen Kammertätigkeit handelt. Er erhöht die Digitalisdosis und erzeugt damit Kammerflimmern. Der Hauptgrund, warum die Behandlung mit „vollen therapeutischen Dosen (Volldigitalisierung)", das heißt, die Anwendung großer Digitalisdosen innerhalb eines sehr kurzen Zeitabschnittes, völlig aufgelassen werden

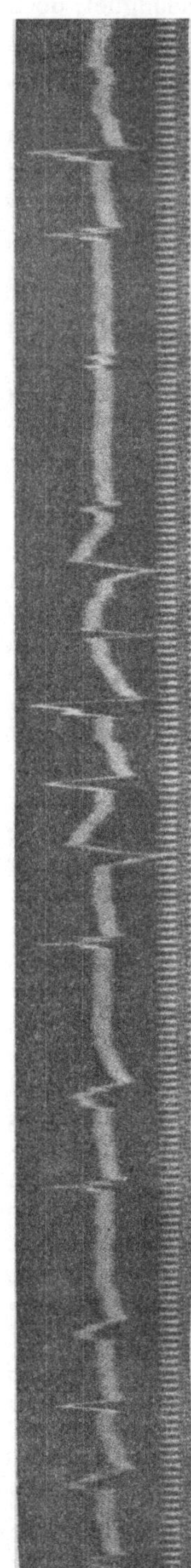

Abb. 55. Vorhofflimmern und multiforme Kammerextrasystolen mit abnormen idioventrikulären Schlägen durch Digitalis

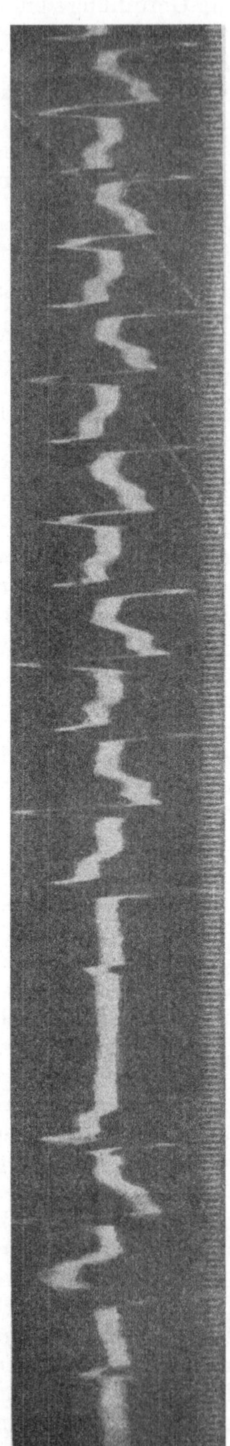

Abb. 56. Kammertachykardie mit alternierender Form der Kammerkomplexe durch Digitalis

sollte, ist in der Erfahrung begründet, daß man niemals vorhersagen kann, nach welcher Digitalisdosis die Extrasystolen auftreten werden. Da sie sogar nach wenigen Tabletten einsetzen können, kann die Verordnung großer Anfangsdosen zu gefährlichen und sogar tödlichen Arrhythmien führen (S. 529). Es ist daher verständlich, daß die meisten Publikationen, welche sich mit gefährlichen Digitalisarrhythmien befassen, zu einer Zeit erschienen, da die Behandlung mit vollen Dosen in Mode war.

Die Digitalisextrasystolen gehen gewöhnlich von den Ventrikeln aus. Es gibt nur wenige Berichte über durch Digitalis hervorgerufene Vorhofextrasystolen. Höchstwahrscheinlich liegt der Grund für diese Seltenheit darin, daß die Vorhöfe während der Digitalisbehandlung unter dem Einfluß der Verstärkung des hemmenden Vagustonus stehen, während dieser Einfluß in den Kammern fehlt. Eine direkte Anwendung von Digitalis (oder Strophanthin) am Myokard im Experiment löst je nachdem sowohl Vorhof- als auch Kammerextrasystolen aus. Jedoch gibt es während der Digitalisbehandlung paroxysmale Vorhoftachykardien mit einem partiellen A-V-Block, welche nach der Anwendung von Kaliumchlorid oder Kaliumazetat sofort wieder aufhören.

Das Elektrokardiogramm ermöglicht gewöhnlich die Unterscheidung zwischen Digitalisextrasystolen und den harmlosen ventrikulären Extrasystolen, welche beim Gesunden vorkommen. Die Extrasystolen, welche man beim Gesunden so häufig finden kann, gehen immer vom selben Herd aus und zeigen, sogar wenn sie jahrelang bestehen, denselben elektrokardiographischen Kammerkomplex. Digitalisextrasystolen weisen einen ständigen Formwechsel auf, da sie in verschiedenen Herden entspringen und auf eine abnorme intraventrikuläre Reizleitung zurückzuführen sind. Auch Extrasystolen infolge von organischen Herzleiden (Koronarsklerose, Diphtherie) können wechselnde Kammerkomplexformen zeigen (S. 512).

Abb. 55 zeigt die Ableitung III des Elektrokardiogramms eines Patienten mit einem rheumatischen Mitralfehler und mit Digitalisextrasystolen. Es besteht Vorhofflimmern. Auf den ersten in der Kurve vom Vorhof übergeleiteten Kammerkomplex folgen drei multiforme ventrikuläre Extrasystolen, auf den zweiten eine. Auf den dritten übergeleiteten Komplex folgen sechs Extrasystolen und dann ein abnormer automatischer Schlag, welcher für einen schweren Grad von Digitalisarrhythmie charakteristisch ist.

In Abb. 56, welche von einem anderen Patienten stammt, besteht auch Vorhofflimmern (Ableitung II). Auf den ersten Schlag folgen drei verschiedenförmige ventrikuläre Extrasystolen. Auf den nächsten Schlag folgt nach einer Pause eine paroxysmale ventrikuläre Tachykardie mit alternierender Form der Kammerschläge. Diese Tachykardien sind Vorläufer des Kammerflimmerns. Man sieht sie selten, mit Ausnahme, wenn eine Digitalisbehandlung bei schwerer Myokardschädigung durchgeführt wird. Sie treten jedoch ganz typisch auf, wenn eine Digitalisbehandlung bei Fällen von Digitalisbigeminie fortgesetzt wird.

Die wichtige Erscheinung einer Redigitalisierung wird auf S. 630 Erörterung finden.

Ältere Patienten zeigen im Anschluß an eine Verabreichung mittlerer Dosen eher unerwartete Nebenwirkungen als jüngere Individuen.

Dosierung

Es ist nicht ratsam, sich an ein fixes Behandlungsschema zu halten. Die Digitalisierung eines jeden neuen Patienten stellt einen Versuch mit unbekanntem Ausgang dar. Man kann niemals im voraus sagen, wieviel Digitalis ein Patient benötigen wird. Man soll erst dann eine Feststellung über die Prognose eines dekompensierten Falles abgeben, wenn man gesehen hat, wie der Patient auf die Behandlung reagiert, wieviel Digitalis man benötigt, um die gewünschte Wirkung zu erreichen und wie lange man braucht, um die Kompensation wiederherzustellen.

„Volldigitalisierung". Zur Erreichung dieses Zweckes ist die früher in Mode stehende Praxis der Behandlung eines jeden dekompensierten Herzkranken mit derselben Digitalismenge während einer bestimmten Anzahl von Tagen nicht richtig. Ebenso falsch ist es, schematisch eine bestimmte Digitalismenge zu geben, welche man nach dem Körpergewicht ausgerechnet hat. Dies ist bei Pharmakologen für Tierexperimente in Übung, beim kranken Menschen aber nicht zulässig, dessen Reaktion auf die Digitalisbehandlung man vorher nicht wissen kann. Eine andere falsche Behandlungsmethode stellt die Anwendung „voller" therapeutischer oder berechneter Dosen innerhalb eines kurzen Zeitraumes dar. So hat man die Anwendung von 1.0 bis 1,5 g titrierten Digitalispulvers auf 100 englische Pfund Körpergewicht, auf mehrere Dosen innerhalb von 24 Stunden verteilt, empfohlen. In den letzten Jahren wurde eine ähnliche Methode empfohlen, die „Behandlung mit vollen Dosen". Ohne Rücksicht auf Körpergewicht, Alter und Schwere der Insuffizienz werden innerhalb weniger Stunden auf einmal oder in 2 bis 3 Teildosen 1,2 mg Digitoxin gegeben. Andere empfehlen sogar 1,7 mg als „volle Dosis".

Vier Tatsachen sprechen gegen diese Vorgangsweise. Erstens haben Kranke mit derselben Form einer Herzschädigung, welche dasselbe Alter und dasselbe Körpergewicht und sogar denselben Grad der Dekompensation aufweisen, völlig verschiedene Digitalismengen notwendig. Überdies kann man anzweifeln, ob es klug ist, große Dosen anzuwenden, um die Kompensation so rasch als möglich wiederherzustellen. Natürlich wünscht man im Notfall, sobald als möglich zu helfen und den Herzzustand zu bessern. Trotzdem soll man Herzkranke, welche wegen einer raschen Ventrikeltätigkeit infolge eines Vorhofflimmerns oder einer Dekompensation Digitalis benötigen, im Durchschnitt während der ersten 24 Stunden nicht digitalisieren. Die alte mechanische Auffassung einer Dekompensation befriedigt nicht mehr länger. Wir haben gelernt, daß die meisten Gewebe und Körperzellen bei einem Patienten mit einer Stauungsherzinsuffizienz unter abnormen Bedingungen leben, sodaß man die Frage stellen kann, ob es ein Vorteil ist, diese Situation plötzlich zu ändern. Durch die Wiederherstellung des früheren Kreislaufzustandes innerhalb weniger Stunden an Stelle weniger Tage gewinnt man bei diesen Kranken nichts und die Nachteile sind groß. Der dritte und wichtigste Grund, welcher gegen den Brauch einer „Volldigitalisierung” spricht, wurde in den vorhergehenden Seiten erwähnt, wo gezeigt werden konnte, daß man das Auftreten gefährlicher extrasystolischer Arrhythmien sogar nach kleinen Digitalisdosen niemals voraussehen kann. Schließlich soll man sich vor der Anwendung großer Dosen hüten, da im Myokard von Versuchstieren nach Verabreichung subletaler Digitalisdosen herdförmige Nekrosen auftreten. Wenn man auch ähnliche Veränderungen beim Menschen sogar nach Verabreichung großer therapeutischer Dosen nicht beobachten konnte, so soll man doch nicht vergessen, daß eine Schädigung der Gewebszellen auch vorhanden sein kann, wenn man dies durch die ziemlich groben histologischen Methoden nicht nachweisen kann.

Anfangsdosis. Wenn man auch eine Behandlung mit außerordentlich hohen Digitalisdosen innerhalb von kurzer Zeit vermeiden soll, so ist doch die Anwendung mittlerer Dosen, welche der Schwere der Dekompensation angepaßt sind, günstig.

Als Standardeinheit gilt 0,1 g standardisierter (titrierter) pulverisierter Digitalisblätter in Form von Tabletten. Sogar hier kann die Stärke verschieden sein. So war die titrierte Digitalis der USP XI viel kräftiger als jene der USP X, und die Digitalis der USP XII ist wieder etwas schwächer wirksam.

Die einem Kranken mit einer leichten Dekompensation, welcher keine schweren Stauungserscheinungen zeigt, gegebene Dosis kann bis zu 0,15 bis 0,2 g titrierter Digitalis in Form von pulverisierten Blättern oder Tabletten täglich betragen. In schwereren Dekompensationsfällen erhöht man die tägliche Dosis bis auf drei- bis viermal täglich 0,1 g.

Nur jene Kranken, deren Bedarf nach viel größeren Digitalisdosen bekannt ist, als sie der Durchschnittspatient erhält, sollen mehr als 0,6 g Digitalis täglich bekommen. Zu dieser Gruppe gehören die Kranken mit Hyperthyreosen sowie jene mit Fieber oder mit einer Lungenembolie. Die Literatur über die Frage einer größeren Digitalisresistenz von Patienten, welche zu einer dieser Gruppen gehören, ist umfangreich und etwas widersprechend. Es erscheint jedoch gesichert, daß eine Verlangsamung der Herztätigkeit von Patienten mit einer Hyperthyreose und gleichzeitigem Vorhofflimmern schwierig ist. Es ist noch nicht entschieden, ob das Vorhandensein von Fieber die Verordnung einer größeren Digitalismenge notwendig macht. Eine andere ungeklärte Schwierigkeit bei der Erreichung der gewünschten Verlangsamung der Herztätigkeit in Fällen von Vorhofflimmern findet man bei Kranken mit Lungenembolien. Man soll immer an diese Komplikation denken, wenn — beim Fehlen von Fieber oder einer Hyperthyreose — die erwartete Digitaliswirkung ausbleibt.

Große Digitalisdosen gibt man nur solange, als Zeichen von schwerer Dekompensation bestehen. Sobald eine gewisse Besserung eintritt, setzt man die Behandlung mit kleineren Dosen fort.

Man kann die notwendige Dauer einer Digitalisbehandlung niemals voraussagen. Es können viele Tage oder sogar Wochen vergehen, bis man den Eindruck gewinnt, daß das bestmögliche Resultat erreicht ist, oder bis ein Digitaliserbrechen oder eine Bigeminie eine weitere Anwendung des Medikamentes verhindert. Eine bereits langdauernde Digitalisbehandlungsperiode ist selbst noch keine Kontraindikation gegen eine Fortsetzung dieser Behandlung.

Erhaltungsbehandlung. Hat man bei der Digitalisbehandlung eines dekompensierten Klappenfehlers oder einer Myokarderkrankung den Punkt erreicht, an welchem der Kranke völlig kompensiert erscheint und alle Stauungszeichen verschwunden sind, oder wenn dies unmöglich ist — wenn der optimale Zustand erreicht zu sein scheint, so soll man die Digitalisverordnung nicht absetzen, bis die Dekompensationserscheinungen wieder auftreten. Es ist auch nicht richtig, für alle Patienten rein schematisch eine bestimmte Digitalismenge für eine Anzahl von Tagen eines jeden Monats zu empfehlen. Bei den meisten Patienten ist es günstiger, in der Anwendung des Medikamentes keine völlige Pause eintreten zu lassen; man soll eher eine entsprechende Erhaltungsdosis geben, und die verordnete Menge soll genügen, um den Kranken in dem besten, für ihn durch eine Behandlung erreichbaren Zustand zu erhalten. In Fällen von Vorhofflimmern, bei welchen man Digitalis nur gegeben hat, um die Kammerfrequenz niedrig zu halten, ist diese Frequenz der beste Führer für die Dosierung. Besonders diese Fälle erfordern eine Erhaltungsbehandlung. Kranke, welche nach einem akuten Infekt oder nach einer exzessiven körperlichen Anstrengung dekompensiert werden, haben eine Erhaltungsbehandlung oft nicht notwendig, sie können voll kompensiert bleiben, wenn die Ursache der Dekompensation behoben ist.

Die Dosis für die Erhaltungsbehandlung soll sich auch je nach dem Bedarf des Patienten richten. Ließ sich die Kompensation leicht wiederherstellen, konnte man dies mit relativ kleinen Digitalisdosen erreichen, so kann die Verordnung von 0,1 g Digitalis einmal täglich oder an jedem zweiten Tag genügen. Waren ursprünglich größere Dosen über eine lange Zeitperiode erforderlich, so werden auch die Erhaltungsdosen gewöhnlich größer sein müssen. Man wird finden, daß manche Patienten jeden Tag 0,2 oder sogar 0,3 g Digitalis benötigen können, da eine auch nur vorübergehende und leichte Herabsetzung der Dosis das Wiedererscheinen von Dekompensationszeichen hervorruft. Natürlich wird man die für den einzelnen Patienten erforderliche Digitalismenge nicht immer sofort finden; nach einer gewissen Beobachtungszeit wird man die Dosen erhöhen oder herabsetzen können. Ebenso werden die unvermeidliche Änderung der Empfindlichkeit des Patienten, Veränderungen am Herzen und auch Änderungen der Stärke des Medikamentes zu einem Wechsel der Dosierung zwingen. Die Digitalisprüfung an Fröschen oder Katzen ist so wie viele biologische Testmethoden mit Schwierigkeiten verbunden. Von verschiedenen Herstellern erzeugte Digitalistabletten, welche titriert wurden und bei welchen man dieselbe Anzahl von Katzeneinheiten feststellen konnte, können am Menschen ganz verschiedene Reaktionen hervorrufen. Die Resorption und Stabilität verschiedener Präparate ist verschieden.

Kranke, welche eine Erhaltungsbehandlung mit Digitalis brauchen, benötigen deshalb eine periodische Nachuntersuchung durch ihre Ärzte. Es ist nicht selten, daß intelligente Patienten selbst zur Feststellung gelangen, daß die von ihnen genommene Dosis ihrem Zustand nicht angemessen ist, und daß sie ihren Arzt aus diesem Grund konsultieren. Durch die ständige Digitalisverordnung vermeiden diese Kranken den häufigen Wechsel zwischen Kompensation und Dekompensation und sie können dadurch innerhalb gewisser Grenzen viele Jahre lang aktiv erhalten werden. Es besteht keine Gefahr, daß Kranke bei langdauernder Behandlung digitalisresistent werden; die Droge bleibt immer wirksam.

Wenn einige der in einem früheren Kapitel erwähnten unerwarteten Zeichen einschließlich der Digitalisextrasystolen auftreten und wenn man findet, daß eine Dauerbehandlung notwendig ist, so genügt oft die bloße Verminderung der Dosis. Verträgt der Kranke sogar kleine Dosen nicht, ohne Nebenwirkungen zu bekommen, so wird man oft gezwungen, die Droge völlig abzusetzen und ihre Anwendung nach einer kurzen Periode wieder zu versuchen, während welcher man andere Herzstimulantien, wie zum Beispiel Koffein oder Theophyllin, gibt.

Verschiedene Digitalispräparate

Bei der Auswahl eines Präparates soll man daran denken, daß die galenischen Digitalisformen noch zu den verläßlichsten gehören, vorausgesetzt, daß eine titrierte Droge verwendet wird.

Am häufigsten verabreicht man die pulverisierten Blätter oder aus pulverisierten Blättern hergestellte Tabletten. Früher hat man die Digitalistinktur viel verwendet, welche sehr befriedigende Ergebnisse zeigt. Sie wird heute selten verschrieben und ist vielleicht besser zu vermeiden, da sie zur Erreichung befriedigender Ergebnisse frisch und zuverlässig sein muß. Die Wirkungsverminderung von Tabletten oder pulverisierten Blättern durch Lagerung kann man vernachlässigen.

Die Anzahl der am Markt erhältlichen speziellen Digitalispräparate ist Legion, und immer wieder kommen neue. Die meisten dieser Präparate zeigen eine ausreichende Wirkung. Nur wenige haben im Vergleich zu den titrierten Digitalistabletten einen Vorteil. Versucht der Arzt ein neues Präparat, so soll er sich mit der genauen Dosierung selbst vertraut machen, da diese mit den Angaben des Herstellers oft nicht übereinstimmt. Nur die durch den Gebrauch des Präparates an mehreren Patienten gewonnene Erfahrung wird seinen Wert beweisen. Es ist unklug, wenn ein Arzt ständig zu neuen und anderen Präparaten wechselt und nacheinander jene verwendet, welche am meisten gelobt werden. Für jedes neue Digitalispräparat werden bestimmte Vorteile angegeben. Viele dieser Attribute basieren natürlich auf experimentellen Untersuchungen am Frosch- oder Katzenherz und haben am Krankenbett nur wenig Wert. Wenn behauptet wird, daß ein Präparat nicht toxisch sei, daß es nicht kumuliere und daß es nicht Erbrechen hervorrufe, dann soll man es nicht anwenden; es ist wenig wirksam. Ein gutes Digitalispräparat ist toxisch, kumuliert mindestens in leichtem Grad und muß zu Erbrechen führen, wenn es in genügend großen Dosen gegeben wird.

Digitalispräparate, welche aus der ganzen Droge hergestellt sind (Digifortis, Digalen, Digilanid, Digifolin und viele andere), enthalten eine Mischung von Glykosiden und haben gegenüber den standardisierten Blättern keinen besonderen Vorteil. Man kann sie verwenden, wenn standardisierte Pulver oder Tabletten nicht erhältlich sind. Der Arzt ist anzuweisen, nur eines oder zwei dieser Präparate zu verwenden, um eine gewisse Erfahrung zu erhalten. Sogar die Wirkungsstärke von Spezialpräparaten kann sich aus verschiedenen Gründen ändern, und ein Arzt, der das verwendete Digitalispräparat nicht genau kennt, wird dieses Wechsels erst zu spät inne. Die Arbeit mit zwei Unbekannten, dem Digitalispräparat und dem Patienten, stellt eine große Belastung dar.

Die meisten guten Handelspräparate sind nach Katzen- oder Froscheinheiten standardisiert. Man soll sich jedoch nicht zu sehr auf die Feststellung des Erzeugers verlassen, daß eine gewisse Anzahl von Tropfen oder Tabletten einer bestimmten Menge titrierten Pulvers entspreche. Die Dosierung soll auf Grund persönlicher Erfahrung bestimmt werden. Wenn man die auf den Packungen gedruckten Anweisungen befolgt, so ist die verschriebene Dosis häufig zu klein.

Jeder Arzt soll sich mit der Wirkung einiger weniger Digitalisspezialpräparate vertraut machen. Manche sind sehr kräftig. Da man manche in gereinigtem, kristallinem Zustand erhält, so ist die Dosierung exakt und die biologische Prüfung mit all ihren Schwierigkeiten ist unnotwendig.

Das älteste reine, kristalline Digitalisglykosid ist das Digitoxin (Digitaline Nativelle). Das Digitoxin ist sehr wirksam, und eine dreimal täglich gegebene Dosis von 0,1 mg ist wirkungsvoller als täglich drei Tabletten zu 0,1 g pulverisierter Blätter. Es wird rasch und voll resorbiert. Nur für bestimmte Zwecke, zum Beispiel zur Überführung eines Vorhofflatterns in Vorhofflimmern, soll man unter strenger Beobachtung größere Dosen geben. Bei großen Dosen treten bald Übelkeit und Erbrechen auf. Das Digitoxin ist ein Glykosid mit einer großen Kumulierungstendenz. Zur raschen Wiederherstellung der Kompensation bei Kranken mit Koronarsklerose oder nach einem Myokardinfarkt sind Digitoxinpräparate sehr nützlich. Bei vielen Kranken ist die langdauernde Anwendung von 0,2 mg Digitoxin täglich notwendig, um die Kompensation zu erhalten.

Ein aus der Digitalis lanata isoliertes, sehr aktives Glykosid ist das kristallisierte Digoxin. Man kann es oral oder durch Injektion verabreichen. Fünf bis zehn Minuten nach einer intravenösen Injektion setzt die Verlangsamung der Kammerfrequenz ein, die größte Wirkung erreicht man innerhalb einer Stunde. Bei peroraler Anwendung beginnt die Besserung innerhalb einer Stunde, sie kann innerhalb von sechs bis sieben Stunden deutlich sein. Rektal kann man bis 0,5 mg verabreichen. Die Tabletten enthalten 0,25 mg Digoxin und die Ampullen 0,5 mg.

Ein drittes, ebenfalls aus der Digitalis lanata isoliertes kristallinisches Glykosid stellt das Digilanid C oder Cedilanid (Lanatosid C) dar. Die Digitalis lanata ist eine leicht kultivierbare Pflanze, welche reich an aktiven Glykosiden ist. Nach Untersuchungen kumulieren die ursprünglich isolierten Komponenten (Digilanide) viel weniger als das Digitoxin. Das Cedilanid ist ein stabiles, kräftiges Medikament. Es gibt davon Ampullen und Tabletten. Ein Kubikzentimeter der Flüssigkeit enthält 0,2 mg Cedilanid. Die erste Dosis beträgt gewöhnlich 2 bis 4 ccm. Man kann sie je nach dem Zustand des Patienten am nächsten Tag wiederholen.

Anwendungsweise

In der Mehrzahl der Fälle verabreicht man Digitalis oral in Form der standardisierten Pulver, Tabletten, Tropfen oder Pillen eines der zuverlässigen Handelspräparate. In Ausnahmefällen, in welchen eine raschere Wirkung notwendig erscheint, gibt man Digitalis auf intravenösem Wege und verwendet dafür ein kristallisiertes Reinglykosid (Digoxin, Cedilanid).

Die rektalen Suppositorien stellen eine andere Anwendungsmethode dar, doch werden sie in diesem Land (USA) nur selten verwendet. Bei der rektalen Verabreichung gereinigter Digitalispräparate kann man eine Magenreizung durch Ballaststoffe und Saponine vermeiden. Überdies wird die Droge durch die Schleimhaut resorbiert und über die Hämorrhoidalvenen, ohne Retention in der Leber, in die untere Hohlvene befördert. Da die Lungen und das Blut die einzigen Organe darstellen, welche Digitalis nicht retinieren, hat die rektale Digitalisverordnung dieselbe Wirkung wie eine langsame intravenöse Infusion. Das Herz resorbiert scheinbar bei Verwendung einer langsameren Infusion viel mehr Digitalis. Die rektal zu gebende Digitalismenge soll jener gleich sein, welche man beim selben Fall oral geben würde.

Es ist leicht, die ganze Digitalisdosis für den Tag in Form von zwei Zäpfchen zu geben, und man erreicht auf diesem Wege eine bessere Resorption mit einer geringeren Magenreizung. Zäpfchen sind besonders für jene Patienten nützlich, welche eine starke Leberstauung aufweisen und welche aus gewissen Gründen für Injektionen eines kristallinischen Digitalisglykosides oder für Strophanthin ungeeignet sind.

Es gibt viele gereinigte und aktive Digitalisglykoside in Form von Zäpfchen. Eines der besten ist das Digilanidzäpfchen. Wünscht man eine Dosis oder ein Präparat, welches mit dem erhältlichen nicht übereinstimmt, so kann man die Suppositorien von jedem Apotheker durch Mischung der entsprechenden Menge eines gereinigten Digitalispräparates (Digitaline, Digalen, Digilanid) mit Kakaobutter herstellen lassen. Es ist meist möglich, ungefähr fünfzehn Tropfen einer jeglichen Digitalislösung mit jener Menge geschmolzener Kakaobutter zu mischen, welche für ein Zäpfchen nötig ist.

Ein anderer Vorteil der Zäpfchen ist die Möglichkeit der Beimischung anderer Substanzen, welche man rektal verabreichen muß. So brauchen Patienten mit Cheyne-Stokesscher Atmung oft zusätzlich Aminophyllin und man kann auch, wenn nötig, ein Schlafmittel beifügen, zum Beispiel:

Digalen ....0,5 ccm
Aminophyllin (Theophyllin-äthylendiamin)...........0,5 g
Ol Cacao q. s. u. f. suppos.

Ein Zäpfchen kann man am Morgen geben und zu einem weiteren für den Abend kann man Luminal beimischen lassen.

Es ist nicht ratsam, Digitalis intramuskulär zu verabreichen, da dabei immer lokale Schmerzen auftreten.

Präparate mit digitalisähnlicher Wirkung

Es gibt eine große Zahl sogenannter „Digitalispräparate zweiter Ordnung" (mit Ausnahme des Strophanthins); es handelt sich um kräftige und aktive Drogen. Die meisten dieser Präparate haben ähnliche Wirkungen wie die Digitalis und man erreicht bei ihrer Anwendung selten mehr als mit Digitalis. Man kann sie bei den seltenen Fällen von Digitalisidiosynkrasie anwenden und wir finden sie bei Patienten nützlich, welche in der Meinung leben, daß eine Digitalisanwendung den nahenden Tod bedeute.

Die Meerzwiebel ist vielleicht der bestbekannte Repräsentant dieser Gruppe. Sie ist gleichzeitig eine der ältesten bekannten Drogen und wird im Ebersschen Papyrus erwähnt. Aus der Droge wurde ein reines, kristallisiertes Glykosid isoliert, das Szillaren A, dessen Wirksamkeit man mit guten Digitalispräparaten vergleichen kann. Die Einzeldosis von Szillaren beträgt für orale Zwecke 0,8 mg und die Suppositorien enthalten 1 mg des Glykosides. Die Intoxikationszeichen sind bei Anwendung dieser Drogen dieselben wie bei der Digitalisintoxikation, einschließlich der Kammerextrasystolen.

Unter den anderen Drogen dieser Gruppe (Adonis vernalis, Nerium, Antiaris, Convallaria majalis) verdient nur Helleborus niger Erwähnung. Seine gereinigten Extrakte erwiesen sich als sehr aktiv; er steht bezüglich seiner pharmakologischen Eigenschaften in der Mitte zwischen der Digitalis und dem Strophanthin.

3. Strophanthin

Den Digitalisglykosiden nahe verwandt, wenn auch in vieler Hinsicht verschieden, sind die Glykoside des Strophanthus. Von den vielen Drogen dieser Gruppe stehen nur zwei in klinischer Verwendung.

Präparate

K-Strophanthin. Das Strophanthin Kombé oder K-Strophanthin ist ein amorphes Pulver. In den letzten Jahren wurde es möglich, aus dem K-Strophanthin ein kristallinisches Glykosid zu isolieren, welches ungefähr drei Viertel der amorphen Glykoside darstellt. Es hat den Namen „Strophosid". Das K-Strophanthin ist in die Pharmakopoen der Vereinigten Staaten und Englands aufgenommen und es wurde auch in Deutschland unter der Führung von Fränkel viel verwendet.

G-Strophanthin. Das Strophanthin gratus oder G-Strophanthin wurde von Arnaud als ein stabileres kristallinisches Produkt isoliert, es wird mit seinem afrikanischen Namen Ouabain genannt. Dieses Präparat ist kräftiger wirksam als das amorphe K-Strophanthin. Es hat in der französischen Medizin weite Verbreitung gefunden.

Pharmakologische Wirkungen

Die Wirkung des Strophanthins auf den Herzmuskel, besonders auf die Systole, auf die Blutgefäße und seine Nebenwirkungen sind mit jenen der Digitalis identisch. Einige Unterschiede bestehen in seiner großen Wasserlöslichkeit, in der geringen Menge des im Herzen fixierten Strophanthins und — im Zusammenhang damit — in der geringen Kumulierung. Der bedeutendste Unterschied vom klinischen Standpunkt aus beruht in der sofortigen Wirkung des Strophanthins. Dies stellt einen Vorteil dar, wenn es notwendig ist, eine schwere Dekompensation rasch zu bessern. Mit Hilfe der neuen, reinen, kristallinischen Glykoside der Digitalis purpurea und lanata (Digoxin, Cedilanid), welche man intravenös verabreichen kann, erhält man eine ähnliche, nur etwas weniger rasche Wirkung.

Es gibt wenige kräftig wirksame Drogen, über welche die Meinungen so sehr geteilt sind, wie über das Strophanthin. Während man das Strophanthin in manchen Ländern, besonders am europäischen Kontinent, viel mehr anwendet als die Digitalis und während es in vielen großen Instituten bei praktisch allen Dekompensationsformen das Medikament der Wahl zu sein scheint, ist das Strophanthin in anderen Ländern kaum bekannt.

Diese Unterschiede in der Beurteilung haben mehrere Tatsachen zur Grundlage. Erstens legten überbegeisterte Ärzte eine besondere Betonung auf die digitalisähnliche Wirkung des Strophanthins und kamen soweit, daß sie es als ein Synonym der Digitalis verwendeten, aber auf die wichtigen und wesentlichen Unterschiede zwischen den zwei Drogen hinzuweisen vergaßen. Zweitens waren die empfohlenen Dosen (sogar in der letzten Zeit) viel zu hoch, sie führten zu unerwarteten Zwischenfällen und hielten den Arzt von der weiteren Verwendung ab. Drittens werden die meisten Strophanthinpräparate besonders durch alkalisches Ampullenglas rasch zerstört und sie verlieren ihre Wirksamkeit innerhalb kurzer Zeit. Daher sind viele jetzt herausgebrachte Präparate enttäuschend schwach, wenn man nicht für die Ampullen bestimmte Glassorten verwendet. Wenn der Arzt den inaktiven Inhalt dieser Ampullen mehrere Male in dringlichen Fällen injiziert, ohne irgendeine Wirkung zu erleben, so bezweifelt er in seiner Enttäuschung die Berichte anderer Autoren und entscheidet sich, in Hinkunft nur mehr Digitalis zu verwenden.

Die Ouabain- und Strophosidampullen stellen die derzeit in diesem Lande (USA) besten erhältlichen Strophanthinpräparate dar.

Indikationen

Strophanthin ist im allgemeinen bei denselben Zuständen indiziert wie die Digitalis. Da diese Präparate nur wirksam sind, wenn man sie injiziert, besteht bei ihnen für den Patienten der Nachteil des höheren Preises, da er gezwungen ist, sich über lange Zeit täglich oder fast täglich eine Injektion geben zu lassen; wir haben demgemäß das Gefühl, daß die Digitalis für eine Routinebehandlung viel mehr vorzuziehen ist und Strophanthin nur bei bestimmten Indikationen gegeben werden soll.

Früher bestand in der Verwendung genauer Dosen ein großer Vorteil, doch ist dies jetzt auch bei den kristallinischen Digitalispräparaten möglich.

Strophanthin ist in akuten Notfällen indiziert. Wenn zum Beispiel bei einer unbehandelten oder unzureichend behandelten Schwangeren während der Geburt eine akute Herzinsuffizienz eintritt, wenn bei einem Patienten mit einer Hypertonie ein protrahiertes und schweres Lungenödem vorhanden ist, welches auf eine symptomatische Behandlung nicht gut anspricht, wenn ein Patient wegen eines akuten chirurgischen Ereignisses, welches eine sofortige Operation erfordert, eingewiesen wird und wenn man ein Vorhofflimmern mit sehr rascher Ventrikeltätigkeit findet, dann soll man Strophanthin geben und man wird gewöhnlich innerhalb weniger Minuten eine Besserung feststellen können. Es ist jedoch neuerlich zu betonen, daß eine intravenöse Injektion von Digoxin, Cedilanid oder Digitaline eine ähnliche Wirkung haben wird, wenn sie auch etwas langsamer einsetzt.

Manchmal kann man Strophanthin auch mit Vorteil bei jenen Patienten verwenden, welche nach Verabreichung sogar sehr kleiner Digitalisdosen eine Dyspepsie oder Übelkeit bekommen. Oft erleben diese Kranken durch Strophanthin eine rasche Besserung, wobei Nebenwirkungen nicht beobachtet werden.

Eine der wichtigsten Indikationen für eine Strophanthinanwendung stellt eine Krankengruppe mit meist auf eine Koronarsklerose zurückzuführenden Myokardschädigungen dar, bei welchen kleine Digitalisdosen nicht ausreichen und größere Dosen rasch unerwartete Wirkungen hervorrufen, welche eine weitere Anwendung verbieten. Bei diesen Kranken haben tägliche Strophanthininjektionen oft einen ausgezeichneten Effekt. Wir konnten dies besonders bei Kranken beobachten, bei welchen sich im Anschluß an einen Myokardinfarkt eine Stauung entwickelte. Eine Injektion von 0,25 mg Strophanthin bringt oft einen therapeutischen Erfolg, welcher jenem von ungefähr fünfzehn Tabletten pulverisierter Digitalisblätter zu je 0,1 g entspricht. Manchmal ist das Strophanthin in diesen Fällen lebensrettend.

Strophanthin kann bei Anfällen von paroxysmaler Tachykardie nützlich sein. Man kann es ohne Gefahr sowohl bei Vorhof- wie bei Kammertachykardien geben, vorausgesetzt, daß man sicher ist, daß die Kammertachykardie nicht durch Digitalis verursacht wurde. Bei solchen Patienten hört der Anfall oft innerhalb einer halben Stunde nach der Injektion auf. In vielen Fällen, bei welchen sich ein Karotisdruck vor der Strophanthininjektion als unwirksam erweist, hat man bei der Beseitigung des Anfalles nach der Injektion Erfolg.

Kontraindikationen

Die Kontraindikationen sind dieselben wie jene, welche für Digitalis gelten. Die große Gefahr des Strophanthins, der Mechanismus, welcher zum plötzlichen „Strophanthintod" führt, besteht fast immer in einem Kammerflimmern. Es wurde früher dargelegt, daß in manchen Fällen während einer Digitalisverabreichung sogar mit kleinen Dosen ventrikuläre Extrasystolen in Bigeminusgruppen auftreten. Setzt man die Digitalisgaben fort, so nimmt die Zahl der Extrasystolen oft zu. Dann muß man zur Verhütung des Auftretens gefährlicher Kammertachykardien die Digitalis sofort absetzen, da diese infolge eines sich anschließenden Kammerflimmerns manchmal tödlich ausgehen. Hat man Digitalis oral gegeben, so wird man diese Gefahr allein durch das Absetzen der weiteren Medikation verhüten können. Wenn man jedoch Strophanthin intravenös injiziert, so ist der ganze Ablauf der Ereignisse (einzelne Extrasystolen, Bigeminusgruppen, Tachykardie, Kammerflimmern) auf einen Zeitraum von fünf bis dreißig Minuten zusammengedrängt. Innerhalb von fünf Minuten nach der Injektion kann man Extrasystolen hören und die typische Tachykardie sowie der Eintritt des Todes konnten innerhalb von 30 Minuten beobachtet werden. Niemand kann voraussagen, ob dieser Ablauf von Ereignissen eintreten wird und man kann nicht viel tun, um ihn aufzuhalten. Man hat für diesen Zweck Magnesiumsulfat empfohlen, es beseitigt Extrasystolen aber nur für einige Minuten. Oralgegebene Kaliumpräparate sind günstig. Deshalb ist bei der Dosierung große Sorgfalt zu verwenden und der Patient 30 Minuten lang nach der Injektion zu beobachten; man soll auf das Auftreten jeglicher Extrasystolen achten.

Hat der Patient in der letzten Zeit Digitalis erhalten, so sind besondere Vorsichtsmaßnahmen am Platze. Die kürzeste Periode, welche zwischen der letzten Digitalis- und der ersten Strophanthindosis verstreichen muß, beträgt nach vielen Abhandlungen über dieses Thema bis zu drei Tagen. Diese Regel ist zu willkürlich aufgestellt. Jeder Fall ist individuell zu beurteilen. Auf S. 603 wurde ausgeführt, daß das Digitoxin so stark kumulieren kann, daß manche Wirkungen noch drei oder vier Wochen nach dem Absetzen der Behandlung nachweisbar sind. Abnormitäten der T-Zacken und Kammerextrasystolen kann man noch drei Wochen nach Absetzen der Digitalisverabreichung beobachten. Das Intervall zwischen einer Digitalis- und Strophanthinbehandlung muß oft viel länger sein als drei Tage. Strophanthin ist immer dann absolut kontraindiziert, wenn man die charakteristischen multiformen Kammerextrasystolen findet.

Dosierung

Eine Ouabainanwendung durch intramuskuläre Injektion ist dann möglich, wenn man die speziell für diesen Zweck hergestellten Präparate verwendet. Die orale Strophanthinanwendung ist nicht zu empfehlen. Die früher oft verschriebene Strophanthintinktur ist fast unwirksam. Die dabei zur Erreichung einer leichten Wirkung erforderlichen Dosen sind enorm. Auch die rektale Strophanthinverabreichung ist fast wirkungslos. Dosen von sogar 40 bis 50 mg üben auf das Herz keinen Einfluß aus.

Da manche Herzkranke nach der Verabreichung von 0,3 g Digitalis Kammerextrasystolen bekommen können, ist eine Strophanthinbehandlung mit voller Dosis gefährlich. Wir raten daher niemals zur Verabfolgung von mehr als 0,15 mg Strophanthin für die erste Injektion und erhöhen diese Dosis nach 24 Stunden nur dann auf 0,25 mg, wenn nach der ersten Injektion Extrasystolen nicht aufgetreten sind. Selten gibt man größere Dosen und dann nur bei solchen Kranken, deren Reaktion auf Strophanthin man einige Zeit studiert hat. Die ursprünglich empfohlene Dosis (1 mg) und sogar 0,5 mg, wie in Arbeiten der letzten Zeit angegeben, ist bei manchen Patienten sicher gefährlich. Das Auftreten von Extrasystolen ist eine Indikation für die Absetzung der Strophanthinbehandlung oder für eine Verabreichung kleinerer Dosen in längeren Intervallen. In der Mehrzahl der Fälle, besonders nach einem akuten Ereignis, ist es günstiger, die Behandlung mit Digitalis fortzusetzen, wenn das Strophanthin vorher geholfen hat. Da Digitalis langsam kumuliert und die kumulative Wirkung des Strophanthins zu vernachlässigen ist, hört die Strophanthinwirkung auf das Herz noch auf, bevor die Digitaliswirkung einsetzt. Nach den früheren Darlegungen ist es klar, daß man nur Strophanthinpräparate von zuverlässigen Erzeugerfirmen und weiters nur jene verwenden soll, welche in Spezialglasampullen abgegeben werden.

Bei der Verwendung von Strophanthin ist bereits innerhalb einiger Minuten eine Wirkung zu erwarten; die Hauptwirkung wird aber in 2 Stunden erreicht und hält 24 Stunden an. Die Wirkung von Cedilanid oder Digoxin setzt innerhalb von 30 Minuten ein, die Hauptwirkung ist nach 2 bis 9 Stunden nachweisbar, und die Wirkungsdauer beträgt 48 Stunden. Das Digitoxin wirkt innerhalb von 25 bis 120 Minuten, der Höhepunkt der Wirkung wird in ungefähr 11 Stunden erreicht und die Wirkung hält 4 Wochen lang an.

4. Diuretika

Allgemeine Bemerkungen

Die sofortige Anwendung eines Diuretikums ist bei Herzkranken dann notwendig, wenn ein starker Hydrothorax und Aszites eine schwere Dyspnoe verursachen. Sie ist auch bei Kranken indiziert, bei welchen infolge einer Lungenstauung immer wieder Lungenödeme auftreten oder eine starke Dyspnoe vorliegt. In solchen Fällen kann eine rasche Entwässerung sofortige Erleichterung bringen. In der Mehrzahl der Fälle leitet man jedoch eine Behandlung mit Diureticis erst dann ein, wenn der Kreislauf durch Digitalis etwas gebessert ist. Oft führen sogar die kräftigsten Diuretika nur zu einer geringen Reaktion, wenn man sie gestauten und dekompensierten Kranken gibt. Wenn man die Behandlung mit Diureticis um einige Tage hinausschiebt, bis der Kreislauf durch Digitalis eine gewisse Besserung erfahren hat, kann man mit viel geringeren Mengen von Entwässerungsmitteln auffallende Erfolge erzielen. Oft werden die Diuretika sogar überflüssig, da Bettruhe, Diät und Digitalis allein eine profuse Diurese auslösen. Man hat jedoch die Behauptung aufgestellt, daß die durchschnittliche Diurese im Anschluß an die Verabreichung der Quecksilberdiuretika bei nichtdigitalisierten Patienten größer ist als bei jenen Kranken, welche Digitalis erhalten haben.

Die wirkungsvollsten Diuretika, welche bei richtiger Anwendung das Befinden des Kranken besonders von seiten des Gastrointestinaltraktes durch unangenehme und unerwartete Nebenwirkungen am wenigsten stören, sind gewisse organische Quecksilberpräparate. Da ihre Verordnung in manchen Fällen nicht zulässig ist, soll sich der Arzt sowohl mit den Xanthinderivaten als auch mit anderen Diureticis vertraut machen. Die Wirkung und die Anwendungsweise der letztgenannten Präparate soll zuerst Erwähnung finden.

Xanthinderivate

Die Hauptrepräsentanten der Xanthinpräparate (Purinkörper) sind Koffein, Theobromin und Theophyllin. Während das Koffein seine kräftigste Wirkung als Stimulans des Zentralnervensystems ausübt, stellen das Theobromin und Theophyllin ausgesprochen diuretisch wirkende Mittel dar. Sie erweitern auch die Koronararterien.

Alle diese Präparate erhöhen die Wasser- und die Kochsalzdiurese. Dieser Effekt scheint durch eine direkte Wirkung auf die Niere hervorgerufen zu werden. Eine Gefäßerweiterung und bessere Durchströmung der Niere, welche man ursprünglich für verantwortlich hielt, spielen scheinbar eine geringere Rolle. Nach manchen Autoren erhöhen die Xanthinderivate die Filtration in den Glomerulis, während andere der Meinung sind, daß die Ursache in einer verminderten Resorption im Tubulusapparat liege. Alle diese Drogen üben auch eine direkte Reizwirkung auf den Herzmuskel aus. So erhöht das Theophyllin das Schlagvolumen des geschädigten Hundeherzens im Starlingschen Präparat. Dieser Effekt ist von Änderungen der Koronardurchblutung unabhängig.

Das Koffein wird als Diuretikum selten verwendet, da seine stimulierende Wirkung auf das Zentralnervensystem so stark ist, daß es unangenehme Empfindungen auslöst.

Die als Diuretika am häufigsten verwendeten Xanthinpräparate sind das Theobromin und seine Salze oder das Theophyllin mit verschiedenen Kombinationen. Die übliche Methode der Anwendung mäßiger Dosen von Xanthinkörpern, welche über den Tag verteilt werden, führt oft nur zu einer geringen Diurese. Es ist besser, die Dosen nicht zu verzetteln; man soll eher große Mengen in sehr kurzen Intervallen und nur für kurze Zeit verabreichen.

Läßt die diuretische Wirkung einer dieser Drogen nach, so ist man nicht berechtigt, die Behandlung mit größeren Dosen fortzusetzen. Es ist günstiger, ein anderes Präparat zu verschreiben, welches eine ausgezeichnete Wirkung zeigen kann, obwohl es oft mit dem zuerst gegebenen Präparat nahe verwandt ist.

Reines Theobromin. Bei der Verwendung des reinen Theobromins konnten wir die beste Wirkung dann beobachten, wenn man es in Dosen von 1 g nach dem Mittagessen gab und dieselbe Dosis zwei und vier Stunden später wiederholte; so verabreicht man am Nachmittag in einzelnen Dosen eine Gesamtmenge von 3 g. Wenn Kranke durch das Medikament zu sehr gereizt werden und der Schlaf gestört wird, so kann man das Theobromin nach dem Frühstück sowie zwei und vier Stunden später verabreichen.

Theobrominum natriumsalicylicum. Dieses Medikament, welches auch als Diuretin bekannt ist, kann man auf ähnliche Weise geben, doch kann man in diesem Falle am Nachmittag vier Dosen zu 1 g verabreichen. Dieser Xanthinkörper verursacht die geringste gastrointestinale Reizung.

In manchen Fällen ist die Diurese so stark, daß es notwendig wird, das Medikament nur an jedem zweiten Tag zu geben.

Theobrominum calciumsalicylicum. Diese unter dem Namen Theokalzin bekannte Droge soll geringere gastrointestinale Störungen hervorrufen, doch konnten wir im Vergleich zu manchen anderen Purinkörpern keinen Unterschied finden. Die Dosis beträgt 3 g täglich.

Theophyllin. Die stärkste diuretische Wirkung erhält man mit reinem Theophyllin. Es ist am günstigsten, es in Form dünndarmlöslicher Tabletten zu verabreichen; ähnliche Tabletten gibt es auch für manche andere Xanthinpräparate. Die diuretische Wirkung des reinen Theophyllins ist viel kräftiger als jene des Theophyllin-Aethylendiamins (Aminophyllin, Euphyllin) oder des Theophyllinum natrioaceticum. Die Regel, innerhalb einer relativ kurzen Zeit große Dosen zu verabreichen, gilt besonders für dieses Präparat. Man erzielt die beste diuretische Wirkung, wenn man dreimal im Tag nach den Mahlzeiten je 0,3 g gibt, aber nur an jedem vierten Tag. Diese Verabreichung von Theophyllin,,stößen" ist den täglich gegebenen kleinen Dosen stark überlegen. Die Diurese kann im Laufe von 24 Stunden bis zu fünf Liter betragen. Wenn Quecksilberdiuretika versagen, so hat man manchmal mit auf diese Weise verabreichtem Theophyllin Erfolg.

Wenn man das Präparat in derselben Dosierung täglich anwendet, so hört seine diuretische Wirkung oft innerhalb weniger Tage völlig auf. Gibt man es nur an jedem vierten Tag, so wie die Quecksilberdiuretika, so behält es seine Wirkung für eine unbestimmte Zeitperiode.

Vogl empfiehlt, für Diuresezwecke 2mal täglich je 0,5 g Aminophyllin sehr langsam intravenös zu injizieren.

Zwischenfälle. Immer, wenn man Xanthinpräparate verabreicht, ist es günstig, den Patienten zu informieren, daß Zwischenfälle auftreten können. Im Falle des Eintretens solcher Erscheinungen ist der Kranke nicht überrascht und wird nicht alarmiert. Überdies ist er im voraus informiert, daß ein Absetzen des Mittels sofortige Besserung bringen wird. Rechnet der Kranke nicht mit der Möglichkeit des Auftretens unangenehmer und unerwarteter Reaktionen, so können das Einsetzen von Übelkeit, Erbrechen, schweren Kopfschmerzen und Ruhelosigkeit mit Gereiztheit alarmierend sein. Alle diese Erscheinungen kommen bei Verwendung des Theophyllins häufiger vor als bei jener der anderen Xanthine. Um dem zentral erregenden Effekt entgegenzuwirken, hat man die Verabreichung kleiner Luminaldosen (0,03 bis 0,05 g) mit jeder Theophyllindosis empfohlen.

Eine seltene, aber nichtsdestoweniger wichtige Kontraindikation gegen eine Theophyllinanwendung stellt die Epilepsie dar. Das Präparat reizt die Hirnrinde und kann bei Epileptikern Anfälle auslösen. Auch diese Wirkung kann man ebenso wie die Kopfschmerzen und die Übererregbarkeit durch Beigabe von Luminal zu jeder Theophyllindosis verhüten oder verkleinern.

Antidiuretische Wirkung von Sedativen, Analgeticis und Hypnoticis

Luminal schwächt in den erwähnten Dosen die diuretische Wirkung des Theophyllins nicht ab. Sowohl größere Dosen als auch mittlere Dosen von Morphium oder Aminopyrin können jedoch die Wirkung der Diuretika nicht nur aufheben, sondern auch die normale Diurese in hohem Grade hemmen.

Daß Morphium ,,die Nieren lähmt", wurde schon von Huchard und vielen Autoren vor ihm beobachtet. Wenn man die Nierenfunktion durch die sogenannte Verdünnungsprobe prüft, bei welcher der Patient 1500 ccm Wasser innerhalb weniger Minuten zu sich nimmt, so führt die gleichzeitige Verabreichung von Morphium zu einer starken Einschränkung der Diurese. Verschiedene Antipyretika hemmen die Diurese beim Kaninchen, und die Anwendung von 2 g Aminopyrin (Pyramidon) täglich am Menschen führt bei mehr als 80 Prozent der Patienten zu einer starken Retention von Wasser und Kochsalz mit einem Anstieg des Körpergewichts. Im Anschluß an die Absetzung des Medikaments setzt eine profuse Wasser- und Kochsalzdiurese ein und das Körpergewicht

sinkt. Die diuretische Wirkung der Purinkörper und der organischen Quecksilberpräparate kann durch die gleichzeitige Verabreichung von Aminopyrin
eingeschränkt oder sogar aufgehoben werden.

Harnstoff

Diese Droge verwendet man heute nur in hoffnungslosen Fällen, bei welchen
man Quecksilberdiuretika nicht anwenden kann und die Xanthindiuretika die
gewünschte Wirkung vermissen lassen. Man zögert, dieses Präparat anzuwenden,
da sein Geschmack widerlich ist und ungewöhnlich große Dosen notwendig sind.
In manchen Fällen erhält man befriedigende Ergebnisse. Das Präparat wird
durch die Niere ausgeschieden und nimmt eine große Wassermenge mit sich.
Nach längerer Anwendung soll man gelegentlich den Reststickstoff im Blutserum bestimmen, da die Harnstoffausscheidung besonders in Fällen von Nierenschädigungen verzögert sein kann. Sogar bei einer Erhöhung des Reststickstoffes beobachtet man keine Zwischenfälle. Das Medikament ist im allgemeinen
harmlos. Um den Geschmack zu verbessern, hat man einen Zusatz von Akazien-
sirup, Grapefruitsaft, Sassaparille und Eiskühlung empfohlen. Dosen von weniger
als 60 g im Tag sind selten wirkungsvoll. Harnstoff ist bei Kranken mit einer
Leberzirrhose kontraindiziert. Bei seiner Anwendung konnten wir wiederholt
innerhalb weniger Tage das Auftreten eines Leberkomas beobachten.

Während der Harnstoffanwendung ist die Kontrolle des Körpergewichtes
besonders notwendig. Während der Verabreichung des Präparates beobachtet
man nicht selten einen starken Anstieg der Diurese, welcher zur Flüssigkeitsaufnahme in keinem Verhältnis steht; obwohl man den Patienten genau kontrolliert, kommt es zu keinem Gewichtsverlust. Diese Erscheinung scheint ihre
Ursache darin zu haben, daß der Harnstoff, wie das Kochsalz, zu einer starken
Einschränkung der Wasserausscheidung auf extrarenalem Wege, besonders durch
die Schweißbildung und durch die Perspiratio insensibilis führt, sodaß die beachtliche Flüssigkeitsmenge, welche den Körper unter normalen Bedingungen
auf diesem Wege verläßt, durch die Nieren ausgeschieden wird.

Diese diuretische Wirkung des Harnstoffes kann einem hoffnungslosen,
ödematösen Kranken, welcher auf alle diuretischen Mittel nicht mehr reagiert,
neue Hoffnung bringen. Die Verstärkung der Diurese während der Harnstoff-
verabreichung kann im Kranken den Glauben erwecken, daß eine Wendung
zum Besseren eingetreten ist. Die Enttäuschung ist groß, wenn die Gewichts-
skalen zeigen, daß das Körpergewicht nicht abnimmt.

Kaliumsalze

Die Kaliumsalze stehen unter den ältesten bekannten Diureticis. Sie waren
jahrhundertelang weit verbreitet, bis sie durch die modernen Quecksilberpräparate unnötig wurden. Die Hauptkontraindikation für die Anwendung von Quecksilberpräparaten — bestimmte Nierenerkrankungen — stellen auch eine Kontraindikation gegen die Verabreichung von Kaliumsalzen dar.

Die diuretische Wirkung ist zum großen Teil auf den Natrium-Kalium-
Antagonismus zurückzuführen. Die Einnahme von Kaliumsalzen hat durch
Störung der Resorption in den Tubulis eine erhöhte Ausscheidung von Natrium
und Wasser zur Folge.

Die Anwendung von Kaliumsalzen als Diuretika ist in den letzten Jahren
wieder aufgelebt. Es werden das Kaliumchlorid, -nitrat oder -azetat empfohlen.

Am günstigsten scheinen Dosen von ungefähr 5 g täglich zu sein. Das Kaliumchlorid ist in Form von dünndarmlöslichen Tabletten erhältlich. Gelegentlich kommt während der Anwendung des Medikamentes Übelkeit vor, und im Anschluß an die Anwendung von Kaliumnitrat kam es hie und da zu einer Methämoglobinämie. Wenn man große Dosen gibt oder wenn die Nierenfunktion eingeschränkt ist, so steigt der Kaliumspiegel im Blut an. Das Säure-Basen-Gleichgewicht wird bei manchen Patienten gegen die saure Seite hin verschoben.

Quecksilberdiuretika

Zubereitungsformen. Viele Jahre lang hat man manche anorganische Quecksilberpräparate, zum Beispiel das Kalomel, als Diuretika verwendet. Die Wirkung des Kalomels war jedoch unverläßlich und es kam häufig zu Intoxikationen. Die 1920 erfolgte Entdeckung der diuretischen Wirkung organischer löslicher Quecksilbersalze stellte einen der größten Fortschritte in der Behandlung von Herzkranken in den letzten Jahren dar. Die Lebensdauer wird bei vielen Kranken um Jahre verlängert und zahllose andere werden durch die Anwendung dieser Drogen befähigt, ein aktives Leben zu führen. Die Entdeckung erfolgte ganz zufällig. Das Novasurol (Merbaphen) stand ungefähr drei Jahre zur Behandlung der Syphilis in Verwendung, als man bei einem Fall von syphilitischer Aortitis seine diuretische Wirksamkeit beobachtete. Später wurden sowohl das Salyrgan (Mersalyl) und das Novurit (Merkupurin, Merkurin) als auch das Neptal, das Esidron und als neuestes Mittel das Merkuhydrin in die Behandlung eingeführt. Es wurde oft die Behauptung aufgestellt, daß das erste Präparat, das Novasurol (Merbaphen), toxischer sei als die anderen, doch wendet man scheinbar die Präparate mit zunehmender Erfahrung vorsichtiger an, weshalb die toxischen Erscheinungen selten wurden. Diese Diuretika enthalten ungefähr 40 mg Quecksilber im ccm.

Seit der Einführung des Merkupurins (Novurit), welches eine sehr kleine Theophyllinmenge enthält, wurde behauptet, daß dieser Zusatz die diuretische Wirkung der Quecksilbersalze beachtlich fördere. Man hat daher das Theophyllin den meisten anderen Präparaten beigegeben. Es wurde angegeben, daß der Theophyllinzusatz die Toxizität der Quecksilberdiuretika vermindere und daß auch die lokale Gewebsreizung bei intramuskulärer Injektion dadurch geringer sei. Am Krankenbett konnten wir beim alternierenden Gebrauch der Quecksilberdiuretika mit und ohne Theophyllin in entsprechenden Fällen keinen wesentlichen Unterschied entdecken.

Grundsätzlich ist die diuretische Wirkung aller oben genannten Quecksilberpräparate gleich. Man hat jedoch behauptet, daß manche, wie das Neptal und das Esidron, etwas kräftiger seien als die anderen. Das Merkupurin scheint etwas rascher zu wirken, die Diurese setzt etwas schneller nach der Injektion ein. Der Endeffekt ist jedoch derselbe wie bei den anderen Diureticis. Alle folgenden Bemerkungen gelten für alle Präparate in gleicher Weise. einschließlich des Merkuhydrins und des Thiomerins, welches eine weniger toxische und subkutan anwendbare Merkaptanverbindung darstellt.

Pharmakologie. Die Präparate führen zu einer starken Wasserdiurese und zu einer relativen sowie absoluten Erhöhung der Kochsalzdiurese. In 24 Stunden können mehr als 40 g Kochsalz ausgeschieden werden; bei einem fünfzehnjährigen Knaben verursachte die Injektion von 1 ccm Neptal in 24 Stunden eine Diurese von 14430 ccm Harn; in einer Stunde wurden 570 ccm Harn ausgeschieden. Auch die Kalziumausscheidung ist während der Diurese erhöht.

Aus Veränderungen der Bluteiweißkörper und der Elektrolyte während der Diurese hat man ursprünglich den Schluß gezogen, daß die Wirkung der Quecksilberdiuretika hauptsächlich eine periphere sei. Derzeit sprechen jedoch starke Argumente zugunsten einer Wirkung auf die Nierentubuli. Man nimmt an, daß das Quecksilberion die Rückresorption des Glomerulusfiltrates durch direkte Einwirkung auf die Tubuli verhindere. Die Hemmung der tubulären Resorption erfolgt auf enzymatischem Wege. Da toxische Quecksilberdosen eine Degeneration der Tubulusepithelien hervorrufen, erscheint es wahrscheinlich, daß die therapeutische Wirkung auch durch eine Aktivitätsänderung dieses Teiles der Niere hervorgerufen wird.

Es ist interessant, daß der Harn sogar bei einer profusen Diurese niemals ein spezifisches Gewicht aufweist, welches niedriger ist als 1010, das heißt, niedriger als das spezifische Gewicht des Blutplasmas.

Die Ausscheidung des Quecksilbers erfolgt hauptsächlich durch die Nieren, und zwar sehr rasch. Innerhalb der ersten Stunde werden ungefähr 40 Prozent und innerhalb von 24 Stunden 95 Prozent ausgeschieden. Nur 4 bis 5 Prozent gehen mit dem Stuhl ab und ein großer Teil davon gelangt mit der Galle in den Intestinaltrakt.

Indikationen. Die Indikationen für Quecksilberinjektionen (ebenso wie für andere Diuretika) sind nicht auf jene Kranken begrenzt, welche Knöchelödeme, einen Hydrothorax und einen Aszites aufweisen. Es können ungefähr sechs Liter Wasser im Körper retiniert sein, ohne durch gewöhnliche klinische Untersuchungsmethoden nachweisbar zu werden. Die Gewebe, besonders das subkutane Gewebe, die Muskeln, das Abdomen, die Peritoneal- und Perikardhöhlen halten beachtliche Flüssigkeitsmengen zurück, welche einer Entdeckung durch die bekannten Methoden entgehen. Aus diesem Grund ist es wichtig, das Gewicht eines jeden Herzkranken sorgfältig zu kontrollieren, und man wird häufig durch Gewichtsaufzeichnungen eine Wasserretention erkennen, welche sich auf andere Weise nicht anzeigt. Im Anschluß an eine oder zwei Quecksilberinjektionen kann man bei dekompensierten Herzkranken, bei welchen man eine Flüssigkeitsretention vermuten, aber nicht beweisen konnte, eine überraschende Diurese und Besserung erleben.

Injektionen von Quecksilberdiureticis sind auch bei Kranken mit Lungenstauung außerordentlich nützlich. Auf S. 3 wurde darauf hingewiesen, daß die Lungenstauung mit einer Überfüllung der Lymphgefäße und Exsudation in die Lufträume einhergeht. Das Ergebnis oft nur einer Injektion eines Quecksilberdiuretikums ist bei solchen dyspnoischen Patienten auffallend. Die Dyspnoe geht zurück und die Vitalkapazität nimmt zu. Diese Wirkung kann man bei Kranken beobachten, bei denen sich die Lungenstauung im Verlauf eines Mitralfehlers entwickelte, sowie bei Patienten mit Linksinsuffizienzen jeglicher Ätiologie. Besonders in Fällen von nichtflimmernden Mitralstenosen vermindert die entwässernde Wirkung eines Quecksilberdiuretikums allein die Lungenstauung und bringt große Erleichterung.

Injektionen von Quecksilberdiureticis sind bei Kranken mit Lebervergrößerung wirksam. Hierbei kann man manchmal durch die Digitalisbehandlung allein keine deutliche Verkleinerung der Leber erreichen. In vielen Fällen wird jedoch eine Stauungsvergrößerung der Leber durch Quecksilberdiureticis vermindert oder sogar beseitigt, wobei dann der schmerzhafte Druck im rechten Oberbauch verschwindet.

Eine ähnliche, wenn auch nur vorübergehende Wirkung kann man beobachten, wenn Leber- und Venenstauung durch perikardiale Adhäsionen verursacht sind.

Man erreicht die Verkleinerung der Leber nur zu einem geringen Grad durch das Verschwinden einer abnormen Wasseranhäufung innerhalb des Organs. Ein anderer Mechanismus verdient Beachtung, da er auch das Absinken des Venendruckes und die Verminderung der Venenstauung im Anschluß an eine profuse Diurese erklärt. Die Diurese geht mit einer Verminderung der zirkulierenden Blutmenge einher. Dies ist nicht auf einen Wasserverlust des Blutes zurückzuführen, sondern es ist der Ausdruck seiner Neuverteilung. Die peripheren Blutdepots sind durch die Wasserretention blockiert und werden nach einer starken Diurese geöffnet. Die Öffnung der Blutdepots reduziert die zentrale Stase in den herznahen Venen und ist auch für das Verschwinden des Stauungshochdruckes verantwortlich. Andere sind der Meinung, daß Änderungen des Plasmas und des Blutvolumens im Anschluß an die Injektion eines Quecksilberdiuretikums nicht obligat sind.

Patienten, welche häufig Lungenödeme haben, reagieren auf Quecksilberdiuretika günstig. Die Entstehung eines Lungenödems hängt zum Teil von der verfügbaren Flüssigkeitsmenge ab, da es oft nach einer reichlichen Flüssigkeitsaufnahme einsetzt und vorübergehend im Anschluß an eine profuse Diurese sogar dann verschwindet, wenn man keine andere Behandlung durchführt.

Kontraindikationen

Bei der Verwendung von Quecksilberdiureticis muß man genau gewisse Gegenanzeigen beachten. Es handelt sich dabei um die allgemein bekannten Kontraindikationen gegen die Verwendung einer jeglichen Quecksilberverbindung.

Die wichtigste Kontraindikation stellt eine entzündliche Erkrankung der Nieren dar, das heißt, eine akute oder chronische Nephritis oder das Terminalstadium einer malignen Nephrosklerose. Rein degenerative Nierenerkrankungen, wie zum Beispiel Nephrosen, Amyloidosen oder eine Stauung, reagieren trotz der starken Albuminurie paradoxerweise auf Quecksilberdiuretika ausgezeichnet.

Es ist nicht immer leicht, das Vorliegen einer entzündlichen Nierenerkrankung, besonders einer chronischen Nephritis, auszuschließen. Eine akute Nephritis kann man beim Fehlen einer Hämaturie ablehnen. Bei einer Stauungsherzinsuffizienz können jedoch Gesichtsödeme mit einer Hypoproteinämie vorkommen, der Blutdruck ist oft erhöht (Stauungshochdruck) und man findet im Harn eine große Eiweißmenge zusammen mit Zylindern und Erythrozyten. In solchen Fällen verdienen zwei Befunde Beachtung. Diese sind das spezifische Gewicht des Harnes und sein Gehalt an Urobilinogen. Das spezifische Gewicht des Harnes ist in Spätstadien einer Nephritis oder einer malignen Nephrosklerose niedrig und manchmal bei 1010 fixiert, während es bei Kranken mit einer Nierenstauung hoch ist. Ist das spezifische Gewicht 1018 oder höher, so ist die Verabreichung von Quecksilberdiureticis erlaubt. Patienten mit einer chronischen Nephritis haben im Harn kein Urobilinogen, während die Menge des Urobilinogens und Urobilins im Harn von Kranken mit einer Stauungsherzinsuffizienz erhöht ist. Das Vorliegen eines konzentrierten, infolge der Anwesenheit von Urobilin dunklen Harns (welcher einige Stunden an der Luft gestanden war) zeigt, daß man Quecksilberdiuretika ohne Gefahr verabreichen kann.

Das Vorliegen einer jeglichen Form von Kolitis stellt eine andere Kontraindikation gegen die Anwendung von Quecksilberpräparaten dar. Die Kolitis ist eine der gefährlichsten Erscheinungen einer Quecksilberintoxikation, weshalb es günstig ist, die Verabreichung dieser Verbindungen zu vermeiden, wenn eine

Kolitis bereits besteht. Es ist auch unklug, an den Tagen, an welchen man Quecksilberdiuretika injiziert, Abführmittel zu geben, welche den Dickdarm reizen.

Faule, vernachlässigte Zähne und das Vorhandensein einer schweren Anämie oder Kachexie kontraindizieren die Anwendung von Quecksilberdiureticis. Diese Substanzen haben einen relativ hohen Quecksilbergehalt und wirken daher als Zellgifte.

Unerwartete Zwischenfälle

Quecksilberdiuretika können durch verschiedene Mechanismen unerwartete Zwischenfälle hervorrufen. Es handelt sich um jene von seiten einer Quecksilberintoxikation, von seiten einer Allergie oder von seiten eines zu starken Wasser- und Elektrolytverlustes.

Merkurialismus. Die frühesten Anzeichen einer Quecksilberintoxikation bestehen im Auftreten von metallischem Geschmack, Speichelfluß und Stomatitis sowie in einer Kolitis. Die letztere hat oft hämorrhagischen Charakter. Der Patient kann so plötzlich kollabieren, daß es nicht zu einer Melaena kommt. Heute sind alle diese Erscheinungen einer Quecksilberintoxikation selten, da man die Präparate mit großer Sorgfalt und in ausgewählten Fällen anwendet. Man beobachtet auch selten schwere Nierenschädigungen mit einer Tubulusnekrose. Als Gegenmittel gegen diese Quecksilberwirkung injiziert man 4stündlich 5 mg BAL je kg Körpergewicht intramuskulär.

Überempfindlichkeit. Gegenüber dem Quecksilberion kann eine Idiosynkrasie bestehen, doch hängt diese häufiger mit der verwendeten spezifischen organischen Verbindung zusammen. Ein Wechsel des Präparates ist daher zur Vermeidung weiterer abnormer Reaktionen oft behilflich. Es kann zum Auftreten einer Urtikaria und einer erythematösen Dermatitis kommen, Fieber, Kollapse und Zyanose mit innerhalb wenigen Minuten erfolgendem Todeseintritt konnten beobachtet werden. Sogar im Anschluß an die erste Injektion kam es zu Dyspnoe und Asthmaanfällen. Es gibt experimentelle und klinische Beweise dafür, daß ventrikuläre Extrasystolen, paroxysmale ventrikuläre Tachykardien und Kammerflimmern infolge der direkten Wirkung des Quecksilberions auf den Herzmuskel eintreten können. Diese Wirkungen treten hauptsächlich nach intravenösen Injektionen auf. Besonders häufig beobachtet man Herzarrhythmien.

Diuresefolgen. Der Verlust von Wasser und von Kochsalz ist die Ursache für Somnolenz, Muskelkrämpfe und manchmal Delirien oder Verwirrtheitszustände, Schläfrigkeit und Kopfschmerzen. Es kann eine außerordentliche Schwäche eintreten. Lange vor der Einführung der Quecksilberdiuretika kannte man diese Klagen im Anschluß an eine profuse Diurese. Da die Ausscheidung des Natriums und der Chloride der Wasserdiurese nicht parallel gehen muß, kann man diese Erscheinungen gelegentlich nach einer mäßigen Diurese beobachten und nach einer ungewöhnlich starken Diurese vermissen.

Der Verlust von Kalziumionen kann zur Entstehung einer Tetanie Anlaß geben und bei einer Anzahl von Patienten, welche früher Gichtanfälle gehabt hatten, kam es zum Auftreten einer Gicht. Die Ursache dafür liegt möglicherweise in einer Störung des Gleichgewichtes der Elektrolyte.

Es wurde die Feststellung gemacht, daß die Gerinnungsfähigkeit des Blutes durch das Einströmen von Flüssigkeit aus den Geweben zunimmt, weshalb auch die Gefahr der Entstehung von Thrombosen und Embolien wächst.

Kommt es nach einer Injektion zum Auftreten von Fieber oder von Hauterscheinungen, so kann zur Vermeidung dieser Komplikationen, abgesehen vom Wechsel der Präparate, die gleichzeitige Anwendung von Kalziumglukonat behilflich sein. Das Fieber kann 39 Grad Celsius erreichen und dauert selten länger als 24 Stunden.

Die intravenöse Injektion von Kalziumpräparaten ist besonders bei digitalisierten Patienten gefährlich. Bei einem persönlich beobachteten Fall trat unmittelbar nachher Kammerflimmern auf und bei einem anderen Patienten, welcher vorher nicht Digitalis erhalten hatte, folgte unmittelbar im Anschluß an die Injektion ein langanhaltender und gefährlicher Kammerstillstand. Intramuskuläre Injektionen von Kalziumsalzen sind diesbezüglich ungefährlich.

Die profuse Diurese kann bei älteren Patienten mit einer Prostatahypertrophie eine akute Harnretention auslösen.

Zwei weitere Nebenwirkungen der Therapie mit Quecksilberdiureticis müssen beachtet werden:

1. **Das Salzmangelsyndrom.** Dieses entsteht bei Patienten, welche zu häufig Quecksilberdiuretika bekommen und gleichzeitig eine salzfreie Diät einhalten, bzw. zu viel Salz durch die Nieren verlieren. Bei diesen Kranken hört die Diurese dann plötzlich auf, sie nehmen an Gewicht zu und weisen niedrige Natrium- und gleichzeitig auch niedrige Chloridwerte im Serum mit Schläfrigkeit und Schwäche auf. Außerdem kommt es zu Übelkeit, Erbrechen und abdominellen Krämpfen. Die Alkalireserve ist vermindert und sowohl der Harnstoff wie der Reststickstoff sind erhöht. Diese Azidose und Azotämie sind nur selten durch die Infusion hypertonischer Salzlösungen zu bessern, da es zu irreversiblen intrazellulären Veränderungen kommt. Der Ausgang ist gewöhnlich tödlich. Dieses Syndrom tritt bei Herzkranken hie und da ohne ersichtliche Ursache auf.

2. **Die hypochlorämische Alkalose** (Chloridmangelsyndrom). Die unter der Wirkung einer Quecksilberinjektion erfolgende Chloridausscheidung ist außerordentlich stark und viel größer als die Natriumausscheidung. Wenn die Chloride unter 86 mÄqu. im Liter absinken, hört die Diurese auf. Auch hierbei kommt es sowohl zu allgemeiner Schwäche, Übelkeit, Erbrechen und Anorexie, als auch zu Apathie und Stupor. Die beste Behandlung des Zustandes besteht in der Anwendung von Ammoniumchlorid, welches man vorsichtig in der Menge von 200 ccm einer 1%igen Lösung in 5%iger Dextroselösung je Stunde auch intravenös verabfolgen kann.

Die Unterscheidung dieser beiden Syndrome ist ohne Laboratoriumshilfe nicht möglich.

Man kann das Eintreten abnormer Reaktionen nicht vorhersagen. Man konnte solche bei Kranken beobachten, welche auf frühere Injektionen normal reagierten. Ist jedoch einmal eine abnorme Reaktion vorgekommen, so ist es unklug, weiterhin intravenös zu injizieren. Im Anschluß an intramuskuläre Injektionen von Quecksilberpräparaten konnten plötzliche letale Zwischenfälle nicht beobachtet werden.

Wenn auch zweifellos unmittelbar im Anschluß an die Injektion eines Quecksilberpräparates durch eine Allergie verursachte Kollapse oder sogar plötzliche Todesfälle vorkommen, so sind derartige Ereignisse doch immerhin selten; sie sollen nicht dazu Anlaß geben, diese erfolgreichen Mittel nicht mehr zu verwenden. Es wurden viele Serien von insgesamt mehr als 8000 Injektionen mitgeteilt, ohne daß ein einziger unerwarteter Zwischenfall eingetreten wäre.

Redigitalisierung

Eine durch jedes Diuretikum und besonders durch die wirksamen Quecksilberdiuretika erzeugte profuse Diurese kann eine indirekte Ursache für eine Intoxikation mit Digitalis sein. In einem früheren Kapitel wurde dargelegt, daß alle Körpergewebe, mit Ausnahme des Blutes und der Lungen, die Digitalis retinieren und fixieren. Auch die Körperflüssigkeiten halten Digitalis in großen Mengen zurück; in 100 ccm Ödemflüssigkeit konnten bis zu 0,9 „Katzeneinheiten" Digitalis gefunden werden. Die Mobilisierung der Flüssigkeit aus den ödematösen Geweben oder aus einem Hydrothorax oder Aszites führt daher zu einer „Redigitalisierung", da beträchtliche Digitalismengen das Herz passieren, wo sie in entsprechenden Mengen retiniert werden. So können 24 Stunden nach der Injektion eines Quecksilberdiuretikums (oder nach der Anwendung einer anderen Substanz, welche zu einer profusen Diurese führt) eine deutliche Verlangsamung der Herztätigkeit und Arrhythmien, Erbrechen und Übelkeit, Verwirrtheitszustände und Schwäche auftreten. In einigen Fällen konnten wir einige Tage nach jeder Quecksilberinjektion Doppelschläge infolge von Kammerextrasystolen feststellen. Bei Kranken, welche bereits früher solche Doppelschläge gehabt hatten, kann man das Einsetzen paroxysmaler Kammertachykardien und von Kammerflimmern mit plötzlichem Todeseintritt beobachten. Nicht selten verschwindet einige Tage lang nach der Injektion ein Galopprhythmus, die Herztöne werden vorübergehend lauter und das ganze auskultatorische Bild verändert sich. In der letzten Zeit wurde jedoch festgestellt, daß der Digitoxingehalt der Pleura- oder Peritonealflüssigkeit minimal ist. Manche Wirkungen, z. B. das Auftreten von Arrhythmien, hat man auf den Kaliumgehalt des Blutes bezogen. Klinische Beobachtungen, wie das Verschwinden eines Galopprhythmus und eine Verstärkung der Herztöne sprechen aber gegen diese Auslegung.

So kann eine Redigitalisierung in manchen Fällen zu ernsten Zwischenfällen führen; in anderen Fällen ermutigt die wesentliche Besserung des Herzzustandes infolge dieser Erscheinung zur Verwendung größerer Digitalisdosen als man früher für notwendig gehalten hat.

Wiederholt konnte die Beobachtung gemacht werden, daß Patienten, welche große Digitalisdosen erhalten, Digitalis sehr gut vertragen, wenn sie hohe Temperaturen haben, aber nach dem Zurückgehen des Fiebers Intoxikationserscheinungen aufweisen. Es ist wahrscheinlich, daß die bekannte Wasserretention während der Fieberperiode und der Wasserverlust nach dem Schwinden des Fiebers zur Erscheinung der Redigitalisierung führen.

Dosierung

Die erste Injektion eines Quecksilberdiuretikums sollte die Menge von 0,5 ccm nicht überschreiten. Diese Vorsicht ist aus drei Gründen notwendig.

Erstens kann gelegentlich sogar diese kleine Menge eine sehr profuse Diurese erzeugen und zu einem Gewichtsverlust von bis zu 5 kg führen. Da eine exzessive Diurese entschiedene Nachteile und sogar Gefahren mit sich bringt, ist es günstig, mit einer kleinen Anfangsdosis zu beginnen.

Zweitens können, wie früher ausgeführt, Überempfindlichkeitserscheinungen auftreten, weshalb es natürlich besser ist, diese bei einer Menge von 0,5 ccm als bei einer größeren Dosis zu erkennen.

Schließlich besteht immer die Gefahr einer Quecksilberintoxikation, besonders einer hämorrhagischen Kolitis, welche man sogar nach einer einzelnen Injektion eines Quecksilberdiuretikums feststellen konnte. Diese Kolitis kann einen plötzlichen Kollaps und den Tod zur Folge haben, sogar bevor der Kranke irgendein Anzeichen der genannten Schädigung erkennen läßt. Bei manchen unserer Patienten, welche in einem Syndrom von plötzlichem Kollaps und Koma starben, wurde der Dickdarm mit Blut gefüllt gefunden. Ein Patient, dessen Reaktion auf das Medikament nicht bekannt ist, soll daher die kleine Menge von 0,5 ccm erhalten, und vor der Durchführung der nächsten Injektion soll eine Untersuchung auf Zeichen einer Darmreizung eingeleitet werden. Berichtet der Patient über eine Zunahme der Stühle am Injektionstag, so ist dies als Warnungszeichen zu beachten. Man soll die Dosis nicht erhöhen und die Intervalle zwischen den Injektionen verlängern. Fragt man den Patienten nicht besonders über diesen Punkt, so wird er spontan nicht erwähnt.

Auch die kleinen Dosen von 0,5 bis 1 ccm gibt man nicht öfters als jeden vierten Tag. Die Beachtung dieser Regel ist besonders bei solchen Kranken wichtig, bei welchen man eine Nierenschädigung vermutet. Weiter oben wurde angegeben, daß das Quecksilber sehr rasch ausgeschieden wird, sodaß der Hauptteil des injizierten Quecksilbers am Ende der Diurese, welche selten länger als 36 Stunden anhält, den Körper wieder verlassen hat, besonders auf dem Weg über die Nieren. Bei Patienten mit einer geringeren Diurese ist die Situation anders. Hier bleibt ein größerer Prozentsatz des Quecksilbers längere Zeit im Körper zurück, sodaß zu häufig wiederholte Injektionen zu Kumulierungserscheinungen und zu einer Intoxikation führen können.

Reicht die Wirkung von 0,5 ccm nicht aus, so gibt man größere Dosen. Die für schwer dekompensierte Kranke, welche kleinere Dosen gut vertragen, aber keine genügende Diurese erzielt haben, übliche Dosis beträgt 2 ccm. Wir wissen genau, daß größere Dosen manchmal ungefährlich sind und daß manche Autoren die Injektionen gern in kürzeren Intervallen geben. Oft kann man dies bei einer großen Zahl von Fällen ohne jeglichen Schaden tun; früher oder später wird aber dieses Vorgehen ernste Folgen nach sich ziehen.

Eine zusätzliche Gabe von Ammoniumchlorid ist nur nötig, wenn das Quecksilberpräparat allein nicht ausreicht oder wenn die Quecksilberinjektionen in kurzen Intervallen wiederholt gegeben werden und damit die Gefahr der Entstehung einer Hypochlorämie vorhanden ist.

Wenn man nicht größere Dosen als 2 ccm in Intervallen von mindestens vier Tagen gibt, so wird man im Laufe von vielen tausenden Injektionen mit Ausnahme der seltenen, auf eine Idiosynkrasie zurückzuführenden Fälle keinen Zwischenfall erleben. Jedenfalls muß man die Injektionen absetzen, wenn einmal Zeichen einer Kolonreizung oder Stomatitis auftreten. Es ist erstaunlich, wie gut die Injektionen vertragen werden. Einer unserer Patienten erhielt im Laufe von vierzehn Jahren mehr als 700 Injektionen. Solche Patienten stehen oft in ambulatorischer Behandlung und bekommen ihre Injektion regelmäßig jeden vierten oder fünften Tag, ohne Zeichen einer Nierenreizung aufzuweisen.

Wiederholt wurde die Kombination eines Quecksilberdiuretikums mit Decholin (5 ccm) empfohlen, wobei man beide Präparate in derselben Spritze sehr langsam injiziert.

Anwendungsweise

Die übliche Methode der Anwendung der Quecksilberdiuretika ist jene durch intravenöse Injektion. Man muß die Injektion exakt durchführen. Manche Patienten sind gegenüber dem Präparat so empfindlich, daß die kleine Menge in der Nadel ohne eigentliche paravenöse Injektion genügt, um eine schwere Hautnekrose hervorzurufen, welche Monate zur Heilung erfordert. Aus diesem Grunde soll man die Nadel, welche man zum Aufziehen des Präparates aus der Ampulle verwendet hat, niemals auch zur Injektion nehmen. Man soll die Präparate nur dann in die Vene injizieren, wenn man absolut sicher ist, daß eine rein intravenöse Injektion möglich ist.

Intramuskuläre Injektionen schmerzen gewöhnlich nicht oder nur wenig. Es ist gut, daran zu denken, daß man das erste organische Quecksilberdiuretikum, das Novasural, jahrelang nur intramuskulär gegeben hat und daß niemand es wagte, eine intravenöse Injektion zu versuchen. Man kann eine schmerzhafte Infiltration im Anschluß an die intramuskuläre Injektion vermeiden, wenn man dem Quecksilberpräparat in derselben Spritze 1 ccm einer einprozentigen Novokainlösung (oder ein ähnliches Präparat) beifügt. Der Novokainzusatz verhütet nicht nur jeglichen sofort auftretenden, wenn auch nur leichten Schmerz, er verhindert auch eine sekundäre Entzündung und Reizung. Die beste Stelle für die Injektion ist ein Punkt, welcher in der hinteren Axillarlinie drei Finger unterhalb des Darmbeinkammes liegt. Bei fettleibigen Patienten muß man die Injektion mit einer genügend langen Nadel durchführen; übt man diese Vorsicht nicht, so erfolgt die Injektion tatsächlich in die Subkutis oder in das tiefe Fettgewebe, wo sie eine Nekrose hervorruft. Eine richtige intramuskuläre Injektion führt niemals zu einer Nekrose.

Man soll alle Injektionen früh am Morgen geben. Die Diurese beginnt innerhalb von zwei bis drei Stunden nach der Injektion und ist großenteils am späten Abend vorüber. Verabfolgt man die Injektion später am Tage, so ist die Nachtruhe gestört. Die Injektion von Quecksilberdiureticis in einen Pleuraerguß oder in die Aszitesflüssigkeit ist gefährlich und kann zu schwerer lokaler Reizung führen. Im Anschluß an solche Injektionen kann es zu einer starken Diurese kommen, doch hat man von solchen Injektionen keinen Vorteil. Im Anschluß an eine intraperitoneale Injektion (welche man nur beim Vorliegen von Aszites durchführt) setzt innerhalb weniger Stunden eine profuse Diurese ein, welche selten länger als zwei Tage anhält. Dieser Erfolg beweist, daß die Aszitesflüssigkeit ständig resorbiert und neugebildet wird, da sonst die rapide Wirkung der Injektion nicht verständlich wäre.

Merkupurinsuppositorien oder Suppositorien aus anderen organischen Quecksilberdiureticis bewirken eine beachtliche Diurese. Man soll sie nach einem Reinigungseinlauf einführen. Das Zäpfchen soll mit einer Pantokain- oder Nuperkainsalbe bedeckt sein. Fissuren und Hämorrhoiden stellen eine Kontraindikation dar. Da manche Zäpfchen eine ziemlich große Menge der Quecksilberverbindung enthalten können, soll man sie nicht häufiger als jeden vierten Tag geben. In manchen Fällen führen die Suppositorien nur nach einer Vorbereitung mit Ammoniumchlorid zu einer Diurese. Zäpfchen kann man für Patienten versuchen, bei welchen die Durchführung von Injektionen aus irgendeinem Grunde unmöglich ist.

Schon früh hat man die orale Anwendung der organischen Quecksilberdiuretika versucht, und man hat sie wiederholt empfohlen. Wenn man täglich mehrere Tabletten gibt, so kann man eine gewisse Diurese erhalten. Oft entwickeln sich jedoch Intoxikationserscheinungen, und in einer Serie von 39 Fällen traten bei 14 Fällen toxische Wirkungen auf. Dies gilt auch für einige in der letzten Zeit eingeführte neue Präparate. Die Ausscheidung erfolgt oft erst Tage nach der Einnahme der Tabletten, weshalb es zu einer Kumulierung kommt.

Ansäuerung

Ammoniumchlorid, Ammoniumnitrat, Ammoniumsulfat und Kalziumchlorid können, wenn man sie in genügenden Dosen gibt, für sich allein eine mäßige Diurese erzeugen und die diuretische Wirkung der Quecksilberpräparate erhöhen. Die Ammoniumsalze werden am häufigsten verwendet. Die Ammoniumionen werden im Körper zu Harnstoff synthetisiert und das Säureradikal bleibt

zurück und wird mit Natrium ausgeschieden. Das Ammoniumchlorid ist vorzuziehen, da es im Anschluß an die Verwendung von Ammoniumnitrat zu einer
Methämoglobinämie kam. Die Wirkungsweise ist nicht völlig klar. Man nimmt
an, daß die Ansäuerung bei der Befreiung des Quecksilbers in den Nierentubulis
behilflich sein kann. Die Verabreichung einer ansäuernden Diät erhöht auch die
durch Theocin (Theophyllin) hervorgerufene Wasser- und Kochsalzdiurese. Die
Zugabe von 20 ccm verdünnter Salzsäure auf 500 ccm Wasser verfolgt einen
ähnlichen Zweck.

Oft werden große Dosen empfohlen. Wir empfehlen die Verabreichung von
6 g Ammoniumchlorid in dünndarmlöslichen Tabletten (das heißt, 12 Tabletten
zu je 0,5 g) täglich zwei Tage unmittelbar vor der Injektion und am Injektionstag selbst. Nach anderen Autoren reichen ·kleinere Dosen aus, zum Beispiel
2 g Ammoniumchlorid zwei Stunden vor der Quecksilberinjektion. Unerwartete
Nebenwirkungen (Magenreizung) sind selten, wenn man dünndarmlösliche Tabletten verwendet. In vielen Fällen ist Ammoniumchlorid unnotwendig, da die
Quecksilberinjektion allein ein ausreichendes Ergebnis zeigt.

Es ist nicht richtig, das Ammoniumchlorid über lange Zeit täglich zu geben,
da es bei dieser Darreichungsweise seine diuretische Wirkung einbüßt.

Diamox

Es war bereits bekannt, daß die Sulfonamide eine leichte diuretische Wirkung zeigen; eines dieser Präparate, das Diamox, mit einer neuen organischen
Struktur, weist eine starke diuretische Wirkung mit nur sehr geringen Nebenerscheinungen auf.

Das Diamox übt seine diuretische Wirkung durch Hemmung des Enzyms
Karboanhydrase aus; auf diese Weise wird die Resorption in den Tubulis
vermindert; die Ausscheidung von Basen und von Wasser wird stärker.

Die Dosis beträgt 1 oder 2mal wöchentlich 1 bis 2 Tabletten (nach dem
Körpergewicht des Patienten) zu 0,25 g am Morgen nach dem Frühstück. Während viele Patienten auf dieses Präparat ausgezeichnet ansprechen, sodaß sie
keine Quecksilberdiuretika benötigen, ist der Erfolg bei anderen Patienten ungenügend. Infolge der geringen Toxizität kann man das Präparat scheinbar
allen Kranken mit Ausnahme jener mit einer Leberzirrhose geben. Manchmal
kommt es dabei zu Schläfrigkeit, Müdigkeit und Kribbeln in den Fingern. Der
tägliche Gewichtsverlust innerhalb von 24 Stunden kann bis zu 4 kg betragen,
die diuretische Wirkung hält ungefähr 8 Stunden an.

Kunstharze (Ionenaustauscher)

Die Kunstharze sind synthetische polymere Verbindungen von hohem
Molekulargewicht, welche unlöslich und nicht resorbierbar sind, und aus Substanzen, mit welchen sie in Berührung kommen, Ionen entfernen. In Wasser
werden sie ionisiert, sie sind schwache Säuren oder Basen. Man unterscheidet
zwischen Anionenaustauschern, welche Chloride, Sulfate und Phosphate auslösen und binden, und Kationenaustauschern, welche schwach sauer sind und
Wasserstoff für Ammonium Kalium, Natrium, Kalzium und Magnesium aus-
tauschen.

Bevor sie von Dock zur Behandlung der Ödeme eingeführt wurden, fanden
sie bereits in der Industrie (zur Wasserreinigung und in der Zuckerraffinerie)
sowie beim Menschen zur Verminderung der Übersäuerung des Magensaftes
Verwendung.

Für Diuresezwecke sind 2 Typen von Ionenaustauschern in Verwendung. Der eine mit einem Sulfon- und der andere mit einem Carboxylradikal. Bei der erstgenannten Form erfolgt der Ionenaustausch rascher, er beginnt bereits in der Mundhöhle und verursacht auch im Ösophagus und im Magen unangenehme Nebenwirkungen. Daher ist die andere Form mit dem Carboxylradikal vorzuziehen, welche bei einem pH von 8 und damit erst in den unteren Abschnitten des Magen-Darmtraktes zu wirken beginnt.

In den Vereinigten Staaten sind folgende Präparate in Verwendung: Das Resodec, ein mit Ammonium und Kalium gesättigtes Pulver; man gibt davon 3mal täglich 15 g. Weiters das Carbo-Resins, welches zu 67,5 Prozent Kationenaustauscher und zu 12,5 Prozent Anionenaustauscher ist; $^2/_3$ des Kationanteiles sind im Wasserstoff- und $^1/_3$ im Kaliumring gebunden. Man gibt 3mal täglich 10 g. Vom Natrinil verordnet man 4mal täglich dieselbe Menge; 80 Prozent davon sind im Wasserstoff- und 20 Prozent im Kaliumring gebunden. Das Katonium schließlich ist zu 75 Prozent ein Ammonium- und zu 25 Prozent ein Kaliumaustauscher, man läßt davon 3mal täglich 15 g nehmen.

Die Ionenaustauscher absorbieren anscheinend auch Riboflavin und Thiamin. Da die Absorption von Kalium zu einer gefährlichen Hypokalämie führen kann, sind die Austauschpräparate zu $^1/_3$ mit Kalium abgesättigt, sodaß Kaliumionen für eine Rückabsorption verfügbar sind. Die Einnahme von Ionenaustauschern kann auch eine (hyperchlorämische) Azidose hervorrufen; durch die gebräuchlichen Präparate werden nämlich Chloride infolge des Freiwerdens von Wasserstoffionen und des Verlustes basischer Ionen durch die Faeces nicht absorbiert. Austauscher sind daher zu einem großen Teil an Ammonium gebunden, weshalb sie das Ammonium im Gastrointestinaltrakt freigeben können.

In vitro entfernt 1 g eines Austauschers ungefähr 10 mÄqu Natrium, in vivo hängt diese Menge aber von der Natriumaufnahme und von anderen Faktoren ab.

Die Azidose wird zum Teil durch Ammoniakbildung und durch vermehrte Ausscheidung von Kohlensäure durch die Lungen kompensiert. Infolge der sauren Reaktion des Harnes treten Eiweiß und Zylinder auf.

Wenn man die Ionenaustauscher auch mit einiger Sicherheit anwenden kann, so soll man sie doch niemals ambulant verordnen, da ständige Kontrollen sowohl der Serumspiegel des Natriums, der Chloride und des Kaliums als auch des Reststickstoffs und der Alkalireserve nötig sind. Bei Zunahme der Chloride im Blut und Abnahme der Bikarbonatkonzentration im Plasma ist die Gefahr eines Anstieges des Reststickstoffs groß. Eine langdauernde Anwendung der Präparate kann infolge der Absorption von Calcium eine Demineralisation der Knochen nach sich ziehen. Bei einer Verarmung an Kalium zeigt die Digitalis bei Kranken, welche gleichzeitig diese Droge einnehmen, toxische Wirkungen und es treten gefährliche Arrhythmien auf. Selten kommt es zu einer schweren Stuhleindickung.

Wenn Appetitverlust, Schwäche und Erbrechen auftreten, soll man die Behandlung absetzen und die oben genannten Blutuntersuchungen veranlassen.

Ionenaustauscher in granulierter Form läßt man am besten mit einer Creme wie ein Dessert, die pulverförmigen Präparate mit Orangen- oder anderen Fruchtsäften nehmen, welche gleichzeitig auch Kalium zuführen.

Es gibt für diese Behandlung nicht viele Indikationen. Es ist richtig, daß man dabei eine etwas freizügigere Diät wählen kann, welche mehr Salz enthält; aber nur wenige Patienten lieben die sandig schmeckenden Präparate, welche sie nehmen müssen, um mehr von jenen Speisen essen zu können, welche ihnen Vergnügen bereiten. Bei jenen Kranken, welche gegenüber Quecksilberionen

empfindlich sind und daher die Quecksilberdiuretika nicht vertragen, können
die Ionenaustauscher das Leben retten oder verlängern. Es muß jedoch betont
werden, daß man selbst bei ihrer Anwendung die Diät nicht allzu freizügig
gestalten darf.

Nierenschäden stellen eine absolute Kontraindikation dar. Dies gilt auch
für Fälle mit Appetitmangel, da die betreffenden Kranken dann zu wenig essen.
Manche müssen die Diät wegen des Auftretens von Diarrhöen oder einer Obstipation, von Übelkeit oder Erbrechen auflassen.

Southey-Nadeln

Wenn alle Diuretika versagen und pralle Ödeme vorliegen, so wird eine
Dränage mit Southey-Nadeln notwendig. Sie stellen das letzte Hilfsmittel dar,
da die Gefahr einer Sekundärinfektion und die Entstehung eines Erysipels groß
ist. Glücklicherweise wurde diese Prozedur seit der Einführung der Quecksilberdiuretika nur mehr selten notwendig. Doch gibt es Momente, da man die Nadeln
anwenden muß, weil alle anderen therapeutischen Mittel nutzlos blieben. Wir
konnten Patienten beobachten, welche nach einer erfolgreichen Anwendung der
Southey-Nadeln auf die üblichen Diuretika gut ansprachen und jahrelang ödem-
frei blieben.

5. Behandlung der Cheyne-Stokesschen Atmung

Die Cheyne-Stokessche Atmung und die verschiedenen Formen von paro-
xysmaler nächtlicher Dyspnoe, welche ihre Ursache in einer Herzinsuffizienz
(Insuffizienz des linken Ventrikels) haben, stellen Indikationen für eine Digi-
talisbehandlung dar. Wenn man nicht die rasch wirkenden reinen Glykoside
oder Strophanthin gibt, vergeht jedoch immer eine gewisse Zeit, bis sich die
Wirkung der Digitalis zeigt. Überdies tritt nicht bei jedem Patienten durch
Digitalis eine Besserung ein und es können trotz energischer Digitalisierung
Insuffizienzzeichen bestehen bleiben. Daher ist es oft notwendig, die Cheyne-
Stokessche Atmung symptomatisch zu behandeln.

Sauerstoff. Da man schon vor langer Zeit ein Sauerstoffdefizit und eine
Unterempfindlichkeit der Zentren als auslösende Ursachen einer Cheyne-Stokesschen Atmung erkannt hat, hat man sich häufig bemüht, eine Besserung sowohl
durch Sauerstoffinhalation als auch durch Mittel zu erreichen, welche die zerebralen Zentren reizen.

Tatsächlich wirkt die Sauerstoffinhalation unmittelbar und beseitigt den
Cheyne-Stokes in den meisten Fällen, nur wenige Patienten sprechen darauf
nicht an. Die apnoischen Pausen verschwinden und die Atmung wird regelmäßig. Natürlich hält die Besserung nur während der Zeit der Sauerstoffver-
abreichung an.

Eine Sauerstoffinhalation durch Nasenkatheter ist sehr nützlich und kann
den Patienten über quälende Perioden hinwegbringen. Die große Angst und
Ruhelosigkeit des Kranken mit einer schweren Form von Cheyne-Stokes erschwert
jedoch oft die Verwendung der Nasenkatheter und macht die Sauerstoffver-
abreichung auch mit der Maske unmöglich. Das Sauerstoffzelt ist der eben
genannten Methode überlegen und vermag sowohl die periodische Atmung als
auch die damit verbundene Verwirrtheit und Ruhelosigkeit sofort zu beseitigen.

Zentrale Reizmittel. Alle Versuche, die Cheyne-Stokessche Atmung durch
die Anwendung von Stimulantien des Zentralnervensystems zu beeinflussen,

haben versagt. Sowohl Lobelin, Strychnin, Atropin und Coramin als auch Koffein sind für diesen Zweck nutzlos.

Aminophyllin. Theophyllin mit Äthylendiamin, welches als Aminophyllin (Metaphyllin, Euphyllin) bekannt ist, hat eine fast spezifische Wirkung. Diese Verbindung wurde viele Jahre lang als Diuretikum und Gefäßerweiterungsmittel verwendet, während seine ausgezeichnete Wirkung auf Patienten mit Cheyne-Stokesscher Atmung nur gelegentlich erwähnt wurde, bis man diese Wirkung nachdrücklich betonte. Die durch dieses Präparat gebrachte Erleichterung ist so groß, daß von Patienten und sogar von den Dienstärzten oft der Ausdruck „wunderbar" angewendet wird.

Einige Minuten nach der Injektion hört der periodische Wechsel zwischen Dyspnoe und Apnoe auf und die Atmung wird regelmäßig. Gleichzeitig damit verschwindet auch die Ruhelosigkeit und die Angst, und Kranke, welche schon wochenlang keine gute Nacht gehabt hatten, schlafen ruhig. „Es wirkt wie ein Zaubermittel." Der Kranke ist nicht mehr gezwungen, sich aufzusetzen oder ruhelos im Raum herumzugehen, sondern liegt ruhig im Bett, wobei er wie irgendein anderer Mensch aussieht und sich auch dementsprechend fühlt.

Die wirkungsvollste Anwendungsmethode des Präparates bei Patienten mit Cheyne-Stokesscher Atmung ist eine intravenöse Injektion. Man injiziert sehr langsam eine Ampulle mit 0,24 g Aminophyllin. Eine rasche Injektion führt zu einer starken Gefäßerweiterung und Rötung mit dem Gefühl von Wärme, welches jenem nicht unähnlich ist, welches nach einer intravenösen Injektion eines Kalzium- oder Chininpräparates auftritt. Bei Patienten, welche an einer kardiovaskulären Störung leiden, kann im Anschluß an eine zu rasch durchgeführte Injektion Schwindel, ein starker Blutdruckabfall und sogar ein leichter Kollaps auftreten. Das Aminophyllin soll daher mit einer Kochsalzlösung oder mit einer fünfprozentigen Glukoselösung verdünnt und so langsam injiziert werden, daß die Injektionsdauer mindestens fünf Minuten beträgt. Hält man sich an diese Regel, so hat man keinen Schaden zu fürchten. Es ist am günstigsten, die Injektion in den Abendstunden zu geben, da die Cheyne-Stokessche Atmung besonders gern in der Nacht auftritt oder stärker wird. Wenn nötig, kann man in 24 Stunden zweimal eine solche Injektion verabreichen. Idiosynkrasien gegenüber Theophyllin mit Äthylendiamin (Kopfschmerzen, Erbrechen) sind selten. Man kann diese Behandlung lange Zeit fortsetzen; die bloße Tatsache, daß man das Aminophyllin bereits über eine lange Zeitperiode gegeben hat, ist für sich noch kein Grund, das Präparat abzusetzen.

Intramuskuläre Injektionen sind nicht zu empfehlen, da sie oft Schmerzen verursachen. Gelegentlich wird eine intramuskuläre Injektion jedoch vielleicht infolge eines besseren Gleichgewichtes der Wasserstoffionenkonzentration gut vertragen. Die Dosis für intramuskuläre Injektionen kann gleich oder doppelt so groß sein (0,48 g). Fast ebenso wirkungsvoll wie eine intravenöse Injektion ist ein Klysma. Eine Ampulle mit 0,48 g oder eine entsprechende Menge von Aminophyllinpulver (0,5 g) wird in ungefähr 30 ccm Brunnenwasser aufgelöst und als Retentionsklysma verabreicht. Ähnlich, aber etwas weniger wirksam, ist die Verabreichung von Aminophyllin in Zäpfchenform. Die handelsüblichen Suppositorien enthalten 0,36 g des Präparates * und sind gewöhnlich zu schwach. Man soll daher vom Apotheker Zäpfchen mit 0,5 bis 0,6 g Aminophyllin herstellen lassen. Ein Zäpfchen gibt man abends und ein zweites kann man auch,

---

* Es ist uns niemals klar geworden, warum die Dosierung des Aminophyllins für Injektionen und Zäpfchen von den Herstellern so eigenartig gewählt wurde: 0.24, 0,36, 0,48 g.

wenn nötig, untertags geben. Aminophyllintabletten sind zur Behandlung der Cheyne-Stokesschen Atmung von wenig Nutzen.

Die Wirkungsweise des Aminophyllins ist noch unklar. Das Aminophyllin ist ein Gefäßerweiterungsmittel, doch ist diese Wirkung für die Besserung des Zustandes kaum verantwortlich zu machen, da kräftigere Gefäßerweiterungsmittel, wie die Nitrite und sogar große Nitroglyzerindosen, bei der Cheyne-Stokesschen Atmung keine Wirkung zeigen. Das Theophyllin ist wie alle Xanthinkörper ein zentrales Stimulans. Andere kräftigere zentrale Stimulantia, wie das Koffein, beeinflussen aber die Cheyne-Stokessche Atmung nicht. Es handelt sich damit um eine spezifische Wirkung des Präparates. Es wurde die Behauptung aufgestellt, daß andere Theophyllinpräparate, zum Beispiel das Theophyllin mit Natriumazetat, auf die periodische Atmung keine Wirkung ausüben, während das Äthylendiamin und gewisse andere Amine die Atmung so wie das Aminophyllin beeinflussen. Nach unserer Beobachtung wirken jedoch intravenöse Injektionen von Theophyllinum natriumaceticum auf die Cheyne-Stokessche Atmung günstig, und wir konnten ebenso gute Wirkungen erleben, wenn wir an Stelle des Äthylendiamins Harnstoff als Lösungsmittel des Theophyllins verwendeten. Durch die jüngst gemachte Entdeckung, daß das Aminophyllin eine Verengung der Hirngefäße hervorruft (Kety), wird die Erklärung seiner Wirkungsweise beim Cheyne-Stokes noch schwieriger. Die Hirndurchblutung wird dadurch herabgesetzt und nicht erhöht.

Nicht selten berichtet der Kranke, wenn er abends eine Dosis Aminophyllin erhalten hat, am Morgen, daß er eine gute Nacht gehabt habe, da die Atmung viel leichter gewesen sei als schon lange Zeit; er habe aber nicht schlafen können. Dies ist auf die durch das Theophyllin ausgeübte zentrale Stimulation zurückzuführen, welche bei manchen Patienten eine beträchtliche Erregung hervorzurufen vermag. Deshalb wird oft die Kombination eines Sedativums mit dem Aminophyllin notwendig. Ein Barbiturat wird die stimulierende Wirkung des Aminophyllins gewöhnlich aufheben.

Morphium und Sedativa. Morphium, besonders in Form einer Injektion zu 0,01 g oder mehr, ist bei der Cheyne-Stokesschen Atmung kontraindiziert. Tatsächlich führt Morphium sogar bei gesunden Menschen zu Cheyne-Stokesscher Atmung, welche auch wieder gut auf Aminophyllin anspricht.

Ein für Herzkranke brauchbares Sedativum ist das Chloralhydrat, wenn man es auch viele Jahre lang ungerechtfertigterweise vermieden hat. Die Dosen, welche einen hemmenden Einfluß auf den Kreislauf ausüben, sind viel größer als jene, welche man üblicherweise für eine sedative und hypnotische Wirkung verabreicht. Dosen von 2 g rektal oder noch kleinere Mengen in Form eines oral zu nehmenden Sirups sind wirkungsvoll und harmlos.

6. Asthma cardiale und Lungenödem

Sowohl das Asthma cardiale als auch das akute Lungenödem (paroxysmale nächtliche Dyspnoe) sind auf eine Insuffizienz des linken Ventrikels zurückzuführen; Kranke mit derartigen Erscheinungen brauchen Digitalis. Während der Anfälle, und um Rückfälle zu verhüten, ist jedoch eine spezifische Behandlung notwendig, bis Digitalis die gewünschte Wirkung bringt.

Morphium. Das Morphium stellt bei diesen Anfällen das souveräne Mittel dar. Wenn man es rasch und in ausreichenden Dosen gibt, bringt es sofortige Erleichterung. Wenn sein feinerer Wirkungsmechanismus auch noch unbekannt ist, so kann man doch annehmen, daß es seine Hilfe durch eine Verminderung der Reizbarkeit der Zentren bringt. Es ist kein stimulierender Einfluß des Morphiums auf den Kreislauf bekannt, und das Morphium hilft bei der Bekämpfung eines Anfalles von paroxysmaler nächtlicher Dyspnoe sicher nicht auf dem Wege über eine Besserung der Zirkulation. Seine prompte Wirkung hat immer jenen Erklärungsversuchen der paroxysmalen nächtlichen Dyspnoe eine Stütze gegeben, welche abnorme Reflexe oder einen abnormen Zustand der Atemzentren als den ursächlichen Mechanismus annahmen.

Man gibt das Morphinsulfat während des Anfalles wie gewöhnlich in Injektionsform, die Dosis soll mindestens 0,02 g betragen. Da eine rasche Wirkung notwendig und die Resorption aus der kalten Haut und aus dem subkutanen Gewebe langsam sein kann, ist es günstiger, das Morphium in dieser Dosierung intramuskulär zu verabreichen. Sogar die intravenöse Anwendung von 0,01 g Morphiumsulfat wurde empfohlen. Es ist günstig, der Morphiuminjektion Atropinsulfat in der Menge von 0,0005 g ($^1/_2$ mg) beizufügen.

Morphium verhütet auch eine Wiederkehr der Anfälle. Es genügen sehr kleine Dosen, um eine ruhige Nacht zu garantieren und das Auftreten neuer Anfälle von Asthma cardiale oder Lungenödem zu verhindern. Man gibt abends eine Injektion zu 0,01 g Morphium oder Pantopon oder sogar eine Tablette zu 0,02 g Pantopon. Die billigste Anwendungsweise, besonders in Spitälern, besteht in der Verabreichung einer wässerigen Lösung von Morphinum hydrochloricum oder -sulfuricum. Die Verabreichung von 20 bis 30 Tropfen einer einprozentigen Lösung ist meist ausreichend. Sie hat den Vorteil, daß sie nicht zum Morphinismus führt. Wir konnten einen solchen zumindest in vielen hundert Fällen nicht beobachten. Nach einigen Tagen wird die Morphiumanwendung gewöhnlich unnötig, da sich inzwischen die Herztätigkeit durch Digitalis gebessert hat.

Die Wirkung des Morphiums ist beim Asthma cardiale und beim Lungenödem auffällig. Innerhalb weniger Minuten wird die Atmung ruhig, die Rasselgeräusche verschwinden und der erschöpfte Kranke schläft. Man kann Anfälle in den Anfangsstadien abstoppen, wenn man die Morphiuminjektion zu einem Zeitpunkt gibt, da die subjektiven und objektiven Initialerscheinungen, wie zum Beispiel der ominöse Husten, der Schweißausbruch, die Tachykardie und Rasselgeräusche über den Lungenbasen einsetzen. Infolge der raschen Wirkung kann man ein quälendes Leiden verhüten und Kranke am Leben erhalten.

Das Demerol hat eine ähnliche, nur etwas schwächere Wirkung.

Alkoholdämpfe. Luisada führte die Inhalation von Alkoholdämpfen ein, welche der Schaumbildung entgegenwirken. 95%iger Alkohol wird in einen Vernebler gegeben, welcher mit einer Sauerstofflasche in Verbindung ist, wenn man einen Nasenkatheter verwendet. Bei bewußtlosen Patienten nimmt man, wenn man eine Maske benützen läßt, eine 40%ige Lösung von Äthylalkohol. Reich fand den Kaprylalkohol noch günstiger. Mit dieser Methode kann man die Schaumbildung verhüten. Man erlebt damit bei über 50 Prozent der Anfälle dramatische Erleichterungen und in 80 Prozent Besserungen.

Aderlaß. Seit dem Altertum wurde der Aderlaß bei der Behandlung des Asthma cardiale und des Lungenödems angewendet. Es handelt sich in diesem Falle um eine empirische Behandlung wie beim Schröpfen, für welche es eine ausreichende Erklärung nicht gibt. Seine Wirkung war so lange verständlich, als man die Anfälle allein auf eine starke Lungenstauung zurückführte. Durch eine Venenpunktion wird der Blutrückfluß zum Herzen und damit der Blutzufluß zu den Lungen leicht vermindert. Der Venendruck sinkt ab, der Blutdruck im großen Kreislauf bleibt aber unverändert; es gibt keinen Beweis für eine

Verminderung der zirkulierenden Blutmenge. Man hat einen „unblutigen” Aderlaß in Form von Manschetten empfohlen, welche man an die vier Extremitäten anlegte oder das alte Hausmittel eines heißen Fußbades angegeben. Die Manschetten werden zur Kompression der Venen ohne Unterbrechung des arteriellen Blutstromes mit einem Druck von 40 bis 50 mm Hg angelegt. All diese Maßnahmen haben die Aufgabe, größere Blutmengen in der Peripherie zurückzuhalten und die Lungenstase zu vermindern.

Instinktiv nehmen diese Kranken oft eine Stellung ein, bei welcher sie die Beine herabhängen lassen, sodaß Blut in den unteren Extremitäten retiniert wird. Die Horizontallage und der daraus resultierende Blutrückfluß zum Herzen gilt als einer der Hauptgründe für das nächtliche Auftreten der Anfälle.

Aminophyllin und Sauerstoff. Auch die Anwendung von Aminophyllin hat man bei den Anfällen von Asthma cardiale empfohlen. Es besteht kein Zweifel, daß Aminophyllin beim Fehlen eines Lungenödems, wenn die Exspiration verlängert und schwierig ist und wenn eine starke bronchospastische Komponente vorliegt, nützlich sein kann.

Bei Kranken mit wiederholten Anfällen von Asthma cardiale oder Lungenödem bringt die Inhalation von Sauerstoff oder ein Sauerstoffzelt Erleichterung. Die Verabreichung von Sauerstoff mit Hilfe einer Maske, welche die Anwendung eines positiven Druckes von 4 bis 6 cm zuläßt, hat nach unserer Erfahrung eindeutige Vorteile.

Die durch eine Spezialmaske erzielte „positive Druckatmung” führt zu einem Druckanstieg in den Luftwegen, zu einer Erhöhung des intrathorakalen Druckes und zu einer Verminderung des venösen Blutzuflusses. Man verwendet Druckwerte von 4 bis 5 cm Wasser nur in der Exspiration, nur in der Inspiration, oder in beiden Atemphasen.

Atropin. Auch Atropindosen von 1 bis 2 mg hat man zwecks Dämpfung der Reflexerregbarkeit und zur Sekretionsverhütung empfohlen. Diese Behandlung ist beim experimentellen Lungenödem hilfreich. Man muß jedoch bei der intravenösen Injektion großer Atropindosen bei Kranken mit Koronarsklerose vorsichtig sein, da die Erhöhung der Herzfrequenz eine Anoxie des Herzmuskels verursachen und ernste Folgen nach sich ziehen kann (S. 310). Aus diesem Grunde und infolge der unangenehmen Nebenwirkungen großer Atropindosen ist diese Behandlung nicht zu empfehlen.

Hypertonische Glukoselösung. Sehr wirkungsvoll ist eine Injektion einer hochkonzentrierten Dextroselösung, zum Beispiel von 40 ccm einer 40- bis 50prozentigen Lösung. Die Besserung kann innerhalb weniger Minuten eintreten. Die Wirkung ist nicht auf den Zucker zurückzuführen. Es handelt sich um einen rein osmotischen Effekt der hypertonischen Lösung.

Zur Behandlung verschiedener Herzleiden wurden häufig intravenöse Zuckerinjektionen mit oder ohne Insulin empfohlen. Diese Injektionen sollten besonders bei verschiedenen Myokard- und Koronarerkrankungen eine günstige Wirkung zeigen. Dafür ist aber bis jetzt keinerlei Beweis erbracht. Die Einverleibung hypertonischer Lösungen in den Kreislauf führt durch Heranziehung von Flüssigkeit aus den Geweben zu einer deutlichen Vermehrung der zirkulierenden Blutmenge und erhöht so die Herzarbeit (S. 360). Bei Kranken mit Hirnödem hat man nach einem anfänglichen Absinken eine Zunahme des Spinaldruckes beobachten können. Man hat daher für diese Fälle die Verabreichung von 50prozentiger Saccharose empfohlen. Die Liquorschranke ist für Saccharose nicht durchgängig. Hypertonische Saccharoselösungen haben jedoch eine schädliche Wirkung auf die Nieren.

Auch wenn man Aderlässe, Abschnürmanschetten oder hypertonische Glukoselösungen anwendet, soll man bis zur Verabreichung von Morphium möglichst keine Zeit verlieren. Diese Behandlung allein ist verläßlich; sie nützt nur beim terminalen Lungenödem Sterbender nichts mehr.

Andere Mittel. Bei den während Blutdruckkrisen auftretenden Lungenödemformen hat man auch die intravenöse Anwendung von Veratrin, Regitin sowie von adrenolytischen und die autonomen Ganglien lähmenden Verbindungen (Hexamethonium) versucht.

7. Morphium bei kardialer und pulmonaler Dyspnoe

Im vorhergehenden Abschnitt wurde angeführt, daß das Morphium das wirkungsvollste Mittel für das Asthma cardiale und das Lungenödem darstellt. Bei anderen Formen von kardialer Dyspnoe ist es nicht weniger brauchbar.

Jahrzehntelang wurde das Morphium als eine „zweite Digitalis" bezeichnet und bei Herzkranken sehr häufig angewendet. Derzeit werden seine wohltuenden Wirkungen bei dekompensierten und dyspnoischen Herzkranken oft vergessen.

Im Kapitel über die Dyspnoe konnte gezeigt werden, daß sogar die auf eine Lungenstauung zurückzuführende Atemnot nicht ausschließlich von den mechanischen Auswirkungen der Stauung abhängt, sondern daß verschiedene Reflexe eine wesentliche Rolle spielen. Bei dieser Krankengruppe ergibt eine Untersuchung des arteriellen Blutes keine Anoxämie. Solange als nicht Lungenkomplikationen vorliegen, ist das Blut normal sauerstoffgesättigt und enthält sogar weniger Kohlensäure als normales Blut. Eine Lungenstauung führt zu einer reflektorischen Hyperventilation. Diese Hyperventilation allein ist imstande, den Kranken zu erschöpfen, da die größere körperliche Arbeit bei der Atmung eine vermehrte Belastung darstellt. Sie führt auch zu den schädlichen Wirkungen einer exzessiven Exhalation von Kohlensäure (Hypokapnie). Gibt man solchen Kranken kleine Morphiumdosen, zum Beispiel 20 Tropfen einer einprozentigen Lösung von Morphiumsulfat in Wasser, wodurch man die Reizbarkeit der Zentren etwas vermindert, so geht die Dyspnoe stark zurück, und damit wird auch die auf dem Kreislauf lastende zusätzliche Arbeit geringer. Im Anschluß an die Verabreichung einer Morphiumdosis kann man bei einem sonst unbehandelten Patienten oft die Beobachtung machen, daß gleichzeitig mit der großen subjektiven Erleichterung eine profuse Diurese einsetzt und die Lebergröße zurückgeht. Die große Ruhelosigkeit dieser Kranken ist beseitigt und sie sind viel leichter zu behandeln. Die vor 50 Jahren von Klinikern gemachte Feststellung, daß man mit Morphium allein eine Kompensation erreichen kann, ist für manche dekompensierten, nichtflimmernden Kranken sicher richtig.

Jeder dekompensierte, dyspnoische Herzkranke soll daher an den ersten Tagen der Behandlung morgens und abends kleine Morphiumdosen erhalten, bis das Einsetzen der Digitaliswirkung diese Behandlung unnötig macht. Die empfohlenen kleinen Dosen hemmen die Diurese nicht und man braucht, wenn man diese Dosen oral während der indizierten Zeit gibt, auch einen Morphinismus nicht zu fürchten.

In diesem Zusammenhang erscheint die Feststellung wichtig, daß im Gegensatz zur kardialen Dyspnoe alle Formen von pulmonaler Dyspnoe Kontraindikationen gegen die Anwendung von Morphium darstellen. In diesen Fällen ist die Sauerstoffsättigung des Blutes vermindert und infolge der Lungenerkrankung kann es auch zu einer Kohlensäureretention kommen. In einem solchen Falle ist die Dyspnoe nicht das abnorme Ergebnis verschiedener Faktoren, welche mit der Dekompensation zusammenhängen, sondern eine wichtige Erscheinung, welche zur Erhaltung des Lebens und zur Kompensierung der Lungenerkrankung notwendig ist. Wenn man unter diesen Umständen durch Morphium die Reizbarkeit der Atemzentren vermindert und die Respiration verlangsamt, so leidet der Gasaustausch und es tritt eine Anoxämie mit zunehmender Zyanose auf. Die Kranken fallen in Schlaf, die Zahl der Atemzüge nimmt ab, die Atemphasen werden länger und es treten immer längere respiratorische Pausen auf, die Zyanose wird immer stärker und bald kann der Tod durch Atemstillstand eintreten.

Dies stellt kein seltenes Ereignis dar, man findet solche Zwischenfälle leider allzu häufig. Oft ist dem Arzt der Zusammenhang zwischen der Morphiumverabreichung und dem Tod des Kranken nicht klar; er führt den tödlichen Ausgang auf den schweren Lungenprozeß zurück. Es ist bedauerlich, daß die meisten in Umlauf befindlichen Lehrbücher der klinischen Medizin und sogar der Pharmakologie auf diese Kontraindikationen kein Gewicht legen, sie sind nur in einigen einzelnen Beobachtungen niedergelegt.

In Fällen von schwerem Emphysem und Kyphoskoliose, bei diffuser Bronchopneumonie, beim Asthma bronchiale, bei der doppelseitigen Tuberkulose und Pneumonie sowie bei diffusen neoplastischen Lungenmetastasen darf Morphium nur mit größter Vorsicht gegeben werden. Bei leichtem Emphysem, bei einer herdförmigen Pneumonie beziehungsweise Tuberkulose oder bei einem Lungentumor kann man Morphium geben, wenn es indiziert ist; bei jenen Lungenerkrankungen jedoch, welche infolge ihrer Ausdehnung zu Zyanose oder Dyspnoe führen, ist die Verwendung von Morphium verboten. Wir haben Kranke innerhalb einer halben Stunde nach einer Morphiuminjektion unter dem eben beschriebenen Bild sterben gesehen, da unerfahrene Ärzte bei einem Karzinomkranken mit ausgedehnten Lungenmetastasen oder bei einem Kranken mit fortgeschrittener Lungentuberkulose wegen heftiger Schmerzen Morphium anordneten. Kranke mit einem Asthma bronchiale sterben nur selten während eines Anfalles. Dies geschieht jedoch sehr häufig, wenn man Morphium gegeben hat. Muß man aus irgendeinem Grunde Morphium verabreichen, oder ist der Arzt im Falle eines Herzkranken, welcher Morphium braucht, unsicher, wie groß der pulmonale Anteil der Dyspnoe ist, so kann man kleine Dosen der Droge geben. Der Patient ist sorgfältig zu beobachten, sodaß man die zentral angreifenden Stimulantien, wie Atropin, Coramin, Koffein oder Aminophyllin, sofort anwenden kann, wenn die Atmungseinschränkung stärker wird.

Das Demerol ist bei Kranken mit Lungenleiden sicherer als das Morphium.

Aus demselben Grunde ist es günstig, bei einem Lungenödem Morphium wegzulassen, wenn bereits reichlich hämorrhagisches Sputum vorhanden ist und überall über den Lungen zahlreiche feuchte Rasselgeräusche zu hören sind, da in einem solchen Falle ein mechanisches Hindernis vorliegt, welches die Dyspnoe hervorruft und da deren Unterdrückung zu einer Asphyxie führen kann. In solchen Fällen gibt man Morphium erst dann, wenn man mit Hilfe einer intravenösen Injektion von hypertonischer Glukoselösung bei der Resorptionsförderung des Alveolartranssudates Erfolg gehabt hat.

Bezüglich der Wirkung von Demerol auf Kranke mit kardialer Dyspnoe gibt es noch keine ausreichenden Beobachtungen.

8. Herzstimulantien

Bei Kranken mit Herzschwäche sind hauptsächlich Präparate aus der Digitalis- oder Strophanthingruppe indiziert. In manchen Fällen, zum Beispiel bei einer akuten Herzinsuffizienz verschiedenen Ursprungs, beim akuten Lungenödem, bei der Lungenembolie sowie bei der Rechtsherzinsuffizienz, kann man es für notwendig finden, die Herztätigkeit sofort anzuregen, bevor noch die Digitalisglykoside eine Wirkung auf das Herz zeigen können. Manchmal verbieten Nebenwirkungen der Digitalisbehandlung, wie Extrasystolen, eine Fortsetzung dieser Behandlung auch dann, wenn sie an und für sich indiziert ist. Für diesen Zweck hat man eine außerordentlich große Zahl von Mitteln empfohlen, doch sind nur wenige davon wirklich brauchbar.

Strychnin. Viele Jahre lang hat man das Strychnin als ein Herzstimulans verwendet. Es wurde jedoch früh erkannt, daß das Strychnin keine Wirkung auf das Herz hat und nur zur Erhöhung des Gefäßtonus verwendet werden kann. Man hat es drei- oder viermal täglich oral oder durch subkutane Injektion in der Dosis von 2 mg gegeben.

Pressorische Amine. Das Adrenalin übt eine sehr kräftige Wirkung auf den Kreislauf aus. Es verbindet eine positive inotrope Wirkung auf den Herzmuskel mit einer über weite Körpergebiete ausgebreiteten konstriktorischen Wirkung. Nichtsdestoweniger sind seine Nachteile groß. Bei oraler oder rektaler Anwendung ist es praktisch wirkungslos. Bei der Verabreichung von Injektionen ist seine Wirkung manchmal stürmisch und verschwindet innerhalb kurzer Zeit. Infolge der starken Tachykardie, der Blutdruckerhöhung und der beträchtlichen Erhöhung des Sauerstoffbedarfes des Myokards, welcher oft nicht befriedigt werden kann, sind sogar kleine Dosen bei Herzkranken gefährlich. Man soll dieses Medikament daher bei Herzkranken sogar dann nicht anwenden, wenn es aus anderen Gründen notwendig erscheint, zum Beispiel als Zusatz zu einem Lokalanästhetikum oder zur Behandlung geschwollener Nasenschleimhäute (S. 310).

Einige von den neueren pressorischen Aminen und mit dem Adrenalin verwandten Substanzen sind jedoch in Fällen indiziert, bei welchen, zum Beispiel während einer Spinalanästhesie oder nach einer Sympathektomie, der Blutdruck auf gefährlich niedrige Werte abzusinken droht. In diesen Fällen gibt man ohne besondere Gefahr für das Herz Paredrin und Neosynephrin. Man kann Dosen von 20 bis 30 mg Paredrin oral oder 5 bis 10 mg Paredrin oder Neosynephrin in Form einer intramuskulären Injektion als Einzeldosis geben.

Die Wirkung dieser Medikamente erfolgt mehr prolongiert und weniger stürmisch als jene des Adrenalins.

Kampfer, Coramin, Cardiazol. Kampferpräparate wurden von vielen Ärzten in verschiedenen Ländern als Herzmittel sehr gern und immer dann gegeben, wenn eine Anregung des Herzens indiziert erschien. Es gibt jedoch keinen sicheren Beweis für eine Reizwirkung des Kampfers auf das Herz. Dasselbe gilt für manche synthetische Präparate, welche man ursprünglich als synthetische Herzstimulantien mit kampferähnlicher Wirkung empfohlen hat. Die bestbekannten dieser Präparate sind das Coramin und das Cardiazol. Diese Präparate haben weder eine stimulierende Wirkung auf das Herz noch erhöhen sie seine Kontraktilität. Sie reizen die medullären Zentren und führen nur auf diesem Wege zu einem mäßigen Blutdruckanstieg und zu einer Intensivierung der Atmung. Zur Anregung des Herzmuskels sollten sie nicht verwendet werden. Sie werden sogar in dringlichen Fällen oft nur wegen ihrer psychologischen Wirkung verabreicht.

Xanthinkörper. Verschiedene Präparate, welche eine stimulierende Wirkung auf das Herz haben, gehören zur Xanthingruppe. Sie sind besonders gut brauchbar, da dieser Effekt mit einer Gefäßerweiterung und mit einer gewissen diuretischen Wirkung verbunden ist.

Früher wurde darauf hingewiesen, daß einige der Xanthine, wie das Theophyllin, auf den Herzmuskel eine Reizwirkung ausüben. Besonders das Koffein erhöht die Kontraktilität des Myokards und vergrößert die Kontraktionsamplitude speziell beim geschädigten oder schwachen Herzen. Die Wirkung auf die Herzfrequenz ist verschieden, da sie von mehreren zentralen und peripheren, in entgegengesetzter Richtung wirkenden Faktoren abhängt.

Für Injektionszwecke werden die löslichen Doppelsalze, zum Beispiel das Koffein mit Natriumbenzoat, verwendet. Wenn nötig, kann man alle zwei Stunden eine subkutane Injektion zu 0.25 bis 0.3 g verabreichen. Zur oralen Behandlung ist das Coffeinum purum in Dosen zu 0.1 g nützlich. Ein guter schwarzer Kaffee, welchen der Kranke viel lieber zu sich nimmt, ist jedoch nicht weniger wirksam als eine Koffeinkapsel oder -injektion. Der Koffeingehalt einer kleinen Tasse Kaffee kann die mit einer Kapsel oder mit einer Injektion gegebene Menge überschreiten.

9. Aderlaß, Blutegel

Die Wirkung eines Aderlasses beim Asthma cardiale, beim Lungenödem und bei der Hypertonie wurde in den entsprechenden Kapiteln erörtert. Diese therapeutische Maßnahme ist sehr alt und rein empirischer Natur. Selten gibt es absolute Indikationen für ihre Anwendung.

Kranke mit einer starken Venenstauung und Lebervergrößerung, das heißt, mit einer Insuffizienz des rechten Herzens, scheinen von einem Aderlaß einen gewissen Nutzen zu haben. Die Entfernung von 400 bis 500 ccm Blut kann den Zustand solcher Kranker erleichtern. Der Venendruck fällt oft vorübergehend ab und der Patient erlebt eine subjektive Besserung. Auch der Spinaldruck fällt ab. Wenn man jedoch einige Stunden zuwarten kann, so kann man dasselbe Resultat gewöhnlich mit einer Injektion eines Quecksilberdiuretikums erreichen.

Bei Kranken mit einer Rechtsherzinsuffizienz im Verlauf eines Lungenleidens (dekompensiertes Cor pulmonale) hat man mit einem Aderlaß manchmal ausgezeichnete Erfolge. Im allgemeinen ist dieser Eingriff jedoch selten notwendig und wird auch selten angewendet. Ein Aderlaß führt gleichzeitig mit einer Herabsetzung des Druckes im rechten Vorhof zu einer Vergrößerung des Schlagvolumens. Dies kann darauf zurückzuführen sein, daß das Herz vor dem Aderlaß überlastet war und die hochgradige Zunahme des Füllungsdruckes zu einer Verkleinerung des Schlagvolumens geführt hat.

Es wurde darauf hingewiesen, daß ein Aderlaß bei Polyzythämien hilfreich ist, welche eine pulmonale Gefäßsklerose oder kongenitale Herzklappenfehler komplizieren. Sie ist bei plethorischen Kranken mit chronischer Stauungsherzinsuffizienz nützlich.

Empfiehlt man eine Anwendung von Blutegeln, so begegnet man oft einem mitleidigen Lächeln. Wir sind jedoch in der Lage, die Beobachtungen anderer Autoren zu bestätigen, daß diese alte Behandlungsmethode der Volksmedizin sehr nützlich sein kann, wenn man sie bei bestimmten Indikationen verwendet. Die wichtigste Situation, bei welcher Blutegel Erleichterung bringen können, liegt bei Kranken mit einer akuten Leberstauung vor, welche heftige Schmerzen im rechten Hypochondrium verursacht. Unter diesen Umständen reicht die Ansetzung von drei oder vier Blutegeln über der Leber aus, um innerhalb weniger Stunden Erleichterung zu bringen. Man kann nachher sogar eine nachweisbare Verkleinerung der Leber finden. Obwohl sich die Kranken zunächst oft gegen diese unangenehmen Tiere widersetzen, berichten sie in jedem Fall ihrer Anwendung immer über eine eindeutige Besserung ihrer Beschwerden. Über die Wirkungsweise dieser Maßnahme ist nichts Bestimmtes bekannt. Man hat angenommen, daß der Erfolg auf ein Nachlassen gewisser Gefäßspasmen innerhalb der Leber über einen kutaneo-viszeralen Reflex zurückzuführen ist. Wir fanden jedoch, daß eine Reizung des entsprechenden Hautsegmentes durch Kantharidenpflaster oder Schröpfen entschieden weniger wirksam ist.

10. Totale Thyreoidektomie bei Herzinsuffizienz

Die totale Thyreoidektomie bei Kranken mit unbeeinflußbarer Angina pectoris wurde auf S. 362 erörtert.

Seit mehr als 30 Jahren ist bekannt, daß eine subtotale Thyreoidektomie bei Kranken mit organischen Herzleiden und leichten Hyperthyreosen eine ausgezeichnete Wirkung auszuüben vermag. Bei diesen Kranken können die Dekompensationserscheinungen bald nach der Operation verschwinden, manchmal wird das Herz sogar kleiner, Rhythmusstörungen gehen zurück und die funktionelle Kapazität des Patienten wird beträchtlich größer. Die postoperative Besserung ist sehr eindrucksvoll, da eine vorherige intensive Behandlung mit den meisten verfügbaren kräftigen Mitteln oft versagt hat.

Die gelegentliche Beobachtung einer ähnlichen auffälligen Besserung bei Kranken, welche wegen einer angenommenen Hyperthyreose operiert wurden, wenn auch die anschließende histologische Untersuchung der Schilddrüse kein Zeichen einer Hyperfunktion ergab, legte die Durchführung der subtotalen Thyreoidektomie auch für Herzkranke ohne Hyperthyreose nahe (Blumgart, Levine). Da es im Anschluß an die anfängliche Besserung bei mehreren Fällen bald zu einem Wiederauftreten der ursprünglichen Symptome kam, hat man empfohlen, die subtotale Thyreoidektomie aufzugeben und die totale Thyreoidektomie durchzuführen (S. 362). Man hat das Wiederauftreten von Symptomen nach dem erstgenannten Eingriff auf eine Regeneration des Schilddrüsengewebes zurückgeführt.

Die Operation wurde von vielen Ärzten begeistert aufgenommen. Andere wollten von ihr nichts wissen. Derzeit wird sie scheinbar sehr selten angewendet. Wir sind der Meinung, daß die Operation bei einer kleinen Zahl sorgfältig ausgewählter Fälle sehr nützlich sein kann.

Die Operation ist in einem sorgfältig beobachteten Fall zu erwägen, wenn man trotz intensiver Digitalisbehandlung, trotz Verwendung der modernen Diuretika und trotz ständiger Krankenhausbehandlung einen erträglichen Kompensationszustand nicht zu erreichen vermag. Wenn eine langdauernde Beobachtung ergibt, daß das Myokard solcher Patienten in gutem Zustand ist und wenn die noch zu erwähnenden Kontraindikationen nicht vorliegen, so kann man die Operation versuchen. Nicht operieren soll man einen Kranken, bei welchem die Dekompensation ein bloßer Folgezustand einer Infektion, einer Lungenembolie oder einer Arrhythmie ist. In diesen Fällen bringt eine Behandlung auf dem Wege über eine Aufhebung der Dekompensationsursache auf einfachere Weise Erleichterung. Ebenso soll man hoffnungslose Fälle nicht operieren, wie zum Beispiel, wenn eine Knopflochstenose der Mitralis oder eine Myokardschädigung vorliegt. Bei einer Aortitis sollen keine Zeichen einer Progression und bei rheumatischen Herzfehlern keine Zeichen einer Aktivität bestehen. Rheumatische Herzklappenfehler stellen tatsächlich die einzige Gruppe dar, bei welcher die Operation gelegentlich gerechtfertigt ist. Besonders jene dekompensierten Kranken mit Mitralstenosen, welche nicht frühzeitig ein Vorhofflimmern bekommen und welche keine Stauung der Leber oder der Venen zeigen, haben von der Operation den größten Nutzen.

Bei diesen Fällen ist die Lungenstauung ungewöhnlich schwer und reagiert auf die übliche Behandlung nicht. Die Operation bringt jedoch in allen diesen Fällen keine wesentliche Hilfe und soll immer als letzter Ausweg gelten.

Die Kranken überstehen die Operation auffallend gut.

Zuerst hat man den Operationserfolg dem Absinken des Grundumsatzes zugeschrieben. Man war der Meinung, daß die Operation zu einer Verminderung des Sauerstoffbedarfs der Gewebe führe und daß der Bedarf der Gewebe damit an den beeinträchtigten Kreislauf angepaßt würde. Bald wurde es jedoch offenkundig, daß die Besserung einsetzt, bevor noch der Grundumsatz niedriger wird, ja, sie ist tatsächlich gelegentlich bereits wenige Tage nach der Operation vorhanden. Man kann daher die Beseitigung eines direkten Einflusses der Schilddrüse auf den Kreislauf annehmen. Wenn der Grundumsatz auf niedrige Werte absinkt und Hypothyreoseerscheinungen auftreten, gibt man kleine Dosen eines Schilddrüsenpräparates. Manchmal ist man in der Lage, den Grundumsatz bei diesen Kranken auf normaler Höhe zu erhalten, während die Besserung der Zirkulation bestehen bleibt.

Man muß auch daran denken, daß mit dem Auftreten eines Myxödems sowohl die Herzleistung als auch die Kreislaufzeit auf niedrigere Werte absinken. Diese Tatsache zwingt uns, für die nützliche Wirkung der chirurgischen oder chemischen Thyreoidektomie eine andere Erklärung zu finden als nur die Verminderung des Sauerstoffbedarfes der Gewebe.

Eine dritte Indikation für diese Behandlungsart stellen Kranke mit paroxysmalen Vorhoftachykardien oder paroxysmalem Flattern und Flimmern dar, welche von ihren sehr häufigen Anfällen gequält werden und auf die übliche Behandlung nicht ansprechen. Hier ist die Herabsetzung der Schilddrüsenaktivität imstande, die Schwere und Häufigkeit der Anfälle günstig zu beeinflussen.

Die Thioharnstoffderivate erwiesen sich sowohl bei Kranken mit einer Herzinsuffizienz und Stauung als auch bei jenen mit einer Angina pectoris als wirkungsvoll und wurden in diesen Fällen wiederholt mit Vorteil verwendet. Die einfachste und den Kranken am wenigsten störende Behandlung ist jedoch die mit radioaktivem Jod. Zuerst bestimmt man die Jodtoleranz mit einer Testdosis von J^{131}. Dann gibt man in Abständen von 5 bis 6 Wochen oral 20 bis 30 millicuries. Oft erlebt man schon bald nach der ersten Dosis günstige Ergebnisse. Die Erzielung eines myxödematösen Zustandsbildes ist jedenfalls nicht nötig.

Es ist festzustellen, daß eine derartige Behandlung in ungefähr 50 Prozent der Fälle von Herzinsuffizienz mit Stauung nützlich ist. Bei einem Drittel der Fälle von Angina pectoris wurde über ausgezeichnete und bei einem weiteren Drittel über zufriedenstellende Ergebnisse berichtet. In der letztgenannten Gruppe fanden wir die chemische Thyreoidektomie besonders bei Patienten mit Aortenstenose und Aorteninsuffizienz sowie bei jenen mit einer Ruheangina nützlich.

11. Kohlensäurebäder

Die Wirkung eines Kohlensäurebades auf den Kreislauf ist komplexer Natur. Neben den gut studierten Wirkungen nichtmedizinischer Kaltwasserbäder hat man einen zusätzlichen spezifischen Einfluß durch die Kohlensäure selbst angenommen. Es wurde die Behauptung aufgestellt, daß die Kohlensäurespannung in den Alveolen während eines Bades um 5 bis 10 Prozent ansteige, was man auf eine Resorption von Kohlensäure durch die Haut zurückgeführt hat. Als Ursache mancher wohltätiger Wirkungen hat man die stimulierende Wirkung der Kohlensäure auf die Atmung und auf den peripheren Gefäßtonus angenommen.

Ein Kohlensäurebad stellt für den Kreislauf eine Belastung dar. Aus diesem Grunde ist es beim Vorliegen einer Stauung oder einer Herzinsuffizienz kontraindiziert. Ebenso soll man es Kranken mit einer Angina pectoris, mit einer Hypertonie oder Koronarsklerose nicht verschreiben. Überdies ist es günstig, Kohlensäurebäder bei Herzneurosen nicht anzuwenden, weil sie das übererregte Herz stärker belasten und die Aufmerksamkeit des Patienten auf dieses Organ lenken.

Kohlensäurebäder sollen bei völlig kompensierten Klappenfehlern, bei Kranken mit gewissen endokrinen Störungen des Klimakteriums oder bei leichten Hyperthyreosen günstig wirken und gelten dabei als sehr angenehm.

Die Dauer und Temperatur des Bades soll durch einen erfahrenen Balneologen vorgeschrieben werden, welcher mit den Eigenschaften des betreffenden Bades vertraut ist. Die Anweisungen sind genau zu befolgen, wobei viele Ruhetage eingeschaltet werden sollen. Infolge vieler Zeitungsartikel und Laienpropaganda über Kohlensäurebäder trachten manche Patienten, innerhalb einer kurzen Zeitperiode so viele Bäder als nur möglich zu nehmen. Die von Mackenzie gegen die übertriebenen und unberechtigten Angaben über die Vorteile dieser Bäder bezogene Stellungnahme ist allbekannt.

Die von vielen Kranken nach einem Aufenthalt in einem Heilbad festgestellte Besserung hängt in nicht geringem Grade von der Behandlung durch einen versierten Spezialisten im Heilbad ab, welcher mit einer Digitalisbehandlung nicht zurückhält, wenn sie indiziert ist. Dessen Anordnungen werden in der Atmosphäre des Heilbades oft genauer befolgt als zu Hause.

12. Diätfragen

Auch wenn keine bestimmte Diät erforderlich ist, soll man Herzkranken ins einzelne gehende Instruktionen geben, da klare Anweisungen immer willkommen sind.

Kompensierte Herzkranke müssen im allgemeinen nicht großen diätetischen Einschränkungen unterworfen werden. Eine normale, gemischte Kost ist erlaubt. Nahrungsstoffe, welche eine Flatulenz erzeugen, Nahrungsmittel, welche nicht leicht verdaulich sind, und große Mahlzeiten sind zu vermeiden. „Iß häufig, aber nicht zuviel auf einmal", ist eine ausgezeichnete Anweisung. Flüssigkeiten sollen hauptsächlich zwischen den Mahlzeiten eingenommen werden.

Die diätetischen Erfordernisse für Kranke mit Hypertonie, Koronarsklerose oder Myokardinfarkt wurden in den entsprechenden Kapiteln angegeben.

Kranke mit einer Herzinsuffizienz und mit Ödemen sollen eine salzarme oder sogar salzfreie Diät erhalten. Sogar gesunde Personen, welche einen Tag lang salzfreie Kost bekommen, haben eine profuse Diurese und zeigen einen Gewichtsverlust, welcher innerhalb von 24 Stunden ein Kilogramm überschreitet. Der große Beitrag einer solchen Diät für die Erzielung einer ausreichenden Diurese ist bei ödematösen Patienten leicht verständlich.

In der letzten Zeit hat man bei kardialen Ödemen eine große Flüssigkeitszufuhr empfohlen. Es wurde ausgeführt, daß man ödematöse Kranke damit auch entwässern kann. Wenn man das Natrium in der Kost einschränkt und die Kost eine neutrale oder saure Asche ergibt, so kann man sogar bei Verabreichung von mehr als 4000 ccm Wasser täglich eine beträchtliche Diurese erzielen. Fleisch, Eier, Getreideflocken, Zerealien, Pflaumen und Rosinen gehören zu den Nahrungsstoffen, welche eine saure Asche geben. Milch, Fruchtsäfte und Früchte, mit Ausnahme der obenerwähnten, sind zu vermeiden. Ammoniumchlorid (3 g täglich) oder einige Tropfen verdünnter Salzsäure in jedem Wasserglas helfen die Azidität erhöhen.

Die Karell-Diät, welche in der im Laufe des Tages erfolgenden Aufnahme von 800 bis 1000 ccm Milch besteht, ist sehr befriedigend. Die Verwendung von Milch hat jedoch gewisse Nachteile. Viele Patienten mögen Milch nicht; bei vielen führt sie zu Meteorismus und Spannungsgefühl, bei anderen zu Diarrhöen. Überdies ist die Milch salzarm, aber nicht salzfrei. Sie enthält im Liter 750 mg Natrium. Aus diesem Grunde kann man statt der Milch rohe oder gekochte Gemüse geben. Es sind alle Sorten von Früchten oder Gemüsen erlaubt. Auch Kartoffeln sind gestattet, besonders bei starken Essern. Sie können mit den Schalen verzehrt werden, welche wegen ihres hohen Kaliumgehaltes eine gewisse diuretische Wirkung haben sollen. Die zulässige Gesamtmenge der Früchte oder des Gemüses soll im Verlauf von 24 Stunden 1200 g nicht überschreiten. Man gibt dabei keine weitere Nahrung und auch keine anderen Getränke. Diese Diät läßt man an drei aufeinanderfolgenden Tagen einhalten, und ergänzt sie dann durch Proteine.

Man hat die Verwendung künstlicher Salzpräparate empfohlen, die meisten von ihnen haben aber einen hohen Natriumgehalt und sind daher von geringem Wert. Man kommt gewöhnlich ohne sie aus. Knoblauch, Pfeffer, Paprika, Essig und dergleichen sind erlaubt.

Bei Kranken mit einer starken Albuminurie kann während der chronischen Stauung eine Hypoproteinämie auftreten. Es ist daher eine eiweißreiche Kost notwendig.

Bei übergewichtigen Kranken wird man eine kalorienarme Kost verschreiben. Für die meisten Kranken verordnet man täglich zwanzig Kalorien je Kilogramm Körpergewicht. Als Basis für das Diätregime soll eher das errechnete Idealgewicht des Patienten als sein tatsächliches Gewicht dienen.

Exzessives Rauchen und der Konsum großer Alkoholmengen sind nicht gestattet. In den entsprechenden Kapiteln wurde darauf hingewiesen, daß das Rauchen für Patienten mit Hypertonie, mit Koronarerkrankungen und besonders für jene mit peripheren Gefäßerkrankungen sogar in kleinsten Mengen schädlich, während Alkohol in mäßigen Mengen nützlich ist.

Luftreisen

In unserer Ära des Flugzeuges ist häufig die Frage zu entscheiden, ob man einem Kranken eine Luftreise zumuten könne. Mit der Ausnahme eindeutiger Kontraindikationen, wie z. B. einer schweren Herzinsuffizienz mit Stauung oder eines frischen Myokardinfarktes, wird man sehr häufig eine bejahende Antwort geben können. Die Erfahrung, daß sich unter 7 Millionen Fluggästen auf 5 Hauptluftlinien während des Fluges nur 3 und kurz nach der Landung 5 Todesfälle an Herz- und Gefäßkrankheiten ereigneten (Graybiel), zeigt, daß das Risiko tatsächlich klein ist. Die Regel „wer gehen kann, kann auch fliegen", ist anerkan, doch müssen bestimmte Tatsachen berücksichtigt werden.

Ein Patient, welcher einen Myokardinfarkt durchgemacht hat, soll vor Ablauf von 4 Monaten seit dem Tag der Entstehung des Infarktes keine Luftreisen unternehmen. Dyspnoische Kranke sollen ebenfalls nicht fliegen. Unter Laien herrscht die Meinung vor, daß Flugzeuge mit Druckkabinen sicher seien; die Druckwerte in diesen Kabinen entsprechen jenen in Höhen von 1.800 bis 2.100 m was bereits sehr viel ist. Manche Kranke mit Angina pectoris benötigen den Sauerstoff aber

bereits in einer Höhe von 1.500 m. Kranke mit einem Status anginosus oder mit
bereits in Ruhe auftretenden Angina pectoris-Anfällen (Dekubital-Angina) sollten
nicht fliegen. Ein Spannungsgefühl im Abdomen infolge einer Ausdehnung der
Darmgase verursacht häufig Störungen. Es ist zu empfehlen, daß die Kranken
alle 4 Stunden 1 Tablette Dramamin nehmen.

Schrifttum

Aaron, R. S. and Weston, R. E., Outpatient treatment of congestive heart failure
with sodium-removing exchange resins, Arch, int. Med., **90**, 182, 1952.

Abdon, N. O., and Nielsen, N. A. "Localisation of Cardio-inhibitory Vagal Effect
caused by Digitalis." Scandinav. Arch. f. Physiol., **78**, 1, 1938.

Anitschkow, S. V., und Trendelenburg, P. Die Wirkung des Strophanthins auf
das suffiziente und auf das insuffiziente Warmblüterherz. Deutsche med. Wchnschr.,
54, 1672, 1928.

Averbuck, S. H. Über die Diuresehemmung durch Antipyretika. Arch. f. exper.
Path. u. Pharmakol., **157**, 330, 1930.

Barach, A. L., Martin, J. and Eckman, M., Positive pressure respiration and its
application to the treatment of acute pulmonary edema, Ann. int. Med., **12**, 754,
1938.

—, and Molomut, N. "Oxygen Mask metered for Positive Pressure." Ann. Int.
Med., **17**, 820, 1942.

Batterman, R. C. and Gutner, L. B., Hitherto undescribed neurological manifestations of digitalis toxicity, Am. Heart J., **36**, 583, 1948.

Berliner, K. "Observations on the Duration of the Electrical Systole of the Heart,
with Special Reference to the Effect of Digitalis." Am. Heart J., **7**, 189, 1931.

Berliner, R. W., et al., Relationship between acidification of the urine and potassium
metabolism, Am. J. Med., **11**, 274, 1951.

Bix, H. Decholin als Diuretikum, Wr. Klin. Wchschr., **40**, 321, 1927.

Black, A. B. and Litchfield, J. A., Uraemia complicating low salt treatment of
heart failure, Quart. J. Med., **20**, 149, 1951.

Blum, L. "Recherches sur le rôle des sels alcalins dans la pathogénie des oedèmes,
l'action diurétique du chlorure de potassium." Presse méd., **28**, 685, 1920.

Blumgart, H. L. and Freedberg, A. S., The heart and the thyroid with particular
reference to I 131 treatment of heart disease, Circul. **6**, 222, 1952.

Borg, J. F. "Treatment of Edema with Orally Administered Mercurial Diuretic."
Am. Heart J., **24**, 397, 1942.

Brandt, R. Ekzem infolge Überempfindlichkeit gegen Digitalis purpurea. Wien
klin. Wchnschr., **50**, 1525, 1937.

Braulke, H. Eine neue Anwendungsart des Salyrgans: die intrapleurale Injektion.
München med. Wchnschr., **81**, 525, 1934.

Bresnick, E., Woodard, W. K. and Sageman, C. B., Fatal reactions to intravenous administration of aminophylline, J. A. M. A., **136**, 397, 1948.

Büchner, F. Herzmuskelnekrosen durch hohe Dosen von Digitalisglykosiden. Arch.
f. exper. Path. u. Pharmakol., **176**, 59, 1934.

Bullock, L. I., Gregersen, M. I., and Kinney, R. "The Use of Hypertonic Sucrose
Solution Intravenously to reduce Cerebro-spinal Fluid Pressure without a Secondary
Rise." Am. J. of Physiol., **112**, 82, 1935.

Calhoun, J. A. and Harrison, T. R., Studies in congestive heart failure, J. clin.
invest., **10**, 139, 1931.

Cohen, R. V., and Brodsky, M. L. "Allergy to Digitalis." J. Allergy, **12**, 69, 1940.

Crawford, J. H., and McIntosh, J. F. "The Use of Urea as a Diuretic in Advanced
Heart Failure." Arch. Int. Med., **36**, 530, 1925.

Cushny, A. R. "The Action and Uses in Medicine of Digitalis and its Allies." London,
Longmans, Green & Co., 1925.

Danowski, T. S., et al. The use of cation exchange resins in clinical situations, An.
int. Med., **35**, 529, 1951.

Dearing, W. H., Barnes, A. R., and Essex, H. E. "Experiments with Calculated Therapeutic and Toxic Doses of Digitalis. I. Effects on the Myocardial Cellular Structure." Am. Heart J., **25**, 648, 1943.

—, Essex, H. E., Herrick, J. F., and Barnes, A. R. "Experiments with Calculated Therapeutic and Toxic Doses of Digitalis. III. Effects on the Coronary Blood Flow." Am. Heart J., **25**, 719, 1943.

—, Barnes, A. R. and Essex, H. E., Myocardial lesions produced by digitalis in the presence of hyperthyroidism, Circul. **1**, 394, 1950.

Dennig, H., und Krause, E. Diurese durch rektale Anwendung von Novurit. München. med. Wchnschr., **82**, 1865, 1935.

Derow, H. A. and Wolff, L., Oral administration of Mercupurin tablets, in ambulatory patients with chronic congestive heart failure, Am. J. Med., **3**, 693, 1947.

Dock, W., and Tainter, M. L. "The Circulatory Changes after Full Therapeutic Doses of Digitalis, with a Critical Discussion of Views on Cardiac Output." J. Clin. Investigation, **8**, 467, 1930.

—, Sodium depletion as a therapeutic procedure, Tr. Ass. Am. Phys., **59**, 282, 1946.

—, and Frank, N. R., Cation exchangers: their use and hazards as aids in managing edema, Am. Heart J., **40**, 638, 1950.

Dorner, G. Praktische Erfahrungen mit Salyrgan bei tubulärer Nephritis. München. med. Wchnschr., **81**, 673, 1934.

Downey, V. M. and Strickland, B. A., Air transportation of cardiac and pulmonary patients, Ann. int. Med., **36**, 525, 1952.

Dresbach, M. "Additional Experiments Relative to the Origin of Glycoside Emesis, using Cats and Dogs." Am. J. Physiol., **126**, p. 480, 1939.

Duroziez, P. De delire et du coma digitalique, Gaz. hebdom. de med., **11**, 780, 1948.

Eichhorst, H. Toxaemische Delirien bei Herzkranken. Deutsche Med. Wchnschr., **24**, 389, 1898.

Eiselsberg, K. P., Zur Digitalisvergiftung, Wien. z. inn. Med. 1948.

Emerson, K. and assoc., Oral use of cation exchange resins in treatment of edema, Arch. int. Med., **88**, 605, 1951.

Essex, H. E., Herrick, J. E., Baldes, E. J., and Mann, F. C. "Digitalis and Coronary Blood Flow." Proc. Soc. Exper. Biol. & Med., **38**, 325, 1938.

Fahr, G., and Ladue, J. "A Preliminary Investigation of the Therapeutic Value of Lanatoside C (Digilanid C)." Am. Heart J., **21**, 133, 1941.

Faltitschek, F., and Scherf, D. "Theophyllinum purum als Diuretikum." Therap. d. Gegenw., **73**, 95, 1932.

Fiese, M. J., and Thayer, J. M., Value of Southey-Leech tubes in rapid relief of massive edema, Arch. int. Med., **85**, 132, 1950.

Flaum, E., und Roessler, R. Über die Herzwirkung der Purinkörper. Klin. Wchnschr., **12**, 1489, 1933.

Fraenkel, A. "Pharmacological Aspect of Digitalis Therapy." Lancet, **II**, 1101, 1935.

Fremont, R. E. and King, H., Digitoxin causing ventricular tachycardia with peripheral vascular collapse, J. A. M. A., **143**, 1052, 1950.

Freud, P. and Meyer, H. H., Über nichtzündende Subkutaninjection entzündlich wirkender Heilmittel, D. med. Wschr. 37, 1922.

Friedberg, C. K., Taymor, R., Minor, J. B. and Halpern, M., The use of diamox, a carbonic anhydrase inhibitor as an oral diuretic in patients with congenital heart failure, New Eng. J. Med., **248**, 883, 1953.

Friedman, M., St. George, S. and Bine, R. Jr., The behavior and fate of digitoxin in the experimental animal and man, Medicine, **33**, 15, 1954.

Fromherz, K. Entgiftung und Kumulierung. Deutsche med. Wchnschr., **60**, 1495, 1934.

Gamble, J. L., Blackfan, K. D., and Hamilton, B. "A Study of the Diuretic Action of Acid producing Salts." J. Clin. Investigation, **1**, 359, 1925.

Gans, R., Konstitution of Zeolithe, ihre Herstellung und technische Verwendung, Jahrb. preuß. geol. Landesanstalt, **27**, 63, 1906.

George, St. S. and others, A quantitative study of the digitoxin content of edema fluids, J. clin. Invest., **32**, 1222, 1953.

Gilbert, N. C., and Fenn, G. K. "Effect of Digitalis on the Coronary Flow." Arch. Int. Med., **50**, 668, 1932.
Ginsberg, A. M., Stoland, O. O., and Siler, K. A. "Studies on Coronary Circulation. VI. The Effect of some Members of the Digitalis Group on the Coronary Circulation." Am. Heart J., **16**, 663, 1938.
Gold, H. et al., Studies on purified digitalis glycosides, J. A. M. A., **119**, 928, 1942.
Goldhammer, S., Leiner, G., und Scherf, D. Über die zirkulierende Blutmenge vor und nach der Quecksilberdiurese. Klin. Wchnschr., **14**, 1109, 1935.
Goldmann, M. A. and Luisada, A. A., Alcohol-oxygen vapor therapy of pulmonary edema: Results in fifty cases, Ann. int. Med., **37**, 1221, 1952.
Gollwitzer-Meier, K. Die Energetik des Säugetierherzens. Klin. Wchnschr., **18**, 225, 1939.
—, und Krüger, E. Herzenergetik und Strophanthinwirkung bei verschiedenen Formen der experimentellen Herzinsuffizienz. Arch. f. d. ges. Physiol., **238**, 251, 1936.
Gordon, B. "The Value of Venesection in the Treatment of the Decompensated Heart." Am. J. M. Sc., **170**, 671, 1925.
Gottlieb, R., und Magnus, R. Digitalis und Herzarbeit. Arch. f. exper. Path. u. Pharmakol., **51**, 30, 1904.
Graybiel, A., A consideration of the effects of oxygen lack on the cardiovascular system from the viewpoint of aviation Jr. Aviat. Med. **12**, 183, 1941.
—, Air travel and heart disease, Modern concepts cardiovasc. dis., **23**, 3, 1954.
Gremels, H. Über die Kreislaufwirkung einiger neuerer Analeptika. Arch. f. exper. Path. u. Pharmakol., **153**, 36, 1930.
Guggenheimer, H. Zur Herzbehandlung bei Erkrankungen der Koronargefäße. Deut. Med. Wchnschr., **49**, 1007, 1923.
Haldane, J. S. Respiration. Yale University Press, New Haven, 1927.
Hanzlik, P. J., and Wood, D. A. "The Mechanism of Digitalis-Emesis in Pigeons." J. Pharmacol. & Exper. Therap., **37**, 67, 1929.
Hatcher, R. A. "The Persistence of Action of the Digitalis." Arch. Int. Med., **10**, 268, 1912.
—, and Bailey, H. C. "The Clinical Use of Strophanthus." J. A. M. A., **55**, 1697, 1910.
Hausner, E., und Scherf, D. Über Angina pectoris Probleme. Zeitschr. f. klin. Med., **126**, 166, 1933.
Hediger, S. Experimentelle Untersuchungen über die Resorption der Kohlensäure durch die Haut. Klin. Wchnschr., **7**, 1553, 1928.
Herzog, F., und Schwarz, H. Über die Wirkung des Strophanthins im Fieber. Arch. f. exper. Path. u. Pharmakol., **151**, 12, 1930.
Heubner, W., und Fuchs, B. Über rektale Applikation von g-Strophanthin. Arch. f. exper. Path. u. Pharmakol., **171**, 102, 1933.
Heyl, A. F. "Auricular Paroxysmal Tachycardia caused by Digitalis." Ann. Int. Med., **5**, 858, 1932.
Heymans, C., Bouckaert, J. J., et Régniers, P. "Sur le mécanisme réflexe de la bradycardie provoquée par les digitaliques." Compt. rend. Soc. de biol., **110**, 572, 1932.
Heymans, J. F., et Heymans, C. "Sur le mécanisme de la bradycardie consécutive á l'injection de digitale, strophanthine et cymarine." J. Pharmacol, & Exper. Therap., **29**, 203, 1926.
Hueper, W. C., and Ichniowski, C. T. "Experimental Studies in Cardiovascular Pathology. II. Pathologic Lesions in Organs of Cats, Guinea Pigs, and Frogs produced by Digitalis Poisoning." J. Lab. & Clin. Med., **26**, 1565, 1941.
—, Some toxic aspects of digitalis therapy, N. Y. State Med. J., **45**, 1442, 1945.
Iseri, L. T., Boyle, A. J. and Meyers, G. B., Water and electrolyte balance during recovery from severe congestive failure, on a 50 milligram sodium diet, Am. Heart J., **40**, 706, 1950.
von Issekutz, B., und von Végh, F. Über die diuretische Wirkung organischer Quecksilberverbindungen. Arch. f. exper. Path. u. Pharmakol., **138**, 245, 1928.

Jackson, D. E. "The Pharmacological Action of Mercury in Organic Combination."
    J. Pharmacol. & Exper. Therap., **29**, 471, 1926.
Jezer, A., and Schwartz, S. P. "Auricular Fibrillation as an Early Toxic Digitalis
    Manifestation: Further Observations on this Drug in Children with Congestive
    Heart Failure." J. Pediat., **5**, 811, 1934.
Judson, W, E., Present day treatment of congestive heart failure, Med. Clin. N. Am.
    Sept. 1951, page 1333.
Junkmann, K. Beitrag zur Physiologie und Pharmakologie des Froschherzens.
    Arch. exper. Path. u. Pharm., **108**, 313, 1925.
Karr, N. W., and Hendricks, E. L., The toxicity of intravenous ammonium com-
    pounds, Am. J. Med. scienc., **218**, 302, 1949.
Kaufman, R. E., Immediate fatalities after intravenous mercurial diuretics, Ann.
    int. Med., **28**, 1040, 1948.
Keith, N. M., and Binger, M. W. "Diuretic Action of Potassium Salts". J. A. M. A.,
    105, 1584, 1935.
Keith, N. M., Whelan, M., and Bannick, E. G. "The Action and Excretion of
    Nitrates." Arch. Int. Med., **46**, 797, 1930.
Kety, S. S., Circulation and metabolism of the human brain in health and disease,
    Am. J. Med., **8**, 205, 1950.
King, J. T., Digitalis Delirium, Ann. int. Med., **33**, 1360, 1950.
Kisch, B. "Strophanthin." New York, Brooklyn M. Press, 1944.
Kobacker, J. L., und Scherf, D. Versuche über die Entstehung der Digitalisextra-
    systolen. Ztschr. f. d. ges. exper. Med., **67**, 372, 1929.
Krop, S. "The Influence of 'Heart Stimulants' on the Contraction of Isolated Mam-
    malian Cardiac Muscle." J. Pharmacol. & Exper. Therap., **82**, 48, 1944.
LeWinn, E. B., Gynecomastia during digitalis therapy, New Eng. J. Med., **248**,
    316, 1953.
Lewis, T. "Diseases of the Heart." McMillan and Co., London, 1933.
Lewitzki. Über pathologisch-histologische Veränderungen des Herzens bei Digi-
    talisvergiftung. Inaug. Diss. Petersburg, 1904, Abstr. Zentralbl. f. Pathol., **16**,
    532, 1905.
Longcope, W. T., and assoc., Clinical use of Bal, J. Clin. Invest., **25**, 557, 1946.
Luisada, A. A. "The Treatment of Paroxysmal Pulmonary Edema." Exper. Med. &
    Surg., **1**, 22, 1943.
—, Goldmann, M. A. and Weyl, R., Alcohol vapor by inhalation in the treatment
    of acute pulmonary edema, Circul., **5**, 363, 1952.
Luten, D. "The Clinical Use of Digitalis." Springfield, III., Charles C. Thomas, 1936.
Mahaim, I. "Un cas de tachycardie ventriculaire autonome, anarchique avec lesions
    du faisceau de His." Ann. d'anat. path., **5**, 25, 1928.
Martz, B. L., Kohlstaedt, K. G. and Helmer, O. M., Use of a combination of
    anion and cation exchange resins in the treatment of edema and ascites, Circul.
    5, 524, 1952.
Masserman, J. H. "Effects of the Intravenous Administration of Hypertonic Solu-
    tions of Sucrose." Bull. Johns Hopkins Hosp., **57**, 12, 1935.
Massie, E., Stillerman, H. S., Wright, C. S., and Minnich, V. "Effect of Ad-
    ministration of Digitalis on Coagulability of Human Blood." Arch. Int. Med.,
    74, 172, 1944.
MacClellan, W. S., Lessler, M. A., and Doulin, A. T. "Physiologic Effects of
    Carbon Dioxide Water Baths on Alveolar Carbon Dioxide Tension, Skin, Tempera-
    ture, and Respiratory Metabolism." Am. Heart J., **29**, 44, 1945.
May, S. H., Air travel and the cardiac patient, Am. Heart J., **40**, 363, 1950.
McChesney, E. W., Dock, W., and Tainter, M. L., Ion exchange resins in edema,
    Medicine, **30**, 183, 1951.
Merrill, G. A., Aminophylline deaths, J. A. M. A., **123**, 1115, 1943.
Michaud, L. "L'emploi du digilanide C en clinique." Schweiz. med. Wchnschr.,
    68, 1338, 1938.
Miller, G. H., and Smith, F. M. "The Presence of Digitalis in Edema Fluid and
    its Possible Clinical Signifiance." (Soc. proc.) J., Clin. Investigation, **10**, 666, 1931.

Möller, K. O. Experimentelle Untersuchungen über Pharmakologie des Salyrgans. Arch. f. exper. Path. u. Pharmakol., **154**, 263, 1930.

Monat, H. A. "Nutritional Problems in Cardiac Disorders." Rev. Gastroenterol., **10**, 282, 1943.

Moyer, J. H., et al. The effect of theophylline with ethylenediamine (aminophylline) on cerebral hemodynamics in the presence of cardiac failure with and without Cheyne-Stokes respiration, J. Clin. Invest., **31**, 267, 1952.

Newman, A. A., and Stewart, H. J. "Experience with the Schemm regiment in the treatment of congestive heart failure." Ann. int. Med., **28**, 916, 1948.

Nothmann, M. Beobachtungen bei der Salyrgandiurese. Ztschr. f. klin. Med., **120**, 158, 1932.

Okita, G. T., et al. "Studies on the renal excretion of radioactive digitoxin in human subjects with cardiac failure." Circul., **7**, 161, 1953.

Overman, W. J., et al. "Tracer studies of the urinary excretion of radioactive mercury following oral administration of a mercurial diuretic." Circul., **1**, 496, 1950.

Peters, H. C., and Visscher, M. B. "The Energy Metabolism of the Heart in Failure and the Influence of Drugs upon it." Am. Heart J., **11**, 273. 1936.

Pick, E. P. "Digitalis and Strophanthin: Their Relative Therapeutic Values and Practical Use." J. Mt. Sinai Hosp., **7**, 181, 1940.

Pitts, R. F., and Duggan, J. J. "Studies on diuretics II." J. Clin. Invest., **29**, 372, 1950.

Poulton, E. P. "Left-sided heart failure with pulmonary edema, its treatment with the "pulmonary plus pressure machine." Lancet, **2**, 981, 1936.

Price, N. L. "Gout following Salyrgan Diuresis." Lancet, **I**, 22, 1930.

Ramsden, G. F. E. "Extreme Response to a Mercurial Diuretic." Brit. M. J. **I**, 1159, 1936.

Ray, C. T., and Burch, G. E. "The mercurial diuretics." Am. J. Med. scienc., **217**, 96, 1949.

Recht, G. Über die Einwirkung der Digitalis auf das eosinophile Blutbild. Wien. klin. Wchnschr., **36**, 415, 1923.

Redlich, F. Letale Quecksilberintoxikation nach einmaliger Novasurolinjektion. Wien. klin. Wchnschr., **38**, 359, 511, 1925.

Reich, N. E., et al. "A new therapy for acute pulmonary edema." N. Y. State Med. J., **52**, 2647, 1952.

Rice, T. B. "Low sodium diet." Philadelphia, Lea and Febiger, 1951.

Robertson, H. F., and Fetter, F. "The Effect of Venesection on Arterial, Spinal Fluid, and Venous Pressures with Especial Reference to Failure of the Left and Right Heart." J. Clin. Investigation, **14**, 305, 1935.

Romano, J., and Geiger, A. J. "Digitalis Eosinophilia." Am. Heart J., **11**, 742, 1936.

Rosenblum, H., Biskind, G., and Kruger, H. E. "The Effects of Repeated Administration of Lanatoside C on the Myocardium of the Dog." Am. Heart J., **24**, 734, 1942.

Rothlin, E. Über das Haftvermögen der herzwirksamen Glykoside. Schweiz. med. Wchnschr., **65**, 1162, 1935.

Sakai, S., und Saneyoshi, S. Über die Wirkung einiger Herzmittel auf die Koronargefäße (Strophanthin, Coffein, Diuretin). Arch. f. exper. Path. u. Pharmakol., **78**, 331, 1915.

Samet, B. "Discussion." Wien. klin. Wchnschr., Febr., 1930.

Saxl, P. Letale Quecksilberintoxikation nach einmaliger Novasurolinjektion. Wien. klin. Wchnschr., **38**, 437, 1925.

— Über perorale Novasuroltherapie. Wien. klin. Wchnschr., **39**, 816, 1926.

—, und Heilig, R. Über die diuretische Wirkung von Novasurol und anderen Quecksilberinjektionen. Wien. klin. Wchnschr., **33**, 943, 1920.

Schemm, F. R. "A High Fluid Intake in the Management of Edema, Especially Cardiac Edema. I and II." Ann. int. Med., **17**, 952, 1942, **21**, 937, 1944.

Scherf, D. Zur diuretischen Wirkung des Harnstoffes. Wien. Arch. f. inn. Med., **8**, 505, 1924.

— Über die Klinik der Extrasystolen. Wien. klin. Wchnschr., 1927, Nr. 13.

Scherf, D. Pyramidon und Wasserhaushalt. Klin. Wchnschr., **10**, 1110, 1931.
— Die Digitalis-Arrhythmien und die Digitalis-Behandlung. Med. Klin., **28**, 927, 967, 1932.
— Über ein neues Mittel mit strophanthinähnlicher Wirkung (Helborsid). Med. Klin., **33**, 20, 1937.
— "Experimental Digitalis and Strophanthin Extra-Systoles." Exper. Med. & Surg., **2**, 70, 1944.
—, and Kisch, F. "Ventricular Tachycardias with Variform Ventricular Complexes." Bull. N. Y. Medical College, **2**, 73, 1939.
Schmitz, H. L. "Studies on the Action of Diuretics. I. The Effect of Euphyllin and Salyrgan upon Glomerular Filtration and Tubular Reabsorption." J. Clin. Investigation, **11**, 1075, 1932.
Schneider, E. C. "A Cardiovascular Rating as a Measure of Physical Fatigue and Efficiency." J. A. M. A., **74**, 1507, 1920.
Schnitker, M. A., and Levine, S. A. "Presence of Digitalis in Body Fluids of Digitalized Patients." Arch. Int. Med., **60**, 240, 1937.
Schott, A. Die physikalische Behandlung der chronischen Kreislaufinsuffizienz. Klin. Wchnschr., **8**, 459, 1929.
Smith, S. "Digoxin a New Digitalis Glucoside." J. Chem. Soc., London, 1930, p. 508.
Schroeder, H. A. "Renal failure associated with low extracellular sodium chloride." J. A. M. A., **141**, 117, 1949.
Schwartz, W. B. "The effect of sulfanilamide on salt and water excretion in congestive heart failure." New Engl. J. Med., **240**, 173, 1949.
Schwimmer, J., Schaffer, A. I., and Guido, J. "Febrile reaction to acetazoleamide (Diamox), N. Y. State J. Med., **54**, 692, 1954.
Sharpey-Schafer, E. P. "2-thiouracil in the treatment of congestive heart failure." Brit. Med. J., **2**, 888, 1946.
Sleisenger, M. H., and Freedberg, A. S. "Ammonium chloride acidosis" Circul. **3**, 837, 1951.
Sokoloff, L., and Ferrer, M. I. "Effect of Digitalisation on the Coagulation Time in Man." Proc. Soc. Exper. Biol. & Med., **59**, 309, 1945.
Sokolow, M., and Chamberlain, F. L. "Cedilanid, with Special Reference to its Intravenous Use." Am. Heart J., **23**, 243, 1942.
Spühler, O., and Zwillinger, L. Über die Wirkung von Strophanthin auf den Purkinjefaden und ihre Beeinflussung durch Magnesium. Arch. f. exper. Path. u. Pharmakol. **181**, 451, 1936.
Stapleton, J. F., and Harvey, W. P. "Hypochloremic alkalosis induced by mercurial diuretics in congestive heart failure." Arch. int. Med., **90**, 425, 1952.
Stewart, H. J., and assoc. "Action of digitalis in uncompensated heart disease." Arch. int. Med., **62**, 569, 1938.
Stoll, A. "The Cardiac Glycosides." London, Pharm. Press, 1937.
Stuber, B., und Nathanson, A. Diurese- und Diureticastudien. Deutsches Arch. f. klin. Med., **146**, 47, 145, 283, 1925.
Swigert, U. W., and Fitz, R. "The Effect of Mersalyl (Salyrgan) on Plasma Volume." J. A. M. A., **115**, 1786, 1940.
Thomson, W. A. R. "The Organic Mercurial Diuretics in the Treatment of Cardiac Oedema." Quart J. Med., **6**, 321, 1937.
Truitt, E. B. Jr., and assoc. "Theophylline blood levels after oral, rectal and intravenous administration, and correlation with diuretic action." J. Pharm. exper. therap., **100**, 309, 1950.
Uricchio, J. F., and Calenda, D. G. "The failure of hypertonic saline in the treatment of hyponatremia and edema in congestive heart failure." Ann. int. Med., **39**, 1288, 1953.
Vogel, A. Euphyllin. Wien. klin. Wchnschr., **40**, 105, 1927.
Vogl, A. "Diuretic therapy." Baltimore Williams and Wilkins, 1953.
— Über den Mechanismus und die Behandlung der zentralen Dyspnoe. Klin. Wchnschr., **9**, 783, 1930.

Vogl, A. and Esserman, P. "Aminophylline as supplement to mercurial diuretics in intractable congestive heart failure." J. A. M. A., **147**, 625, 1951.

Volini, I. F., Levitt, R. O., and Martin, R. "Studies on Mercurial Diuresis. V. Sudden Death following Intravenous Injection." J. A. M. A., **128**, 12, 1945.

Walker, A. M., Schmidt, C. F., Elsom, K. A., and Johnston, C. G. "Renal Blood Flow of Unanesthetized Rabbits and Dogs in Diuresis and Antidiuresis." Am. J. Physiol., **118**, 95, 1937.

Wayne, E. J. "Clinical Observations on Two Pure Glucosides of Digitalis, Digoxin and Digitalinum Verum." Clin. Sc., **I**, 63, 1933.

Wedd, A. M. "The influence of digoxin on the potassium content of heart muscle." J. Pharm. exp., Med., **65**, 268, 1939.

Weese, H. Digitalisverbrauch und Digitaliswirkung im Warmblüter; zur Entstehung der Kumulation. Arch. f. exper. Path. u. Pharmakol., **150**, 14, 1930.

— Digitalis. Thieme, Leipzig, 1936.

—, und Dieckhoff, J. Zur Kumulation der Digitalisglykoside. Arch. f. exper. Path. u. Pharmakol., **176**, 274, 1934.

Wenckebach, K. F. "The Use of Foxglove at the Bedside." Brit. M. J., **I**, 181, 1930.

Whittingham, H. Barbour, A. B. and Macgown, J. C., "Medical fitness for air travel." Brit. Med. J. **1**, 693, 1949.

Wolff, L., and Sagall, E. S. "Intravenous administration of mercurial diuretics in man." Arch. int. Med., **81**, 137, 1948.

Wood, J. E. Jr., Ferguson, D. H., and Lowrance, P. "Cation exchange resins as an adjunct in treatment of heart failure." J. A. M. A., **148**, 820, 1952.

Wyckoff, J., Dubois, E. F., and Woodruff, I. O. "The Therapeutic Value of Digitalis in Pneumonia." J. A. M. A., **95**, 1243, 1930.

Zwillinger, L. Über die Magnesiumwirkung auf das Herz. Klin. Wchnschr., **14**, 1429, 1935.

Ballistokardiographie

Grundlagen. Das Ballistokardiogramm (BCG) registriert oszillatorische Körperbewegungen, welche durch die mechanische Aktivität des Herzens und des zirkulierenden Blutes hervorgerufen werden. Das 3. Newton'sche Gesetz ist die Grundlage für das Verständnis der ballistokardiographischen Zacken: Jeder Krafteinwirkung entspricht eine Gegenkraft von gleicher Stärke, welche sich in entgegengesetzter Richtung auswirkt. Die Entstehung der Zacken beruht zum Teil auf dem mit der Blutaustreibung zusammenhängenden Rückstoß, welcher der Blutmenge und der ihr mitgeteilten Beschleunigung proportional ist. Zum Teil sind die Zacken aber auch auf die Verlangsamung der Blutströmungsgeschwindigkeit in der Aorta und auf den Anprall des Blutes an den Krümmungen der Aorta und der Pulmonalarterie sowie an den Teilungs- und Abgangsstellen dieser Gefäße zurückzuführen. Das Ballistokardiogramm registriert ausschließlich mechanische Impulse, welche man röntgenologisch oder elektrokardiographisch nicht feststellen kann. Es ist daher eine wertvolle Hilfsmethode.

Apparatur. Obwohl die Ballistokardiographie schon fast 80 Jahre lang bekannt ist, bleibt es das Verdienst von Starr, durch seine grundlegenden Untersuchungen die Basis für ihre klinische Anwendung gelegt zu haben. Anfangs hat man die Verschiebung einer an Federn montierten Platte registriert oder es wurden die Bewegungen eines aufgehängten Bettes aufgezeichnet. Um zu starke Störungen vonseiten der Atembewegungen zu vermeiden, war eine gewisse Dämpfung der Ausschläge nötig. Für klinische Zwecke ist derzeit eine andere, von Dock und Mitarbeitern eingeführte Methode in Verwendung. Der Patient liegt auf einem festen, nicht vibrierenden Bett, und sein Körper führt auf Grund der oben genannten Kräfte auf dem viskösen subkutanen Gewebe der Aufliegestellen gleitende

Bewegungen aus. Diese Bewegungen werden mit Hilfe einer einfachen Vorrichtung aufgenommen und registriert. Man kann die Körperbewegungen bezüglich der Verschiebungsausschläge (mit Hilfe einer photoelektrischen Zelle), bzgl. ihrer Geschwindigkeit (elektromagnetische Übertragung) oder bzgl. ihrer Beschleunigung (differenzierte elektromagnetische Übertragung) beurteilen. Gewöhnlich verwendet man einen teilweise ergänzten elektromagnetischen Stromkreis, sodaß sich das klinische Ergebnis als eine Kombination zwischen einer reinen Verschiebungs- und einer reinen Geschwindigkeitskurve darstellt.

Gleichzeitig mit dem Ballistokardiogramm werden zu Sicherungszwecken der Puls, der Spitzenstoß (Kardiogramm), das Elektrokardiogramm und die Herztöne registriert. Wenn ein Einröhrenelektrokardiograph vorhanden ist,

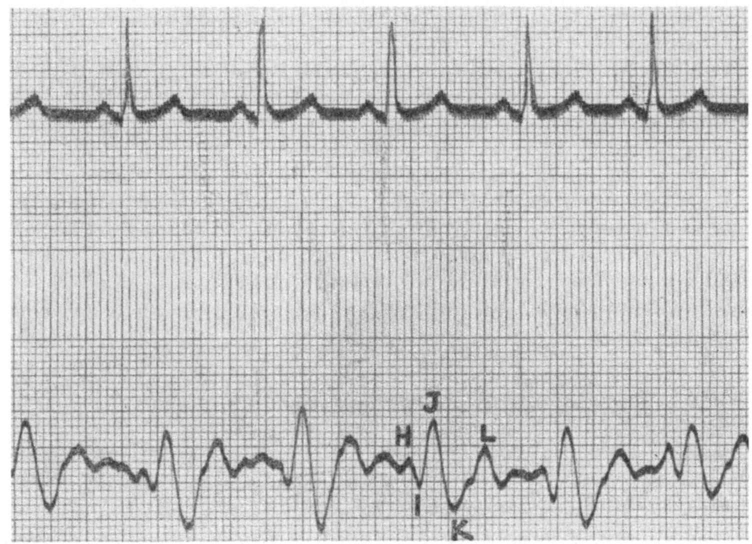

Abb. 57. Elektrokardiogramm und normales Ballistokardiogramm mit den normalen H-, I-, J-, K- und L-Zacken.

dann ist es möglich, gleichzeitig mit dem Ballistokardiogramm ein gedämpftes Elektrokardiogramm zu schreiben.

Anderwertige Einflüsse. Neben den oben erwähnten gibt es auch andere, extrakardiale Faktoren, welche das Bild des Ballistokardiogramms wesentlich beeinflussen und seine Registrierung unmöglich machen können. Eine beträchtliche Fettsucht, schlaffe Bauchmuskeln, ein höhergradiges Emphysem, zu niedrige Herzfrequenzen und solche über 100 können die Ablesung des Ballistokardiogramms unmöglich machen. Später wird darauf hingewiesen werden, daß auch die Änderungen des intrathorakalen Druckes während der Atmung und deren Auswirkungen auf die Bewegung des Blutes zum endgiltigen Bild des Ballistokardiogramms beitragen.

Es ist ratsam, das Ballistokardiogramm mindestens 2 Stunden nach einer Mahlzeit sowie nach einer Ruhepause von 15 bis 30 Minuten zu schreiben.

Mit der üblichen Apparatur kann man nur die longitudinalen Körperbewegungen registrieren. Es wurden aber bereits Versuche unternommen, auch die Lateralbewegungen sowie das „Vektorballistokardiogramm" zu schreiben.

Die ballistokardiographischen Zacken. Während der Vorhofsystole verursachen der Blutanprall an die Ventrikel, der Rückstoß und die schließliche Verlangsamung des Blutstromes Zacken, welche klein und nur beim kompletten Herzblock analysierbar sind, wenn während einer Bradykardie nicht die Kammerzacken störend einfallen.

Die 1. Kammerzacke des normalen Ballistokardiogramms ist die H-Zacke, welche nach aufwärts gerichtet und durch eine kranialwärts wirkende Körperbewegung hervorgerufen wird. Ihre Entstehungsweise ist sehr kompliziert und teilweise ungeklärt. Zum Teil ist die während der isometrischen Periode am

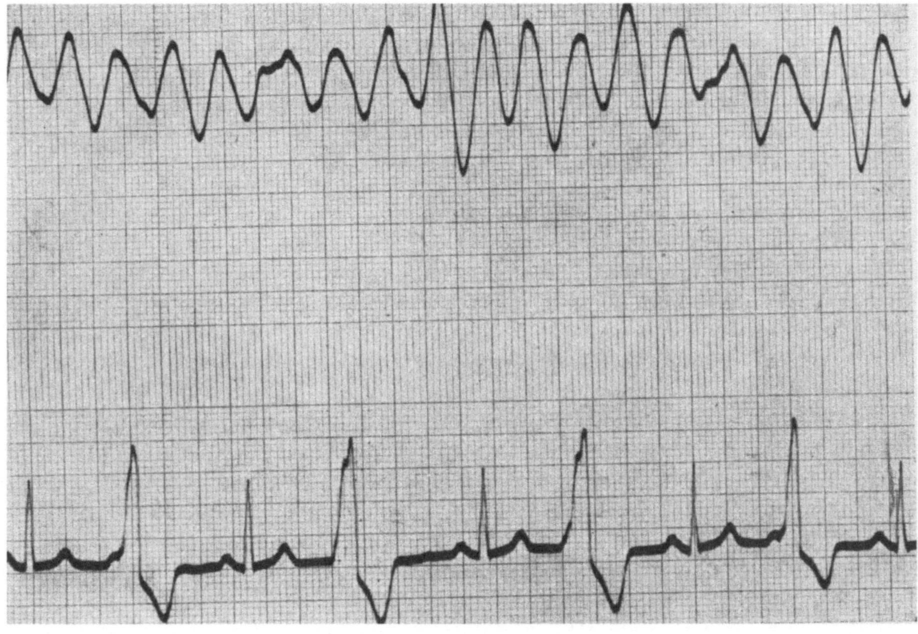

Abb. 58. Völlig ungeordnete Zacken bei einem Patienten mit normalem Herzen und einem durch Kammerextrasystolen verursachten Bigeminus.

Beginn der Systole nach aufwärts gerichtete Bewegung des Vorhof-Kammerseptums und vielleicht auch die Vorhofsystole dafür verantwortlich. Man findet die H-Zacke sogar beim Bestehen eines Vorhofflimmerns. Sie beginnt 0,02 bis 0,03 Sekunden nach dem Beginn des QRS-Komplexes im Elektrokardiogramm.

Die I-Zacke wird durch den Rückstoß während der Kammeraustreibungsperiode hervorgerufen. Die J-Zacke ist auf den Anprall des von den Kammern ausgeworfenen Blutes an den Krümmungen der Aorta und der Pulmonalarterie zurückzuführen. Es besteht ein gewisser Parallelismus zwischen dem steil nach aufwärts gerichteten Verlauf des Verbindungsschenkels zwischen I- und J-Zacke und der Austreibungsperiode der Kammern sowie der mit ihr zusammenhängenden Beschleunigung der Blutströmung. Bei normalen jungen Menschen ist die J-Zacke meist die dominierende Zacke des Ballistokardiogramms. Die durchschnittliche Höhe der I-Zacke beträgt normalerweise die Hälfte von jener der J-Zacke. Die K-Zacke ist der Ausdruck für den Anprall der Blutsäule an den peripheren Widerstand der herzfernen Gefäße; sie wird durch die Verlangsamung der Blutströmung in der absteigenden Aorta und an der Bifurkation der Abdominalaorta hervorgerufen.

Die diastolischen Zacken (L und M, N) treten während der Erschlaffung des Herzens und während der Füllung der Kammern auf. Sie sind beim Galopprhythmus, bei der Herzinsuffizienz mit Stauung, bei Mitralstenosen, bei arteriovenösen Anastomosen sowie bei perikardialen Verwachsungen groß und können dann mit den systolischen I-J-K-Zacken verwechselt werden.

Respiratorische Einflüsse. Während der Inspiration und der damit verbundenen Zunahme des negativen Druckes im Thorax gelangt mehr Blut in die rechte Kammer, während die Retention von Blut in der sich ausdehnenden Lunge eine verminderte Füllung der linken Kammer zur Folge hat. Es handelt sich dabei um die Erscheinung, welche die Ursache des im Abschnitt über die Perikardverwachsungen behandelten dynamischen Pulsus paradoxus ist. Während der Exspiration ist die Situation gerade umgekehrt, und die linke Kammer ist in dieser Phase stärker gefüllt als die rechte. Durch diese Änderungen erfahren die I- und J-Zacken deutliche Modifizierungen. Der I-J-Schenkel ist in der Exspiration gegenüber der Inspiration normalerweise um die Hälfte niedriger.

Nach manchen Autoren ist die rechte Kammer an der Entstehung des Ballistokardiogramms mehr beteiligt als die linke. Es wird auch die Meinung vertreten, daß sich die Myokarderkrankungen, welche die linke Kammer gewöhnlich mehr betreffen als die rechte, während der Exspiration, wenn die rechte Kammer weniger wirksam ist, stärker manifestieren. Die respiratorischen Veränderungen sind dann stärker ausgeprägt als in normalen und abnorm geformten Kurven.

Das abnorme Ballistokardiogramm. Die Variationen der mit verschiedenen Apparaten aufgenommenen Kurven sind beträchtlich. Die häufig gemachte Feststellung, daß man aus einer Knotung von Zacken sowie aus einer leichten Verkleinerung oder Vergrößerung dieser oder jener Zacke entsprechende Schlüsse ziehen könne, ist daher nicht gerechtfertigt.

Der wichtigste Teil des Ballistokardiogramms ist die Verbindungslinie zwischen I- und J-Zacke. Sie ist ein Indikator der Herzkraft und seiner Fähigkeit, den Inhalt mit Wucht auszutreiben.

Man soll immer wissen, ob ein Ballistokardiogramm bei normaler, bei forcierter oder bei angehaltener Atmung aufgenommen wurde. Brown, Hoffman und de Lalla unterscheiden bei der Auslegung der Ballistokardiogrammkurven, welche während normaler Atmung aufgezeichnet wurden, 4 Abnormitätsgrade. Man diagnostiziert einen 1. Grad, wenn mehr als 50 Prozent der Komplexe normal entwickelt sind und wenn die I-J-Zacken in der Exspiration gegenüber der Inspiration an Größe um die Hälfte abnehmen. Bei einem 2. Grad sind mehr als die Hälfte der Komplexe auf diese Weise verändert und es treten abnorm geformte Zacken und Komplexe auf. Bei einem 3. Grad sind alle Komplexe abnorm klein und es sind in mehr als 50 Prozent nicht mehr differenzierbare Komplexe vorhanden. Bei einem 4. Grad sind alle Komplexe völlig ungeordnet und nicht zu identifizieren.

Veränderungen 1. Grades kommen jedoch gelegentlich bei Normalen vor; z. B. gibt es solche Kurven bei Lungenkrankheiten sowie auch bei mäßiger Querlagerung des Herzens im Thorax, sogar, wenn entsprechende Veränderungen röntgenologisch noch nicht erkennbar sind. Beim Emphysem kann man Veränderungen 2. und sogar 3. Grades finden. Bei der Interpretierung der Kurven ist daher große Vorsicht nötig.

Eine I-Zacke gilt als abnorm, wenn ihre Höhe weniger als $^1/_{10}$ der Höhe der J-Zacke ausmacht. Die K-Zacke ist besonders bei Kranken mit abnorm niedrigem Blutdruck und bei der Aortenstenose klein; sie ist bei der Koarktation der Aorta und beim Leriche'schen Syndrom der Thrombosierung der Abdominalaorta niedrig oder fehlt völlig. Bei der Hypertonie, bei der Paget'schen Krankheit und bei arteriovenösen Anastomosen soll sie größer sein.

Es muß ausdrücklich darauf hingewiesen werden, daß man auf Grund der Betonung oder Kleinheit einer Zacke allein keine Diagnose stellen darf.

Koronarsklerose. In 95 Prozent der Gesunden von unter 25 Jahren erhält man normale Kurven. Nach dem 45. Jahr findet man in 40 Prozent der Männer und 20 Prozent der Frauen abnorme Kurven. Mit 55 Jahren weist die Hälfte der männlichen Bevölkerung ein abnormes Ballistokardiogramm auf. Höchstwahrscheinlich hängt dies mit der großen Häufigkeit der Koronarsklerose in unserer Bevölkerung zusammen. Selbstverständlich führt die Koronararterienerkrankung an sich nicht zu einer Änderung der Kurve. Eine solche Modifizierung kann nur durch das Auftreten von Folgezuständen der Arterienerkrankung (Nekrosen, Narben) eintreten. Bei Kranken mit einer Angina pectoris findet man in 95 Prozent ein abnormes Ballistokardiogramm. Dies ist ein sehr wesentlicher abnormer Befund, welcher die Bedeutung der Methode unterstreicht, da man bei physikalischer und elektrokardiographischer Untersuchung in 40 Prozent dieser Kranken normale Befunde zu erheben gewöhnt ist. Die große Häufigkeit abnormer Ballistokardiogramme in unserer Bevölkerung geht mit den Ergebnissen anatomischer Untersuchungen konform. Es ist bekannt, daß bei Kranken, bei welchen eine Arbeitsangina auftrat, mindestens eine Koronararterie verschlossen ist. Die große Häufigkeit von Koronarerkrankungen bei jungen Soldaten, welche im Kampf fielen, wurde auf S. 315 erwähnt. In jüngster Zeit konnten White, Edwards und Dry nachweisen, daß man bei über 49-jährigen Männern im Durchschnitt bereits hohe Grade von Koronarsklerose feststellen kann.

Reihenuntersuchungen von Starr und Mitarbeitern ergaben, daß ein großer Prozentsatz von Untersuchten, welche ein abnormes Ballistokardiogramm, jedoch weder subjektive noch objektive Erscheinungen aufwiesen, später eindeutige Manifestationen einer Koronarerkrankung zeigte.

Der Befund eines abnormen Ballistokardiogramms hat daher bei jungen Männern eine große Bedeutung. Später ist ein derartiger Befund jedoch so häufig, daß ein normales Ballistokardiogramm bei einem 60jährigen oder älteren Mann für die Beurteilung von größerer Bedeutung ist als ein abnormes. Es besteht kein Zweifel darüber, daß die Ballistokardiographie für den Nachweis einer Koronarsklerose eine sensiblere Methode darstellt als die Elektrokardiographie. Sogar bei jenen Menschen, bei welchen sich das Ruhe-Ballistokardiogramm als normal erwies, zeigte die nach körperlicher Belastung geschriebene Kurve einen abnormen Verlauf.

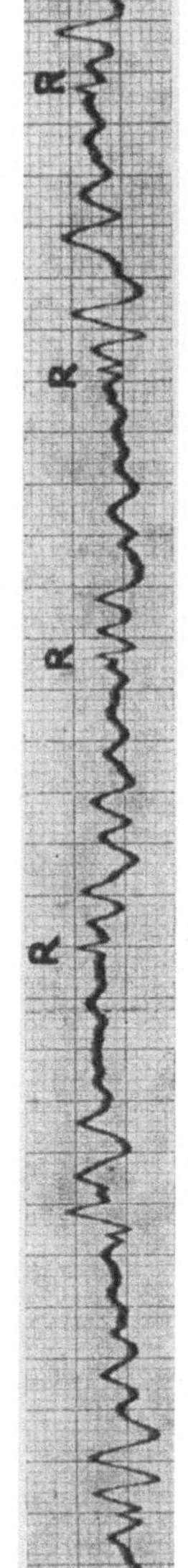

Abb. 59. Abnormes Ballistokardiogramm bei einem Patienten mit Koronarsklerose. Das Elektrokardiogramm wurde gleichzeitig aufgenommen, die R-Zacken sind markiert (R).

Anderseits konnte Starr bei 9 Patienten abnorme Ballistokardiogramme erheben, während später bei der postmortalen Untersuchung keine abnormen Befunde nachgewiesen werden konnten. Man soll daher die Kranken wegen einer abnormen Kurve nicht unnötig beunruhigen, was ja auch für das Elektrokardiogramm gilt. Der Grund ist klar. Während manche dieser Patienten einen Koronarverschluß bekommen können und vielleicht sogar innerhalb kurzer Zeit sterben, führen andere ihr normales Leben weiter, ohne sich je bewußt zu sein, daß ihr Herz abnorm ist.

Die Aufnahme eines Ballistokardiogramms ist für die Beurteilung des Erholungszustandes nach einem Myokardinfarkt wertvoll. Doch kann man sogar hier bei Kranken mit beträchtlichen Narben normale Befunde erhalten. Ein normales Ballistokardiogramm ist noch kein Beweis gegen das Bestehen einer Koronarsklerose; es drückt nur aus, daß der Herzmuskel nicht so sehr verändert ist, daß dadurch eine Beeinträchtigung der Herzkraft resultieren würde. Das Ballistokardiogramm ist manchmal bei Hypertonikern sogar dann normal, wenn ein Myokardinfarkt und eine Herzinsuffizienz mit Stauung gleichzeitig vorhanden sind. Auch bei Kranken mit Herzaneurysmen konnten normale Kurven gewonnen werden.

Andere pathologische Zustände. Die Kleinheit oder das Fehlen der K-Zacken in Fällen von Koarktation der Aorta wurde bereits erwähnt. So wie alle anderen Veränderungen ist auch dies kein charakteristischer Befund, da man ihn auch bei anderen Zuständen erheben kann.

Es ist erstaunlich, daß das Ballistokardiogramm beim Schenkelblock mit den dabei bestehenden wesentlich veränderten dynamischen Verhältnissen normal sein kann. Bei rheumatischen Klappenfehlern ist das Ballistokardiogramm nur von geringer Bedeutung. Glücklicherweise sind die Klappenfehler mit Hilfe anderer Methoden leicht zu diagnostizieren.

Sehr interessant sind die häufig vorkommenden Veränderungen nach dem Rauchen einer Zigarette. Es ist bisher nicht geklärt, ob es sich dabei um die Folge einer Verminderung der Blutzufuhr zum Herzen oder um Veränderungen im peripheren Kreislauf handelt.

Sachverzeichnis